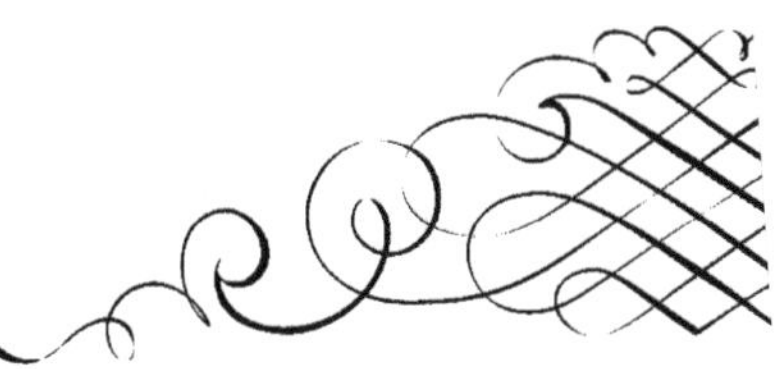

CW00820260

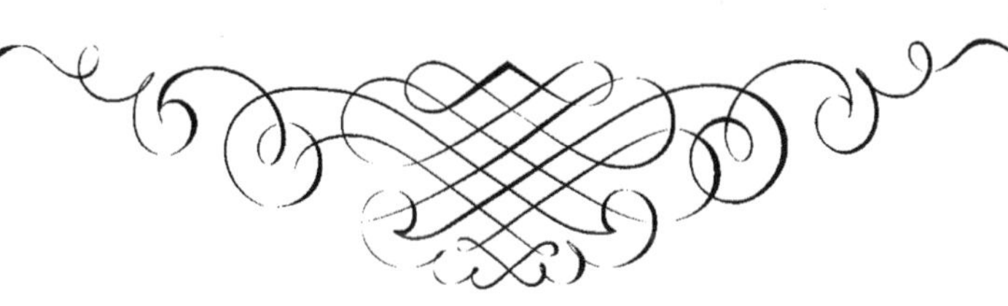

ISBN 978-0-267-38014-5
PIBN 10994862

FB &c Ltd, Dalton House, 60 Windsor Avenue, London, SW19 2RR.
Company number 08720141. Registered in England and Wales.

For support please visit www.forgottenbooks.com

JOURNAL

FÜR

KINDERKRANKHEITEN,

unter Mitwirkung der Herren

Geh. Rath Prof. Dr. Barez

Direktor der Kinderklinik in der Charité in Berlin,

und

Prof. Dr. Romberg

Direktor der Poliklinik der Universität in Berlin,

herausgegeben

von

Dr. Fr. J. Behrend, u. **Dr. A. Hildebrand,**

prakt. Arzte und Arzt am jüd. Krankenhause in Berlin. prakt. Arzte und Assistenten an der Kinderklinik daselbst.

Band IV. (Januar — Juni 1845.)

Berlin,
bei Albert Förstner.
1845.

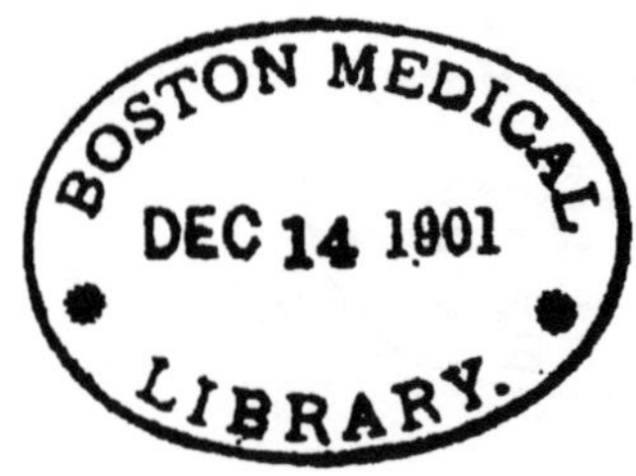
BOSTON MEDICAL
DEC 14 1901
LIBRARY.

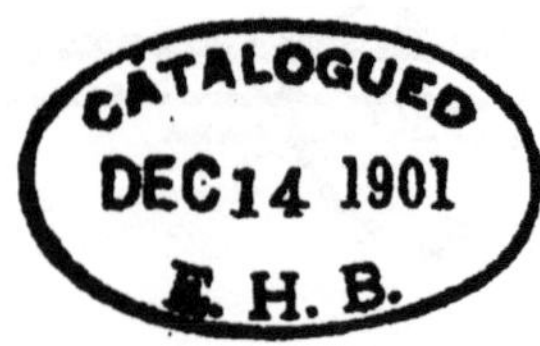
CATALOGUED
DEC 14 1901
E. H. B.

Inhalts-Verzeichniss zu Band IV.

I. Abhandlungen und Originalaufsätze.

Seite

Jahresbericht über die Krankenpflege der Kinder in meiner Abtheilung des allgemeinen Waisenhauses zu Stockholm im Jahre 1843, von Dr. T. Berg, Oberarzte der genannten Anstalt .. 1

Von der angeborenen Luxation des Oberschenkelbeins auf die hintere Fläche des Darmbeines, von Dr. Murray Cornochan, Lehrer der chirurgischen Anatomie und operativen Chirurgie in New-York 15

Ueber die aus dem Schulbesuche und den schlechten Einrichtungen unserer Schulstuben entstehenden Kinderkrankheiten und körperlichen Gebrechen, von Dr. Fr. J. Behrend, Mitherausgeber dieser Zeitschrift 27, 176, 261

Ueber akuten Hydrokephalus, dessen Ursachen und Behandlung, von A. Becquerel, D. M. in Paris 36

Ueber die Ursachen, den Verlauf und die Behandlung der Brustaffektionen der Kinder, wie solche im Moskauer Kinderkrankenhause beobachtet worden, von Dr. A. H. Kronenberg, Direktor und Oberarzt des genannten Hospitals in Moskau .. 81

Von der Diarrhoe entwöhnter Kinder, oder der *Diarrhoea ablactatorum* und deren Kur durch rohes Fleisch, von Dr. J. F. Weisse, Direktor und Oberarzt des Kinderhospitals zu St. Petersburg, Staatsrath etc. etc. 99

Ueber das Wesen und den Sitz des Keuchhustens, vorgelesen in der *Physical Society* von Guy's Hospital in London von Dr. J. S. Streeter in London 104

Bericht über die Kinderheilanstalt (Blumenstrasse No. 74) in Berlin vom 18. April bis 31. Dezember 1844, — abgestattet von den Aerzten der Anstalt Dr. Schnitzer und Dr. Loewenstein 161

Ueber Unterleibskrankheiten, und besonders über die Schleimhautaffektionen des Digestionsapparats im kindlichen Alter, nach den im grossen Kinderhospitale zu Moskau gesammelten Erfahrungen, von Dr. A. H. Kronenberg, Direktor und Oberarzt des genannten Hospitals in Moskau 164

Ueber die epidemisch-kontagiösen Krankheiten der Kinder, namentlich über die Exantheme und den Keuchhusten, nach den im grossen Kinderhospitale zu Moskau gemachten Erfahrungen, von Dr. A. H. Kronenberg, Direktor und Oberarzt des genannten Hospitals in Moskau 241

Seite

Ueber die Anwendung des *Kali nitricum* und des *Acidum benzoicum* gegen die *Incontinentia urinae* der Kinder, von Dr. Delcour, Arzt am Hospitale des Waisenhauses zu Verviers . 247
Von der Temperatur in den Ausschlagskrankheiten der Kinder, von Dr. H. Roger, Hospitalarzte in Paris 252
Kurze Bemerkungen über einige neuere und ältere Heilmittel in der Praxis der Kinderkrankheiten, mitgetheilt von Dr. Adolph Schnitzer, Arzte der zweiten Kinderheilanstalt zu Berlin.
Erster Artikel: Ueber *Oleum Jecoris Aselli* 321
Zweiter Artikel: Jod, Wallnussblätter 407
Ueber den Einfluss des Schulbesuchs auf die Gesundheit der Kinder, ein Gutachten des ärztlichen Vereins zu Dresden an den pädagogischen Verein daselbst 326
Ueber die angeborene hydatidöse und hydatidenförmige Entartung der Nieren bei Kindern, von Dr. Bouchacourt, dirigendem Wundarzt an der Charité zu Lyon 338
Zweiter Bericht des Elisabeth-Kinderhospitals zu Berlin, umfassend 1. April bis Ende Dezember 1844 401
Zehnter Jahresbericht (September 1843 bis September 1844) der Kinderheilanstalt zu Dresden, dargelegt von Dr. Kohlschütter und Dr. Küttner daselbst 402
Skizzirter Jahresbericht vom Jahre 1844 über das erste Kinderhospital in Wien, dargelegt vom Direktor der Anstalt, Dr. Ludwig Mauthner daselbst 405
Bericht über Fälle von Kinderkrankheiten, die in den Jahren 1843 und 44 in Guy's Hospital in London behandelt worden, mit Bemerkungen von Dr. Golding Bird 411

II. Analysen und Kritiken.

Ueber fieberhafte Ausschläge, von Dr. Georg Gregory 42
Ueber die Beschneidung der Kinder nach jüdischem Ritus, deren Folgen und Verbesserungen 111
Ueber das nächtliche Aufschrecken der Kinder im Schlafe, von Dr. Karl Gustav Hesse 188
Was Dr. Rademacher über Kinderkrankheiten sagt 269
Ueber Pflege der Neugeborenen und Säuglinge, von E. Bouchut 349
Dr. Stiebel in Frankfurt a. M. über die Nothwendigkeit und die Anlage von Kinder-Krankenhäusern 431

III. Antikritik und Polemik.

Betreffend das Werk von Mauthner „über Gehirn- und Rückenmarkskrankheiten der Kinder" 288
Hr. Valleix in Paris gegen Hrn. Jousset daselbst, in Bezug auf den Werth der Tracheotomie gegen den Krup 360

IV. Klinische Mittheilungen.

Chirurgische Klinik der Universität in Berlin (G. R. Professor Dieffenbach).
Ueber Kniegelenkleiden der Kinder 51

Seite

Hôtel-Dieu in Paris (Klinik von Roux).

Tumor albus 55
Exophthalmie 56
Angeborener Klumpfuss bei einem neunjährigen Knaben. Subkutane Durchschneidung des *Tendo Achillis*. Praktische Bemerkungen über diese Deformität und ihre Behandlung 303

Hôpital de la Pitié (Klinik von Bérard).

Bedeutende Geschwulst am Hinterhaupte bei einem jungen Kinde, von einer Enkephalokele herrührend. Praktische Bemerkungen 214

Hôpital des Enfans malades in Paris (Klinik von Guersant dem Vater).

Allgemeiner akuter Gelenkrheumatismus mit Affektion des Herzens bei Kindern 292
Bronchitis. Stomatitis. Partielle Pneumonie 364

Hôpital des Enfans malades in Paris (Klinik von Guersant dem Sohne).

Kurzer Bericht über die im Jahre 1844 vorgekommenen Fälle von Steinschnitt. — Allgemeine praktische Bemerkungen . . . 119
Ueber die chirurgischen Krankheiten der Kinder im Allgemeinen 199
Ueber die Frakturen bei Kindern 436

Hôpital des Enfans malades in Paris (Klinik von Jadelot).

Pneumothorax bei einem an Phthisis leidenden Mädchen. Bemerkungen über diese Krankheit im kindlichen Alter 209
Askites. — Hypertrophie der Leber und Milz 297

Hôpital-Necker in Paris (Klinik von Trousseau).

Phthisis acuta. Granulationen der Piamater 128, 373
Ueber diphtheritische Entzündung der Scheide bei jungen Mädchen 447

Hôpital de la Charité (Klinik von Velpeau).

Blasenstein bei Knaben. — Lithotripsie 376

V. Das Wissenswertheste aus den neuesten Zeitschriften und Werken.

Ueber Keuchhusten und Masern, und die exanthematische Natur des erstern 57
Syphilitische Erscheinungen, die in Folge der Vakzination auftraten 60
Interessantes aus Rokitansky's Bericht (August 1844) über die von ihm geleitete anatomisch-pathologische Anstalt des grossen Krankenhauses zu Wien 62
Ueber die Temperatur der Kinder in den akuten Exanthemen, von Dr. Henry Royer 64
Von der Magenverengerung der Kinder, von Dr. Alison, Arzt am Northern Dispensary 130
Eine polypenförmige organisirte Konkretion, die den rechten Ventrikel und die Mündung der *Arteria pulmonalis* fast ganz verschloss, von Dr. Aran 134
Wirkungen des essigsauren Morphiums bei Kindern 136

Seite

Fall von *Spina bifida* und Entfernung der Geschwulst, von Dr. Tavignot 138
Ueber das unvollständige Abbrechen oder das sogenannte Abknicken der Knochen, von Dr. Oesterlen 140
Historisches und Kritisches über Tracheotomie oder Broncheotomie gegen den Krup, von P. Jousset 141
Zur Aetiologie der Blausucht, von Dr. Mathias Aberle, Prof. der Anatomie zu Salzburg 145
Zur Lehre von den epidemischen Hautkrankheiten, aus einem Aufsatze von Dr. J. Dietl, Primar-Arzte am Wiedner Bezirks-Krankenhause 148
Fall von Perforation des *Processus vermiformis* mit Abszessbildung und tödtlich endender Peritonitis, von Dr. Henry Paterson 219
Ueber die Natur und Behandlung der Enkephalokele 223
Fall von *Spasmus glottidis* 225
Das *Ol. Jecoris Aselli* als Heilmittel in der Rhachitis 227
Einige Betrachtungen über den in der *Académie de médecine* vorgezeigten Fall von Hydrenkephalokele 228
Ueber Irrsein der Kinder, mit Beziehung auf einen besonderen Fall, nebst epikritischen Bemerkungen 309
Praktische Bemerkungen über die Masern, von Dr. Eduard Adolph Pank, Arzt am Alexandrinen-Waisenhause zu Moskau 379
Praktische Bemerkungen über die Hasenscharte 450
Delirium tremens bei einem Knaben von fünf Jahren 452

VI. Verhandlungen gelehrter Vereine und Gesellschaften.

Académie de Médecine in Paris.

Ueber die Durchschneidung der Rückenmuskeln bei Verkrümmungen der Wirbelsäule 68
Fall von Heilung eines *Lupus vorax* 153
Fortsetzung der Diskussion über die Hydrenkephalokele 386

Société médico-pratique in Paris.

Fall einer akuten Enteritis. — Skarlatina. — *Canities chlorotica* 230
Vergiftung durch die Früchte der Belladonna 232
Masturbation in Folge eines Polypen des Uterus 233

Société de chirurgie in Paris.

Hydrocephalus congenitus 234
Bedeutende Kontraktionskraft bei Kindern 238
Erektile Geschwulst im Mastdarm bei Kindern 313
Fungus der Retina. — Fremde Körper im Oesophagus. — Mangel der Lippenkommissuren. — Telangiektasie an der Stirn. — Kyste über der *A. radialis* 453

Société médicale du Temple in Paris.

Schiefstehen der Zähne. — Nekrosis des Unterkiefers 314

Seite

Medical Society in London.

Chlorkali gegen *Cancrum oris* 316
Ueber Behandlung des Säuglings mittelst Arzneien, die man der Säugenden giebt 455
Wassersucht nach Scharlach. Regeln für Behandlung derselben 457

Westminster medical Society in London.

Vergiftung eines Kindes mit kohlensaurem Bleie 154
Sekundäre Syphilis bei einem 8jährigen Kinde 155

Pathological Society in Dublin.

Purpura haemorrhagica. Bluterguss in den Sack der Arachnoidea und unter das Perikardium 318
Syphilis congenita. — Karies des Hüftgelenks. — Tuberkulöse Ulzeration der Harnblase 388
Spina bifida. — Krankheit der Wirbelsäule. — Karies des Schläfenbeines 462

VII. Miszellen und Notizen.

Gegen Verblutung aus Blutegelstichen 77
Wurmmittel 78
Ueber nächtliches Bettpissen 78
Heilung der Ophthalmie mittelst der Kauterisation der Nasenschleimhaut 79
Gegen Hornhauttrübungen 79
Verordnung in Baiern gegen Verbreitung ansteckender Krankheiten durch den Schulbesuch 80
Folia und *Nuces Juglandis* in der Skrophulosis 158
Oeleinreibungen in der Kinderpraxis 159
Mohnöl gegen Skropheln 159
Enuresis nocturna 159
Gegen Skrophulosis 160
Neue Kinderheilanstalt im Oesterreichischen 160
Brand durch Mutterkorn 239
Masernepidemie in Strassburg 239
Gegen skrophulöse Augenentzündung 239
Gegen Rhachitis 239
Klinik für Kinderkrankheiten in Wien 240
Kinderhospital in Prag 318
Kinderheilanstalt in Frankfurt am Main 318
Die Ursachen der grossen Sterblichkeit der Kinder in England . 319
Ueber den wechselseitigen Einfluss der Variole und Vakzine auf einander 391
Ueber die Anwendung des Koniins gegen die *Ophthalmia scrophulosa* 392
Brustwunde mit einer Hernie der rechten Lunge 393
Innere Einklemmung durch ein Divertikel des Dünndarms . . . 393
Behandlung der *Stomatitis exsudativa* 394
Ueber die Anwendung des valeriansauren Zinks in der Chorea. 395
Aneurysma der *Arteria poplitea* bei einem Kinde 397
Giftige Wirkungen des Opiums bei Kindern 397

Seite
Vergiftung durch das *Decoct. Capitum Papaveris* 398
Gegen Verhärtung der Brustdrüsen bei Neugeborenen 399
Diagnose der Konvulsionen der Kinder aus dem Speichel 399
Prag, Kinderspital daselbst, von Dr. E Kratzmann begründet 465
Das *Ol. Terebinthinae aethereum* äusserlich angewandt bei Konvulsionen der Kinder 466
Angeborene Imperforation des Mastdarms 467
Vergiftung durch *Ol. Amygdalarum amararum aethereum* . 467
Ueber die Koschenille gegen den Keuchhusten 468
Die Mamão, ein neues Mittel gegen den Keuchhusten 468

Erklärung, Hrn. G. W. Scharlau in Stettin betreffend .. 399

VIII. Bibliographie 160, 240

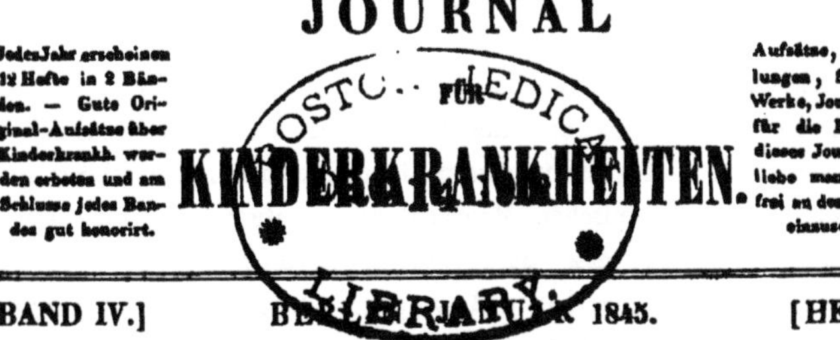

JOURNAL FÜR KINDERKRANKHEITEN.

Jedes Jahr erscheinen 12 Hefte in 2 Bänden. — Gute Original-Aufsätze über Kinderkrankh. werden erbeten und am Schlusse jedes Bandes gut honorirt.

Aufsätze, Abhandlungen, Schriften, Werke, Journale etc. für die Redaktion dieses Journals beliebe man kostenfrei an den Verleger einzusenden.

BAND IV.] BERLIN, JANUAR 1845. [HEFT 1.

I. *Abhandlungen und Originalaufsätze.*

Jahresbericht über die Krankenpflege der Kinder in meiner Abtheilung des allgemeinen Waisenhauses zu Stockholm vom Jahre 1843, von Dr. T. Berg, Oberarzte der genannten Anstalt.

Den Bericht von diesem Jahre habe ich eben so wie den vom Jahre 1842 aus den Abhandlungen der schwedischen medizinischen Gesellschaft besonders abdrucken lassen, um aus den Erlös dafür einen Fonds zu gründen, wovon alljährlich die besten Ammen eine Belohnung ausgezahlt erhalten sollen, damit sie um so mehr angespornt würden, ihre Säuglinge liebreich zu behandeln und zu pflegen; denn aus Vergleichen hat sich herausgestellt, dass die Sterblichkeit der Kinder in Waisenhäusern um viele Prozent höher ist, als die solcher Kinder, die ihre Jugend im elterlichen Schoosse verleben. Abgesehen von der mütterlichen Sorgfalt, muss man wohl annehmen, dass das Kind in seinem zwar unbewussten Zustande dennoch einen grossen Theil normalen Lebensreizes aus den mütterlichen Liebkosungen, ja aus deren freundlichen Augen schöpft. Einen Ersatz kann man in einer öffentlichen Anstalt für dieses innige Band der Natur eben nur dadurch hervorrufen, dass eine Belohnung an Geld die Bemühungen der Wärterinnen steigert.

Auch aus diesem Jahresberichte will ich für dies Journal das Hauptsächlichste hervorheben, kann aber dabei wohl füglich übergehen, was ich über die historische Entwickelung des hiesigen Waisenhauses gesagt habe, da sie mehr ein lokales Interesse als ein allgemeines hat, und mich gleich zu dem eigentlich medizinischen Theile des Berichtes wenden.

Nach denselben Grundsätzen, die ich im Berichte des vorigen Jahres für die Beobachtung und die Behandlung der Kinderkrankheiten aufgestellt habe, sind auch in diesem Jahresberichte hauptsächlich nur die pathologisch-anatomischen Beobachtungen aufgeführt. Man kann mir leicht vorwerfen, dass diese pathologisch-anatomischen Veränderungen noch der ätiologischen und symptomatologischen Beobachtungen bedürfen, ehe sie ein lebendiges, ganzes und vollständiges Krankheitsbild gewähren; allein man bedenke nur, wie schwer, ja wie oft ganz unmöglich es ist, Erfahrungen über die Aetiologie der Krankheiten von Kindern zu sammeln, über deren frühere Verhältnisse man meistentheils durchaus keinen Aufschluss erhalten kann; man bedenke ferner, dass ich ganz allein stehe, und während ich viertehalb Stunden lang täglich meine kranken Kinder besuche, durchschnittlich auf jedes nur zwei Minuten verwenden kann, mich also wegen der Veränderungen der Krankheiten fast ganz auf die Wahrnehmungen der Ammen und Wärterinnen verlassen muss. Nachdem ich nun meine Erfahrung um ein ganzes Jahr vermehrt habe, kann ich hier die Ueberzeugung aussprechen, dass man nicht allzugrosse Ansprüche an die pathologische Anatomie machen muss, indem man alsdann gar zu leicht ihren wirklichen Werth herabzieht. Denn im kindlichen Organismus finden sich die Krankheiten nicht so bestimmt ausgesprochen wie in dem der Erwachsenen, die in grösserem Verkehr mit der Aussenwelt stehen und den mannigfaltigsten krankmachenden Ursachen ausgesetzt sind. Da die Kinder nun in der Wiege diesen Ursachen weit weniger blossgestellt sind, so müssten sie auch weit seltener erkranken, aber die Erfahrung zeigt uns das Gegentheil, und aus den Forschungen der pathologischen Anatomie ergiebt sich, dass das kindliche Alter zu einem pathologischen Vegetationsprozesse ungemein geneigt ist; auf der anderen Seite sieht man aber auch, und bei weitem häufiger, dass sich eine Störung in der Vegetation, ja ein vollkommenes Aufhören derselben einstellt, wodurch das Leben in seinem Beginne bedroht wird. Ueberhaupt ist es ja bekannt, wie gefährlich die Evolutionsperioden sind, da nicht immer die Lebenskraft ungestört die Neubildung eines Organes besorgt.

Wir kennen zwar schon mehrere anatomische und physiologische Verschiedenheiten zwischen dem kindlichen Organismus und dem erwachsenen, welche zweifelsohne den pathologischen Prozessen ein eigenthümliches Gepräge geben. Jedoch sind diese Verhältnisse noch nicht hinreichend ergründet, und ich erlaube mir daher, hier einige meiner Beobachtungen vorzulegen.

Vergleichende Messungen der Kapillargefässe junger Kinder und Erwachsener, in verschiedenen Organen, als Lungen, Leber, Nieren, Darmkanal, Haut u. s. w., angestellt, haben mir auf das Bestimmteste gezeigt, dass der Durchmesser dieser Gefässe im kindlichen Organismus nicht nur im Vergleich zu dem einzelnen Organ oder dem ganzen Körper sehr gross ist, sondern auch eine bedeutende absolute Grösse hat, und sogar den der Kapillargefässe Erwachsener übersteigt. In demselben Maasse sind auch die Maschen des Kapillarnetzes im kindlichen Organismus absolut oder relativ grösser als bei Erwachsenen.

Auch der Follikularapparat in der ganzen Digestionsschleimhaut übersteigt in Kindern an Grösse den der Erwachsenen. Auf anderen Schleimhäuten habe ich keine direkten Messungen angestellt, und dennoch glaube ich dasselbe für diese und die Haut in Anspruch nehmen zu müssen. Man sieht leicht ein, dass diese Strukturen im Verein eine reichlichere und schnellere Sekretion begünstigen, und dass diese reichliche Sekretion bei dem starken und lebendigen Ernährungsprozess des kindlichen Organismus eine physiologische Nothwendigkeit ist.

Für die pathologischen Prozesse ist diese Struktur ebenfalls von Bedeutung, und wir sehen dies auch deutlich in — den schnellen exsudativen Prozessen — den reichlichen und anhaltenden Profluvien, welche auf Reizung der sezernirenden Oberflächen erfolgen, mag diese Reizung eine äussere oder eine innere sein. Denn im lokalen entzündlichen Prozesse tritt ja zuerst eine Erweiterung der Kapillargefässe ein und nachher eine Verlängerung derselben, wodurch dann der entzündete Theil um so mehr anschwillt, und im kindlichen Organismus ist dies Alles schon vorgebildet. Wie gross ist also hier die Prädisposition zur Entzündung! Und mit welcher Leichtigkeit können die weiten und geräumigen Follikel nicht ihr reichliches Sekret ausstossen! Es folgt ferner auch, dass eine wirkliche Irritation bei Kindern leicht Krankheit und Tod verursachen kann, noch ehe wirkliche Strukturveränderungen eintreten. So finden wir z. B. oft profuse Absonderungen aus der Respirations- und Digestionsschleimhaut bei Kindern, und können doch nach dem Tode keine entzündliche Veränderung dieser Gewebe nachweisen.

Bevor ich nun zur genaueren Betrachtung einzelner Krankheiten übergehe, will ich, wie im Berichte des vorigen Jahres, zuvor tabellarisch die Leichensektionen der in der Anstalt verstorbenen Kinder verzeichnen, nachdem ich ebenfalls in einer Tabelle gezeigt habe, von welchen Krankheiten überhaupt 545 Kinder (im ersten Lebensjahre) befallen wurden, unter denen 162 starben. (S. die Tabelle.)

Die Leichenöffnungen der Gestorbenen zeigten folgende pathologische Veränderungen, und zwar starben:

Im Januar mit:

1. Hyperaemia cerebri et meningum, Oedema meningum, Bronchitis c. Pneumonia bilaterali lobulari sparsa, Erosiones haemorrhagic. ventric., Colitis follicul. chronica levis, Nephrolithiasis calculosa 1
3. Oedema mening., Hydropericardium, Peritonitis exsud., Erosiones haem. ventr., Colit. chron. lev., Nephrolithiasis pulverulenta 1
5. Oedema mening., Hydrops. chron. ventriculi sinistri, Tuberculosis cruda pulm., hepat., lienis, gland. bronch. et mesaraic. intestini ten. et crassi, Pleurit. tuberc. bilat., Erosion. haem. ventr., Enterit. follic. chron., Colit. follic. chron., Nephrolithiasis pulverul. 1
14. Pleurit. exsudat. dextr., Bronchit. c. Pneumon. lobul. confl. bilat., Erosion. haem. ventr., Adenit. mesaraic. chron., Enterit. follic. chron., Colit. chron. 1
18. Oedema mening. leve, Hydropericardium, Tubercul. cruda pulm. c. Bronchit. et Pneum. lobul. bilater., Tubercul. cruda gland. mesaraic., Tuberc. c. emollit. gland. bronchial., Enterit. follic. chron., Colit. follic. chron. 1
20. Inflammat. cellulos. subcut. c. Gangraena cutis, Bronchit., Enterit. follic. chron., Colit. follic. chron., Nephrolithiasis pulverulenta 1
21. Oedema mening. leve, Tuberc. cruda gland. bronch., pericardii, hepatis, lienis (c. splenoperitonitide incip.), Tubercul. c. emollit. pulm. (et Pneum. chron. et Pleurit. tubercul.), Tubercul. c. emollit. gland. mesaraic. instestini, tenuis et crassi, Colit. follic. chron. levis 1
21. Pneum. lobar. chron. bilat. c. indurat. et Bronchit., Erosion. haem. ventr. 1
23. Hyperaemia cerebri et mening., Bronchit. levis, Enterit. ilei follic. chron. et jejuni acut. c. Haemorrhag. intestinorum, Colit. chron., Nephrolithiasis calculos. 1
26. Hypertrophia thymi, Hyperaemia pulm. (Suffocatio) 1
27. Pseudoerysipelas et inflamm. cellul. subcut. trunci inferior. c. Gangr. cutis, Dissolutio sanguinis, Bronchit. capill. partial., Peritonit. haemorrhag., Splenoperitonit., Gastromalacia (cadaverosa?), Colit. chron. levis 1
27. Ulcera cutis gangraenosa, Tuberc. cruda gland. bronch. et lienis, pulm. c. Pneum. lobul., Abscessibus et Pleurit. adhaes. bilateralib., Nephrolithiasis calculos., Enterit. follic. chron. c. exulcerat. tubercul. gland. Peyeri, Colit. chron. 1
28. Hyperaemia cerebri levis, Bronchit., Pneum. sinist. lob. c. Pleurit. adhaes., Colit. acut. exsud. c. ulceratione 1

Summa 13.

Namen der Krankheit.	Jan.
Inflammatio cellulosae subcutaneae	8
Ulcera cutis gangr. et syphilit.	3
Erythema intertrigo	8
— nodosum	—
Erysipelas verum	2
Roseola	—
Urticaria	—
Pemphigus	3
Herpes	—
Eczema	12
Scabies	8
Miliaria	—
Impetigo	13
Ecthyma	3
Furunculi	8
Strophulus	6
Psoriasis	2
Pityriasis	—
Petechiae	—

Febr.	März.	April.	Mai.	Juni.	Juli.	Aug.	Sept.	Okt.	Nov.	Dez.	Summa.
6	10	5	6	5	3	5	6	4	1	5	67
3	3	1	—	1	—	3	2	2	1	1	20
15	18	19	11	9	6	12	13	16	20	12	161
—	—	1	—	—	—	1	—	—	—	—	2
3	1	1	1	1	1	1	3	3	2	2	21
—	—	1	1	—	—	—	—	—	—	—	2
—	—	—	—	—	—	1	—	1	—	—	2
9	3	2	4	4	4	2	2	1	2	4	41
—	4	1	2	2	2	—	1	2	1	1	16
8	4	—	5	9	14	14	10	11	15	6	110
11	8	7	10	7	7	2	5	2	2	1	81
—	—	—	—	—	2	1	—	—	—	3	6
17	9	4	6	13	5	7	14	5	8	5	123
2	3	—	2	—	1	1	2	3	—	—	20
12	3	7	8	6	5	5	4	6	7	7	81
7	9	9	5	9	7	4	4	2	5	7	74
—	—	—	—	1	1	1	—	1	1	—	8
2	—	—	—	—	—	—	—	—	—	—	2
—	—	—	1	—	1	—	—	—	—	—	2
										Total . . .	2571.

Im Februar mit:

1. Erosion. haem. ventr. (portion. mediae et sinistrae), Colit. chron. lev. c. emollit. mucosae, Nephrolith. pulverul. . . 1
1. Hyperaem. cerebr. et mening., Oedema mening., Bronchit., Pneum. lobul. bilat. c. Pleurit. incip., Colit. chron. . . . 1
3. Bronchit. capill. c. Pneumon., Abscessu et Pleurit., Erosion. haem. ventr., Adenit. mesaraic. chron., Enterit. follic. chron., Colit. chron. 1
6. Bronchit., Pneumon. lobar. sin. lobul. dextr. c. Pleurit. bilat., Erosion. haem. ventr., Adenit. mesar. chron., Colit. chron. 1
10. Oedema mening., Tubercul. c. suppurat. gland. bronch., Tubercul. cruda pulm. dextr. et hepat., Bronchit. c. Pneum. lobul. bilat., Colit. chron. 1
12. Emphys. interlob. pulm. sin., Erosion. haem. ventr. c. Haemorrhag. forti, Enterit. villos. et follic. acut., Colit. acut. 1
12. Oedema mening., Tuberc. cruda cerebri, gland. bronch. et mesaraic., hepat., lienis, Tuberc. pulm. c. excavat., Pneumon. bilater. et Pleurit. dextr., Tuberc. cruda pleurae costalis, Erosion. haem. ventr., Ulcera tuberc. intestini . 1
14. Bronchit., Pleurit. exsud. bilat., Hydropericard., Colit. chron. 1
14. Anaemia, Anasarca, Atelectasis pulmon. dextr. leviss., Colit. chron., Pleurit. adhaes. sin. antiqua 1
18. Oedema mening., Bronchit., Tubercul. cruda gland. colli, bronch., mesaraic., hepat., lienis, renis dextr., Tubercul. c. infiltrat. et excavat. pulm. et Pleurit. exsudativa, Ulcera tuberc. intestini tenuis et crassi 1
22. Inflamm. cellul. subcutan., Ulcera cutis gangr., Pneumonia lobul. sin., Splenoperitonitis, Erosion. haem. ventr., Enterit. follic. chron., Colit. chron. 1
22. Ulcera cutis gangr., Pleurit. exsud. bilat., Splenoperitonitis, Erosion. haem. ventr., Enterit. follic. chron., Colit. chron. 1
23. Erosion. haem. ventr. fortes, Enterit. follic. acuta, Colit. acut. et chron. 1
23. Bronchit. et Pneum. lobul. confl. bilat., Colit. follic. chron. lev., Nephrolithiasis calcul. 1
24. Bronchit. capill. univers., Erosion. haem. ventr., Enterit. follic. chron. lev., Colit. chron. lev. 1
27. Oedem. mening., Arthrocace cubit. sin., Colit. chron. lev., Nephrolithiasis calcul. 1

Summa 16.

Im März mit:

2. Hyperaem. cerebri et mening., Oedem. mening., Pneumon. lobaris dextr. c. Pleurit. exsud., Erosion. haem. ventr., Colit. chron. lev., Splenoperitonitis 1
4. Bronchit., Tuberc. cruda hepat., lienis, renum, gland. mesar. et pulm. c. Pneum. lobul. bilat., Tuberc. c. suppurat. gland. bronch., Colit. follic. acuta levis 1
13. Inflamm. cellul. subcut., Bronchit., Atelect. leviss., Erosion. haem. ventr., Colit. chron. lev. 1

13. Bronchit. capill. c. Pneum. lobul. bilat. et Abscessib. pulm., Emphys. interlobul. bilat. 1
17. Inflamm. cellul. subcut., Bronchit., Pneum. lobul. bilat. c. Pleurit. incip., Pericardit. exsud., Erosion. haem. ventr., Enterit. follic. chron., Colit. chron. 1
22. Bronchit. capill., Pneum. lobul. bilat. et Pleurit. sin., Erosion. haem. ventr. 1
24. Tuberc. cruda pulm. (c. infiltratione univers. et Pleurit. adhaes. bilat.), pleurae costal., gland. bronch. et mesar., hepat., lienis (c. Splenoperitonit. tubercul.), Erosion. haem. ventr., Ulcera tuberc. ventr. et gland. Peyeri, Colit. chron. 1
28. Inflamm. cellulos. subcut. c. Gangr. cutis, Bronchit., Pneum. lobul. dextr., Erosion. haem. ventr., Colit. chron., Adenit. mes. chron., Enterit. follic. chron.. 1
29. Inflamm. cellul. subcut. c. Gangraena cutis, Bronchit., Pleurit. exsud. dextr., Pneum. lobul. sin. c. Pleurit. incip., Colit. chron. lev. 1
29. Inflamm. cellul. subcut., Erosion. haem. ventr., Enterit. follic. chron., Colit. chron., Nephrolith. pulverul. 1
31. Hyperaemia cerebr. et mening., Oedem. mening., Bronchit. c. Pneum. lobul. bilat., Emphys. interlob. sin., Erosion. haem. ventr. fortes, Colit. acuta, Nephrolith. pulverul. . 1

Summa 11.

Im April mit:

1. Bronchit., Tuberc. cruda pulm. c. infiltrat. et emollit. incip. baseos dextr., Tuberc. cruda cordis, gland. bronch. et mesar., hepat. lienis (c. Splenoperitonit.), renum, Ulc. parva, tuberc. intest. ten., Colit. chron. levis 1
3. Anaemia, Hydrothorax bilat., Hepar lardaceum, Hypertrophia lienis, Erosion. haem. ventr., Colit. chron. levis 1
7. Bronchit. capill. univers. c. Emphys. pulm. bilat. interlobul. et mediastini anter., Pleurit. exsud. sin., Dilat. cordis dextr., Haemorrhag. ventr. (sine erosionib.), Colit. chron., Nephrolith. calcul. 1
8. Hyperaem. cerebr. et mening. et pulm., Gastrit. incip., Enterit. follic. acuta, Colit. acuta 1
9. Bronchit. capill. univers. c. Pneum. lobul. bilat. et Emphys. interlob. bilat., Erosion. haem. ventr., Nephrolith. calcul. 1
11. Pneum. lobul. sin., Gastrit. chron., Enterit. follic. chron., Colit. follic. chr., Adenit. mesar. chron., Nephrolith. calcul. 1
14. Ulcera laryng. (syphil.?), Hyperaem. cerebri et mening., Erosion. haem. ventr., Enterit. villos. et follic. incip., Colit. acut. et chron. 1
16. Hyperaem. cerebri et mening. c. Oedem. mening., Bronchit. capill., Hyperaem. et Oedem. pulm., Emphys. pulm. bilat. interlobul. et mediastinor., Tuberc. cruda hepat., lienis et gland. mesar., Ulcera tuberc. intest. tenuis et crassi, Erosion. haem. ventr.. 1
17. Inflamm. cellul. subcut., Phlebit. venae umbilic., Emollit. cerebr., cerebelli et hepatis, Bronchit. levis, Atelect. pulm.

levis, Pericardit. exsud. haem., Hypertroph. ventr. dextr., Splenoperitonit., Nephrolith. pulverul. 1

22. Meningit. exsud., Hydr. ventr. acut., Bronchit., Pneum. lobul. bilat. c. Pleurit. bilat. purul. et haemorrhag., Pericardit. exsud., Emoll. oesophagi, Erosion. haem. ventr., Colit. chron. lev. 1

25. Bronchit., Tuberc. gland. bronch. (suppur.), pulm. (c. infiltr. et excavat. sin. et pleurit. exsud. sin.), Tuberc. cruda hepat., lienis, gland. mesar., Ulc. tuberc. intest. tennis, Colit. chron. 1

28. Atroph., Atelect. lobul. bilat. lev., Adenit. mesar. chron., Enterit. villos. chron., Colit. chron. levis 1

30. Bronchit. capill. univers., Hydropericard. 1

30. Bronchit. capill. univers. c. Emphys. interlob. dextr. et Pleurit. adhaes. dextr., Enterit. follic. chron., Colit. follic. chron. 1

Summa 14.

Im Mai mit:

1. Pneum. lobul. bilat. c. Emphys. pulm. interlob. bilat., Emoll. gelat. fund. ventr., Enterit. follic. chron., Colit. chron., Nephrolith. calcul. 1

3. Bronchit. capill. univers. c. Emphys. pulm. interlob. bilat., Splenoperitonitis adhaes. 1

4. Hyperaem. cerebri et mening., Oedem. mening., Pneumon. lobul. sin., Emphys. interlob. bilat., Erosion. haem. ventr. fort., Enterit. follic. chron., Colit. acut. incip., Nephrolithiasis calcul. 1

10. Ulc. cutis, Bronchit. c. Pneum. lobul. bilat. et Pleurit. adhaes. sin., Hydropericard., Hypertroph. splenis, Enterit. follic. chron. lev., Colit. acut. et chron., Nephrolith. calcul. 1

13. Bronchit. capill. univers. c. Pleurit. bilat., Enterit. foll. chron., Colit. chron. 1

14. Bronchit. capill. univers. c. Pneum. lobul. et Pleurit. bilat., Enterit. follic. chron., Colit. chron. lev. 1

17. Erosion. haem. ventr. fort. c. Haemorrhag. intest., Enterit. villos. acut., Colit. acut. et chron. 1

18. Pneum. lobul. bilat. c. Oedem. pulm. et Pleurit. bilat., Hypertroph. splenis c. Splenoperitonit. et Omentit. partial. chron., Colit. chron. 1

21. Bronchit. capill. univers. c. Pleurit. incip. bilat., Erosion. haem. ventr., Colit. chron. lev. 1

21. Hyperaem. fortis pulm. (c. Haemorrhag. capill. sub pleura), hepat., lienis, renum et intest., Hypertroph. thymi . . . 1

21. Pleurit. exsud. dextr., Periton. exsud., Hypertroph. splenis . 1

23. Anaemia, Bronchit., Atelect. et Pneum. lobul. bilat. chron. c. Oedem. pulm., Ascites, Oedem. hepat. et renum, Colit. chron. lev. 1

24. Bronchit. capill. univers. c. Pneum. lobul. bilat., Colit. chron., Nephrolith. pulverul. 1

27. Pneumon. lobul. confl. sin. c. Pleurit. exsud. haemorrhag., Colit. chron. 1

28. Bronchit. capill. univers. c. Pneum. lobul. dextr., Pleurit. dextr. et Emphys. interlob. sin., Hypertroph. splenis c. Splenoperitonit. chron., Nephrolith. pulverul. 1
28. Pneum. lobul. confl. bilat. c. Pleurit. exsud. sin., Emphys. vesicul. univers. et interlob. dextr., Erosion. haem. ventr., Enterit. follic. chron., Adenit. mesar. chron., Colit. chr. 1

Summa 16.

Im Juni mit:

1. Pneum. lobul. confl. bilat. c. Haemorrhag. capill. sub pleura, Emphys. vesicul. bilat., Hydropericard., Defectus totalis septi atriorum cordis et ostii venosi ventriculi dextri, Nexus ventriculorum cordis ope foraminis interventricularis, Colit. chron. lev. 1
6. Bronchit., Pneum. lobul. bilat., Gastrit. acut., Enterit. acut. villos. et follic., Colit. acut. 1
7. Bronchit. capill. univers., Emphys. interlob. bilat., Colit. chr. 1
8. Abscessus pulm. dextr. c. perforat. et Pleurit. exsud. consecut., Tuberc. c. excavat. pulm. sin., Tub. cruda gland. bronch., hepat., lienis c. Splenoperitonit. adhaes. 1
8. Pneum. lobul. bilat. c. Oedem. pulm., Erosion. haem. ventr., Adenit. mesar. chron., Enterit. foll. chron., Colit. chr. . 1
10. Inflamm. cellul. subcut., Bronchit., Erosion. haem. ventr., Gastrit. chron., Colit. chron., Nephrolith. pulv. 1
15. Bronchit. capill. univers. c. Haemorrhag. capill. sub pleura, Emphys. interlob. et mediast. anter., Colit. follic. acut. 1
22. Bronchit. capill. c. Pneum. lobul. bilat. confl. 1
24. Enterit. villos. acut. c. Haemorrhag. intest., Colit. chron. . 1

Summa 9.

Im Juli mit:

9. Pleurit. exsud. sin. 1
9. Atrophia universalis 1
9. Erysipel. trunci, Erosion. haem. ventr., Haemorrhag. intest., Enterit. follic. chron., Colit. chron. lev. 1
10. Pneum. lobar. bilat., Haemorrhag. intest., Colit. chron. . . 1
10. Bronchit. capill. c. Pneum. lobar. et Pleurit. sin. 1
13. Bronchit., Tuberc. cruda pulm. (c. infiltrat. et Pleurit. adhaes. bilat.), hepat., lienis (c. Hepat. et Splenoperitonit.), gland. mesar. et bronch. (c. suppur.), Colit. chron. . . . 1
14. Bronchit. lev., Gastromalacia, Colit. chron. lev., Rhachit. . 1
15. Pneum. lobar. bilat. c. Pleurit. exsud. bilat., Splenoperitonit. 1
15. Hyperaem. fort. cerebri et mening., Bronchit. lev., Pneum. lobul. bilat., Erosion. haem. ventr., Enterit. follic. acut., Colit. acut. levis, Nephrolith. pulv. 1
18. Oedem. mening., Ulcera tuberc. laryng., Bronchit., Tuberc. gland. bronch. (suppur.), cruda pulmonum (c. Pneum. dextr.), pleurae costalis, hepatis, lienis (c. Splenoperit.), renum, gland. mesar. et intest. tenuis, Enterit. follic. chron., Colit. chron. 1

20. Hyperaem. cerebri et mening., Oedem. mening., Bronchit. capill. univers. c. Pneum. lobul. dextr., Emphys. interlob. bilat. mediastinor. et subcut. colli, Colit. acut. et chron. 1
21. Bronchit. capill. univers. c. Pleurit. incip., Hypertroph. splenis, Colit. chron. 1
21. Hyperaem. cerebri, Enterit. villos. acut., Colit. follic. acut. 1
22. Ulcera podicis, palati, Laryngis syphil., Pneum. lobul. c. Abscessib. et Pleurit. bilat., Hypertroph. splen., Hepato- et Splenoperitonit. adhaes., Gastrit. chron., Enterit. foll. chron., Colit. chron., Adenit. mesar. chron. 1
22. Pneum. sin. c. abscessu, perforat. et Pleurit. exsudat. consecut., Pericardit. chron., Erosion. haem. ventr. 1
31. Hyperaem. cerebri et mening., Oedem. mening., Gastrit. chr., Enterit. foll. chron., Colit. chron., Adenit. mesar. chron. 1
31. Tuberc. cruda gland. bronch., mesar., hepat. lienis, Tuberc. pulm. c. emoll., Pneum. et Pleurit., Bronchit., Erosion. haem. ventr., Colit. chron. lev. 1

Summa 17.

Im August mit:

2. Dissolutio sanguinis, Atelect. et Haemorrhag. lobul. pulm., Erosion. haem. ventr. fort. c. Haemorrhag. intest. forti, Colit. chron., Nephrolith. pulver. 1
5. Hyperaemia cerebri et mening. fortiss., Erosion. haem. ventr., Hyperaemia fortis abdominal., Abscess. umbil. 1
9. Hyperaem. pulm. levis 1
9. Bronchit. capill. univers., Erosion. haem. ventr., Colit. follic. chron. levis 1
13. Inflamm. cellul. subcut., subpleural. et subperitoneal., Bronchit., Pneum. lobul. bilat., Pleurit. exsud. dextra, Hepatoperitonit. adhaes., Erosion. haem. ventr., Enterit. follic. chron., Colit. chron., Adenit. mesar. chron. 1
14. Foram. cordis interventricular. c. Hypertroph. ventric. concentrica, Tuberc. cruda gland. bronch., pulm. c. excavatione et Pleurit. adhaes., Ascites, Oedem. hepat., Hypertrophia splenis 1
15. Inflamm. cellul. subcut. c. Gangraena cutis, Oedem. pulm., Pneum. lobul. sin. c. Pleurit. adhaes. sin., Eros. haem. ventr. 1
16. Bronchit. capill. univers. c. Haemorrhag. capill. sub pleura et Emphys. interlobul., Nephrolith. pulv. 1
18. Anaem., Pneum. acut. sin., Pneum. chron. dextr. c. indurat., Pleurit. exsud. sin., Oedem. pulm., hepat., renum, Ascites, Hypertroph. splenis, Colit. chron. 1
21. Bronchit. capill. univers. c. Emphys. interlob. bilat. et mediastinor., Enterit. foll. chr., Colit. chr., Nephrolith. pulv. 1
22. Oedem. mening. acut. fortiss., Bronchit. capill. dextr., Pneumon. lobul. sin. c. Pleurit. exsud. sin., Erosion. haem. ventr., Colit. dysent. c. emollit. mucos., Hypertroph. spleni 1
23. Atroph. univers., Anaemia, Nephrolith. calcul., Colit. chr. lev. 1
24. Bronchit. capill. univers. c. Pneum. lobar. bilat. et Pleurit. exsud. bilat., Adenit. mesar. chron., Enterit. follic. chron., Colit. chron. 1

24. Bronchit., Pneum. lobul. bilat. c. Oedem. pulm., Emphys. interlobul. sin., Erosion. haem. ventric., Enterit. follic. chron. c. emoll. mucos. ilei et ulcera gland. simpl., Colit. dysent. c. emoll. mucosae, Nephrolith. pulv. 1

Summa 14.

Im September mit:

1. Hyperaem. cerebri et mening. c. Oedem. basil., Adenit. mesar. chron., Colit. follic. chron. c. emollit. mucosae, Nephrolith. pulver. 1
1. Gastrit. acut. exsud., Enterit. villos. et follic. chron., Colit. dysent. c. emollit. mucosae, Adenit. mesaraic. chron., Nephrolith. pulv. 1
2. Erosion. haem. ventr., Enterit. follic. chron., Colit. dysent. c. emoll. et exsud., Adenit. mesar. chron., Nephrolith. pulv. 1
2. Meningit. basilar. c. Oedem. mening., Haemorrhag. plexus chor. dextr., Bronchit., Hyperaem. pulm. c. Haemorrhag. capill. sub pleura, Colit. acut. et chron. c. emoll., Nephrolith. pulv. 1
2. Meningit. exsud., Hydrops ventric. acut., Pleurit. exsud. sin., Pneum. lobar. sin. 1
3. Bronchit., Pneum. lobul. bilat. c. Abscessib. et Pleurit. exsud. bilat., Emoll. oesophagi 1
5. Hyperaem. cerebr. et mening. c. Oedem. mening. lev., Bronchit., Pneum. lobul. bilat. c. Pleurit. exsud. et Emphys. interlob. bilat., Erosion. haem. ventr., Colit. chron. c. emollit., Inflamm. cellul. subcut. 1
5. Hyperaem. cerebr. et mening., Nephrolith. calc. 1
10. Abscess. pulm. sin. c. perfor. et Pleurit. exsud. consecut., Erosion. haem. ventr., Enterit. foll. chron., Colit. chron. 1
10. Inflamm. cellul. subcut., Pneum. lobul. bilat., Erosion. haem. ventr., Colit. acut. c. emollit. mucos. 1
11. Inflamm. cellul. subcut., Anaem., Pneum. sin. c. Oedem., abscess., perforat. et Pleurit. exsud., Pericardit., Oedem. hepatis, Hypertroph. splenis, Colit. chron. leviss. 1
13. Bronchit. capill. univers. c. Pneum. lobul. et lobar., Colit. follic. acut. et chron. ulceros., Nephrolith. calcul. 1
13. Bronchit., Pleurit. adhaes. bilat., Tuberc. pulm. c. Pneum., indurat. et oedem. ambiant., Adenit. mesar. chron., Enterit. follic. chron., Colit. follic. chron. 1
15. Inflamm. cellul. subcut., Bronchit. capill. c. Emphys. interlobul. sin. 1
16. Hyperaem. cerebr. et mening., Pneum. lobul. bilat., Hypertroph. splen., Nephrolith. calcul. sin., Hydrops renum dextr. 1
17. Hyperaem. pulm. et abdom., Gastrit. acut. et chron., Haemorrhag. intest. 1
18. Pneum. lobul. bilat., Adenit. mesar. chron., Colit. chron., Nephrolith. calcul. 1
22. Inflamm. cellul. subcut., Oedem. pulm., Haemorrhag. ventr., Enterit. follic. chron., Colit. chron., Nephrolith. calcul. . 1

22. Bronchit. capill. c. Pneum. lobul. bilat., Pleurit. adhaes. et Emphys. interlob. dextr., Colit. chron. lev. 1

Summa 19.

Im Oktober mit:

1. Inflamm. cellul. subcut., Bronchit., Pneum. lobul. bilat. c. Pleurit. bilat., Ulcus laryng., Splenoperitonit., Enterit. follic. chron., Adenit. mesar. chron. 1
2. Pneum. lobar. bilat. c. Pleurit. adhaes., Emphys. interlob. dextr., Erosion. haem. ventr. 1
5. Icterus levis, Pimelosis hepat. c. indurat., Indurat. lienis, Erosion. haem. ventr., Ulcera in fundo ventr., Enterit. follic. chron., Colit. chron. 1
9. Hyperaem. cerebr. et mening., Bronchit. capill. univers. c. Pneum. lobul. bilat., Pleurit. exsud. et Emphys. interlobul. bilat. et mediast. anter. 1
22. Atelect. lobul., Pneum. lobul. sin., Oedem. pulm., Erosion. haem. ventr., Pimelos. hep., Hypertroph. splen. c. Splenoperitonit. adhaes., Colit. chron. lev., Adenit. mesar. chron. 1
22. Bronchit. capill. univers. c. Pneum. lobar. sin. 1
25. Anaem., Atelect. pulm. c. Oedem., Vestigia pericardit., Erosion. haem. ventr. 1
28. Inflamm. cellul. subcut., Bronchit. capill. c. Pneum. lobul. bilat. et Pleurit. exsudat. 1
29. Inflamm. cellul. subcut. c. Gangr. cutis, Pneum. lobul. bilat., Hypertroph. splenis, Nephrolith. calcul. 1
30. Haemorrhag. capill. plexuum choroid., Oedem. mening. basil., Hyperaem. pulm., cordis dextr. et vasor. thorac. major. 1
30. Inflamm. cellul. subcut., Bronchit. capill. c. Pneum. lobul. bilat. et Emphys. interlobul. bilat., Erosion. haem. ventr., Colit. chron. lev., Adenit. mesar. chron., Nephrolith. calc. 1
30. Hypertroph. cerebr. et thymi, Bronchit. capill. univers., Colit. chron. lev. 1

Summa 12.

Im November mit:

4. Bronchit. capill. univers., Emphys. interlobul. bilat. 1
9. Phlebit. et Arteriit. umbilic., Pyaemia, Pericardit. incip., Inflamm. membranarum synovial. artic. clavicul. dextr., cubit. sin., genuum 1
12. Haemorrhag. capill. plex. choroid., Pneum. centr. lobul. bilat. 1mi stadii, Hyperaem. mucos. intest., Colit. follic. acut. 1
14. Bronchit. capill. univers., Emphys. interlobul. bilat. et mediast. anterior., Colit. follic. acut. 1
17. Atelect. lobul. sin., Erosion. haem. ventr. c. Gastrit. acut., Haemorrhag. intestin., Nephrolith. pulv. 1
18. Inflamm. cellul. subcut., Ulcera linguae, Bronchit., Pneum. lobul. sin., Oedem. pulm., Colit. chron. leviss. 1
23. Hyperaem. cerebr. et mening. fort., Oedem. mening., Gastrit. acut., Colit. chron. lev., Nephrolith. calcul. 1

26\. Tuberc. cruda pulm. (c. Pleurit. adhaes.) ventriculi, hepat., lien., renum, gland. bronch. et mesar., Ulcera tuberc. intest. ten., Colit. chron. 1
28\. Atelect. lobul. sin., Erosion. haem. ventr., Enterit. chron. villos. et follic., Colit. chron., Adenit. mesar. chron. . . 1

Summa 9.

Im Dezember mit:

1\. Atelect. lobul. bilat., Colit. chron. lev., Adenit. mesar. chron. 1
3\. Atelect. et Pneum. lobul. bilat., Enterit. follic. chron., Colit. chron, Nephrolith. calcul. 1
11\. Hypertroph. et Hyperaem. thymi, Hyperaem. pulm. fort. c. Haemorrhag. capill. sub pleura, Nephrolith. pulv. 1
13\. Tuberc. pulm. (c. infiltr., emoll., Pneum. et Emphys. interlobul.), cruda gland. bronch. et mesar., hepat., lien., renum et intest. ten., Hypertroph. splenis, Colit. chron. lev. . . 1
13\. Atrophia univers., Hyperaem. pulm., cordis, hepat., renum et intestin. 1
15\. Erosion. haem. ventr., Gastromalacia, Haemorrhag. intestin. 1
15\. Erosion. haem. ventr., Gastromalacia, Haemorrhag. intest., Colit. chron. 1
18\. Hyperaem. mening. et cerebri, Hypertroph. cerebri, Enterit. follic. chron., Colit. chron., Nephrolith. calcul. 1
19\. Inflamm. cellul. subcut., Bronchit. capill. univers., Emphys. interlobul. bilat. mediastin. et mediastinor. et subcut. colli, Hypertroph. splenis 1
19\. Hyperaem. et Oedem. mening., Bronchit. chron., Tuberc. pulm. c. emoll. incip. et Pleurit. dextr., Tuberc. cruda gland. bronch. et mesar., lienis, Ulcera tuberc. ilei . . . 1
20\. Oedem. mening., Hypertroph. splenis, Colit. follic. acut., Spondylarthroc. dentis epistrophei 1
26\. Ulcera cutis gangraen., Emphys. interlobul. dextr., Emoll. oesophag., Gastromal., Erosion. haem. ventr., Nephrolith. calcul. 1

Summa 12.

Wenn ich nicht die Geduld der Leser zu ermüden dächte, würde ich noch aus der letzten Tabelle die einzelnen Symptome tabellarisch zusammenstellen; allein jedem aufmerksamen Leser werden von selbst die häufigeren und die selteneren Phänomene auffallen, und dann werde ich auch noch im Folgenden Gelegenheit finden, darauf aufmerksam zu machen.

So erscheinen z. B. Meningitis und *Hydrocephalus acutus* vergleichsweise selten, während doch sonst in der Privatpraxis diese Krankheiten in Kindern so oft einen tödtlichen Ausgang nehmen, aber es sind überhaupt die entzündlichen Leiden des Gehirns im zarten Kindesalter schwer zu diagnostiziren.

Die *Paralysis nervi facialis*, schon vollkommen ausgebildet, rührte stets von äusseren Einflüssen her. In dem einen Falle, bei einem tuberkulösen Kinde, trat sie fünf Tage vor dem Tode ein, und war die Folge des Druckes, den eine stark geschwollene tuberkulöse Drüse auf den Nerven, gleich nach dem Austritt aus dem Hirnschädel, ausübte. Ein andermal stellte sie sich einige Tage nach der Aufnahme eines Kindes ein, ohne dass man eine Ursache entdecken konnte, erst nach Verlauf einiger Wochen zeigte sich eine harte Geschwulst am Winkel der Kinnlade; ich öffnete diese Geschwulst und sah eine reichliche Menge Eiter herausfliessen; danach heilte die Geschwulst, und alle früheren Symptome verschwanden. In einem dritten Falle war die Ursache ein Cephalämatom an beiden Schläfenknochen.

Oedema epiglottidis habe ich folgenden Fall genannt:

Ein 6 Monate altes Mädchen wurde mit *Impetigo capitis* am 24. Mai aufgenommen, am 19. Juni bekam sie heftiges Erbrechen, und am 21sten d. M. auch Diarrhoe und einen Husten mit einem rasselnden Ton, der so zunahm, dass am 24sten, als das Unterleibsleiden nachliess, sowohl der Inspiration als der Exspiration, dieser starke und gellende Ton folgte, den man sogar in der Entfernung hören konnte. Dabei konnte man natürlich das Respirationsgeräusch nicht auskultiren, aber der Perkussionston war normal, und das Geschäft der Respiration besorgte das Diaphragma. Nach einigen Tagen waren einzelne Theile des Rachens ödematös angeschwollen, schlaff, und aus der Nase stellte sich eine grüne Absonderung ein. Nach Kataplasmen, Hautreizen, einem Brechmittel und der Einspritzung von *Lapis infern.* stellte sich der normale Respirationston wieder her.

Gewöhnlich begreift man unter *Oedema epiglottidis* eine sehr gefährliche Krankheit, aber der vorliegende Fall scheint doch in einer erythematösen Entzündung einzelner Theile des Rachens bestanden zu haben, worauf Oedem folgte, woran ohne Zweifel die Schleimhaut der Epiglottis und Glottis Theil nahm.

Dass die *Atelectasis pulmonum* in diesem Jahre weit seltener vorkam als im vorigen (nur $\frac{1}{7}$), liegt meiner Meinung nach an der jetzt zweckmässigeren Bekleidung, welche die Respiration in keiner Weise beschränkt, und an der allgemeineren Anwendung zweckmässiger Bewegungen der Kinder, oder dass man in geeigneten Fällen durch Blasen in das Gesicht eine tiefe Inspiration hervorruft. Die übrigen Lungenkrankheiten sind in derselben Weise und Menge aufgetreten, ohne dass ich weitere Bemerkungen darüber zu machen hätte. Jedoch muss ich mich hier einigermaassen über *Bronchitis capillaris* aussprechen. So nenne ich nämlich den katarrhalischen Prozess auf der Schleimhaut der feinsten Bronchienverzweigungen. Dabei sind die Luftzellen mit einem milchigen, dickflüssigen Sekrete gefüllt, und dadurch erhält das ganze Lungengewebe ein weissliches Ansehen, allein das Volumen der Lunge ist in keiner Weise verändert. Ist die Krankheit schon weit vorgeschritten, so sieht man schon Emphysema, die gewöhnliche Folge dieser Krankheit. Auf der anderen Seite wird aber auch oft sekundär das Parenchym der Lunge affizirt, und in der That sehen wir aus der Tabelle, dass Pneumonie häufig diese Bronchitis begleitet, oder dass Pneumonie zusammen mit Emphysema vorkommt. Gewöhnlich bildet sich auch bei dieser Bronchitis sehr bald in der Pleura eine Blutfülle und daraus kapilläre Hämorrhagieen, wahrscheinlich in Folge der gehemmten Zirkulation, da die gefüllten Luftzellen kein Blut entkohlen können. Natürlich ist die ganze Krankheit von starker Dyspnoe begleitet.

Die beiden organischen Herzkrankheiten vom 1. Juni und 14. August sind gewiss merkwürdig, aber nur im letzteren Falle konnte man mit dem ersten Herztone ein konstantes Blasen hören, im ersteren Falle hingegen maskirte ein starker Lungenkatarrh alle Herztöne. In beiden Fällen zeigten sich keine kyanotischen Erscheinungen, nur der eine Patient war eine Zeit lang mit Petechien bedeckt.

Im Jahresberichte von 1842 hatte ich die Ansicht ausgesprochen, dass die *Erosiones haemorrhag. ventriculi* wohl von den Aphthenvegetationen herrühren möchten; aber im Verlaufe dieses Jahres habe ich vielfach Gelegenheit gehabt, mich von der Grundlosigkeit dieser meiner Ansicht zu überzeugen, indem ich nämlich mehrfach Erosionen in Kindern beobachtet habe, die einige Stunden nach der Mahlzeit gestorben waren, ohne dass ich nur die geringste Spur von Aphthen entdecken konnte.

Unter die Rubriken von Gastrizismus und Diarrhoe habe ich alle die Krankheiten gebracht, die ich im vorigen Jahre *Enterocolitis chronica* nannte. Gastrizismus aber ist ein Symptom vieler Krankheiten, als *Gastritis acuta et chronica, Gastromalacia, Erosion. haem. ventric., Ulcera ventric., Enterocolitis chronica, Adenitis mesaraica chronica* und anderer, die einzeln schwer zu diagnostiziren sind, aber alle mit Atrophie enden.

Auch in diesem Jahre war das Leiden der Nephrolithiasis sehr häufig, aber es war mir nicht möglich, irgend eine Beobachtung zu machen, wodurch sich etwas Licht über diese räthselhafte Krankheit erwarten liesse. Nur so viel scheint festzustehen, dass der Gries in dem Nierenbecken eine Folge und nicht eine Ursache dieser Krankheit sei.

Es sieht nun freilich so aus, als wenn in diesem Jahre, trotz aller Verbesserungsmaassregeln, die Kränklichkeit grösser wäre; allein man ersieht sehr bald, dass die Sterblichkeit geringer geworden ist, und ich muss noch bemerken, dass es mir in diesem Jahre gelungen, ausführlichere Krankenjournale anzulegen, und so sind diesmal viele unbedeutende Krankheiten aufgeführt worden, die man im vorigen Jahresbericht ganz vermisst. Demnach ergiebt sich wohl auch für dieses Jahr eine Besserung für das Wohl der Kinder, besonders da epidemische Krankheiten und Kontagien die Anstalt wenig oder gar nicht verheert haben.

Von der angeborenen Luxation des Oberschenkelbeins auf die hintere Fläche des Darmbeines, von Dr. Murray Cornochan, Lehrer der chirurgischen Anatomie und operativen Chirurgie in New-York.

Die Affektion, von der ich hier sprechen will, scheint meiner Ansicht nach in einer Ausweichung des Kopfes des Oberschenkelbeins aus der *Fossa cotyloidea* auf die äussere Fläche des *Os innominatum* zu bestehen, die sich während des Intrauterinlebens bildet und gewöhnlich in den ersten Lebensjahren nicht so deutlich manifestirt wie im späteren Alter, da einige eigenthümliche Symptome damit verbunden sind, und die Entstellung bedeutender und deutlicher wahrnehmbar ist, als bei der gewöhnlichen Luxation, die von äusseren Schädlichkeiten herrührt.

Vor einigen Wochen wurde in London meine Aufmerksamkeit auf einen Knaben gelenkt, der in seinen Bewegungen den sonderbaren und eigenthümlich hinkenden Gang zeigte, den man bei der sogenannten angeborenen Luxation des *Caput ossis femoris* auf die hintere Fläche des Darmbeins wahrzunehmen pflegt. Während er neben mir auf der Strasse ging, richtete ich mehrere Fragen an ihn, und glaubte aus seinen Antworten auf ein Leiden des Hüftgelenks, wie ich es eben angegeben, schliessen zu müssen. Indem ich mehrere Beispiele davon auf dem Kontinent gesehen hatte, so sprach ich mit einigen der berühmtesten

Wundärzte Londons darüber, doch keiner von ihnen hatte je einen solchen Fall beobachtet, und da ich mich in der letzten Zeit besonders mit diesem Gegenstand beschäftigt hatte, so untersuchte ich mit meinem Freunde Dr. Clark den Kranken genauer, wo sich zeigte, dass die Entstellung von einer Luxation beider Köpfe der Oberschenkelbeine auf die *Ossa ilium* herrührte. Da mir der Fall aber einer besonderen Beachtung werth zu sein scheint, so will ich ihn ausführlicher beschreiben.

Benjamin Gott, 19 Jahre alt, Schuhmacher, hatte sich immer einer vollkommen guten Gesundheit erfreut. Von früh an litt er an einem Hindernisse beim Gehen, was keiner früheren Krankheit, die ihn gezwungen hätte, das Bett zu hüten, zugeschrieben werden konnte. Es ist weder ein Abszess noch ein fistulöses Geschwür in der Nähe des Hüftgelenks vorhanden, noch kann man in dieser Gegend eine Narbe entdecken, die zu der Annahme führen könnte, dass dergleichen Leiden, welche häufig die spontane Luxation in Folge von Krankheiten des Hüftgelenks begleiten, früher stattgefunden hätten.

Wenn man ihn bei aufrechter Stellung betrachtet, so bemerkt man sogleich ein deutliches Missverhältniss und Dysharmonie zwischen den oberen und unteren Parthieen des Körpers, indem die unteren verhältnissmässig kürzer zu sein scheinen, und die Hände, in Folge des höheren Standes der Köpfe beider Oberschenkelbeine, die weit über die Gelenkhöhlen heraufragen, wodurch ein Herabsinken des Beckens bewirkt wird, bis ungefähr 5″ unter ihrer normalen Stelle herabreichen, denn die Enden der Finger erreichen fast den oberen Rand der Kniescheibe, wenn der Kranke die Arme gerade an den Körper hält. Der Kopf, Hals, Rumpf und die oberen Extremitäten sind wohlgebaut, doch scheint der Rumpf etwas nach vornüber gebeugt, und der untere oder abdominale Theil einen bedeutenden Vorsprung zu bilden, während in der Lumbargegend eine entsprechende Ausbuchtung oder Depression wahrgenommen wird. Die unteren Extremitäten, die keine Abweichung von der normalen Richtung erkennen lassen, wenn man die Kniee oder Zehen betrachtet, sind kürzer und weit dünner als im normalen Zustande, und scheinen am Becken weiter auseinander zu stehen als gewöhnlich, so dass oben sich ein Raum zwischen ihnen befindet, der dem weiblichen Damme an Breite gleichkömmt. In Betreff der Stellung der Kniee und Zehen weicht meine Beschreibung von der Dupuytren's ab, der annimmt, dass die Zehen bei manchen Kranken nach innen gedreht sind, also auch eine ähnliche Stellung der Knieen stattfand. Wahrscheinlich war dies auch mehr oder weniger hier der Fall, da der Knabe erzählt, seine Schenkel hätten früher eine Richtung nach innen gehabt, in den letzten Jahren aber mehr die normale wieder angenommen. Was den Stand der Füsse anbetrifft, so nimmt man eine Abweichung wahr, denn bei der aufrechten Stellung berühren sie mit der ganzen Sohle den Boden, und es ist keine Erhebung der Ferse wahrzunehmen, was hingegen der Fall ist, wenn diese Dislokation des Oberschenkels in Folge einer äusseren Verletzung eintritt. Betrachtet man den Schenkel von der Seite, so sieht man, dass der obere Rand des grossen Trochanters fast mit der *Crista ossis ileum* in einer Ebene liegt, und der Körper sich etwas nach unten und vorn gegen die *Articulatio femoro-tibialis* neigt, die in jeder Hinsicht normal ist. Das Becken hat nicht die gewöhnliche schiefe Stellung, sondern nähert sich mehr der vertikalen; die unteren Lendenwirbel und der obere Theil des Kreuzbeins neigen sich nach unten und vorn, während das Steissbein und die unteren Stücke des Kreuzbeins aufwärts und rückwärts gerichtet sind. Verfolgt man die oberen Ränder der Darmbeine von den *Spinae posteriores superiores* an bis zu den *Spinae anteriores superiores*, so findet man, dass die Darmbeine stärker nach vornüber gekippt sind, als man es bei der gewöhnlichen Neigung des Beckens beobachtet, und die *Spinae anteriores superiores* sind so bedeutend nach unten und nach vorn herabgedrückt, dass die Konvexität der Darmbeinkämme fast in einer vertikalen Linie liegt. Die Symphysis und der *Arcus pubis* sind ebenfalls nach unten gedrängt, während die Sitzbeinhöcker etwas nach oben und rückwärts in die Höhe gestiegen sind, so dass diese hervorragenden Theile mit dem Schaambogen fast in einer Ebene liegen, und die Aeste des Sitzbeins und Schaambeins mithin fast in einer horizontalen Ebene liegen. Obgleich die Stellung des Beckens somit eine ungewöhnliche ist, so findet doch keine verhältnissmässige Abweichung der einzelnen Knochen dieses wichtigen Theils des Skeletts statt. So sind die Darmbeinschaufeln nicht missgestaltet, und die Sitzbeinhöcker nicht weiter von einander entfernt als 4″, während die Entfernung der *Spinae anteriores superiores ossis ileum* von einander $9\frac{1}{4}$″ beträgt. Zwischen der *Spina anterior superior ossis ileum* und der *Tuberositas pubis* ergiebt die Messung $5\frac{3}{4}$″, was das gewöhnliche Maass bei erwachsenen Männern vielleicht etwas überschreitet; das Becken ist mithin ganz frei von jeder krankhaften Verbildung, wie sie in Folge von Rhachitis oder anderen Knochenaffektionen vorkömmt.

Die am meisten in die Augen fallende Abweichung von der normalen Lage der Theile, welche von der in Rede stehenden Deformität herrührt, ist die unnatürliche und bedeutend hohe Stellung der grossen Trochanteren. Die Köpfe der Oberschenkelbeine haben sich nach ihrer Ausweichung aus den Pfannen auf die hintere Fläche des Darmbeins so hoch gestellt, dass die Spitzen der grossen Trochanteren mit den Darmbeinkämmen in einer Ebene liegen. Indem die Köpfe des Oberschenkelbeins ihrer gewöhnlichen Lage in so bedeutendem Grade entrückt sind, ist das fast gleichseitige Dreieck, welches die *Spina anterior superior ossis ilei*, die *Tuberositas ossis pubis* und der *Trochanter major* im normalen Zustande bilden, gänzlich aufgehoben, und die hochstehenden Trochanteren ragen auf jeder Seite so beträchtlich hervor, dass selbst einem oberflächlichen Beobachter dies nicht entgehen kann. In diesem Falle von angeborener Luxation stehen die Schenkelköpfe mithin höher und weiter nach hinten, als es in der gewöhnlichen Dislokation nach äusseren Verletzungen vorzukommen pflegt, jedoch ist die normale relative Stellung des Kopfes und Trochanters zur Fläche des Darmbeins nicht verändert, wie es bei traumatischer Luxation vorzukommen pflegt, wo der Schenkelkopf rückwärts und der Trochanter vorwärts gerichtet ist.

Ausser den anderen Symptomen, wie die Verkürzung der unteren Extremitäten, das Abgleiten des Schenkelkopfs auf die äussere Fläche des Darmbeins und die unnatürliche Stellung des grossen Trochanters, welche diese Luxation gewöhnlich mit anderen Dislokationen, wo der Schenkelkopf nach oben und aussen abgewichen ist, gemein hat, bieten noch die Hüftmuskeln einige bemerkenswerthe Eigenthümlichkeiten dar. Die Rückenmuskeln, welche das Kreuzbein bedecken, von demselben, den Lumbarwirbeln und dem hinteren Theil der Darmbeine entspringen und sich längs der Aushöhlung zu jeder Seite der *Processus spinosi* der Wirbelbeine hinab erstrecken, sind hart, gespannt und ragen, besonders in der Lumbargegend, hervor; die *M. psoas* und *iliaci interni*, welche sich an den *Trochanter minor* inseriren, fühlen sich, da sie durch Hinaufsteigen des Oberschenkels retrahirt und über dem Beckenrand herüber, der mit einer Rolle zu vergleichen ist, angespannt sind, straff und strangartig an, während fast alle Muskeln der oberen Darmbeingegend, wie der *Glutaeus maximus, medius* und *minimus* u. s. w., gegen die *Crista ossis ileum* hingezogen sind,

„où ils forment autour de la tête du fémur une espèce de cône dont la bâse est à l'os iliaque, et le sommet au grand trochanter". (Dupuytren.)

Diese Erscheinungen nimmt man bei aufrechter Stellung des Kranken wahr; im Liegen jedoch, wo manche Ursache der Entstellung, wie die physiologische Aktion der Muskeln und das Gewicht der oberen Körpertheile, aufhört, stellen sich die Zeichen dieser Affektion nicht so deutlich heraus und verschwinden in mancher Hinsicht ganz, was bei der gewöhnlichen traumatischen Dislokation niemals der Fall ist. Indem die Muskeln nun nicht agiren, verschwindet die Aushöhlung in der Lumbargegend, der Leib tritt nicht so stark hervor, das Becken scheint die mehr natürliche Neigung anzunehmen, der Kopf und grosse Trochanter sinken mehrere Zoll gegen die Gelenkhöhlen hin herab und ragen nicht so bedeutend hervor. Die Messung von der *Tuberositas ossis pubis* bis zur Spitze des grossen Trochanters ergiebt 7¼", während die Entfernung in aufrechter Stellung 9½" beträgt.

Die alternirend auf- und absteigende Bewegung beider Schenkelköpfe, wobei sie einen Raum von fast 3" zurücklegen, bringt jenen schon oben erwähnten hinkenden Gang hervor. Stützt sich beim Ausschreiten der Körper auf den rechten Schenkel, so steigt das rechte Oberschenkelbein in die Höhe, während das linke von der drückenden Last des Rumpfes frei herabsinkt, und umgekehrt. Dieser wankende Gang ist auffallender Weise nicht so bemerkbar beim Laufen als beim Gehen, wahrscheinlich weil die gesteigerte Energie der Muskelkontraktion und die schnelleren Bewegungen der Extremitäten dem Schenkelkopfe nicht gestatten, wie gewohnt, auf- und niederzusteigen. Jedoch kann der Kranke, wegen der stärkeren oder geringeren Reibung des dislozirten Schenkelkopfs auf die Darmbeinfläche, und der abnormen und ungünstigen Lage, in welcher die Muskeln zu agiren haben, dann auch, wegen des unregelmässigen und ermüdenden Hin- und Herschwankens des Körpers von einer Seite zur anderen, keine grossen Anstrengungen in aufrechter Stellung vollführen, indem er bald ermüdet und über bedeutende Schmerzen, besonders in der Weichen- und Lumbargegend, klagt.

Fasst man die Extremität beim Unterschenkel und bewegt sie, nachdem das Becken fixirt worden, so nimmt man deutlich eine Krepitation wahr, ähnlich der, die bei Gelenken, die an rheumatischer Entzündung gelitten haben, und in deren Höhlen Erguss stattgefunden hat, wahrgenommen wird. Aus der abnormen Lage der benachbarten und mit dem Hüftgelenk in Verbindung stehenden Theile folgt ganz natürlich, dass die verschiedenen Bewegungen der unteren Extremitäten beträchtlich beeinträchtigt und beschränkt sind, doch keinesweges in dem Maasse, wie es bei der traumatischen Dislokation der Fall ist. Die Adduktion der Extremität ist nicht sehr gestört, und der eine Schenkel kann mit Leichtigkeit über den anderen hinübergeführt werden, jedoch ist die Abduktion nur sehr schwer ausführbar. Ist das Kniegelenk nicht flektirt, so gehen die Bewegungen nach vorn sehr schwer von Statten, ist der Schenkel aber gegen das Becken flektirt, wie beim Hinübersteigen über einen Schemel oder beim Hinaufsteigen einer Treppe, so bedarf es nur einer geringen Anstrengung. Die Bewegung des Schenkels gerade nach hinten ist etwas beschränkt, die Rotation nach innen jedoch und besonders die nach aussen fast normal.

Beim Sitzen, wenn sich der Rumpf in fast gerader Stellung befindet, werden die Lendenwirbel nicht so nach vorne gezogen, und diese Stellung scheint am wenigsten Beschwerden zu verursachen; in gebückter Stellung hingegen, wie sie beim Schuhmacher während der Arbeit erforderlich ist, und in welcher der Kranke fast immer sich befand, bilden die unteren Rücken- und Lendenwirbel eine Konvexität nach hinten, und da die *M. psoas* sehr gespannt sind, so tritt, wenn diese Stellung sehr lange Zeit andauert, bedeutende Empfindlichkeit in der Lendengegend ein.

Dies sind die sich am deutlichsten markirenden pathognomonischen Charaktere der angeborenen Luxation, die, wie ich glaube, weit häufiger vorkömmt, als man nach den wenigen Berichten, oder vielmehr dem gänzlichen Stillschweigen der Aerzte in England und hier zu Lande darüber anzunehmen geneigt sein möchte. So berichtet uns Dupuytren, dass er 25 Fälle von „*Luxation originelle de la tête du fémur*" beobachtet habe. Jules Guerin hat nach seiner Angabe über 30 Fälle gesehen, und in den beiden letzten Jahren, seitdem ich meine Aufmerksamkeit darauf gerichtet, sind mir, wiewohl ich durch Umstände verhindert worden bin, so viel Beobachtungen anzustellen, als es sonst geschehen wäre, vier deutlich ausgesprochene Fälle vorgekommen. Einen derselben hat Dr. Henry Bennet mit mir untersucht; zwei sah ich unter Guerin's Behandlung im *Hôpital des Enfans malades*, und der vierte ist der Gegenstand dieses Aufsatzes.

Durch einen Bericht über die „*L'Orthomorphie*" von Delpech scheint dieser Gegenstand zuerst die Aufmerksamkeit Palletta's,

Wundarztes in Mailand, auf sich gezogen zu haben, und seitdem haben Delpech, Dupuytren, Sédillot und Jules Guerin so ausführliche Beschreibungen geliefert, dass kein Zweifel mehr über die Entstehung der Deformität während des Intrauterinlebens herrscht. Dem letzteren Autor zufolge ist die angeborene Luxation des Schenkelkopfs nach oben und aussen, obschon sie die gewöhnlichste Form ist, nicht die einzige Dislokation, die während des fötalen Lebens vorkömmt; er hat drei andere Varietäten angenommen und Beispiele davon der *Académie royale de médecine* zu Paris vorgezeigt, nämlich eine Luxation gerade nach oben, eine nach oben und vorn, und eine Subluxation nach oben und hinten; und wenn die Ursache, deren Resultate diese angeborenen Deformitäten sind, wirklich stattfindet, so braucht man dieselbe nur auf den ganzen Körper auszudehnen, um leicht die Möglichkeit einzusehen, dass die Gelenkflächen eines jeden Gelenkes von der *Cavitas glenoidea ossis temporum* an bis zu den Artikulationen des Tarsus eine abnorme Transposition in dieser Periode des Lebens erleiden können. Da die artikulirenden Flächen der Gelenke nicht gehörig entwickelt sind, so wird jene erregende Ursache durch einen primären krankhaften Zustand mancher Theile des Nervensystems hervorgerufen.

Da von der Bestätigung des Vorhandenseins eines solchen Leidens und der Beachtung der ernstlichen Folgen das fernere Wohlergehen des Kranken abhängt, so muss der Geburtshelfer so wie der Wundarzt im Stande sein, eine genaue Diagnose der Affektion zu stellen, eine falsche und schmerzhafte Behandlung vermeiden und die erforderlichen therapeutischen Mittel, so weit sie bekannt sind, in Gebrauch ziehen, damit die Deformität beseitigt werde, ehe durch das vorgerücktere Alter der Nutzen derselben aufgehoben wird. Der hier in Rede stehende Kranke wurde von den Aerzten sechs Monate lang unter der Voraussetzung, dass sein Hüftleiden skrophulöser Natur sei, behandelt, und Dupuytren sagt in Betreff dieses Punktes: „*Plusieurs individus, affectés de luxation originelle, ont été contraint, par suite de cette erreur de diagnostic, à garder le lit pendant plusieurs années. J'en ai vu d'autres, qu'on avait forcés à supporter des applications, sans nombre, de sangsues, de vesicatoires, de cautères et surtout de moxas. Je me rappelle, entre autres, une jeune fille qui souffrit l'application de vingt-et-un moxas autour des hanches, sans que ce traite-*

ment, inutile ou barbare, eut apporté aucun changement à la situation de cette infortunée."

Da uns hier besonders die angeborene Luxation des Schenkelkopfs nach oben und aussen auf die hintere Fläche des Darmbeins beschäftigt, so kann dieselbe nur mit derjenigen Dislokation verwechselt werden, die Folge einer äusseren Verletzung ist, oder mit jener spontanen Luxation des Oberschenkels auf die hintere Fläche des Darmbeins, wie man sie zu nennen pflegt, welche eine natürliche Folge der Resorption und Zerstörung des Kopfes und Halses des *Os femur* bei skrophulösen Leiden des Hüftgelenks oder der Koxarthrokace ist. Bei genauer Untersuchung zeigt sich indessen, dass jede dieser Affektionen genügende, deutlich wahrnehmbare charakteristische Symptome darbietet, um zu einer sicheren differentiellen Diagnose zu gelangen. Bei frischer Luxation, in Folge äusserer Schädlichkeiten, ist die Verkürzung der Extremität, die Richtung der Zehen nach innen, die behinderte Beweglichkeit des Gelenks und die Abflachung der Hüfte nicht schwer zu entdecken. Der skrophulöse Habitus des Kranken, der Krankheitsverlauf, die früheren entzündlichen Erscheinungen am Hüftgelenk mit fieberhaften Symptomen, Schmerz u. s. w., die Bildung von Abszessen und das Vorhandensein von Fisteln in den ersten Stadien, und die Ulzeration und das Verschwinden des Kopfes und Halses des Oberschenkelbeins in späterer Zeit, während der Trochanter allein in der *Fossa iliaca* wahrnehmbar bleibt, die häufig sich bildende Anchylose und die Abflachung der Hüfte sind genug pathognomonische Symptome, um ein Hüftgelenkleiden diagnostiziren zu lassen. Bei der angeborenen Luxation des Schenkelkopfes auf die hintere Darmbeinfläche bildet das Bestehen der Krankheit seit den ersten Lebensjahren, wo Hülfe und Rath nachgesucht wurde, das Lahmen bei den ersten Versuchen zu gehen; der gänzliche Mangel aller entzündlichen Erscheinungen oder einer äusseren Verletzung, der eigenthümliche hinkende Gang bei langsamen Bewegungen, das Hervorstehen des Unterleibs und die entsprechende Ausbuchtung in der Lendengegend, das gewöhnlich gleichzeitige Vorhandensein von Luxation auf beiden Seiten, das theilweise oder gänzliche Verschwinden mancher der obigen Symptome beim Liegen, die ungewöhnliche Hervorragung des grossen Trochanters, welche von der Richtung des Kopfes und Halses des Femur abhängt, die fast einen rechten Winkel bilden und nicht in einer Linie mit der Fläche des Darmbeins liegen, wie bei der traumatischen Luxation, und vor Allem das Auf- und Niedersteigen der Schenkelköpfe auf der Darmbeinfläche in einem Raum von fast 3″, — alles dies zusammen, sage ich, und verbunden mit der vollkommenen Schmerzlosigkeit bei Bewegungen der Theile, bildet eine Reihe von eigenthümlichen Erscheinungen, die sich so deutlich und handgreiflich von den die beiden anderen Affektionen begleitenden Symptomen unterscheidet, dass wir den hier vorhandenen krankhaften Zustand für eine besondere Spezies halten und ihn zu der in neuerer Zeit mit dem Namen angeborene Luxation belegten Affektion rechnen müssen.

Aus einigen von einem der oben angeführten Schriftsteller aufgestellten Bemerkungen würde sich ergeben, dass die angeborene Luxation des Schenkelkopfes mehr oder weniger erblich ist, und dass Frauen derselben mehr als Männer unterworfen sind. Ich bin nicht im Stande, diese Beobachtungen zu bestätigen, fühle mich aber geneigt, ihnen Glauben zu schenken, da die Erfahrung lehrt, dass die Klumpfüsse in Familien forterben, und diese Affektionen sehr wahrscheinlich zu derselben Krankheitsklasse gehören. In Betreff des häufigeren Vorkommens bei Frauen bemerkt Dupuytren, dass unter den 28 Fällen, die er beobachtete, nur 3 Männer waren; unter den 4 Fällen, die mir vorkamen, waren 2 Männer und 2 Frauen.

Da diese angeborene Luxation von so eigenthümlichen Symptomen begleitet ist, die sie von jeder der anderen oben aufgestellten Formen, mit denen sie verwechselt werden könnte, leicht unterscheiden lassen, so müssen wir natürlicher Weise, weil wir eine so verschiedene Wirkung beobachten, auch eine verschiedene veranlassende Ursache voraussetzen. Der bereits erwähnte berühmte Wundarzt sagt in Betreff der Ursache der Dislokation: „Kann sie von einer Krankheit des Fötus im Uterus, die vor der Geburt geheilt wird, herrühren? Kann sie das Resultat einer Anstrengung, einer heftigen Einwirkung sein, die ein Ausweichen des Schenkelkopfs aus der Pfanne bewirkt haben mag? und könnte nicht die Pfanne selbst ohne vorangehende Krankheit obliteriren, wenn sie sich nicht in Aktivität befindet? Ist es möglich, dass die Natur vergessen hätte, eine Gelenkhöhle für den Schenkelkopf zu bilden, oder vielmehr kann es vorkommen, dass diese Höhle, die aus drei Stücken des *Os innominatum* zusammengesetzt ist, durch irgend ein Hinderniss in der Entwickelung des Knochens unvollkommen bleibt, wie Breschet anzunehmen sich geneigt fühlt?" Für jede dieser Ursachen könnten, wie begreiflich, mehr oder weniger haltbare Gründe aufgestellt werden, doch ist keine von so entschiedenem Werthe, dass wir ihr unbedingt Glauben schenken könnten, und ganz genügend, um jede fernere Nachforschung über die Entstehung jener Affektionen unnöthig zu machen. Nehmen wir an, die Dislokation sei Folge einer heftigen Einwirkung während der Geburt, so kann man sich nicht gut vorstellen, selbst wenn man auf die verschiedenen Lagen des Fötus im Uterus Rücksicht nimmt, weshalb die mechanische Kraft gerade so wirkte, dass der Schenkelkopf in der Richtung nach oben auswich, und durch welche instrumentellen oder manuellen Handgriffe der Geburtshelfer gerade so wirken konnte, dass der Kopf nach oben und hinten auf die Darmbeinfläche sich stellte, mit andern Worten, eine Stellung annahm, die gerade derjenigen entgegengesetzt ist, welche man hätte vermuthen sollen. Nicht leicht würde der Schenkelkopf, wenn er einmal, wie Einige vermuthet haben, durch Traktionen während einer schweren Geburt bei Steiss- und Fusslagen auf das *Foramen ovale* ausgewichen ist, nach oben wieder in die Höhe steigen, um in die Pfanne zu gelangen, dort aber nicht ruhig verweilen, sondern auf die Darmbeinfläche sich stellen. Die Theorie eines Hindernisses in der Entwickelung der Knochen liesse sich eher vertheidigen, doch nach der Hervorragung der Trochanteren in unserem Falle zu urtheilen, findet nur eine unbedeutende Veränderung des Kopfes und Halses des Oberschenkelbeins statt, und die Untersuchung bei Sektionen hat nachgewiesen, dass die Ausfüllung und Zusammenschrumpfung der Pfanne in Folge ihrer Unthätigkeit eher als eine unvollkommene Knochenbildung der drei sie bildenden Stücke nach Breschet's Theorie vorkömmt. Die Hypothese Dupuytren's, dass eine primäre Unvollkommenheit der Frucht selbst (*des vices de conformation originels et qui tiennent à un defaut dans l'organisation des germes*) zur Dislokation beiträgt (weshalb er dieser Klasse von Affektionen den Namen *„original"* beilegte), hat wenig Wahrscheinlichkeit für sich, noch erklärt die flektirte, gegen den Unterleib angezogene Lage des Schenkels des Kindes im Uterus und der davon herrührende Druck des Schenkelkopfs gegen den unteren Theil des Kapselgelenks genügend das Heraufsteigen des Knochens auf die Darmbeinfläche. Wir können uns vorstellen, dass jene Stellung des Schenkelkopfs und die natürliche nicht tiefe Aushöhlung der Pfanne während des Fötuslebens zu jener Dislokation prädisponirt, dürfen aber nicht annehmen, dass ohne irgend eine andere krankhafte Mitwirkung diese Beschaffenheit der Knochen allein jenen pathologischen Zustand bewirkt haben sollte. Wiewohl es allgemein bekannt ist, dass das Kind im Uterus von mancherlei Krankheiten befallen werden kann, so liess sich doch bei den

Kindern, wo diese Veränderung der Theile am Hüftgelenk sich zeigte, kein besonderes Leiden bei der Geburt, das die Aufmerksamkeit der Aerzte in Anspruch genommen hätte, auffinden, und dieser Umstand, so wie der Mangel jeder entzündlichen Anschwellung, von Abszessen, Fisteln oder Narben bei der Geburt, machen die Annahme, dass der Luxation eine skrophulöse Diathesis zu Grunde liege, so wie in späteren Jahren oft jene spontane Luxation des Oberschenkels auf das Darmbein in Folge skrophulöser Affektionen entstehe, sehr unwahrscheinlich.

Die entfernte Ursache dieser Klasse von angeborenen Deformitäten, und unter diesen der angeborenen Luxation des Schenkelkopfs, bin ich mit einem französischen Schriftsteller geneigt, einem krankhaften Zustande des Nervensystems oder seiner Zentren, und die nächste Ursache oder diejenige, welche eben die Dislokation der Theile hervorruft, einer krankhaften Kontraktion („*la rétraction musculaire active*") zuzuschreiben, die, als unvermeidliche Folge der primären Krankheit, mit mehr oder weniger Kraft und abwechselnder Kombination, zuletzt eine gänzliche Abweichung der Gelenkflächen bewirkt. Dieses Konnexes zwischen einer primären Störung im Nervensystem und angeborenen Deformitäten als Ursache und Wirkung wurde zuerst von dem berühmten Anatomen Rudolphi Erwähnung gethan, später wurde er von seinem Nachfolger Müller und anderen neueren Physiologen bestätigt. Guerin in Paris hat in mehreren in der *Académie royale de médecine* vorgetragenen Abhandlungen viele interessante Belehrungen über diesen Gegenstand gegeben, und durch wiederholte Sektionen erwiesen, dass in allen Fällen dieser pathologische Zustand des Nervensystems und die mehr oder weniger verbreitete Kontraktion der Muskeln in Beziehung zu einander stehen. Dieser krankhafte Zustand, der sich über das ganze Muskelsystem ausdehnen oder nur auf einen einzelnen Theil desselben beschränkt sein kann, ist die allgemeine Quelle zahlreicher Krankheiten, welche man früher mancherlei verschiedenen Ursachen zuschrieb, nämlich des Klumpfusses, der Verkrümmungen des Rückgraths, der Tortikollis, der angeborenen Luxationen und anderer.

Tritt die Luxation des Oberschenkels, der primär von jener dynamischen oder krankhaften Kontraktion eines Theils des Muskelapparats abhängt, nach der Geburt ein, so werden die Erscheinungen und die Abweichung der Gelenkfläche je nach dem Alter der affizirten Individuen modifizirt. So steht der Schenkelkopf gewöhnlich zuerst nahe an den Rändern der Pfanne, oder etwas über derselben, sobald aber das Kind zu gehen anfängt, drückt die Schwere des Rumpfes das Becken hinab, und da sich die Köpfe des *Os femoris* nicht in ihren natürlichen Höhlen befinden und keinen Stützpunkt nach oben haben, so steigen sie nach und nach auf die Darmbeinfläche, bis zuletzt, je älter der Kranke wird, wie in dem uns vorliegenden Falle, das Becken zwischen die oberen Theile der *Ossa femoris* eingekeilt wird, und man dann die oberen Ränder der grossen Trochanteren fast in einer Ebene mit dem Darmbeinkamme findet. Eine der primären Wirkungen der pathologischen Kontraktion der Muskeln ist, wie man deutlich aus der Welkheit der Muskeln beim Talipes sehen kann, die verminderte Ernährung, die zu einer Art von „Bildungshemmung" in den affizirten Theilen Veranlassung giebt. Das Knochengewebe des Beckens nimmt indessen, da es nicht durch die Krankheit leidet, an Stärke zu, je älter der Kranke wird, während die primär affizirten Muskeln, die die Dislokation hervorbrachten und deren naturgemässe Entwickelung behindert ist, sich nicht im Verhältniss zu den anderen Theilen verlängern, und somit also, wenn der Kopf des Knochens einmal aus der Pfanne ausgewichen ist, denselben auf das Darmbein hinaufziehen. Es ist nicht schwer einzusehen, dass die Muskeln, die den physiologischen Gesetzen gemäss in der Richtung der Dislokation wirken, eine Neigung haben, den Kopf immer weiter nach oben zu ziehen, und dass die Adduktoren, der Semimembranosus, Semitendinosus u. s. w., deren Insertionswinkel ein anderer geworden ist, während des Gehens auf die *Ossa femoris* wirken, und so den Kopf nach oben und etwas nach aussen ziehen. Jene mitwirkenden Ursachen, wie das Gewicht des Körpers, das behinderte Wachsthum der ergriffenen Muskeln und die physiologische Aktion derselben, die nach der Geburt erst eintreten, geben Aufschluss über die allmälig zunehmende Transposition, die im Laufe der Zeit sich immer deutlicher herausstellt.

Soviel über die Symptome, Diagnose und Ursachen der angeborenen Luxation des *Caput ossis femoris* auf das Darmbein; in einem späteren Aufsatze werde ich mich über die pathologisch-anatomischen Charaktere und über die therapeutischen Radikal- und Palliativmittel weitläufig auslassen.

Ueber die aus dem Schulbesuche und den schlechten Einrichtungen unserer Schulstuben entstehenden Kinderkrankheiten und körperlichen Gebrechen, von Dr. Fr. J. Behrend, Mitherausgeber dieser Zeitschrift.

Es ist, ich weiss nicht mehr von welchem publizistischen Schriftsteller, Deutschland und besonders Preussen die Schulstube Europas genannt worden. Ob aus Ironie oder in lobender Anerkennung, will ich dahin gestellt sein lassen. So viel ist aber sicher, dass es kein Land in der Welt giebt, wo nicht nur die Art und Abstufung des Unterrichts, sondern auch der Schulbesuch und die Schuldisziplin so geregelt und in so bestimmte und feste Formen gebracht ist, wie bei uns. Von der kleinsten Dorfschule hinauf bis zu den Akademieen ist Alles so in einander gefügt, so mit Gesetzen und Vorschriften versorgt, und selbst bis auf Kleinigkeiten, ich möchte sagen, bis auf das Löschblatt in den Schreibebüchern, so wohl bedacht, dass das Ganze einen Organismus, oder vielmehr eine Maschinerie darstellt, welcher wir in der That unsere Bewunderung nicht versagen dürfen.

Ob aber zum Heile der Menschheit, ob zur geistig freien und blüthenreichen Entfaltung der Individualitäten, ob die in Spalieren und in geradlinigen Aeckern gezogene, wohl bemistete, beeggte, bepflügte, gehegte und gepflegte Pflanze je so lebensfrisch und selbstständig sich entwickeln könne, als das Gewächs, welches aus selbsteigener Kraft sich emporhebt, seinen Boden, seine Nahrung, sein Gedeihen, dem innersten Wesen anpassend, sich selber schafft, — das sind Fragen, die ich nicht zu lösen wage, und die mich von dem mir vorgesteckten Ziele auch zu weit abführen würden.

Was ich eigentlich hier in Anregung bringen will, betrifft die Hygieinik der Schulkinder, und zwar einen so wichtigen Theil derselben, dass man sich billig wundern muss, ihn noch nicht von Anderen im Angriff genommen zu sehen. Nur unser hochverdienter Lorinser, dem die Gesundheitspflege der Schulkinder so unendlich viel verdankt, hat auch über den Gegenstand, von dem ich hier sprechen will, sich hin und wieder ausgesprochen, und wir verdanken ihm viele vortreffliche Winke und Notizen.

Unleugbar nämlich sind jedem Arzte, welcher in einer nur einigermaassen bevölkerten Stadt praktizirt, viele Kinderkrankheiten vorgekommen, von denen er sich sagen musste, dass er sie nur dem Schulbesuche zuzuschreiben habe, das heisst, die nicht eingetreten sein würden, wenn das Kind die Schule nicht besucht hätte. Wenn ich in dem Folgenden diesen Gegenstand näher zu erörtern mich bestrebe, so muss ich bitten, das, was ich hier gebe, nur als einen Versuch, als eine Anregung zu genauerer und umfassenderer Untersuchung gelten zu lassen.

Es sind besonders drei Fragen, die ich in Betracht zu ziehen habe, nämlich:

1. Welches sind die Krankheiten, zu denen der Schulbesuch, wie er dermalen bei uns stattfindet, Anlass giebt?
2. Wie entstehen diese Krankheiten? oder vielmehr, welches sind die Schädlichkeiten, denen die, die Schule besuchenden Kinder überhaupt und besonders bei unseren jetzigen Schuleinrichtungen ausgesetzt sind? und
3. Was muss und was kann geschehen, diese Schädlichkeiten zu beseitigen oder zu verringern?

1. Kinderkrankheiten, die aus dem Schulbesuche entspringen.

Sie sind verschiedener Art; theils werden sie **direkt** durch die Schuleinrichtungen, wie wir sie bei uns haben, erzeugt, theils entspringen sie nur **indirekt** und gelegentlich aus dem Schulbesuche, d. h. der Schulbesuch giebt nur in sofern zu ihnen Anlass, als er ihre Verbreitung begünstigt. Ich gruppire die aus dem Schulbesuche entspringenden Krankheiten auf folgende **Weise**:

a) **Ansteckende Krankheiten**, nämlich Scharlach, Masern, Pokken, Keuchhusten, Grind, Krätze.
b) **Entwickelungskrankheiten**, nämlich Skropheln, Rhachitis, Schiefheiten der Wirbelsäule, Abmagerung, Schwäche, Bleichsucht, Abzehrung.
c) **Nervenleiden**, nämlich krankhaft gesteigerte Empfindlichkeit des Nervensystems, Nervenschmerzen verschiedener Art, Krämpfe, Lähmung, Epilepsie, zu früher Geschlechtsreiz und daraus entspringende Onanie und Pollution.
d) **Krankheiten einzelner Organe**, nämlich Kopfleiden, besonders Gehirnkongestion und Gehirnentzündung, Augenübel; Krankheiten der Athmungsorgane, besonders Neigung zu Katarrhen und bronchitischen Zuständen, Lungentuberkeln und daraus entspringende Phthisis; Verdauungsleiden, besonders Dyspepsie, Obstruktion, Leberleiden u. s. w.

Die Aufzählung dieser Krankheiten ist, wie ich wohl weiss, keineswegs eine erschöpfende, eben so wenig wie die Gruppirung eine systematische sein soll. Es könnten hier auch noch diejenigen Krankheiten hergezählt werden, welche, wie Typhus, Skorbut und mannigfache Kachexieen, aus Blutverderbniss, zu der, wie gleich gezeigt werden wird, die schlechte Einrichtung und Ueberfüllung unserer Schulstuben allen möglichen Anlass bietet, entspringen.

2. Wie entstehen diese Krankheiten? oder vielmehr, welches sind die Schädlichkeiten, denen die, die Schule besuchenden Kinder überhaupt und, besonders bei unseren jetzigen Schuleinrichtungen, ausgesetzt sind?

Folgende Umstände sind es, aus denen die hier genannten Krankheiten entspringen:

a) der vervielfachte und innige Kontakt aus dem mehrstündigen Beisammensein einer grossen Anzahl von Kindern;

b) die Ueberfüllung der Schulzimmer und die ungenügende Lüftung und schlechte Lage derselben;

c) die unverhältnissmässig grosse Anzahl der Schulstunden, und

d) die geistige Anstrengung und Abmüdung.

a) Was den ersten dieser vier Punkte betrifft, so haben wir vorzugsweise die ansteckenden Krankheiten ins Auge zu fassen. Es bedarf keiner Frage, dass, je inniger und je vielfältiger der Kontakt ist, desto intensiver und extensiver, d. h. desto kräftiger und ausgebreiteter die Ansteckung sein müsse. Nun giebt es wohl kaum einen innigeren und vielfältigeren Kontakt, als das vier- bis sechsstündige Beisammensein einer Anzahl von 20 bis 70 Kindern in einem enggeschlossenen Raume. Zwar giebt es ansteckende Krankheiten, namentlich die mit fixen Kontagien, zu denen wir hier nur den Kopfgrind und die Krätze zählen, deren Einschleppung in die Schulstuben und deren Verbreitung somit auf die anderen Schulkinder durch strenge Abweisung und Sonderung verhütet werden kann, obwohl bei unseren dermaligen Einrichtungen und Beaufsichtigungen der Schulen, wie später gezeigt werden wird, auch hier noch gar viel zu wünschen übrig bleibt; allein die ansteckenden Krankheiten mit flüchtigen Kontagien, also diejenigen, welche die eigentlich lebensgefährlichen sind, können, wie die Sachen jetzt stehen, von den Schulen nicht zurückgewiesen werden, sondern finden durch die Schulstuben vorzugsweise ihre Verbreitung. Scharlach, Masern, Keuchhusten, und von den Pocken freilich meist nur die Varioloiden (denn da alle Kinder bei uns fast geimpft sind, so soll von der ächten Variole nicht die Rede sein), haben ihr Inkubationsstadium, d. h. von der Aufnahme des Ansteckungsstoffes bis zum sinnlich wahrnehmbaren Ausbruche der Krankheit vergeht ein Zeitraum von wenigen Tagen bis auf Wochen, in welchem das Kind sich verhältnissmässig wohl befindet, und nichts darbietet, das ein Zurückbehalten oder ein Zurückweisen desselben von der Schule veranlassen könnte. Bis jetzt ist aber noch nicht erwiesen, in welcher Periode ihres Bestehens die vorgenannten Krankheiten Ansteckungskraft erlangen und wann sie sie verlieren; es ist bis jetzt noch nicht ermittelt, ob sie während ihrer Inkubationszeit nicht eben so anstekkend seien, als während des Stadiums ihrer Blüthe. Viele Erfahrungen deuten darauf, dass dem wohl so sei, nämlich dass die Inkubationszeit in Bezug auf Ansteckungen nicht gefahrlos genannt werden dürfe; auch die Analogie würde dafür sprechen, wollte man eine solche mit der Syphilis gelten lassen, denn es ist bekannt, dass während der Inkubationszeit zwischen primärer und sekundärer Syphilis diese Dyskrasie wohl übertragen werden könne, wenn selbst von ersterer gerade kein Lokalleiden vorhanden ist. Es könnte leicht scheinen, diese so wichtige Frage durch scharfe und genaue Beobachtungen zu erledigen; allein selbst in den Fällen, wo Kinder, die während einer in der Stadt vorherrschenden ansteckenden Krankheit (z. B. Masern, Keuchhusten, Varioloiden) von der Schule zu Hause behalten werden und von der Krankheit frei bleiben, während die in die Schule geschickten Kinder bald von der Krankheit ergriffen werden, ist es immer noch fraglich, ob diese letzteren in Folge des *Genius epidemicus,* oder mit andern Worten des Umstandes, dass die Kontagien der eben genannten Krankheiten auch zugleich miasmatischer Natur sind, nicht auch ergriffen worden wären, wenn man sie auch zu Hause behalten hätte [1]). Das

---

1) Die Unterscheidung zwischen Miasma und Kontagium muss, ungeachtet aller der durch die Mikroskopie und Chemie erlangten Resultate, heute noch gelten. Effluvien der Lokalität oder des Bodens, z. B. Sumpfluft, werden zu Miasmen, wenn sie eine epidemische Krankheit erzeugen. Wechselfieber, gelbes Fieber, wohl auch die Pest, sind Beispiele rein miasmatischer Krankheiten. Gehen aber die Effluvien, welche Krankheit erzeugen, vom lebenden thierischen Körper aus und erzeugen sie in anderen Thieren derselben Gattung genau dieselbe Krankheit, so heissen sie Kontagien. Ob wir nun diese Miasmen und Kontagien mit Liebig für eine Art Ferment halten, und demnach die daraus entspringenden Krankheiten für Gährungskrankheiten (zymotische Krankheiten) erklären, oder ob wir, zur *Pathologia animata* geneigt, die Miasmen und Kontagien für pflanzlich oder thierisch belebte Stoffe halten wollen, jedenfalls müssen wir Folgendes anerkennen:

Schliessen *ex post* ist immer eine missliche Sache, und führt leicht zu Irrthümern, zumal da es Individualitäten giebt, die für diesen oder jenen ansteckenden Stoff von Natur keine Empfänglichkeit besitzen. Ganz dasselbe gilt von den letzten Stadien dieser Krankheiten, wenn dieselben der Heilung ganz nahe sind, oder auch schon für geheilt erklärt worden. Das Scharlach ist nach einigen Beobachtern gerade während der Abschuppung und die Varioloide gerade während ihrer Eintrocknung ganz besonders ansteckend. Vom Keuchhusten weiss man nicht, wann seine Ansteckung beginnt und wann sie aufhört. Es ist also mit Sicherheit anzunehmen, und auch die Erfahrung hat es bestätigt, dass Kinder während der Inkubationszeit solcher Krankheiten, d. h. also, während sie die Krankheit schon in sich beherbergen, obwohl sie noch kein Symptom derselben zeigen, noch zur Schule geschickt werden. Und wenn auch Sorge getragen wird, dass Kinder, nachdem sie eine von den genannten Krankheiten überstanden haben, nicht eher zur Schule gesendet und in dieselbe aufgenommen werden, als bis jede

---

1) Es können Miasmen, indem sie im lebenden Thiere den ihnen günstigen Boden finden, sich wieder reproduziren und demnach zu Kontagien werden, während das ursprüngliche Miasma selber noch fortwaltet und immer noch neue Heerde für die Ansteckung erzeugt. Es sind dieses die sogenannten miasmatisch-kontagiösen Krankheiten, wozu wir bei uns in Bezug auf den Menschen das Scharlach, die Masern, die Pocken und vermuthlich auch den Keuchhusten und die Cholera zu zählen haben. — 2) Von manchen Krankheiten darf man sagen, dass sie nur durch Kontagien fortgepflanzt und nie durch Miasmen neu erzeugt werden; so die Krätze und die Syphilis, die also für rein kontagiöse Krankheiten gelten müssen, obgleich es von ihnen noch nicht ausgemacht ist, ob nicht auch sie durch eine Zusammenwirkung von besonderen Ursachen und Miasmen neu erzeugt werden können. — 3) Manche Effluvien sind flüchtig, das heisst, sie sind nicht an einen tropfbar flüssigen oder konsistenten palpabeln Stoff gebunden; so die meisten Miasmen und viele Kontagien, namentlich das des Scharlachs, der Masern, des Keuchhustens und vielleicht auch der asiatischen Cholera; diese flüchtigen Kontagien sind entweder in einer für jetzt noch nicht erkennbaren Gasform oder in so unendlich kleinen Partikelchen vorhanden, dass wir sie nicht wahrnehmen können. Manche Kontagien sind zwar flüchtig, können sich aber auch zugleich an fixe animalische Stoffe, an Eiter, Schorfe und Auswurfsstoffe binden; dieses sind die flüchtig-fixen Kontagien (Pocken). — Manche Kontagien endlich kommen niemals anders vor, als an diese palpabeln Stoffe gebunden (Syphilis, Krätze, Erbgrind); es sind dieses die rein fixen Kontagien. Diese rein fixen, so wie die flüchtig-fixen Kontagien können durch Inokulation fortgepflanzt werden, nicht aber die blos flüchtigen Kontagien. Die rein fixen Kontagien erfordern stets einen direkten Kontakt mit dem palpabeln das Kontagium tragenden Stoffe: die flüchtig-fixen Kontagien bedürfen dieses direkten Kontaktes mit der palpabeln Materie nicht durchaus zu ihrer Fortpflanzung, sondern sie können, wie es bei den rein flüchtigen Kontagien immer geschieht, auch ohne diesen direkten Kontakt mit der palpabeln Materie, also durch eine uns unbekannte und für uns nicht wahrnehmbare Art der Aufnahme des Kontagiums aus grösseren oder geringeren Entfernungen überpflanzt werden.

sinnlich wahrnehmbare Spur der Krankheit überstanden ist, so wird doch bisweilen aus Unachtsamkeit, bisweilen aus Unkenntniss, ja bisweilen aus Eigennutz dagegen gefehlt, und es sind dann gerade diese Kinder, durch welche die Krankheit auf die Mitschüler verbreitet wird. Ich frage jeden Arzt, ob ihm nicht Fälle von Scharlach, Masern, Varioloiden und Keuchhusten vorgekommen sind, von denen er sich sagen musste, dass sie aus der Schule hergeholt sind, und namentlich gilt dies vom Keuchhusten, mit dem, wenn ich mich so ausdrücken darf, wirklich gewissenlos in dieser Beziehung umgegangen wird. Man will gewöhnlich wegen der langen Dauer dieser Krankheit, wegen des verhältnissmässigen Wohlbefindens in den Zwischenpausen zwischen den Anfällen die Kinder nicht vom Schulbesuch zurückhalten, und die Lehrer und Aufseher der Schulen nehmen keinen Anstand, diese Schüler wieder zuzulassen, vielleicht weil sie den Husten für einen gewöhnlich katarrhalischen halten, oder ihn zu beachten aus andern Gründen nicht Lust haben. — Was Krätze und Grind betrifft, glaube ich, haben wir in unseren gewöhnlichen höhern und niedern Schulen wohl nicht so sehr viel zu besorgen. Wahre Patzköpfe sind zu auffallend und bringen die Schule zu leicht in Verruf, als dass sie nicht zurückgewiesen werden sollten; indessen braucht der Grind nicht einen förmlichen Patzkopf zu bilden, um ansteckend zu sein, er besteht bisweilen nur in einem oder zweigroschengrossen, von Haaren bedeckten und deshalb nicht gleich sichtbaren Stellen, welche hinreichend sind, die Krankheit durch direkten Kontakt zu verbreiten, wenn nämlich die Kinder, was aus Spielerei oft geschieht, mit einander die Mützen oder Hüte wechseln, oder mit den Köpfen aus einem oder dem anderen Grunde zusammenstecken und sich berühren. Mir sind Fälle bekannt, und von anderen Aerzten weiss ich auch dergleichen, wo lediglich durch den Schulbesuch der Grindkopf verbreitet worden ist. In der bekannten Christschule in London waren einmal sämmtliche Kinder mit ansteckendem Grind behaftet, die Schule musste geschlossen und die Kinder von einander entfernt werden, und es dauerte eine lange Zeit, ehe wieder Schüler zugelassen wurden. — Auch die Krätze ist trotz aller Aufsicht, besonders in den niedern Schulen, verbreitet worden; verriethe sich diese Krankheit nicht durch das auffallende unaufhörliche Kratzen, zu dem sie zwingt, und welches der Umgebung gewöhnlich sehr zuwider ist, so würde sie sich noch weit mehr verbreiten. Da jedoch anfänglich die Krätze meist nur auf die Hände sich beschränkt, so können von einem solchen Schulkinde, zumal da der Ansteckungsstoff der Krätze so innig an der Bekleidung (Handschuhen z. B.) haftet, schon viele andere angesteckt sein, bevor Seitens der Schulaufseher oder der Eltern eingegriffen wird. Mir ist erzählt worden, dass aus einer Schule vier Kinder die Krätze heimbrachten und ihre ganze Familie damit infizirten.

b) Wenden wir uns nun zur Betrachtung des zweiten der oben erwähnten Punkte, nämlich der aus der Ueberfüllung der Schulzimmer und der schlechten Lüftung derselben fliessenden Schädlichkeiten, so kommen wir alsbald zu den meisten Krankheiten der von mir aufgestellten zweiten, dritten und vierten Gruppe. — „Ohne Luft kein Leben, aber nicht blos Luft, sondern auch athembare Luft ist Bedingung des Lebens und der Gesundheit" (Stark, Plan zur Einrichtung öffentlicher Anstalten, Erlangen 1839. 8.). — Das wahre *Pabulum vitae* ist eine reine, das heisst eine mit thierischen, vegetabilischen oder anderen schädlichen Stoffen nicht geschwängerte, atmosphärische Luft. Diese ist aber in keinem unserer jetzigen Schulzimmer vorhanden; ja in manchen ist die Luft so verdorben, dass der während der Schulzeit Eintretende vor dem Qualm, Gestank und Dunst, der ihm entgegenkömmt und den Athem benimmt, schaudernd zurückweicht. Dem kann bei unseren jetzigen Einrichtungen, bei dem Mangel an jeder Beaufsichtigung der Hygieinik der Schulzimmer Seitens der Behörden auch kaum anders sein. Man hat ermittelt, dass in einem Zimmer, in welchem die Luft durch künstliche Ventilation nicht fortwährend sich erneuert, der einzelne Mensch einen Raum von wenigstens 8 Kubikfuss Luft nöthig hat, wenn er ohne Nachtheil für seine Gesundheit stundenlang darin sich aufhalten soll. Nun kann man aber in einem geschlossenen Raume, bei einer nicht in steter Strömung erhaltenen Luft, nur diejenige Schicht berechnen, in der die Menschen athmen, das heisst die Luftschicht bis zur Scheitelhöhe, also in Bezug auf Kinder höchstens bis zur Höhe von 4 Fuss. Die Höhe eines nicht ventilirten Zimmers hat allerdings Einfluss auf die Gesundheit der darin athmenden Personen, aber weniger auf die Salubrität und die Athembarkeit der Luft, als auf die Temperatur derselben. — Die Athembarkeit und Salubrität der Luft hängt ab: 1) vom Gehalt an Sauerstoffe; 2) von der Beimischung deleterer Gasarten.

Die atmosphärische, der Athmung dienliche Luft besteht bekanntlich aus 79 Volumen Stickstoff und 21 Volumen Sauerstoff; letzterer ist es, welcher durch das Athmen konsumirt und statt dessen die schädliche, zum Athmen untaugliche, schwerere und deshalb die untere Luftschicht eines geschlossenen, nicht ventilirten Raumes erfüllende Kohlensäure gebildet wird. Nach Lavoisier und Dumas verbraucht ein erwachsener Mensch in 24 Stunden 26,04 pariser Kubikfuss Sauerstoff. Lassen wir, um uns nicht zu verwirren, für das kindliche Alter nur die Dezimale weg und denken wir uns eine ziemlich grosse, zweifenstrige, quadratische Schulstube von 20 Fuss Länge und 20 Fuss Breite mit 50 Schulkindern, 4 Stunden lang angefüllt und so gut wie gar nicht ventilirt, so kommen wir zu folgendem Resultate:

1) eine 4 Fuss hohe (höchste Athemhöhe der Kinder), 20 Fuss breite und 20 Fuss lange Luftschicht, betragend 1600 Kubikfuss, enthält . . . . 336 Kubikfuss Sauerstoff;
2) 50 Kinder verbrauchen in 24 Stunden $50 \times 26 = 1300$ Kubikfuss Sauerstoff, folglich in 4 Stunden über . . . . 216 - -

Es verbleiben also nur 120 Kubikfuss Sauerstoff.

Oder mit andern Worten, in einem nicht-ventilirten Schulzimmer der genannten Grösse, worin sich 50 Kinder befinden, wird am Ende der vierten Schulstunde die Luftschicht, in welcher die Kinder athmen, kaum noch 8 Prozent Sauerstoff enthalten. Nun ist aber eine so sauerstoffarme Luft für die Gesundheit im höchsten Grade schädlich, und zwar nicht blos durch den Mangel an Sauerstoff an sich, sondern auch durch die giftige Wirkung der durch die Ausathmung statt dessen gebildeten Kohlensäure, womit die geschlossene Luftschicht überfüllt wird.

Zu dieser sauerstoffarmen, mit Kohlensäure überfüllten Luft, in welcher die Kinder in unseren gewöhnlichen nicht-ventilirten Schulstuben nach wenigen Stunden schon sich befinden, mischen sich auch noch andere höchst schädliche Ausdünstungen, namentlich Schwefelwasserstoffgas und mit organischer Materie geschwängerter Wasserdunst. Solche Luft also dient den Kindern tagtäglich mehrere Stunden lang zum Athmen, und ist es daher zu verwundern, wenn unsere mit frischrothen, runden Wangen in die Schule gesendeten Kinder bald Gefängnissgesichter erlangen, das heisst im Aussehen nach kurzer Zeit Denjenigen gleichen, welche nur Kerkerluft athmen? Blutverderbniss, in einem Heer von Krankheiten sich äussernd, muss natürlich die Folge sein; Bleichheit, Abmagerung, allmäliges Hinsiechen, Skropheln, Rhachitis, Tuberkeln, Skorbut, typhöse Zustände, und viele Uebel, von denen, wie jeder Arzt weiss, die Kinder während der Schulperiode leider vielfach heimgesucht werden, entspringen aus dieser Quelle.

Ich habe hierbei lediglich die vier Vormittags-Schulstunden ins Auge gefasst; ich habe angenommen, dass nach Beendigung der Vormittagsschule Thüre und Fenster des Schulzimmers aufgesperrt werden, um letzteres für die Nachmittagsschule durchzulüften. Es mag dieses wohl im Sommer geschehen, im Winter aber geschieht es, wie Jedermann sich bald überzeugen kann, vermuthlich um die Wärme zurückzuhalten, höchst selten, oder gar nicht; die Kinder kommen also Nachmittags abermals in die schädliche, verpestete Luft, und haben demnach nicht 4, sondern 6 Stunden darin zu verweilen. Im Sommer öffnet man allerdings während der Schulzeit die Fenster, um frische Luft, wie man glaubt, einzulassen, aber da die mit Kohlensäure und Hydrothiongas überfüllte Luft schwerer ist, wie die atmosphärische Luft, so wird sie nicht entweichen und letztere nicht einströmen können, wenn die Luftschicht nicht in Bewegung gesetzt wird. Dieses würde aber in den gewöhnlichen Schulzimmern und bei gleicher Temperatur nur geschehen, wenn durch gleichzeitiges Eröffnen von Thür und Fenstern Zugluft bewirkt wird. Wie höchst nachtheilig aber für die Gesundheit Zugluft ist, und wie wenig daher dieses Mittel angewendet werden kann, wenn das Schulzimmer mit Kindern besetzt ist, braucht nicht erst gesagt zu werden. Ist die Wärme im Zimmer bedeutend grösser als die der Atmosphäre, so wird allerdings durch das Eröffnen des Fensters ein Theil der erwärmten Luft entweichen, man sieht dieses nicht selten an dem aus den Fenstern gefüllter Schulzimmer herausströmenden Qualme, aber ein vollständiger Luftwechsel wird dabei doch nicht eintreten, die dadurch bewirkte plötzliche Abkühlung des Zimmers vielmehr die Gesundheit der Kinder in anderer Weise desto mehr beeinträchtigen, Katarrhe, bronchitische und pneumonische Zustände und Rheumatismen erzeugen.

(Fortsetzung und Schluss in den folgenden Heften.)

Ueber akuten Hydrokephalus, dessen Ursachen und Behandlung, von A. Becquerel, D. M. in Paris.

(Auszug aus seinem unter der Presse befindlichen Lehrbuche der Kinderkrankheiten.)

Der akute Hydrokephalus ist eine Krankheit, welche hauptsächlich durch eine schnelle Ergiessung von Serum in die Gehirnventrikeln oder durch schnelle Infiltration der Piamater mit dieser Flüssigkeit sich charakterisirt.

Es hat diese Krankheit immer, und besonders in unseren Tagen, zu mannigfachen Diskussionen Anlass gegeben, und es hat sich bis jetzt die Ansicht darüber noch nicht festgestellt. Zuerst von Whytt unter der Benennung *Hydrocephalus acutus* beschrieben, wurde die Krankheit für viele ausgezeichnete Praktiker, wie Odier, Coindet u. A., Gegenstand des Studiums, und seitdem für eine selbstständige und häufig vorkommende Kinderkrankheit erachtet. Zu gleicher Zeit aber traten andere nicht minder wichtige Autoritäten (Goelis, Abercrombie, Parent-Duchatelet, Martinet u. A.) auf, welche die Selbstständigkeit dieser Krankheit leugneten, sondern sie nur für die Folge oder Wirkung einer Entzündung der Nachbartheile, namentlich einer akuten oder chronischen Meningo-Kephalitis hielten. Diese letztere Ansicht ist durch die Ergebnisse der pathologischen Anatomie die überwiegende geworden, und jetzt wird sie nur als ein Ausgang von Meningo-Kephalitis, und besonders der sogenannten tuberkulösen, betrachtet.

Guersant und Blache haben aus der Zusammenstellung aller der über den akuten Hydrokephalus veröffentlichten Arbeiten eine Reihe von Sätzen gezogen, welche sich kurz also darstellen lassen:

Die Meningitis ist unter zwei Fällen wenigstens einmal mit einer Ergiessung von Serum in die Gehirnventrikeln begleitet; andererseits fand man in fast allen Fällen von angeblichem idiopathischen *Hydrocephalus acutus* die deutlichen Zeichen einer dagewesenen Entzündung der benachbarten Texturen. Daraus lässt sich also mit Fug und Recht schliessen, dass in der bei weitem grössten Anzahl von Fällen diese Wasserergiessung nichts weiter ist, als eine Folgekrankheit, das heisst, als eine Wirkung einer einfachen oder tuberkulösen Meningo-Kephalitis.

Von wahrhaft idiopathischem *Hydrocephalus acutus* ohne vorgängige Entzündung haben Guersant und Blache keinen wirklich unzweifelhaften Fall auffinden können; also existirt das Uebel als selbstständige Krankheit entweder gar nicht, oder muss im höchsten Grade selten sein.

Die Symptome, welche man gewöhnlich dem akuten Hydrokephalus zuzuschreiben pflegt, sind auch mehr die einer Entzündung als die einer Wasserergiessung. Setzen wir nämlich alle diejenigen Symptome bei Seite, welche in Folge der Affektion des Gehirns und der Piamater, wovon die Wasserergiessung nur eine Wirkung ist, auftreten, so haben wir für die Ergiessung keine anderen Zeichen als folgende: ein mehr oder minder tiefes Koma, eine beständige Erweiterung der Pupille, fast gänzliche Unempfindlichkeit der Retina, und eine gewisse Stierheit und Verdrehung der halboffenen Augen, wie in der Ekstase.

Rilliet und Barthez haben in ihrem bekannten Werke über Kinderkrankheiten nur wenig zu dem hinzugefügt, was Guersant und Blache über diese Krankheit gesagt haben. „Die Symptome", sagen sie, „welche wir nur allein dieser Krankheit (nämlich der Ergiessung) haben zuschreiben können, bestehen in grosser Aufregung, Aufkreischen oder stetem Grunzen, und einige Zeit vor dem Tode bedeutender Prostration mit Sopor, Bewusstlosigkeit, Koma oder auch allgemeiner Unempfindlichkeit, Erweiterung der Pupillen und Starrheit des Blicks."

Sie führen drei Fälle an; zwei gehören ihnen selber an, aber die Einzelnheiten, wie sie sie darstellen, können keineswegs als wirkliche und charakteristische Zeichen eines akuten Hydrokephalus (Gehirnhöhlenwassersucht) gelten. Der dritte von Fauvel beobachtete Fall ist viel interessanter, und obwohl auf eine Eruption folgend, möchte ich ihn doch als ein Beispiel von einfachem akuten Hydrokephalus betrachten.

Was die pathologische Anatomie der hier in Rede stehenden Krankheit betrifft, so haben wir zuvörderst die vorfindlichen Hauptcharaktere ins Auge zu fassen. Die Ergiessung — sie besteht in einem auffallenden Quantum eines durchsichtigen Serums, welches sich in den Gehirnhöhlen anhäuft und sie ausdehnt. In Folge der dadurch bewirkten Kompression der Hirnsubstanz findet man bei Eröffnung des Schädels das Gehirn wie turgeszirend, stark gegen die Duramater gedrängt und durch dieselbe, wenn man sie einschneidet, hervorquellend; die Windungen findet man abgeflacht, zusammengedrängt und nicht mehr durch sichtbare Intervalle geschieden.

Wird die Ergiessung beträchtlicher, so bewirkt sie die Zerstörung des *Septum lucidum* und des Fornix, und die drei Höhlen werden zu einer einzigen grossen Höhle. Das ergossene Serum kann bisweilen ganz und gar, was jedoch sehr selten geschieht, oder zum Theile resorbirt werden. Fast immer findet man in der Piamater der Konvexität oder Basis des Gehirns, besonders in dem in die Sylvius'sche Grube eindringenden Theile dieser Membran die anatomischen Charaktere der einfachen oder tuberkulösen Entzündung (also einfache oder tuberkulöse Meningitis). In sehr seltenen Fällen findet man neben der genannten Ergiessung nur Gehirntuberkeln ohne irgend eine Spur von Entzündung, und es ist wahrscheinlich, dass in diesen Fällen die vorhandenen Tuberkeln, nur wie ein fremdartiger Reiz wirkend, die Ergiessung zuwege gebracht haben.

Es giebt aber auch Fälle, — sie sind jedoch noch viel seltener, — wo man ausser der Ergiessung weder in den Hirnhäuten, noch in der Gehirnsubstanz, noch sonst im Körper eine Veränderung auffinden kann.

Es kann meines Erachtens der akute Hydrokephalus gar wohl idiopathisch oder unabhängig von jeder Entzündung oder jeder anderen Krankheit vorkommen. Ich habe Gelegenheit gehabt, ein sehr auffallendes Beispiel dieser Art zu beobachten. Ein 3½ Jahr altes Kind nämlich, seit 7—8 Monaten an einer noch nicht sehr vorgeschrittenen Koxalgie leidend und im Uebrigen ganz wohl sich befindend, wurde ohne wahrnehmbare Ursache plötzlich gegen Abend von allgemeinen Konvulsionen befallen, welche 5—6 Stunden dauerten. Gegen Mitternacht verfiel das Kind in tiefes Koma, aus dem es nicht wieder zu sich kam, sondern gegen Morgen, 11 Stunden nach Beginn der Konvulsionen, starb. — Bei der Untersuchung fand man keine Entzündung der Piamater, keine Granulation, kein Tuberkel im Gehirn, — nichts weiter als beträchtliche Ergiessung von Serum in den Ventrikeln, mit vermuthlich durch Mazeration bewirkter Zerstörung des Fornix und des *Septum lucidum*. Weder in den Lungen noch in irgend einem anderen Organe war etwas Krankhaftes aufzufinden. Solche Fälle sind allerdings sehr selten, aber es ist dieses kein Grund, ihr Vorkommen überhaupt zu leugnen.

Es giebt eine andere Reihe von Fällen, in denen der akute Hydrokephalus nur zufällig sich hinzugesellt. Wenn zum Beispiel ein Kind in einem Zustande sich befindet, der überhaupt zu Wassersuchten führt, oder der schon eine Ergiessung oder eine Infiltration von Serum irgendwo im Organismus bewirkt hat, so sieht man bisweilen Nervenzufälle sich entwickeln, welche eine Ergiessung in das Gehirn andeuten; diese bisweilen tödtlich endigenden Zufälle sind jedoch nicht immer so arg. Ich habe Gelegenheit gehabt, diese Fälle unter zwei besonderen Umständen vorkommend zu beobachten.

1) In der Bright'schen Krankheit entspringen die hydropischen Ergiessungen aus einer Veränderung des Blutes, welche selber nur die Folge der in der Nierensubstanz und folglich in der Urinabsonderung eingetretenen Alteration ist. Die nächste Ursache der Wasserergiessung ist also eine allgemeine, das heisst, sie liegt im Blute; es ist dann auch ein Bestreben vorhanden, überall Hydrops zu bilden, und dieser Hydrops charakterisirt sich durch grosse Beweglichkeit, das heisst durch die Tendenz zur Metastase. Man begreift, dass in solchen Fällen eben so leicht eine Ergiessung in die Hirnhöhlen sich bilden kann, als Anasarka, Askites oder Hydrothorax; es kann mit diesen Hydropsieen die Gehirnwassersucht entweder zu gleicher Zeit bestehen, oder einer von ihnen durch Metastase folgen.

2) In manchen Hydropsieen, welche sich in Folge des Scharlachs entwickeln, und die nicht von einer Nierenaffektion herrühren, beobachtet man bisweilen dieselbe Reihe von Erscheinungen. Offenbar sind auch diese Wasserergiessungen die Folge einer Veränderung des Blutes; sie haben ebenfalls die charakteristische Tendenz, sich zu verbreiten, sich nach allen Seiten hin zu bilden, sich in allen Texturen zu entwickeln. Unter solchen Umständen ist die Entwickelung eines akuten Hydrokephalus eben so leicht zu erklären, wie die der anderen Hydropsieen, gerade wie es bei der Bright'schen Krankheit geschieht.

Versucht man, wenn man zu den Symptomen sich wendet, die Phänomene, welche die Folgen des akuten Hydrokephalus sind, von denen zu scheiden, die von der meistens vorangegangenen Entzündung der Meningen bewirkt werden, und analysirt man scharf die Fälle von einfachem *Hydrocephalus acutus*, dessen Ursachen ich so eben aufgezählt habe, so gelangt man zu folgenden Resultaten:

Der Eintritt des akuten Hydrokephalus, das heisst der Moment seiner Entwickelung, also was man gewöhnlich die erste Periode zu nennen pflegt, charakterisirt sich durch allgemeine, der Intensität nach wandelbare Konvulsionen, die einige Minuten bis mehrere Stunden anhalten können. Diese Konvulsionen sind fast immer mit einer Unterbrechung, oder wenigstens mit einer Verminderung der übrigen Gehirnthätigkeiten begleitet. Während dieser Periode kann der Tod eintreten, oder es können die Konvulsionen aufhören und einer anderen

Reihe von Erscheinungen Platz machen, welche die zweite Periode charakterisirt.

Das Kind verfällt in Koma, die Intelligenz ist gleichsam aufgehoben, die allgemeine Empfindung ebenfalls, oder wenigstens vermindert. Die Augen sind geschlossen; Gesicht und Gehör sind fast gänzlich unthätig; die Pupille ist erweitert; die Gliedmaassen sind wie leblos; Urin und Koth gehen ohne Wissen des Kranken ab. — Dieser komatöse Zustand wird dann und wann von konvulsivischen Bewegungen unterbrochen, deren Sitz, Dauer und Intensität verschieden sind.

Dieses sind die Symptome, welche ich in vier Fällen von einfachem und mit Meningo-Kephalitis nicht komplizirtem *Hydrocephalus acutus* zu beobachten Gelegenheit gehabt habe. Von diesen 4 Kindern starben 3, und 1 genas. Von diesen 4 Fällen war ferner 1 ganz einfach und betraf nämlich das kleine an Koxalgie leidende Kind, von dem ich bereits gesprochen. In einem zweiten Falle kam der Hydrokephalus in Folge allgemeiner Wassersucht, die als Nachkrankheit des Scharlachs auftrat; dieses war der geheilte Fall. Die beiden anderen Fälle endlich komplizirten eine Bright'sche Krankheit und endigten mit dem Tode.

Der akute, mit Entzündung der Piamater nicht begleitete Hydrokephalus hat nicht nothwendig den Tod zur Folge, und in einem für uns unzweifelhaften Falle sahen wir Heilung erfolgen. Kommt diese Heilung von selber oder unter dem Einflusse einer energischen Behandlung, so werden die Gehirnfunktionen nach und nach immer freier und freier. Im Allgemeinen jedoch ist der Tod der bei weitem häufigste Ausgang, und die Prognose ist daher beim akuten Hydrokephalus, mag er entspringen, woraus er will, immer sehr übel.

Die Diagnose des akuten Hydrokephalus ist keineswegs immer leicht; man muss in dieser Beziehung einige Unterschiede machen:

1) Sobald eine unter dem Einflusse einer allgemeinen Ursache (Scharlach, Veränderung des Blutes, Bright'sche Krankheit u. s. w.) entstandene Wassersucht vorhanden ist, und dazu entweder Konvulsionen, oder Somnolenz oder Koma sich gesellt, muss man den Eintritt eines Hydrokephalus besorgen und sehr energisch eingreifen, um das Kind dem gewissen Tode zu entreissen.

2) Entwickelt sich die Hirnhöhlenergiessung während des besten Wohlbefindens, so ist die Diagnose fast unmöglich, denn man kann nur dann eine Entzündung der Piamater anerkennen, wenn die Symptome

sich nach und nach entwickeln. In dem Falle aber, wenn die Zufälle sich plötzlich erzeugt haben, kann die Diagnose nicht grosse Sicherheit haben, weil die Konvulsionen allein noch nicht beweisen, dass Hydrokephalus da ist, denn sie können idiopathisch und sympathisch sein, eine Kongestion, eine Gehirnhämorrhagie, den Eintritt einer akuten Krankheit und manche andere Affektion andeuten.

3) Ist endlich eine Meningitis unzweifelhaft und bestimmt vorhanden, und verfällt das Kind im Verlaufe derselben in ein tiefes Koma, so ist Grund zu der Annahme, dass Ergiessung in die Hirnhöhlen zu der Entzündung der Piamater hinzugekommen; indessen würde man auch dann noch einen Zweifel hegen dürfen, in sofern bei der Untersuchung von Kindern, welche an akuter Meningo-Kephalitis leidend mitten im tiefen Koma gestorben waren, man nicht immer Wasserergiessung in den Hirnhöhlen antraf.

Behandlung. Tritt *Hydrocephalus acutus* zur akuten Meningo-Kephalitis hinzu, so modifizirt er im Allgemeinen die Behandlung gar nicht, oder nur sehr wenig; hat man das Dasein dieses Zustandes positiv ermittelt, so muss man nur desto mehr auf Anwendung der Revulsivmittel bestehen oder von Neuem dazu schreiten, falls man sie ausgesetzt hat.

Ist die Ergiessung idiopathisch und einfach, oder tritt sie als Komplikation eines allgemeinen wassersüchtigen Zustandes auf, so kann man etwas bessere Hoffnung haben, und dann wird Alles von der Schnelligkeit und Energie der anzuwendenden Mittel abhängen. Man muss dann auf folgende Weise verfahren:

Man beginne mit Applikation von Blutegeln hinter die Ohren und längs dem Verlaufe der Jugularvenen. Die Zahl der anzusetzenden Blutegel und wie lange sie nachzubluten haben, muss dem Alter und dem Kräftezustande des Kindes angemessen sein. Zu gleicher Zeit giebt man ein Purgans, das aber energisch sein muss; man kann dreist 1 — 2 Tropfen Krotonöl geben. Das Kalomel ist ein viel zu unsicheres und zu lässiges Abführmittel, um sich darauf verlassen zu können. Mit dem Purgans verbinde man passende energische Klystiere.

Zugleich oder wenigstens bald darauf lege man auf jeden Schenkel ein Blasenpflaster, und wenn die Krankheit noch fortdauert, lege man ein drittes Blasenpflaster in den Nacken. Mit diesen Mitteln kann man die Einreibung von Merkurialsalbe theils auf die Basis des Kopfes (?), theils auf den vorher rasirten Kopf selber, anwenden.

Zieht sich die Krankheit in die Länge, so muss man bei diesen angegebenen Mitteln verbleiben und sie nach Umständen modifiziren. Auch die Dampfdusche auf die unteren Extremitäten kann man versuchen, um einen reichlichen Schweiss zu bewirken.

II. *Analysen und Kritiken.*

Ueber fieberhafte Ausschläge.

(*Lectures on the eruptive fevers, delivered at St. Thomas Hospital in January 1843, by George Gregory M. D. London 1843, 8.*)

Dieses Werk enthält, wie der Titel besagt, eine Reihe von Vorlesungen über Ausschlagsfieber, welche von dem in Deutschland durch seine Arbeiten und Untersuchungen über Vakzination und Revakzination rühmlichst bekannten Dr. Gregory im St. Thomas-Hospitale in London gehalten worden sind. Gregory ist Arzt an der grossen Pocken- und Vakzinationsanstalt (*Smallpox- and Vaccination-Hospital*) in London, und wiewohl er auch die anderen akuten Ausschläge, wie Scharlach, Masern, Varizellen u. s. w., vielfach zu behandeln Gelegenheit hatte, so sind doch Pocken, Varioloiden und Vakzine eigentlich das Feld, auf dem er heimisch ist, und somit darf es uns nicht befremden, wenn wir diese Gegenstände mit ganz besonderer Vorliebe und Ausführlichkeit abgehandelt finden.

Da indessen die Punkte, welche sowohl im allgemeinen wie auch im speziellen Theile dieser Vorlesungen erörtert werden, das Gebiet der Kinderkrankheiten ganz besonders berühren, so stehen wir nicht an, in dieses Werk näher einzugehen, um so mehr, da es manchen Lesern gewiss noch nicht zu Gesicht gekommen ist.

In den beiden ersten Vorlesungen spricht der Verf. im Allgemeinen über die Charaktere der exanthematischen Krankheiten, ihre Verwandtschaft unter einander und ihre Behandlung. Alle akuten Exantheme gleichen sich darin, dass sie von Fieber begleitet sind; dieses Fieber lässt sich in 4 Stadien abtheilen, in das Inkubations-, Eruptions-, Maturations- und sekundäre Stadium. Unter dem sekundären Fieber versteht G. dasjenige, welches auftritt, wenn das spezifische der Norm gemäss abgenommen hat, und will es nicht nur bei den Pocken, sondern bei jedem Exanthem beobachtet haben, wo es sich durch eine bestimmte Gruppe von Erscheinungen charakterisirt. Die Symptome in den einzelnen Exanthemen treten in unveränderter Gestalt auf, und weder Alter, noch Klima, noch Jahreszeit, bringen eine Veränderung hervor; so dass die arabischen Aerzte die Pocken und Masern mit eben den Zügen beschrieben haben, wie wir sie jetzt beobachten.

Bei allen akuten Hautausschlägen leiden zweitens mehr oder weniger die Schleimhäute und die inneren Organe mit, und hier stellt nun der Verf. die bekannten Komplikationen zusammen, die bei jedem Exanthem auftreten können.

Ein dritter allgemeiner Charakter der akuten Exantheme liegt in der Empfänglichkeit aller Menschen für dieselben, obwohl es nicht an Ausnahmen fehlt. Als vierten führt er die Tilgung der Empfänglichkeit für das krankhafte Gift durch das einmalige Auftreten der Krankheit an; und es sind wohl nur höchst selten, wenn je, Fälle von zweimaligem Auftreten der ächten Pocken, der Masern, des Scharlachs beobachtet worden, und wo dergleichen Fälle vorgekommen sein sollen, lässt sich der Irrthum, wie der Verf. weiter unten zeigt, leicht nachweisen.

Allen exanthematischen Fiebern liegt ferner ein Kontagium zu Grunde, das sich durch die hervorgerufene Krankheit weiter fortpflanzt.

Bei der Behandlung macht der Verf. besonders darauf aufmerksam, dass die Exantheme sich nicht abkürzen lassen, und bei regelmässigem Verlaufe gar keine Arznei gereicht zu werden braucht; nur in den Fällen, wo Komplikationen auftreten, müssen diese auf geeignete Weise beseitigt werden.

In der dritten Vorlesung geht G. auf die einzelnen Exantheme über, und handelt zuerst von den Pocken. Die Griechen und Römer kannten sie nicht. Die erste Nachricht über eine den Pocken ähnliche Krankheit findet man in einem Kapitel des Procopius *„de bello persico"*, wo er eine furchtbare Pest beschreibt, die zu Pelusium in Aegypten um das Jahr 544 begann, und sich von dort aus weiter verbreitete. Rhazes ist der erste Schriftsteller, der sie erwähnt und mit Klarheit beschreibt. In England traten sie gegen Ende des neunten Jahrhunderts auf. Der Name Variola, von *varus*, ein Bläschen, abstammend, schreibt sich unstreitig von den Mönchen her; der Name Pocke ist sächsischen Ursprungs, und bedeutet Sack oder Beutel.

In Amerika traten die Pocken um das Jahr 1527 auf, wo sie zuerst in Mexico wütheten und sich von da aus mit furchtbarer Bösartigkeit über den ganzen Erdtheil verbreiteten. Es ist eine allgemeine Beobachtung, dass Krankheiten, wenn sie ein Land zum ersten

Male heimsuchen, höchst bösartig sind und fürchterliche Verheerungen anrichten, mit jedesmaligem späteren Auftreten hingegen milder werden.

Sydenham beschrieb die Krankheit im Jahre 1667 vortrefflich, und verwarf die früher allgemein gebräuchliche exzitirende und schweisstreibende Behandlungsweise, die später sich in allen akuten Exanthemen Geltung verschaffte. — Im Jahre 1700 wurde zuerst die Inokulation ausgeführt, und durch sie manche glückliche Erfolge erzielt; als man aber in der Vakzination ein bei weitem unschädlicheres Schutzmittel gegen die Pocken gefunden hatte, ward die Inokulation im Jahre 1840 vom Parlament verboten.

Der Verf. beschreibt nun die Symptome in den einzelnen Stadien der Pocken, wie sie allgemein bekannt sind. Er macht hier einen Unterschied zwischen den konfluirenden tiefern und den konfluirenden oberflächlichen Pocken, indem bei den letzteren die Entzündung sich nie über die oberste Schicht des Koriums ausbreitet. Doch sind sie nicht mit den modifizirten Pocken zu verwechseln, wo die Entwickelung der Pocken nicht nur unregelmässig vor sich geht, sondern auch nicht zu gleicher Zeit an derselben Stelle der Haut stattfindet, was hier keineswegs der Fall ist. Die Ungleichheit in der Entwickelung ist das grosse Charakteristikon der modifizirten Pocken.

In der vierten Vorlesung stellt der Verf. mehrere statistische Untersuchungen über die Pocken zusammen, aus denen sich ergiebt, dass die Sterblichkeit an den Pocken im kindlichen Alter am zahlreichsten ist; dass vier Krankheiten, nämlich: Phthisis, Konvulsionen, typhöse Fieber und Pneumonie, in jetziger Zeit in England noch mehr Menschen hinwegraffen, als die Pocken, und dass mit jedem Jahre die Zahl der Todesfälle abnimmt.

Aus einer grossen Anzahl von Fällen modifizirter und ächter Pocken ersieht man, dass die bei weitem grössere Zahl der ersteren milde verlief.

Fast alle Menschen sind für die Pocken empfänglich, doch mit dem einmaligen Befallenwerden wird diese Empfänglichkeit getilgt, und alle Beispiele von zweimaligem Auftreten der Krankheit hält G. für Irrthümer in der Diagnose, indem meistentheils die Varizellen mit den ächten Pocken verwechselt wurden.

In dem Kapitel über die Behandlung finden wir nichts Neues und Erwähnungswerthes.

Die sechste Vorlesung beschäftigt sich mit den Masern. Alle

Schriftsteller über Geschichte der Medizin stimmen darin überein, dass die Masern um dieselbe Zeit und in derselben Gegend auftraten, von wo aus die Pocken sich über die Erde verbreiteten. Rhazes erwähnt sie zuerst, und Hali Abbas und Avicenna beschreiben sie unter dem Namen *Hasba* oder *Al hasbet*. Der Name *Rubeola* wurde von den lateinischen Uebersetzern des Hali Abbas eingeführt; die Benennung *Morbilli* gehört einer späteren Zeit an, und scheint auf jedes Exanthem, das über der Haut erhaben ist, angewandt worden zu sein. Erst Sydenham legte den Masern allein den Namen *Morbilli* bei.

Die arabischen Aerzte waren der Ansicht, dass ein und dasselbe Gift den Pocken und Masern zu Grunde liege, und Diemerbröck hielt beide Krankheiten nur für verschiedene Grade. Sydenham war auch hier derjenige, der Licht in die Verwirrung hineinbrachte und die Pocken von den Masern streng schied. Doch hielt man später das Scharlach und die Masern noch für identisch, wie es von Morton geschehen, und belegte das erstere mit dem Namen *Morbilli confluentes*. Erst am Ende des 18ten Jahrhunderts wurde auch dieser Irrthum erkannt und zwei so von einander abweichende Krankheiten gesondert.

In der Symptomatologie der Masern giebt uns der Verf. das bekannte Bild der Krankheit. Die Fälle von *Morbilli sine catarrho* hält er für *Lichen febrilis*, und wahrscheinlich mit vollem Rechte, denn sehr oft werden solche Individuen später von den wirklichen Masern befallen. Eine besondere Anomalie ist das Wiedererscheinen der Röthe, nachdem der Ausschlag schon ganz verschwunden war, was von sehr vielen Aerzten beobachtet wurde.

Bei den Komplikationen macht G. besonders auf die Gangrän aufmerksam, die auch oft bei Kindern der höheren Stände beobachtet wird.

Aus den statistischen Tabellen ergiebt sich, dass die Empfänglichkeit für die Masern allgemein ist, und dass das zweimalige Auftreten der Krankheit zu den grössten Seltenheiten gehört.

Dr. Home in Edinburgh machte im Jahre 1758 zuerst Versuche, das Maserngift einzuimpfen. Am sechsten Tage nach der Inokulation traten sehr geringe fieberhafte Erscheinungen auf, denen aber kein Ausschlag folgte. Im Anfang dieses Jahrhunderts impfte Wachsel in England einen Knaben mit Erfolg. Die letzten Versuche sind im Jahre 1842 von Dr. Katona in Ungarn angestellt worden, und nur in 78 Fällen von 1112 misslangen dieselben; die erzeugte Krankheit war viel milder als die herrschende Epidemie.

Die Masern brechen gewöhnlich im Januar aus, erreichen ihre höchste Stufe um des Frühlings-Aequinoktium, und nehmen im Sommer wieder ab. In Bengalen entsteht die Krankheit nur in der kalten Jahreszeit; in den heissen Monaten ist der Ausschlag bei weitem mehr entwickelt, und die inneren Organe sind verhältnissmässig wenig ergriffen.

Ohne Zweifel hat sich in England die Bösartigkeit der Masern gesteigert; im Jahre 1748 starben nur wöchentlich 10, im Jahre 1754 11 Kranke, während in den letzten vier Jahren durchschnittlich 30 in jeder Woche und jährlich 1560 starben.

Die siebente und achte Vorlesung beschäftigen sich mit dem Scharlachfieber, bei dessen Pathologie uns nichts Neues dargeboten wird, und wo sogar einige Kapitel, wie die Nachkrankheiten, nur sehr dürftig abgehandelt sind; so finden wir nicht einmal etwas Ausführliches über den Hydrops, sondern dieser Nachkrankheit wird nur ganz kurz Erwähnung gethan. — Was die Geschichte der Krankheit anbelangt, so trat sie sehr wahrscheinlich bald nach den Pocken und Masern auf, wurde aber später mit Rubeola verwechselt. Im Jahre 1610 herrschte in Spanien eine epidemische Angina, die von einem scharlachartigen Ausschlage begleitet war. Sennert war der erste deutsche Schriftsteller, der im Jahre 1628 die Krankheit beschrieb. Mildere Formen wurden von Sydenham in den Jahren 1670 bis 75 beobachtet.

G. unterscheidet drei, wie er sagt, von der Natur selbst gegebene, Formen: *Scarlatina mitis, Scarlatina anginosa* und *Angina maligna.* Die erste ist nicht mit einer Affektion des Halses verbunden, in der zweiten giebt er uns die Schilderung des gewöhnlichen Verlaufs der Krankheit, und die dritte ist die unter dem Namen *Scarlatina typhosa, putrida* bekannte Spezies.

Den statistischen Tabellen zufolge hat das Scharlachfieber in England in den letzten Jahren mehr Opfer gefordert als früher, die Durchschnittszahl der Todesfälle betrug 6 Prozent. Im Jahre 1839 erkrankten 41,650 Personen daran, und im Jahre 1840 in ganz England 330,266.

Bei Kindern endet sie weit häufiger tödtlich als bei Erwachsenen; unter 345 Todesfällen, die in den Monaten Januar und Februar 1840 vorkamen, waren 326 Kinder und nur 19 Erwachsene. Unter 2614 von Farr angegebenen Todten befanden sich 2419 Kinder und 195 Erwachsene, mithin endete im kindlichen Alter im ersteren Falle von 17 Fällen einer tödtlich, im letzteren von 11 Fällen einer. Nach Dr. Withering ist die Krankheit *caeteris paribus* bei Erwachsenen gefährlicher, und besonders, wie der Verf. beobachtet hat, wenn sie im Puerperium auftritt.

Das Scharlachgift soll sich aus einer epizootischen Krankheit der Rinder entwickelt haben, und dann auf den Menschen übertragen worden sein. Die Krankheit gehört dem gemässigten Klima an, in Australien ist sie unbekannt, und kömmt höchst selten in Westindien vor. Erst im Jahre 1735 trat sie in Amerika auf.

Ausser in Folge dieses spezifischen Kontagiums bildet sich, nach dem Verf., oft ein Scharlachausschlag in Folge von Erkältung, und im sekundären Fieber der Pocken. Hieraus lässt sich vielleicht die Annahme vieler Aerzte von einem zweimaligen Auftreten der Krankheit erklären. Willan beobachtete unter 2000 Fällen keinen einzigen der Art, und wenn dergleichen Beispiele vorgekommen sind, so waren es, wie G. meint, Fälle von Lichen, Urtikaria, die sich bei einer genauen Beobachtung leicht durch den unregelmässigen Verlauf hätten erkennen lassen. — Das Scharlach gehört zu den wenigen Krankheiten, für die das Kind im Uterus empfänglich ist.

Von dem Erysipelas, das die neunte Vorlesung ausfüllt, ausführlicher hier zu sprechen, halten wir nicht für nöthig, indem dasselbe nur sehr selten bei Kindern vorkömmt, und der Verf. die Formen, die bei Neugeborenen und in den ersten Lebensjahren vorkommen, gar nicht berücksichtigt hat.

Die zehnte Vorlesung enthält die Geschichte, die Erscheinungen und Ausführung der Vakzination. In einer zu Göttingen erschienenen Wochenschrift vom Jahre 1769 befindet sich die erste Erwähnung der Kuhpocken, mit der Angabe, dass sich die davon Befallenen gegen die Pocken gesichert hielten. Eine ähnliche Ansicht herrschte schon seit längerer Zeit in Gloucestershire, doch fiel es Keinem ein vor Jenner, der hier im Jahre 1749 geboren wurde, in diesen Gegenstand tiefer einzugehen. Er theilte seinen Freunden seine Ansichten über die Schutzkraft der Kuhpocken mit, ohne aber Gehör zu finden, studirte die verschiedenen Formen des Ausschlages an den Eutern der Kühe, wie sie zu verschiedenen Zeiten des Jahres auftraten, und gelangte zu dem Resultat, dass nur eine die spezifische antivariolöse Kraft besitze. Diese nannte er die wahren Kuhpocken, die anderen hingegen die falschen. Im Jahre 1780 fasste er daher den Entschluss, diese Krankheit durch Einimpfung weiter zu verbreiten, und begab sich deshalb 1788 nach London, um die dortigen Aerzte mit seinem Plane bekannt zu machen. Schon 1782 war eine Frau, die zufällig an den Kuhpocken gelitten hatte, ohne Erfolg mit Pockenmaterie geimpft worden. — Erst im Jahre 1796 begann Jenner seine Versuche mit dem Vakzinegift, die von dem glücklichsten Erfolge gekrönt waren. 1802 wurde die Vakzination in Indien eingeführt und verbreitete sich nach und nach über alle zivilisirten Länder.

Nur wenige Menschen sind unempfänglich für das Vakzinegift, und es hat sich hier eine auffallende Verwandtschaft zwischen den Kuh- und Menschenpocken gezeigt, denn diese Individuen boten auch dieselbe Idiosynkrasie für das Variolagift dar. Da jetzt die Inokulation bei Strafe verboten ist, so ist es nicht möglich, ferner darüber Versuche anzustellen.

Die Unempfänglichkeit für die Vakzine hängt in manchen Fällen von konstitutioneller Schwäche, von verspäteter Dentition und unvollkommener Verknöcherung des Schädels ab.

Die Unregelmässigkeiten und Anomalieen der Kuhpocken sind sehr zahlreich, und werden vom Verf. ausführlich beschrieben. Die gewöhnlichste ist die, dass das Bläschen schon sehr früh roth wird und juckt, weshalb das Kind dasselbe kratzt und reibt. Diesem Kratzen werden gewöhnlich die nachfolgenden Erscheinungen, doch mit Unrecht, zugeschrieben, denn sie treten auch ein, wenn die Hände der Kinder umwickelt werden. Es bildet sich nämlich eine kleine zugespitzte oder konische Pustel am sechsten oder siebenten Tage, von einer blassen, unregelmässigen Areola umgeben. Die Lymphe ist dick und hellgelb; der sich bildende kleine Schorf fällt früh ab.

In manchen Fällen ist die Entzündung sehr heftig und breitet sich von der Schulter bis zum Ellbogen aus; oft geht sie in ein wahres Erysipelas über. Das Bläschen verwandelt sich in ein Geschwür mit profuser Absonderung, das eine grosse Narbe zurücklässt, an der man weder Strahlen noch Eindrücke wahrnehmen kann. Das Gift hat nach dem achten Tage seine vollständige Wirkung auf den Organismus ausgeübt. Alles was später eintritt, ist unwesentlich in Bezug des Schutzes des Kindes. Daraus folgt, wie der Verf. angiebt, dass die Beschaffenheit der Narbe bei der Entscheidung, ob ein Kind geschützt sei oder nicht, gar nicht in Betracht kommt, und dass sowohl eine kleine und kaum erkennbare Narbe, wie auch eine grosse oder solche, die fünf

Jahre nach der Impfung nicht mehr wahrnehmbar sind, die Annahme vollkommener Schutzkraft zulassen.

Eine andere Varietät besteht in der Bildung einer Psoriasis anstatt der Areola gegen den sechsten oder siebenten Tag.

Oft tritt die Bildung des Bläschens drei oder vier Tage später ein, ohne dass die Schutzkraft darunter leidet.

Die ächten Pocken können mit den Kuhpocken zusammen verlaufen, ohne gegenseitige Störung; zuweilen wird der Gang der Kuhpocken verzögert, gewöhnlich modifiziren sie sich gegenseitig.

Eine dritte Anomalie sind die sogenannten modifizirten Kuhpocken, wenn nämlich vier, fünf oder sechs Tage nach der ersten Vakzination eine zweite vorgenommen wird. Die Bläschen der letzteren bilden sich sehr schnell, so dass sie mit denen der ersten reifen und eintrocknen; doch sind die letzteren viel kleiner. Bryce gründete im Jahre 1802 darauf den geistreichen Vorschlag, sich auf diese Weise zu überführen, ob der Organismus geschützt sei; er empfiehlt, die zweite Impfung am Abend des fünften oder am Morgen des sechsten Tages vorzunehmen, so dass die neuen Bläschen 36 bis 48 Stunden zu ihrem Wachsthum bedürfen, ehe Fieber auftritt. In der neuesten Zeit hat man sich aber dieses Verfahrens gar nicht mehr bedient, und in Fällen, wo sich die erste Vakzination ungenügend erwies, vielmehr die Wiederholung derselben nach einem, zwei oder drei Jahren empfohlen.

Wird die Revakzination nach längerer Zeit vorgenommen, so treten gewöhnlich alle Erscheinungen der modifizirten Kuhpocken auf, nämlich die Bläschen entwickeln sich sehr rasch. Die Areola bildet sich am vierten oder fünften Tage, die Schorfe sind klein und fallen ab; heftiges Jucken begleitet den ganzen Prozess.

Ueber das Verfahren der Impfung und die Aufbewahrung der Lymphe erfahren wir nichts Neues.

In der eilften Vorlesung führt G. an, dass von mehreren Aerzten behauptet worden sei, die Kuhpocken und ächten Menschenpocken seien eine und dieselbe Krankheit, was sich auch durch mehrfache Versuche bestätigt hat, indem sich bei Kühen, die mit Pockenmaterie geimpft wurden, Kuhpocken entwickelten. Diese Lymphe nannte man die Variolo-Vakzine, um sie von der durch die idiopathische Krankheit der Thiere gebildeten zu unterscheiden.

Bousquet machte im Jahre 1836 den Versuch, dass er Kühen das durch viele Menschen hindurchgegangene Vakzinegift einimpfte, und dadurch neuen kräftigeren Impfstoff erhielt. Diese Art Lymphe wurde Retrovakzine genannt.

G. ist der Ansicht, dass die Kuh- und Menschenpocken nicht identische, sondern nur verwandte Krankheiten sind, weil sie in ihren Charakteren zu sehr von einander abweichen.

Im Jahre 1808, wo eine bedeutende Pockenepidemie in Schottland herrschte, stellte es sich zuerst heraus, dass die Schutzkraft der Vakzine nur vorübergehend sei, indem viele Vakzinirte wieder von den Pocken befallen wurden; damals kam der Name modifizirte Pocken auf. Als auch in anderen Ländern eben dasselbe beobachtet wurde, schritt man zur Revakzination.

In allen Fällen zeigte es sich, dass die modifizirten Pocken bei weitem milder verliefen als die ächten. In den Jahren 1826 bis 1832 wurden 1785 Pockenkranke in das Londoner Pockenhospital aufgenommen, von denen 534 starben, und 619 an modifizirten Pocken Leidende, von denen [illegible] unterlagen. In den Jahren 1833 bis 1839 wurden 2255 an Variola Leidende rezipirt, von denen 507 starben, und 900 an Variolois Leidende, unter denen [illegible] Todesfälle waren. Solcher statistischen Berichte werden vom Verf. noch mehrere mitgetheilt, die dieselben Resultate liefern.

In den beiden letzten Vorlesungen spricht der Verf. zuerst über die Varizellen, die man beim Ingrassias im Jahre 1553 erwähnt findet. Sydenham erwähnt ihrer gar nicht, und erst Riverius (1646) hat eine genaue Beschreibung geliefert. Morton führt sie unter dem Namen *Variolae admodum benignae* an, und erzählt, dass sie vom Volke Schaafpocken genannt würden.

Die von einigen Schriftstellern angenommene Identität der Variola und Varizella bewährt sich keineswegs, denn sowohl sind die Erscheinungen und die Beschaffenheit des Bläschens ganz verschieden in beiden Krankheiten, als auch bringt die eingeimpfte Lymphe weder Variola noch auch Varizella hervor, und der Beweis, den Thomson aufstellt, dass Variola und Varizella immer zu gleicher Zeit herrschen, also ein Kontagium beiden Krankheiten zu Grunde liege, kann nicht als entscheidend hingestellt werden.

Zuletzt handelt der Verf. kurz den Herpes, die Miliaria, den Lichen, Urtikaria, Roseola und Erythema ab, ohne etwas Neues mitzutheilen.

III. Klinische Mittheilungen.

A. Chirurgische Klinik der Universität in Berlin (G. R. Professor Dieffenbach).

Ueber Kniegelenkleiden der Kinder.

Da in dieser Klinik tagtäglich die interessantesten Fälle vorkommen, welche nicht nur zu Operationen aller Art, den kleinsten wie den grössten, Anlass geben, sondern auch in jeder anderen Beziehung für die grosse Zahl von Zuhörern äusserst lehrreich werden, so werden wir aus derselben die bemerkenswerthesten Notizen, soweit sie das kindliche Alter angehen, zu sammeln und den Lesern dieser Zeitschrift mitzutheilen suchen. Wenn jedoch manche der hier mitgetheilten Bemerkungen Flüchtiges und Unvollkommenes enthalten, so kommt das lediglich auf Rechnung unseres Stenographen, da Jedermann weiss, wie schwierig es ist, an Ort und Stelle, nämlich in der Klinik selber, inmitten eines sehr gefüllten Auditoriums, die Worte des Professors vollständig aufzufassen und sie genau und sorgfältig aufzuzeichnen und gleich niederzuschreiben. Kleine Missverständnisse und Unvollständigkeiten möge man daher dem Referenten zu Gute halten, so wie sie uns der Professor selber zu Gute hält; könnten die schnell und flüchtig hingeworfenen Notizen, wie sie aus dem Munde des Professors kommen, nachher noch unter den Augen desselben redigirt werden, so würden sie natürlich zuverlässiger ausfallen.

Tumor albus, Kniegelenkleiden. Es wurde ein etwa 12 Jahre altes Mädchen, mit einer seit einigen Jahren ausgebildeten trägen Kniegelenkgeschwulst vorgestellt, welche alsbald für *Tumor albus* erkannt wurde. Dieser, obgleich einfache und nicht seltene Fall gab dem Professor Dieffenbach zu mancherlei interessanten Bemerkungen Anlass. Zuvörderst erhob er sich gegen die in neueren Zeiten wieder so eingerissene Sucht, neue Namen für alte Krankheiten zu finden. „Sie wissen, m. H.", sagte Dieffenbach, „dass man in unseren Tagen auch einen neuen Ausdruck für *Tumor albus* einführen wollte, weil diese Benennung für das Wesen der Krankheit nicht bezeichnend genug sei; aber abgesehen davon, dass ich ein Feind jeder Wortklauberei bin, möchte ich schon darum den Ausdruck *Tumor albus,* weisse Geschwulst, nicht missen, weil dieser Ausdruck in der That etwas Charakteristisches, etwas für die Krankheit Pathognomonisches enthält. Vergleichen Sie nämlich diejenigen Kniegelenkgeschwülste, welche durch traumatische Einwirkungen oder Verletzungen hervorgerufen werden, und welche in einfacher, genuiner Entzündung bestehen, mit *Tumor albus*, so ist die weisse Farbe des letzteren ein wichtiges unterscheidendes Merkmal den Missfärbungen jener gegenüber. Die weisse Farbe des Tumors bezeugt auch das tiefere Ergriffensein des Gelenks; Sie finden etwas Analoges bei fast allen tiefsitzenden Uebeln seröser Höhlen. Bei Affektionen der Oberkieferhöhle z. B. finden Sie meistens eine farblose, teigige Anschwellung im Antlitze; bei Affektionen der Stirnhöhlen eine solche auf der Stirne u. s. w. Die weisse in die Augen tretende Anschwellung ist allerdings nicht die Krankheit selber, sondern der Reflex des tiefern Leidens." — Der Professor ging nun zur Analyse und Kritik der einzelnen Symptome über; die Geschwulst war glatt, rund und gleichförmig, und das Knie gekrümmt und wenig beweglich. „Drücken Sie", sagt Dieffenbach, „von unten nach oben oder von oben nach unten, oder mögen Sie versuchen, das Knie zu bewegen, so werden Sie keine wesentliche Veränderung in der Form des Tumors wahrnehmen. Dieses haben Sie Sich wohl zu merken, denn es ist dieses ein wichtiges unterscheidendes Moment gegen die Verwechselung mit anderen Kniegelenkleiden, z. B. mit *Hydrops articuli*. Beim *Hydrops articuli* finden Sie das Knie auch geschwollen, aber die Geschwulst sitzt mehr oberhalb als unterhalb der Patella, und mehr nach Innen zu als nach Aussen. Legen Sie bei dieser letztern Krankheit die Hand auf das Kniegelenk, so fühlen Sie, wenn die Ergiessung nicht gar zu gering ist, dass die Flüssigkeit nicht blos das Innere des Gelenks erfüllt, sondern auch unter der an die Patella sich ansetzenden Sehne sich befindet. Drükken Sie auf die gemeinschaftliche Sehne des sogenannten vierköpfigen Muskels, so wird der *Hydrops articuli* Ihnen unzweifelhaft werden. Lassen Sie nämlich den unteren Theil des Oberschenkels dicht über dem Knie von einem Gehülfen mit beiden Händen umfassen und stark komprimiren, so wird nämlich, wenn *Hydrops articuli* vorhanden ist, die ergossene Flüssigkeit in die Gelenkkapsel hineingedrängt; diese wird dahin ausgedehnt, wohin sie sich auszudehnen vermag, nämlich nach der Patella und nach den beiden Seiten, und besonders nach der innern, zu; die Patella wird vorwärts getrieben und schwappt zurück, wenn Sie sie niederzudrücken suchen; auf beiden Seiten erhebt sich der Tumor, so dass er durch die an die Patella sich ansetzende Sehne wie getheilt erscheint. Lässt der Druck nach, so treten diese Erscheinungen auch wieder mehr zurück." Der Professor bemerkte, dass, so einfach diese Diagnose auch erscheint, er doch in den Konsultationen, zu denen er gerufen worden, häufig sehr arge Irrthümer in dieser Beziehung habe begehen sehen, die bisweilen zu grossem Unheil geführt haben. — Er sprach nun noch Einiges über die Diagnose der Kniescheibenbalggeschwulst (*Hygroma patellae,* Knieschwamm) und der Gonarthrokake, welches aber wegen eines zufällig unter den Zuhörern entstandenen Geräusches dem Referenten leider entging. Auch was Dieffenbach über den Verlauf, die Aetiologie und die Prognose dieser verschiedenen Krankheiten sagte, konnte Ref. nicht Alles hören. Der Unterschied zwischen *Tumor albus* und Gonarthrokake ist nur in der ersten Zeit von Belang; späterhin, wenn das Uebel bedeutend vorgeschritten, wird es in beiden Krankheiten ganz dasselbe. Hat Ref. den Professor recht verstanden, so nimmt er an, dass Gonarthrokake, in den Gelenkenden der Knochen anfangend, von der Tiefe des Gelenks nach Aussen sich entwickelt, während der *Tumor albus* mit einer gallertartigen Ergiessung in die Maschen des fibrösen Apparats des Gelenks und mit einer speckigen Entartung dieses Apparats beginnt, und nach und nach auf die Knorpeltheile der Knochen übergeht. „Der *Hydrops articuli,* der", sagt Dieffenbach, „offenbar nichts Anderes ist, als ein Ausgang der Synovialhautentzündung, und daher gewissermaassen mit den entzündlichen Exsudationen der anderen serösen Höhlen in eine Reihe zu stellen ist, führt im Gelenke mit der Zeit auch zu einer organischen Veränderung, Verdickung oder speckigen Entartung der Gelenktheile, mithin zu einem Zustande, der sich von dem des *Tumor albus* nicht wesentlich unterscheidet."

Dass der *Tumor albus* nur der örtliche Ausdruck einer Dyskrasie, und zwar der skrophulösen ist, dass er daher besonders im jugendlichen Alter vorkömmt, ist allbekannt, und braucht nicht erst gesagt zu werden. Auch die vorgestellte Kranke war ein skrophulöses Subjekt und hatte seit ihrer Kindheit an verschiedenen skrophulösen Uebeln gelitten. „Sie finden", sagt Dieffenbach, „den *Tumor albus* vorzugsweise im Kniegelenke. Warum das? Warum wird gerade das Kniegelenk am meisten der Ablagerungsheerd der skrophulösen Dyskrasie? Die Struktur, Lage und Funktion des Kniegelenks giebt einige Antwort auf diese Frage. Von allen Gelenken ist das Kniegelenk das breiteste, grösste, am freiesten daliegend, dem Witterungseinflusse am meisten preisgegeben, den äusseren Einwirkungen besonders ausgesetzt, und hat die meisten Strapazen auszuhalten; die sich kolbig endigenden Knochen greifen nicht, wie bei anderen Gelenken, tief ineinander, sondern berühren ausgedehnte Flächen. Ein grosser, bedeutender ligamentöser Apparat war daher nothwendig, dem Gelenke die nöthige Festigkeit zu geben; dieser Apparat ist daher grösser und zusammengesetzter wie an irgend einem anderen Gelenke, aber dieser Umstand ist es auch, der jede pathologische Thätigkeit, wenn sie im Kniegelenke begonnen hat, so nachhaltig, wichtig und gefährlich macht. Nun giebt es aber, wie schon angedeutet, der Anlässe sehr viele, welche im Kniegelenke Entzündung veranlassen können; es bedarf nur eines geringen Stosses, Falles, starken Sprunges, einer Erkältung des Gelenks, um eine pathologische Thätigkeit, wenn sie im Körper obwaltet, hier zur Manifestation zu bringen. Deshalb glaube ich auch, dass in den meisten Fällen von *Tumor albus* eine solche Gelegenheitsursache, ein Fall, ein Stoss, eine Erkältung u. s. w. vorangegangen ist, wenn auch oft die Kranken sich ihrer nicht mehr erinnern." Bestimmte Stadien sind beim *Tumor albus* nicht anzunehmen; überhaupt hält Dieffenbach diese Eintheilung der Krankheit nach einem gewissen Schema für nachtheilig. „Die Autoren", sagt Dieffenbach, „haben auch diese Krankheit, wie so viele andere, in Stadien getheilt; ich bin kein Freund solcher Subtilitäten, denn die Natur macht keine solche Stadien oder Absätze, wie die Autoren sie gern haben mögen. Jede Krankheit ist ein modifizirter Lebensprozess, der nicht stossweise, sondern allmälig und gleichsam anhaltend fortströmend zu irgend einem Ausgange sich entwickelt. Das Schematisiren der Krankheit in gewisse Stadien oder Typen hat schon manchen Nachtheil gebracht; man hat am Krankenbette zu thun, aus diesen in das Gedächtniss hineingelernten Schematen und Formeln heraus sich wieder zu freier Beobachtung und Wahrnehmung zurückzufinden." — Was die einzelnen Symptome des *Tumor albus* betrifft, so fand Dieffenbach nicht viel zu erörtern; er warnte nur, die Anfangserscheinungen beim Eintritte des Uebels nicht zu missachten. „Der *Tumor albus*", sagt er, „beginnt gewöhnlich mit einem tiefsitzenden Schmerze im Gelenke, auf den alsbald die Anschwellung folgt. Wenn Ihnen daher ein skrophulöses Subjekt über einen solchen tiefsitzenden Schmerz mit Steifigkeit im Kniegelenke klagt, so seien Sie sehr auf Ihrer Huth, sowohl in Bezug der Diagnose wie der Prognose." Er fügte hinzu, dass, da die Anschwellung im Anfange partiell ist, und etwas Begränztes, Resistentes oder Hartes hat, man sich hüten müsse, sie für Knochenauftreibung zu halten; solcher Irrthum ist häufig begangen worden.

„Ich war einmal bei der Untersuchung eines wegen solcher angeblichen Knochenauftreibung amputirten Beines gegenwärtig; aber die Knochen waren nicht im Geringsten verdickt, die Verdickung betraf nur die Gelenkbänder und das interstitielle Zellgewebe." — Die Prognose des *Tumor albus* ist natürlich übel; sich selber überlassen, geht er nie zur Heilung, sondern die Krankheit geht immer tiefer in das Gelenk, breitet sich immer weiter aus, zuletzt auf die Gelenkknorpel; es bilden sich Abszesse auf Abszesse, zuletzt Eiterbuchten und Eitergänge, und der Kranke wird ein Raub der Hektik. Antiskrophulosa, nach Umständen mit milden Purganzen verbunden, Tonika, frische, freie Luft, gute Diät, — kurz, der ganze gegen die Skropheldyskrasie gebrauchte Apparat bildet die innere Kur; örtlich, so lange noch von der Absorption etwas zu erwarten, Moxen, wandernde kleine Blasenpflaster, reizende Salben u. s. w. „Besonders empfehle ich Ihnen die örtliche Anwendung der Jodine im Liniment oder besser in einfacher Ueberpinselung; diese reizt ein wenig, bildet eine dermatische oberflächliche Entzündung, und wenn die nach und nach pergamentartig gewordene Haut sich abgelöst hat, muss die Jodine immer wieder von Neuem übergepinselt werden." — Selten sind nach Dieffenbach die Umstände, in denen Blutegel und Kataplasmen indizirt sind, aber sie kommen auch vor. „Es ist schon eine glückliche Heilung", sagt Dieffenbach, „wenn man es in entwickelten Fällen zur Anchylose bringen kann. Was wir in Anchylosen des Kniegelenks auszurichten vermögen, selbst wenn in Folge der Krümmung die Ferse bis an den Hüftknochen gezogen ist, davon gab Ihnen diese Klinik öfters schon Beweise."

B. *Hôtel-Dieu* in Paris (Klinik von Roux).

1. *Tumor albus.*

Mehrere an *Tumor albus* leidende Kinder wurden in der letzten Zeit mit lokalen Kalibädern behandelt.

„Dieses zertheilende Mittel", sagt Roux, „das Boyer so warm empfohlen hat, haben auch wir hier sich höchst wirksam erweisen sehen. Sobald das akute Stadium verflossen und durch antiphlogistische Mittel, Ruhe und Merkurial-Einreibungen bekämpft worden, tauchen Sie das affizirte Gelenk in ein aus folgender Mischung bestehendes lokales Bad: *Kali carbonic. crud.* ℥vj auf 12 bis 15 Quart Wasser.

Die Mischung wird jedesmal erneuert. Die Kranken fühlen sich durch die Wirkung dieses Mittels so erleichtert, dass sie das schmerzhafte Glied ohne Beschwerde mehrere Stunden täglich in dem alkalischen Wasser halten. Bei zwei Kranken der Art, von denen der eine an *Tumor albus* des Handgelenks, der andere an *Tumor albus* des Fussgelenks leidet, hat, wie Sie sehen, nicht nur durch Resorption der Heilungsprozess begonnen, sondern die Beweglichkeit der Gelenke stellt sich schon wieder her."

---

2. Exophthalmie.

„Ich muss Sie", bemerkte Roux in einem späteren klinischen Vortrage, „mit dem Tode des 13jährigen Knaben, bei dem ich die *Exstirpatio bulbi* und einer Geschwust in der Augenhöhle vollzogen habe, bekannt machen. Dieser Knabe litt, wie Sie Sich erinnern werden, seit vier Jahren an einer sehr bedeutenden Exophthalmie. Der Kranke hatte auf dem, dem äusseren Anscheine nach gesunden, Auge das Sehvermögen verloren, und dieser Umstand, so wie die Hervordrängung liess mich auf eine in der Augenhöhle sitzende Geschwulst schliessen. Welcher Art dieselbe sei, konnte ich nicht mit Bestimmtheit feststellen; da aber bei einem Individuum dieses Alters ein *Cancer melanodes* vorkommen kann, so beschloss ich, ihn zu entfernen. Die Operation war, wie Sie gesehen haben, sehr einfach; ich exstirpirte den ganzen Bulbus und zugleich die Geschwulst. Die Augenhöhle wurde darauf mit Scharpie ausgefüllt, darüber Kompressen und eine Zirkelbinde angelegt. Es fand keine Blutung statt, dem Kranken ging es die darauf folgende Nacht und drei Tage hindurch gut, und schon hegte ich die Hoffnung, einen glücklichen Ausgang erzielt zu haben, als plötzlich eine bedeutende Anschwellung der Augenlider und darauf Delirium, von Fieber begleitet, auftrat; die Eiterung nahm ein übles Aussehen an, und der Knabe starb unter allen Symptomen der Meningitis."

„Bei der Sektion zeigte sich, dass der *N. opticus* sich innerhalb eines grossen Eiterheerdes befand, der sich bis zur *Basis cerebri* erstreckte. Die Geschwulst hatte den Sehnerven ganz umschlossen, so dass man ihn kaum erkennen konnte; derselbe glich einer gelatinösen Masse, aus welcher auch die Geschwulst selbst grösstentheils bestand; ich habe dieselbe daher unter keines der bis jetzt bekannten pathologischen Aftergebilde einreihen können."

„Sie sehen aus diesem Falle, wie man bei solchen Exstirpationen auf die möglichen Folgen, auf die Affektion des in der Nähe befindlichen Gehirns und der Schädelknochen, bedacht sein muss."

IV. Das Wissenswertheste aus den neuesten Zeitschriften und Werken.

1. Ueber Keuchhusten und Masern, und die exanthematische Natur des erstern.

In einem fast 40 Seiten langen Aufsatze (in Häser's Archiv Bd. IV. Heft 3) von Volz kommt derselbe nach Schilderung einiger Masern- und Keuchhustenepidemieen, und nach Darlegung einiger Krankheitsfälle und Obduktionsergebnisse zu folgenden Sätzen:

1) Man hat die Masern nicht nur als Exanthem, sondern auch als Enanthem betrachtet; Borsieri, Peter Frank, Joseph Frank haben auf der Zunge, im Rachen, auf der Augenbindehaut, Masernflecke gesehen, Wilson gar in der Luftröhre und in den Bronchien. Volz hat zwar in den von ihm obduzirten Kindern keine Schleimhautmasernflecke gesehen, aber er hat gefunden, dass den Hautmasern gleichlaufende innere Veränderungen parallel gehen, welche seiner Ansicht nach so sicher auf spezifischen Beziehungen beruhen als das morbillöse Exanthem. Beide, sowohl dieses Exanthem als jene Veränderungen, sind nur Symptome des Krankheitsprozesses, und können in ihrer Form wechseln oder ganz fehlen.

2) Zu den durch den Masernprozess hervorgerufenen inneren Veränderungen, welche Volz gefunden hat, gehören besonders die von Rokitansky zu den krupösen (exsudativen) Entzündungen gerechneten Bildungen auf der Darmschleimhaut; es sind das dieselben Bildungen, die man auch bei vielen anderen krankhaften Zuständen, namentlich in den Typhen, im Darmkanale, besonders im Peyer'schen und Brunner'schen Drüsenapparate, angetroffen hat. Ob man nun diese exsudativen Bildungen als Exanthem zu betrachten das Recht habe, will Volz dahin gestellt sein lassen; er selber scheint nicht geneigt dazu.

3) Was den Keuchhusten betrifft, so sind viele Gründe vorhanden, ihn nicht, wie man bisher gethan und wohl noch meistens

thut, zu den Neurosen, sondern zu den Exanthemen zu zählen. „Die vielfachen Beziehungen", sagt Volz, „in denen der Keuchhusten mit den Exanthemen übereinkommt, sein epidemisches Vorkommen, seine Kontagiosität, seine Anziehung zum kindlichen Organismus, sein nur einmaliges Befallen im Leben, seine Verwandtschaft zu den Masern, seine strichweisen Züge, seine kyklisch-typischen Umgänge, die nicht zu unterbrechende Stetigkeit seines Verlaufs im Individuum wie in der Epidemie, sind Momente, welche eben so wenig den Katarrhen, wie den Krämpfen eigen sind, und den Keuchhusten offenbar zu den akuten Exanthemen hinüberdrängen." Dass kein Ausschlag im Keuchhusten gewöhnlich wahrgenommen wird, ist kein Einwand, denn einerseits kommen während der sonstigen Exanthem-Epidemieen auch Fälle ohne äusseren Ausschlag, der ja doch weder das Wesen der Krankheit ausmacht, noch einen unvermeidlichen Charakter derselben darstellt, vor, und andererseits kann ja der Ausschlag so flüchtig und von so geringer Extensität sein, dass er im Keuchhusten meist übersehen wird.

4) Seit Autenrieth hat man die Verwandtschaft zwischen dem Keuchhusten und den übrigen akuten epidemisch-kontagiösen Exanthemen vermuthet; nach Eisenmann soll schon Pohl 1789 (*De analogia inter morbillos et tussim convulsivam, Lipsiae* 1789) diese Verwandtschaft deutlich ausgesprochen haben. Neumann (Krankheiten des Menschen Bd. I. S. 648) hat auch wirklich dem Keuchhusten einen eigenthümlichen Ausschlag, in Form den Masern, in Farbe dem Scharlach gleichend und meistens auf Brust und Armen vorkommend, vindizirt. Zwar hat sich solcher Ausschlag nicht konstant vorgefunden, aber verschiedene Sprossungen und Treibungen in den Häuten während des Keuchhustens sind nach Volz nicht wegzuleugnen.

5) Aphthen trifft man häufig bei Keuchhustenkranken an; Pusteln und Bläschen unter der Zunge, den problematischen Wuthbläschen ähnlich, wollen Braun, Zitterland, Brück, Meissner, Reuss gesehen haben; frieselähnliche Bläschen am Vagus, die Jahn angegeben hat, hat Niemand weiter erschauet; Eisenmann's Pyrexanthem auf der Respirationsschleimhaut bei Keuchhustenkranken, und Sebregondi's chronisches Exanthem auf dem Epithelium der Lungenbläschen, sind nur — Vermuthungen. Was Volz gesehen hat, ist Folgendes: „In 3 von 4 Leichen war der Vagus von angefüllten Venen begleitet, selbst von Gefässnetzen umflochten, in der vierten, wo der Tod mehr durch sekundäre Prozesse bedingt war, fehlte dieser Blutreichthum. Hier

auch fehlte die Röthung der Bronchialschleimhaut, die dennoch mit Schleim bedeckt war, während sie in den 3 anderen weniger oder mehr, bei einem sogar sehr hafthar und intensiv, roth erschien, und eine dünnere oder dickere eiterähnliche Schleimlage aufwies. Ihre Schleimbälge waren als Grübchen meist deutlich erkennbar. Zweimal Pneumonieen, von denen ich nicht entscheiden will, ob sie katarrhalischer oder krupöser Natur waren; einmal die Lungen nur blutüberfüllt, einmal unversehrt." — Worauf aber Volz besonderes Gewicht legt, sind die von ihm wahrgenommenen Veränderungen der Darmschleimhaut. Die Veränderungen betrafen besonders den Drüsenapparat, und gehörten zu den bereits angeführten krupösen exsudativen Bildungen, welche Rokitansky als Eigenthum verschiedener Krankheitsprozesse, darunter besonders auch der akuten Exantheme, beschreibt, und die wir als bekannt voraussetzen.

6) Wenn nun diese eigenthümlichen Veränderungen des Darmdrüsenapparats nicht nur bei Scharlach, Masern, Cholera, Typhus, sondern auch bei Gangrän, Vereiterungen u. s. w. angetroffen werden, so wird nicht gerade eine spezifische Krankheit dadurch bezeichnet, sondern abnorme Blutveränderung überhaupt, „als deren theilweiser lokaler Ausdruck die anatomisch-physiologischen Vorgänge im Follikelapparat des Darmkanals erscheinen".

7) Zu diesen abnormen Blutveränderungen ist somit auch der Keuchhusten zu zählen, und zwar wegen seines epidemisch-kontagiösen Vorkommens und der anderen früher erwähnten Eigenthümlichkeiten dem Scharlache und den Masern anzureihen, und es ist daher Unrecht, ihn noch immer bei den Neurosen stehen zu lassen.

Beiläufig noch das, was Volz über Behandlung des Keuchhustens zum Besten giebt. Ein Verhütungsmittel gegen Ansteckung giebt es nicht; auch die Belladonna verdient diesen Namen nicht. Irrig und nachtheilig ist, die Kranken bei jeder Witterung in die freie Luft zu schicken; während der Herbst- und Winterszeit müssen sie streng im Zimmer gehalten werden. Als Heilmittel hat sich das von Sebregondi und Anderen empfohlene Tannin nicht bewährt. „Von dem Tannin als Pulver zu 1 — 2 Gran 2 — 3mal täglich, und dem salpetersauren Silber in Pillen zu $\frac{1}{16}$ bis $\frac{1}{12}$ Gran mehrmals täglich, glaubte ich in einzelnen Fällen namhafte, zuweilen wirklich schnelle Minderung der Heftigkeit und Häufigkeit der Anfälle zu bemerken; doch ich kann nicht mehr sagen, als: ich glaubte." In den meisten Fällen fand er diese Mittel wirkungslos; am meisten und bestimmtesten noch brachte ihm die Belladonna Linderung; er gab sie zu $\frac{1}{12}$ bis 1 Gran in Substanz zweimal täglich. Die neuerlich empfohlene Koschenille will er ein anderes Mal erproben. — Von 91 Kranken waren ihm 6 gestorben; im Allgemeinen gab es auf 500 Keuchhustenkranke etwa 23 Sterbefälle.

---

2. Syphilitische Erscheinungen, die in Folge der Vakzination auftraten.

Dr. Piton erzählt im *Journal des connaiss. medico-chirurgicales* folgende zwei Fälle:

Ein Kind von 14 Monaten, vollkommen gesund, das nach Aussage der Eltern nie an irgend einer Art von Hautausschlag gelitten hatte, wurde mit einer grossen Anzahl anderer Kinder im Jahre 1838 zu Marly-le-Roy vakzinirt. Am sechsten Tage nach der Operation erschienen zuerst auf den Armen, dann im Gesicht und in der Folge auf den übrigen Theilen des Körpers zahlreiche grosse Pusteln, die in Geschwüre mit speckichtem Grunde und scharf abgeschnittenen Rändern übergingen.

Die Eltern stellten natürlich die Vakzination als Ursache dieses Ausschlages auf, obgleich die Kinder desselben Ortes und der umliegenden Dorfschaften mit derselben Lymphe geimpft worden waren, ohne dass etwas Anomales eintrat. Erst nach mehreren Wochen wurde Dr. Piton um Rath gefragt. Er erkannte sogleich die syphilitische Natur der Pusteln, und obwohl er die geeigneten Mittel anwandte und noch einen anderen sehr unterrichteten Arzt konsultirte, so konnte er den kleinen Kranken doch nicht retten.

Einige Zeit darauf ereignete sich dasselbe bei einem zweiten Kinde derselben Familie. Nachdem der Knabe sich bis zur Vakzination der besten Gesundheit erfreut hatte, kam er im Alter von 13 Monaten unter die Hände desselben Wundarztes. Um dieselbe Zeit brachen zahlreiche Pusteln auf dem ganzen Körper hervor, und ein enormer Lupus zerstörte die rechte Wange, indem sich ein Geschwür von der Grösse eines Fünffrankenstücks bildete. Die Therapie bestand in einem einfachen Verbande mit grossen Plumasseaux von Scharpie, die mit *Ung. mercuriale compos.* bestrichen waren, und die Heilung gelang in kurzer Zeit und ohne Salivation. Jetzt befindet sich das Kind sehr wohl, und eine unbedeutende Narbe auf der Wange deutet allein noch auf das frühere Leiden hin.

Erwägt man diese beiden Fälle, so bietet sich eine grosse Schwierigkeit dar, sie richtig zu deuten. Einestheils sind sie so wichtig und zugleich so selten, anderer Seits hat sie der Verf. so lückenhaft berichtet und so viele zu ihrer Beurtheilung nothwendige Data hinweggelassen, dass man wirklich in Zweifel kömmt, ob man sie als Beispiele seltener Krankheitsfälle den Aerzten mittheilen darf, oder sie übergehen und als nicht vorgekommen betrachten soll.

Das erste Kind hatte, nach Aussage der Eltern, niemals an der geringsten Hautaffektion gelitten, ehe es vakzinirt wurde. Wenn P. nicht Gelegenheit gehabt hat, sich selbst von dieser Versicherung zu überführen, oder sich von den Nachbarn diese Aussage bestätigen zu lassen, so ist ihr nicht zu trauen. Wir sehen so oft, dass Eltern Hautausschläge, die nach der Vakzination hervorbrechen, dieser zuschreiben, weil die Haut der Kinder früher ganz rein gewesen war, obwohl eine skrophulöse oder syphilitische Basis unverkennbar vorhanden ist. Wem ist es nicht bekannt, dass die Eltern jeden Verdacht einer erblichen Krankheit auf alle mögliche Weise zurückzuweisen suchen?

Die erste Beobachtung ist daher ganz unvollständig, weil uns über den Zustand des Kindes vor und während der Vakzination nichts mitgetheilt wird. Die zweite ist von noch grösserem Interesse, und man begreift nicht, wie P. einen so wichtigen Gegenstand so obenhin hat beschreiben können. Von dem Gesundheitszustande der Eltern erfahren wir hier ebenfalls nichts.

Was endlich die Gefahr anbelangt, die für diejenigen Kinder hätte erwachsen können, die mit der Lymphe geimpft worden wären, welche man von jenen beiden Kranken vor dem Erscheinen der syphilitischen Pusteln genommen hätte, und die P. so fürchtet, so verweisen wir auf die von Bidard angestellten Versuche, dass das syphilitische Gift auf diese Weise nicht weiter fortgepflanzt wird, und von vielen Aerzten sind Beobachtungen bekannt gemacht worden, wo die Vakzine-Bläschen und syphilitische Ausschläge ohne Störung neben einander verliefen.

3. Interessantes aus Rokitansky's Bericht (August 1844) über die von ihm geleitete anatomisch-pathologische Anstalt des grossen Krankenhauses zu Wien.

Angeborene fehlerhafte Lage des Dünndarms bei einem $2\frac{1}{2}$ Monate alten Findlinge. Das Dünndarmgekröse zeigte neben ungewöhnlicher Länge einen durch Auseinandertreten seiner Blätter gebildeten, etwa hühnereigrossen Sack, in welchem das Jejunum und eine Parthie des Ileum lose eingeschlossen waren. Das Coekum fand sich nach aufwärts gezerrt und durch straffen Zellstoff an die äussere Wand des genannten Sackes geheftet. Das unterste Ileum war von links und hinten nach aufwärts und rechts um die aus dem genannten Sacke heraustretende Darmportion geschlungen, ohne jedoch eine Striktur zu bilden. Der Körper im hohen Grade abgezehrt, blass, klein, beide Augäpfel durch Ulzeration zerstört, die übriggebliebenen Stümpfe tief in die Augenhöhlen zurückgesunken, von eitriger Flüssigkeit infiltrirt und umspült. Anämie des Gehirns und der Lungen.

Merkwürdige Kystenformation an der rechten Schädelwand bei einem $7\frac{1}{2}$ Monate alten Kinde. Der Kopf von angemessener Grösse, rechterseits über der Schläfen- und Warzengegend mit einem von vorn nach hinten $4\frac{1}{2}$ Zoll, in der Quere über 3 Zoll betragenden, kollabirten und schlotternden, breit aufsitzenden Sack bezeichnet, welcher undeutlich in eine vordere, mehr als $\frac{1}{4}$ des Ganzen betragende und eine hintere Portion geschieden erschien. In der Tiefe derselben fühlte man, besonders nach rückwärts, nebst einem dicken, ziemlich steil heransteigenden, auch andere, mehrere unregelmässige Lücken im Schädel begränzende Knochenränder. Der genannte Sack war mit einigen Unzen gelbröthlichen Serums erfüllt, und bestand nach sehr leichter Lospräparirung der allgemeinen Decken des Schädels mit der Galea aus 2 Lamellen, einer äusseren zellgewebigen und einer geronnenem Eiweisse ähnlichen, weissen, dichteren, an ihrer inneren Fläche glatteren Lamelle. Die früher bemerkten Ränder begränzten eine von vorn nach hinten und etwas aufwärts lagernde, die hinteren $\frac{3}{4}$ des gemeinschaftlichen Sackraumes einnehmende, 1 Z. 9 L. lange und 1 Z. 4 — 6 L. breite klaffende Lücke im Schädel, deren vorderes Ende beiläufig dem *Tuber parietale* entsprach. Diese Ränder, hier und da rauh, fein gezahnt, buchtig, ragten in den Raum des Sakkes sammt der angränzenden Knochenparthie herein, waren von der inneren Lamelle des Sackes überkleidet, und erheben sich etwas mehr als 2 L. über die oben merklich deprimirte Duramater. An der hinteren Hälfte der genannten Lücke fand sich nach oben hin eine etwa bohnengrosse Oeffnung in der allenthalben von einer Pseudomembran überkleideten Duramater, welche von einer reponiblen, gewulsteten und härtlich anzufühlenden Parthie der inneren Hirnhäute ziemlich locker angefüllt war, neben welcher, so wie durch sie selbst hindurch, man in die Schädelhöhle und zwar in das Parenchym ausgebreiteter Adhäsionen — zwischen inneren Hirnhäuten und Duramater — als auch in die Hirnmasse selbst gelangte. Die inneren Hirnhäute waren im Umfange von fast einem Zweithalerstücke an das bemerkte Loch mittelst einer vaskularisirten Pseudomembran, die auch sonst die Duramater über beiden Hemisphären bekleidete, angelöthet, und die Gehirnsubstanz daselbst auch sonst auf beträchtliche Tiefe theils weich, hier und da von einer zelligfächerigen Textur (Zelleninfiltration), an anderen sehr zahlreichen Stellen schwielig verdichtet, hier und da rothbräunlich und hefengelb gefärbt; in der Höhle der Arachnoidea über der rechten Hirnhemisphäre ein gelblichröthliches, jenem in den Säcken ähnliches Serum; die Gehirnsubstanz normal, in den Hirnhöhlen ½ Unze gesättigt gelbes Serum; Adergeflecht blassroth. — Das Kind soll ohne Instrumentalhülfe geboren worden und in den ersten 5 Monaten vollkommen gesund gewesen sein. Die Mutter ist eine gesunde, kräftig, regelmässig gebaute Frau, 20 — 35 Jahre alt. Nach ihrer Aussage wurde das Kind ohne wahrnehmbare Ursache vor etwa 2 Monaten von Konvulsionen befallen, die sich nach einigen Tagen wiederholten. Gleich nach dem ersten Anfalle entstand an der rechten Gesichtshälfte ein Tumor, welcher sich nach Verlauf von 14 Tagen wieder verlor. Während dieser Zeit mehrere Fraisenanfälle, grosse Hitze im Kopfe und bedeutende Unruhe. Nach dem Verschwinden der Gesichtsgeschwulst entstand eine Wölbung am Schädeldache, die schnell an Grösse zunahm und eine deutlich fluktuirende, durch eine seichte Furche in zwei Hälften getheilte, sehr gespannte, von einem härtlichen Damme umschlossene Geschwulst bildete. Die allgemeinen Decken über derselben zeigten ausser grosser Spannung keine Veränderung, die Temperatur kaum erhöhet. Bei auffallendem Lichte erschien die Geschwulst röthlich durchscheinend, bei angewandtem Drucke auf dieselbe äusserte das Kind weder Schmerz, noch stellten sich Erscheinungen des Gehirndruckes ein. — Mittelst einer Staarnadel wurde an der gewölbtesten Stelle der Geschwulst eingestochen und ungefähr 1 Unze klare, hellgelbe Flüssigsigkeit entleert. Weder die Entleerung, noch die genauere Untersuchung der Geschwulst nach derselben riefen Kongestionen oder anderweitige Erscheinungen hervor, aber nach Verlauf einiger Stunden war die Geschwulst wieder so prall wie vor der Operation, welche in Zwischenräumen von einer Woche noch zweimal mit demselben Erfolge wiederholt wurde. Konvulsionen traten zwar seltener ein, doch magerte das Kind bedeutend ab, war sehr unruhig, der Kopf sehr heiss, Puls sehr beschleunigt. Während der letzten Lebenstage des Kindes stellten sich häufig Zuckungen ein, welche mit Sopor wechselten. (Zeitschrift der K. K. Gesellschaft der Aerzte zu Wien, November 1844.)

---

4. Ueber die Temperatur der Kinder in den akuten Exanthemen, von Dr. Henry Royer.

Die Temperatur ist erhöht in den akuten Exanthemen, aber nicht in jedem auf gleiche Weise; in der Reihe derselben nimmt das Scharlach die erste Stelle ein, dann folgen die Pocken, und dann die Masern.

a) Variola und Variolois.

In neun Fällen von Pocken war das Maximum der Temperatur 41° Cent. (ein einziges Mal), das Minimum 37½° Cent. und die Mittelzahl 37¾° Cent. — In den verschiedenen Stadien der Eruption zeigten sich einige Variationen in der Durchschnittszahl; am ersten Tage betrug sie 41°, am dritten 37½°, am vierten 38¼°, am fünften 39°, am sechsten 38¾°, am siebenten 40¾°, am achten 38°, am neunten 39¼°.

Hieraus kann man folgern, dass die Temperatur ganz am Anfang ihr Maximum erreicht, dann in den folgenden Tagen fällt, und vom fünften bis zum neunten wieder steigt, nämlich zur Zeit des Eiterungsfiebers.

Die Hitze bleibt ziemlich bedeutend während des ganzen Verlaufs der Krankheit, denn die Durchschnittszahl in 28 Beobachtungen betrug 38½°. Bisweilen ist die Temperatur lange Zeit sehr erhöht, das Thermometer, das niemals unter 38¼° gestanden hatte, stieg am achten Tage auf 40½°, und am neunten, zwei Stunden vor dem Tode, auf 41°, wie im Beginn der Krankheit. Dieser Fall ist um so merkwürdiger, als das Kind eine Woche vorher das Scharlachfieber gehabt hatte und schon damals die Temperatur eine sehr hohe gewesen sein musste.

Die Intensität des Ausschlages hat keinen so grossen Einfluss auf den Wärmegrad, als man glauben sollte; bei drei Kindern, wo die Pokken konfluirten, war die mittlere Temperatur $38\frac{3}{4}$°, bei fünf anderen, wo der Ausschlag diskret stand, oder nur Varioloiden vorhanden waren, betrug sie $38\frac{1}{3}$°.

Die Heftigkeit der Krankheit hat einen viel beträchtlicheren Einfluss; denn von zwei Kindern, die starben, bot das eine das Maximum der Temperatur (41°) dar, und bei dem anderen betrug sie 39°, während bei denen, die geheilt wurden, der Wärmegrad viel niedriger war.

Die mittlere Temperatur ist etwas niedriger, als die, welche Andral bei Erwachsenen gefunden hat, nämlich 39° 06; dieser geringe Unterschied rührt aber wahrscheinlich daher, dass drei Kinder von 12 nur an Varioloiden litten.

Wenn in unseren Beobachtungen die Maxima der Pulsschläge und der Temperatur nicht genau übereinstimmen, wenn z. B. das Kind, welches 41° zeigte, nur 132 Pulsschläge hatte, während das, wo man das Maximum der Pulsschläge 152 fand, nur 39° darbot, so hatten doch die fünf Kranken, wo die Temperatur sehr erhöht war, auch einen sehr beschleunigten Puls (mittlere Zahl: 138), und eben so war bei den Kindern, wo der Puls eine bedeutende Frequenz zeigte, auch eine hohe Temperatur vorhanden. Die Uebereinstimmung zwischen der Zahl der Pulsschläge und den Wärmegraden stellte sich noch klarer in den Minimis heraus.

Was das Verhältniss zwischen der Respiration und der Temperatur anbelangt, so war es ein fast konstantes für die Maxima, oft aber fehlte es für die Minima. So hatte ein Kind 60 Athemzüge in der Minute, und dabei zeigte das Thermometer 41°; bei 36 Athemzügen betrug die Temperatur aber auch $40\frac{3}{4}$°, bei 16 Athemzügen $38\frac{1}{2}$°, und eben so viel bei 32 Athemzügen.

b) Skarlatina.

Die bedeutende Hitze, die das Scharlachfieber begleitet, hat mehr als einmal die Beobachter in Staunen gesetzt. Dance führt in seiner Abhandlung über die Krankheit einen Fall an, wo die Hitze so gross war, dass man sie in der Entfernung von einem Fuss vom Kranken wahrnahm. Nasse und James Currie [1]) haben sie gemessen, und der Eine 108° F., der Andere 105° und 106° (etwas mehr als 41° Cent.)

1) *Currie: Medical reports on the effects of water, cold and warm, as a remedy in fever and febrile diseases. T. II. p. 46.*

in leichten Fällen, und 108 — 110° in wichtigeren gefunden. Das von Andral bei sieben Erwachsenen aufgefundene Maximum und das von uns bei einer gleichen Anzahl Kinder beobachtete betrug 40¾°. Bei den sieben Erwachsenen war das Minimum zweimal 39°, und das Thermometer zeigte bei den anderen zwischen 40° und 40¾°. In unseren Fällen war das Minimum zweimal 38° und die Durchschnittszahl 39¼°.

Wie in den Pocken und im typhösen Fieber war die Stätigkeit der Wärme auffallend. In einem Falle stieg das Thermometer bis auf 39¾° und fiel innerhalb acht Tagen nur um ¼°. In zwei anderen blieb die Temperatur resp. drei und fünf Tage hindurch zwischen 40¾° und 39½°. In allen Fällen war sie einige Stunden vor dem *Tode* sehr bedeutend.

Diese Zunahme der Wärme steht mit der Heftigkeit des Ausschlages, mit den Komplikationen der Krankheit und ihrem Charakter im innigsten Verhältniss; die Skarlatina verlief einfach und milde bei zwei Kindern, die einen sehr geringen Wärmegrad zeigten, bei denjenigen, welche starben, war die Durchschnittszahl 39°, während sie bei den Geheilten 38° betrug.

Sehr häufig findet zwischen der Zahl der Pulsschläge und dem Temperaturgrade keine Uebereinstimmung statt. Das Maximum der Pulsschläge betrug in zwei Fällen 164, und dennoch zeigte das Thermometer nur 39½°. Andererseits kamen die Maxima des Wärmegrades (40½° und 40¾°) bei einer viel geringeren Pulsfrequenz (140 Schläge) vor. Eben so vereinigt sich die geringste Zahl der Pulsschläge (108) mit einem hohen Wärmegrade (39¾°). Der Puls ist im Scharlach immer sehr beschleunigt, die Mittelzahl war 135.

Mehr Uebereinstimmung herrschte zwischen der Zahl der Athemzüge und der Temperatur, aber dieselbe ist nichts weniger als konstant; so koinzidirten die grösste Anzahl der Athemzüge (50) zweimal mit dem höchsten Wärmegrade, während die geringste Zahl der Inspirationen (20) ebenfalls bei sehr hoher Temperatur (39¾°) vorkam. Die mittlere Zahl der Athemzüge in der Minute war 57.

Die Durchschnittszahl der Körperwärme im Scharlach ist also nach unseren Beobachtungen 39°39, die der Pocken ist nicht so bedeutend, 38½°, die der Masern noch geringer, beträgt nur 38°47.

c) Masern.

Die Temperatur erreicht im Beginne der Krankheit den höchsten Grad, und nimmt dann in einer regelmässig fallenden Reihe bis zum Ende der Krankheit ab. Am ersten Tage, wo die Masernflecke erscheinen, war die durchschnittliche Temperatur 39°, am zweiten 38° 58, am dritten 38° 50, am vierten 37° 75, am fünften 37° 25; findet eine Ausnahme hiervon statt, so ist diese den Komplikationen, der Bronchitis, wie in zwei Fällen, zuzuschreiben; bei einem Kinde fand man ausser der Bronchitis noch lobuläre Pneumonie.

Die Wärme hat in den Masern nicht die Stetigkeit wie in anderen fieberhaften Affektionen; der aus 30 Fällen gezogene mittlere Wärmegrad betrug 37° 98.

Die Steigerung der Temperatur steht mit der Heftigkeit der Krankheit im Verhältniss; 40° wurden bei einem Kinde beobachtet, welches starb.

Eben so richtet sich dieselbe nach der Intensität des Exanthems, weil dieselbe einestheils am zweiten und dritten Tage beträchtlicher war als am vierten und fünften, andererseits auch in den Fällen, wo eine zahlreiche Eruption stattfand, sich steigerte. Der mittlere Wärmegrad betrug bei 4 Kindern, wo ein abundanter Ausschlag stattfand, 38° 87, und bei dreien, wo das Exanthem blass und unbedeutend war, 38°.

In den Masern steht die Pulsfrequenz nicht im Verhältniss mit der Temperatur; dennoch findet immer eine Uebereinstimmung zwischen den Wärmegraden und der Zahl der Pulsschläge statt. Die Abnahme der Pulsschläge koinzidirt sehr regelmässig mit der Abnahme der Temperatur.

Das Verhältniss zwischen der Temperatur und den Athemzügen war nicht so genau; bei einem dreijährigen Kinde, wo die grösste Zahl der Athemzüge (64) vorkam, betrug die Temperatur nur 39°, während bei einem Kinde von demselben Alter das Maximum der Temperatur (40°) bei nur 32 Inspirationen in der Minute vorkam.

Uebrigens war in den meisten Fällen die Respiration bei den Kranken am beschleunigsten, wo der Wärmegrad am höchsten war, und umgekehrt.

d) Erysipelas.

Mit Recht haben die Nosologen die Pocken, Masern und das Scharlach in eine Klasse vereinigt; hierfür sprechen auch unsere angestellten Untersuchungen. Durch die Analyse unserer Beobachtungen kommen ihnen drei gemeinsame Charaktere zu: bedeutende Steigerung der Körperwärme, Vermehrung der Pulsfrequenz, und mässige Beschleunigung der Respiration. Dieselben Erscheinungen boten sich in zwei Fällen von *Erysipelas faciei* dar; bei einem sechs Monate alten

Kinde zeigte das Thermometer 39¼°, und bei einem anderen von 13 Jahren stieg es bis auf 40¼°.

In einem Falle von *Erythema nodosum* bei einem dreijährigen Kinde betrug die Temperatur nur 37¼°. (*Archiv. de médec.*)

V. Verhandlungen gelehrter Vereine und Gesellschaften.

Académie de Médecine in Paris.

Ueber die Durchschneidung der Rückenmuskeln bei Verkrümmungen der Wirbelsäule.

In Folge des heftigen Kampfes, der sich in der Akademie zwischen Malgaigne und Guérin bei Vorlesung der Arbeit des Ersteren: Ueber den Nutzen der Orthopädie und im Speziellen der Durchschneidung der Rückenmuskeln in der Behandlung der seitlichen Verkrümmungen der Wirbelsäule erhoben hatte, beschloss die Akademie, dieselbe einer Kommission, die aus drei sachkundigen Männern, nämlich: Velpeau, Baudelocque und Roux, bestand, zu überliefern, welche sie prüfen und darüber berichten sollten.

Velpeau, zum Berichterstatter erwählt, hielt in der Sitzung vom 5. November folgenden Vortrag darüber.

A. Analyse der Arbeit. Indem Herr Malgaigne sich überführte, dass die seitlichen Abweichungen der Wirbelsäule nicht vollständig wieder beseitigt werden können und dieses dennoch von einer grossen Anzahl Leute behauptet wird, hielt er es für angemessen, zu untersuchen, ob er oder seine Gegner Recht hätten. Der reelle Nutzen der Myotomie oder Tenotomie der Rückenmuskeln, deren glückliche Erfolge man in den letzten Jahren so gepriesen hat, musste nothwendiger Weise vor Allem geprüft werden. Daher hat er sich hauptsächlich diese Operation zum Gegenstande seiner Forschungen gemacht.

1) Malgaigne hatte, als er aus einem Berichte ersehen, dass von 155 Fällen von Rückgrathsverkrümmungen, die in einem der Pariser Hospitäler behandelt wurden, 24 geheilt worden seien, Nachforschungen über die letzteren angestellt, und gefunden, dass sich keiner

als wahr herausstellte. Von 35 dort aufgenommenen Kranken, die einzigen, die zu der Klasse der an Verkrümmungen der Wirbelsäule Leidenden gerechnet werden konnten, ist kein einziger vollständig hergestellt worden.

2) Malgaigne stellt ferner Untersuchungen über die Ursachen der Deformitäten an, um zu erforschen, ob die Myotomie indizirt gewesen. Um die Richtigkeit der Hypothese, dass der grösste Theil der seitlichen Verkrümmungen der Wirbelsäule von einer Kontraktion der Muskeln herrühre, zu konstatiren, geht der Verf. die Geschichte von 17 Kranken durch, und findet, dass nur 4 in ihrer Kindheit an Konvulsionen gelitten hätten; er kann aber keinen Zusammenhang zwischen diesen Konvulsionen und dem Erscheinen von Verkrümmungen bei jungen Personen auffinden.

Bei den anderen Kranken schien sich die Verkrümmung in Folge von Erblichkeit, schlechter Haltung, Rhachitis, Unterdrückung eines Ausflusses aus der Scheide und ganz unbekannten Zuständen entwickelt zu haben.

Malgaigne hat ferner untersucht, ob wirklich die Faszien und Sehnen gespannt, die Muskeln verkürzt und kontrahirt gewesen, sowohl bei den Operirten, als bei denen, die der Myotomie nicht unterworfen wurden, und versichert, nichts dergleichen, wie die Theorie es annimmt, aufgefunden zu haben.

Aus diesem doppelten Thatbestande, dass nämlich die untersuchten Verkrümmungen weder von einem primären Leiden der Nervenzentren abhingen, noch von einer Kontraktion der Muskeln, und dass bei den der Operation unterworfenen Kranken die Deformität nicht beseitigt wurde, nimmt M. keinen Anstand zu schliessen, dass „die Tenotomie wenigstens unnütz in der Behandlung der seitlichen Verkrümmungen der Wirbelsäule ist."

3) Da die operirten Kranken, die er beobachtet, zu gleicher Zeit der Wirkung der Streckbetten und orthopädischen Maschinen während einer ziemlich langen Zeit unterworfen wurden, da andererseits eben so glückliche Resultate, ihm zufolge, ohne Hinzuziehung der Myotomie, von Duval, Bouvier, Tavernier u. A. erzielt worden, so scheint ihm bis jetzt kein Beweis vorhanden zu sein, dass die Tenotomie berechtigt sei, den geringsten Antheil an der Besserung bei manchen Kranken für sich in Anspruch zu nehmen.

4) Wirft man endlich die Frage auf, ob die Myotomie in der Praxis gefahrlos sei, so muss M. gestehen, dass in keinem Falle eine

bedeutende Eiterung eintrat. Im Allgemeinen nicht sehr schmerzhaft, verursacht sie dennoch bisweilen ziemlich bedeutende Leiden.

Die Kraft der Muskeln nimmt nach der Operation bei manchen Kranken merklich ab. — Mit einem Wort, die Myotomie scheint dem Verf. eine eher schädliche als nützliche Operation zu sein, und er findet, nach der angestellten Untersuchung, dass die Prinzipien hier vollkommen mit den Thatsachen übereinstimmen.

B. Diskussion. Der Berichterstatter untersucht jetzt, in wie weit Herr Malgaigne Recht haben kann.

Velpeau führt zuerst an, dass bei der Entscheidung einer so kitzlichen Sache das Interesse der Kranken mit im Spiele ist, die selbst glauben oder wenigstens Andere glauben lassen, dass die Behandlung ihres Uebels einen glänzenden Erfolg gehabt habe. Den Wundärzten und Direktoren orthopädischer Institute liegt natürlich zu ihrem eigenen Vortheil viel daran, sie in diesem Glauben zu lassen.

Die Arbeit selbst zerfällt in zwei grosse Abschnitte, von denen V. jeden besonders bespricht.

1) Klinische Resultate, die die Durchschneidung der Rückenmuskeln lieferte. Fasst man die seit sieben oder acht Jahren vorgekommenen Beispiele von Heilung, die die Myotomie der Rückenmuskeln herbeiführte, zusammen, so muss man über ihre Zahl staunen, und V. führt einige derselben an. Aber diese Beobachtungen sind aber so unvollständig und oberflächlich, dass sie wirklich nur leeren Versicherungen gleich zu achten sind.

Die Kommission hat die von Malgaigne angegebenen Individuen, deren Rückgrathsverkrümmungen geheilt worden sein sollen, aufgesucht, in der Ueberzeugung, dass dies das einzige Mittel sei, um mit Sicherheit zu erfahren, welche Resultate die Muskeldurchschneidung geliefert hat.

M. hat sich eigentlich nur in 24 Fällen von der Operation überzeugen können. Der Kommission ist es nicht ohne Schwierigkeit gelungen, die dieselben betreffenden jungen Mädchen zu untersuchen. Sie musste sich in die Wohnungen derselben begeben; daselbst liessen sich einige als unwohl melden, andere fürchteten sich vor der öffentlichen Untersuchung, bei anderen wurde sie durch Schamhaftigkeit verhindert u. s. f. M. konnte uns nur zwei Mädchen zuführen, zu den anderen musste sich die Kommission ins Haus begeben, wo die Eltern die nöthigen Berichte ertheilten. Somit hat die Kommission sich überführt, dass die Beobachtungen Malgaigne's vollkommen genau sind und keine einzige Kranke vollständig von ihrer Deformität geheilt worden ist.

Folgt daraus, dass die Muskeldurchschneidung keiner der Kranken nützlich gewesen ist? Keineswegs. Wenn es wahr ist, dass mehrere der jungen Operirten jetzt noch verunstaltet sind, oder die Deformität sogar noch zugenommen hat, so lässt sich doch nicht leugnen, dass dieselbe sich bei Anderen bedeutend gebessert hat. Da aber bei den so behandelten Kranken zugleich die Streckbetten, die orthopädischen Korsets und Maschinen in Gebrauch gezogen wurden, kann da nicht die Besserung eher von den einfachen mechanischen Mitteln als von der Tenotomie abhängen?

V. folgert daraus, dass man sich von der Wahrheit nicht sehr entfernen würde, wenn man behauptet, die Operation sei unnöthig; denn es zeigten sich offenbar in den Instituten, wenn die Rückgrathsverkrümmungen ohne Hülfe der Tenotomie behandelt werden, wenigstens eben so günstige Resultate, als die, welche die Kommission bestätigen sollte.

2) Ist die Durchschneidung der Rückenmuskeln eine rationelle Operation? Wir finden, sagt V., wie Malgaigne, dass die Theorie von Mery, oder Morgagni und Delpech, nach welcher die Verkrümmungen der Wirbelsäule von einer Kontraktur der Muskeln abhängig sind, sei es, dass ein Leiden der Nervenzentren zu Grunde liege, oder aus irgend einer anderen Ursache, nur in einer gewissen Zahl von Fällen annehmbar ist; aber wir können nicht beistimmen, dass die Verkrümmungen bei allen Individuen von einer Straffheit der Muskeln frei bleiben.

Bei den seitlichen Abweichungen der Wirbelsäule dürfen drei Punkte nicht ausser Acht gelassen werden:

1. Eine Verkrümmung der Wirbelsäule giebt gewöhnlich zu einer oder zwei anderen in entgegengesetzter Richtung Veranlassung.

2. Bei Verkrümmungen des Rückgraths tritt später eine Verschiebung der Wirbelkörper ein, eine Rotationsbewegung, so dass sie sich von der Mittellinie und Richtung der *Processus spinosi* entfernen.

3. Die Muskeln oder Sehnen, auf der konkaven Seite der Verkrümmung, verkürzen sich sekundär, um sich mit der neuen Form und der neuen Länge der Wirbelsäule in Verhältniss zu setzen.

Wenn nun die drei Krümmungen von der Kontraktion der Muskeln abhingen, müsste man dann nicht annehmen, dass der *M. sacrolumbaris* oder *longissimus dorsi*, die am meisten bei dieser Deformität betheiligt sind, kontrahirt, oder an verschiedenen Stellen auf der linken oder rechten Seite verkürzt sind? Es ist leicht einzusehen, dass eine solche Annahme nicht sehr plausibel und dem richtig Urtheilenden ungenügend erscheinen muss.

Da die eben genannten Muskeln aus einer bedeutenden Anzahl von Bündeln bestehen, so könnte man sich vielleicht denken, dass eines oder mehrere derselben sich verkürzen könnten, während die anderen unverändert blieben; wenn dies aber stattfände, so müsste ganz natürlich eine einzige Krümmung die Folge davon sein, und nicht drei Krümmungen, wie wir fast immer bei den an seitlicher Abweichung der Wirbelsäule Leidenden beobachten.

Die Drehung der Wirbelkörper ist, was Niemand leugnen wird, das grösste Hinderniss der Beseitigung der Deformität, und hat sie erst einen gewissen Grad erreicht, so ist dieselbe, wenn auch nicht ganz unmöglich, doch höchst zweifelhaft. Auch die Wundärzte, die die Anatomie der Wirbelsäule und derjenigen Formen, welche dieselbe bei Verkrümmungen annimmt, einem tiefen Studium unterworfen haben, räumen der Kunst in solchen Fällen nur eine geringe Macht ein.

Wenn man die Rückenmuskeln durch irgend eine Ursache verkürzt findet, so ist nicht einzusehen, warum *a priori* ihre Durchschneidung in der Behandlung der Rückgrathsverkrümmungen nicht angewandt werden sollte, warum man nicht durch Trennung der Muskeln die Wirkung der Maschinen und anderer orthopädischer Hülfsmittel, deren Nutzen in der Praxis sich vollkommen bewährt hat, dadurch unterstützen sollte. Es handelt sich hier nur darum, den Werth der Tenotomie nicht zu überschätzen, und nicht materiell gespannte oder straffe Muskeln auf der konkaven Seite der Verkrümmung anzunehmen.

Man muss auch berücksichtigen, dass, wenn man ein Bündel des Sakrolumbaris durchschnitten hat, nach meinem Dafürhalten die Verkürzungen anderer Bündel desselben Muskels zu fürchten sind; dasselbe gilt vom *Longissimus dorsi, Tranversalis cervicis* u. s. w.

Man sollte eben so wenig vergessen, dass, wenn die Muskeln, deren Insertionspunkte sich durch die Verkrümmungen der Wirbelsäule einander nähern, hier eine Rolle spielen, auch die Faszien, die Ligamente betheiligt sind. Indem man einige, Widerstand leistende Muskelfasern zerstört, beseitigt man übrigens nur einen Punkt, ein Element der Krankheit.

Was die Nachtheile und Gefahren der Operation anbelangt,

so sind sie, ohne sie ganz und gar zu leugnen, doch im Allgemeinen nur gering. Wir müssen sogar hinzufügen, dass die Tenotomie, als operativer Akt, leichter und mit weniger Gefahr längs der Wirbelsäule ausgeführt werden kann, als irgendwo anders. Hier befinden sich keine bedeutenden Gefässe, keine fibrösen oder Synovial-Scheiden, keine grossen Nervenstämme, mit einem Worte, nichts Wichtiges, was verletzt werden könnte; von der Haut bis zum Knochen haben wir es nur mit Zellgewebe, fibrösem und Muskelgewebe zu thun, und mithin ist keine Möglichkeit vorhanden, dass die Operation Gefahr bringe.

Wenn Blutextravasate, Erysipelas und Eiterungen sich bilden, so geschieht dies sicherlich sehr selten, und bis jetzt haben wir keine ernsten Folgen daraus entstehen sehen.

Aus allem diesem ergiebt sich folgendes Resultat:

1) Die in der Arbeit Malgaigne's enthaltenen Beobachtungen sind mit der grössten Genauigkeit angestellt worden.

2) Diese Beobachtungen beziehen sich auf Individuen, die längere oder kürzere Zeit an seitlichen Verkrümmungen der Wirbelsäule behandelt worden sind, die noch fortbestehen.

3) Dieses Resultat stimmt, dem was in Frankreich behauptet worden und der Meinung einiger Praktiker zuwider, nicht mit den sowohl in England als auch in Deutschland von mehreren Wundärzten bekanntgemachten Resultaten überein.

4) Die im Auslande veröffentlichten Fälle sind zu unvollständig und zu oberflächlich, widersprechen zu sehr der pathologischen Anatomie und der Mechanik, als dass sie grosses Vertrauen einflössen sollten.

5) Man darf daher keinen Fall dieser Art annehmen, ohne ihn einer strengen und authentischen Kontrole unterworfen zu haben.

6) Bis jetzt rechtfertigt Nichts die Annahme derer, die die grösste Anzahl der seitlichen Verkrümmungen der Wirbelsäule einer konvulsivischen oder aktiven Kontraktion des Muskularsystems zuschreiben.

7) Die sekundäre Verkürzung gewisser Muskeln an der konkaven Seite der Verkrümmung muss indessen verhindern, die Muskeldurchschneidung *a priori* absolut zu verwerfen.

8) Diese Operation ist übrigens mit nur sehr geringen nachtheiligen Folgen verbunden.

9) Die Wirkungen der Tenotomie müssen hier um so mehr überwacht werden, da es nicht möglich ist, sie allein in Gebrauch zu ziehen, sondern die mechanischen Mittel sie immer unterstützen müssen.

10) Unmittelbar nach der Operation könnte eine Infiltration von Blut, eine traumatische Anschwellung, Manchen täuschen, indem dadurch momentan die Verkrümmung sich steigert.

11) Wenn es wahr ist, dass die seitlichen Verkrümmungen simulirt werden können, so ist es eben so erwiesen, dass sie, bis auf einen gewissen Punkt, durch gewisse Stellungen der Beobachtung entgehen können.

12) Auch die Abdrücke, vor und nach der Behandlung entnommen, haben keineswegs die Geltung, die ihnen Manche zuschreiben.

13) Unseren Untersuchungen zufolge, muss man auch bekennen, dass die Besserung, die die Myotomie und die damit verbundenen orthopädischen Mittel erzielt zu haben schienen, sich nicht immer erhalten hat, sondern oft sogar vollständig wieder verschwand.

14) Endlich konnte die Besserung, die sich bei vielen jungen Mädchen einstellte, eben so gut der spontanen Heilkraft des Organismus, dem fortschreitenden Alter, den gymnastischen Uebungen, einer durch die Diät herbeigeführten Zunahme der Kräfte und des Körperumfangs u. s. w. zugeschrieben werden, wie der Myotomie.

Diskussion. Guérin: Der Bericht, sagt er, berührt eine Menge wissenschaftlicher Fragen, die alle aus einem von seiner Ansicht abweichenden Gesichtspunkte betrachtet worden sind; er glaube nicht, dass es hierher gehöre, sie alle durchzugehen, und berufe sich auf das, was er früher bei der Diskussion über die Tenotomie gesagt hat.

Aber der Bericht berühre noch eine andere Reihe von Fragen, welche sich nämlich auf die Form, die Schicklichkeit, die wissenschaftlichen Nachforschungen beziehen. „Darf die Wissenschaft in ihren Untersuchungen so weit gehen, dass sie das Eindringen in die Wohnungen der Kranken eines Kollegen gestattet? Welchen Nutzen kann sie aus solchen erzwungenen Nachspürungen ziehen? Ist es für die Akademie passend, sich über die Berichte eines ihrer Mitglieder auf solche Weise Licht zu verschaffen? Alle diese Fragen knüpfen sich eng an den Bericht an; obgleich ich sie nicht abhandeln will, muss ich sie dennoch hier anführen, damit die Akademie über die Art und Weise, wie man zu den Schlüssen gelangte, Auskunft erhalte. Heute werde ich allein die Thatsachen besprechen, die die Basis der Abhandlung über den Nutzen der Durchschneidung der Rückenmuskeln bilden, und die in dreierlei Hinsicht, im Betreff ihres Ursprungs, ihrer Zahl und ihrer Qualität, betrachtet werden können."

In Betreff des Ursprungs erinnert der Redner daran, dass sie aus seiner Praxis geschöpft sind, ohne sein Mitwissen und ohne die Belehrungen, die in Bezug auf Diagnose und Behandlung hätten von wahrhaftem Nutzen sein können. Diese Bemerkung hat keinen anderen Zweck, als das Ungenügende und Unsichere solcher Materialien zu beweisen, und über die Irrthümer, in die der Verfasser der Abhandlung verfallen ist, aufzuklären.

Was die Zahl anbelangt, so erinnert Guérin daran, dass er vor anderthalb Jahren einen numerischen Bericht über seine Abtheilung im Kinderhospitale veröffentlichte, worin er mittheilte, dass unter 155 an Verkrümmungen des Rückgraths Leidenden, die er seit vier Jahren behandelte, 24 geheilt, 28 gebessert, 4 ungeheilt entlassen wurden, 1 starb, und 98 sich befanden, deren Behandlung nicht beendigt wurde, weil sie nicht wieder erschienen, oder Paris verlassen hatten, ohne dass sie sich nach ihrer Heilung meldeten. Diese Zahlen geben nur statistische Berichte, aber keine Nachricht über die Art und Pathologie des Leidens. „Nun hat aber der Verf. der Abhandlung, indem er sich die Namen und Adressen der 24 geheilten Personen zu verschaffen gewusst hat, aus diesen 24 Fällen die Nutzlosigkeit der Myotomie und Unsicherheit meines Verfahrens zu beweisen gesucht. Angenommen, sage ich, die vom Verf. der Abhandlung berührten 24 Fälle wären wirklich nicht geheilt worden, — wäre nicht, ehe er gegen die Heilung derselben auftrat, die Untersuchung der 131, die als nicht geheilt anerkannt worden, nöthig gewesen?"

Der Redner behauptet, dass Malgaigne Kranke mit aufgeführt hat, die sich noch in der Kur befanden, so dass man noch gar nicht von einem Erfolge derselben sprechen konnte. Derselbe führt selbst in seiner Arbeit solche Fälle an, und andere, wo die Patienten aus der Kur weggeblieben waren, oder sich in den Provinzen befanden, und noch nicht wieder hatten beobachtet werden können.

Was hat nun die Kommission gethan, um sich aus dieser schwierigen Lage zu ziehen? Sie hat die Behauptungen des Verfassers unterstützt und theilweise sogar vervollständigt, und den Zweifel zur Gewissheit gemacht.

Im Betreff der Qualität der Fälle sagt Guérin, dass er aus sicherer Quelle wisse, Malgaigne habe von den 24 Individuen, die er untersucht haben will, wirklich nur 11 gesehen. Aber die Kommission behauptet, diese unvollständige Untersuchung vervollständigt zu haben. Von den 24 Kranken aber haben 8 den Besuch der Kommission nicht angenommen, 5 hatten sich in der Provinz auf, 2 haben die

Untersuchung verweigert, und 2 sind gestorben; in Summa 12. Bleiben also 12 Kranke übrig, die die Kommission gesehen und untersucht hat. Der Verf. behauptet, eine nicht gesehen zu haben, doch authentische Nachweisungen über sie zu besitzen, sie habe noch heute einen der bedeutendsten Buckel. Nun ist aber dieses Mädchen vor 3 Jahren im Hospital Necker am Typhus gestorben. Eine Kranke, die in das orthopädische Institut aufgenommen wurde, ist gar nicht operirt worden. Diese beiden Fälle konnten also nicht unter die Behandelten, und noch viel weniger unter die Geheilten aufgeführt werden.

Er bekämpft ferner die Schlüsse, die die Kommission aus ihren 12, oder wenn man will 24 Fällen gezogen hat. Dieselben sind zweierlei Art: 1) die einen beziehen sich auf die Erfolge der Durchschneidung der Rückenmuskeln, und auf Alles, was die Operation betrifft; 2) die anderen auf die Genauigkeit und Wahrheit der Abhandlung.

Um über die Erfolge der Myotomie aus den untersuchten Fällen allein urtheilen zu können, hätte die Kommission den Zustand der Kranken vor und nach der Behandlung kennen müssen. Hierbei ist ein Bericht über den früheren Zustand oder ein Abdruck nicht hinreichend. Andererseits hat die Kommission erklärt, sie hätte sich nicht auf die Aussagen der Eltern oder Kranken verlassen wollen, und endlich behauptet, Abdrücke könnten hier nicht entscheiden. Man muss daher glauben, dass man das Ansehen der Deformität allein für möglich hielt, um sich über den Zustand der Kranken vor der Behandlung und über die durch die Operation bewirkte Veränderung zu belehren. Dies wäre eine eben so köstliche als neue Methode. Bis auf weitere Nachforschungen muss ich bedauern, diese Resultate nicht als überzeugend annehmen zu können, nicht einmal die, die sich günstig für die Myotomie herausgestellt haben.

In Betreff der Gefahren der Operation hat sich die Kommission nicht sehr klar ausgedrückt.

Indessen befindet sich unter den vom Verf. der Abhandlung angeführten Fällen einer, über den er ausführlichere Nachrichten hätte geben können. Indem er von den nachtheiligen Folgen der Muskeldurchschneidung spricht, theilt er einen Fall mit, wo in Folge der Operation Hinken eintrat. Dieses Mädchen litt aber bei ihrer Aufnahme an einer angeborenen Luxation des Oberschenkels; das ist also ein Hinken in Folge der Myotomie.

Der Redner führt nun eine Reihe von Namen fremder Chirurgen an, die die Durchschneidung der Rückenmuskeln mit Glück ausgeführt haben, deren Zeugnisse aber im Bericht als zu oberflächlich verworfen werden. Er fügt hinzu, sich glücklich zu schätzen, zu jenen Männern zu gehören.

Velpeau vertheidigt den Bericht. Er sagt, Guérin zeige eine unbegreifliche Empfindlichkeit. Er nehme die Zweifel, die man über seine Resultate erhebe, immer übel auf. — „Ich, führt er fort, würde in solchen Fällen nicht ungehalten sein; ich würde diejenigen nicht für Feinde halten, die mich von einem Irrthum überzeugen, denn Jeder kann irren, und ist mir ein solcher Fall vorgekommen, so theile ich ihn mit. Das habe ich erst kürzlich in Betreff der Hydroenkephalokele gethan [1]). — Guérin behauptet, das eine Mädchen sei nicht operirt worden. Das ist wahr, aber es handelt sich hier nicht nur von operirten, sondern auch von behandelten Kranken. Dieselbe ist nun aber schief geblieben, und das ist die Hauptsache."

Hier werden nun noch mehrere dergleichen Fälle vom Redner durchgegangen, der versichert, mehr als 11 Fälle genau untersucht zu haben.

VI. Miszellen und Notizen.

Gegen Verblutung aus Blutegelstichen. Dieser Gegenstand gehört ganz eigentlich in die Kinderpraxis; bei Erwachsenen kommt Verblutung aus Blutegelstichen höchst selten oder niemals vor. Wir wollen hier nur einige Mittel angeben, welche in neuerer Zeit empfohlen sind. Berthold in Göttingen: Man nehme ein Stückchen Kautschuk (*Gummi elasticum*), welche etwa 1 Linie dick und 4 Linien lang ist, und schmelze es an seiner Oberfläche am Kerzenlicht; so wie es kalt ist, reibe man es mit feinem Papiere glatt, lege es dann auf die vorher abgewischte Bissstelle, fixire es daselbst mit einem Streifchen Pflaster und lasse es 12—24 Stunden unberührt liegen. — W. Eccles in London empfiehlt das Matiko, eine besondere adstringirende Substanz, als ganz besonders wirksam. — W. W. Saxton daselbst empfiehlt, durch die Haut unter der Blutegelwunde eine feine Nähnadel durchzustechen und dann um dieselbe einen Sei-

---

1) S. dieses Journal Bd. III. Heft 6.

denfaden zu winden, also eine *Sutura circumvoluta.* — M. W. Gösset daselbst schneidet ein kleines Stückchen von einer Spiel- oder Visitenkarte ab, schneidet es rund, so dass es die Grösse eines Silbergroschens hat, wischt das Blut von der Bisswunde ab und legt das Stückchen der Karte schnell, ehe noch wieder Blut ausfliesst, auf, und zwar mit der glattesten Seite auf die Wunde. Auf diese wird es eine Minute lang fest aufgedrückt und dann darauf gelassen; man muss sich hierbei hüten, bei Wegnehmen des aufdrückenden Fingers das Kärtchen wieder loszureissen. Das Kärtchen nämlich klebt an und hindert das weitere Bluten.

Wurmmittel. — Prof. Jung in Basel hat gegen Askariden des Mastdarms die Aloe in Klystierform mit grossem Erfolge angewandt. Seine Formel ist:

℞ *Aloës* ℨj,
Muc. G. mimos. q. s.
ut f. pill. pond. gr. iv,
Consperg. pulv. sem. Lycopod.
D. S. Eine Pille in Wasser aufgelöst, im Klystier zu nehmen.

Gegen Madenwürmer empfiehlt Dr. Carrons du Villars Klystiere von *Ol. Jecoris Aselli.*

Dr. Calloud versichert, folgendes Mittel bei mehr als hundert an Spulwürmern leidenden Kindern mit dem besten Erfolge gereicht zu haben, und dringt sehr auf dessen Anwendung:

℞ *Santon. pulv.* ℨj,
Sacch. alb. pulv. ℥v,
Gummi Traganth. ℈ij,
m. f. massa, e qua formentur rotulae No. 144.
Jede Rotula enthält $\frac{1}{8}$ Gran Santonin. Die Dosis ist 12 bis 20 Stück, je nach dem Alter des Kindes.

Ueber nächtliches Bettpissen schreibt Dr. Handschuh in der Allgem. Zeitschrift für Chirurg. und Heilkunde, Juni 1844:

„*Enuresis nocturna* findet nur im tiefen Schlafe und in der Rückenlage statt, und liegen derselben anderweitige pathologische Veränderungen nicht zu Grunde; daher auch die Unzulänglichkeit und Erfolglosigkeit der vielen bisher dagegen empfohlenen Mittel. Kann der daran Leidende angehalten werden, im Bette immer nur auf der Seite zu liegen, so wird das Bettpissen sicher vermieden. Und dies kann er, wenn man ihm vor Schlafengehen eine Bürste, welche man zuvor in Leinwand einnähen kann, auf den Rücken befestigt. Hierdurch wird die Rückenlage nicht nur unmöglich gemacht, sondern auch der Schlafende, wenn er sie durchaus einnehmen will, geweckt und in den Stand gesetzt, sein Bedürfniss auf die gewöhnliche Weise zu befriedigen."

Dr. Morand will gefunden haben, dass eine Entzündung der Nasenschleimhaut die skrophulöse Augenentzündung immer begleite und am häufigsten dieser vorhergehe. Demgemäss versuchte er die Heilung der Ophthalmie mittelst der Kauterisation der Nasenschleimhaut, und erzielte in sehr vielen Fällen die besten Erfolge. Er lässt eine aus 1 bis 2 Gran *Argentum nitricum* und einer halben Drachme *Axung. porci* und *Ol. Amygdal.* bestehende Salbe in die Nase einführen. (*Journ. des Conn. méd.-chirurg.* Juli 1844.)

Gegen Hornhauttrübungen, namentlich bei Kindern, wendet ein französischer Augenarzt mit dem ausgezeichnetesten Erfolge das frisch bereitete kaustische Kali an. Seine Formel ist:

℞ *Kali caustici* gr. ij — iv,
solve in
Aq. destillat. ℥j.
MDS. Mittelst eines Haarpinsels täglich ins Auge zu bringen.

Binnen zwei bis drei Wochen tritt gewöhnlich eine günstige Veränderung ein. Wird die Reizung zu heftig, so lässt man kalte Umschläge machen. — Obgleich dieses Mittel keineswegs neu ist, und früher in Deutschland sehr gebräuchlich war, so ist es doch in neuerer Zeit wenig in Gebrauch gezogen worden.

Gegen chronische katarrhalische Augenentzündungen, wie sie oft bei skrophulösen Kindern vorkommen, empfiehlt Dr. Carrons du Villars das *Cuprum sulphuricum crystall.*, womit er die Augenlidränder bestreicht. — Eben so hat er die Wirksamkeit konzentrirter Auflösungen von *Argentum nitricum* (ʒj — ij auf ℥j *Aq. destill.*) gegen chronische Ophthalmieen erprobt.

Verordnung in Baiern gegen Verbreitung ansteckender Krankheiten durch den Schulbesuch. Den Besuch der Schulen von Seite der an ansteckenden Krankheiten danieder gelegenen und noch nicht vollkommen geheilten Kinder betreffend.

Es ist Allerhöchsten Orts zur Anzeige gekommen, dass ein Vater seinen an einem Scharlachfieber krank gelegenen und noch in dem Stadium der Rekonvaleszenz befindlichen Sohn in die Schule geschickt und dadurch die Veranlassung gegeben hat, dass ein anderer Knabe in der Schule angesteckt, und das Opfer der Krankheit geworden ist.

Indem es nun von der höchsten Wichtigkeit ist, dass der Wiederkehr solcher bedauerlichen Vorfälle für immer vorgebeugt werde, so haben Se. Majestät der König Allergnädigst zu befehlen geruht, dass künftig kein Kind, welches eine ansteckende Krankheit gehabt, früher in der Schule wieder zugelassen werde, als bis der betreffende Arzt in einem bei Eidespflicht auszustellenden, und den Lehrern vorher vorzuzeigenden Zeugnisse erklärt, dass des Kindes Aufnahme in die Schule ohne Gefahr der Ansteckung geschehen kann. Das vorgelegte Zeugniss ist in solchen Fällen, sammt der in demselben aufzuschreibenden Aufnahmsbewilligung, bei den Schulakten aufzubewahren.

In Gemässheit einer höchsten Ministerial-Entschliessung erhalten von diesem Allerhöchsten Befehle sämmtliche Schulbehörden Kenntniss und den Auftrag, die ihnen untergeordneten Lehrer Angesichts dieses anzuweisen, sich hiernach strengstens zu achten, und die Distrikts-Polizeibehörden werden hiermit ebenfalls beauftragt, sämmtliche praktische Aerzte geeignet zu bescheiden.

Bemerkt wird hierbei noch, dass auf den Fall, dass bei ansteckenden Krankheiten kein Arzt gebraucht worden sein sollte, das Zeugniss von dem Gerichtsarzt oder dem betreffenden praktischen Arzte des Bezirkes ausgestellt werden muss. Aufmerksam wird noch besonders darauf gemacht, dass namentlich bei Scharlachfieber ein solches Zeugniss auf keinen Fall eher ausgestellt werden darf, als bis die Abschuppung vollkommen vorüber ist, indem namentlich in diesem Zeitraum die Ansteckung am leichtesten erfolgen kann.

JOURNAL FÜR KINDERKRANKHEITEN.

Jedes Jahr erscheinen 12 Hefte in 2 Bänden. — Gute Original-Aufsätze über Kinderkrankh. werden erbeten und am Schlusse jedes Bandes gut honorirt.

Aufsätze, Abhandlungen, Schriften, Werke, Journale etc. für die Redaktion dieses Journals beliebe man kostenfrei an den Verleger einzusenden.

BAND IV.] BERLIN, FEBRUAR 1845. [HEFT 2.

I. *Abhandlungen und Originalaufsätze.*

Ueber die Ursachen, den Verlauf und die Behandlung der Brustaffektionen der Kinder, wie solche im Moskauer Kinderkrankenhause beobachtet worden, von Dr. Andreas Heinrich Kronenberg, Direktor und Oberarzt des genannten Hospitals in Moskau.

Bevor ich zu dem eigentlichen Gegenstande dieser Abhandlung, zu der Darstellung der Brustleiden der Kinder, diesen so wichtigen, noch immer nicht genug erörterten Krankheiten, schreite, will ich über die Aufnahme und Handhabung der Kinder in unserem Hospitale einige allgemeine Bemerkungen vorausschicken, die, wie ich glaube, für viele Leser dieses geschätzten Journals, namentlich für solche, die mit Kinderhospitälern zu thun haben, nicht ohne Interesse sein werden. Da ein subjektives Examen eines kranken Kindes, von dem Alter, wie sie bei uns aufgenommen werden, immer nur höchst dürftig und unvollständig ausfallen kann, so wurde nicht nur das objektive Examen stets mit der grössten Sorgfalt vorgenommen, sondern es wurde auch bei der Neuaufnahme auf Erforschung der Anamnese aller möglicher Fleiss verwendet. Zu diesem Zwecke hatte derjenige Arzt, der mit der Aufnahme beauftragt war, das, was er von den Eltern oder Pflegerinnen erforscht hatte, sogleich niederzuschreiben, der behandelnde Arzt aber hatte das Resultat des objektiven Examens hinzuzufügen, und dann, so lange die Krankheit dauerte, die Geschichte derselben regelmässig fortzuführen. Auf diese Weise gelangten wir zu genauen und vollständigen Krankengeschichten, welche uns nunmehr für die wissenschaftlichen Abstraktionen als wichtige Aktenstücke dienen können. Auch in der Poliklinik oder dem Ambulatorium, wo meist Säuglinge sich einfinden, habe ich mich bemüht, so viel als möglich die wichtigen Veränderungen und Komplikationen während des ganzen Verlaufes der Krankheit, so wie die Behandlung, niederschreiben zu lassen. — Es ist uns gelungen, häufiger, als sonst in Ambulatorien zu geschehen pflegt, die Kinder zu sehen und zu beobachten, was theils den immerwährenden Aufforderungen, wieder zu kommen, theils aber dem Umstande zugeschrieben werden muss, dass wir die Medizin entweder auf Hospitalskosten, also ganz frei, oder zu halben Preisen darreichten. Jedes im Ambulatorium behandelte Kind erhält einen Zettel, auf dem die laufende Nummer, der Name des Kranken, die Zeit der täglichen Vorstellung, und die Aufforderung, diesen Zettel nach vollendeter Kur wiederzubringen, gedruckt sind. Die Zettel von unwichtigen Fällen wurden nicht immer wieder gefordert; diejenigen aber, welche die von wichtigen Krankheiten hergestellten, oder gar die während der Behandlung verstorbenen Kinder betrafen, gingen fast immer gehörig ein, wodurch uns der Vortheil erstand, dass wir die Zahl der Genesenen und Gestorbenen ziemlich sicher erfahren konnten.

I. Pneumonie der Kinder.

Wir hatten Gelegenheit, im Verlaufe des Jahres 62 Pneumonieen bei Kindern zu beobachten. Davon sind 6 mit der Pneumonie ins Hospital gebracht und daselbst stationär behandelt worden, von diesen 6 war einmal die Pneumonie mit Pertussis verbunden, mit der sie zusammen verlief; einmal mit Hepatitis; einmal mit Rhachitis (dieser Pat. ist noch vor dem 1. Jan. 1842 aufgenommen worden). Dagegen trat 16 Mal die Krankheit zu anderen bereits behandelten Krankheiten hinzu, und zwar zu Masern 3 Mal, zum Typhus 2 Mal, zur Rubeola 2 Mal, zur *Tussis convulsiva* 5 Mal, zu Skropheln in verschiedener Form 3 Mal, zu *Fractura femoris* 1 Mal. Im Ganzen waren also im Hospitale stationär 22 Pneumonieen behandelt worden. Von den 6 Kindern, die mit der Pneumonie ins Hospital gebracht worden, starb eins, und zwar dasjenige, welches mit rhachitischem Thorax behaftet war, und fünf sind ganz hergestellt entlassen worden. Das jüngste von ihnen war 3 Jahre, das älteste 12 Jahre alt. Von den im Hospitale zu anderen Krankheiten hinzugetretenen Pneumonieen wurden 5 hergestellt, 11 starben. Bei allen wurde die Sektion gemacht, und an den während des Lebens diagnostizirten Stellen dicke Hepatisationen gefunden, nur einmal graue und einmal karnifizirte. Bei einem anderen derselben fand sich noch eine bedeutende Hypertrophie des Herzens mit ungewöhnlicher Blutüberfüllung im Gehirn; bei einem Kinde, das zugleich an Skrophulosis litt, fanden sich bis zehn Unzen Wasser in der Brust und ein bedeutender Kongestions-Abszess unter der rechten Stirn, der seinen Ursprung in den Lendenwirbeln nahm. Zweimal fanden sich neben den Spuren der Pneumonie Entzündung der Hirnhäute; ferner auch Erweichung der Gehirnsubstanz nebst Ergiessung von ℥iij Wasser in den Gehirnhöhlen; Entzündung des Mesenterialtheils des Peritonäums, was Alles schon während des Lebens als Rücktritt der Rubeola sich zu erkennen gab; in einem Falle bedeutende Injektionen der Arachnoidea und Adhäsionen der Duramater mit dem Schädel; in einem Falle über vier Unzen Wasser in der Brusthöhle.

Im Ambulatorium wurden im Verlaufe des Jahres (1843) unter den 1337 daselbst behandelten Kindern 40 mit Pneumonieen behandelt, und zwar waren 20 männlichen und 20 weiblichen Geschlechts. Es starben davon nur 3; gänzlich hergestellt wurden 27, von 10 sind leider die obenerwähnten Zettel nicht eingegangen, weshalb wir vom Ausgange nichts wissen.

Aus der Beobachtung dieser 62 behandelten Fälle von Pneumonieen können wir ungefähr Folgendes entnehmen:

1. In Bezug auf die Dauer. Wir haben hier nur die einfache Pneumonie, die nämlich rein und ohne Komplikationen auftrat, in Betracht zu ziehen, indem, wie das sich von selbst versteht, die letzteren, je nach ihrer Art und Intensität, auch verschiedenen Einfluss auf die Dauer hatten. Wir können die ambulatorisch Behandelten in dieser Beziehung ebenfalls nicht benutzen, weil die Mütter vom Beginn der Krankheit gewöhnlich nichts Sicheres zu sagen wissen, und nach Beendigung derselben nicht immer gleich den Zettel zurückbringen; nach jenen reinen Fällen war 20 Tage die längste Dauer der Krankheit und 7 Tage die kürzeste. Je länger die Krankheit bereits zu Hause gedauert hatte, ehe nämlich das Kind ins Hospital gebracht wurde, desto mehr zog sich die Krankheit in die Länge; die kürzeste Dauer, die von 7 Tagen nämlich, fällt auf das Kind, welches einen Tag nach dem Erkranken ins Hospital gebracht wurde.

2. In Bezug auf die Prognose und Symptome. Fieber, harter, frequenter Puls, trockner Husten, schweres Athmen, dumpfer Perkussionston auf der entzündeten Stelle, Krepitiren und Bronchialathmen, machten die wesentlichen Symptome aus. Doch nicht immer waren alle diese Symptome zusammen da. Bald fehlten einige von ihnen, bald die meisten, bald waren nur einige schwach angedeutet. Nicht jede Pneumonie tritt mit häufiger Respiration auf, es ist zu-

weilen die Respiration nicht frequent, aber sehr schwierig, was gewöhnlich schon ein tieferes Leiden der Lunge andeutet. Der Puls ist zwar immer frequent, doch oft nicht hart, und beim Säuglinge von gar keinem diagnostischen Werthe. Der Husten ist nicht selten unbedeutend, und der eigentliche pneumonische Husten ist ohne Schmerzen. Stöhnten und weinten die Kinder bei jedem Aufhusten, so war auch Pleuritis vorhanden. Das Verhältniss der Athemzüge zum Pulse ergiebt sich als ein nützliches diagnostisches Merkmal der Lungenkrankheiten bei Kindern. Beim normalen Zustande der Lungen verhält sich bei allen anderen Krankheiten die Zahl der Athemzüge zum Pulse wie 1 zu 4; beim Bronchialkatarrh und sogar bei der Bronchitis ist das Verhältniss oft wie 1 zu 3. Wo man es wie 1 zu 2 oder 1 zu 2½ findet, da ist grosser Verdacht auf Pneumonie vorhanden. Bei Säuglingen aber, wo der Puls leicht eine bedeutende Frequenz erreicht, bestätigt sich diese Beobachtung jedoch nicht. *Die Expektoration* hatte bei Kindern unter 5 Jahren, hauptsächlich bei Säuglingen, während der Pneumonie nichts Eigenthümliches; die Sputa werden meistens verschluckt und entgehen der Beobachtung; die wenigen, die wir zu sehen bekamen, waren schaumig und unterschieden sich nicht von den Sputis in anderen Krankheiten. Sichere und konstantere Zeichen der Pneumonie bei Kindern lieferte uns die Auskultation und Perkussion. Eine jede dieser beiden Methoden besonders und für sich allein ist in vielen Fällen unzuverlässig, aber beide zusammen vereinigt und verglichen sind von ausserordentlichem Nutzen, und mit keinen von den bis jetzt zur Erkennung der Pneumonie angegebenen Mitteln zu vergleichen. Doch darf man hier nicht zu weit gehen, und an dem Vorhandensein einer Pneumonie zweifeln, wenn alle anderen Symptome der Pneumonie vorhanden sind, aber die Auskultation und Perkussion nichts andeutet; denn wo die Pneumonie im Inneren der Lunge vorhanden ist, was allerdings nur in den selteneren Fällen vorkömmt, da fehlen die physikalischen Zeichen, wie wir das zweimal im Ambulatorium zu bestätigen Gelegenheit hatten. Als die Kinder zum zweiten Mal im Ambulatorium uns vorgestellt wurden, hatte sich die innere Pneumonie mehr nach der Peripherie der Lunge verbreitet, und nun erst konnten die physikalischen Zeichen wahrgenommen werden. Was von der Nützlichkeit der physikalischen Untersuchung zur Erkennung der Pneumonie der reiferen Kinder gesagt wurde, bezieht sich noch mehr auf die Säuglinge; bei fehlenden subjektiven Symptomen, bei der Aehnlichkeit des Auftretens sehr verschiedener entzündlicher Krankheiten (eine Folge der ausserordentlichen Beweglichkeit des Blut- und Nervensystems, wodurch oft unbedeutende Ursachen wichtige Symptome hervorbringen, die sich nicht selten eben so auf ein Leiden im Gehirn oder in den Lungen, wie auf ein Leiden des Unterleibs beziehen lassen), — ferner bei der Unbedeutsamkeit und Unnützlichkeit mancher objektiven Symptome, wie des Pulses und der Sputa, die schon bei Kindern unter 3 Jahren von keiner diagnostischen Bedeutung sind, — bei der gewöhnlich mangelhaften Anamnese endlich, wird es nicht selten sogar dem erfahrensten Arzte schwer werden, den Sitz der Entzündung in diesem so zarten Alter anzugeben. — Von welchem bedeutenden Werthe hier also die physikalische Untersuchung ist, wird Jeder zugeben, der sich ihrer bei der Behandlung der Säuglinge gehörig und mit Ausdauer bedient. — Die Auskultation und Perkussion der Säuglinge und kleiner Kinder ist in gewisser Beziehung leichter, in anderen wieder schwerer als bei mehr Erwachsenen. Alle Geräusche, normale und anomale, sind schärfer, lauter bei Erwachsenen, deshalb eben wird die Diagnose der Pneumonie bei Kindern schwieriger als bei Erwachsenen, weil bei jenen das normale puerile Geräusch und das krankhafte Bronchialathmen sich oft sehr ähnlich sind. Es lässt sich der Unterschied zwischen beiden nicht gehörig angeben; man gelangt nur durch Uebung zur gehörigen Unterscheidung. Die Perkussion dagegen erleichtert in diesem zarten Alter in einzelnen Fällen die Sache, denn wo Bronchialathmen zu hören ist, muss der Ton dumpf sein. Der Ton kann übrigens auch aus vielen anderen Ursachen, wie bei Pleuritis, Anwachsungen der Pleura, Tuberkeln, Ergiessungen u. s. w., matt sein, weshalb man sich auf ihn nicht verlassen darf. Bronchitis und Tuberkeln werden bei kleinen Kindern durch die Auskultation allerdings leichter diagnostizirt als bei Erwachsenen. Dafür wird aber wieder das Perkutiren und Auskultiren bei reiferen Kindern schwierig durch die Unruhe und immerwährende Bewegungen derselben. Der Perkussionston wird durch das immerwährende Schreien und Weinen der Kinder modifizirt, und da das Schreien und Weinen während einer Exspiration geschieht, und diese beim Säuglinge nicht selten sehr in die Länge gezogen wird, so muss man oft lange das Ohr oder das Stethoskop auf die Brust setzen, um endlich einige Inspirationen wahrzunehmen. Das Weinen und Schreien kann zur Beurtheilung der Resonanz der Stimme, der Bronchophonie benutzt werden, und es ist nur Schade, dass dieses Zeichen beim Säuglinge von keiner grossen Wichtigkeit ist, denn die Bronchophonie fehlt oft, sogar bei nicht unbedeutenden Hepatisationen. Bei schwachen Kindern, und bei einigen von denen, die an anderen Krankheiten litten und im Hospitale die Pneumonie bekamen, entwickelte sich diese auf schleichende Art, ganz unbemerkt, ohne alle auffallende Symptome unter der Form einer adynamischen Pneumonie. Ganz überrascht waren wir oft, wenn wir bei der Auskultation bereits eine bedeutende Hepatisation wahrnahmen, ehe wir nur an Pneumonie dachten. Nicht selten fanden wir in den Leichen frische Hepatisation, obwohl während des Lebens nichts der Art vermuthet werden konnte, und wo die Auskultation nicht vorgenommen wurde, weil uns nichts darauf hinwies. Wir haben bis jetzt den Brustzug im Gesichte, und überhaupt die Jadelot'schen Gesichtszüge noch nicht bestätigt gefunden. Ein gewisses Angstgefühl sieht man allerdings oft auf dem Antlitze; die *Alae nasi* sind meistens etwas dilatirt; der Mund steht offen, das Antlitz ist nur im Beginn der Krankheit roth, späterhin meist blass und gelb; die Nasenlöcher und der Mund sehr trocken. — In den Fällen, wo die Krankheit sich sehr in die Länge zog, hauptsächlich bei kleinen Kindern und Säuglingen, haben wir einige Mal eine eigenthümliche Irritabilität beobachtet. Dieselben Kinder nämlich, die sich, während die Entzündung bedeutend war, ganz ruhig verhielten und sich gehörig untersuchen liessen, wurden späterhin ohne Ursache sehr erregbar, ärgerlich, schrieen immerwährend und liessen sich nicht untersuchen. In diesen Fällen war das Ende gewöhnlich schlecht. Dieses haben wir übrigens auch in anderen Krankheiten beobachtet, die ein schlechtes Ende nahmen.

3. Der Sitz der Pneumonie. Von 6 Kindern, die mit Pneumonie ins Hospital zur stationären Behandlung gebracht worden, war bei vieren der Sitz in der rechten Lunge, und zwar im unteren vorderen Theile, bei den zwei anderen war auch die vordere Parthie angegriffen, bei einem war die linke Lunge oben, bei einem anderen aber unten ergriffen. — Von den 16 Kindern, bei denen die Pneumonie im Hospitale zu anderen Krankheiten hinzutrat, war die Pneumonie doppelt bei 3 Pat., und bei allen war der obere Lappen der beiden Lungen affizirt; bei 6 war die linke, bei 7 die rechte Lunge entzündet, und bei 10 war der untere Lappen, bei 3 nur der obere ergriffen; bei 10 der vordere Theil, und bei 2 nur der untere Theil. — Aus dieser kurzen Zusammenstellung sehen wir: 1) dass die sogenannten primären Pneumonieen (die nämlich in relativ gesundem Körper auftraten) viel häufiger in der rechten als in der linken Lunge, und zwar

in dem vorderen Theile des unteren Lappens vorkamen; 2) dass bei der sekundären, zu anderen Krankheiten hinzugetretenen Pneumonie beide Lungen zugleich sofort affizirt waren, und 3) dass in den meisten (fast allen Fällen) der hintere Theil der unteren Lappen der Sitz der Entzündung ist. Diese Zusammenstellung geschah nach dem Leichenbefund bei Verstorbenen und nach den Resultaten der Auskultation und Perkussion bei den Hergestellten. Ist die Pneumonie bis zur Hepatisation gesteigert, was übrigens sehr rasch geschieht, und ging die Besserung der Krankheit vor sich, so konnten wir jedesmal die Lösung der Hepatisation beobachten. Das Bronchialathmen nämlich, welches ohne alles Rasseln gehört war, fängt an schwächer zu werden, und mit Rasseln und Knistern in grossen Blasen gemischt zu sein; späterhin verschwindet das Bronchialathmen, das Rasseln bleibt noch eine Zeitlang zurück und vergeht endlich auch ganz. Diese Vereinigung des Bronchialathmens mit Rasseln kömmt auch beim Uebergang der Hepatisation in Eiterung vor, aber diesen Ausgang der Pneumonie sahen wir im Hospital bis jetzt nicht. — Auffallend ist es, dass von den drei oben genannten Fällen von doppelter Pneumonie, die sich im Verlaufe anderer Krankheiten entwickelte, zwei hergestellt worden sind, ein Kind starb, wogegen von den 9 übrigen Fällen von sekundärer Pneumonie, wo nur eine Lunge ergriffen war, 8 Kinder starben und eins gesund wurde.

4. Prognose. Die primäre Pneumonie der Kinder scheint in den meisten Fällen sich gut zu zertheilen, und die Prognose ist eher gut als schlecht; denn wie wir sahen, ist von den 6 Kindern, die an reiner primärer Pneumonie litten, nur dasjenige gestorben, dessen Brustkasten gänzlich verunstaltet und eng war, und von den 30 im Ambulatorium eingegangenen Zetteln pneumonischer Kinder gehörten zwei Verstorbenen an. Die sekundäre Pneumonie hingegen, die zu anderen Krankheiten hinzutritt, ist viel schwerer zu zertheilen, und bietet eine viel zweifelhaftere Prognose. Der Aufenthalt im Hospital scheint die Prognose der Pneumonie viel ungünstiger zu machen. Folgende Symptome schienen uns noch auf die Prognose einen ungünstigen Einfluss zu haben: Konvulsionen im Verlaufe der Pneumonie, anhaltende Diarrhoeen, Zerebralsymptome, langsames aber schwieriges Athmen mit Stöhnen, ausgebreitetes sehr lautes Bronchialathmen, und endlich die auf einmal eingetretene Reizbarkeit, Aergerlichkeit und Unzufriedenheit des Kindes.

5. Prädisponirende und Gelegenheitsursachen. Das Alter

scheint auch zu den prädisponirenden Ursachen der Pneumonie zu gehören, denn aus der Betrachtung des Alters der Kinder, die an dieser Krankheit litten, erkennen wir, dass die Häufigkeit der Pneumonie der Kinder allmälig mit dem Alter bis zum Herannahen der Pubertät abzunehmen scheint. Von den 20 stationär Behandelten waren 12 im Alter von 3 — 5 Jahren, 6 von 5 — 10 Jahren, 2 von 10 — 12 Jahren. Von den 19 Kranken, bei denen die Pneumonie zu anderen Krankheiten hinzutrat, waren, ausgenommen 3 Kinder, die 5 — 9 Jahre zählten, alle im Alter von 2½ — 5 Jahren. Sollte sich diese Beobachtung mehrere Jahre hinter einander bestätigen, so kann man als sicher aufstellen, dass die schleichende und sekundäre Pneumonie am häufigsten unter 5 Jahren vorkömmt, und dass man deshalb bei allen etwas anhaltenden Krankheiten der Kinder unter 5 Jahren so oft als möglich die Brust untersuchen müsse, um die Pneumonie, die sich durch andere Zeichen nur schwer und selten zu erkennen giebt, durch die Auskultation und Perkussion zu entdecken. Unter den 40 im Ambulatorium behandelten Pneumonischen waren 38 unter 3 Jahre alt, und zwar 18 von vier Monaten bis einem Jahr und 20 von 1 bis zu 3 Jahren; zwei waren älter als 5 Jahre. Wir hatten also im Verlaufe eines Jahres zu bemerken Gelegenheit gehabt, was auch im Pariser Kinderhospitale beobachtet worden ist, dass das Alter unter 5 Jahren zu den prädisponirenden Ursachen der sekundären Pneumonie, das Alter von einigen Monaten bis zu 3 Jahren zu den prädisponirenden Ursachen der primären Pneumonie der Kinder zu zählen ist.

6. **Geschlecht.** Den Einfluss des Geschlechts auf die Entwikkelung der Pneumonie bei Kindern betreffend, haben die Aerzte in Paris, namentlich Rilliet und Barthez, während ihres Dienstes im dortigen Kinderhospitale die interessante Beobachtung gemacht, dass die primäre Pneumonie viel häufiger bei Knaben als bei Mädchen sei, dass hingegen auf die Entwickelung der sekundären und schleichenden, oder der kachektischen Pneumonie, wie sie dort genannt wird, das Geschlecht keinen Einfluss habe. — Wir haben Beides noch nicht bestätigt gefunden. Von den behandelten 60 Fällen von Pneumonie waren 29 primär, von diesen betrafen 14 Knaben und 15 Mädchen; 31 waren sekundärer Natur, von welchen 20 Knaben und 11 Mädchen betrafen. In Bezug auf den Einfluss der Konstitution und des Temperaments können wir aus diesem Jahre noch nichts mittheilen.

Die Gelegenheitsursachen der Pneumonie anzugeben, ist auch

eine der schwierigsten Aufgaben; wir haben nur zwei Ursachen für die sekundäre Pneumonie zu ermitteln Gelegenheit gehabt, nämlich 1) die Hospitalluft, und 2) das lang anhaltende Liegen auf einer und derselben Seite. Je jünger das Kind, desto leichter und rascher wirken diese beiden Umstände. — Wird noch ferner die Leichtigkeit der Ansteckung bei kleinen Kindern in Betracht genommen, so können wir vielleicht nicht mit Unrecht behaupten, dass ein Hospital, wo Kinder unter 3 Jahren aufgenommen werden, in Bezug auf die eben erwähnte Krankheit mehr schaden als nützen müsse. Dieser Umstand, der mir übrigens seit meinem letzten Aufenthalt in Paris bekannt ist, ist einer der Gründe, weshalb auch im hiesigen Kinderhospitale (was auch in dem Petersburger geschieht), mit wenigen Ausnahmen, nur Kinder, die mindestens 2½ Jahre alt sind, aufgenommen werden; jüngere werden ambulatorisch behandelt. Um den beiden genannten veranlassenden Ursachen der Pneumonie so viel als möglich zu begegnen, wird zuerst für gute Luft im Hospitale überhaupt gesorgt, die Kinder werden ferner in schweren Krankheiten, hauptsächlich da, wo eine Pneumonie zu befürchten ist, alle Stunden in ihrer Lage verändert, und alle zwei Stunden auf dem Arme ein wenig herumgetragen.

Der Einfluss der Jahreszeit kann schwerlich in einem Jahre gut erkannt werden. Die primären Pneumonieen kamen meist im Monate Mai vor, dann folgen April, Juni und Juli; die sekundären hingegen kamen meist in den Monaten Dezember, Januar und Februar vor.

7. Behandlung. Im ersten Stadium der Pneumonie haben wir bei robusten Kindern vom 3ten Jahre an, das heisst bei solchen, bei denen die allgemeine Reaktion bedeutend war, in mehreren Fällen zur Ader gelassen; bei minder robusten Kindern mit schwächeren Reflexerscheinungen begnügten wir uns mit Blutegeln, die immer an die Stellen angesetzt wurden, wo wir durch die physikalische Untersuchung den Sitz der Pneumonie auffanden. — Wir haben vom Aderlassen bei Kindern in passenden Fällen eine sehr auffallende und baldige Erleichterung der Symptome gesehen; schon einige Stunden nach dem Aderlasse war der Patient bedeutend gebessert. Die örtlichen Symptome aber, die physikalischen nämlich, blieben jedoch unverändert, und erst später und nur allmälig sahen wir auch sie vorübergehen, ohne eigentlich sagen zu können, wie viel die Venäsektion, wie viel die anderen Mittel hier zur Zertheilung beigetragen hatten. Die auf-

fallende Erleichterung nach der Venäsektion hielt oft 24 bis 48 Stunden an, dann aber steigerten sich in einigen Fällen alle Symptome zu derselben Höhe, was an einem 7 Jahre alten Knaben, dessen Krankheitsgeschichte weiter unten erzählt wird, sich dreimal wiederholte, und einen dreimal wiederholten Aderlass erforderte. Im Allgemeinen schienen uns die Kinder die Venäsektion recht gut zu ertragen; wir können uns keines Falles erinnern, wo wir es bereut hätten, einen Aderlass gemacht zu haben. Das Entgegengesetzte kam eher vor. — Bei Kindern unter 3 Jahren haben wir bis jetzt den Aderlass nicht versucht; hier haben wir die Blutegel zu wiederholten Malen an die affizirte Stelle angesetzt, und in einzelnen Fällen, was auch nicht selten bei Kindern über 3 Jahren vorkam, hatten wir zu bemerken Gelegenheit, dass kurz nach den angesetzten Blutegeln der Perkussionston daselbst heller und das Vesikularathmen reiner wurde. Bei weit verbreiteter Entzündung jedoch sahen wir diese rasche Veränderung nach Blutegeln nicht. Bei kleinen Kindern, hauptsächlich bei Säuglingen mit zarter Haut, haben wir es oft vorgezogen, einen oder zwei Blutegel an den Arm anzusetzen, was hauptsächlich in der Armenpraxis, wo die nöthige Hülfe bei lang anhaltender Blutung aus den Blutegelwunden nicht gleich bei der Hand ist oder begehrt wird, von Wichtigkeit ist. Am besten zeigte sich die Venäsektion bei der primären Pneumonie; bei sekundärer Pneumonie, hauptsächlich da, wo beide Lungen angegriffen und die Reaktion bedeutend war, sahen wir auch recht guten Erfolg davon. Wir machten sogar eine Venäsektion von 4 Unzen an einem Kinde von 6 Jahren wegen einer heftigen Pneumonie, welche während der Konvaleszenz von einem *Typhus petechialis* eingetreten war, und hatten einen auffallend guten Erfolg. Bei sekundärer Pneumonie mit adynamischem Charakter, die sogar bei verbreiteter Affektion der Lunge nur vermittelst der physikalischen Untersuchung erkannt wurde, haben wir, in Folge der unbedeutenden allgemeinen Erscheinungen, des frequenten aber weichen Pulses und der nicht seltenen *Prostratio virium*, nicht zur Ader gelassen und uns mit Blutegeln und innern Mitteln begnügt. Die meisten dieser Fälle endigten tödtlich, und die Sektion erwies immer die Richtigkeit der physikalischen Diagnose. Nach dem Blutlassen gaben wir in den meisten Fällen und in jedem Alter den *Tartarus stibiatus, refracta dosi,* und, zwar in wenigen Fällen, das *Natron nitricum* oder Kalomel mit Digitalis. In der Wahl des Mittels liessen wir uns durch die Grundsätze der allgemeinen Therapie, deren Auseinandersetzung hier unnöthig ist, leiten.

Die Behandlung des zweiten Stadiums. Man pflegt den Uebergang der Pneumonie in Hepatisation als das zweite Stadium derselben zu bezeichnen. Dieser Uebergang findet freilich statt und die Bezeichnung ist nicht unrichtig, aber wir sahen nicht selten, dass, während ein Theil der Lunge in Hepatisation, also in das zweite Stadium, überging, sich an anderen Stellen oder in der Umgebung der Hepatisation neue Entzündung bildete. In diesem Umstande liegt die ganze Schwierigkeit der Behandlung. Denn wir haben es hier nicht mit dem zweiten Stadium allein, sondern, wenn man so sagen darf, mit dem ersten und zweiten zugleich zu thun. Dieser gemischte Zustand konnte, wie sich das von selbst versteht, vor Laennec nicht erkannt werden, und wenn wir uns nicht irren, haben auch jetzt die Aerzte ihm noch nicht die gehörige Aufmerksamkeit geschenkt. Die Behandlung dieses Zustandes war meist die des ersten Stadiums, da sie auch der Hepatisation nicht unangemessen ist, indem sogar der Aderlass zur Lösung derselben oft nützlich wird. Die für das zweite Stadium, wenn solches rein ausgebildet ist, angegebene Behandlung ist für die neu entzündeten Stellen zu reizend und schädlich. In einigen Fällen haben wir uns gleichsam in der Mitte gehalten, und wirklich mit gutem Erfolg. Wir gaben nämlich Kalomel, Digitalis und Kermes āā in kleinen Gaben. Kindern unter drei Jahren sind diese Mittel zusammen nie gegeben worden. Unsere Behandlung des reinen zweiten Stadiums, der Hepatisation ohne Beimischung neuer Entzündung, bestand in den meisten Fällen aus Kermes innerlich, äusserlich Blutegel, Einreibungen von Quecksilbersalbe und steter Applikation erweichender Kataplasmen an den der Hepatisation entsprechenden Stellen. Am Arm, und späterhin dem leidenden Orte näher, wurden, je nach den Umständen, kleinere oder grössere Vesikatorien angebracht und deren Eiterung längere Zeit unterhalten. In der Behandlung der Pneumonie waren wir, wenn wir die schon erwähnten Fälle von sekundärer Pneumonie mit adynamischem Charakter abrechnen, ziemlich glücklich, wie auch aus den schon angegebenen Zahlen zu ersehen ist; wir können aber nicht sagen, ob wir dieses Resultat unserer Kombination der Heilmittel, oder einem Mittel besonders, zu verdanken, oder ob wir es vorzugsweise der Naturheilkraft selber beizumessen haben. Wir haben bis jetzt keine Gelegenheit gehabt, den Verlauf der primären Pneumonie, wenn sie der Natur überlassen bleibt, zu beobachten. Die sekundäre adynamische Pneumonie wurde auf dieselbe Weise, nur ohne Aderlässe, und wie gesagt, leider mit schlechtem Erfolg behandelt. In den Leichen fanden wir übrigens fast nie die Hepatisation der Lunge allein, meistens waren andere wichtige Organe ergriffen. Je nach der Krankheit, zu der die Pneumonie hinzutrat, sahen wir nämlich bald Darmentzündung, Darmgeschwüre, bald Lungentuberkeln, bald Entzündung der Gehirnhäute, Hydrokephalus, bald Knochengeschwüre, bald geschwollene und entzündete Mesenterialdrüsen, so dass wir hier wieder nicht sagen können, welche von den organischen Veränderungen eigentlich den Tod herbeigeführt haben mochte.

Die Behandlung zur Zertheilung der Hepatisation war dieselbe wie im zweiten Stadium; war der Ausgang gut, so sahen wir in dem Maasse, wie wir die allmälige Lösung der Hepatisation durch das Gehör ermittelten, auch die allgemeinen Erscheinungen schwinden.

Zum Beleg einiger hier ausgesprochenen Sätze wollen wir schliesslich einige Krankheitsgeschichten kurz anführen.

Erster Fall. Ein 3jähriges Mädchen, skrophulöser Konstitution, wird am 14. November 1843 ins Hospital gebracht. Bis vor einem Jahre war sie gesund, als sich allmälig Drüsengeschwülste am Halse und ein Knochengeschwür an einem Finger der linken Hand bildeten, zuletzt gesellte sich auch Otorrhoe hinzu, und so wurde sie zu uns gebracht. Bei der Untersuchung fanden wir das eben Gesagte; den Puls ein wenig frequenter als im normalen Zustande, die Zunge etwas geröthet. Durst und Appetit gross; Stuhlausleerungen normal. Verordnet: *Ol. Jecoris Aselli,* zweimal täglich einen vollen Theelöffel; lauwarme Bäder. Bis zum 21sten blieb der Zustand unverändert; an diesem Tage stellte sich eine Diarrhoe ein; das *Ol. Jecoris Aselli* wird weggelassen, und bis zum 27sten steigerte sich die Diarrhoe von 3 Stuhlausleerungen bis auf 11. Verordnet: *Decoct. Salep* ℥iv mit *Tinct. Opii* gutt. v, zu einem Theelöffel innerlich. — Am 28sten des Morgens erfuhren wir, dass das Kind die ganze Nacht nicht geschlafen und fast immerfort geschrieen habe; kein Fieber vorhanden, kleiner unbedeutender Husten, Kopf nach hinten gebogen, eine Stuhlausleerung des Nachts. — Am Abend desselben Tages werden die Extremitäten kalt, das Kind schreit mehrmals auf und stirbt.

Im Verlauf der Krankheit waren die Diarrhoe, das Schreien und der zuletzt nach hinten gebeugte Kopf die beunruhigenden Symptome; die Auskultation wurde hier nicht vorgenommen, weil uns nichts darauf hinwies.

Leichenschau. Theilweise Verwachsung der Duramater mit dem Schädelgewölbe; Arachnoidea injizirt; in den Gehirnventrikeln keine Flüssigkeit. In der rechten Lunge vorn und in dem mittleren Lappen im Inneren desselben eine dicke Hepatisation; im oberen und hinteren Theile der linken Lunge eine beginnende Hepatisation. Schleimhaut des Dickdarms und Mastdarms injizirt; Mesenterialdrüsen geschwollen; Leber mit Blut überfüllt; alles Andere normal. — Dieser Fall ist einer von denjenigen, wo sich die Pneumonie durch gar keine Zeichen zu erkennen gab. Nur die physikalische Untersuchung hätte hier, was in anderen Fällen auch geschah, ihre Gegenwart verrathen können.

Jetzt folgen zwei Krankheitsgeschichten von zwei Kindern, die an *Pneumonia duplex,* und zwar sekundärer Art, litten, und die bei beiden unter ziemlich verschiedenen Umständen gänzlich hergestellt wurden; der erste Fall diente noch als Beweis, dass das erste Stadium ganz unbemerkt vorübergehen und dass die Hepatisation sich in sehr kurzer Zeit ohne auffallende Symptome zu einer bedeutenden Höhe steigern kann. — Der zweite Fall wird uns zeigen, dass man bei Kindern auch Verhältnisse antrifft, die nicht nur einen einzigen Aderlass, sondern ihn dreimal erfordern.

Zweiter Fall. Ein Knabe, 5 Jahre alt, wurde den 7. Dezember 1842 mit einem *Tumor albus genu scrophulosus* ins Hospital gebracht. Bis zum 5. Januar wurde er mit Antiskrophulosis, Bädern und Vesikatorien am leidenden Orte ohne Erfolg behandelt. An diesem Tage stellten sich Fieber und Husten ein; den 7ten erschienen an einzelnen Theilen des Körpers die Masern, und den 12ten fing der Ausschlag an zu schwinden, Fieber und Husten dauern fort. Durch die physikalische Untersuchung wird nichts Krankhaftes in der Brust gefunden; Urin roth; alle diese Symptome werden allmälig geringer. Das Knie wird wieder schmerzhaft; ein leichtes Fieber und Husten verlassen den Patienten nicht. So verbleibt das Kind bei leicht antiphlogistischer Behandlung bis zum 14. Februar; dann wird das Fieber stärker, die Nacht unruhig; der Puls 130, Respiration 50 in der Minute, also wie 1 zu 2½. Die physikalische Untersuchung ergiebt ein lautes Blasen, ein Bronchialathmen in der hinteren unteren linken Gegend der Brust und einen dumpfen Perkussionston daselbst; ganz an derselben Stelle werden dieselben Veränderungen auch auf der rechten Seite der Brust wahrgenommen. Nirgends Rasseln, nirgends Krepitiren. — Das erste Stadium der Pneumonie ging hier also unbemerkt vorüber, und die Behandlung des zweiten Stadiums wird hier folgendermaassen eingeleitet: Blutegel auf den Rücken; innerlich *Kermes minerale* gr. β drei Mal täglich; Einreibungen von Quecksilbersalben auf die beiden Brusthälften, darüber Kataplasmen von Leinsaamen ununterbrochen. Einen Tag nach der Applikation der Blutegel wurde am Arme ein Blasenpflaster aufgelegt. So wurde die Behandlung bis zum 19ten fortgesetzt; an diesem Tage ward der Perkussionston rechts etwas heller gefunden; die Bronchialrespiration schwächer; links keine Veränderung. (Dieselbe Behandlung.) Den 20sten ist rechts die Bronchialrespiration ganz verschwunden; statt ihrer wird ein *Rasseln* mit grossen Blasen gehört; links keine Veränderung; Puls ist noch frequent, 130. Husten leichter, weniger trocken; 4 Blutegel auf die leidende Stelle; innerlich Kalomel, Digitalis, *Sulphur aurat.* āā gr. β drei Mal täglich; die Kataplasmen werden immerfort angewendet. — Den 24sten beginnt auch die Lösung der linken Hepatisation; auch hier verschwindet das Bronchialathmen und verwandelt sich allmälig in ein trockenes Rasseln; Puls 102, Respiration 30, also wie 1 zu 3. Die Besserung ging nur allmälig vor sich; der Puls und die Respiration verhielten sich lange wie 1 zu 3. Nach 6 Wochen war Patient von seiner Lungenentzündung gänzlich hergestellt, und, jedoch mit dem unveränderten *Tumor albus*, auf Verlangen der Eltern aus dem Hospital entlassen.

Dritter Fall. Ein anderer Knabe, im 7ten Jahre, gut genährt, vollblütig, trat ins Hospital Ende Januar mit einem starken Keuchhusten; Zunge, Puls, Urin normal. Der Perkussionston und die Geräusche der Brust (ein unbedeutendes Schleimrasseln ausgenommen) auch normal. Nach zweiwöchentlichem Aufenthalte im Hospitale gesellte sich Fieber hinzu; der Keuchhusten verliert zwar an Heftigkeit, doch quält er noch sehr den Patienten, hauptsächlich des Nachts, und behält noch den spastischen keuchenden Charakter. Allmälig wird das Fieber stärker, die Wangen röthen sich, der Puls sehr hart und voll; Zunge, Lippen und Nasenlöcher trocken; Urin roth; die Athembeschwerden bedeutend. Perkussionston auf beiden Brusthälften, oben und vorne dumpf. An beiden Seiten lautes Bronchialathmen, und nur an einzelnen unbedeutenden Punkten Knistern mit kleinen Blasen. Der Keuchhusten ganz verschwunden, nur ist ein kurzer Husten mit blutigem Auswurf zurückgeblieben. Hier wäre es auch ohne physikalische Untersuchung evident, dass wir es mit einer heftigen Pneumonie zu thun hatten; nur lehrte uns die Auskultation, dass die Pneumonie in beiden Lungen stattfand, und dass einzelne Stellen schon hepatisirt waren. Verordnet: Venäsektion des Morgens von 4 Unzen; innerlich *Tartarus stibiatus, refracta dosi.* Abends bedeutende Erleichterung; alle Symptome geringer, nur die Auskultation und Perkussion bot keine Veränderung. Der folgende Tag verläuft auch gut; in nächst folgender Nacht aber verschlimmern sich allmälig wieder alle Symptome und am Morgen fanden wir den Patient eben so, wie wir ihn vor dem Aderlasse sahen; hierauf wieder ein Aderlass von 4 Unzen. Einige Stunden darauf Blutegel an die leidende Stelle; Abends auffallende Verbesserung des Zustandes. Nur die physikalischen Symptome sind unverändert. Etwa 36 Stunden nach dem zweiten Aderlass fanden wir den Patienten in dem verzweifeltesten Zustande. Puls sehr voll, hart und frequent; Wangen roth; Kopf eingenommen; Athem kurz, frequent und sehr beschwerlich. In der Brust Knistern in der unteren Lungenhälfte, lautes Bronchialathmen in der oberen. Der Perkussionston in der ganzen vorderen Brustfläche matt. Verordnet: abermals ein Aderlass von 5 Unzen; innerlich Kalomel, Digitalis und *Kermes minerale* āā; Einreibungen von Quecksilbersalbe in der vorderen Brusthälfte. Schon einige Stunden darauf trat Erleichterung ein; die Besserung geht auch in den folgenden Tagen vorwärts. Das Knistern blieb sehr gering; das Bronchialathmen aber unverändert. Dieselben Pulver werden fortgebraucht, mit Weglassung des Kalomels. Auf die Brust werden Breiumschläge gelegt, auf dem Arm ein Blasenpflaster unterhalten. Von Tag zu Tag geht es besser. Der Keuchhusten stellt sich wieder ein; das Knistern ist ganz verschwunden; das Bronchialathmen wird schwächer. Zwei Monate nach dem letzten Aderlasse verlässt der Patient das Hospital, von seinem Keuchhusten und Pneumonie ganz hergestellt.

II. *Phthisis tuberculosa.*

Wir hatten im Jahre 1843 in unserem Hospitale 17 Kinder an *Phthisis tuberculosa* zu behandeln, und zwar 10 als stationäre Kranke und 7 als ambulatorisch; von den 10 ersten waren 5 Knaben und 5 Mädchen. Meist waren, wie gewöhnlich, die oberen Parthieen der Lungen der Sitz der Tuberkeln und Kavernen; jedoch sahen wir sie auch in allen anderen Lungenparthieen. Von den 10 stationären hatten 4 auf Wunsch der Eltern das Hospital vor Ende der Krankheit verlassen; 6 starben daselbst. Im Verlaufe der Krankheit haben wir nichts Eigenthümliches beobachtet, ausser dass wir in den meisten

Fällen neben den Erscheinungen der Lungenkrankheit noch Erscheinungen von Entzündung des Bauchfells, der Milz, des Dünndarms, des Dickdarms, des Gehirns antrafen. Bei einem 12 Jahre alten Knaben, dessen beide Lungen in ihrer oberen Parthie Tuberkeln hatten, von denen einige, erweicht, Höhlen bildeten, und wo deutliches Brustsprechen (Pektoriloquie) neben den anderen objektiven Symptomen die Gegenwart der *Phthisis tuberculosa* bestätigte, bildete sich allmälig Bauchwassersucht und *Diabetes mellitus* aus; der Kranke trank viel und füllte täglich 2 bis 3 Nachttöpfe. Der eingekochte Urin gab viel Syrup von dunkelbrauner Farbe und süssem Geschmacke. Der Kranke wurde leider bald von den Eltern aus dem Hospitale genommen und so der ferneren Beobachtung entzogen. — Bei den Sektionen fanden wir nur bei einem Kinde die Lungen allein affizirt und alle andere Organe frei; bei allen anderen verhielt es sich anders. In einem Falle waren auch die Mesenterialdrüsen sehr geschwollen und mit Tuberkeln infiltrirt. In einem anderen fand sich über eine Unze Wasser im Schädel, die Gefässe des Gehirns waren mehr als gewöhnlich gefüllt. Die Schleimhaut des Larynx war mit Geschwüren besetzt, ohne sonstige Spuren von Entzündung; dasselbe fand sich in den Schleimhäuten der Därme. In einem anderen Falle eine grosse Blutüberfüllung im Gehirn mit vielen Blutpunkten in der Substanz desselben. In der Leber viele kleine rohe Tuberkeln ohne Spuren von Entzündung in der Umgegend. In einem Falle waren Adhäsionen der *Pleura costalis* und lymphatische Ausschwitzung auf der ganzen Oberfläche beider Lungen vorhanden. Die Bronchialdrüsen waren geschwollen und mit tuberkulösen Massen infiltrirt. Die Schleimhaut des Larynx dunkelroth injizirt. In der Milz Tuberkeln verschiedener Grösse, einige von ihnen waren weich und Lipomen ähnlich. — Die Zusammenstellung dieser Sektionsberichte mit vielen anderen noch erklärt einen Umstand, den wir oft in Bezug auf Entzündung innerer Organe bei Kindern zu erkennen Gelegenheit hatten. Wir sahen nämlich nur in seltenen Fällen die Entzündung in einem Organe längere Zeit bestehen, ohne dass irgend ein anderes Organ krankhaft affizirt wurde. So sahen wir zur Pneumonie Hepatitis oder Peritonitis oder Enteritis, und umgekehrt, hinzutreten. Auch sahen wir Arachnitis bei Peritonitis, Pneumonie oder *Typhus intestinalis* leicht entstehen. Abgerechnet die erhöhte Irritabilität und Sensibilität des kindlichen Alters, die hierzu beitragen kann, glauben wir die Hauptursache in der oft weitverbreiteten Tuberkulose, die bei fieberhaften Krankheiten in den Organen, in denen sie sich befinden, als fremder Reiz wirkend, Entzündungen veranlassen, finden zu müssen. Unsere Behandlung der Phthisis bestand in äusserer Ableitung, durch Blasenpflaster oder Fontanellen. Innerlich haben wir uns bis jetzt auf die palliative Kur beschränkt, und hier müssen wir dem *Lichen Carageen* mit der *Aqua Laurocerasi* zusammen, den Vorzug vor allen anderen Mitteln eingestehen. Die Krankheit weicht nicht, aber den Husten, die Schwäche, das Fieber sahen wir merklich besser werden.

III. Organische Herzleiden.

An organischer Herzkrankheit Leidende hatten wir 5 in der stationären Behandlung; zwei von ihnen haben mit merklicher Erleichterung, drei mit Verschlimmerung aller Symptome auf Verlangen der Eltern das Hospital verlassen. Es schien uns die Hospitalluft auf die Hämatose dieser Kranken sehr ungünstig einzuwirken. Wir hatten zwei Fälle von Dilatation mit Hypertrophie des Herzens. Der dumpfe Herzton war in beiden Fällen sehr weit zu vernehmen, die Herzschläge stark und deutlich auf der ganzen Brust wahrzunehmen; der Puls frequent, regelmässig; der Husten trocken; in beiden Fällen Brustschmerzen. Bei einem waren die Milz, die Lebergegend und der vierte Rückenwirbel empfindlich. Diese Empfindlichkeit dauerte 2 Tage, und verschwand von selbst. — Drei Fälle hatten wir mit Klappenverengerung, von denen 2 mit Erweiterung des Herzens, in einem Falle deutlich des rechten Ventrikels, im anderen des linken, begleitet waren. Im ersten Falle war das Blasebalggeräusch sehr deutlich in der Herzgegend und während des ganzen Aufenthalts des Kindes im Hospitale wahrzunehmen, im anderen ging das Blasebalggeräusch allmälig ins Sägengeräusch über, und verschlimmerte die Prognose, indem es das Härterwerden und die grössere Verengerung der Klappen andeutete. Im dritten Falle waren nur Klappenfehler vorhanden, ohne Dilatation des Herzens; hier war nur das Sägengeräusch zu jeder Tageszeit vorhanden und von Brustbeklemmung, Angst, einem Gefühle von Regurgitation der *Vena jugularis*, starkem trockenen Husten mit blutigen Sputis, was Alles schon seit einigen Jahren bestand, begleitet. In keinem von diesen Fällen war der Puls unregelmässig; in einem Falle nur waren blutige Sputa vorhanden; in einem waren einige Wirbel auf den Druck schmerzhaft, der Schmerz verschwand und kam wieder, und hatte ganz einen rheumatischen Charakter. In allen Fällen waren ein Gefühl von Druck in der Brust, Schmerz der linken Brusthälfte und des Sternums, Athmungsbeschwerden, und eine gewisse Aengstlichkeit mehr oder weniger zugegen. — In den letzten Fällen, wo Klappenfehler diagnostizirt wurden, klagte der Kranke fast immerfort über leichte Schmerzen, die deutlich rheumatischer Natur, bald an der oberen, bald an der unteren Extremität, am häufigsten am linken Arm sich zeigten. Auch waren wir auf einen wichtigen Gegenstand aufmerksam, der im Hospitale für ältere Kranke schwerer zu erörtern ist; ich meine den Ursprung der organischen Herzfehler. Die Erwachsenen haben meist längst vergessen, wie die Krankheiten anfangen; bei älteren Kindern ist dieses leichter zu erfahren, und wir sehen schon aus der kurzen Angabe aller der angeführten Fälle, dass jedes Mal *die* Krankheit nach einer veranlassenden Ursache, wie Erkältung, starke Bewegung u. s. w. eintrat, indem fast plötzlich Schmerz in der Herzgegend, Herzklopfen, trockener Husten, zuweilen mit Blutauswurf, Athmungsbeschwerden, und zuweilen von Frost und Hitze begleitet, sich einstellte. Aus dieser Beschreibung zu schliessen, schienen die uns vorgekommenen Herzkrankheiten mit einer Entzündung des Perikardiums oder irgend eines Theiles des Herzens begonnen zu haben. Bei allen Fortschritten der Lehre der Herzkrankheiten ist dieser Gegenstand noch ziemlich im Dunkeln geblieben. Die Beobachtungen in der Kinderpraxis scheinen am geeignetesten zu sein, um diese Fragen beantworten zu können. Zweimal ist es uns gelungen, den ersten Beginn der organischen Herzkrankheiten bei Kindern durch das eintretende Blasebalggeräusch zu erkennen und der ferneren Entwickelung vorzubeugen. — Unsere Behandlung war in allen Fällen eine antiphlogistische, bestehend in ableitenden Aderlässen, wo es anging, Blutegel, Digitalis, Nitrum, Fontanellen. In einigen Fällen erlangten wir eine bedeutende Erleichterung der Symptome, ohne das Wesentliche der Krankheit zu verändern. In den 3 Fällen, wo Klappenfehler zugegen waren, haben wir keine Erleichterung verschafft. Da bei diesen der rheumatische Boden sich nicht verkennen liess, so haben wir nebenbei antirheumatische Mittel, aber ohne Erfolg, gegeben; nur die äusseren rheumatischen Schmerzen brachten wir leicht fort, und zwar durch das *Emplastrum diaphoreticum*, aber recht bald kamen sie an allen Orten wieder.

Von der Diarrhoe entwöhnter Kinder, oder der *Diarrhoea ablactatorum* und deren Kur durch rohes Fleisch, von Dr. J. F. Weisse, Direktor und Oberarzt des Kinderhospitals zu St. Petersburg, Staatsrath etc. etc.

Unter den vierzehn Arten von Durchfall, welche Rosen von Rosenstein in seiner Anweisung zur Kenntniss und Kur der Kinderkrankheiten aufzählt, kommt diese Art nicht vor; auch spätere Schriftsteller, Tourtual ausgenommen, machen aus demselben keine besondere Spezies und sprechen von ihm nur beiläufig. Derselbe hat aber ohne Zweifel einen besonderen Charakter, welcher ihn von anderen Durchfällen der Kinder unterscheidet, und gehört mit zu den Kinderkrankheiten, die am meisten die kleinen Gräber füllen. Nicht nur solche Säuglinge, welche überhaupt zu früh entwöhnt werden, sind dieser höchst gefährlichen Diarrhoe ausgesetzt, sondern auch solche, denen die Mutter- oder Ammenmilch länger als gewöhnlich ein zum Gedeihen nothwendiges Bedürfniss bleibt. Zu letzterer Kategorie gehören Kinder, welche aussergewöhnlich spät zu zahnen anfangen, und solche, bei welchen man nicht zeitig genug daran gedacht hat, ausser der Muttermilch auch andere Nahrungsmittel zu reichen.

Dieses Uebel, welches leider nur zu häufig im Anfange gar zu gering geachtet wird, weil man es auf Rechnung des Zahnens zu schieben pflegt, beginnt gewöhnlich acht bis vierzehn Tage nach der Entwöhnung, zuweilen auch später. Das Kind wird bleich, schläft unruhig, verliert allmälig den Appetit und verlangt oft zu trinken; die Stuhlausleerungen werden flüssig, sind grünlich gefärbt, nicht selten mit Blutstreifen untermischt und überaus entkräftend, so dass die Kleinen rasch abzehren und eine höchst leidende Physiognomie erhalten. Dabei merkt man es ihnen an, dass sie etwas suchen, denn man sieht, dass sie sich von einer Person zur anderen sehnen und nirgends Ruhe finden. Dieses Suchen verliert sich jedoch nach einigen Tagen wieder. Sie mögen sich wohl des paradiesischen Abschnittes ihres Lebens, wo noch Milch und Honig floss, plötzlich bewusst werden, und nachdem sie sich einige Zeit vergeblich um den köstlichen Born umgesehen, diese Erinnerung wieder verlieren. Denn wenn sie beim Auftauchen derselben nicht selten ihr Köpfchen zur Brust der Mutter oder der Wärterin hinabneigen, so schwindet dagegen später sogar der Instinkt zu saugen.

Der bekannte Kinderarzt Tourtual spricht sich hinsichtlich der Behandlung solcher Diarrhoeen folgendermaassen aus: „Die Erfahrung hat mich gelehrt, dass unter solchen Umständen keine Arznei, keine Art des künstlichen Fütterns, keine Ziegen- noch Eselsmilch die Kinder herzustellen vermag. Das einzige Rettungsmittel ist eine gesunde Ammenmilch; man versuche es, wie immer nur möglich, das kranke Kind an die Brust zu legen, und setze es nicht eher ab, als nach vollendeter Herstellung der Gesundheit und wieder gewonnenen Kräften."

So wahr diese Worte sind, so gelingt es leider in vielen Fällen nicht, die Kleinen wieder zum Saugen zu vermögen, weil gewöhnlich schon eine zu geraume Zeit seit dem Entwöhntsein verstrichen ist. Man zögere daher mit diesem Mittel nicht, und benutze besonders den Zeitpunkt, wo das kranke Kind durch das charakteristische unruhige Umhersuchen zu erkennen giebt, dass es sich nach etwas Verlorenem sehne. Dieses Etwas ist die warme Mutterbrust.

Tourtual's Rath beherzigend, habe ich schon manches Kind dem drohenden Uebel entrissen, wenn ich nur noch zur rechten Zeit, d. h. eben in der Periode des Suchens, hinzugerufen ward. Von den vielen durch dieses Mittel geretteten Kindern ist mir besonders eines noch frisch im Gedächtnisse. Dasselbe war, weil es sehr langsam zahnte, fast ein ganzes Jahr gestillt, und dann plötzlich entwöhnt worden, nachdem nur die zwei mittleren unteren Schneidezähne hervorgebrochen waren. Es mochten etwa zehn Tage verstrichen sein, als sich eine heftige Diarrhoe einstellte und das erwähnte Suchen bemerkbar wurde. Letzteres sprach sich dadurch recht deutlich aus, dass die Kleine stets ihre forschenden Augen auf die Thür richtete, wenn Jemand ins Zimmer trat, und dann gleichsam wehklagend aufschrie, wenn sie die eintretende Person genau angesehen und sich in ihrer Hoffnung getäuscht sah. Da ich erfuhr, dass ihre Amme noch im Hause sei, liess ich sie sogleich herbeirufen. Die sich jetzt darbietende Szene, wie die Kleine ihre Händchen der zu ihr Tretenden entgegenstreckte, wie sie sie, schon auf ihren Armen sitzend, zärtlich anblickte, ihr Köpfchen an sie anschmiegte und ihr Wohlbehagen durch besondere Laute ausdrückte, war in der That rührend. Die ihr gereichte Brust, in welcher noch Milch vorräthig war, nahm sie sofort ohne Umstände, brach aber das Genossene in den beiden ersten Tagen sehr oft weg. Indessen ward sie munterer und schlief besser als zuvor. Da die Mutter unterdessen niederkam, und für den Neugeborenen eine andere Amme ins Haus genommen ward, so legte man auch die kranke Schwester an die volle gesunde Brust derselben. Von Stunde an wurde die Milch nicht mehr weggebrochen, die Diarrhoe hörte auf — aber sonderbar, schon nach vier Tagen verschmähete die völlig Genesene die Brust.

Es ist aber, wie schon gesagt, oft durchaus nicht möglich, die Kranken dazu zu bewegen, von Neuem die Brust zu nehmen, wenn sie schon vor längerer Zeit abgesetzt worden sind. In solchen Fällen liesse sich der Weg einschlagen, dass man die so eben aus der Brust gezogene Milch dem Kinde mit einem Löffel einflösste. Dieses Verfahren entspricht jedoch meinen Beobachtungen nach nur selten den Erwartungen. Für solche Fälle nun glaube ich ein Mittel aufgefunden zu haben, welches nicht genug empfohlen werden kann, — nämlich rohes Rindfleisch. Schon vor einiger Zeit machte ich auf dasselbe in einer kurzen Notiz aufmerksam, welche sich in Oppenheim's Journal für die gesammte Medizin befindet [1]). Da ich seit dieser Zeit es sehr häufig mit dem besten Erfolge in dergleichen Fällen in Anwendung gezogen habe, sein Nutzen auch von mehreren hiesigen Kollegen bestätigt worden ist, so halte ich es für meine Pflicht, das ärztliche Publikum durch die detaillirtere Mittheilung eines höchst merkwürdigen Falles zur Nachahmung anzuregen.

Ich ward zu einem $\frac{5}{4}$ Jahre alten Kinde gerufen, welches vor etwa sechs Wochen entwöhnt worden, nur die vier mittleren Schneidezähne hatte, und seit drei Wochen an erschöpfender Diarrhoe litt. Der Körper war bis auf die Knochen abgezehrt, das Gesicht runzelig, fast affenähnlich, die Haut auf den Glutäen und den Oberschenkeln in grossen Falten liegend; bei unauslöschlichem Durste völlig mangelnder Appetit, und zeitweises Würgen und Erbrechen; funfzehn bis zwanzig wässerige, mitunter grünlich gefärbte Stuhlentleerungen innerhalb 24 Stunden; die Mundwinkel exulzerirt, die Zunge zur Aphthenbildung geneigt, die Haut am ganzen Körper in hohem Grade trocken, der Unterleib meteoristisch aufgetrieben und mit verhärteten Mesenterialdrüsen angeschoppt. Der Hausarzt, ein wackerer Kollege, hatte schon mit allen möglichen in dergleichen Fällen empfohlenen Arzneimitteln vergeblich gegen das Uebel angekämpft, so dass ich ihm fast keines mehr aus der Apotheke anzuempfehlen wusste. Unter diesen Umständen, die natürlich die allerschlimmste Prognose zu stellen nöthigten,

---

1) 18ter Bd. 1840, pag. 398.

rieth ich, einen Versuch mit rohem Fleische zu machen. Am folgenden Tage ward dem Kleinen vom besten Filet vorgeschabt, wovon er nach kurzem Sträuben einen kleinen Löffel voll mit grosser Gier verzehrte. Nachdem er im Verlaufe des Tages noch drei solcher Portionen zu sich genommen hatte, hörten Würgen und Erbrechen auf; auch schien der Durst sich zu vermindern. Der Appetit zu dem rohen Fleische wuchs mit jedem Tage, so dass man genöthigt war, dem Heisshungrigen selbst in der Nacht ein Weniges zu reichen, weil er nicht anders beruhigt werden konnte. Die Diarrhoe minderte sich jedoch in den ersten Tagen nicht, und hätte sicher den kleinen Lazarus schon hingerafft, wenn nicht das rohe Fleisch immer wieder die hinschwindenden Kräfte ersetzt hätte. Das Verlangen nach demselben wurde endlich so ungestüm, dass die Mutter in Verlegenheit gerieth und sich fürchtete, demselben nachzugeben. Es wurden gewöhnlich fünf bis sechs Mahlzeiten den Tag über gehalten und die tägliche Konsumtion an Fleisch betrug ein ganzes Pfund, nicht selten auch noch darüber. Nachdem so vierzehn Tage verstrichen waren, veränderte sich der Stuhlgang, nicht sowohl quantitativ als vielmehr qualitativ. Der Abgang nahm eine ziegelsteinartige Farbe und eine schmierige Konsistenz an. Es war nicht zu verkennen, dass die ihres Saftes (Osmazom's) beraubten Fleischfasern den Ausleerungen beigemischt waren. Dieser Umstand machte mich zwar anfänglich stutzig, weil ich an Lienterie dachte; indessen liess ich mit der Speise fortfahren, weil sie offenbar das Leben fristete. In den nächsten acht Tagen wurde die hellrothe Färbung der Exkremente mit jedem Tage dunkler und endlich fast schwarz; zugleich verminderte sich die tägliche Anzahl der Ausleerungen; der bekannte Jadelot'sche Unterleibszug in der Physiognomie solcher Kranken verwischte sich immer mehr und mehr, und Pat. verlangte mit minderer Gefrässigkeit nach dem Fleische, liess sich's auch gefallen, dass man etwas Weissbrod hinzumischte. Eines Tages berichtete die Mutter nur von acht und einige Tage später nur von sechs Ausleerungen, welche jedoch nicht wässerig, sondern schleimig und, wenn ich mich des Ausdrucks bedienen darf, fleischig zu nennen waren. Von nun an stellte sich auch längerer und ruhigerer Schlaf ein, und man konnte mit Zuversicht die völlige Herstellung des Kleinen erwarten. Während es eine Zeitlang bei sechs täglichen Ausleerungen, in welchen jedoch mit jedem Tage weniger Fleischfasern zu entdecken waren, verblieb, zeigte sich von einer anderen Seite die erwachende Reaktionskraft des kleinen ausgemergelten Körpers. Es rührten sich nämlich am Halse einige schon lange bestandene Drüsengeschwülste, wurden empfindlich, rötheten sich und brachen auf. Die Stuhlentleerungen verminderten sich bis auf vier täglich, und waren zuweilen von natürlicher Farbe und Konsistenz. Der Kranke fing an neben dem rohen Fleische, dessen tägliche Quantität immer mehr eingeschränkt ward, auch andere Speisen zu sich zu nehmen, und bedurfte bald keiner ärztlichen Aufsicht mehr. Eines Tages ward die erfreuliche Entdeckung gemacht, dass während der Krankheit zwei Backenzähne durchgebrochen waren.

Pat. hat in den sieben letzten Wochen seiner Leiden über ein Pud (40 Pfund) Filet verbraucht.

Anwendungsart des rohen Fleisches.

Das Fleisch muss vom besten Filet sein, welches so viel wie möglich von den Fetttheilen zu reinigen ist. Hat man ein Kind vor sich, welches schon Zähne genug zum Kauen besitzt, so lasse man das Fleisch in kleine Stückchen zerschnitten geniessen; im entgegengesetzten Falle schabe man dasselbe mit einem Messer zu einer breiartigen Masse. Ich lasse gewöhnlich zu Anfange der Kur zwei Esslöffel voll in 24 Stunden verzehren, und diese auf vier Mahlzeiten vertheilen. Mundet die Speise den Kleinen, was immer ein sicheres Zeichen ist, dass sie wohlthätig wirken werde, so lasse ich täglich etwas zulegen, und habe mich nicht gescheuet, ihnen später so viel reichen zu lassen, als sie nur immer begehren. Gewöhnlich stehen sie nach einiger Zeit von dem heisshungrigen Verlangen nach demselben ab, und fangen an, nebenbei auch andere Nahrungsmittel zu sich zu nehmen. Es kommt aber nicht selten vor, dass die Kranken sich anfänglich gar sehr sträuben, das Fleisch zu kosten; indessen sind Beharrlichkeit und kleine Betrügereien in den meisten Fällen zum Ziele führend, wenn nicht Vorurtheile gegen die Speise, besonders von Seiten der Wärterinnen, hindernd sind. Wollen die Kranken das Fleisch aber durchaus nicht *per se* nehmen, so schabe man es ihnen so fein wie möglich in ihre Suppe oder in ihr liebstes Getränk, forme kleine Pillen aus demselben und bringe ihnen diese spielend in den Mund, oder man nehme ihre Nachahmungssucht in Anspruch, indem man in ihrer Gegenwart selber davon geniesst, oder man bestreue dasselbe mit wenigem Salz oder Zucker. Eine Frau brachte ihren Liebling dadurch zum Annehmen desselben, dass sie einer Henne kleine Stückchen vorwarf, welche diese mit grosser Begierde verschlang und so bei jenem den Appetit dazu anregte. Eine andere kam auf den Gedanken, das Fleisch zuvor auf einige Augenblicke in kochendes Wasser zu tauchen, um ihm die blutrothe Farbe zu nehmen, und erlangte ihren Zweck. Uebrigens habe ich die Bemerkung gemacht, dass Kinder, wenn sie erst einmal rohes Fleisch gekostet haben, es in der Regel sehr gern geniessen; so dass einige von denen, welche durch dasselbe von der in Rede stehenden Diarrhoe geheilt wurden, es noch lange nachher mit grossem Wohlbehagen gegessen haben.

Da es mir bei vorliegender Mittheilung nur um das Faktum zu thun ist und ich den Fachgenossen ein zuverlässiges Mittel gegen die so mörderische Diarrhoe entwöhnter Kinder in dem rohen Rindfleische anpreisen wollte, so überlasse ich es Andern, über das Wie der Wirkungsweise desselben gegen besagtes Uebel zu hypothesiren. Ich füge zum Schluss nur die Bemerkung hinzu, dass ich gesonnen bin, bei nächster Gelegenheit in dergleichen Fällen mit reinem Osmazom zu experimentiren. Das Ergebniss dieser Versuche werde ich nicht unterlassen zu veröffentlichen.

Ueber das Wesen und den Sitz des Keuchhustens, vorgelesen in der *Physical Society* von Guy's Hospital in London von Dr. J. S. Streeter in London.

Das Wesen und den Sitz des Keuchhustens habe ich mir zum Gegenstande der heutigen Abhandlung auserlesen, in der Hoffnung, etwas zur Aufhellung dieser merkwürdigen Krankheit beizutragen. Da es bei jeder aufgestellten Theorie erforderlich ist, dass sich die Symptome der Krankheit durch die pathologischen Erscheinungen und die Wirkung der Mittel, welche sich unter den Laien und Aerzten einen gewissen Ruf erworben haben, erklären lassen, so glaube ich, der Gegenstand biete genug praktisches Interesse dar, um eine Diskussion zuzulassen und seine Besprechung hier zu rechtfertigen.

Eine ausführliche Beschreibung der Symptome, des Verlaufs, der Dauer und Ausgänge einer so bekannten Affektion zu geben, würde überflüssig sein und Missfallen erregen. Zum Verständniss dieser Abhandlung halte ich nur erforderlich, ins Gedächtniss zurückzurufen, dass die Symptome der einfachen, von Komplikationen freien Krankheit in zwei Stadien gesondert werden.

1) Das katarrhalische Stadium charakterisirt sich durch einen trockenen Reizhusten, vielleicht etwas helltönender, aber sonst durchaus nicht von einem gewöhnlichen Katarrh zu unterscheiden. Es beginnt mit einem mehr oder weniger heftigen Fieber, das bei Kindern gewöhnlich nicht deutlich zu erkennen ist, bei Erwachsenen aber, so weit meine Beobachtungen und Forschungen reichen, sich durch einen heftigeren Kopfschmerz und grösseres allgemeines Ergriffensein ausspricht, als in anderen Fällen.

2) Das nervöse Stadium, das selten vor der zweiten oder dritten Woche beginnt, charakterisirt sich durch den eigenthümlichen konvulsivischen Husten, dessen Paroxysmen die Krankheit von anderen unterscheiden, und ihr den Namen gegeben haben. Jeder Paroxysmus endet mit Auswurf von Schleim, der expektorirt oder ausgebrochen wird, oder indem sich diese beiden Prozesse kombiniren. Nach Entleerung desselben nimmt die durch den Husten bewirkte mechanische Störung in der Respiration und Zirkulation allmälig ab, und diese wichtigen Funktionen kehren zu ihrem normalen Zustande zurück, bis ein neuer Anfall eintritt.

Beobachtet man solchen Anfall genauer, so findet man, dass er mit gewaltigen und nach und nach immer kürzer werdenden exspiratorischen Anstrengungen, die sehr schnell auf einander folgen, beginnt, während welcher die Luft oft ganz aus den Lungen herausgetrieben wird, bis sie zuletzt plötzlich durch eine tiefe, heftige und theilweise krampfhafte Inspiration sich wieder anfüllen. Diese Inspiration ist von jenem eigenthümlichen Tone begleitet, der offenbar durch das Hineindringen der Luft durch die zum Theil und spastisch verschlossene Glottis erzeugt wird, und den man auf keine Weise durch den Willen nachahmen kann. Die Zahl der exspiratorischen Akte, die der tiefen Inspiration vorhergehen, ist bei jungen Individuen grösser als bei Erwachsenen und bewirkt einige Modifikation im Charakter des keuchenden Tons.

Jedem Paroxysmus geht ein Kitzeln oder Stechen in den unteren Theilen der Trachea vorher, das den nahenden Anfall verkündet. Dieses mahnende Gefühl bringt bei sehr jungen Kindern die dem Anfall vorangehende Unruhe und Aufregung hervor, und ermahnt ältere, eine zum Auswurf des katarrhalischen Sekrets der Bronchien günstige Stellung anzunehmen. Dieser im Larynx befindliche Schleim wirkt als fremder Körper auf die nervenreiche Schleimhaut, und ich betrachte ihn als die eigentliche erregende Ursache der suffokativen Anfälle des zweiten Stadiums.

Bevor ich diesen Abriss der einfachen, von Komplikationen freien Krankheit schliesse, will ich nur noch hinzufügen, dass ich sie unstreitig für ansteckend halte, und dass sie gewöhnlich nur einmal im Leben auftritt. Was den letzteren Umstand anbelangt, so beobachtet man, wie in den akuten Exanthemen manchmal, doch höchst selten Ausnahmen hiervon. Ihr Vorkommen bei Erwachsenen ist, glaube ich, nicht so ungewöhnlich, als man im Allgemeinen annimmt, denn ich selbst habe manche Erwachsene gekannt, die an der Krankheit litten; unter diesen befindet sich mein Bruder, der im 44sten Jahre zum zweiten Male davon befallen wurde.

Viele Schriftsteller haben die Krankheit abgehandelt, oder speziell darüber geschrieben. Dr. Forbes hat in der *Medical Bibliography,* die sich an die Kyklopädie der praktischen Medizin anschliesst, nicht weniger als 55 Fälle angeführt, während der ehrenwerthe Herausgeber des *Dictionn. de Médec. prat.* mehr als zwei Kolumnen mit den Namen der Schriftsteller und den Titeln ihrer Werke gefüllt hat. *Tot homines, tot sententiae,* sagt das Sprüchwort, und wie nicht anders zu erwarten, findet eine grosse Verschiedenheit der Ansichten über das Wesen und den Sitz der Krankheit statt. Wer sich mit diesen Ansichten blos bekannt machen will, den verweise ich auf die eben erwähnten Werke und auf die speziellen Abhandlungen von Dr. Watt und Dr. Hamilton Roe, die Einzigen, mit denen ich in jeder Hinsicht übereinstimme.

Die von den meisten dieser Schriftsteller aufgestellten Meinungen lassen sich grösstentheils auf einige wenige allgemeine Sätze zurückführen.

1) Einige sehen den Keuchhusten als eine wesentlich spastische Affektion der Luftwege an, der eine primäre, entzündliche oder Nervenaffektion des Gehirns, oder eines oder mehrerer der respiratorischen Nerven zu Grunde liegt. Diese Theorie wird von Hoffmann, Cullen, Hufeland, Jäger, Leroy, Löbenstein, Guibert, Breschet, Webster und Copland vertheidigt und verschiedenartig modifizirt.

Webster betrachtet die Affektion der Respirationsorgane als eine sekundäre, abhängig von einer primären, ihrem Wesen nach entzündlichen Reizung des Gehirns oder seiner Häute, oder beider zusammen. Die meisten Anhänger der nervösen Theorie, von Hoffmann bis zu

Copland, nehmen die *N. vagi* als den primären Sitz der Affektion an; andere hingegen, wie Löbenstein und Leroy, sehen die *N. phrenici* als Sitz der Reizung an. Wiederum andere, wie Blache und Hamilton Roe, behaupten, sowohl die Nerven der Schleimhaut der Bronchien als auch die *N. vagi* befänden sich in einem gereizten Zustande. Mit dieser Ansicht stimmen Albers, Pinel und auch Laennec genau überein.

2) Andere halten die Krankheit für eine entzündliche Affektion eines Theils der Schleimhaut der Luftwege; zu dieser Ansicht bekennen sich Darwin, Watt, Alcock, Dewees, Dawson, Marcus, Guersant, Broussais, Rostan und Dugès, und sie gewinnt dadurch an Werth, dass Dr. Johnson in seiner vortrefflichen Abhandlung in der Kyklopädie der praktischen Medizin den unsterblichen Laennec als ihren Vertheidiger mit aufgeführt hat.

Dr. Watt glaubt, dass hier in allen Fällen eine entzündliche Krankheit, deren Hauptsitz die Schleimhaut des Larynx, der Trachea, der Bronchien und Luftzellen, vielleicht mit einer unbedeutenden exanthematischen Eruption verbunden, stattfindet. Er behauptet ferner, dass diese Entzündung milde verläuft, wenn materiell die übrigen Funktionen des Körpers oder nur die der Membran, in welcher sie ihren Sitz hat, nicht gestört sind; tritt hingegen der Keuchhusten heftig auf, oder endet er mit dem Tode, so hat die Entzündung einen hohen Grad erreicht, oder sich auf andere Theile verbreitet. Die meisten Anhänger des entzündlichen Ursprungs der Krankheit beschränken indessen die Entzündung auf die Trachea und Bronchi, ausgenommen Dawson, welcher annimmt, dass sie zuerst in der Schleimhaut des Larynx, oder genau genommen, in der der Glottis ihren Sitz habe, was beiläufig nicht sehr von dem, was Astruc aufgestellt hat, abweicht, der „eine Entzündung des oberen Theils des Larynx und Pharynx" annimmt.

3) Eine dritte Klasse meint, die Krankheit sei im Anfang entzündlicher Natur, dann krampfhafter. Diese Ansicht wird hauptsächlich von Desruelles vertheidigt und von Johnson bestätigt. Desruelles meint, die Krankheit bestehe in einer primären Entzündung der Bronchien, mit einer konsekutiven Gehirnreizung komplizirt, die durch ihren Einfluss auf das Zwerchfell und die Athemmuskeln und auf die der Glottis und des Larynx den einfachen Husten der Bronchitis in einen konvulsivischen verwandle.

4) Von Anderen werden die Krankheit oder wenigstens die eigen-

thümlichen Paroxysmen des zweiten Stadiums, einem physikalischen oder chemischen in den Larynx eingeführten Reize zugeschrieben, welcher entweder direkt, ohne dass er in das Blut aufgenommen worden, oder nach seiner Aufnahme dort abgelagert wird, oder sich in dem Sekret der Respirationsschleimhaut selbst befindet.

Zu dieser Klasse kann man auch die Ansicht von Linné rechnen, der die Krankheit von dem Vorhandensein kleiner Insekten in der Luft herleitete; ferner die Sydenham's, der sie einem feinen und reizenden Stoffe im Blute, der die Lungen affizire, *zuschrieb*; dann die von Boehme und auch theilsweise die von Rosenstein, die sie von einem eigenthümlichen, besonders auf die Nerven einwirkenden Miasma abhängig machen; doch wünsche ich vornehmlich die Gesellschaft auf die Ansicht des Dr. Blaud aufmerksam zu machen, weil es eine Theorie ist, die sich nach meiner Erfahrung, nur mit einer geringen Modifikation, mit den Symptomen, der Pathologie und erfolgreichen (?) Behandlung der Krankheit am Besten in Einklang bringen lässt. Sie wurde ursprünglich in der *Revue médicale* vom März 1831 mitgetheilt und darauf in die *Lancet* vom April 1831 übertragen. Indessen entging sie der Aufmerksamkeit und dem Studium sowohl des Dr. Johnson, wie auch des Dr. Copland, und es wurde vom Dr. Roe mit einem kleinen Zusatze, indem nämlich die chemische Untersuchung fehlte, zuerst darauf hingewiesen.

Dr. Blaud sieht eine Reizung, aber nicht eine Entzündung der Schleimhaut der Bronchien, als primäre Ursache der Krankheit an, in Folge welcher die Drüsen und Follikeln der Schleimhaut ein spezifisches, *Natron muriaticum* enthaltendes, Sekret absondern; erreicht dasselbe den oberen Theil der Trachea und den Larynx, so wird es durch die spastische Kontraktion der Muskeln der Glottis und der Athemmuskeln ausgeworfen, genau eben so, wie ein fremder Körper, der zufällig in den Larynx gelangt.

Von dieser Theorie des Wesens und Sitzes der Krankheit weiche ich in sofern ab, als ich die primäre Affektion der Bronchialschleimhaut ihrer Natur nach für eine entzündliche halte, und dies dadurch bestätigt sehe, dass ein geringeres oder heftigeres Fieber, dem ähnlich, welches den kontagiösen Katarrh oder die Influenza begleitet, mit der Krankheit verbunden ist; doch der Ansicht, dass ein salinisches Sekret in der Trachea die nächste Ursache des konvulsivischen Hustens ist, stimme ich unbedingt bei, weil ich sie für unumgänglich richtig halte. Hat sich indessen der konvulsivische Husten erst vollständig ausgebildet, so treten gewöhnlich Symptome auf, die das dritte, oder wie man es eigentlich nennen kann, das komplizirte Stadium charakterisiren und jene vielfältigen und furchtbaren Phasen der Krankheit, die die meiste Aufmerksamkeit in der Praxis erfordern, bilden. Diese tertiären Erscheinungen offenbaren sich gewöhnlich: 1) als besondere Leiden des Nerven- und Muskelsystems; 2) als besondere Leiden der Respirationsorgane, oder 3) was häufiger der Fall ist, als Fieber und Kachexie, und kommen in individuellen Fällen in jeder nur begreiflichen Kombination vor.

Die erste Klasse umfasst eine erhöhte Sensibilität und einen krankhaften Zustand der Schleimhaut des Larynx, Pharynx, der Epiglottis, welche den Tod durch Asphyxie plötzlich herbeiführen kann; — eine krankhafte Assoziation der Muskeln der Glottis und der respiratorischen Muskeln, in deren Folge der Husten als eine Gewohnheit fortdauert, oder durch die unbedeutendste Reizung der Luftwege hervorgerufen wird; eine Reflexreizung, die oft in Entzündung der Nervenzentren der *N. vagi* übergeht und dann auch die der *N. phrenici* ergreift; und endlich können sich jene Reflexreize auf das ganze Gehirn oder auf die *Medulla oblongata* und ihre Häute ausdehnen und durch Erzeugung allgemeiner Konvulsionen oder des Hydrokephalus den Tod herbeiführen. Dies sind alles pathologische Zustände des Nervensystems, die von den Anhängern der nervösen Theorie fortwährend als die nächsten Ursachen der Krankheit selbst obenan gestellt worden sind.

Die zweite Klasse schliesst die verschiedenen kongestiven und entzündlichen Affektionen, die von der mechanischen Störung der Respiration und Zirkulation, von der Ausbreitung der primären Entzündung der Bronchialschleimhaut auf die der Trachea, des Larynx, Pharynx und auf das Lungengewebe selbst abhängen, ein. Epistaxis, Hämoptysis und tödtlich endendes Emphysem durch Zerreissung der Luftzellen, sind von mir selbst beobachtet worden, und offenbar die Folge der heftigen Hustenanfälle, zumal da die Gewebe durch die Krankheit selbst sich in einem geschwächten Zustande befinden.

Zu der dritten Symptomenreihe habe ich nur zu bemerken, dass, wenn keine Entzündung des Gehirns oder der Lungen vorhanden ist, das Fieber im dritten Stadium immer asthenisch ist, und oft einen remittirenden Typus annimmt, wenn bedeutende Kachexie stattfindet.

Die Beweise für die Wahrheit dieser Theorie, zu der ich mich bekenne, liefern die Aussagen der Erwachsenen, die von der Krankheit ergriffen werden, indem sie über den ungewöhnlichen und starken salzigen Geschmack der expektorirten Massen, so lange die Anfälle heftig sind, klagen; ferner die Aehnlichkeit der exspiratorischen Anstrengungen im Keuchhusten und derer, die bei der Ausstossung eines fremden Körpers im Larynx stattfinden, wo ebenfalls aussergewöhnliche und spastische Muskelaktionen den Husten begleiten, und dieser in Intervallen von verschiedener Dauer auftritt; endlich die Anzahl der verschiedenartigsten Mittel, welche sowohl von Laien als Aerzten empfohlen worden sind.

Unter diesen findet sich eine Klasse, die die ursprüngliche *Bronchialaffektion* mindern und den Auswurf des krankhaften Schleims befördern soll, wie Brechmittel, Antimonialien und Blasenpflaster auf der Brust; eine zweite, die durch Veränderung der Qualität des Sekrets wirkt, wie die kohlensauren Alkalien, Ammonium und *Kali sulphuratum,* welches von Dr. Blaud selbst so sehr empfohlen wird; eine dritte durch Hervorrufung einer neuen Thätigkeit in der Bronchialschleimhaut und Zusammenziehung der Gefässe, um die Sekretion auf ganz ähnliche Weise, wie in der chronischen Bronchitis und in der *Ophthalmia purulenta,* zu stopfen; hierher gehören das *Plumbum aceticum,* Alumen, die Resinosa, *Tinct. Cantharid.* in *Balsam. Copaivae,* Theerdämpfe, und sogar die Inhalation von salpetersauren Dämpfen. Andere Mittel, wie Moschus, Kampher, Arsenik, Konium, Belladonna, Opium und *Acid. hydrocyanicum,* werden besonders gegen das nervöse Element angewandt, und Antiphlogistika beseitigen die entzündlichen Erscheinungen im dritten oder komplizirten Stadium.

Die Volksmittel sind in der That eben so zahlreich, wie Pettigrew in seinem Werke: „über den Aberglauben, der in der praktischen Medizin und Chirurgie herrscht" gezeigt hat.

Zur Vervollständigung fehlt noch die chemische Untersuchung des Bronchialsekrets, um genau die salinischen Bestandtheile zu ermitteln.

II. Analysen und Kritiken.

Ueber die Beschneidung der Kinder nach jüdischem Ritus, deren Folgen und Verbesserungen.

1) **Die Beschneidung.** Vom historischen, kritischen und medizinischen Standpunkte. Mit Bezug auf die neuesten Debatten und Reformvorschläge. Von Dr. J. Bergson, Arzt in Berlin. Mit einer Steindrucktafel. Berlin 1844. XVI und 143. 4.

2) *Guide du Posthétomiste, avec un exposé d'un nouveau procédé, par Dr. Terquem. Metz 1843.*

3) *De la Circoncision et de ses conséquences, par le Dr. Vanier (du Hâvre).* In der *Clinique des hôpitaux des enfans.*

Ein zugleich religiöser und medizinischer Gegenstand beschäftigt gegenwärtig alle Israeliten auf der ganzen Erde, nämlich die Beschneidung. Dieselbe ist eine Operation, die an allen jüdischen Kindern am achten Tage nach der Geburt vollzogen wird, und in der ringförmigen Abtragung des freien Blattes der Vorhaut und darauffolgenden Trennung des die Eichel überziehenden besteht.

Als die älteste Urkunde über den Ursprung der Beschneidung und ihre Einführung bei den Israeliten müssen wir die Genesis betrachten; denn alle anderen Nachrichten hierüber, wie im Buche der Propheten, im Talmud, in den klassischen Schriften der Griechen und Römer, dienen nur als Bestätigung dieser Urquelle.

Im 17ten Kapitel der Genesis V. 10 heisst es: „Alles, was männlich ist unter euch, soll beschnitten werden." Zum ersten Male ergeht hier der Befehl von Gott an den Patriarchen Abraham; seine Vollstreckung wird als ein ewiges Zeichen des zwischen Gott, Abraham und seinen sämmtlichen Nachkommen abgeschlossenen Bündnisses verheissen. Damals wurde nur ein Stück der Vorhaut, nämlich das über die Eichel herüberragende, hinweggeschnitten, und zwar mit steinernen Messern, das innere Blatt aber gar nicht entfernt. — Zu den Zeiten der Makkabäer entstand daher, wie Bergson S. 12 angiebt, der Epispasmus; viele junge Leute suchten nämlich die Spuren der Beschneidung zu verwischen, und deshalb den Rest der Vorhaut so lange zu dehnen, bis er vermöge der Elastizität der Haut die nöthige Länge erlangt hatte, um die Eichel zu bedecken. Man bediente sich hierzu auch eines eigenen Instruments, Epispaster genannt, welches den Vorhautstumpf nach vorn ausdehnte, oder verrichtete selbst eine blutige Operation, indem man schnittweise und immer wieder anziehend die innere Lamelle der Vorhaut ringsum von der Eichelkrone trennte, nach vorn über die Eichel hinwegzog, und so aus der inneren Platte eine Fortsetzung der äusseren, die die Eichelspitze bedeckte, bildete.

Um diesen Epispasmus zu verhindern, wurde später auch der zweite Akt der Operation, die Aufschlitzung des Vorhautrestes, hinzugefügt, und somit die innere Lamelle gespalten.

Unter den klassischen Schriftstellern der Griechen und Römer führt Herodot die Beschneidung als religiösen Akt bei den *Aegyptern* an, und sagt, dass die Israeliten sie von jenen gelernt und überkommen hätten; doch kann man seinen Ausspruch nicht als vollgültig annehmen, denn er hat diese Nachricht, wie er selbst angiebt, aus dem Munde der ägyptischen Priester, die die Priorität der Beschneidung, die sie für eine Ehre ansahen, wohl gern ihrem Volke zu vindiziren suchten. Es wird in der Bibel ausdrücklich nachgewiesen, dass die Vorfahren der späteren Israeliten, die in Aegypten mehrere Jahrhunderte wohnten, bereits als ein beschnittener Familienstamm dorthin gekommen waren.

Was Hippokrates von der Beschneidung berichtet, ist höchst unbedeutend; als Volksgebrauch scheint er sie gar nicht gekannt zu haben. Dagegen bestätigt Diodor von Sicilien vollkommen die Aussage Herodot's; dasselbe geschieht vom jüdischen Geschichtschreiber Josephus, ohne Widerlegung.

Von den römischen Schriftstellern wird die Beschneidung ebenfalls als eine eigenthümliche Sitte der Israeliten bezeichnet, und da ihrer besonders von Satirikern und Epigrammatikern Erwähnung geschieht, so darf man sich nicht wundern, dass dieses nie ohne eine bespöttelnde Nebenabsicht abgeht. Dies gilt vorzüglich vom Horaz und Juvenal. Tacitus spricht sich deutlich über die Beschneidung aus, indem er sagt, sie werde deshalb vorgenommen, damit die Israeliten dadurch von anderen Völkerschaften unterschieden würden.

Im römischen Kodex finden sich mehrere Stellen, wo auf die Beschneidung römischer Bürger oder ihrer Sklaven eine strenge Strafe gelegt wird. Diese Gesetzesstellen schreiben sich aus den Zeiten der heidnischen Kaiser, also vor Antoninus und Severus, her. Auch die Aerzte, die damals die Beschneidung ausübten, wurden bestraft.

Im fünften Jahrhunderte nach Chr. Geburt trat zu dem queren Schnitte und der Aufreissung der inneren Lamelle ein neuer Akt in der Ausführung der Beschneidung hinzu, nämlich die Aussaugung der Wunde. Bereits im Talmud wird dieselbe erwähnt und streng anbefohlen. Maimonides im eilften Jahrhundert scheint diesen Gebrauch aber noch mehr befestigt zu haben, indem er ihn aus medizinischen Rücksichten befiehlt, um kein Blut in der Wunde zurück zu lassen und dadurch prophylaktisch einer nachfolgenden Entzündung vorzubeugen, und so zu rechtfertigen suchte. Später wurde dieser Akt zu einem förmlich religiösen Gebot erhoben, und somit hat er sich bis auf den heutigen Tag erhalten.

Maimonides hat auch das grosse Verdienst, dass er die in den talmudischen Schriften zerstreut vorkommenden Vorschriften und Bemerkungen über die Aussaugung, so wie über den Zeitpunkt der Ausführung der Beschneidung und die dieselbe kontraindizirenden Krankheitszustände des Kindes, wie Zwitterbildung, Erysipelas, Ikterus, Ophthalmie u. s. w., gesammelt und bekannt gemacht hat.

In der neueren Zeit wurde die Beschneidung von staatlicher und ärztlicher Seite Gegenstand kritischer Untersuchungen. Mehrere jüdische Aerzte unterwarfen die Beschneidung einer näheren Untersuchung, und besonders Dr. Terquem, der die Einreissung abgeschafft und das ganze Verfahren verbessert wissen will; er hat hierzu ein eigenes Instrument, *Posthétome mobile,* angegeben, auf das wir unten wieder zurückkommen werden; für die Operation selbst schlägt er den Namen *Posthétomie* vor.

Ueber keinen religiösen Ritus herrschen, was die Bedeutung, den Zweck, den Ursprung und den Sinn desselben anbelangt, so heterogene Ansichten, wie über die Beschneidung. Man hielt sie den Worten der Bibel zufolge für ein Zeichen des Bundes zwischen Gott und den Nachkommen Abrahams, das am Fleische als ewiges Merkmal haften soll. Doch ist sie weder als nationales Zeichen zu betrachten, da auch heidnische Sklaven beschnitten wurden, noch auch als eine sakramentale Handlung, indem sonst auch eine ähnliche für das weibliche Geschlecht existiren müsste. Im neuen Testamente finden wir die Beschneidung an mehreren Stellen rein geistig aufgefasst, indem sie eine Glaubensweihe und Sündenreinigung sei, und daher unterscheiden die Kirchenväter zwischen einer fleischlichen und geistigen Beschneidung. Philo war der Erste, der neben den symbolischen Deutungen, dass sie nämlich zur Ausrottung aller sinnlichen Begierden, besonders des Geschlechtstriebes, eingeführt sei, auch eine rein diätetische zu geben versucht hat. Er stellt drei Gründe auf. Erstens soll sie als prophylaktisches Mittel dem häufig im Oriente auf der Vorhaut vorkommenden und tödtlichen Karbunkel vorbeugen; zweitens die Reinlichkeit dieser Theile befördern, indem die Anhäufung des Smegma und die dadurch entstehenden nachtheiligen Folgen verhütet werden; drittens, was aber keinesweges eingeräumt werden kann, die Fruchtbarkeit steigern, indem die Saamenergiessung ungehindert von Statten gehen soll. Hieran reihte sich die Ansicht Lallemand's, welcher die Beschneidung als Mittel gegen unfreiwillige Saamenergiessung anpreist. — Dass die Beschneidung ferner die Verbreitung ansteckender Krankheiten, deren Kontagien sich unter der Vorhaut leicht ansammeln, verhütet und am sichersten gegen Phimosis und Paraphimosis schützt, ist nicht schwer einzusehen. Problematisch ist dagegen *ihr* Nutzen, die Onanie [1]) zu verhindern, denn dieses Laster war *bei den* Israeliten in älteren Zeiten und ist noch jetzt überall weit verbreitet; doch will Vanier beobachtet haben, dass die Judenkinder in den ersten Lebensjahren weniger zur Onanie geneigt sind, als die Unbeschnittenen, denn die von der Vorhaut entblösste Eichel gewöhnt sich an die Reibungen der Wäsche und anderer Gegenstände, wodurch ihre Sensibilität abgestumpft wird, und er räth daher in verzweifelten Fällen von Onanie die Operation dringend an, die auch von den Eltern zugegeben werden würde, wenn man sie mit den schrecklichen Folgen der Masturbation bekannt machen wollte.

Viele sehen auch die Beschneidung als staatsbürgerrechtlichen Akt an, und betrachten sie nur als ein politisches Zeichen, worüber Bergson in seinem Werke (S. 61 u. f.) ausführlich spricht.

Da sie nun aber weder an gewisse Menschenracen, noch an bestimmte Religionen gebunden ist, da man sie nicht allein bei Israeliten, sondern auch bei Arabern, Türken, bei der kaukasischen und amerikanischen Race (Mexikanern, Südseeinsulanern u. s. w.), und endlich bei Negern, Aegyptern und Aethiopiern vorfindet, so muss ausser dem kriegerischen Moment, das Einige aufgestellt haben, indem sich diese Völker, um von ihren Feinden unterschieden werden zu können, beschnitten, das klimatische besonders hervorgehoben worden.

Ehe wir zur Beschreibung der Operation selbst übergehen, wollen wir die von Vanier aufgestellten pathologischen angeborenen oder akquirirten Zustände der Vorhaut, die neben den hygieinen und mora-

1) Dieser Name schreibt sich beiläufig von einem gewissen Onan her, der diesem Laster besonders ergeben war. Genesis Kap. 38. V. 8 — 10.

lischen Gründen ebenfalls die Beschneidung indiziren oder kontraindiziren, mittheilen.

Das Präputium ist gewissen anatomischen Missbildungen unterworfen, wodurch die Erfüllung der zur Fortpflanzung des Geschlechts nöthigen Funktionen unmöglich gemacht wird. Hier kann meistentheils nur die Beschneidung Abhülfe gewähren.

Zuweilen findet völliger Mangel der Vorhaut statt, manchmal sind nur Theile derselben vorhanden, die aus einzelnen Lappen bestehen. Es kann nur ein kleines Stück vorhanden sein, das schon die Ausübung der geschlechtlichen Funktionen verhindert.

Zuweilen ist die ganze Vorhaut gespalten; zuweilen ist der untere Theil verlängert und inserirt sich im Inneren der Harnröhre. Je länger die Vorhaut ist, um so enger ist die vordere Mündung, und sie kann so klein sein, dass der Ausfluss des Urins behindert ist. Die gänzliche Verschliessung derselben ist sehr selten. In diesem Falle, so wie auch in dem vorhergehenden häuft sich der Urin zwischen Vorhaut und Eichel an, und bildet zuletzt eine runde, glänzende, durchsichtige Geschwulst, in welcher die Geschlechtsorgane ganz verborgen liegen. Der dort lange Zeit angesammelte Urin kann eine Ablagerung von Salzen verursachen und zu Harnsteinen rund um die Eichel Veranlassung geben. Die Oeffnungen der Harnröhre und der Vorhaut liegen sich zuweilen nicht gegenüber; die Erektionen der Ruthe sind dann höchst schmerzhaft, oft ganz unmöglich, und es tritt nun eine Veränderung des Gewebes ein. Ferner kann eine angeborene Phimosis stattfinden, so dass der Beischlaf auf keine Weise vollzogen werden kann. *„Viro coire nitente"*, sagt Dr. Barjavel, *„praeputium ita retrorsum adducitur, ut glandem arcte constringat, nec tegere postea queat, nisi paraphimosica sectione adhibita."*

In Folge einer angeborenen Phimosis findet eine Ansammlung einer beträchtlichen Menge von fötidem Smegma zwischen Eichel und Vorhaut statt, wodurch wiederum Pruritus und Onanie hervorgerufen wird. Das Präputium kann zu kurz sein, sich bis nach der Eichelkrone zurückziehen und diese einschnüren (*Paraphimosis congenita*); ferner kann es zu lang sein und dadurch krankhafte Zustände hervorrufen. So wurde Cullerier von einem jungen Manne konsultirt, bei dem die Vorhaut einen Zoll weit über die Eichelspitze herüberragte, wodurch Pruritus und eiterartiger Ausfluss entstanden war, der seinen Sitz zwischen Eichel und Vorhaut hatte; er war genöthigt, den vorderen Theil der letzteren abzutragen. — Aus der Harnröhre kann ein

Schleimfluss stattfinden, der nur durch die Beschneidung allein radikal zu heilen ist.

Die Operation, wie sie bei den Israeliten von Alters her ausgeübt wird, zerfällt in fünf Akte.

Der erste umfasst die Vorbereitung, welche in dem kunstgemässen Wickeln des Säuglings mittelst einer um den Leib, die Arme und Beine angelegten Binde besteht, wodurch das Kind unfähig gemacht wird, sich zu bewegen und die Operation zu stören. Es wird dann auf den Schooss des zum Kindhalten bestimmten Mannes gelegt, und der die Operation Verrichtende überzeugt sich nun von der Beschaffenheit der Theile, und ob keine Kontraindikationen der Beschneidung, wie Entzündung des Gliedes, grosse Schwäche des Kindes u. s. w., vorhanden sind.

Der zweite Akt besteht darin, dass der Operatör die über die Eichel hervorragende Vorhaut mit Daumen und Zeigefinger der linken Hand fasst, sich überführt, dass die Eichelspitze nicht mit ergriffen ist, sie zwischen eine sogenannte Klemme einschiebt und mittelst eines zweischneidigen Messers in einem Zuge abträgt.

Zum dritten Akte muss der Beschneider eigends zugespitzte Daumennägel haben. Sie müssen so beschaffen sein, dass sie in der Mitte eine hervorragende scharfe Spitze bilden. Mit diesen fasst er nun den oberen Theil der blutenden Vorhautränder, drückt sie nach oben gegen die Zeigefinger, die dicht aneinander liegen, fest an, und schlitzt die Vorhaut in einem Zuge auf. Die aufgerissenen zwei Vorhautstücke werden dann zurückgeschlagen, um die Eichel ganz zu entblössen.

Der vierte Akt besteht in der Aussaugung der blutenden Wunde, die der Mann, nachdem er Wein in den Mund genommen, zwischen seinen Lippen fasst; dies wiederholt er nach Umständen zwei- oder dreimal. Dann wird die Wunde mit etwas Wein befeuchtet.

Den fünften Akt bildet die Blutstillung und die Anlegung des Verbandes. — Nach drei Tagen ist die Wunde vollkommen geheilt.

Von vielen Seiten her ist darauf hingedeutet worden, dass der Beschneidung, als operativem Eingriff in den zarten kindlichen Organismus, sowohl von Aerzten, als auch von den Sanitätsbehörden mehr Aufmerksamkeit zu schenken sei. Denn da schon durch die häufige Sterblichkeit der Kinder in den ersten Lebenswochen dem Staate viele Glieder entzogen werden, so ist ein rationelles Verfahren bei der Beschneidung um so erforderlicher, und eine Modifikation des Beschneidungs-Zeremoniels würde sehr wohlthätig sein.

Bergson bemerkt hierzu, dass die Aufschlitzung und Aussaugung der Wunde durch kein in der Bibel vorhandenes Gesetz geboten sind, sondern erst später von Talmudisten, namentlich Maimonides, eingeführt wurden. Da ferner der die Operation verrichtende Mann keine geprüfte und approbirte Person ist, sondern einer, der sich durch Frömmigkeit und reinen Lebenswandel, so wie durch talmudische Gelehrsamkeit ausgezeichnet, so verlangt er mit Recht, dass entweder einem Arzte die Operation übertragen oder diese wenigstens im Beisein desselben, und nie ohne seine Zustimmung, verrichtet werde.

Was die einzelnen Akte anbelangt, so ist ihre Vollziehung, wie sie bisher ausgeübt wurde, nicht ganz gefahrlos, denn leicht ist eine Verwundung der Eichel möglich und Verblutung die Folge. Die Spitze der Eichel kann selbst bei Anwendung der Klemme mit gefasst werden, und auch die von Terquem angegebene Pinzette ist nicht frei von diesem Vorwurf. Bergson schlägt daher vor, sich einer Klemme zu bedienen, die, je weiter sie reicht, um so enger wird, und zuletzt in eine dünne Ritze endet.

Besonders gegen den dritten Akt, die Aufschlitzung mit den Nägeln, haben sich mit Recht sehr viele neuere Aerzte erklärt. Sie hat den Zweck, durch Trennung der inneren Lamelle der Vorhaut die Eichel zu entblössen. Dieses rohe Verfahren, an einem der zartesten Theile des Körpers, kann die unglücklichsten Folgen haben. Erstens kann die Haut zu weit nach hinten aufgerissen und dadurch eine bedeutende Verwundung, Blutung, Entzündung und Anschwellung hervorgerufen werden; zweitens ist aber zuweilen die Lamelle ziemlich fest und stark, und der durch die gewaltsame Einreissung erzeugte Schmerz ruft leicht Konvulsionen und Trismus hervor, die meist tödtlich enden. Dann kann aber auch, wenn die Finger des Operatörs nicht frei von Krankheiten sind, leicht Anlass zur Ansteckung und einer nachfolgenden, schleichenden Entzündung und Eiterung gegeben werden.

Dr. Terquem schlägt daher vor, sich statt der zugespitzten Daumennägel einer kleinen Scheere zu bedienen, die er *Posthétome mobile* nennt, was auch von vielen Beschneidern als zweckmässig erkannt und angenommen worden. Da aber der Schnitt mit der Scheere den Nachtheil hat, dass er mehr drückend als schneidend wirkt und den gefassten Theil nie der ganzen Länge nach spaltet, sondern über die Spitze hinaus stets noch ein Stück zur Trennung zurückbleibt, daher auch Terquem sich noch einer Pinzette zum Vorziehen der Vorhaut bedient, um den gefassten Theil nicht herunter gleiten zu lassen, so hat Bergson ein anderes Instrument angegeben, das er *Posthétome caché* nennt, und welches ein schmales, sichelförmig gebogenes, sehr gering konvex schneidendes Bisturi, das mit einer scharfen Spitze endet, enthält. Dasselbe dient auch im geschlossenen Zustande als Sonde, um die Vorhaut von der Eichel zu isoliren und ihre etwaige Verwachsung zu untersuchen, so wie beim Einführen die Eichel vor Verletzung zu schützen, und im offenen Zustande als einfaches Messer, mit dem man die eigentliche Beschneidung ausführen kann.

Der Zweck des vierten Akts, die Aussaugung der Wunde, scheint der gewesen zu sein, die Wunde mit dem Speichel, dem man eine heilende und zusammenklebende Kraft zuschreiben mochte, in Berührung zu bringen, wie auch dieselbe vom Blute zu befreien, um so jeder nachfolgenden Entzündung und Blutung vorzubeugen. Jedoch abgesehen von dem Unästhetischen, was dieses Verfahren bei gebildeten Leuten hervorrufen muss, kann das Glied dabei leicht zwischen die Zähne des Aussaugers gerathen und hierbei gequetscht werden, und sind krankhafte Affektionen der Lippen, Wangen u. s. w. vorhanden, so ist eine Ansteckung zu fürchten, die bei syphilitischen Geschwüren im Munde hierbei schon beobachtet worden. Das Rathsamste wäre, diesen Akt ganz abzuschaffen, da er weder rituell, noch biblisch begründet ist, noch zur Stillung der Blutung etwas beiträgt, die durch ganz einfache Mittel zu erzielen ist, während er andererseits mit grossen Gefahren verknüpft ist.

Oft sind Fälle vorgekommen, wo nach gestillter Blutung dieselbe einige Stunden später wieder eintrat, und, von der Umgebung übersehen, den Tod herbeiführte. Es ist daher den um das Kind beschäftigten Personen die grösste Aufmerksamkeit für das Kind nach der Operation anzurathen, und bei der geringsten Blutung ein Arzt herbeizurufen, der dann die bekannten Blutstillungsmittel in Anwendung bringen muss.

Bergson giebt zum Schlusse seines Werkes noch ein Schema zu einem medizinischen Examinatorium für Beschneider, in welchem er anatomische, chirurgische und pathologische Fragen aufstellt, die von jedem Beschneider beantwortet werden müssten.

Da es mit grosser Schwierigkeit verbunden sein würde, wie einige Reformatoren vorgeschlagen haben, die Beschneidung, einen so alten, über den ganzen Erdboden verbreiteten Ritus, abzuschaffen, und der

Staatsbehörde das Recht nicht zusteht, diese zu verbieten, so sollte sie wenigstens darauf sehen, dass die keineswegs unbedeutende Operation nur von geprüften Personen ausgeführt und auf die oben angegebene Weise modifizirt werde.

III. Klinische Mittheilungen.

A. *Hôpital des Enfans malades* in Paris (Klinik von Guersant dem Sohne).

Kurzer Bericht über die im Jahre 1844 vorgekommenen Fälle von Steinschnitt. — Allgemeine praktische Bemerkungen.

In der chirurgischen Klinik des Kinderhospitals waren seit langer Zeit nicht so viele Steinkranke aufgenommen worden, als in diesem Jahre. Ihre Zahl beläuft sich seit April auf sieben; zu jeder Operation hatte Guersant seine Bemerkungen hinzugefügt, in denen er besonders auf den Unterschied aufmerksam gemacht hat, der zwischen den Fällen, wo die Lithotritie und denen, wo die Lithotomie indizirt ist, und auf das glückliche Resultat, das man gewöhnlich bei Kindern erzielt. Nachdem wir einen kurzen Abriss über die sieben operirten Individuen mitgetheilt, wollen wir die von Guersant aufgestellten praktischen Bemerkungen hinzufügen.

Am 4. April wurde ein Knabe von 6 Jahren operirt, der mager, blass, doch von ziemlich kräftiger Konstitution war; sein Thorax war eng, seine Extremitäten wohlgeformt, und trotz des lymphatischen Aussehens zeigte sich keine Spur früher vorhanden gewesener Rhachitis. Sonst gewöhnlich gesund, hatten sich seit ungefähr einem halben Jahre die eine Affektion der Blase begleitenden charakteristischen Symptome eingestellt. Nach der Aussage seiner Eltern war das Urinlassen erschwert, zuweilen von Schmerz begleitet, und trat sehr häufig ein; der Knabe berührte sehr oft das Glied; der Urin bildete reichliche Sedimente. Im Dezember wurde er von den Masern befallen, die milde und regelmässig verliefen; erst im Januar traten die Symptome der Steinkrankheit in heftigerem Grade auf; der Strahl des Urins wurde oft unterbrochen, wenn derselbe in aufrechter Stellung gelassen wurde, als wenn ein fremder Körper die Oeffnung des Blasenhalses verschlossen hätte. Diese Erscheinungen zeigten sich mehrere Male im Laufe der zehn Tage, die der Kranke vor der Operation im Hospitale zubrachte. Die Untersuchung mittelst des Katheters bestätigte diese rationellen Symptome, und es war kein Zweifel mehr vorhanden, dass sich in der Blase ein Stein befand.

G. hatte besonders auf diesen Fall die Zuhörer aufmerksam gemacht, weil sich dabei ein Zufall ereignete, der sehr schlimme Folgen hätte haben können, nämlich die Verwundung des Mastdarms, die ihm unter 25 Operationen des Seitensteinschnitts zum ersten Male verkam. Uebrigens muss man sich wundern, dass dieselbe bei Kindern nicht öfter eintritt, die während der Operation unruhig sind, sich sträuben, und trotz der angewandten Vorsichtsmaassregeln und der Bemühungen der Assistenten nicht ruhig gehalten werden können. Vielleicht wird auch zuweilen der Mastdarm verwundet, dies aber entweder nicht bemerkt, oder von den Wundärzten absichtlich verschwiegen. Die Ursache, der Guersant in diesem Falle die Verwundung zuschreiben zu müssen geglaubt, war folgende: Dem kleinen Kranken war am Abend vorher ein Klystier gegeben worden, welches derselbe nicht entleert hatte, es hätte daher am Morgen, einige Stunden vor der Operation, ein zweites applizirt werden müssen, und man erfuhr erst später, dass man dessen vergessen hatte. Das Rektum blieb daher ausgedehnt, und der Beweis davon war, dass der Kranke Fäkalmassen in ziemlich grosser Menge in dem Augenblicke entleerte, wo die *Portio membranacea* der Harnröhre eingeschnitten wurde; wahrscheinlich ward hierbei der Darm verletzt, indem er sich vor das Messer drängte.

Nach Beendigung der Operation und Extraktion des Steins, bemerkte man den Ausfluss von Fäkalmassen durch die Wunde. Wahrscheinlich war diese nicht sehr bedeutend, denn der in den Mastdarm eingeführte Finger konnte keine Oeffnung an der vorderen Wand desselben auffinden. Somit waren auch keine wichtigen Zufälle zu befürchten. Indessen wurde das Kind zuerst zu Bette gebracht, dann in ein Bad gesetzt, und es traten in der That, wie zu vermuthen war, keine entzündlichen Erscheinungen auf. Wir müssen jedoch hier hinzufügen, dass in Folge dieser Stichwunde im Mastdarm die Fistel fast zwei Monate lang fortbestand.

Während dieser Zeit ging ein trüber, wahrscheinlich mit Fäkalmassen gemischter Urin durch die Harnröhre ab. Als zwei Monate später die Wunde sich zum grössten Theil geschlossen hatte und nur noch eine kleine fistulöse Oeffnung bemerkbar war, durch die sich keine Fäkalmassen entleerten, entliess G. dennoch den Knaben, indem er den nachtheiligen Einfluss eines mit Kranken angefüllten Saales und der oft fötiden Ausdünstungen auf den allgemeinen Gesundheitszustand desselben fürchtete, besuchte ihn aber häufig in seiner Wohnung. Vier Wochen später war keine Spur von der Fistel mehr bemerkbar, indem sich der Kranke in günstigeren hygieinen Verhältnissen befand; er konnte ungehindert Urin lassen, und durch den After wurde nicht ein Tropfen entleert.

Guersant fügte hier einige Bemerkungen über die sorgfältige Beachtung der diätetischen Verordnungen nach Operationen, zumal bei Kindern, bei. Oft ist man verpflichtet, trotz dem, dass man von der besseren Behandlung und geschickteren Anlegung des Verbandes im Hospitale überzeugt ist, die Kinder zu ihren Eltern zurückzusenden, um sie den schädlichen Einwirkungen der sich in mit Kranken überfüllten Sälen entwickelnden Miasmen zu entziehen.

Der zweite Kranke wurde im Juni operirt, es war ein Knabe von 2 Jahren, bei dem die *Sectio bilateralis,* ohne dass sowohl während der Operation als auch später irgend ein übles Ereigniss eingetreten wäre, mit Erfolg ausgeführt wurde. Der einzige erwähnungswerthe Umstand war, dass der Stein wegen seiner bedeutenden Grösse zuerst mit der Zange in der Richtung seines grossen Durchmessers gefasst werden musste, wodurch die Extraktion etwas schmerzhafter wurde und länger dauerte.

Die dritte Operation wurde im Juli an einem sechsjährigen Kinde ausgeführt. Der Steinschnitt war leicht; aber die Ausziehung des Steins machte viel Beschwerden. Er war in eine Art von Höhle im Fundus der Blase hineingefallen und schien gleichsam eingekapselt zu sein. Somit konnte auch die nach den gewöhnlichen Regeln eingeführte Zange den Stein, über den sie hinwegging, nicht erreichen, und musste tiefer gesenkt werden, indem man den Griff in die Höhe hob. Der Kranke verliess am 11. August geheilt die Anstalt, ohne dass irgend ein übles Ereigniss eingetreten wäre.

Am 8. August wurde der vierte Kranke operirt, der schon seit 1½ Jahren an allen Symptomen der Steinkrankheit litt. Die Operation ging sehr schnell von Statten, dauerte kaum eine Minute. Am nächsten Morgen, und drei oder vier Tage hindurch, hatte er etwas Fieber; nach acht Tagen ging er im Saale umher. Guersant liess den Kranken zu wiederholten Malen in der Klinik Urin lassen, und machte die Zuhörer darauf aufmerksam, dass vom vierzehnten Tage an kein Tropfen Urin mehr durch die Wunde floss. „Bei der *Sectio bilateralis* bei Kindern", sagte er, „schliesst sich sehr oft schon zwischen dem zwölften und sechszehnten Tage die künstliche Oeffnung vollständig, und der Urin fliesst durch die Harnröhre ab."

Die fünfte Operation wurde an einem Kinde von 10 Jahren verrichtet, das älteste von allen, die in diesem Jahre operirt wurden. Bei demselben traten einige bemerkenswerthe Umstände ein. Seit länger als einem Jahre fing er an, über die charakteristischen Symptome der Steinkrankheit zu klagen. In Folge einer unbegreiflichen Sorglosigkeit, die indessen bei Leuten niederen Standes und bei Landbewohnern häufig genug vorkömmt, wurde gar nichts zur Beseitigung des Leidens des Knaben gethan und die Krankheit ein ganzes Jahr hindurch sich selbst überlassen. Erst vier Wochen vor seiner Aufnahme ins Hospital klagte er über sehr heftige Schmerzen in der Perinäalgegend, und die Eltern bemerkten, dass mit Eiter vermischter Urin ausfloss. Ein herbeigerufener Arzt überzeugte sich mittelst des Katheters von dem Vorhandensein eines Steins und schickte den Kranken ins Hospital. Guersant fühlte denselben ebenfalls mit der Steinsonde, doch schien er ihm im Blasenhalse festzusitzen. Das Skrotum schwoll ungeheuer an, es bildete sich ein Abszess, den man öffnete.

Als Guersant die Operation vollziehen wollte, glaubte er, der Stein läge in der *Portio membranacea urethrae,* und hatte schon die Absicht, den Schnitt nach der Methode des Celsus auszuführen, wo der Zeigefinger der linken Hand in den Mastdarm eingeführt, der Stein nach vorn gedrückt und das Perinäum auf ihm schichtweise bis auf die Blase durchschnitten wird. Indessen glaubte er, nachdem er die Sache nochmals überdacht, dieser Idee entsagen zu müssen. Er führte den Katheter ein, und war so glücklich, ihn unterhalb des Steins durchleiten zu können. Das Lithotom, kaum eingesetzt, stiess gegen den fremden Körper, und die Operation war so einfach, dass es gar nicht nöthig war, das Gorgeret anzuwenden. Der Stein wurde mit einer Polypenzange gefasst und ausgezogen; er war von mittlerer Grösse und von einer dicken Schicht verhärteten Schleims bedeckt.

Nach der Operation ging man mit dem Finger in die Blase ein, und hier zeigte es sich, dass der Stein in eine kleine, auf Kosten der *Portio membranacea* der Harnröhre gebildete Tasche eingeschlossen gewesen war, die man, ohne den Blasenhals zu berühren, zerstörte. Acht Tage nach der Operation war kein ernstlicher Zufall eingetreten;

der Urin floss noch durch die Wunde und durch die Harnröhre, mit einer ziemlich bedeutenden Menge Eiter vermischt. Ein Eiterheerd schien sich auf der linken Seite des Skrotums bilden zu wollen, den G. mit dem Messer öffnen zu müssen befürchtete. Wegen der langen Dauer der Krankheit, der grossen Schwäche des Kranken und der drohenden Bildung eines *Abscessus urinosus* im Skrotum, stellte G. die für ihn ungünstige Prognose, indem er die Heilung des Knaben mit einer Perinäalfistel schon für einen sehr glücklichen Ausgang hielt. Wir werden auf diesen Fall zurückkommen und den Ausgang der Krankheit mittheilen.

Die sechste Operation endlich wurde am 29. August an einem siebenjährigen Knaben vollzogen, der schon seit fast zwei Jahren litt; seit seiner Aufnahme, und schon einige Tage vorher, fand Hämaturie statt. Oft ging der Urin unwillkührlich ab, sowohl am Tage als auch in der Nacht. Die Operation, die mit ausgezeichneter Schnelligkeit vollführt wurde, bot nichts Bemerkenswerthes dar, und der Kranke wurde geheilt.

Guersant bemerkte über diese 6 Fälle Folgendes:

„Bei Kindern ziehe ich den Steinschnitt der Lithotritie vor. Seitdem ich Arzt am Kinderhospitale bin, habe ich nun 30 Steinoperationen gemacht, von welchen nur 3 einen unglücklichen Ausgang hatten. Sie sehen mithin, dass die Operation bei Kindern weit weniger gefahrvoll ist, als bei Erwachsenen. Von diesen drei Gestorbenen unterlag einer einer heftigen Entzündung des Zellgewebes des Beckens, die in Eiterung überging. Beim zweiten zeigte sich bei der Sektion nichts, was über den unglücklichen Ausgang hätte Auskunft geben können. Er war unter sehr misslichen Umständen ins Hospital gekommen, war niedergeschlagen, weinte fortwährend und verlangte nach seinen Eltern. Ich fand keine Spur von Tuberkeln oder eines organischen Leidens; das einzige der Erwähnung werthe Symptom war ein unbedeutender Durchfall, und der Knabe schien mir daher an einem wirklichen Heimweh (Nostalgie) zu leiden. Der dritte Kranke wurde nach der Operation vom Krup befallen und starb bald."

„Sie sehen also, dass nur in einem dieser drei Fälle der Tod der Operation zugeschrieben werden könnte, in den beiden anderen aber von anderen Ursachen herrührte. Dieses günstige Verhältniss, ein Todesfall unter 18 Operirten, musste mich mit Recht bestimmen, dem Steinschnitt vor der Lithotritie den Vorzug zu geben."

„Der Steinschnitt bietet noch mehrere Vortheile dar, die ins Auge gefasst zu werden verdienen. Zuerst befreit er den Kranken auf ein Mal von dem in der Blase enthaltenen fremden Körper, und die Heilung erfolgt vollständig in der Mehrzahl der Fälle zwischen dem vierzehnten und achtzehnten Tage. Sehr oft treten gar keine üblen Zufälle auf. Ich habe in keinem Falle bei Kindern eine Fistel nach der Operation zurückbleiben sehen, obwohl ich die Operirten noch längere Zeit nach ihrer Entlassung mir vorstellen liess."

„Wenn auch die Lithotritie beim ersten Anblicke sehr einfach und mit geringer Gefahr verbunden zu sein scheint, *so stellen sich* doch bisweilen wichtige Zufälle ein, wovon Ihnen ein am 14. *Juli* operirter Kranke den Beweis liefert, dessen Krankengeschichte ich hier kurz wiederholen will."

„Ein Knabe von 5½ Jahren, von kräftiger Konstitution, bot seit einigen Monaten alle Symptome der Steinkrankheit dar. Bei den wiederholten, mit grosser Genauigkeit angestellten Untersuchungen mittelst der Sonde, schien nur ein nicht sehr grosser Stein vorhanden zu sein, weshalb ich die Lithotritie hier für indizirt hielt. Bei sehr kleinen Steinen, die man in einer oder wenigstens zwei Sitzungen zu zerbröckeln hoffen kann, ist bei Kindern die Lithotritie dem Steinschnitt vorzuziehen. In der That hatte der mit dem Instrument gefasste Stein nur 5 Millimeter im Durchmesser, eine wirklich sehr unbedeutende Grösse. Vielleicht hatte ich den Stein in seinem kleinen Durchmesser gefasst? Die später eintretenden Zufälle bestärkten mich in dieser Ansicht, und bewiesen, dass nur die eine Hälfte des Steins zerbrochen worden war. Das Kind konnte am nächsten Morgen den Urin nicht ordentlich lassen, und hatte noch grosse Schmerzen. Während des Tages und am nächstfolgenden ging eine grosse Menge von Steinfragmenten und Gries mit dem Urin ab. Doch war noch ein bedeutendes Stück vorhanden, das nicht durch die Harnröhre hindurchging. Den Lithotript von Neuem einzuführen, daran war für den Augenblick nicht zu denken. Nach einigen Tagen war der Urin purulent geworden, und heftige Schmerzen fanden im Unterleibe statt. Ich liess Blutegel auf die hypogastrische Gegend appliziren. Nachdem sich die Schmerzen in Folge des antiphlogistischen und emollirenden Verfahrens gelegt hatten, untersuchte ich, ehe ich eine neue Zerbröckelung vornehmen wollte, die Harnröhre, und stiess mit der Sonde auf einen Stein in der *Portio membranacea.* Ich führte die Zange von Leroy d'Etiolles ohne Erfolg ein, und war genöthigt, zur Boutonnière zu schreiten; worauf ich ein Stück von der Form und Grösse eines halben Dattelkernes auszog. Es ist dies ein sicherer Beweis, dass der Stein bei der ersten Operation in seinem kleinen Durchmesser und quer gefasst worden war. Der Urin wurde nun ohne alle Beschwerde gelassen."

„In sechs anderen Fällen habe ich die Lithotritie vollzogen und einen Kranken verloren. Obgleich man eigentlich nach einer so geringen Zahl von Fällen weder in letzter Instanz ein Urtheil fällen, noch diese Resultate für entscheidend halten darf, so halte ich dennoch die Lithotritie für eine viel gefährlichere Operation bei Kindern als die Lithotomie, indem sich Fragmente in der Harnröhre einklemmen können, und es dann sehr schwierig ist, sie auszuziehen. Was mich anbelangt, so halte ich die Lithotomie für die Regel, die Lithotritie für die Ausnahme, zu der man nur dann schreiten darf, wenn der Stein sehr klein ist."

„Bei Kindern kann man den Stein eben so leicht wie bei Erwachsenen ergreifen, obgleich es oft einige Mühe verursacht, wegen der Unruhe und fortwährenden Bewegungen der Kinder, die trotz der Anstrengungen der Gehülfen stattfinden. Nach der Operation wissen Sie jedoch nie etwas Sicheres über die Grösse der Stücke, die Sie zurückgelassen, kleine gehen leicht ab, während die Entleerung der grösseren gehindert ist. Eine bemerkenswerthe, aber zugleich nicht vortheilhafte Eigenthümlichkeit bei Kindern ist die Leichtigkeit, mit der sich der Blasenhals in jener Lebensperiode erweitert, während bei alten Leuten gerade das Gegentheil stattfindet. Ferner zieht sich die Blase bei Kindern sehr leicht zusammen, und treibt die fremden Körper, die sie enthält, mit Kraft in die Harnröhre hinein, wo sie stecken bleiben, während sie bei alten Leuten nicht so kontraktil ist und so kräftig wirkt. Hieraus ergiebt sich also, dass der Stein bei Kindern sich sehr leicht in der Harnröhre einklemmen kann. Ist derselbe sehr gross, so giebt man die allgemeine Regel, ihn in die Blase zurückzustossen, was bei alten Leuten gewöhnlich leicht ausführbar ist; bei Kindern hingegen, wo er fest in der *Pars membranacea* eingekeilt sitzt, gelingt es nicht, ihn mit der Zange auszuziehen, und somit bleibt nichts Anderes übrig, als zur Boutonnière seine Zuflucht zu nehmen, die immer eine missliche Operation bleibt und nur im äussersten Nothfalle angewandet werden sollte, denn eine vielleicht unheilbare Harnröhrenfistel kann die Folge davon sein. Ein Umstand, der bei Kindern noch die Erweiterung des Blasenhalses begünstigt, ist die geringe Grösse der

Prostata, die erst im vorgerückteren Lebensalter einen bedeutenden Umfang erreicht."

„Fassen Sie alle diese Umstände, von denen ich eben gesprochen, zusammen, so werden Sie einsehen, dass die Lithotomie in den meisten Fällen günstigere Resultate liefert, als die Lithotritie. Würde mich Jemand fragen, welche von den beiden Methoden man bei Kindern anwenden solle, so würde ich antworten, dass es nicht möglich ist, eine Methode exklusiv anzurathen. Es kommen Fälle vor, wo man den Steinschnitt wird vorziehen müssen; in anderen, wenn der Stein klein genug ist, dass man sicher ist, ihn in einer Sitzung zerbröckeln zu können, wird man der Lithotritie den Vorzug geben; was aber zu Gunsten des Steinschnitts spricht, ist, dass man ihn in allen Fällen bei Kindern und fast immer ohne Gefahr vollführen kann, während die Lithotritie sehr oft kontraindizirt, oder wenigstens sehr häufig mit Gefahr verbunden ist."

„Was die Untersuchungen und Vorsichtsmaassregeln anbetrifft, deren man sich, ehe man zur Operation schreitet, bedienen muss, so ist vor Allem nöthig, dass Sie den Kranken wiederholt sondiren, damit Sie nicht die Operation machen, wenn die Blase gar keinen Stein enthält, oder kalkartige Konkremente, die bisweilen auf der Schleimhaut sitzen, mit einem wirklichen Blasenstein verwechselt werden. Haben Sie sich genau überführt, dass ein Stein vorhanden ist, und sich für eine oder die andere Operation entschieden, so müssen Sie den Kranken vorbereiten. Sie versichern sich, dass er vakzinirt ist; dieser Punkt ist nicht so kleinlich, als er scheinen möchte, denn die Komplikation mit Pocken, die nach der Operation ausbrechen könnten, würde fast sicher den Tod zur Folge haben. Acht bis zehn Tage hindurch müssen Sie das Kind in den Sälen und Gärten umhergehen lassen, damit es sich an das Hospital gewöhne; Bäder, einige emollirende und schleimige Getränke sind fast die alleinigen vorbereitenden Mittel, die ich Ihnen anrathen möchte. Am Abend vor der Operation lässt man dem Kranken ein Klystier geben, so wie am Morgen des Operationstages, damit der Mastdarm vollständig von den in ihm enthaltenen Fäkalmassen befreit werde."

„Ich ziehe die *Sectio bilateralis* allen anderen Methoden vor, da sie viele Vortheile darbietet. Beim Seitensteinschnitt beginnt der Einschnitt z. B. auf der Rhaphe, und wird nach rechts gegen die *Tuberositas ischii* hin geführt, damit man die *A. pudenda interna* und *A. transversa perinaei* vermeide. Bei sehr jungen Kindern darf die Inzision nur sehr klein sein, wenn man nicht eins dieser Gefässe verletzen will. Dadurch aber wird es oft unmöglich, den Stein, wenn er nur etwas gross ist, zu extrahiren. Bei der *Sectio bilateralis* hingegen wird die Inzision nach beiden Seiten hin verrichtet, und sehr selten ist sie nicht gross genug, um mit Leichtigkeit die Zange einführen zu können. Hier geräth man auch nie in Gefahr, die *A. pudenda interna* zu verletzen, was schon ein ungeheurer Vortheil ist."

„Es ist nicht zu leugnen, dass man im letzteren Falle die Prostata nach beiden Seiten hin inzidirt, während bei der ersteren Methode nur die eine verletzt wird; doch ist dieser Umstand unerheblich gegen die anderen Zufälle, die leicht eintreten können."

„Beim Seitensteinschnitt kann man auch den Mastdarm verletzen, während bei der *Sectio bilateralis* das Instrument über denselben hinweggeht."

„Bei Kindern wird man selten genöthigt sein, die *Sectio alta* zu vollziehen, die immer mit grösserer Gefahr verbunden ist, als die *Sectio perinaealis*. Nur bei Mädchen könnte es vorkommen, dass man sie anwenden müsste. So war in meiner Abtheilung ein kleines Mädchen, bei der die *Sectio alta* gemacht worden, und wo *Incontinentia urinae* zurückgeblieben war, wahrscheinlich weil zu nahe an dem Blasenhals inzidirt und hierdurch eine Schwäche dieses Theils erzeugt worden war."

„Die Operation selbst will ich nicht hier weitläufig beschreiben, empfehle Ihnen nur, einen sehr grossen Katheter anzuwenden, weil die Einführung des Lithotoms hierdurch besonders erleichtert wird."

„In der bei weitem grösseren Zahl der Fälle ist nur ein Stein vorhanden; sind mehrere da, so muss man die Zange zu wiederholten Malen einführen."

„Gleich nach der Operation wird das Kind in ein lauwarmes Bad gesetzt, wenn nicht eine Hämorrhagie eintritt. In diesem Falle ist man bisweilen genöthigt, die Kompression anzuwenden, die man mittelst Pressschwamm, der von einem Loche durchbohrt ist, durch welches eine dicke Sonde von *Gummi elasticum* geht, die bis in die Blase reicht, ausführt. Sollte die Blutung hierdurch nicht gestillt werden, so wenden Sie die Kanülle von Dupuytren an und eine kräftige Kompression mittelst Scharpiebäusche. Einige Tage hindurch fliesst der Urin durch die Wunde. Der Kranke hat nur geringe Schmerzen. Wird der Unterleib empfindlich, so setzen Sie einige Blutegel. Ein paar Drachmen *Ol. Ricini* werden den Stuhlgang befördern, wo Verstopfung stattfindet. Entzündliche Zufälle, die eintreten könnten, aber selten sind, müssen durch lokale Blutentleerungen, emollirende Kataplasmen und Bäder bekämpft werden; treten sie ein, so sind sie gewöhnlich von schlimmer Vorbedeutung, und haben oft den Tod zur Folge."

B. *Hôpital-Necker* in Paris (Klinik von Trousseau).

Phthisis acuta. Granulationen der Piamater.

„Meine Herren! Ein junges Mädchen von 16 Jahren wurde mit allen Symptomen einer gelinden Dothinenteritis, aber ohne dass sich ein wichtiges Zeichen von Seiten der Brust darbot, aufgenommen. Gegen Ende der zweiten Woche schien sie Konvaleszentin zu sein, als das Fieber zuerst in sehr mässigem Grade wieder erschien, bald aber immer heftiger wurde. Es stellten sich Stupor ein, pfeifende und schleimige Rhonchi in beiden Lungen, Durchfall und leichte Delirien. Die Kranke starb acht Wochen nach dem Auftreten der ersten Zufälle, und hatte nur die Symptome eines gewöhnlichen Katarrhs dargeboten."

„Bei der Sektion fand man Tuberkeln im ersten Stadium, ohne Erweichung, durch beide Lungen zerstreut. Das Peritonäum, die Nieren, und besonders die Milz, waren mit Tuberkeln angefüllt. Die Peyerschen Drüsen zeigten keine Veränderung. Das Alter der Kranken, die epidemische Konstitution, der Mangel jeder früheren Krankheit der Brust, das milde Invasionsfieber, die Steigerung der Symptome in der dritten Woche, die Hypertrophie der Milz, der Katarrh, das Delirium, der Durchfall, alles dies veranlasste mich ein typhöses Fieber anzunehmen. Erst gegen den 40sten Tag der Krankheit machte ich Sie darauf aufmerksam, dass wir es mit einer akuten Phthisis zu thun hätten. Die erdfahle Farbe des Gesichts, die grosse Schwäche, und etwas nicht zu Beschreibendes im Aussehen der Kranken, leiteten fast unumstösslich auf diese neue Diagnose hin, die durch die Sektion ihre Bestätigung erhielt. Zum zweiten Male in diesem Jahre wurde eine *Phthisis acuta* von mir für ein typhöses Fieber gehalten."

„Dr. Thirial hat vor Kurzem im *Journal de médecine* eine interessante Abhandlung über diesen Gegenstand veröffentlicht, woraus hervorgeht, dass sehr oft eine schnelle Tuberkelbildung, wenigstens in der ersten Woche, alle Erscheinungen eines typhösen Fiebers darbieten kann."

„Einige Tage später kam hier im Hospital ein anderer Fall von *Phthisis acuta* vor, die in fünf Wochen ihren Verlauf durchmachte. Es war ein Kind von vier Monaten, der Sohn einer syphilitischen Mutter, den diese selbst säugte."

„Während das Kind sich früher ganz wohl befunden und seit einigen Tagen nur an einem gelinden fieberlosen Katarrh gelitten hatte, wurde es plötzlich am 29. September von einer äusserst heftigen *Bronchitis capillaris* befallen. Die akuten Erscheinungen mässigten sich nach zehn oder zwölf Tagen; aber es blieb Husten, Fieber, Diarrhoe und Erbrechen zurück. Der kleine Kranke magerte ab, und starb endlich in den ersten Tagen des November, nachdem 48 Stunden lang Stupor mit Konvulsionen abgewechselt hatten."

„Bei der Sektion fanden sich in den Lungen enorme Massen erweichter Tuberkeln, und folgende merkwürdige Erscheinungen im Kopfe."

„Die Piamater enthielt eine ziemlich grosse Menge kleiner, weisslicher, perlmutterartiger, harter, halb knorpliger Granulationen. Am Boden der *Fossa Sylvii* war ein Theil der grauen und weissen Substanz injizirt, violettroth und erweicht, und die Piamater daselbst mit faserstoffähnlichen Konkretionen infiltrirt, die an Konsistenz und Farbe denen glichen, die sich auf die entzündete Pleura ablagern."

„Die harten, perlmutterartigen Granulationen schrieben sich offenbar aus älterer Zeit her; die fibrinöse Infiltration hingegen war ganz frisch. Die Pathologen, die sich in der neuesten Zeit mit der *Meningitis tuberculosa* beschäftigt haben, sind meiner Ansicht nach noch nicht dahin gelangt, die Unterschiede, die zwischen den alten Granulationen und den neueren Bildungen stattfinden, festzustellen zu können."

„Bei keiner Sektion unterlasse ich es, die Gehirnhäute und das Gehirn genau zu untersuchen, und sehr selten werden Granulationen gefunden, ohne dass nicht Gehirnsymptome vorhanden gewesen waren."

„Leidet ein Kind an Symptomen der Meningitis, so findet man wenigstens sehr häufig Granulationen; aber in diesen Fällen sind dieselben weich, gelblich, und gleichen den Faserstoffgerinnseln, die man so oft an der *Basis cerebri* beobachtet. Hieraus folgt, dass unter den Granulationen, die einen, und zwar in den meisten Fällen, neueren Ursprungs sind, und kleine zerstreute Ablagerungen von Faserstoff bilden, die theils von einander getrennt, theils in kleinen Haufen vereinigt sind, während die anderen sich aus früherer Zeit herschreiben, ganz ähnlich den Granulationen, die man so oft auf seröse Häute abgelagert findet."

„Diese Unterscheidung erklärt eine Thatsache, von der sich die Pathologen, die alle Granulationen für Prod[illegible]te älterer Leiden hielten, keine Rechenschaft geben konnten. Es ist nicht schwer einzusehen, dass einige harte und isolirte Granulationen vorkommen können, ohne Gehirnzufälle hervorzurufen; aber unbegreiflich bleibt es, wie diese Massen von Faserstoff, die man bisweilen in so grosser Menge an der *Basis cerebri* bei Kindern findet, sich haben bilden können, ohne sich durch irgend eine funktionelle Störung kund zu geben."

IV. Das Wissenswertheste aus den neuesten Zeitschriften und Werken.

1. Von der Magenverengerung der Kinder, von Dr. Alison, Arzt am Northern Dispensary.

Anna W., 3 Monate alt, war bei der Geburt ein kräftiges, gesundes Kind; im Alter von einem Monate wurde es entwöhnt, weil die Brüste der Mutter erkrankten, und mit Milch, Arrow-root u. dergl. aufgefüttert. Vier Wochen darauf fing sie an, jede Nahrung auszubrechen, und magerte bedeutend ab. Das Erbrechen hat bis jetzt fortgedauert und die Abmagerung ungeheuer zugenommen. Das Gesicht ist eingefallen und gleicht dem sehr alter Leute, und die Muskeln sind schlaff und welk. Der Mund bewegt sich fast fortwährend, der Körper ist vornüber gebogen, das Kind erhebt ein um Hülfe flehendes Geschrei, und die Augen scheinen gierig nach Nahrung zu spähen. Der Appetit des Kindes ist nicht zu stillen; wenn es nicht schläft, isst es, oder schreit oder wünscht Nahrung. Nur ein Theil derselben wird wieder erbrochen. Eine bedeutende Menge Fäkalmassen wird entleert, zuweilen von hellgelber, zuweilen von grüner Farbe. Die Quantität des Urins ist normal, der Puls sehr frequent. Die Perkussion des Thorax ergiebt einen hellen Ton; die des Unterleibs ist über dem Nabel dumpf, unter demselben sonor. Bald darauf starb das Kind, und bei der Sektion fand sich Folgendes: Die Leber und die Mesenterialdrüsen waren gesund. Der Magen war bedeutend verkleinert, 2″ lang; die Messung von der grossen bis zur kleinen Kurvatur ergab am Fundus ½″, an der *Portio pylorica* ¼″. Die Wände des Magens waren beträchtlich verdickt; aber an keiner Stelle fand eine ungewöhnliche Injektion der Gefässe, Missfärbung oder Ulzeration statt. Die Oeffnung des Pylorus war kleiner als im normalen Zustande, aber nicht mehr zusammengezogen als die anderen Theile des Organs. Die Verlängerungen der Schleimhaut des Magens waren breiter als gewöhnlich, lagen flach, und glichen den sorgfältig zusammengelegten Falten eines Jabots, jede war ungefähr eine halbe Linie breit. Der ganze Magen wog anderthalb Drachmen. Der Dünndarm war eben so zusammengezogen. Das Kolon war durch Gase ausgedehnt, und hatte 1½″ im Durchmesser. Die Gallenblase enthielt viel grüne Galle. Die Brusteingeweide waren vollkommen gesund.

Als dieses Kind zu mir gebracht wurde, erstaunte ich sehr über die bedeutende Abmagerung. Es sah aus, als wenn es gar keine Nahrung erhalten hätte; vorher war es schon behandelt worden, und die Eltern glaubten, es litte an einer Krankheit der Mesenterialdrüsen. Ich konnte mich nicht davon überzeugen, dass eine Krankheit derselben vorhanden sei, und beschloss, wo möglich, die Sektion zu machen, da der Tod bald zu erwarten stand.

Die ungewöhnliche Kleinheit des Magens und Dünndarms scheint der Beachtung werth zu sein. Kein Schriftsteller hat einen Fall von so bedeutender Kontraktion des Magens mitgetheilt. Eine Verengerung des Magens kömmt, wie man glaubt, bei Verhungerten und auch im *Diabetes mellitus* vor. Die Urinblase sah man oft in bedeutendem Grade kontrahirt, und zwar häufig bei denen, die an der Cholera während der Epidemie in den Jahren 1831 und 1832 starben.

Die Verengerung des Magens und Dünndarms in diesem Falle rührt nicht von Entzündung her. Sie ist keiner krankhaften Veränderung der Schleimhaut zuzuschreiben, sondern wahrscheinlich von einer ungewöhnlichen Kontraktion der Muskelfasern abhängig. Krankhafte Reizbarkeit des Magens und Dünndarms findet in Folge des Genusses unpassender und reizender Speisen statt, in einer Lebensperiode, wo die Natur die Muttermilch als die alleinige passende Nahrung vorgeschrieben hat.

Die mehligen Nahrungsmittel sind nicht so reizend, um Entzündung der Schleimhaut zu bewirken, doch genügen sie, das Muskelgewebe krankhaft zu affiziren und eine ungewöhnliche Kontraktion hervorzurufen; dieselbe wird mit der Zeit eine anhaltende, und hat Verengerung des ganzen Organs zur Folge.

Die Entziehung der Muttermilch war die Ursache der Krankheit und des Todes des Kindes. Der Magen machte heftige Anstrengungen, die aufgenommenen Speisen sogleich wieder zu entfernen; ein Theil wurde durch Erbrechen entleert, während der andere durch den Nahrungskanal ging und durch den Stuhlgang entfernt wurde.

Der kurze Aufenthalt der Speise im Magen liess keine gesunde Chymifikation zu, und der schnelle Durchgang der schnell verdauten Nahrung durch den Dünndarm reichte eben so wenig zur Abscheidung und Resorption des Chylus hin. Daher die Abmagerung und der nicht zu stillende Hunger des Kindes.

Dieser Zustand des Magens und Dünndarms ist wahrscheinlich nicht selten. Ohne Zweifel findet ein ähnlicher bei den an Erbrechen und Durchfall leidenden Kindern, in Folge von Diätfehlern, statt.

Mögen nicht manche Kinder, bei denen man eine Anschwellung der Mesenterialdrüsen annimmt, an einer ähnlichen Affektion leiden? Diese Frage ist nicht so müssig, denn die Krankheit des Alimentarkanals ist durch geeignete Diät heilbar. Bei einem Kinde von fünf Jahren, das an *Phthisis pulmonum* und Tuberkulosis der Mesenterialdrüsen starb, fand ich das Kolon stellenweise kontrahirt und ausgedehnt; die ausgedehnten Theile enthielten Koth, die kontrahirten waren leer, verdickt, aber nicht ulzerirt.

Da keine Krankheit der Mesenterialdrüsen in diesem Falle vorhanden war, so waren auch ohne Zweifel keine Ulzerationen auf der Darmschleimhaut zugegen. Hätte Geschwürsbildung oder irgend ein gereizter Zustand der Schleimhaut des Darmkanals stattgefunden, so würde sich wahrscheinlich jene Krankheit im Mesenterium entwickelt haben, entweder durch Fortpflanzung der Irritation längs der Lymphgefässe oder durch Einführung reizender Stoffe in dieselben.

Die Gefrässigkeit ist schon längst als ein krankhafter Zustand bekannt. Die Griechen schenkten ihm grosse Aufmerksamkeit, und gaben ihm mancherlei Namen. Sie waren indessen nicht sehr erfolgreich in ihrer Behandlung. Galen empfiehlt häufige und kleine Dosen Branntwein. Es ist wenig über den Zustand des Magens in solchen Fällen bekannt. Dr. Mason Good meint, die Krankheit hänge von einem Fehler in der Struktur oder Lage des Magens ab, wodurch die Nahrung gleich, nachdem sie genossen ist, wieder fortgeführt wird.

In einem von Ruysch berichteten Falle war der Durchmesser des Pylorus durch Relaxation bedeutend vergrössert. Dr. Good sagt, dass in manchen Fällen der Pylorus seine normale Lage verändert und eine mehr abhängige angenommen habe.

Hodgkin und Carswell sind Beide der Ansicht, dass eine Verengerung des Magens zu Grunde liege. Der Erstere sagt, der Magen ist bisweilen verkleinert, wenn sehr lange Zeit hindurch keine Nahrung in denselben gebracht worden. Dieser Zustand kömmt daher meistentheils bei Strikturen des Oesophagus vor, oder bei sehr bedeutender Reizbarkeit des Organs selbst, wo nur wenig genossen und fast Alles sogleich wieder ausgebrochen wird.

Es frägt sich, ob dieser Zustand des Magens Atrophie oder Hypertrophie genannt werden soll. Es war eine Verengerung des Organs vorhanden, und ohne Zweifel wog dasselbe weniger als im normalen Zustande; dennoch waren die Wandungen verdickt und die entgegengesetzte Beschaffenheit vorhanden, als man sie bei Unthätigkeit der Organe findet. Ich würde daher vorschlagen, diese krankhafte Affektion „kleinen Magen" zu nennen.

Es mag nicht am unrechten Orte sein, eine Sitte mitzutheilen, die ganz allgemein unter den Frauen der niederen Klassen Londons verbreitet ist, dass sie nämlich ihre Kinder in einem sehr zarten Alter entwöhnen, um andere Kinder zu säugen. Die Mütter wollen Geld verdienen, und beeinträchtigen dadurch die Gesundheit ihrer Kinder. Der Vertrag zwischen einer Amme und den Verwandten des Kindes, das gesäugt werden soll, wird so abgeschlossen, dass das Kind der ersteren nicht ferner an die Brust gelegt werden darf. Ich habe oft gesehen, dass das Kind der Amme, der Muttermilch entzogen, durch die reizende Nahrung erkrankte, während das gesäugte Kind stark und gesund blieb. Diese Sitte kann bis zu einem gewissen Grade ein nothwendiges Uebel sein, doch findet kein Zweifel statt, dass sie zu weit getrieben wird, und jeder Arzt sollte sich derselben widersetzen, indem so viele Kinder der unteren Klassen dadurch zu Grunde gehen. Man sollte die Eltern auf die bösen Folgen aufmerksam machen, die sie oft nicht kennen. Es kann sicherlich nur wenig Mütter geben, die wissentlich und vorsätzlich die Gesundheit und Wohlfahrt ihres Kindes einem geringen Gewinne opfern und an dem Tode desselben Schuld sein wollen. Es ist nicht zu leugnen, dass Armuth sie dazu treibt. Es ist ein Grundsatz, keinen Menschen verhungern zu lassen. Dieses geheiligte Gesetz wird aber ganz und gar verletzt. Darf man es zugeben, dass der zarte Säugling von der Mutterbrust entfernt wird, und so verhungert oder durch unpassende Nahrung vergiftet wird? Dass solche Armuth, die die Zerstörung der Gesundheit eines Kindes rechtfertigen könnte, stattfinden sollte, ist kaum anzunehmen. Ist sie aber vorhanden, so erfordert sie dringende Abhülfe. Das Uebel geht nicht von den unteren Klassen aus, sondern die höheren tragen theilweise die Schuld. In ihrem Golde, ihrer Vergnügungssucht liegt die Wurzel des Uebels.

In der Behandlung des kleinen Magens der Kinder ist die Hauptsache, dass die Kinder die Brust erhalten. Ist dies wegen Krankheit oder des Todes der Mutter nicht möglich, oder fehlen die Mittel, eine Amme anzuschaffen, so muss das Kind ausschliesslich mit einer der Muttermilch so viel als möglich ähnlichen Nahrung aufgefüttert werden, die aus gleichen Theilen Kuhmilch und lauwarmen Wassers mit Zusatz von weissem Zucker, im Verhältniss von 10 Theilen auf 100 Theile Milch und Wasser, besteht. Bis zum 11ten Monate darf keine andere Nahrung gereicht werden. Nach dieser Zeit kann man sie mit weniger Wasser vermischen und Arrow-root hinzufügen lassen.

Bei dieser Nahrungsweise habe ich mehrere Kinder vollständig hergestellt, die dem Grabe durch kopiöse Durchfälle, Erbrechen, schon nahe waren, und fortwährend die Füsse an den Leib anzogen.

---

2. Eine polypenförmige organisirte Konkretion, die den rechten Ventrikel und die Mündung der *Arteria pulmonalis* fast ganz verschloss, von Dr. Aran.

Ein kleines Mädchen von $3\frac{1}{2}$ Jahren hatte, nach einer plötzlichen Unterdrückung eines impetiginösen Kopfausschlages im zweiten Jahre, fortwährend an Athembeschwerden gelitten. Neun Tage vor ihrer Aufnahme in das Kinderhospital wurde sie von den Masern befallen; doch verschwand der Ausschlag schon nach 24 Stunden. Bei ihrer Ankunft am 21. Juni litt sie an häufigem Husten; Schleimrasseln war an der hinteren Fläche beider Lungen vorhanden; Puls von 132 Schlägen, klein und schwach. Die Oppression nimmt zu, das Kind wird mürrisch und schweigsam. Am 4. Juli nimmt man einen matten Ton an der hinteren Fläche der Spitze beider Lungen, besonders rechterseits, wahr; krepitirendes Rasseln; alle Zeichen einer *Bronchio-Pneumonia duplex;* Puls von 112 Schlägen; 32 Inspirationen in der

Minute. Am 6. Juli bedeutende Prostration, beschleunigte Respiration, Puls von 144 Schlägen, sehr klein und elend; Gurgelgeräusch an der Spitze beider Lungen. Am nächsten Tage grosse Unruhe, erweiterte Pupillen, beginnende Kälte der Haut. Am 11ten erfolgte der Tod. Drei Tage vorher hatte sich auf der rechten Wange ein erysipelatöser Fleck gebildet, der am nächsten Morgen verschwunden war.

Sektion. Tuberkulöse Granulationen in der Spitze beider Lungen, und ferner in der rechten eine Kaverne, die gutartigen Eiter enthielt, und mit einer sich schon von längerer Zeit herschreibenden Pseudomembran ausgekleidet war.

Der obere Theil des rechten Ventrikels bildet einen starken Vorsprung, und durch die Dicke der Muskelsubstanz hindurch erkennt man, dass er einen harten und resistenten Körper enthält. Mittelst der nöthigen Vorsichtsmaassregeln werden zwei Geschwülste blossgelegt: die eine befindet sich unterhalb des Ostiums der *Arteria pulmonalis*, ist rundlich, von rosenrother Farbe, und gleicht einem Finger, der durch den unteren Theil des Ventrikels eingeführt worden; die andere von der Gestalt und Grösse eines Taubeneies an ihrem oberen Theile, der mit den Seminularklappen in Verbindung steht, frei, hängt unten mit der vorderen, unteren und seitlichen Wandung des rechten Ventrikels durch zahlreiche Verlängerungen, die sich unter die *Trabeculae carneae* fortsetzen und sehr enge Adhärenzen bilden, zusammen. Diese Verlängerungen sind von dunkelrother Farbe und stechen daher von der hellen rosenrothen der kleinen Geschwulst, die hier und da roth, violett und schwärzlich braun gefleckt ist, sehr ab. Die Oberfläche ist glatt, ausgenommen an den Stellen, wo die Adhäsionen sich befinden. Man kann sie in mehrere Blätter trennen, die man für eben so viel membranöse Hüllen halten könnte. Die Geschwulst ist im Inneren hohl. Ihre Wandungen sind fast 3 Millimeter dick; in der Höhle ist ein Kaffeelöffel einer breiartigen röthlichen Flüssigkeit enthalten. Die innere Fläche ist zottig, und sieht unter dem Wasser wie ein mit Büschen bedeckter Rasen aus. Diese Geschwulst sitzt weder auf den Seminularklappen, noch auf der Trikuspidalklappe auf. An den Stellen, wo sie mit den Wandungen des Ventrikels fest zusammenhängt, nämlich an seinem unteren Theile, scheint die innere Haut des Herzens mit dem äusseren Blatte der Geschwulst verwachsen zu sein. Wenn man sie indess loslöst, so sieht man, dass das Endokardium ganz gesund ist.

Der Tumor wiegt 4 Grammen, und nimmt mindestens fünf Sechstheile des Ventrikels ein. Nachdem er zwei Tage lang im Wasser gelegen, ist er vollkommen farblos geworden und gleicht einer pseudomembranösen Kyste von frischer Bildung. — Die Muskelsubstanz des Herzens und die Klappen sind ganz gesund.

Wahrscheinlich hat hier während des Lebens in Folge eines noch unbekannten pathologischen Zustandes des Blutes eine Koagulation desselben stattgefunden. Das Mädchen hatte einige Zeit vorher an den Masern gelitten. Könnte diese Krankheit nicht eine Alteration des Blutes hervorgerufen haben, in deren Folge es eine grössere Neigung zu koaguliren und sich zu organisiren erhalten hätte? (*Archives générales de médecine.*)

---

3. Wirkungen des essigsauren Morphiums bei Kindern.

Dr. Melion hat Beobachtungen über die Wirkungen des essigsauren Morphiums angestellt, und gefunden, dass es nicht nur eine beruhigende, krampfstillende Eigenschaft besitze, sondern dem Opium ähnlich, nur noch energischer wirke. Er hatte vorzugsweise Gelegenheit, die verschiedenen Erscheinungen bei Kindern nach innerlicher Darreichung und Applikation durch Klystiere zu beobachten. Im ersteren Falle lassen sich deutlich 3 Grade der Wirkungseigenthümlichkeiten des Mittels unterscheiden.

Im ersten Grade werden alle Se- und Exkretionen der inneren Organe beschränkt und nur die äusseren Sekretionen bethätigt, daher wird die Haut feucht und reichlicher Schweiss am Kopfe und oberen Theile des Körpers bricht aus. Vorher aber zeigt sich der Einfluss auf das Nervensystem, indem Konvulsionen und Schmerzen nachlassen und das Kind in Schlaf verfällt. Die Dauer der Wirkung des ersten Grades ist verschieden, 3 — 6 Stunden; hierauf werden die Kinder wieder munter, lassen meist einen blassen Urin, und die Hautausdünstung wird normal.

Im zweiten Grade wird vorzugsweise das Nervensystem ergriffen. Die Kinder werden matt, schläfrig, und der schlafsüchtige Zustand geht allmälig in einen soporösen über; sie liegen mit geschlossenen oder halb offenen Augen, von denen das eine weiter als das andere geöffnet ist; der Augapfel ist unbeweglich oder rollt hin und her, die Pupille ist kontrahirt, träge, die Temperatur des Kopfes erhöht, der behaarte Theil des Kopfes und das Gesicht schwitzen stark. Die

Kinder winseln oder sprechen im Schlafe, bewegen Oberlippe und Unterkiefer automatisch wie beim Saugen. Erwachen sie aus diesem soporösen Zustande, so verlangen sie zu trinken, verfallen aber sogleich wieder in denselben. Erst nach mehreren Stunden verschwinden die automatischen Bewegungen des Mundes und es tritt Schlaf ein. Dieser Zustand dauert 8 — 12 Stunden.

Im dritten Grade zeigen sich auffallende Wirkungen im Gefässsysteme, überall herrscht die Venosität vor. Die Kinder liegen regungslos da, die Haut ist blauroth gefärbt, trocken, die Temperatur vermindert, die Pupillen sehr kontrahirt, träge; Herzschlag schwach, Respiration langsam, Puls beschleunigt oder langsam, klein, schwach; alle Se- und Exkretionen unterdrückt. Wird dieser Zustand nicht schnell beseitigt, so kann der Tod unter Konvulsionen erfolgen.

Wird das *Morphium aceticum* bei Diarrhoeen angewandt, so erfolgt, wie beim Opium, eine Abnahme der heftigen peristaltischen Bewegungen ohne andere Nebenwirkungen, mithin meint der Verf., dass die erste Wirkung des Mittels eine örtliche ist, bei längerer Darreichung hingegen oder grösseren Gaben tritt eine Depression des Zerebralnervensystems ein, die dann wiederum eine Verminderung der Herzthätigkeit, wie sie im dritten Grade sich äussert, zur Folge hat.

Melion verordnete das *Morphium aceticum* fast in allen Fällen mit dem herrlichsten Erfolge:

1) beim Instetinalkatarrh, chronischen Diarrhoeen skrophulöser Kinder, bei profusen, die Kräfte schwächenden Darmentleerungen während der Dentition;
2) bei Konvulsionen, die durch Zahn- oder Wurmreiz entstanden waren;
3) im Keuchhusten, wo es aber nichts mehr leistete, als die anderen hier empfohlenen Mittel.

Da es bei Kindern schon in kleinen Dosen Betäubung, Sopor und andere Gehirnerscheinungen hervorruft, so hält er es für kontraindizirt bei allen Affektionen des Gehirns und seiner Membranen, und in allen Krankheiten, wo Suppressionen innerer Sekretionen schädlich werden könnten.

Es wurde gewöhnlich in Oelmixturen gereicht, und man muss mit der grössten Aufmerksamkeit die Wirkungen verfolgen.

Bis zum ersten Jahre gab der Verf. $\frac{1}{24}$ — $\frac{1}{12}$ Gr. 1 — 2mal täglich,
vom ersten bis zweiten Jahre . $\frac{1}{12}$ — $\frac{1}{8}$ Gr. 1 — 2mal täglich,
vom zweiten bis vierten Jahre $\frac{1}{8}$ — $\frac{1}{6}$ Gr. . . .

vom vierten bis sechsten Jahre $\frac{1}{6}$ — $\frac{1}{4}$ Gr. 1 — 2mal täglich,
vom sechsten bis zehnten Jahre $\frac{1}{4}$ — $\frac{1}{3}$ Gr. · · ·

Diese Dosen wurden aber nur da gegeben, wo der Verf. Gelegenheit hatte, das Kind täglich wenigstens zweimal zu besuchen, und einige Male stellten sich selbst bei diesen Dosen nach einmaliger Darreichung Wirkungen des zweiten Grades ein. Daher räth M. die Dosen zu halbiren.

Bei Neugeborenen gab er auf 2 Unzen $\frac{1}{12}$ — $\frac{1}{8}$ Gr., 1 — 2stündlich 1 Theelöffel voll. Unterdrückung der Sekretionen und Neigung zum Schlaf waren immer Indikationen zum Aussetzen des Mittels. Kindern von 2 — 4 Jahren verordnete er in 2 — 3 Unzen $\frac{1}{8}$ — $\frac{1}{6}$ Gr., 1 — 2stündlich 1 Kaffeelöffel voll. (Med. Würtemberg. Korrespondenzblatt.)

---

4. Fall von *Spina bifida* und Entfernung der Geschwulst, von Dr. Tavignot.

Bei einem kleinen Mädchen von 6 Tagen zeigte sich in der Lumbargegend der Wirbelsäule, etwas über der Kreuzgegend, eine Geschwulst von der Grösse eines Hühnereies. Weich und elastisch verschwand sie fast vollständig bei einem mässigen Drucke. Während dieser Versuche, die Geschwulst einzudrücken, die übrigens nicht lange fortgesetzt wurden, hörte das Kind auf zu schreien, und schien wie betäubt zu sein. Sobald man mit dem Drucke nachliess, erschien die Geschwulst in ihrer früheren Grösse wieder. Die Oeffnung, welche sich in der Wirbelsäule befand, schien dem Umfang der Geschwulst nach 5 bis 6 Centimeter zu betragen. An der Basis der Geschwulst war die Haut normal, aber in der Mitte war sie von graulicher Farbe und an einigen Stellen bis auf die unterste Schicht zerstört. Bei solchem Zustande war nothwendiger Weise bald der Aufbruch des Sackes zu befürchten, und dann war der Tod unvermeidlich.

Fünf Tage später entfernte T. die Geschwulst auf die von ihm angegebene Weise. Dieses Verfahren besteht, um es hier kurz mitzutheilen, aus mehreren Akten. Nachdem man die Basis der Geschwulst mit einem einer gewöhnlichen Pinzette gleichenden Instrumente eingeschnürt hat, schneidet man den hervorspringenden Theil etwas über der Pinzette ab, so dass man fortwährend die Kommunikation des serösen Sackes mit der äusseren Luft verhindert. Hierauf vereinigt man die beiden Wundränder mittelst der *Sutura circumvoluta*, entfernt dann die komprimirende Pinzette, und die Operation ist beendet.

So wurde auch hier die Operation verrichtet; sieben Nadeln wurden angelegt, und mittelst Faden in Form der 8 mit einander verbunden.

Unmittelbar nach der Operation schien das Resultat ein sehr günstiges zu sein. Das Kind hatte nicht das geringste Zeichen von Schmerz geäussert, und nahm die Brust wie vorher. — Vier Tage darauf wurde die Respiration mühsam, keuchend, abgebrochen und war von fortwährendem Seufzen begleitet. Die Nath war vollkommen gut angelegt, nur im mittleren Theil der Wunde sah man durch eine der Nadelöffnungen einige Tropfen einer milchigen Flüssigkeit hervorsickern; der Nadelstich hatte sich durch Ulzeration vergrössert und es war hierdurch eine Oeffnung des Wirbelkanals nach aussen entstanden, die man auf jede Weise hatte verhindern wollen; die Zufälle steigerten sich immer mehr, und die Kranke starb am Abend, vier Tage nach der Operation, ohne dass eine Lähmung der Extremitäten oder konvulsivische Bewegungen beobachtet worden wären.

Sektion. Die Wundränder waren schwärzlich braun gefärbt und in einer serösen Flüssigkeit gebadet. Es gelang sehr leicht, die Wunde, die auf den ersten Blick genau vereinigt zu sein schien, wieder zu öffnen. Die innere Fläche ihrer beiden Ränder war von der Arachnoidea bedeckt, die an dieser Stelle weder injizirt noch mit Pseudomembranen versehen war. Schlägt man die Ränder auseinander, so gelangt man in eine glatte, glänzende Höhle, die ebenfalls weder Injektionen noch Pseudomembranen zeigt. Mit den Wandungen derselben stehen noch einige Nervenfäden in Verbindung. Sie enthält ausserdem eine seröse grauliche Flüssigkeit, wie die, welche aus der Wunde aussickerte.

Der Wirbelkanal, der seiner ganzen Länge nach offen liegt, zeigt eine ekchymotische Röthe auf der vorderen Fläche der Wirbelkörper, besonders an den mittleren Dorsalwirbeln. Die Duramater ist nicht injizirt; beim Einschneiden in dieselbe ergiesst sich aus der Dorsalgegend eine dicke, purulente, grauliche Flüssigkeit, die komprimirt gewesen zu sein schien, nach der Stärke zu urtheilen, mit der sie ausfloss. Sie erstreckte sich nach oben fast bis zum Hinterhauptsloche, unten fand man noch einige Spuren in der Geschwulst, obgleich die Flüssigkeit, die dieselbe enthielt, viel dünner und nicht so purulent war.

Die Piamater bedeckte überall das Rückenmark und schien keine Veränderung erlitten zu haben.

Die beiden Lungen zeigten in den beiden unteren Lappen vollständige Hepatisation, das unverkennbare Zeichen einer Pneumonie im zweiten Stadium.

T. meint, der Tod des Kindes sei durch die Pneumonie beschleunigt worden, obwohl die *Meningitis spinalis* schon zu weit vorgeschritten war, um noch eine Heilung zuzulassen. Er bemerkt, dass er in Zukunft in einem ähnlichen Falle die Nadeln drei Tage nach der Operation entfernen würde, um die Ulzeration der Stichwunden und den Ausfluss von Flüssigkeiten durch dieselbe zu verhindern. (*L'expérience.*)

---

5. Ueber das unvollständige Abbrechen oder das sogenannte Abknicken der Knochen, von Dr. Oesterlen.

Das unvollkommene Abbrechen der Knochen kömmt nur im kindlichen Alter vor, meistentheils bei schwächlichen und blonden, zur Rhachitis oder Skrophulosis geneigten Kindern, und an allen langen Knochen, öfter jedoch an den Schlüsselbeinen und Knochen des Vorderarmes als dem Oberschenkel und den Knochen des Unterschenkels. In selteneren Fällen findet diese Verkrümmung nur an einem, gewöhnlich an beiden Knochen des Vorderarmes oder Unterschenkels statt.

Sie giebt sich durch eine geringe Verkürzung und augenblicklich gestörten Gebrauch des Gliedes, so wie durch eine geringere oder stärkere Konvexität des Knochens, meistentheils nach vorn oder zur Seite, und eine entsprechende Konkavität nach der entgegengesetzten Richtung, zu erkennen. Abnorme Beweglichkeit oder Krepitation sind nicht vorhanden, dagegen eine bedeutende Empfindlichkeit bei der Berührung des Gliedes. Selten zeigt sich eine Suggillation, dagegen früh eine Geschwulst des Theils, oft treten sogar entzündliche Erscheinungen ein, die ein allgemeines und örtliches antiphlogistisches Verfahren erfordern und die Anlegung des Verbandes, der hier am besten sogleich anzulegen ist, verhindern.

Wird dieser Bruch auf irgend eine Weise vernachlässigt oder verkannt, oder kann, wie es beim Bruche des Schlüsselbeins kleiner Kinder der Fall sein dürfte, kein gehöriger Druckverband angebracht werden, so verkrümmt sich der Knochen durch den gestörten Antagonismus der Muskeln noch mehr, und heilt dann mit einem deutlich fühlbaren Kallus und einiger Verkürzung des betreffenden Gliedes. Jedenfalls ist es, wo es angeht, zweckmässig, mehrere Tage einen mässigen Druck mittelst des Verbandes auf die stattgehabte Knochenwölbung anzubringen.

Der Verf. fügt einen von ihm beobachteten Fall hinzu, wo eine Frau mit ihrem 1½ Jahre alten Kinde, das sie auf dem Arme trug, fiel und diesem den linken Oberschenkel abknickte. Den Schenkel fand O. kurz darauf kaum merklich angeschwollen, seine vordere Seite aber ziemlich konvex und die hintere im gleichen Verhältniss konkav. Auf jener fühlte man eine 3—4''' lange und ½''' tiefe, quer verlaufende Rinne, die Hautfarbe war unverändert, Beweglichkeit und Krepitation des Knochens war nicht wahrzunehmen, daher kein vollständiger Bruch, sondern nur eine Abknickung vorhanden.

Da das Kind grosse Schmerzen äusserte, so wurde erst nach Anwendung von Blutegeln und kalten Umschlägen, am dritten Tage, der Knochen in seine gerade Richtung gebracht. Dies geschah mit der grössten Vorsicht und Stetigkeit durch einen gelinden Druck auf die Konvexität; hierbei wurde ein dumpfer Knall vernehmbar, und der Schenkel war gänzlich gebrochen. Die Heilung erfolgte in ungefähr 6 Wochen ohne Verkürzung des Gliedes. (Med. Würtemberg. Korrespondenzblatt.)

---

6. Historisches und Kritisches über Tracheotomie oder Bronchotomie gegen den Krup, von P. Jousset.

In einer im Augustheft 1844 der *Archiv. génér. de Médec.* befindlichen Abhandlung macht Jousset (Interne am Kinderhospital in Paris) darauf aufmerksam, dass man Unrecht thue, mit der Anwendung der Bronchotomie oder Tracheotomie geschichtlich nicht höher hinauf zu gehen, als bis zu André 1782. Zuvörderst müsse nicht vergessen werden, dass zwischen Krup und der *Angina gangraenosa* oder *strangulatoria* der Alten die Identität schon längst erwiesen ist. Schon 50 Jahre vor Bretonneau hat Samuel Bard (s. *Journ. des progrès I.,* 1827. p. 183. Artikel *Angine gangréneuse* von Deslandes) diese Identität dargethan und Bretonneau selber hat sie auf das unzweifelhafteste bestätigt. Diese nachgewiesene und bestätigte Identität ist von grosser Wichtigkeit; denn bedienten sich die älteren Aerzte für den Krup stets des Ausdrucks *Angina gangraenosa* oder *strangulans*, so wird man bald erkennen, dass nicht nur der Luftröhrenschnitt seit alten Zeiten gegen diese Krankheit empfohlen ist und geübt worden, sondern dass man sich auch wie heute nicht nur über den Technizismus, sondern auch wie heute über die Indikationen und über die Zeit ihrer Ausführung gestritten hat, und dass der heutige Streit nichts weiter ist, als eine Fortsetzung des früheren. Zum Belege führt J. eine Menge Stellen an. Nur einige davon: Aretaeus: *„At quicumque, strangulationem verentes ..... arteriam secuerunt ....“* (*De morb. acutis. Lib. I. cap.* 7.) — Antyllus mit den Wundärzten seiner Zeit erklärte die Bronchotomie für das letzte Mittel gegen die strangulirende Angina, fügte aber hinzu, dass er die Verbreitung der Krankheit auf die Lunge oder längs der ganzen Luftröhre für eine Gegenanzeige halte. (Paul v. Aegina, *de re medica, Lib. VI. c.* 33.) Bis auf van Swieten finden wir nur das Alte wiederholt, aber Letzterer betrachtet die Operation als ein Mittel, das Leben zu verlängern und so lange hinzuhalten, um die Entzündung des Larynx und der Trachea beseitigen zu können; jedoch will er, ehe man zu dieser Operation schreitet, dass man erst alle anderen Mittel, Blutentziehungen, Purganzen und andere geeignete Mittel versuche; dennoch aber will er nicht, dass man mit der Operation bis zum allerletzten und äussersten Punkt der Krankheit warte, weil, wenn man dieses thue, man zu fürchten habe, dass die Verhinderung des freien Athmens zu einer tödtlichen Peripneumonie zuvor schon führen könne: *„Ut autem cum spe fausti eventus sectio asperae arteriae fiat, requiritur, ut morbus recens sit; ubi enim diu duravit, metus est, ne immeabili sanguine pulmonalis arteria infarcta jam sit, adeoque facta licet via aëri pulmonem ingressuro, maneret tamen lethalis peripneumonia.“* (*Comm. in aphor. Boerh. II.* p. 624.) — Besonders ist es aber der ältere Louis, welcher die Bronchotomie als alleiniges und ausschliessliches Mittel gegen den Krup empfiehlt; alle andere Mittel haben für ihn nicht den Erfolg und stehen der Operation nach. (*Sur la bronchotomie*, in den *Mém. de l'Acad. roy. de Chirurg. T. IV.*) Die Operation soll nach ihm die tödtliche Anschoppung der Lunge verhüten, und er hält sie, wenn sie gut verübt wird, für weniger gefährlich, als selbst einen Aderlass. Nach Louis ist es nur Caron, welcher aber in seinem Eifer für die Bronchotomie so weit geht, dass er verlangt, die Behörde solle jeden Arzt zur Verantwortung ziehen, welcher einen Krupkranken sterben lasse, ohne an ihm die Operation gemacht zu haben. (*Examen du recueil des faits et observations relatifs au croup, publié par la Faculté de Médec. de Paris,* 1809.)

Was nun die Debatten unserer Zeit über diesen Gegenstand betrifft, so erinnert J. zuvörderst an Trousseau, welcher auch der Ansicht ist, dass der Arzt, welcher nicht die Tracheotomie in Fällen von Krup verübt, den Tod des Kranken verschuldet. (*Journ. des connaiss. med.-chirurg.* 1834. *T. V.*) Caron und Trousseau stützen ihren Ausspruch auf die schon von Louis aufgestellten Argumente: 1) Niemals heilt der ächte Krup ohne Operation; 2) die Tracheotomie ist weder in sich, noch durch ihre Folgen gefährlich, und 3) die durch die Krankheit verhinderte Athmung bewirkt Kongestion der Lunge und veranlasst Entzündung. Nur Trousseau fügt zur Beweisführung des Gesagten eine Reihe von Fällen hinzu, und Bretonneau, der ein dickes Buch geschrieben hat, um zu beweisen, dass Krup und die *Angina gangraenosa* der älteren Schriftsteller dasselbe sind; er hat nicht gewusst, dass dieses schon lange vor ihm dargethan war. Erkennt man an, dass die älteren Schriftsteller den Krup *Angina gangraenosa* und die Tracheotomie Bronchotomie genannt haben, so findet man alsbald auch Widerlegungen gegen die Argumente von Caron und Trousseau. 1) „Der ächte, wahre Krup heilt nie ohne die Operation." Diese Behauptung ist nicht wahr; die Anzahl derjenigen Fälle von Krup, welche durch Blutentziehungen, Purganzen und andere Mittel geheilt worden sind, ist sehr gross, und wollte Herr Trousseau behaupten, in diesen Fällen sei der Krup kein ächter gewesen, so wird er, meint der Verf., doch diejenigen Fälle für ächt erklären, wo eine Expektoration der Pseudomembranen vollständig nachgewiesen ist. Seit Galen bis auf unsere Tage sind, nach bestem Wissen des Verf., 35 Fälle von Krup oder *Angina gangraenosa* mit Auswurf von Hautschichten, wovon 10 mit Auswurf wirklicher röhrenförmiger Bildungen, vermerkt worden; zwei Fälle davon gehören Bretonneau (*Diphthér.* 1826) und einer sogar dem Herrn Trousseau (*Aussandon, thèse* 1834, p. 16) selber an. — 2) „Die Tracheotomie ist weder in sich, noch in ihren Folgen gefährlich." Diesen Satz glaubt Niemand, welcher die Operation kennt, und weiss, dass der Tod durch Verblutung, durch Reizung, durch Nervenzufälle u. s. w. in Folge derselben eintreten kann. Herr Trousseau selber sah bei seinen Versuchen an Hunden höchst widrige Zufälle eintreten. (*Dict. en* 25 *Vol., IX.* p. 384.) — 3) „Man muss operiren, wenn die Krankheit noch nicht zu sehr vorgerückt ist, denn die gehinderte Athmung bewirkt Kongestion und Lungenentzündung, welche die Operation erfolglos macht." Dieser Satz schliesst aber viel Hypothese in sich, und erinnert an die physiologischen Anschauungen Boerhaave's, in denen die Mechanik vorgalt; denn wer hat erwiesen, dass, wenn die Athmung erschwert ist, das Blut in den Lungen sich anhäuft und Entzündung entsteht? Wenn durch gehinderte Athmung Asphyxie entsteht, so ist noch nicht nachgewiesen, dass Asphyxie, wie Herr Trousseau gern will, Pneumonie bewirkt. Im Gegentheil erweist sich gerade das freie und künstlich bewirkte Zuströmen von Luft zu den Lungen als das beste Mittel, die während der Asphyxie eingetretene Akkumulation des Blutes in den Lungen zu beseitigen. Der Verf. ist der Meinung, dass da, wo nach der Tracheotomie Pneumonie eintrat und den Kranken dahinraffte, diese Pneumonie eher die Folge der Operation, als der Asphyxie ist. — Es ist indessen schwer, *hier zur* Gewissheit zu kommen, und wir bedürfen der Zahlen. — Aus einer Dissertation von Garin (Paris, 1844) geht hervor, dass Herr Trousseau 130mal gegen den Krup die Tracheotomie gemacht hat, und zwar 28mal mit Erfolg; Herr Guersant Sohn hat, wie der Verf. von ihm erfahren, in der Stadt 38mal diese Operation gemacht, aber nur 2mal mit Erfolg. Boudet berichtet, dass von 1840 bis 1841 sie im Kinderhospitale 10mal gemacht worden, aber nur einmal mit Erfolg. Bretonneau hat sie 17mal gemacht und stets ohne Erfolg. — Seit André bis heute ist die Tracheotomie gegen den Krup ausserdem noch 80mal gemacht worden; nur 5 hatten Erfolg. — Rechnet man nun alle die Operationen zusammen, so hat man sie in Frankreich ungefähr 219mal verübt, und zwar nur 40mal mit Erfolg, also die Heilungen stehen noch nicht einmal im Verhältnisse von 1:5. Demnach hat Herr Trousseau die Operation viel zu sehr überschätzt und ihre Gefahren viel zu wenig hervorgehoben.

Zum Schlusse fügt der Verf. noch seine Behandlung des Krups hinzu, die sich sehr wenig von der allgemein üblichen unterscheidet und die die Tracheotomie nur unter grosser Einschränkung zulässt. Im Anfange der Krankheit setzt der Verf. Blutegel vorn auf den Hals und lässt nachbluten bis zur Ohnmacht; fortwährendes und beständig unterhaltenes Erbrechen durch Brechweinstein oder Ipekakuanha; endlich Kauterisation des Hintergrundes des Pharynx und der Nachbartheile der Glottis mit sehr konzentrirter Auflösung von Höllenstein, um die Verbreitung der Pseudomembran zu verhüten, falls nämlich der

Krup etwa im Rachen begonnen hat. Neben dieser energischen Behandlung noch zwei grosse Blasenpflaster auf die Oberschenkel. Stellen sich Erstickungszufälle ein, so muss man in dieser energischen Behandlung nicht nachlassen, und nur, wenn alle Mittel fehlgeschlagen haben, wenn die Suffokation so bedeutend ist, dass Asphyxie einzutreten droht, darf man zur Tracheotomie seine Zuflucht nehmen. — Zum Belege erzählt der Verf. zwei glücklich, ohne Operation geheilte Fälle.

---

7. Zur Aetiologie der Blausucht, von Dr. Mathias Aberle, Prof. der Anatomie zu Salzburg.

In den Oesterreich. Mediz. Jahrbüchern, Januar und Februar 1844, finden wir einen sehr interessanten Aufsatz über den Eingangs erwähnten Gegenstand. Wir entnehmen nur Einiges daraus, was besonders auf die Pädiatrik Bezug hat. Herr Aberle hat 180 Fälle von Blausucht gesammelt; daran starben 132 Subjekte unter 16 Jahren (57 männlichen und 42 weiblichen Geschlechts, bei 32 ist das Geschlecht nicht angegeben), 48 Subjekte wurden über 16 Jahre alt. Von den 132 Kranken wurden 24 keinen Monat, 21 nicht 6 Monate, 12 nicht 12 Monate alt; 16 erreichten das 3te, 11 das 6te, 11 das 8te, 13 das 11te, 11 das 13te und 12 das 16te Jahr. Im höheren Alter kommt die Blausucht immer seltener und seltener vor.

Die Ursachen der Blausucht sind angeboren oder nicht-angeboren; zu den angeborenen gehören die Missbildungen oder Abweichungen vom normalen Bau, besonders im Herzen und den Gefässstämmen. Was zuvörderst das Herz betrifft, so ist die geringste Abweichung dieser Art, welche in den Leichen Blausüchtiger gefunden wird, die theilweise Fortdauer des fötalen Blutumlaufes; am häufigsten ist hier das Offenstehen des eirunden Loches, jedoch ist dieses fast immer mit anderen Fehlern des Herzens, der grossen Gefässe, und selbst der Lungen (besonders mit verengerter oder gar ganz verschlossener Lungenarterie, mit abnormer Oeffnung in der Ventrikularscheidewand) verbunden. Da nun sehr oft (von Bizot 44mal, von Meckel 51mal) das eirunde Loch offen gefunden worden, ohne dass die Subjekte Symptome von Blausucht hatten, so lässt sich schliessen, dass weniger das Offenstehen des eirunden Loches, als vielmehr die übrigen dabei stattfindenden Ursachen die Blausucht erzeugten. Herr Aberle giebt hierüber folgende hübsche Erklärung: „Die so häufig gemachte Beobachtung, dass in Leichen offenes *Foramen ovale* ohne je stattgehabte Blausucht gefunden wurde, lässt sich mit Grund dadurch erklären, dass, so lange die Kräfte der beiderseitigen Herzwände im Gleichgewichte stehen, auch die zwei Blutströme durch die beiden Herzhälften ihre naturgemässen Bahnen ohne ein Streben nach seitlicher Abweichung ungestört fortsetzen. Dieses wird um so mehr stattfinden, als das meistens nur enge, kanalartige, eirunde Loch den Uebertritt aus der rechten in die linke Vorkammer erschwert, oder aber die Menge des etwa übertretenden venösen Blutes zu gering ist, um Erscheinungen von Kyanose zu bewirken. Findet dagegen in der rechten Herzkammer, in der Lungenarterie oder den Lungen selbst ein vorübergehendes oder bleibendes, ein angeborenes oder später entstandenes Hinderniss statt, so werden auch früher oder später blausüchtige Erscheinungen auftreten, und zwar nach Verschiedenheit der Ursachen entweder blos vorübergehend, oder aber andauernd. Ersteres beobachtet man nicht selten bald nach der Geburt, wenn Krämpfe in den Lungen oder eine andere Störung im kleinen Kreislaufe die baldige Schliessung der fötalen Blutwege und insbesondere des *Foramen ovale* hindert; auch später z. B. beim sogenannten Stimmritzenkrampfe (*Asthma thymicum*), beim Keuchhusten u. dergl."

Seltener (gegen Dittman's Behauptung) ist das Offenbleiben des Botalli'schen Kanals die Ursache der Kyanose, und auch diese Anomalie ist fast immer mit anderen Bildungshemmungen des Herzens, besonders mit verengter oder verschlossener Lungenarterie verbunden; dann ist das Offenstehen des Botalli'schen Ganges als Folge des letzteren Umstandes zu betrachten. — Bei diesem geringen Grade von Bildungsfehlern, welche die Kyanose begründen, hält meistens das Leben länger an, als bei anderen, komplizirtern Missbildungen.

„Am allerhäufigsten", sagt Herr Aberle, „wird Durchbrochensein der Ventrikelscheidewand in den Leichen Blausüchtiger angetroffen, und zwar fast immer mit gleichzeitigem Ursprunge der Aorta aus beiden Kammern, mit verschiedenen anderen Bildungsfehlern des Herzens, weit häufiger zugleich mit Offensein des eirunden Loches und auch noch mit Verschlossensein oder Verengerung des Ursprungs der Lungenarterie verbunden; nur sehr selten entspringt letztere über der abnormen Oeffnung in der Scheidewand aus beiden Ventrikeln." Herr Aberle führt sehr interessante Notizen über die hier vorkommenden Bildungsfehler an. In der Ventrikelscheidewand findet man ein, zwei bis drei Löcher von verschiedener Grösse und mannigfacher Gestaltung. —

„Wenn nicht", sagt Herr Aberle, „in allen, doch aber gewiss in den allermeisten Fällen von abnormer Kommunikation der beiden Herzkammern unter sich und mit der Aorta, erfolgte mehr oder weniger eine Vermischung der beiden Blutarten, zumal wenn die Oeffnung in der Kammerscheidewand beträchtlicher, oder gleichzeitig das eirunde Loch offen war, und zwar um so mehr bei verengtem oder gar verschlossenem Ursprunge der Lungenarterie; die fast unausbleibliche Folge hiervon wird sein, dass sich entweder gleich nach der Geburt oder doch früher oder später die Erscheinungen der Blausucht entwickeln." Es giebt nur wenige Fälle, wo bei Offenstehen der Ventrikelscheidewand Blausucht nicht eintrat.

Die höchste Stufe der der Blausucht zum Grunde liegenden Hemmungsbildung ist das sogenannte Fischherz oder Amphibienherz, ein Herz nämlich aus nur einem Ventrikel und einem Vorhofe, oder aus einem Ventrikel und zwei Vorhöfen bestehend. Bei dieser Anomalie sind die venösen und arteriösen Gefässstämme entweder noch mit einander verschmolzen, oder sie sind schon getrennt und es finden andere Abweichungen in den Gefässen statt. „Dass die Lebensdauer der Kinder", sagt Herr Aberle, „deren missbildetes Herz in diese Klasse gehört, und welche fast alle männlichen Geschlechts waren, im Allgemeinen nur sehr kurz sein könne, ist einleuchtend. Wirklich starben auch die allermeisten schon in wenigen Tagen, oder doch nach wenigen Monaten." Merkwürdig ist daher der 11 Jahre alt gewordene Knabe, dessen Tiedemann gedenkt, Farre's 22jähriger und Pozzi's sogar 27 Jahre alt gewordener Mann.

Die Bildungsfehler der grossen Gefässe betreffend, so sind diese selten für sich bestehend, sondern meist mit denen des Herzens verbunden, wenn Blausucht vorhanden war. Zuerst zu nennen sind Verengerung oder Verschliessung des *Ostium arteriosum*, der rechten Herzkammer oder des Stammes der Lungenarterie selbst; — diese werden häufig in den Leichen Blausüchtiger gefunden. — Seltener ist Verengerung oder Verschliessung des Ursprungs der Aorta; häufiger ist eine ungewöhnliche Erweiterung des Aortenursprungs bei Blausüchtigen. Noch häufiger ist die Wechsellage, das heisst der vertauschte Ursprung der beiden Arterienstämme, nämlich der Aorta und Lungenarterie — Ursache der Blausucht. „In diesen Fällen", sagt Herr Aberle, „zirkulirt ein durchaus gemischtes Blut, und die Vermischung wird durch das fast immer stattfindende Offenbleiben des *Foramen ovale*, oder durch den nicht seltenen Fortbestand des *Du-*

ctus arteriosus Botalli oder durch ein Loch der Kammerscheidewand vermittelt." Dass hierbei das Leben nur kurze Zeit bestehen kann, ist klar. — Es kommen auch noch andere, jedoch hier nicht besonders zu erwähnende Missbildungen der grossen Gefässe vor, welche jedoch nur in Verbindung mit den schon erwähnten Fehlern des Herzens Blausucht bewirken.

Wenn die aus bisher genannten Missbildungen entstehende Blausucht *Cyanosis cardiaca* genannt werden kann, so muss diejenige Blausucht *Cyanosis pulmonalis* heissen, der ein Fehler in den Lungen zum Grunde liegt. Herr Aberle übergeht die *Cyanosis pulmonalis acquisita;* er spricht nur von der *congenita.* Diese letztere ist allerdings sehr selten; Mangel der rechten Lunge (Stein), der linken Lunge (Heyfelder), unvollkommene Entwickelung der rechten (Meyer) gehören hierher.

Zum Schlusse gedenkt Herr Aberle der konsekutiven Veränderungen des Herzens, der grossen Gefässe und der Lungen; wir aber müssen uns mit diesem kleinen Auszuge begnügen, und bedauern innig, diese hübsche, gediegene, lehrreiche Abhandlung nicht ganz vollständig mittheilen zu können. Bd.

---

8. Zur Lehre von den epidemischen Hautkrankheiten, aus einem Aufsatze von Dr. Joseph Dietl, Primar-Arzte am Wiedner Bezirks-Krankenhause.

Der Aufsatz ist betitelt: „Ueber die Dermatosen des letzten Jahrzehntes, mit besonderer Berücksichtigung der Rötheln und des Typhusausschlages, nebst Andeutungen zur Systematologie der Hautkrankheiten". und findet sich in den Oesterr. mediz. Jahrbüchern, Januar und Februar 1844. — Die Wiener Schule, zu der auch die Prager gehört, steht im schönsten und wohlverdientesten Rufe; wir sind gewohnt, was von Wien und Prag und überhaupt von den daselbst gebildeten Aerzten kommt, stets als so tüchtig, gediegen und so rein auf das Praktische gerichtet zu finden, dass wir uns kaum der Verwunderung erwehren können, einmal eine Abhandlung zu bekommen, die fast nur Theorieen, Hypothesen und Dogmen enthält. Wir sind damit überreich versehen, und bedürfen deren kaum mehr; wir würden uns freuen, wenn die österreichischen medizinischen Schulen stets bei ihrer rein praktischen Richtung verblieben, denn sie ist uns bis jetzt noch immer der beste Halt und Hort gegen die Phantasieen und Spielereien des Auswuchses der naturhistorischen Schule gewesen. Saat, Keim, Blüthe, Frucht, — Wachsen, Blühen, Welken — sind doch am Ende nichts weiter als Bilder, als Allegorieen, wenn wir so sagen dürfen, — als poetische Ausdrücke, die uns vom einfachen, unbefangenen Forschen, das uns noch so ausserordentlich Noth thut, von scharfer, nur auf Thatsachen sich stützender Kritik hinweg in ein dichterisches Weben und Träumen versenken. Herr Dietl, dieser tüchtige Arzt, hätte uns Thatsachen und weniger Bilder und Allegorieen geben sollen, — und seine Abhandlung wäre — belohnender gewesen; wir finden viel Gewagtes in seinen Angaben, obwohl auch mancherlei Interessantes, — und wir werden unseren Lesern, damit sie selber urtheilen, in Form von kritischen Aphorismen Einiges daraus, so weit es die Pädiatrik betrifft, mittheilen.

1) Die vorzüglichsten epidemischen Dermatosen, welche Herr Dietl im Verlaufe des letzten Jahrzehnds beobachtet hat, zerfallen nach ihm in zwei Reihen: a) in Exantheme, welche während der Epidemieen, und b) in solche, welche nach den Epidemieen erschienen. Zu ersteren gehören: der Rothlauf, die Rötheln, der Papel-, Purpur-, Nesselausschlag und das Erythem. Zu letzteren: die Masern, die Blattern und der Scharlach.

2) Alle diese Exantheme, — behauptet Herr Dietl, muss man unstreitig (??) als das unmittelbare (?) Ergebniss dreier grosser Epidemieen, der Cholera, Grippe und des Typhus, betrachten, und annehmen, dass dieselben nie ins Leben getreten wären, wenn erstere nicht stattgefunden hätten! „Ja", fügt Herr Dietl hinzu, „ja wir müssen bei einer etwas aufmerksameren Betrachtung dieser Exantheme unwillkührlich auf den Gedanken kommen, dass alle epidemischen Krankheiten mit Hautblüthen enden müssen, dass das Wesen und die Tendenz einer jeden Epidemie darin bestehe, bestimmte Hautblüthen zu treiben, und dass daher keine Epidemie erlöschen könne, bevor sie nicht die ihr entsprechenden Hautblüthen wirklich hervorgebracht hat." — In dieser Anschauung liegt allerdings etwas Wahres, aber die Wahrheit wird leicht zur Unwahrheit, wenn sie übertrieben wird; Herr Dietl nämlich findet sich nach dem, was er in dem letzten Jahrzehend beobachtet, zu einem Schlusse berechtigt, der nicht so leicht eine Annahme finden dürfte; er sagt: „So erlischt die Choleraepidemie erst dann, wenn sie Rötheln, die Typhusepidemie, wenn sie Rothlauf, Rötheln, Erythem, den Papel-, Purpur- oder Nesselausschlag abgesetzt

hat." Da nun die ebengenannten Ausschläge gewissermaassen alle ihren Vater oder ihre Mutter gefunden haben, so musste die von Schönlein eingeführte, von Fuchs fortgesetzte, und von Jahn, Eisenmann und Andern noch mehr ausgebildete Bilderspielerei, von der Schönlein längst schon wieder zurückgekommen ist, dem Herrn Dietl sehr willkommen sein. „Jedes akute Exanthem", sagt er, „geht aus dem epidemischen Krankheitsprozesse hervor, wie die Blüthe aus der Wurzel." Statt einer Thatsache haben wir also nur eine Phrase, statt einer auf gründliche Forschung und scharfe Beweise sich stützenden Schlussfolgerung haben wir ein Bild; und wenn Herr Dietl behauptet, dieser Vergleich führe rücksichtlich der Exantheme zu manchen interessanten Betrachtungen, so werden wir bald finden, dass Phrasen und Bilder immer wieder nur zu Phrasen und Bildern führen.

3) Herr Dietl sagt: „Jede Blüthe setzt nothwendigerweise einen Wurzelprozess voraus, aber nicht jeder Wurzelprozess muss unumgänglich Blüthen treiben. Es giebt vielleicht Wurzelprozesse, welche unter allen, und Wurzelprozesse, welche nur unter bestimmten Verhältnissen Blüthen treiben. Zu ersteren gehören die Wurzelprozesse des Scharlachs, der Masern und der Blattern; zu den letzteren: die Wurzelprozesse der Rötheln, des Purpur-, des Papelnausschlages u. s. w. Daher haben wir äusserst selten ein Blatternfieber ohne Blattern, ein Scharlachfieber ohne Scharlach u. s. w., sehr oft aber ein Röthelfieber ohne Rötheln, ein Purpurfieber ohne Purpurausschlag u. s. w. Auf dieser Eigenheit der Wurzelprozesse beruht unsere Eintheilung in idiopathische und symptomatische Ausschläge, obwohl jeder akute Ausschlag ein symptomatisches oder vielmehr deuteropathisches Leiden ist." — Wie viel Worte um Nichts! Wo sind die Beweise für Röthelnfieber ohne Rötheln, für Purpurfieber ohne Purpurausschlag? Selbst bei den mit so charakteristischen Nebensymptomen begleiteten Masern und Pocken lässt sich in vorkommenden Fällen die *Febris variolosa sine variolis*, oder die *Febris morbillosa sine morbillis* nicht mit Bestimmtheit nachweisen. Und dann, wem fällt es jetzt noch ein, von einem idiopathischen oder symptomatischen Ausschlage zu sprechen? Zweifelt noch irgend Einer, dass der Ausschlag selber etwas mehr ist, als ein sichtbarlich hervortretendes Symptom eines bald spezifischen, bald nicht-spezifischen Krankheitsprozesses? Unterschiede Herr Dietl diejenigen Exantheme, denen ein bestimmtes Virus zum Grunde liegt, von denen, wo solch spezifisches Virus nicht ob-

waltet, untersuchte er diesen für unsere Erkenntniss wichtigen Punkt genau und mit derjenigen Schärfe, deren er wohl fähig ist, so würde er uns weiter gebracht haben, als wie mit allen diesen höchst unfruchtbaren Vergleichen. Die folgenden Aussprüche des Herrn Dietl, die nothwendige Folge des Bilderspiels mit den Wurzelprozessen, geben wir ohne alle Bemerkung; wir überlassen die Kritik den Lesern selber, möchten aber gern wissen, was die bei uns so hochgeschätzten und tüchtigen Praktiker Wiens und Prags darüber urtheilen.

4) „Die idiopathischen Ausschläge sind Produkte einer unbedingten, die symptomatischen Ausschläge sind Produkte einer bedingten Blüthenfähigkeit des Wurzelprozesses."

5) „Die idiopathischen Ausschläge können daher zu symptomatischen herabsinken, wenn die Blüthenfähigkeit ihrer Wurzelprozesse abnimmt, und die symptomatischen Ausschläge können sich zu idiopathischen erheben, wenn die Blüthenfähigkeit ihrer Wurzelprozesse zunimmt."

6) „Scharlach, Masern und Blattern können daher mit der Zeit zu symptomatischen Ausschlägen herabsinken und endlich ganz verschwinden, wenn die ihnen entsprechenden Wurzelprozesse im Wechsel des Krankheitsprozesses untergegangen sind. Scheinen sie doch nichts anders, als Hautsymptome oder Hautkrisen eines stationär gewordenen typhösen Prozesses zu sein!" (*sic!*)

7) „Hingegen können die Rötheln, der Papel-, der Purpurausschlag u. s. w. sich zu idiopathischen Ausschlägen erheben, wenn ihre Wurzelprozesse, Cholera und Typhus, bleibend emportauchen."

8) „Die akuten Exantheme tauchen daher auf und gehen unter im Wechsel der Krankheitskonstitutionen."

Mit diesen Sätzen, meint Herr Dietl, hätten wir den Schlüssel zur natürlichen Aetiologie der Exantheme, und wir dürften „nicht erst die Pforten des Orients öffnen und ein Exanthem nach dem andern aus demselben auf unsern Boden versetzen, wenn wir Alter und Abstammung eines akuten Exanthems geschichtlich nachweisen wollen". Herr Dietl ist in der That sehr genügsam; wir sind so genügsam nicht; wenn er sich einredet, den Schlüssel zur natürlichen Aetiologie zu haben, so haben wir ihn aber noch lange nicht; wir vermögen mit Herrn Dietl's Schlüssel auch nicht die kleinste Parthie aufzuschliessen. Vermögen es unsere Leser? — Nur noch einige Pröbchen, um zu beweisen, wie schade es ist, dass Herr Dietl nicht lieber den Weg des ruhigen

Untersuchens und Beobachtens, statt des dichterischen Auffassens gegangen ist.

9) „Wenn ein und derselbe Wurzelprozess verschiedene Blüthen treibt, so müssen die Blüthen, und wenn verschiedene Wurzelprozesse eine und dieselbe Blüthe treiben, so müssen die Wurzelprozesse einander ähnlich sein. Rothlauf, Erythem, Rötheln, Purpur-, Papel- und Nesselausschlag des Typhus müssen ähnliche Exantheme sein, weil sie Blüthen eines und desselben Wurzelprozesses sind, und umgekehrt: Cholera und Typhus müssen ähnliche Krankheiten sein, weil sie Wurzelprozesse einer und derselben Blüthe sind." — Die Kühnheit dieses Schlusses, mehr aber noch die Kühnheit der Prämissen, ist wirklich bewundernswerth.

10) „Die Rubeola ist eine Kombination des Scharlachs und der Masern." — Warum? — weil ein Rubeolkranker neben glatten scharlachrothen Flächen masernähnliche Flecke hat. Bilden aber blos die Formen und Farben, welche die Exanthemstellen darbieten, die wesentlichen Unterschiede zwischen Masern und Scharlach, oder liegen diese Unterschiede nicht vielmehr im ganzen Verlauf, in der ganzen Art der Abwickelung der Krankheit und ihrer Ausgänge? Wenn die Rubeolflecke zufällige Aehnlichkeiten hier mit Masern und dort mit Scharlach darbieten, darf daraus Jemand den Schluss zu ziehen wagen, dass die Rubeola „eine Kombination von Scharlach und Masern" ist? — *Rubeola annulata* ist nach Herrn Dietl sogar eine Kombination von Scharlach, Masern und Urtikaria. Denn „die Platten sind minder und die Ringe gar nicht zur Ausbildung gekommene Quaddeln", und neben diesen Platten und Ringen hat ja die *Rubeola annulata* auch noch scharlachrothe Flächen und masernähnliche Erhabenheiten, folglich — ist Obiges ganz richtig, wie Herr Dietl glaubt.

11) „Erythem ist eine Kombination des Rothlaufs und der Urtikaria; der Rothlauf wiederum ist eine Kombination des Scharlachs mit dem Ikterus; — folglich ist das Erythem eine Kombination von Urtikaria, Scharlach und Ikterus." Ist das, fragen wir unsere Leser, ist das nicht wunderbar?! „Die einfachsten Blüthen sind nach Herrn Dietl Scharlach und Masern, vielleicht auch Urtikaria; alle anderen sind kombinirte, die Rubeola aus Scharlach und Masern, wie schon angegeben. Die einfachen Blüthen behalten ihre Grundcharaktere, die kombinirten verlieren sie; die einfachen sind darum kontagiös, die kombinirten nicht. Alle Hautblüthen, die kontagiös sind, sind also nicht kombinirt, und alle, die nicht kontagiös sind, sind also kombinirt u. s. w." Die Rubeola

spielt überhaupt bei Herrn Dietl eine viel höhere Rolle, als bei allen übrigen Autoren. „Die Rubeola gehört dem typhösen Prozesse an, die Masern dem katarrhösen." — „Die Rubeola befällt gleich dem Typhus vorzugsweise das Pubertätsalter, Scharlach und Masern befallen vorzugsweise das Kindesalter." — „So lange die Rubeola epidemisch grassirt, verstummen Scharlach, Masern und Blattern. Ist aber ersteres erloschen, so kommen letztere wieder zum Vorschein. Die Rubeola kommt daher nie (??) während Scharlach- oder Masernepidemieen vor." — Wir haben, dünkt uns, vorläufig hiermit genug; es wäre Alles ganz gut und ist auch recht genial, — wenn es nur Alles wirklich wahr wäre. Dem ist aber noch lange nicht so; Herr Dietl muss erst beweisen, ob auch alle die Prämissen, auf die er fusst, richtig sind, und ob er durch seine Phantasie sich nicht zu weit führen liess.

V. Verhandlungen gelehrter Vereine und Gesellschaften.

A. *Académie de Médecine* in Paris.

Fall von Heilung eines *Lupus vorax*.

Dr. Gibert, Arzt am Hospital St. Louis, zeigte einen merkwürdigen Fall von Heilung eines *Lupus vorax* des Gesichts bei einem jungen skrophulösen Mädchen vor. Das Antlitz war durch die um sich fressenden Geschwüre auf das Schrecklichste entstellt, der ganze muskulöse und knorplige Theil der Nase war nach und nach zerstört worden, so dass nur noch die Nasenknochen vorhanden waren. Es ist der einzige Fall, den Gibert als Beispiel aufstellen kann, wo bei einem so weit vorgeschrittenen Uebel Heilung erzielt wurde. Ausser diesen durch den Lupus hervorgebrachten Zerstörungen waren auch skrophulöse Abszesse am Halse, Karies des rechten Wangenbeines, *Tumor albus* des rechten Handgelenks, vorhanden; in Folge des letzteren ist eine Subluxation mit unvollkommener Anchylose zurückgeblieben. Jetzt sind alle diese bedeutenden Uebel geheilt; im Gesichte befinden sich weisse Narben und von gutem Aussehen. Das Jod innerlich und äusserlich hat sich nicht bewährt; der *Syrup deuto-joduro joduré* des Dr. Gibert hat so treffliche Wirkungen gezeigt, dass man durch ihn allein zum Ziele zu kommen hoffen konnte; doch war die Besserung nicht von Bestand. Die Kauterisationen mit *Hydrargyr. nitricum* waren gleichfalls unwirksam. Zuletzt nahm man seine Zuflucht zum *Ol. Jecoris Aselli* innerlich und äusserlich; nach und nach schien sich das Leiden von Neuem zu bessern, und diese mit Beharrlichkeit länger als ein Jahr fortgesetzte Behandlung hat die vollkommene Heilung bewirkt.

Gibert bemerkt übrigens, dass das *Ol. Jecoris Aselli* kein antiskrophulöses Spezifikum ist, und ihm sehr oft gar nichts geleistet hat.

B. *Westminster medical Society* in London.

1. Vergiftung eines Kindes mit kohlensaurem Bleie.

In der Sitzung vom 19. Oktober v. J. las Snow folgende Geschichte vor. Ein Kind, etwa 5 Jahre alt, schluckte ein Stückchen mit Oel angeriebenes Bleiweiss herunter; das Stückchen war nicht grösser als ein Marmorkügelchen, womit die Kinder zu spielen pflegen (Grösse einer kleinen Flintenkugel); es geschah dieses am Sonnabend Abend. Am Sonntag, Montag und Dienstag litt das Kind an Leibschmerzen und an Verstopfung. Seine Eltern, in der Meinung, dass das, was der Knabe heruntergeschluckt, sogenannter Putz (*putty* — Zinnasche) sei, hielten seine Beschwerden nicht für gefährlich und sendeten nicht nach Hülfe; sie gaben dem Knaben einige Purganzen, und erst am Dienstag Abend hatte er Leibesöffnung. Dienstag Nachts wurde er aber schnell schlechter und bekam zu den anderen Symptomen noch Erbrechen hinzu. Snow wurde am Mittwoch Morgen hinzugerufen; der Knabe erbrach fortwährend eine bräunliche, mit Blut gestreifte Flüssigkeit und klagte über grossen Schmerz, besonders im Epigastrium. Sein Antlitz war geschwollen und dunkelroth; die Konjunktiven geröthet; aus den Nasenlöchern trat Blut aus, und der Körper war mit Petechien bedeckt; Zahnfleisch prall und auffallend bleich; Puls 140 und hart; Haut heiss. Blutegel auf das Epigastrium und eine Emulsion mit etwas Epsomsalz wurden verordnet, allein der Knabe wurde schnell kränker und starb — etwa 90 Stunden, nachdem er das Gift genommen hatte. Kurz vor dem Tode hatte er noch einige grünliche sehr stinkende Darmentleerungen.

Etwa 18 Stunden nach dem Tode wurde die Leiche untersucht; im Herzbeutel, in den Pleurasäcken und im Bauchfelle eine Menge mit Blut gefüllten Serums. Die Lungen an der Oberfläche mit Ekchymosen bedeckt und nach hinten angeschoppt; Herz, Leber und Nieren weich und welk; etwas rothflüssiges Blut in den Herzkammern, Oesophagus gesund, nur am unteren Ende zwei Ekchymosen; im Magen deutliche Spuren starker Entzündung, die Schleimhaut nämlich dunkel geröthet. Der übrige Darm erschien gesund, mit Ausnahme einer kleinen Stelle im Blinddarme. Nirgends konnte Gift aufgefunden werden. — Bis jetzt, sagte Snow, habe er bei keinem Autor einen ähnlichen Fall von akuter Vergiftung durch kohlensaures Blei auffinden können. Fälle von Vergiftung durch Verschlucken dieser Substanz finden sich wohl in den Handbüchern über Toxikologie, aber sie waren chronisch.

Chowne: Die als charakteristisches Merkmal der Bleivergiftung angegebene blaue Linie am Zahnfleische ist nicht immer vorhanden, und wenn sie vorhanden, so ist sie kein direkter Beweis, dass Bleivergiftung stattgefunden, da diese Linie auch bei anderen, namentlich skorbutischen Uebeln vorkömmt.

---

2. Sekundäre Syphilis bei einem 8jährigen Kinde.

In der Sitzung vom 20. April 1844 berichtete Dr. Aston folgenden Fall:

Ein kleines Mädchen von 8 Jahren wurde am 11. April von ihrer Mutter nach dem Islington Dispensary gebracht. Bei der Untersuchung fand man eine Menge kondylomatöser Geschwülste rund um die Afteröffnung, welche die den Kondylomen so charakteristische gelbliche und chamois-weisse Färbung darboten und den bekannten starken und unangenehmen Geruch verbreiteten. Es war nicht möglich, irgend eine Spur primärer Symptome aufzufinden. Der Eingang der Scheide und das Hymen waren unverletzt, und es fand kein Ausfluss statt. Drei oder vier Flecke von Psoriasis nahm man auf dem Schenkel wahr; sie waren von heller rosenrother Farbe und schienen erst seit einigen Tagen zu bestehen. Die Eltern, die in einem trockenen Hause von Backsteinen wohnen, versichern, niemals syphilitisch gewesen zu sein. Sie erzählen, dass das Mädchen bis zu ihrem siebenten Jahre vollkommen gesund gewesen sei, wo sie von einem Erysipelas befallen wurde. Diese vermeintliche Rose bestand in einem Ausschlage, der dem noch bestehenden glich; es waren röthliche und bläuliche Flecke auf dem Rumpfe und Kopfe, die von einem Arzte, der das Exanthem für syphilitisch erklärte, mehrere Male kauterisirt wurden. Es trat Heilung ein, aber da das Uebel wieder von Neuem ausbrach, wandte sich die Mutter nach dem Krankenhause. Die Eltern fügen hinzu, dass einer der Brüder ungefähr vor einem Monate einen ähnlichen Ausschlag auf dem Körper und Kondylome am After gehabt habe. In Betreff des Mädchens ist es nicht möglich, irgend einen Aufschluss zu erhalten, aber die Mutter versichert, dass sie sie nie verlässt, nur schlafen ihre vier Kinder von verschiedenem Alter in demselben Bette; sie kann die Krankheit keinem verbrecherischen Versuche zuschreiben und hält stets auf Reinlichkeit. Es wurde ihr gerathen, die kranken Theile mit einer Auflösung von *Natr. muriaticum* zu waschen, die Kondylome mit Kalomelpulver zu bestreuen, und der Kranken innerlich das *Hydrargyr. c. Creta* gr. ijß 2mal täglich zu geben. Wenige Tage darauf sanken die Kondylome ein und verschwanden; auch die Psoriasisflecke nahmen ab.

Da dergleichen Fälle zuweilen vorkommen, wichtige Folgen haben können und die Schriftsteller nichts davon erwähnen, so bemerkt Dr. Aston noch Folgendes darüber:

Die erste Frage, die man aufwerfen kann, ist: Sind die Kondylome syphilitischer Natur? Alle in der Syphilis erfahrenen Wundärzte werden dies bejahen; denn in der That sind sie oft mit *Fluor albus* und anderen sekundären Symptomen verbunden, oder folgen auf dieselben, dass man, selbst wenn sie allein auftreten, sie als von der Syphilis abhängend betrachten muss, obschon keine anderen Symptome wie in unserem Falle aufzufinden sind. Zugegeben indessen, die Kondylome sind gewöhnlich syphilitischer Natur, können sie unter gewissen Umständen nicht auch aus anderen Ursachen entstehen? Die Thatsachen und die Beobachtung sprechen gegen diese hypothetische Annahme; wir haben Kinder mit Hautkrankheiten jeder Art behaftet gesehen, aber selten mit Kondylomen, und in allen Fällen, wo sie vorhanden waren, war die syphilitische Basis deutlich nachweisbar. Wenn ein reizender Ausfluss aus den Geschlechtstheilen allein Kondylome erzeugen könnte, warum sehen wir sie so selten zusammen auftreten, obgleich die so oft stattfindende Vernachlässigung der Reinlichkeit der Kinder von Seiten der Eltern leicht zu ihrer Bildung Veranlassung geben müsste? Was die hier in Rede stehende Kranke betrifft, so fand bei ihr niemals ein Ausfluss statt, und die Mutter hielt sie rein; die Krankheit erschien trotz der angewandten Mittel wieder, und verschwand bei der merkuriellen Behandlung in einer einzigen Woche. Es wurde untersucht, ob die Kondylome eine erbliche Form der syphilitischen Affektion waren; doch Alles spricht dafür, dass dies nicht der Fall war, und dass sie nicht durch die Mutter als sekundäre Form einer vorangegangenen primitiven übertragen worden sind; dies würde auch eine Ausnahme von der Regel sein.

Ist nun dieser Fall hier einer von Syphilis, der sporadisch unter dem Einflusse und dem Zusammenwirken gewisser Umstände sich gebildet hat? Niemandem sind dergleichen Fälle in der Wissenschaft bekannt.

Sind die Kondylome von einem anderen Individuum übertragen worden? Wenn man Fälle gesehen hätte, die deutlich darthun, dass die Kondylome, wie die Krätze, ansteckend sind, so könnte man versucht werden, anzunehmen, dass dies hier stattgefunden; aber solche Fälle sind nicht nur nicht vorgekommen, sondern auch alle von Dr. Aston angewandten künstlichen Mittel, wie Inokulation mit der Lanzette, Applikation von in das Sekret der Kondylome eingetauchter Scharpie auf von der Epidermis entblösste Stellen, zeigten sich unvermögend, eine Ansteckung hervorzubringen.

Hat das Kind jemals an primitiven Symptomen gelitten? Die bei der Mutter angestellten Nachforschungen hatten nur negative Resultate zur Folge gehabt, und es ist nicht möglich, die Natur der früher vorhanden gewesenen Affektion zu ergründen. Es konnten primäre Geschwüre oder Kondylome, oder primäre und sekundäre Symptome untereinander gemischt gewesen sein. Man muss annehmen, dass das Kind an primären Symptomen gelitten hat, und die Kondylome sekundärer Natur waren. Ueber die Quelle der Krankheit, über die Mittel, wodurch sie mitgetheilt wurde, sind wir im Dunkeln. Das Kind hatte nie die Eltern verlassen, man hatte keinen Verdacht auf einen verbrecherischen Versuch; man muss allein vermuthen, dass die Krankheit durch die Betten, in denen die Kranke mit den anderen vier älteren Kindern schlief, mitgetheilt worden; zumal wenn man daran denkt, dass der Bruder an einer ähnlichen Krankheit gelitten hat.

Rayer hat zwei Fälle von sekundärer Syphilis bei Kindern gesehen, von denen das eine fünf, das andere drei oder vier Jahre alt war; in beiden war die Krankheit hereditär, indem die Mutter an Syphilis litt; aber in mehreren anderen Fällen hatte man die Quelle der Syphilis nicht auffinden können; aus der eigenthümlichen Empfänglichkeit der Haut bei Kindern liesse sich vielleicht die Entstehung und Uebertragsweise der Krankheit erklären.

Dr. Chance hingegen ist nicht der Ansicht, dass die Kondylome in allen Fällen das Resultat primärer Syphilis seien, sondern oft durch Unreinlichkeit entständen. In mehreren Fällen der Art schienen ihm die Merkurialpräparate keinen günstigen Erfolg gehabt zu haben.

VI. Miszellen und Notizen.

Folia **und** ***nuces Juglandis*** **in der Skrophulosis.** Prof. Hauser in Olmütz empfiehlt in den Oesterr. Jahrbüchern die in neuerer Zeit so vielfach besprochenen *Folia* und *nuces Juglandis* in vielen Fällen von Skrophulosis, vorzüglich bei ausgebreiteten Hautgeschwüren, besonders an der Seite des Halses, mit Anschwellung der lymphatischen Drüsen, bei *Impetigo granulata* und *mucosa*, bei chronischen Anschwellungen der Weichtheile, Gelenke und Knochen, bei *Caries scrophulosa*, und räth bei dem Gebrauche noch auf folgende Punkte zu halten: 1) Die Kost muss dem Individuum angemessen, immer aber animalisch sein; zum Getränk reiche man Wasser oder Gerstenabkochung. 2) Den *Succ. rec. expressus* giebt man anfangs zu 2 Theelöffeln pro Tag, steigt von 8 zu 8 Tagen um einen, fällt eben so, wenn man bis auf 4 gekommen ist, und beginnt dann diesen von Neuem zu steigen. 3) Zum Infusum nimmt man ʒj frischer Blätter auf ℥vj oder ℔j der frischen Schaalen (von trockenen 2 bis 3mal so viel) und lässt dieses Quantum den Tag über verbrauchen. 4) Vom Extrakt in Pillenform giebt man gr. viij — x — xx täglich. 5) Bei Kindern unter vier Jahren ist der *Syrup. Juglandis* zu empfehlen, mit gleichen Theilen *Succ.* und *Syrup. Aurantiorum.* 6) Zum äusseren Gebrauche eignet sich am besten *Inf. fol. Jugland.* ℥β oder *Putam. virid. nuc. Jugland.* ʒij auf ℔j Kolat. 7) Bei zahlreichen Drüsengeschwülsten und Hautausschlägen kann man wohl auch Bäder mit Zusatz der *Fol. Jugland.* in Gebrauch ziehen. 8) Bei gleichzeitigen Hautgeschwüren ohne Anschwellung der nächsten Drüsen kann man das Infusum zweckmässig mit *Cupr. sulphur.* gr. ij — iij versetzen. 9) Alle Anschwellungen werden mit in das Infusum getauchten Flanelllappen mehrmals täglich sanft gewaschen und getrieben. 10) Bei hartnäckigen Geschwülsten der Gelenke und gleichzeitigen rheumatischen Komplikationen sind Bäder als *Acid. nitric. dilut.* sehr dienlich.

Oeleinreibungen in der Kinderpraxis. Dr. **Röder** in Schweinfurt empfiehlt im Baierschen Konversationsblatt die Oeleinreibungen in der Skrophulosis und Rhachitis. Er bedient sich des *Ol. Lini* und *Ol. Olivarum*, das, einmal täglich nach einem warmen Bade, über den ganzen Körper, mit Ausnahme des Kopfs, lauwarm sanft und gelind eingerieben wird. Die Kinder werden darauf in Flanell gewickelt und für einige Stunden ins Bett gelegt. Ist das Oel nicht resorbirt worden, was man daraus ersieht, dass man es oft noch nach 2 Stunden von der Haut wegwischen kann und die Krankheit noch nicht gehoben, so wird das Mittel nach 8 — 14 Tagen von Neuem angewandt.

Dr. **Dubois** in Gent wendet gegen **Skropheln** und deren verschiedene Modifikationen, so wie gegen Rhachitis das aus schwarzem Mohn bereitete Mohnöl mit dem besten Erfolge an. Er lässt davon Morgens und Abends ½ — 1 Esslöffel voll und nach und nach mehr nehmen. (*Annales de la Société médicale de Gand.* 1844.)

Enuresis nocturna. Dr. **Adrian Berenguier** fand eine Verbindung von *Bals. Copaivae* und Eisenoxyd sehr wirksam gegen die ***Incontinentia urinae*** der Kinder. Seine Formel ist folgende:

℞ *Bals. Copaivae* ℥j,
Peroxydi ferri ℥ij.
M. exactissime et f. massa pilul., quam divide in pilul. pond. gr. iv.
CDS. Während 2 — 3 Tagen eine Pille bei jeder Mahlzeit, dann zwei u. s. w., bis Patient täglich zehn verbraucht.

Dabei trinkt der Kranke einen Aufguss von Nussblättern. (*Journ. de Méd. et Chirurg. prat. Paris* 1844. September.)

Gegen Skrophulosis giebt Lisfranc Morgens und Abends in einer Tasse Zuckerwasser einen Esslöffel voll von folgender Auflösung: ℞ *Kali hydrjodic.* gr. 24, *Aq. flor. Tiliae* ℥vj. Täglich wird die Gabe des Jodkaliums um 6 Gran gesteigert; man kann bis 24 Gran und mehr täglich gehen. Dieses ist für gereiftere Subjekte; Kindern verschreibt man etwa ein Drittel dieser Gabe. — Nach Umständen lässt man auf die Drüsengeschwülste haselnussgross von folgender Salbe einreiben: ℞ *Plumbi jodureti* ʒj, *Axung. depur.* ℥j. M.

Neue Kinderheilanstalt im Oesterreichischen. Vermöge hoher Regierungs-Verordnung vom 24. Juli 1844 wird dem Herrn Dr. Franz Hügel die Errichtung eines Kinderkranken-Institutes im Polizeibezirke Wieden bewilligt, welches unter der unmittelbaren Aufsicht des Polizeibezirks-Arztes und der Polizeibezirks-Direktion steht.

Der Instituts-Direktor ist verpflichtet, einen Doktor der Medizin als medizinischen, einen approbirten Wundarzt als chirurgischen, und einen Magister der Zahnheilkunde als zahnärztlichen Assistenten zu wählen und aus Eigenem zu honoriren. Der Instituts-Vorsteher hat in dem hierzu bestimmten, aus seinem Vermögen zu bestreitenden Lokale tägliche Ordination zu halten, wobei alle zur Ordination gebrachten Kinder dürftiger Eltern die ärztliche und zahnärztliche Hülfe und die Arznei unentgeltlich zu erhalten haben. Nicht transportable Kinder hat der Direktor selbst oder dessen Assistent in ihren Wohnungen, so oft es nöthig ist, zu besuchen, denselben zu ordiniren, und die nöthigen Arzneien unentgeltlich erfolgen zu lassen.

VII. Bibliographie.

Guggenbühl, *L'Abendberg, établissement pour la guérison et l'éducation des enfans crétins. Premier rapport. Fribourg en Suisse,* 1844. 8.

Meissner, F. L., Die Kinderkrankheiten nach den neuesten Ansichten und Erfahrungen, zum Unterrichte für praktische Aerzte. Dritte, ganz umgearbeitete Auflage. Leipzig, 2 Theile, 1844. 8.

JOURNAL
FÜR
KINDERKRANKHEITEN.

Jedes Jahr erscheinen 12 Hefte in 2 Bänden. — Gute Original-Aufsätze über Kinderkrankh. werden erbeten und am Schlusse jedes Bandes gut honorirt.

Aufsätze, Abhandlungen, Schriften, Werke, Journale etc. für die Redaktion dieses Journals beliebe man kostenfrei an den Verleger einzusenden.

BAND IV.] BERLIN, MÄRZ 1845. [HEFT 3.

I. *Abhandlungen und Originalaufsätze.*

Bericht über die Kinderheilanstalt (Blumenstrasse No. 74) in Berlin vom 18. April bis 31. Dezember 1844, — abgestattet von den Aerzten der Anstalt Dr. A. Schnitzer und Dr. A. Loewenstein.

Bereits im Frühjahr 1842 hatten die eben genannten beiden Aerzte der Kinderheilanstalt den Plan, eine, auf wohlthätige Beiträge von Privatpersonen zu gründende, Anstalt für arme kranke Kinder ins Leben zu rufen, da zu jener Zeit, ausser der Kinderklinik in der Charité, eine solche in Berlin noch nicht bestand. Sie wendeten sich daher an mehrere achtbare Mitbürger, und fanden diese auch sehr gern bereit, ihren Plan zu unterstützen. Mannigfache Verhältnisse hinderten aber die Ausführung im gedachten Jahre, namentlich aber wurden die Statuten des zu diesem Zwecke zusammengetretenen Vereins erst im August 1843 bestätigt, und so kam es, dass nunmehr erst Hand ans Werk gelegt und die Anstalt nicht früher als im April 1844 eröffnet werden konnte. Da die Mittel nicht hinreichten, um ein eigenes Haus für die Anstalt zu kaufen, wurde vorerst ein Lokal in der Blumenstrasse gemiethet und in demselben 6 Betten zur Aufnahme der Kranken eingerichtet. Das Lokal besteht aus 5 Zimmern nebst Küche und Zubehör, von denen 3 zur Aufnahme von Kranken, eins zum Konferenzzimmer und Impfgeschäft, und eins für Hausdiener eingerichtet sind.

Das Protektorat hat Ihre Majestät die Königin zu übernehmen geruht, und laut Statuten steht die Oberaufsicht über die Gesammtverwaltung einem Kuratorium zu, während die beiden Berichterstatter die behandelnden Aerzte sind und die Kassen- und Oekonomie-Angelegenheiten einem eigenen Kassirer anvertraut sind.

Es werden Kinder von 1 — 12 Jahren aufgenommen, akute und chronische Kranke; ausgeschlossen sind nur: syphilitische, Krätz- und Pockenkranke. Ausser der Behandlung der in die Anstalt selbst aufgenommenen Kinder ertheilen die Aerzte noch in der Anstalt Ordinationen für kranke Kinder, die ambulatorisch dahin gebracht werden können, so wie sie auch arme kranke Kinder in deren Wohnungen zur Behandlung übernehmen. Nicht minder wird während der Sommermonate in der Anstalt geimpft.

In die Anstalt selbst wurden vom 18. April bis 31. *Dezember* 1844 aufgenommen: 20 Kranke; hiervon genasen 10, gebessert wurden entlassen 4, es starben 2 und blieben Bestand 4.

Die Verpflegungstage beliefen sich in Summa auf 903, also im Durchschnitte 45 pro Kranken. Wenn dies auch pro Kranken ein langer Zeitraum ist, so ist doch zu bedenken, dass erstlich fast lauter chronische Kranke in die Anstalt aufgenommen werden mussten, weil das Publikum meistens anfänglich, bevor es zu solchen öffentlichen Anstalten Vertrauen fasst und seine Zuflucht nimmt, nur die ihnen höchst lästigen Kranken, und solche, die es für unheilbar hält, ihnen anvertraut, akute Kranke aber, und namentlich solche, deren Heilung bald vorauszusehen, lieber in den Wohnungen behandeln lässt, bis das Vertrauen zu den öffentlichen Anstalten vollkommen begründet ist, und dass wir zweitens, um dieses Vertrauen im Publikum zu erwecken und zu befestigen, die uns anvertrauten chronischen Kranken vorerst lieber längere Zeit, als dies vielleicht unumgänglich erforderlich gewesen wäre, in der Anstalt behalten mussten, um sie völlig hergestellt und erkräftigt den Ihrigen zurückzugeben.

Die in der Heilanstalt behandelten Krankheitszustände waren:

Scrophulae	6mal,
Tinea capitis malign.	1 -
Hydrothorax et Anasarca post Scarlat.	1 -
Tussis convulsiva	1 -
Spasmi tonici et clonici	1 -
Rhachitis	2 -
Spina ventosa	1 -
Paedarthroeace	1 -
Febris nervosa	1 -
Catarrh. inveterat.	1 -
Gastricismus	1 -
Hydrops universalis	1 -

Atrophia meseraica	1 mal,
Bronchitis	1 -
	20.

Die ausser der Anstalt behandelten Krankheitszustände dagegen waren:

Spasmi	2 mal,
Gastricismus	2 -
Scrophulae	8 -
Ophthalmia ex causa traumatica	1 -
Cholera sporadica	2 -
Typhus abdominalis	1 -
Dysenteria rubra	1 -
Diarrhoea chron.	1 -
Catarrh. chron.	3 -
Aphthae	1 -
Ozaena	1 -
Rhachitis	3 -
Coxarthrocace	1 -
Parotitis	3 -
Hernia inguin. dupl.	1 -
Convulsiones	1 -
Tussis convuls.	1 -
Atrophia simpl.	4 -
Hydrothorax	1 -
Angina membran.	1 -
Ophthalmia scroph.	1 -
Impetigo scroph.	2 -
Febris rheumat.	3 -
Asthma thymic.	2 -
Varicella	1 -
Bronchitis	2 -
Adhaesio linguae	1 -
	51.

Von diesen 51 Kranken wurden geheilt 28, gebessert 5, es blieben weg 6, und blieben am 1. Januar 1845 Bestand 12.

Geimpft wurden 43, und zwar zum ersten Male mit Erfolg 39, ohne Erfolg 4; revakzinirt mit Erfolg 5, ohne Erfolg 3. Es stellten sich nicht zur Revision 2.

Ueber Unterleibskrankheiten, und besonders über die Schleimhautaffektionen des Digestionsapparats im kindlichen Alter, nach den im grossen Kinderspitale zu Moskau gesammelten Erfahrungen, von Dr. Andreas Heinrich Kronenberg, Direktor und Oberarzt des genannten Hospitals in Moskau.

1. Gastritis. Die einfache Gastrosis, von der wir 21, und die gastrischen Fieber, von denen wir 31 zu behandeln hatten, boten uns zu wenig Eigenthümliches und Interessantes dar, um näher erörtert zu werden. Nur ist zu bemerken, dass in fast allen Fällen die Kopfschmerzen, die Empfindlichkeit der Herzgrube und die Dilatation der Pupillen, was dem kindlichen Alter in dieser Krankheit eigen ist, zugegen waren.

2. Peritonitis. Diese bei Kindern nicht häufige Krankheit haben wir allein, also die Fälle, wo Peritonitis zu anderen Krankheiten hinzukam, nicht mitzurechnen, 5 Mal in der stationären Klinik behandelt und hergestellt. Alle die Kranken waren skrophulöser Konstitution, und litten Jahre vorher an Kopfausschlägen. Bei zweien fing die Krankheit mit Frost und Hitze an; bei den anderen war nur Hitze vorhanden. Bei allen war der Bauch sehr empfindlich und beim leisesten Druck schmerzhaft; die Zunge belegt und trocken, das Fieber bedeutend, der Urin roth, die Pupille immer dilatirt. Bei zweien war der Bauch nicht gespannt, wie gewöhnlich, sondern weich; bei zweien nur war Erbrechen zugegen; nur bei einem fehlte die Verstopfung; bei zweien waren die oberen Rückenwirbel auf den Druck sehr empfindlich. — Die kürzeste Dauer war 16 Tage, die längste 7 Wochen. Von Krisen haben wir nur eine durch den Schweiss und eine durch Abszesse auf der Kopfhaut beobachtet.

Was die Behandlung betrifft, so liessen wir einmal zur Ader ohne merkbaren Erfolg; einmal setzten wir wiederholentlich Blutegel an, die jedoch nur sehr langsam und allmälig den Schmerz des Bauches verminderten; ausserdem wendeten wir immer erweichende Fomente und milde Kataplasmen an; auch Umschläge von mit Quecksilbersalbe bestrichener Leinwand gebrauchten wir oft statt der Schmerzen erregenden Einreibung dieser Salbe. Doch mehr als alle genannten Mittel schienen uns allgemeine lauwarme Bäder genützt zu haben. Innerlich gaben wir ölige Abführmittel, Kalomel, *Natrum nitricum* und ähnliche Mittel.

3. Hepatitis. Daran wurden 7 (3 stationär, 4 ambulatorisch) behandelt und alle hergestellt. Bei 6 waren ikterische Erscheinungen, in einem Falle war auch zugleich Pneumonie, in einem anderen auch Lienitis zugegen. Meistens war der linke Leberlappen affizirt. Das Fieber war nicht sehr stark. Die Dauer der Krankheit war von 2—4 Wochen. Einmal war Empfindlichkeit der oberen Rückenwirbel zugegen. Die Behandlung bestand äusserlich in Blutegeln, in Einreibungen von Quecksilbersalbe. Innerlich Kalomel, Laxantia und auflösende Mittel.

4. Splenitis und *Hypertrophia Lienis.* Wir hatten 4 Kinder mit Splenitis stationär, 1 ambulatorisch (von 5 bis 12 Jahren alt) und 1 an bedeutender Physkonie der Milz stationär zu behandeln. Bei allen war die Milzgegend auf den Druck sehr empfindlich; das Fieber war nicht sehr bedeutend, Kopfschmerzen waren bei einigen zugegen. Nur in einem Falle, bei einem Mädchen von 13 Jahren, wo die Entzündung sehr bedeutend war, war ein bedeutendes Erbrechen von Brei, Schleim und Galle bis 20 Mal täglich zugegen, welches mehrere Tage andauerte, verschwand und wiederkam; kein Mittel wirkte so gut gegen das Erbrechen, wie Blutegel auf die Milzgegend und Herzgrube angesetzt. — Die Krankheit dauerte 6 Wochen, die Zeit der schmerzhaften Krämpfe der Gedärme, die nach dem Verschwinden der Splenitis sich wieder einstellten, und hauptsächlich des Nachts stattfanden, mit eingerechnet; sie wurden durch das schwefelsaure Chinin beseitigt. — Unsere Behandlung der Milzentzündung im Allgemeinen bestand in lokalen Blutentziehungen, kühlenden Abführmittel und Kalomel. — Die Physkonie der Milz eines 12jährigen Mädchens, die in Folge einer Intermittens entstanden war, erfüllte den grössten Theil des linken Hypochondriums, war schmerzlos und hart anzufühlen; die Haut der Patientin war blass-grünlich, der Appetit gut, der Puls fast normal, die Stuhlausleerung gehörig, der ganze Bauch etwas geschwollen und eine schwache Fluktuation darbietend. Im Kopfe zuweilen Schmerzen, der Urin normal. Nach zweimonatlichem Gebrauche des *Decoct. Graminis* ℥vj, mit *Liq. Kali acetici* ℥β und *Extr. Taraxac.* ℥j täglich zu konsumiren, zertheilte sich diese Geschwulst, die Fluktuation verschwand auch, und die Patientin verliess das Hospital vollständig hergestellt.

5. Affektionen des Schleimhauttraktus der Mundhöhle, des Magens und des Darmkanals. Diese sind in grosser Menge und in sehr verschiedener Form, hauptsächlich bei Säuglingen in der

ambulatorischen Abtheilung vorgekommen. Die allerhäufigste war die Diarrhoe, dann die Dysenterie, dann der Reihe nach die *Cholera sporadica* und *Gastroenteritis mucosa*, der Soor, die Stomakake, Diphtheritis, und einige Mal Noma, Lienterie und Enteromalakie. — In der Mundhöhle kamen am häufigsten die Aphthen vor; wir können die Zahl nicht genau angeben, weil sie sehr oft auch während anderer Krankheiten, und hauptsächlich bei Säuglingen, vorkamen, und nicht notirt worden sind. — Die gelind abführenden Mittel und Borax im Syrup brachten jedesmal die Heilung zu Stande. — Viel seltener, aber doch 19 Mal, kam der Soor vor.

a) Soor. Es kamen 19 Fälle von Soor in diesem Jahre vor. Alle diese Kinder wurden in schon vorgerücktem Stadium ins Ambulatorium gebracht; bei allen hatte sich schon eine milchweisse, ziemlich dicke Membran im Innern des Mundes gebildet; bald war es die Zunge allein, die halb oder ganz damit bedeckt war, bald war der ganze Gaumen, bald auch die inneren Flächen der Wangen, und in zwei Fällen der ganze Mund auf diese Weise bedeckt. Die anderen Symptome waren: Diarrhoe, Erbrechen, Abmagerung, grosse Schwäche, schlaflose Nächte, Unruhe, Durst, heisse Haut und fieberhafter Puls; der letzte hauptsächlich fehlte nie, und sonderbar genug, dass Valleix öfters und andere französische Aerzte in keinem Falle von Soor ein Fieber bei dieser Krankheit gefunden zu haben behaupten. Die Diarrhoe fehlte selten, das Erbrechen öfters. Das älteste Kind war 1 Jahr und 8 Monate alt, das jüngste 2 Wochen. Die meisten kamen während der Sommermonate und besonders im August vor; die Mütter waren meist gesunde und kräftige Frauen. Ich untersuchte die Milch einer jeden Mutter in einem Glase Wasser, und fand sie immer von natürlicher Farbe und normaler Konsistenz. Schwache Konstitution, schlechte Nahrung, Unreinlichkeit und das Zusammensein einer grossen Menge von Kindern, sollen nach der Beobachtung französischer Aerzte die häufigste Ursache dieser Krankheit sein. Eine schlechte Nahrung liess sich in keinem der genannten Fälle aufweisen. Eine schwache Konstitution war wohl bei den meisten Kranken vorhanden. Von Zusammensein vieler Kinder kann hier nicht die Rede sein, da die Kinder bei ihren Eltern wohnten. Unreinigkeit lässt sich voraussetzen, da die meisten sehr armen Eltern gehörten. Die veranlassende Ursache dieser Krankheit ist also noch im Dunkeln, und die von den französischen Aerzten angegebenen Ursachen bestätigten sich bis jetzt nicht. Die oben genannte weisse Haut, die die innere Mundfläche bedeckt, erstreckt sich zuweilen bis tief in den Rachen hinein, wo die Krankheit alsdann hauptsächlich, wenn die Pseudomembran von der Zunge und den Wangen verschwunden ist, einer Diphtheritis ähnlich sieht. Ich will mich jetzt noch nicht mit Sicherheit darüber aussprechen, aber wenn fernere Beobachtungen mich vom Gegentheile nicht überzeugen, so bin ich geneigt zu glauben, dass der Soor, die Diphtheritis und der Krup nichts weiter sind als eine stufenweise Entwickelung eines und desselben Krankheitsprozesses, und dass nur der verschiedene Sitz der Krankheit die verschiedenen Symptomengruppen hervorbringt. Die Sektionen in Paris bewiesen, dass im Soor die Membranbildung sich oft durch den Oesophagus durch bis in die Därme hinein ausdehnt; das Erbrechen und die Diarrhoe sprechen dafür. Die Hautfetzen, die Valleix in den Stühlen dieser Kinder gefunden haben will, hatte ich keine Gelegenheit zu sehen. Nach der Angabe der Mütter waren die Stühle meistens grün, mit Schleim vermischt, und es kann wohl sein, dass sie die Hautfetzen für Schleim hielten. Zweimal war die Krankheit mit einer heftigen Angina komplizirt, wo also offenbar der Uebergang des Soors in Diphtheritis stattfand; ein Mal war schwere Dentition zugegen; ein Mal Syphilis; ein Mal Pertussis. Die Pneumonie, die die französischen Aerzte mit der Krankheit oft komplizirt fanden, sah ich bis jetzt nicht. — Diese Krankheit ist bekanntlich sehr oft und lange Zeit mit Aphthen verwechselt worden, was übrigens nur im Beginn des Soors geschehen kann, denn dann erscheinen weisse Punkte auf der Zunge, und man könnte glauben, dass daraus Aphthen entstehen werden. Bildet sich aber die falsche Hautschicht allmälig aus, so ist die Diagnose sehr leicht. Man sieht dann eine eigenthümliche Exsudation, die fest anliegt, und mit der Pinzette schwer und nur stückweise weggebracht werden kann. Die blossgelegten Stellen bluten, und der ganze innere Mund ist während der Krankheit sehr empfindlich, das Loslösen der häutigen Schicht ist mit Schmerz verbunden. Ich habe die Membran nur ein Mal mikroskopisch untersucht, fand aber nur kleine Kügelchen, eigentlich Fett- oder Milchkügelchen. — Was die Prognose anbetrifft, so soll diese günstig sein, wenn der Mund noch nicht ganz bedeckt, kein Erbrechen und keine Diarrhoe vorhanden ist. Ein heftiges Fieber mit Abmagerung soll immer einen sehr schlechten Verlauf andeuten und eine schlechte Prognose bedingen. Es scheint jedoch mit der Prognose wohl nicht so schlimm zu sein, indem von den 19 Kindern, bei denen meistens die wichtigen und als gefährlich angegebenen Symptome vorhanden waren, nur eins starb, und zwar dasjenige, bei dem übrigens die Syphilis mehr Zerstörung verursacht hatte, als der Soor. — Die Behandlung richtete sich auch hier nach dem Stadium, dem Grade und den Komplikationen der Krankheit. Anfänglich schleimige, ölige Mittel, zuweilen Abführmittel; in einzelnen seltenen Fällen Brechmittel. Am häufigsten und mit dem besten Erfolg wurde der *Liq. Kali carbonici* gegeben. Oertlich wurde fast gar nichts gethan, nur in einem Falle wurde der Borax lokal angewendet.

b) Diarrhoe. Wir haben 197 Fälle von Diarrhoe zu behandeln gehabt, davon 12 in der stationären und 185 in der ambulatorischen Abtheilung. Alle die leichten Diarrhoeen, die nicht lange dauerten, und die bei sehr vielen unserer kleinen Patienten im Hospitale sich einstellten, wurden hier nicht in Berechnung gebracht. Von den 12 an Diarrhoe stationär behandelten waren 10 Knaben und 2 Mädchen; die meisten waren von 3—6 Jahren, eines 9 Jahre alt. Zweimal stellte sich solche Diarrhoe nach Masern, zweimal nach Rötheln ein; einmal war sie mit einer Pneumonie komplizirt, einmal mit Keuchhusten, einmal mit Spinalirritation und Enteromalakie, dreimal mit Askites und Anasarka, einmal mit Syphilis. Von den 197 an bedeutenden Diarrhoeen leidenden Kindern starben 11. Bei 9 von den verstorbenen Kindern ist die Sektion gemacht worden. In 6 Leichen fanden wir die Schleimhaut des ganzen Dickdarms injizirt und meist von der *Valvula Bauhini* beginnend, mit runden, 2—3 Linien breiten, oberflächlichen Geschwüren mit flachen Rändern und glattem Grunde besetzt, die nur in einem Falle mit Eiter bedeckt waren. Einmal war die Schleimhaut hauptsächlich im Mastdarme sehr verdickt, zweimal sehr weich und leicht zerreissbar. Bei zweien, wo die Kinder kurz vor dem Tode Masern hatten, fanden wir im ganzen unteren Theile des Dickdarms, hauptsächlich im Mastdarme, die Schleimhaut mit unregelmässigen, länglichen, roth gefärbten und stark hervorragenden fleischigen Auswüchsen besetzt. In allen diesen Fällen waren noch andere Organe angegriffen, bald fanden wir Hepatisation der Lunge, bald Ausschwitzungen im Gehirn, bald in der Brusthöhle. In der 7ten und 8ten Leiche fanden wir nur die Schleimhaut des Ileums bedeutend injizirt ohne Geschwüre, und einmal die Schleimhaut des Mastdarms verdickt und entzündet. In der 7ten Leiche fanden sich bedeutende Injektionen der Hirnhäute, in der 8ten war eine lymphatische Ausschwitzung auf der Oberfläche des Gehirns zugegen. Die

Resultate der 9ten Leichenöffnung werden weiter unten, wo von Enteromalakie die Rede sein wird, angegeben werden.

Die Krankheitsgeschichten, die sich auf die 8 Leichenöffnungen beziehen, werden hier nicht angegeben, weil sie nichts Eigenthümliches darbieten. Die Diarrhoe bestand in 5 bis 10 Ausleerungen täglich, die dünnflüssig mit aufgelöstem Kothe vermischt waren, zuweilen etwas Schleim und Galle enthaltend, und sich von der gewöhnlichen einfachen Diarrhoe nicht unterschieden — und doch zeigen uns die Sektionen bedeutendes Ergriffensein der Schleimhaut des Dickdarms mit Entzündung und Geschwüren im Mastdarme. — Wir haben in der Behandlung gleich von den ersten Sektionen Nutzen ziehen wollen, und haben daher Einspritzungen und Klystiere mit *Argent. nitricum* in einzelnen Fällen mit grosser Erleichterung, in anderen ohne Erfolg angewendet.

Von den 185 Kindern, die im Ambulatorium an Diarrhoeen behandelt wurden, waren die meisten Säuglinge und sehr viele kaum 2 Jahre alt; 100 waren Knaben, 85 Mädchen. Der grösste Theil dieser Diarrhoeen kam in den Monaten Juni, Juli und August vor, allein in allen anderen Jahreszeiten sahen wir sie auch nicht selten vorkommen. In der geringern Zahl von Fällen rührte die Diarrhoe vom Zahnreiz her, häufiger von Diätfehlern, schlechter Milch oder veränderter Lebensweise der Mutter; am häufigsten aber schienen atmosphärische Verhältnisse die wahrscheinlichste Ursache auszumachen. In mehreren Fällen war die Diarrhoe eine *cruenta*, am häufigsten *mucosa* und *biliosa*; nicht selten sahen wir die *Diarrhoea serosa*, mit Schmerzen verbunden beim Durchgange der in grosser Menge entleerten dünnen wässerigen Flüssigkeit, eine Art, die bei Kindern in England häufig bei plötzlicher Witterungsveränderung vorkömmt und dort *Watery Gripes* genannt wird. — Es ist wirklich die grosse Bedeutung des Darmkanals im kindlichen Alter sehr auffallend. Es ist die Schleimhaut desselben ein sehr zartes Gewebe, noch weniger als die Kutis und die Lunge an fremdartige Reize gewöhnt, und es gehört gar wenig dazu, um sehr gefährliche Krankheiten hervorzurufen. Wir brauchen nur an die nicht selten vorkommenden gefährlichen Diarrhoeen nach Entwöhnung der Kinder (*Diarrhoea ablactatorum*) zu denken, die zuweilen mit Erweichung endigen. — Wir sehen die grösste Neigung zu Diarrhoeen schon in den ersten Lebensjahren. Nicht nur die oben erwähnte Zartheit der Schleimhaut, sondern die so leicht erregte peristaltische Bewegung, in Folge der in diesem Alter se eigenen Reizbarkeit des Nervensystems, sind die Ursachen dieser Erscheinung. Diese Neigung sehen wir allmälig mit den Jahren sich verlieren, und wir wissen, dass mit Abstumpfung der beiden Systeme im höhern Alter die Neigung zu Verstopfungen entsteht, als Gegensatz der besprochenen Disposition zu Diarrhoeen bei Kindern.

Unter den verschiedenen Formen beobachteten wir eine ganz merkwürdige *Diarrhoea intermittens* bei einem 9jährigen Kinde, die sich nur ein Mal in der Woche, und zwar am Dienstage, einstellte. Nach einem Falle auf den Kopf, wonach der Patient auf einige Augenblicke das Bewusstsein verloren hatte, verschwand diese sonderbare Krankheit.

c) Diphtheritis, Rachenkrup. Diese Krankheit kam bei einem 10 Monate und bei einem 1 Jahr alten Kinde vor. Es besteht dieselbe in Entzündung mit Ausschwitzung einer Membranbildung an der Wurzel der Zunge und auf den Tonsillen; sie erstreckt sich in den Oesophagus, auch zuweilen in den Larynx und in die Nase hinein. In den zwei Fällen schien mehr der Oesophagus affizirt zu sein. Das erste Stadium dieser Krankheit, das wie eine gewöhnliche Angina auftritt, sahen wir nicht, weil beide Kranke schon im Stadium der Ausschwitzung ins Hospital gebracht worden; die Zunge war weiss belegt, die Spitze roth; das Schlingen ward den Kindern schwer; die durch den Mund eingebrachte Flüssigkeit wurde oft gleich wieder ausgeworfen; der Hals und die Drüsen am Halse schienen schmerzhaft, und das Fieber exazerbirte stark am Abend. Zeichen von Reiz des Magens und Darmkanals waren nicht verhanden. Beide Patienten sind ganz hergestellt worden. Sie bekamen das *Oxymel Squillit.* als Brechmittel, dann schleimige Mittel und den *Liq. Kali carbonici.* Oertlich wurde das *Acidum muriaticum* mit schleimigen Mitteln zum Bepinseln angewendet.

d) Stomakake. Sie kam zehnmal vor, und zwar bei Kindern von 5 — 12 Jahren. Diese kamen alle mit schon ziemlich grossen übelriechenden Geschwüren im Munde ins Hospital. Das Zahnfleisch war geschwollen, die Zunge weiss belegt; Appetitlosigkeit; kein Fieber. Der Verlauf war immer günstig. Die Kranken wurden alle mit Abführmittel innerlich, und mit *Acidum muriaticum* in schleimigem Vehikel lokal behandelt.

e) *Noma,* Wasserkrebs. Wir hatten drei Fälle zu behandeln. Bei einem 3jährigen Knaben trat der Wasserkrebs zur Syphilis hinzu, während des Gebrauchs von *Merc. solub. Hahnem.* in nicht grösserer

Dosis als wir ihn bei anderen Syphilitischen mit Nutzen anzuwenden pflegten. Gastrische Symptome und Zeichen von Reizung des Darmkanals waren bei Allen vorhanden; das Geschwür an den Wangen griff immer rasch um sich, und der Geruch war höchst widerlich; die Zunge immer belegt und schmutzig; der Puls frequent, das Sinken der Kräfte bedeutend. Alle 3 Kranke starben. — Ein 5jähriges Mädchen, früher fast immer gesund, nie skrophulös, wurde vor 4 Wochen vor dem Eintritt ins Hospital von einer Dysenterie befallen; 2 Wochen darauf bekam sie einen Stoss am Mundwinkel. Am 2ten Tage war noch nichts zu sehen, aber am dritten bildete sich auf der inneren Fläche der Wange ein Geschwür, welches immer tiefer wurde und endlich durchbrach, und so wurde sie am 7. August ins Hospital gebracht. Das Geschwür erstreckt sich vom Mundwinkel bis in die Mitte der Wange; der Grund ist schmutzig grau brandig; die nächstliegenden Theile geschwollen und leicht geröthet; die Zunge ziemlich rein; fünf dünne Ausleerungen täglich; der Bauch nicht empfindlich; das Fieber heftig; die Abmagerung und Schwäche bedeutend. — Verordnet: *Decoct. Chinae* mit Salep innerlich; äusserlich *Acid. muriat.* in *Decoct. Malvae.* Den 8ten: Ausleerungen unverändert, Appetit und Durst gross, der Puls sehr frequent, das Geschwür greift um sich. Dieselbe Behandlung; nur wird das Geschwür erst mit Kohlenpulver noch bestreuet und ein aromatisches Kissen über die ganze Gesichtshälfte gelegt. — Den 12ten: 7 Blutegel applizirt; schmerzerregende Ausleerungen täglich; das Geschwür geht vorwärts; *Ol. Ricini* innerlich; äusserlich Chlorkalkauflösung. — Den 13ten: 3 breiige Stuhlausleerungen ohne Blut und ohne Schmerz; der Puls frequent; die Kräfte sinken; das Geschwür bleibt nicht stehen. Verordnet: innerlich *Infus. cort. Chinae;* äusserlich *Acid. pyrolignosum.* — Den 15ten: Zwei fast normale Stuhlausleerungen; das Geschwür ging nicht weiter. — Den 17ten: Das Geschwür verbreitet sich immer mehr; das Gesicht schwillt noch mehr an; der Puls frequent; Appetit gut. Verordnet: innerlich dasselbe; äusserlich *Ung. Aegyptiacum.* — Den 19ten: Das Geschwür greift immer mehr um sich; flüssige Stühle. Verordnet: *Pulv. Doveri* innerlich; Kreosot mit destillirtem Wasser verdünnt äusserlich. — Den 21sten: Aus dem unteren Theile des Geschwürs entsteht eine kleine Hämorrhagie; der Umfang desselben ist grösser geworden; der Puls sehr klein; die Respiration röchelnd; die Erschöpfung bedeutend. Am Abend dieses Tages starb das Kind. — Leichenschau. Die Gehirnsubstanz weich; die Hirnhöhlen mit

Wasser gefüllt; im Herzbeutel drei Unzen Flüssigkeit; Lungen normal; die *Flexura sigmoidea* und der Mastdarm geschwürig, mit Eiter bedeckt. Im Querkolon eine Menge kleiner schwarzer Flecke, die in einzelnen Stellen in Geschwüre übergingen; das Geschwür auf dem Gesichte hatte die ganze Wange durchfressen, erstreckte sich bis zu dem weichen Gaumen und hatte den Unterkiefer ziemlich entblösst; der Oberkiefer und Unterkiefer und die Zunge waren mit einem schwarzen Pigmente bedeckt. Es ist dieser Fall durch die Analogie und Aehnlichkeit der Flecke und Geschwüre der Därme mit einem beginnenden Noma bemerkenswerth.

Zur Behandlung der Diarrhoe der Kinder. Diese war, wie sich das von selbst versteht, je nach dem Stadium, der Dauer, der Art, dem Alter und der Konstitution, sehr verschieden, und es wäre überflüssig, diese Bedingungen hier genau durchzugehen. Bei jeder Diarrhoe eines Säuglings wurde, wie bei allen anderen wichtigeren Krankheiten derselben, die Milch der Mütter oder Ammen einem genauen Examen unterworfen. Medikamente, die wir dem Kinde geben wollten, wurden ihm unmittelbar gereicht und nicht der Amme, um durch die Milch auf das Kind zu wirken. Es scheint uns diese letzte Art sehr unsicher zu sein; wir können nie gehörig berechnen, welche Dosis zum Kinde gelangt, und nicht wissen, ob nicht das Mittel vermischt mit den Magen- und Darmsäften der Mutter und in seinem Uebergange durch das Blut derselben Veränderungen erleidet. Wir sehen endlich die Nothwendigkeit nicht ein, so grossen Umweg zu machen, denn wie uns alltägliche Erfahrungen überzeugen, vertragen die Säuglinge die wenigen Mittel, die bei ihnen indizirt sind, recht gut. Hatten wir frische Diarrhoen vor uns und Zeichen von Sordes, so wandten wir bei Säuglingen den *Syrup. Rhei*, bei grösseren Kindern das *Ol. Ricini* an; bei vorhandener Säure gaben wir die Kohle und den *Liq. Kali carbonici*. Bei Irritations-Diarrhoeen gaben wir Emulsionen, *Decoct. Altheae, Natrum nitricum, Liq. Kali acetici*, und bei älteren Kindern Kalomel in sehr kleinen Dosen. In der *Diarrhoea serosa* waren *Pulv. Doveri* mit Salep, dann warme Bäder die Hauptmittel. Bei blutigen Diarrhoeen gaben wir *Natrum nitricum*, Alaun und Salep; bei veralteten Diarrhoeen, wo Geschwürsbildung zu vermuthen stand, verdankten wir viel Gutes dem *Argent. nitricum* und dem *Plumbum aceticum*, welche Mittel wir theils durch den Magen, theils durch Klystiere beibrachten. Wo Erschlaffang der Fasern vorherrschend war, da gaben wir mit sichtbarem und oft schnellem Erfolge das *Extract. Nucis vomicae.*

f) Gastro-Enteritis. Wenn sich die Reizung und Entzündung der Darmschleimhaut auf den Drüsenapparat des Darms und im höheren Grade sogar sich bis auf die Schleimhaut des Magens erstreckt, so bildet sich die Gastro-Enteritis aus, eine bei kleinen Kindern häufige Krankheit. Abgesehen von den leichteren Fällen von Reizung des ganzen *Tractus intestinorum,* die nur einige Tage höchstens dauerte, und die wir deshalb als unwichtig hier übergehen, haben wir wahre und weit verbreitete Gastro-Enteritis an 19 Kindern in der stationären und 2 in der ambulatorischen Abtheilung beobachtet; die meisten Kranken waren Säuglinge von 4 bis 14 Monate alt; nur zwei von ihnen hatten das zweite Lebensjahr erreicht; 10 von ihnen waren männlichen, 9 weiblichen Geschlechts. Von den 19 Kindern sind, so viel wir erfahren konnten, zwei gestorben. Die meisten dieser Kranken bekamen wir im Monate Juli zu sehen, und es schien wieder die Witterung den grössten Einfluss auf die Ausbildung dieser Krankheit zu haben. Die wesentlichsten Symptome waren: Erbrechen, hauptsächlich gleich nachdem ihnen die Brust oder sonstige Nahrungsmittel gereicht wurden; Durchfall. Die Beschaffenheit der Ausleerungen ist, wie wir das aus der Beschreibung der Mütter und dessen, was wir zuweilen auf den Windeln und Kleidern selber sahen, schliessen, bald gelb, bald grün, am häufigsten schleimig, schaumig, auch wässerig mit weissen Flocken. Die Zunge war in den meisten Fällen trocken, an den Rändern roth, in der Mitte weiss belegt. Starkes Fieber mit bedeutender Zunahme des Abends und mit ausserordentlichem Durste begleitet, war jedes Mal vorhanden. Die Hitze des Körpers, und hauptsächlich des Bauches, war in den meisten Fällen sehr gesteigert. Den Schmerz des Unterleibes beim Drucke haben wir nur selten mit Sicherheit auffinden können, denn es ist im Allgemeinen bei Säuglingen und sehr kleinen Kindern schwer, dieses mit Sicherheit zu erfahren, weil die kranken Kinder auch ohne Schmerz bei jeder Berührung weinen und schreien. Die Beine sind in den meisten Fällen an den Bauch angezogen; die Pupillen meist dilatirt; die Abmagerung und Erschöpfung der Kräfte gingen ziemlich rasch vor sich.

Unsere Behandlung war auch nach dem Grade, dem Stadium der Krankheit, dem Alter und dem Kräftezustande der Kinder verschieden. In einzelnen Fällen waren Blutegel indizirt und angewandt; in anderen Breiumschläge, Queckailbersalbe, Vesikatorien, Sinapismen, allgemeine Bäder. Innerlich wurden, je nach den Umständen, Emulsionen, *Natrum nitric.*, *Liq. Kali carbon.*, *Liq. Kali acetici*, Kalomel in ganz kleinen Dosen, eben so *Pulv. Doveri* in einzelnen Fällen auf kurze Zeit angewendet. Am häufigsten war die äusserliche Kur ziemlich energisch, und die innerliche bestand alsdann gewöhnlich in öligen und schleimigen Mitteln. Die übrigen oben genannten Mittel kamen mehr dem vorgerückten Stadium zu.

g) Dysenterie, Kolitis. Beschränkt sich die Entzündung hauptsächlich auf den Dickdarm und zwar, was meist der Fall ist, auf den unteren Theil desselben, so tritt dieselbe unter der Form auf, die man bekanntlich Dysenterie oder Kolitis zu nennen pflegt.

An Dysenterie oder Kolitis mit blutigen Ausleerungen litten 38 Kinder (ambulatorisch behandelt), und zwar 22 männlichen, 16 weiblichen Geschlechts. Das jüngste Kind war 4 Wochen alt, das älteste 5 Jahre. Von einem wissen wir mit Sicherheit, dass es gestorben ist; von fünf ist leider keine Nachricht eingegangen; die übrigen sind alle genesen; zu den letzten gehört auch das vierwöchentliche Kind. — Die Ausleerung war immer mit Blut vermischt; oft war auch Schleim vorhanden; der Tenesmus fehlte in einigen Fällen; die kleinen Kinder nämlich weinten und schrieen bei jeder Ausleerung. Der Puls klein, fieberhaft; die Zunge trocken, an den Rändern roth; das Gesicht blass; die Beine an den Bauch gezogen; grosser Durst; Abmagerung; Schweisse; nicht selten *Prolapsus ani.* — Die Behandlung war fast wie bei der *Diarrhoea mucosa*, ausgenommen, dass fast bei jeder Dysenterie anfänglich das *Ol. Ricini* gereicht wurde.

h) Lienterie. An dieser Krankheit wurden im Ambulatorium 5 Kinder behandelt; das jüngste hatte ein Alter von 6 Monaten, das älteste von 1½ Jahren; 3 Mädchen, 2 Knaben. Bei allen war Abgang der Nahrungsmittel im unveränderten Zustande vorhanden; bei einem war Erbrechen zugegen; bei allen ein grosser Hunger; die Hautfarbe blass; die Kräfte gesunken; Abmagerung. — Die Behandlung dieser Krankheit war, je nach der Ursache, Dauer und dem Charakter, verschieden. Wo sie Folge chronischer Entzündung war, da wirkte am schnellsten das *Argent. nitric.* in folgender Form: ℞ *Argent. nitric.* gr. β, *Decoct. Altheae* ℥iij, *Syrup. Diacodii* ʒij. MS. Dreimal täglich einen Theelöffel bis zu einem Kinderlöffel voll.

i) Gastro- und Enteromalakie. Die unbedeutende Erweichung der Schleimhaut oder eigentliche leichte Zerreissbarkeit derselben mit oberflächlichen Erosionen, die wir nicht selten in verschiedenen Leichen fanden, werden hier nicht in Betracht gezogen. Es kamen im Verlaufe des Jahres 3 Fälle von Enteromalakie vor, von denen bei einem in der stationären Abtheilung die Obduktion gemacht und die Diagnose bestätigt worden ist. Die zwei anderen wurden nur langsam und allmälig hergestellt; die beiden Kinder waren beide ungefähr 2 Jahre alt; eins männlichen, die anderen weiblichen Geschlechts. Die Hauptsymptome waren: Ausleerungen schleimig-seröser weisser Flocken mit dünnem Kothe gemischt; zuweilen eben solches Erbrechen; plötzliche Abmagerung und Sinken der Kräfte; grosse Unruhe; ein charakteristischer, nicht zu stillender Durst; bald Betäubung, bald Schlaflosigkeit; dabei war kein Fieber vorhanden. — Die Behandlung bestand hier auch in Anwendung des *Argent. nitricum.* Der Fall, der uns zur Obduktion Anlass gab, trat folgendermaassen auf: Ein 9jähriger Knabe mit blondem Haar, zarter Haut, früher immer gesund, kam ins Hospital den 14. Dezember 1842 mit einem intermittendem Fieber, häufigen Anfällen von Konvulsionen, besinnungslos; er schrie oft laut auf, hielt seine Hände meistens an den Genitalien. Beim Drucke auf die Hals- und Rückenwirbel äussert das Kind einen bedeutenden Schmerz; es liegt immer fort, kann sich auf den Beinen nicht halten; der Puls ist schwach, nicht fieberhaft; die Pupillen erweitert; die Zunge rein. Verordnet: *Decoct. Altheae* ℥vj, *Aq. Laurocerosi* ʒj; Blutegel auf die Wirbelsäule zu wiederholten Malen; Einreibungen daselbst von Jod- und Quecksilbersalbe. Den 17ten stellt sich Diarrhoe ein; darauf Erleichterung aller Symptome; die Empfindlichkeit der Wirbelsäule ist vermindert; die Konvulsionen kommen nicht wieder; der Schlaf ist ruhig. Am 23sten wird in den häufigen Ausleerungen eine eigenthümliche graugelbe, wie eine der Gallerte oder dem Eiter nicht unähnliche Masse entleert. Verordnet: *Infus. Ipecacuanhae* (gr. iv) ℥iij mit 8 Gran Alaun. Den 24sten: Die Ausleerungen sind seltener; die entleerte gallertartige Masse in geringerer Menge; aber der Puls ist sehr schwach; die Kräfte sehr gesunken. Verordnet: *Infus. Arnicae* (ʒβ) ℥iv, mit Alaun gr. viij. Den 27sten nur 3 Ausleerungen und ohne Gallerte; der Puls etwas gehoben. Den 29sten: Es stellen sich wieder Konvulsionen ein; nur eine Ausleerung täglich; ein nicht zu stillender Durst; das Kind liegt ohne Bewusstsein, hält immer den Mund noch am leeren Glase und giebt es nicht von sich; der Puls wird frequent, 132. Den 31sten: Es erbricht alles Genossene; 5 Darmausleerungen täglich; Pat. ergreift mit Gier das Getränk; der Puls sinkt. Am 2. Januar steigern sich alle diese

Symptome; die Respiration wird röchelnd, der Puls sinkt mehr und mehr; das Kind stirbt. — Leichenschau: In den Gehirnventrikeln über 6 Unzen Wasser. Die ganze Oberfläche der Gehirnmasse verdichtet; die Gyri platt gedrückt; der Nackentheil des Rückenmarks sehr erweicht; die Lungen gesund; das Herz blutleer; die ganze Schleimhaut, vom *Colon descendens* an bis ins Rektum, war in eine graugelbe Gallerte oder eine dem Eiter ähnliche Masse verwandelt; nirgends Erosionen. Es ist dieser Fall durch die Komplikation mehrerer Krankheiten zugleich bemerkenswerth. Hydrokephalus oder Ergiessung in die Gehirnventrikel, wodurch die äusseren Theile des Gehirns sehr an den Schädel gedrückt wurden und verdickt sind; Erweichung des Rückenmarks und eine Erweichung der Schleimhaut in einem Grade, wie sie nur höchst selten vorkömmt.

Ueber die aus dem Schulbesuche und den schlechten Einrichtungen unserer Schulstuben entstehenden Kinderkrankheiten und körperlichen Gebrechen, von Dr. Fr. J. Behrend, Mitherausgeber dieser Zeitschrift.

(Fortsetzung, s. diesen Band S. 27, Januarheft 1845.)

Die grössere oder geringere Höhe eines Zimmers hat, wie bereits erwähnt, auf die Komposition der Luftschicht, in welcher geathmet wird, wenig oder gar keinen Einfluss. Nur dann ist sie von Bedeutung, wenn durch künstliche Einwirkung die Luft in dem geschlossenen Zimmer in fortwährende Umströmung versetzt wird, denn alsdann können die höheren reineren Luftschichten den Raum der verdrängten unteren unreinen einnehmen. Sonst aber hat die Höhe des Zimmers nur Einfluss auf die Temperatur innerhalb desselben, und es ist dieses ein Punkt, der von uns hier auch in Betracht gezogen werden muss. Im Allgemeinen sind unsere Schulzimmer viel zu niedrig; nur in den alterthümlichen, zu Schulen eingerichteten Klöstern oder Stiftern und allenfalls in den in der allerneuesten Zeit nach einem verbesserten Plane gebaueten Schulhäusern findet man schöne hohe Räume. In den meisten Schulen, besonders in allen denen, die in gemietheten Lokalen und früheren Privathäusern eingerichtet sind, sind die Schulzimmer viel zu niedrig; man besuche z. B. hier in Berlin die obrigkeitlich bestätigten Privatschulen, selbst die bessern, und man wird oft über die niedrigen, engen Räume, worin 30 bis 50 eingepfercht sind, in Verwunderung gerathen. Die Behörde behandelt diesen Gegenstand mit ungemeiner Nachlässigkeit, und der Eigennutz vieler Schulhalter, die das Lokal für ihre Privatschulen selber beschaffen müssen, sucht so viel wie möglich zu sparen, benutzt alle, auch die schlechtesten Räume, die ihnen ihr Lokal darbietet, und zwängt in die Zimmer, ohne Rücksicht auf deren Höhe, so viel Kinder, so viel nur irgend neben einander gedrängt Platz haben, hinein.

Abgesehen von der höchst schädlichen und krankmachenden Kontamination der zu athmenden Luft, wovon bereits gesprochen worden, erlangt dieselbe in niedrigen mit Schulkindern angefüllten Zimmern alsbald auch eine verhältnissmässig hohe Temperatur. Im Winter mag das für die Schulhalter, welche die Heizung aus eigenen Mitteln bestreiten müssen, sehr angenehm sein, denn sie brauchen dann weniger dafür zu verwenden, aber für die darin befindlichen Kinder ist diese erhöhete Temperatur sehr nachtheilig. Die Kinder gerathen mehr oder minder in Schweiss, die Luft erfüllt sich mit den ausgehauchten Wasserdünsten derselben, und die Kinder befinden sich alsbald wie in einem Dunstbade. Dass hier nichts übertrieben ist, erkennt Jeder, der etwa in der dritten oder vierten Schulstunde ein niedriges, mit Kindern angefülltes Schulzimmer betritt; die Fenster triefen von den abgesetzten, erkalteten Wasserdünsten, der Fussboden und die Wände sind feucht, bisweilen sogar Tische und Bänke und die an die Wände angehängten Mützen und Kleiderüberwürfe der Kinder. Treten nun die in Schweiss und lebhafter Ausdünstung befindlichen Kinder in den Zwischenstunden oder nach beendigter Schulzeit aus diesen Zimmern ins Freie, so müssen sie, namentlich in der kältern Jahreszeit, alle Nachtheile des plötzlichen Temperaturwechsels in hohem Grade empfinden. In der That sind Rheumatismen, Anginen, Katarrhe und bronchitische Zustände die unausbleiblichen Folgen, und wie sehr die die Schule besuchenden Kinder daran leiden, wie oft sie solcher Krankheiten wegen zu Hause behalten werden müssen, weiss jeder praktische Arzt. Man hat sich begnügt, die grosse Häufigkeit von Katarrhen, bronchitischen Zuständen, Anginen und Rheumatismen bei Kindern von einer ganz besonderen Empfänglichkeit des kindlichen Alters für diese Krankheiten herzuleiten; man hat diese besondere Empfänglichkeit aber nicht direkt nachgewiesen, und wenn sie auch vorhanden ist, so ist doch die von uns nachgewiesene Quelle eine solche, aus der sicherlich die eben genannten Krankheiten ganz besonders entspringen. Mir wenigstens ist aufgefallen, dass diejenigen Kinder, die noch nicht die Schule besuchen, oder solche, die nur Privatunterricht erhalten, selbst wenn sie sonst den Witterungseinflüssen sich viel aussetzen, weit weniger an den vorgenannten Krankheiten leiden, als die die Schule besuchenden. Interessant wäre es, in dieser Beziehung die einzelnen Schulen mit einander zu vergleichen; mir fehlen nur die Data, um es genau zu vermögen, — aber täusche ich mich, wenn ich meiner Beobachtung und Erfahrung zufolge des Glaubens geworden bin, — dass die die Gymnasien, wo meistens hohe, luftige Zimmer sind, besuchenden Kinder viel weniger von jenen Krankheiten heimgesucht werden, als die Kinder aus den Privat-Schulanstalten, welche meistens niedrige, enge Schulzimmer haben?

Wenn in den heissen Sommertagen die Temperatur in den niedrigen, mit Kindern angefüllten Schulzimmern zu drückend wird, so werden gewöhnlich entweder die Fenster oder es wird die Thüre geöffnet, und dann entsteht ein kalter Luftzug, der eben so nachtheilig wirkt, wie der plötzliche Temperaturwechsel für die ein- und austretenden Kinder im Winter. — Sind die Schulzimmer aber recht hoch und geräumig, so wird die Temperatur nie so drückend, dass es, selbst an den heissesten Sommertagen, des Aufsperrens von Thür oder Fenstern bedarf.

In Bezug auf die Lokalität der Schulzimmer haben wir besonders folgende für die Gesundheit der Kinder nachtheilige Momente hervorzuheben: die unangemessene oder unzureichende Beleuchtung, den schlechtbeschaffenen Zugang zu den Zimmern, und endlich die schlechte Lage derselben. Manche Schulzimmer liegen selbst an lichten, besonders aber an trüben Tagen, in wahrer Dämmerung begraben; sie haben im Verhältnisse zu ihrer Grösse entweder zu wenig oder zu kleine Fenster, oder die Fenster sehen gegen unweit vorstehende Häuserwände, Zäune oder Mauern, und diejenigen Kinder, welche nicht das Glück haben, dicht am Fenster zu sitzen, müssen, um schreiben, rechnen oder lesen zu können, emsig nach dem Lichte suchen, sich drehen, sich überbeugen; und was ist die Folge? Augenleiden, besonders Kurzsichtigkeit, Schwachsichtigkeit, Neigung zum Schielen, Schiefheit des Kopfes und der Wirbelsäule, Eindrückung der Brust u. s. w. Liegen dagegen die Schulzimmer so, dass die Sonne ihre Strahlen während des grössten Theils der Schulzeit gerade in die Fenster hineinwirft, so kann dem zwar durch Vorhänge und Vorsetzer abgeholfen werden, aber es geschieht dieses, wie ich mich überzeugt habe, aus

Mangel an Rücksicht auf das Wohlbefinden der Kinder entweder gar nicht, oder, z. B. durch schneeweisse Vorhänge, auf so ungeschickte Weise, dass die Kinder von dem zu starken Lichte mehr oder minder geblendet werden und, namentlich im Sommer, Augenentzündungen davon tragen, wegen deren sie dann Wochen lang zu Hause behalten werden müssen. Ich behandelte im vorigen Frühlinge einen Knaben an einer Augenentzündung, die ich, wie meine Nachforschung ergab, nur dem in das Schulzimmer auf die Stelle, wo er gerade sass, grell hinfallenden Sonnenlichte zuschreiben konnte. Der Knabe erzählte mir, dass an seinem Tische die Mitschüler öfter Augenentzündungen bekämen, wegen deren sie zu Hause bleiben müssten; die anderen Tische ständen mehr im Schatten, sein Tisch aber werde in den beiden letzten Vormittagsstunden geradezu von der Sonne befallen, und alle Jungen aus der Klasse nennen diesen Tisch darum die heisse Zone. — Manche Schulzimmer, selbst hier in Berlin, in kleineren Städten sicherlich noch weit mehr, haben einen so schlechten Zugang, dass auch dieser bisweilen zu Krankheiten Anlass giebt. Die Kinder müssen bisweilen enge, finstere Gänge, durch Küchen, Alkoven, über schmutzige Höfe sich durchwinden, bisweilen schmale, den Hühnersteigen ähnliche Treppen hinaufklettern, um zu ihrer Schulstube zu gelangen. Verletzungen durch Stoss oder Fall sind nicht selten die Folge dieser schlechten Zugänge, besonders wenn die muntere Jugend freudig aus den dumpfigen Zimmern herausquillt.

Die schlechte Lage eines Schulzimmers ist alsdann anzuklagen, wenn es, wie es nicht selten der Fall ist, in einem feuchten Winkel des Gebäudes, in feuchten Höfen, auf sumpfigem Boden, oder in sonst ungesunder Gegend liegt. In grossen Städten, wie in Berlin, liegen die Schulzimmer bisweilen drei Treppen hoch, was nicht ohne Nachtheil für die kleineren Kinder ist, denn zweimal täglich diese drei Treppen hinauf- und zweimal sie wieder hinabzusteigen, ist oft sehr angreifend für die zarten Kinder, abgesehen davon, dass die vielen Treppenstufen zum Fallen Anlass geben, und dass, je höher hinauf, die Zimmer gewöhnlich desto niedriger werden. Ich kenne eine Familie, welche ihr Töchterchen aus einer Schule blos deshalb genommen hat, weil das Schulzimmer das Ersteigen von drei sehr hohen Treppen nöthig machte. Wären diese Uebelstände nicht, so würde gerade diese hohe Lage der Zimmer vortheilhaft sein, indem sie reinere Luft haben, als die niedriger liegenden Zimmer.

c) Die unverhältnissmässig grosse Anzahl der Schulstunden ist ein längst, nicht blos von Aerzten, sondern auch in vielen anderen Kreisen, in Rücksicht theils auf Hygieinik der Schulkinder, theils auf unser soziales, religiöses und politisches Leben besprochener Gegenstand. Werfen wir zuerst einen Blick auf die Art und Weise, wie der Schulknabe bei uns seinen Tag verbringt: Er steht auf etwa um 7 Uhr, und nachdem er seinen Anzug vollendet und sein Frühstück zu sich genommen, eilt er spornstreichs nach der Schule, um Schlag 8 Uhr dort zu sein; in der Schule verbleibt er von 8 bis 12 Uhr in sitzender Stellung und in fortwährender, bald mehr oder minder geistiger Spannung; nur etwa 10 bis 15 Minuten sind ihm um 10 Uhr gestattet, sich etwas Bewegung zu machen, um frische Luft zu schnappen. Um 12 Uhr eilt der Knabe heim, sein Mittagsmahl einzunehmen und sich ein wenig zu erholen; um 1½ Uhr läuft er wieder in die Schule, um dort abermals 2 Stunden sitzend und geistig angestrengt zuzubringen. Kömmt er alsdann etwa um 4½ Uhr zu Hause an, so ist sein Tagewerk noch lange nicht vollendet; denn nachdem er sein Vesperbrod genommen und vielleicht noch eine Viertelstunde mit Spielerei verbracht hat, muss er sich an die ihm aufgegebenen Schularbeiten machen, welche ihn nach Umständen und je nach der Klasse, in der er sich befindet, bis 7 Uhr, ja wohl bis 9 oder 10 Uhr Abends wieder an den Tisch fesseln. Der Knabe ist also mindestens 8 Stunden des Tages zu sitzender Stellung und zu geistiger Anstrengung genöthigt. Dabei bleibt es nicht einmal, denn an manchen Tagen und in manchen Anstalten beginnt die Schule um 7 Uhr Morgens oder endigt um 5 Uhr Nachmittags. Nur die Mittwoche und Sonnabende machen hiervon eine Ausnahme, aber nur eine scheinbare, denn die angeblich freie Nachmittagszeit dieser Tage ist gewöhnlich mit Schularbeiten und Privatstunden so überfüllt, dass auch sie gar nicht in Anschlag gebracht werden kann. Nur der Sonntag bleibt als ein wirklich freier Tag.

Ist ein Erwachsener in einer Fabrik, einem Komptoir oder Büreau die sechs Wochentage hindurch täglich 8 Stunden anhaltend beschäftigt, so erklären wir ihn schon für ziemlich angestrengt, und halten eine solche Anstrengung, wenn die Beschäftigung zumal eine sitzende ist, für nachtheilig. Denn wir wissen, dass Unterleibsbeschwerden, namentlich Dyspepsien, Flatulenz, Obstruktion und Hämorrhoiden, und als Sekundärübel Leberleiden und schlechte Blutbereitung die Folge davon sind. Diese Folgen bleiben bei unseren Schulkindern auch nicht aus; sie müssen um so stärker hervortreten, als das jugendliche Alter einen lebhafteren Stoffwechsel erheischend unter solchen Verhältnissen weit eher Nachtheil erleidet, als Erwachsene, welche, da ihr Körper bereits ausgebildet ist, den nachtheiligen Einflüssen länger und kräftiger Widerstand leisten können. Die Kinder werden skrophulös; das im jugendlichen Alter noch in der Entwickelung begriffene Knochensystem empfindet alsbald die Folgen der durch die gestörte Verdauung und schlechte Blutbereitung beeinträchtigten Ernährung. Die Knochen bleiben entweder im Wachsthume zurück, zumal da die Verringerung der Muskelthätigkeit bei der vorherrschend sitzenden Beschäftigung ihre Entwickelung nicht mehr in dem Maasse, wie die Natur es verlangt, begünstigt; oder die Knochen werden wirklich erkrankt, rhachitisch. — Aus gesunden, kräftigen Kindern, die wir in die Schule senden, macht sie nach Jahr und Tag dyspeptische, schwächliche, bleichsüchtige, welke Subjekte mit engem Brustkasten, dünnen Gliedern und zarten Muskeln; und weil die Muskeln nicht harmonisch in Thätigkeit gesetzt, viele nämlich gar nicht, andere, wie die der rechten Brust- und Schulterseite und die Nackenmuskeln, dagegen etwas mehr angestrengt werden, die dünnen, schwächlichen Knochen den unharmonisch und ungleichartig vorherrschend wirkenden einzelnen Muskeln nicht widerstehen, sondern ihnen bald nachgeben, so entstehen alsbald Schiefheiten und Verkrümmungen der Wirbelsäule, von denen sicherlich jeder Arzt sehr traurige Beispiele, die er nur der eben genannten Ursache zuschreiben konnte, gesehen hat.

Man hat in unseren Tagen in England, Frankreich und bei uns mit Recht gegen die übermässige Anstrengung der Kinder in den Fabriken sich erhoben; man hat endlich in Betracht der dadurch erzeugten Krankheiten die Zahl der Arbeitsstunden für Kinder auf 5 bis 6 des Tages reduzirt, und bestimmt, dass Kinder unter 11 oder 12 Jahren, wenn ich nicht irre, gar nicht in die Fabriken zu Arbeiten genommen werden dürfen. Hat Jemand in dieser Beziehung für die Schulkinder gekämpft? L o r i n s e r und einige Andere haben redlich gethan, was sie konnten; aber hat die Gesetzgebung oder die Schulobrigkeit nur irgend etwas vorgeschrieben, welches dem gliche, was für die in Fabriken arbeitenden Kinder geschehen ist? Man hat einige dürftige Turnstunden eingerichtet, welche, da die meisten Kinder sie nur zweimal die Woche, nämlich höchstens Mittwochs und Sonnabends Nachmittag, zu besuchen Zeit haben, ganz und gar nicht ausreichen, um das gut zu machen, was der übrige Theil der Woche verdirbt. Was hat die Schulobrigkeit sonst noch gethan? Sie hat im Gegentheil die Ferien verkürzt; sie hat die Examina verschärft, die Anforderungen immer höher und höher geschraubt, und die Schuldirektoren oder Schulhalter wurden gezwungen, um ihre Anstalten mit diesen übermässigen Anforderungen gleichen Schritt halten zu lassen, theils die Anzahl der Schulstunden zu vermehren, theils, wo sie dieses nicht konnten, die sogenannten häuslichen Arbeiten zu häufen, ja ausserdem noch zu Privatstunden anzuregen, damit die Kinder nicht zurückbleiben. Wären für Kinder unter 10 Jahren zwei Stunden des Vormittags und eine des Nachmittags, und für Kinder über 10 Jahren allenfalls die vier Vormittagsstunden nicht vollkommen hinreichend, wenn die Lehrgegenstände gehörig und vernünftig abgemessen und nur Dasjenige ihnen aufgebürdet würde, was ihnen für ihr Alter oder für das Leben zu wissen unumgänglich nöthig ist? Lernt man nicht fast in allen Schulen, wie sie heutigen Tages sind, in gewissem Betrachte viel zu viel? Das heisst — bekamen wir nicht in den Kopf eine Menge wissenschaftlichen Ballastes, den wir späterhin, wie wir ins Leben traten, nach und nach wieder abzuwerfen uns die Mühe geben mussten, um dafür uns ein nützlicheres, praktischeres Wissen anzueignen, und mussten wir für Aufnahme dieses Ballastes nicht den schönsten Theil der Jugend und der so nothwendigen körperlichen Ausbildung opfern? Ein kräftigeres, gesunderes und viel tüchtigeres, von Krankheiten weniger heimgesuchtes Geschlecht würde erstehen, wenn weniger verlangt und dann auch weniger Stunden des Tages für den Schulunterricht konsumirt würden. Unseren obrigkeitlichen Schulpatriarchen ist das oft genug gesagt worden, aber sie haben bisher sich wenig daran gekehrt; nach vielem Hin- und Herreden haben sie sich endlich dazu bequemt, Turnanstalten einzurichten, allen alten Wust aber zu lassen. Wird dieses mit Mühe und Kosten herbeigeschaffte Surrogat die den Kindern geraubte natürliche und so überaus nothwendige Freiheit der Bewegung und des Herumtummelns jemals ersetzen können? Wer das glaubt, — der vergleiche seine Knaben, nachdem sie vier Wochen Ferien gehabt, mit ihrem Aussehen und Befinden, nachdem sie wieder vier Wochen die Schule besucht haben, selbst wenn sie während der letzteren Zeit die wenigen Turnübungen, zu denen sie Zeit haben, auch mitmachten.

Mit einem Worte, — die Anzahl der Schulstunden und der Umfang der zu Hause zu fertigenden Schularbeiten ist fast überall für das kindliche Alter von 7 bis 12 Jahren viel zu gross, als dass nicht mannigfache Krankheiten dadurch entstehen und die Entwickelung des

Körpers dadurch nicht zurückgehalten werden sollten. Einiger Krankheiten, die aus dieser Quelle entspringen, haben wir schon gedacht, und wenn wir bedenken, dass die verhältnissmässig viel zu grosse Beschäftigung, der die Kinder unterworfen werden, nicht nur ein anhaltendes und nachtheiliges Stillsitzen erfordert, sondern vorzugsweise in geistiger Anstrengung besteht, so wird sich vor unsern Augen die Liste der dadurch hervorgerufenen Krankheiten noch bedeutend vergrössern. Es führt uns dieses sogleich zu dem vierten der von uns aufgestellten schädlichen Momente.

d) Die geistige Anstrengung und Abmüdung. Als Pestalozzi seinem neuen Lehrgebäude das Prinzip zu Grunde legte, den Kindern das nöthige Wissen spielend beizubringen, schwebten ihm sicherlich die nachtheiligen Folgen der geistigen Ueberfüllung und Abmüdung der Kinder mehr oder minder klar vor Augen. Wenn auch durch den von ihm gegebenen Impuls ein grosser Theil der Pedanterie, des Despotismus und der Füchserei, welche zu seiner Zeit überall in den Schulen herrschten, nach und nach beseitigt worden, so ist doch noch so viel davon übrig, und es sind in unseren Tagen statt des Bakels und der Geissel, welche durch diesen grossen Pädagogen den Händen der Scholarchen entwunden sind, so vielerlei und — ich möchte sagen — geistige Zuchtruthen hinzugekommen, dass die Kinder der Jetztzeit in gewissem Betrachte ärger daran sind, als die, welche vor drei, vier Dezennien zur Schule gingen. Denn unterbleibt jetzt überall fast die körperliche Züchtigung, werden die Kinder auch nicht mehr, wie früher, gezaust und gegeisselt, ist in unseren Tagen selbst in der kleinsten Schule eine tüchtige Tracht Prügel, wie sie früher täglich oft mehrmals exekutirt wurde, auch etwas Unerhörtes, so werden dagegen die Kinder durch vielerlei künstliche Mittel des Lobes, des Tadels und der Beschämung in eine so grosse und so anhaltende Aufregung und Spannung versetzt, dass der Nachtheil, welcher daraus für die Gesundheit der Kinder entspringt, den einer körperlichen Bestrafung bei weitem aufwiegt. Ich bin keineswegs gewillt, dem Systeme der körperlichen Züchtigung der Schulkinder das Wort zu reden, aber ich muss aus ärztlichen Gründen gegen die Art und Weise mich erheben, wie man heut zu Tage die Kinder fortwährend ansporut und aufstachelt, um sie mit der möglichst grössten Masse von Kenntnissen, von denen ein Theil sicherlich für das Leben ganz nutzlos ist, oder wenigstens in späteren, reiferen Jahren viel schneller und gediegener erlangt werden kann, vollzupfropfen. Es ist dahin gekommen, dass den Kindern weniger darum zu thun ist, zu lernen, um zu wissen, sondern zu lernen, um mit möglichst vielen Lobesbeweisen, glänzenden Zeugnissen und schnellen Versetzungen in höhere Abtheilungen vor den thörichten, eiteln Eltern und Angehörigen zu prangen. Und die Lehrer? — so viele tüchtige, gediegene, verehrungswürdige Männer unter ihnen auch sind, die kein anderes Bestreben haben, als die Kinder zu vernünftigen, gebildeten, denkenden Menschen zu erziehen, — so viele giebt es auch, die jenem Systeme des geistigen Antreibens und Anstachelns mit aller Kraft huldigen, um durch sogenannte frühreife Genies ihre Schulen in Glanz und Ruf zu bringen. Was ist die Folge dieses Systems der geistigen Kasteiung? Die Kinder befinden sich stets in einer fast fieberhaften Anspannung; sie sprechen und träumen von Nichts als von der Anzahl von Lobes- und Tadelsbeweisen, von Zeugnissen, von Prämien, die sie oder ihre Mitschüler erlangt haben oder erlangen werden; sie denken an Nichts, als an die verschiedenen Mittel und Wege, solche Lobesbeweise und Prämien zu gewinnen, und besinnen sich nicht einen Augenblick, zu ihrer Erlangung kleiner Listen und Intriguen, wenn ihnen solche möglich sind, sich zu bedienen. Kommt die Zeit der Prüfungen, Versetzungen oder Zeugnissertheilung heran, so verbringen sie oft schlaflose Nächte, lassen sich nicht Zeit zum Spielen, kaum zum Essen und Trinken, lernen oft mit grosser Anstrengung statt des Wesentlichen das Unwesentliche, um diesem oder jenem Lehrer, welcher darauf thörichterweise einen Werth setzt und dessen Schwäche sie abgemerkt haben, zu schmeicheln, und verfallen in eine Aufregung, die auf alle Funktionen des Körpers höchst nachtheilig einwirkt, zumal wenn, vielleicht durch fehlgeschlagene Erwartungen, eine bedeutende Depression des Gemüths oder Verzagtheit hinzutritt.

Ich habe nicht zu ermessen, wie diesem Systeme abzuhelfen sei; ich habe nur vom ärztlichen Standpunkte aus zu ermitteln, welche Krankheiten daraus entspringen. Kongestionen nach dem Kopfe, Schlaflosigkeit, Zuckungen, wirkliche Krämpfe, Fieber, besonders die sogenannten erethischen Zustände, entwickeln sich aus diesem Momente und gestalten sich, durch ihre Komplikation mit den aus den bereits genannten schädlichen Momenten entstehenden Krankheiten, oft zu sehr ernstem, das Leben gefährdendem Siechthume. Mir und sicherlich vielen anderen praktischen Aerzten sind Fälle von Nervenfieber, Gehirnaffektionen, Veitstanz und anderen Krämpfen vorgekommen, die keiner anderen Ursache als dieser fortwährend unterhaltenen und durch künstliche Mittel noch gesteigerten Aufregung zuzuschreiben waren.

Allerdings giebt es viele Kinder, die, wenn man so sagen darf, in geistiger Beziehung — ein hartes Fell haben, das heisst die weder von Tadel, noch von Beschämung affizirt werden, die auch aus den Lobesbeweisen sich nicht viel machen, und die also vor dieser Anspannung gewissermaassen geschützt sind; aber die Mehrzahl der Kinder ist sehr empfindlich dafür, empfindlicher vielleicht, als man glaubt, weil zu Hause von Vater und Mutter, von Onkel und Tante und von Freunden und Bekannten, wohin der Nachhall des Lobes oder Tadels, des Versetzt- oder Zurückgebliebenseins gelangt, diese Empfindlichkeit gesteigert und unterhalten wird. Man ist gewöhnlich der Ansicht, dass bei Kindern ein Gemüthseindruck nicht lange vorhalte und selten von bleibender Wirkung sei; im Allgemeinen mag dem auch wohl so sein, aber die Zahl der Ausnahmen ist nicht gering; es giebt viele Kinder, männlichen und besonders weiblichen Geschlechts, auf die eine mit einiger Oeffentlichkeit verbundene Belobigung und Beschämung einen tiefen, dauernden, hart auf den Körper wirkenden Eindruck macht. Ich habe zwei etwa 9jährige Mädchen mit Veitstanz und einen Knaben mit Gehirnentzündung behandelt, von denen ich positiv weiss, dass sie die Krankheit in Folge der Spannung vor der Zeugnissaustheilung, und der Täuschung, Niedergeschlagenheit und Angst vor heimischen Vorwürfen nach Empfang eines tadelnden Zeugnisses bekamen.

Die Schulkinder unserer Tage, namentlich die der sogenannten gebildeten Stände, empfinden und streben nicht mehr wie Kinder. Sie empfinden und streben wie Erwachsene; sie haben in Folge des heutigen Lehrsystems ihre Sorgen, ihren Kummer; sie haben, wie Erwachsene, ihren Egoismus, ihren Neid, ihre Missgunst. Ihre Spiele und Tummeleien sind nicht mehr, wie einstmals, die lebensvollen Aeusserungen ihres jugendlichen Thätigkeitstriebes, sondern mit dem siebenten Jahre ins Schuljoch gespannt, wird ihnen die Spielzeit als Pflichttheil zugemessen, und sie müssen spielen nach Methode, unter Aufsicht eines Lehrers, der sie hinausführt, wie der Kerkerwärter die Gefangenen, — oder nach Art alter Leute, die nach des Tages Last und Mühe ein Stündchen ihrer Erholung widmen. Der Jugend wird durch unser Schulsystem frühzeitig die frische Blüthe abgestreift, jeder ungewöhnliche Spross abgeknickt, und jede Originalität, vielleicht ohne dass man es will, ertödtet; denn alle Kinder werden nach demselben

Regulativ behandelt, in Abtheilungen und Unterabtheilungen eingeschachtelt und — man verzeihe den trivialen Ausdruck — über denselben Kamm geschoren, nach einem und demselben Muster dressirt, geistig gefüttert und gemästet. Welches sind die Folgen? Man schaue sich um, und man wird sie alsbald erkennen. Muntere, derbe, vollkräftige Jungen und wahrhaft kindliche Mädchen findet man nur noch unter der sogenannten Strassenjugend, das heisst unter den Kindern derjenigen Klassen, die durch ihre Dürftigkeit verhindert sind, sie derjenigen Dressur zu unterwerfen, deren die Kinder wohlhabender Klassen theilhaftig werden. Nicht, als ob ich dieses Herumtreiben der Kinder auf den Strassen und dieses Wegbleiben von gehörigem Schulunterrichte gutheisse; nicht als ob ich etwa behaupten möchte, dass aus diesem lebensvollen Uebermuthe der Strassenjugend die volle tüchtige Manneskraft sich besonders entwickele. Es giebt hundert und aber hundert schädliche Momente, welche späterhin erstarrend, verderbend und vernichtend auf die Lebensentwickelung der Proletarier einwirken und zu verkümmerten oder erkrankten Früchten führen; ich kenne sie wohl — die traurigen, bejammernswerthen Wirkungen des Pauperismus und der meistens in seinem Gefolge befindlichen Brutalität und Sittenlosigkeit. Wären diese Einflüsse nicht, so würden aus dem naturkräftigeren, ungezwängteren Leben der Kinder der niederen Klassen sicherlich noch viel öfter grossartige, kernige Individualitäten emporwachsen, wie dieses nur leider dann und wann einmal wirklich geschieht. Die Kinder der wohlhabenden Klassen oder des eigentlichen Gros der Bevölkerung stehen in ihrer weit über Maass und Bedürfniss hinaus gesteigerten Geistesentwickelung so zu sagen oberhalb der Kinderspiele ihres Alters; Knaben von 10 — 11 Jahren, welche gravitätisch von Perikles, Sokrates und Alkibiades, von Quadratwurzeln und pythagoräischem Lehrsatze mit einander schwatzen, Mädchen dieses Alters, die wie Demoisellen auftreten, medisiren und sich hervorthun, halten die ihrem Alter angemessenen und der Anfrischung des Körpers und der Seele so nothwendigen Kinderspiele schon für zu trivial, als dass sie mit Leib und Leben sich ihnen hingeben sollten; Kinder von 6 — 8 Jahren sind wie vormals Kinder von 10 — 12 Jahren. Gedanken und Anschauungen weit über das Alter hinaus erfüllen den Geist der Kinder; in ihrer Phantasie entwickeln sich ungeziemende Bilder, welche zu Trieben und Begehrnissen führen, die jedem Menschenfreunde ernstliches Bedenken erregen müssen. Eine der ersten Folgen ist die zu frühzeitige Entwickelung des Geschlechtstriebes, und

Onanie und Pollution, diese unter unserer Schuljugend, wie jeder Arzt weiss, leider überaus häufig verbreiteten und herrschenden Laster, untergraben die Gesundheit, stumpfen den Geist ab, und führen zu frühzeitigem Greisenalter, Blödsinn, Tod oder unheilbarem körperlichen Siechthume, wie Epilepsie, Rückenmarksdarre, Schwindsucht. Eine andere Folge ist gesteigerte Reizbarkeit, zu hohe Anforderung an das Leben und, wenn diesen Anforderungen nicht genügt wird, Unzufriedenheit, Zerfallenheit, Verstimmung, und dasjenige Versinken der geistigen und körperlichen Thätigkeit, welche man beim weiblichen Geschlecht mit Hysterie, beim männlichen mit Hypochondrie, und im höheren Grade mit Melancholie zu bezeichnen und die dann einzutreten pflegt, wenn diejenige Freudigkeit am Leben, welche, nur in einer frischkräftigen, gesunden, nicht von dem Ballaste einer Ueberbildung gebeugten Seele wurzelnd, alles Ungemach muthig erträgt und zu möglichster Gegenwehr antreibt, erloschen ist.

Hiermit will ich den Abschnitt über die Schädlichkeiten, welchen die Schulkinder unserer Tage ausgesetzt sind, und die zu Krankheiten derselben führen, beendigt haben. Nur Der wird Manches für Uebertreibung halten, der das Glück hat, frische, lebenskräftige Kinder um sich aufwachsen zu sehen; denn wie in den ungesundesten Sumpfgegenden Menschen sich finden, die aufwachsen und stark und alt werden, ohne je von einer Krankheit heimgesucht zu werden, so soll auch nicht gesagt sein, dass die von mir geschilderten Verhältnisse auf alle zur Schule gesendeten Kinder gleich schädlich und krankmachend wirken. Während ich wohl weiss, dass viele Kinder allen diesen üblen Einflüssen zum Trotze zu kräftigen Jünglingen oder Mädchen und zu tüchtigen Männern und Frauen sich entwickeln, kann ich aber auch die vielen Kinder nicht vergessen, die in meiner Praxis und in der Praxis anderer praktischen Aerzte unter den genannten Einflüssen erkrankten, untergingen, oder zu geistig und körperlich unbrauchbaren Menschen sich wandelten. Es war mir genug, diese Einflüsse hervorzuheben und das Uebel zu entfalten, um zu versuchen, ob sich Mittel dagegen finden lassen. Der Schluss dieses Aufsatzes enthält einen solchen Versuch.

(Schluss in einem der nächsten Hefte.)

II. Analysen und Kritiken.

Ueber das nächtliche Aufschrecken der Kinder im Schlafe.

(Ueber das nächtliche Aufschrecken der Kinder im Schlafe und die psychisch-gerichtliche Bedeutung des Aufschreckens in den späteren Lebensaltern, von Dr. Karl Gustav Hesse, hochgräflich Schönburgischem Rathe, Leib- und Gerichtsarzte in Wechselburg, Mitgliede des Hamburg. ärztl. Vereins.)

Dies ist der vollständige Titel einer 148 Oktavseiten starken Schrift, welche in diesem Jahre in Altenburg erschienen ist. Unter der einfachen Bezeichnung „das Aufschrecken" wird hier dem ärztlichen Publikum eine neue, oder, wenn auch schon früher gekannte, doch von einem ganz neuen Standpunkte aufgefasste Krankheit geboten. Bei der jetzt herrschenden Sucht, die ohnehin schon überreiche medizinische Nomenklatur mit neuen volltönenden Namen zu beschenken, muss es Wunder nehmen, dass nicht auch der Verfasser vorliegender Schrift, gleich einem sein Kind stattlich schmückenden Vater, die von ihm zur Würde einer Krankheit erhobene pathische Erscheinung mit dem Glanze eines neuen Namens umgeben hat, und dies ist schon ein Verdienst des Verfassers, welches Niemand antasten wird, der die auf der ersten Seite in 8 enggedruckten Zeilen mitgetheilten Synonyme durchliest. Ob nun dies negative Verdienst das einzige, oder noch mit anderen positiven verbunden sei, diese Frage zu erledigen, wollen wir auf den folgenden Blättern den Versuch machen.

Der Verf. beginnt mit einer kurzen historischen Einleitung, worin er die ersten Spuren dieser Krankheit bis auf die Zeit des Hippokrates zurückführt. In den Schriften des Letzteren wird das Aufschrecken mehrmals als ein in hitzigen Fiebern vorkommendes und andere Uebel, namentlich die Epilepsie, begleitendes Symptom angeführt. „Die frühzeitige Aufmerksamkeit", sagt der Verf., „welche ihm (dem Aufschrecken) gewidmet worden ist, hat indess nicht dazu beigetragen, dass es in der ärztlichen Wissenschaft förderlichen Zeiten in ein besonderes Licht gesetzt worden wäre. Vielmehr blieb man bis jetzt fast da stehen, wo die Geschichte desselben beginnt." In einer Beziehung hat der Verf. hier allerdings Recht, denn es ist noch keinem Arzte eingefallen, eine Monographie über diesen krankhaften Zustand zu schreiben; wohl aber ist derselbe nicht unbeachtet geblieben, vielmehr in Verbindung mit den Krankheiten, als deren Symptom er auftritt, oft genug beschrieben worden. Der Verf. glaubt sich nun durch seine Erfahrungen und die mehrerer tüchtiger Kunstgenossen, unter denen wir besonders den trefflichen Clarus in Leipzig namhaft machen, berechtigt, über die gewöhnliche Ansicht von der Krankheit, als von einem blossen Symptom und Beiläufer anderer Krankheiten hinauszugehen, und dieselbe als selbstständige Krankheit betrachten zu können, gesteht aber gleich anfangs (Seite 4), dass das idiopathische Aufschrecken bei weitem seltener, als das symptomatische sei.

Es folgt nun die ausführliche Beschreibung des Zustandes, welchen der Verf. mit dem Namen „Aufschrecken" bezeichnet. Fleissige Beobachtung und grosse Genauigkeit in der Darstellung lassen sich hier allerdings nicht verkennen; allein wir müssen es frei bekennen, trotz einer wiederholten Durchlesung dieses Abschnitts ist uns das Bild der Krankheit durchaus nicht deutlich geworden. Den Grund möchten wir darin suchen, dass der Verf. mit sich selbst noch nicht recht im Klaren war; vielleicht ist dies überhaupt unmöglich, da, wie wir später sehen werden, ganz verschiedenartige Zustände hier nur als verschiedene Grade eines und desselben Uebels betrachtet werden. Dies Schwanken, diese Unsicherheit giebt sich denn auch in der Darstellungsweise kund, wofür der Anfang (Seite 5) besonders als Beispiel dienen kann. „Es (das Aufschrecken) befällt die Kinder eine halbe bis ganze, oder zwei Stunden nach dem Einschlafen, am Abend, manchmal auch früher oder später, seltener erst nach Mitternacht, erst um 3 — 4 Uhr früh, ja erst gegen 6 Uhr am Morgen, oder um die Zeit des Erwachens, selten überhaupt so, dass in der Zeit nach Mitternacht die meisten Anfälle kommen (Dressel), mitunter auch beim Zubettegehen, oder unmittelbar bei, kurz vor, oder gleich nach dem Einschlafen, oder wenn die Kinder aus dem Schlafe, vorzüglich dem ersten — von selbst aufwachen, noch mehr aber, wenn sie daraus geweckt werden u. s. w. Selten kommt es im Wachen, dem kein Schlaf vorausgegangen ist, am Tage, nicht selten jedoch auch an diesem, weniger im natürlichen Schlafe, z. B. dem Mittagsschlafe, oder nach oder vor diesem, oder beim Einschlafen, oder beim Erwachen aus demselben, als symptomatisch im fieberhaften, und zwar bald kurz vor demselben, während des Einschlafens, in demselben, oder beim Erwachen, oder einige Zeit nach demselben." So geht es nun fort, und anstatt einer klaren, bestimmten Darlegung können wir kaum durch ein zeitraubendes und geistverwirrendes Studium der mitgetheilten Zeilen ermitteln, zu welcher Zeit das Aufschrecken der Kinder einzutreten pflegt.

Aehnliche Schwankungen zeigen sich nun im ganzen Verlaufe der Darstellung, so dass der Krankheit kein einziges konstantes Symptom bleibt, an welchem man sie zu erkennen im Stande wäre. Wir wollen wenigstens den Versuch machen, nach der Idee des Verfassers das Bild der Krankheit zusammenzustellen, woran sich dann einige Bemerkungen knüpfen werden.

Aus einem ruhigen oder unruhigen Schlaf erfolgt plötzlich ein dem elektrischen ähnliches Auffahren, meist mit heftigem Schrei, Weinen, Hülferufen, als würden die Kinder von irgend einer Gefahr, durch schreckbare Phantasmen bedroht. Das Sprechen ist erschwert, oder erfolgt in krampfhaft überreizter Eile. Die grösste Unruhe, fast konvulsivisches Umherwerfen im Bette, begleitet diesen Zustand, manche springen auch wohl auf, machen wunderliche Bewegungen, stürmen ins Freie, wo sie gewöhnlich schnell wieder zu sich kommen. Die Pupille der meistens weit geöffneten starren Augen ist erweitert, gegen das Licht wenig empfindlich. Der ganze Gesichtsausdruck verräth entschieden Furcht und Entsetzen, und zeugt für die Verwirrung des geistigen Innern. Daraus folgt auch, dass die Kinder ihre Umgebungen, ihre Angehörigen, und mit Mühe, oft gar nicht erkennen, ja sich nicht selten vor ihnen, wie vor fremden Personen und selbst leblosen Gegenständen heftig erschrecken. Der Gehörsinn leidet auffallend, und selbst wenn die Kinder hören, sind sie doch nicht im Stande, das Gesagte deutlich aufzufassen. Zeichen von Schmerz in einzelnen Theilen des Körpers werden nur selten gegeben, meist ist Stumpfheit des Gefühlssinnes vorhanden, wie schon die grosse Unempfindlichkeit der Kinder gegen Schläge beweist. Die Motilität ist auf verschiedene Weise beeinträchtigt; Zittern einzelner Theile oder des ganzen Körpers, den elektrischen ähnliche Erschütterungen, krampfähnliche Bewegungen der Extremitäten, vorübergehende Zuckungen in einzelnen Theilen, überhaupt eine krankhaft gesteigerte, oft das Maass des gesunden Zustandes übersteigende Kraft der Bewegungen sprechen dafür. Jede aufregende Behandlung der Kinder durch Zanken, Züchtigungen, steigert nur den Krankheitszustand, zuweilen selbst auf einen so hohen Grad, dass man einen Paroxysmus von Manie vor sich zu sehen glaubt, ein Irrthum, in welchem oft nicht blos gemeine Leute, sondern auch gebildete befangen waren. Richtet man an die Kinder Fragen über den sie erschreckenden Gegenstand, so geben sie entweder gar keine Antwort, sondern sie nennen schreckenerregende Menschen, Thiere, leblose Gegenstände, von deren Nichtvorhandensein sie entweder gar nicht oder doch nur sehr schwer überzeugt werden können. Fast immer begleitet heftiges Herzklopfen und Pulsation der Karotiden den Anfall, zuweilen auch Dyspnoe, Erstickungsangst. Gastrische Komplikation wird nicht selten beobachtet. Die Dauer der Anfälle beträgt gewöhnlich ¼ bis ½ Stunde, kann aber auch im schlimmsten Falle die ganze Nacht hindurch dauern. Gewöhnlich bleibt körperliche und geistige Abspannung nach einem nur einigermaassen bedeutenden Anfalle zurück; zuweilen tritt auch unmittelbar darauf Schlaf ein, der aber nicht immer ruhig und erquickend, vielmehr und insbesondere der zuletzt eintretende unruhig, mit Umherwerfen, ängstlichem Athem, Zusammenfahren u. s. w. verbunden ist. In einigen Fällen hat man einen ungewöhnlich langen Schlaf beobachtet, der wohl offenbar eine Art Krise des Zustandes bildete. Als Vorläufer der Anfälle können sehr verschiedenartige Symptome auftreten, deren Menge so gross ist, dass sie der Verf. in 20 Zeilen anführt, und dass kaum irgend eine krankhafte Erscheinung davon ausgeschlossen ist. Hiernach möge der Leser den Werth dieser Symptome beurtheilen. Zuweilen will auch der Verf. eine deutliche Aura beobachtet haben, entweder in Form einer von unten aufsteigenden Angst, oder eines Schmerzes, einer Formikation u. dergl. m.

Das Aufschrecken ist eine rhythmische, aber nicht streng typische Krankheit, die sich zuweilen nach den Phasen des Mondes richtet. Gewöhnlich liegen Tage, Wochen, Monate, ja selbst Jahre zwischen den einzelnen Anfällen; doch kommen auch Fälle vor, wo viele Nächte hintereinander Paroxysmen eintreten. Bei eingewurzelter Krankheit leidet auch die Konstitution und das Gemüth der Kinder; sie werden blass, wechseln gern die Farbe, sind reizbarer, zum Zorn und zur Zanksucht geneigt u. s. w. Was die Zeitdauer der ganzen Krankheit anbelangt, so hat der Verf. sie meist in 4 bis 14 Tagen ablaufen gesehen, wo dann gewöhnlich Fieber oder Würmer zugegen waren. Nicht selten wird aber das Uebel langwierig und kann sich sogar bis in die Pubertätszeit hineinziehen. In einem Falle ging es auch von da ins Mannesalter über. Bei kurzer Dauer treten in der Regel kritische Ausscheidungen, Schweisse, Nasenbluten ein, ja ein anhaltender Schweiss kann das Uebel in seiner Entstehung unterdrücken. Nach der Beseitigung desselben bleibt nicht selten noch lange Zeit, selbst das ganze Leben hindurch, eine erhöhte Reizbarkeit des Nervenlebens, Schreckhaftigkeit, Furchtsamkeit zurück, öfter auch Schwäche der Brustorgane oder Neigung zu Hypochondrie und Hysterie.

Dies ist der kurze Abriss des vom Verf. mit der grössten Ausführlichkeit entworfenen Krankheitsbildes. Jetzt möge uns vergönnt sein, noch einige Bemerkungen, die nicht sowohl das Ganze, als vielmehr Einzelnheiten betreffen, daran zu knüpfen.

Seite 9 sagt der Verf.: „Einen Knaben sah ich vor dem ins Zimmer gebrachten Lichte erschrecken. Dies geschah jedoch wohl nicht durch die blendende Flamme desselben, denn es war ein mattes Lampenlicht, sondern mehr durch sein plötzliches Erscheinen, so wie andere glänzende Gegenstände öfter erschreckend auf die Kranken wirken, weil sie dieselben nicht gehörig sehen, sondern bei der gestörten Thätigkeit des Auges daraus leicht Phantasmen oder Illusionen bilden." Diese Erklärung scheint uns nicht die richtige, wenigstens keine vollständige zu sein; abgesehen davon, dass der Verf. uns überhaupt die Beweise für die gestörte Thätigkeit des Auges schuldig bleibt, die wohl mehr von einer Störung des Zentralorgans abzuleiten sein mag, übersieht er auch, dass das Erschrecken durch plötzlich einfallendes Licht als sogenannte Reflexerscheinung gedeutet werden kann. Jeder Mensch kennt das Niesen in Folge des ins Auge strahlenden Sonnenglanzes, und eben so sind Fälle beobachtet worden, wo durch starke Einwirkung des Lichtes Erbrechen hervorgebracht wurde. Diese Reflexerscheinungen müssen um so leichter eintreten, wenn die psychische Thätigkeit oder der Willensimpuls nicht seinen vollen Einfluss auszuüben vermag, wie es denn auch im Schlaf des gesunden Menschen, nach Wirbelbrüchen, wo die aufgehobene Kontinuität den Einfluss des Willens von dem unterhalb der Bruchstelle gelegenen Stücke des Rückenmarks abschneidet, wirklich geschieht. Dasselbe zeigt sich in allen Krankheiten, wo die Freiheit der psychischen Thätigkeit mehr oder weniger unterdrückt ist, oder unter den Fesseln eines hemmenden Einflusses schmachtet. Dies ist nun ohne Zweifel in der vom Verf. geschilderten Krankheit der Fall, und dafür sprechen auch andere vom Verf. selbst angeführte Erscheinungen. So bemerkt er an einer Stelle, wo er vom Gefühlssinne spricht: „Ausserdem verursacht dieser Sinn noch mancherlei illusorische oder phantastische Wahrnehmungen, wohin ich das Zusammenfahren und Erschrecken bei der Berührung u. s. w. zählen möchte." Hier ist nun die Reflexerscheinung so deutlich ausgesprochen, dass man in der That schwer begreift, wie ein mit den Fortschritten der Nervenphysiologie und oberflächlich vertrauter Arzt von illusorischen oder phantastischen Wahrnehmungen reden kann. Gerade das ist ja das schöne Vorrecht unserer Zeit, das Illusorische und Phantastische so viel als möglich aus der Nervenlehre verbannt zu haben, die man früherhin als eigentlichen Tummelplatz der Täuschungen und unhaltbaren Hypothesen betrachten konnte. Noch an mehreren anderen Stellen hat der Verf. Zeugniss von der Genauigkeit seiner Beobachtung abgelegt, z. B. auch S. 13, wo er ausdrücklich sagt: „Sehr gewöhnlich ist auch Muskel- und Sehnenspringen, hauptsächlich beim Anfassen der Glieder, bemerklich. Ueberhaupt erzeugt das Anfassen und Angreifen durch andere Personen nicht blos Erneuerung und Verschlimmerung dieser, sondern auch anderer krampfhafter Zufälle, vornehmlich des Ruckens, Zuckens, Zusammenfahrens, und selbst des Gesammtzustandes, wie es dies auch bei mehreren anderen Nervenkrankheiten thut." Um so mehr ist es zu bedauern, dass der Verf. sich an keiner Stelle seiner Schrift auf eine gründliche physiologische Erörterung der krankhaften Erscheinungen einlässt, ein Fehler, der sich durch die Unklarheit und Unbestimmtheit des Ganzen genugsam von selbst bestraft. So erwähnt er auch S. 13 eines Knaben, bei welchem „jeder Versuch, Wasser mit einem Löffel einzuflössen, krampfhafte Zusammenziehung der Gesichtsmuskeln, Einklemmung des Löffels durch die Kiefer in Folge von Krampf, krampfhaftes Hervorschnellen der Zunge und Ausstossen der zum Theil in den Mund gelangten Flüssigkeit erzeugte." Auch diese Erscheinungen, welchen die im Tetanus und in der Hydrophobie vorkommenden Krankheiten ganz analog sind, vermochten nicht, die Idee einer gesteigerten Reflexfunktion hervorzurufen.

Bei der Bestimmung der Hauttemperatur verfällt der Verf. wieder in die so verwirrenden Schwankungen, die wir schon im Anfange erwähnt haben. Hitze, Kälte, Röthe, Blässe können vorhanden sein, aber auch eben so gut fehlen, und am Ende sucht sich der Verf. durch den Ausspruch zu wahren: „Je mehr der Zustand mit Fieber und Kongestion des Blutes nach dem Kopfe verbunden ist, desto mehr treten Hitze und Röthe der Haut hervor, je mehr derselbe sich nervös hält, desto mehr Kühle und Blässe."

S. 27 bemerkt der Verf., dass die Heilung der Krankheit durch allmälige Erschöpfung der Erregbarkeit, durch Metaschematismus, Uebergang in andere Krankheiten der Nerven erfolge. Zu diesen rechnet er nun Kopfweh, Kolik, Veitstanz, Alp, Nachtwandeln, ferner auch Nervenfieber, Augenentzündungen, Ausschläge u. s. w. Wir brauchen nicht erst darauf aufmerksam zu machen, wie unpassend es ist, noch in jetziger Zeit Wörter wie Kopfweh, Kolik, als Ausdrücke für eine

Nervenkrankheit zu gebrauchen. Auch die Heilung durch Uebergang in Augenentzündungen will uns nicht recht einleuchten, und es wäre in der That wünschenswerth gewesen, dass der Verf. die hierher gehörigen Fälle namentlich angeführt hätte. Wie wenig er übrigens mit sich selbst eins ist, beweist die Stelle, wo er von der Lethalität der Krankheit spricht: „Für sich selbst vermag dieselbe kaum tödtlich zu werden, gewiss kann dieses aber durch eine oder die andere der Krankheiten werden, als deren Vorläufer es zuweilen erscheint, z. B. durch Apoplexie, Epilepsie, Hirnentzündung u. s. w., und auf deren Entstehung es offenbar hinwirken kann, obgleich es meistentheils nur vorausgehendes Symptom ist." In der That lässt sich schwer begreifen, wie die vom Verf. geschilderte Krankheit auf die Entstehung so wichtiger Krankheiten, wie Apoplexie, Epilepsie und Hirnentzündung, hinwirken könne. Nehmen wir nur die letztere! Wenn sich die Krankheit, um mit dem Verf. zu reden, mehr nervös hält, so kann von einer Erzeugung der Enkephalitis oder Meningitis natürlich gar nicht die Rede sein; dies könnte nur dann der Fall sein, wo das Aufschrekken mit Fieber und mit starken Kongestionen nach dem Kopf verbunden ist. Allein hier ist das Aufschrecken nicht Ursache, sondern nur eine Folge der stattfindenden Kongestionen, und darum setzt auch der Verf. schnell hinzu, „obgleich es meistentheils nur vorausgehendes Symptom ist". Wer würde aber wohl die Zeiten zurückwünschen, wo ganze Bücher über einzelne Symptome geschrieben wurden!

In dem nächstfolgenden Abschnitt betrachtet nun der Verf. die Arten des nächtlichen Aufschreckens der Kinder im Schlafe, und namentlich sind es die gradweisen Verschiedenheiten, die er hier näher zu erörtern sucht.

Für den niedersten Grad erklärt er das „sehr gemeine Auffahren im Schlafe, auch Durchzucken genannt," welches während des Einschlafens, oder bald nach demselben eintritt, und auch bei Erwachsenen gar häufig beobachtet wird. Auch hier ist der Verf. schon wieder auf unsicherem Boden. Diese Art des Aufschreckens erscheint ihm mit Recht zu unbedeutend, als dass es nur gradweise von den übrigen Arten verschieden sein könnte, und deshalb erklärt er es zwar für den niedersten Grad des Aufschreckens, setzt aber wohlweislich hinzu, „oder wenigstens für eine ihm sehr nahe verwandte Erscheinung". Uebrigens kennt wohl jeder Mensch diese eigenthümliche unangenehme Empfindung, welche nichts weiter als eine Art des Schwindels ist, und daher auch schon von den älteren Aerzten unter dem

Namen *Vertigo nocturna,* Traumschwindel, beschrieben wurde. Die Erklärung, die der Verf. von diesem Zustande giebt, kann in keiner Beziehung genügen; ihr grösster Fehler ist aber wieder die Unbestimmtheit und Unklarheit, die wir schon bei anderen Gelegenheiten tadelnd erwähnt haben. Das Durchzucken scheint dem Verf. dem Aufschrecken so nahe zu stehen, dass es als eine schwache Aeusserung desselben zu betrachten sein möchte. Kurz darauf bemerkt er: „Macnish stellt dieses Phänomen mehr als psychisches dar, als es eigentlich ist, denn nur selten findet eine solche Verwirrung dabei statt; es führt vielmehr schnell zur Besinnung und erscheint deshalb mehr als krampfhaft." Also nur selten findet eine psychische Verwirrung dabei statt! wir hätten doch gewünscht, die seltenen Fälle, in welchen der Verf. diese Beobachtung gemacht, näher kennen zu lernen. Allein im Gehirn sucht der Verf. doch den Grund dieser Erscheinung; nur ist der hier obwaltende Reiz nicht so mächtig, um zugleich noch die seelenverwirrende Stimmung des wirklichen Aufschreckens herbeizuführen. Die ganze Erklärung schliesst mit dem prächtig klingenden Satze: „Es erscheint gewissermaassen als ein Nachhall des wachen Lebens, und gleicht den Muskelzuckungen eben getödteter Thiere. Man könnte es eine Halluzination der motorischen Thätigkeit nennen." Wir bekennen offen, dass uns nicht recht klar geworden, wie man sich eine Halluzination der motorischen Thätigkeit zu denken habe. Wenigstens kann in diesem Falle, wo ein wirkliches der elektrischen Erschütterung ähnliches Zusammenfahren des ganzen Körpers vorhanden ist, von Halluzination gar nicht die Rede sein.

Als einen niederen Grad des Aufschreckens betrachtet auch der Verf. das „so gewöhnliche Auffahren der Säuglinge und Kinder im zweiten Lebensjahre". Die Beschreibung, die er davon giebt, weicht aber fast in keinem Punkte von derjenigen ab, die er oben von dem Aufschrecken der älteren Kinder entworfen hat, und wiederum ist kein Grund vorhanden, weshalb das Vorkommen der Krankheit im zweiten Lebensjahre die Aufstellung einer besonderen Spezies bedingen sollte. Der Verf. betrachtet es in diesem Alter gewöhnlich nur als symptomatisches Uebel, glaubt aber doch auch Kinder gesehen zu haben, wo es nicht nur habituell, sondern auch idiopathisch zu sein schien. Die Ursachen sind vorzüglich Unterleibsstörungen, schädliche Nahrung, das Zahnen, Fieber u. s. w.

Von dem eigentlichen Aufschrecken der Kinder unterscheidet nun der Verf. wieder drei Stufen, die aber keineswegs konstant sind, denn die Krankheit kann auf der ersten stehen bleiben, oder gleich auf der zweiten oder dritten beginnen. Man erlasse es uns, noch einmal diese verschiedenen Stufen symptomatisch zu erörtern, sondern gestatte uns, sofort zu einer zweiten Eintheilung des Verfassers nach dem Charakter und den vorwaltend leidenden Systemen und Apparaten des Organismus überzugehen. Als Kardinalform betrachtet er das rein nervöse, am häufigsten idiopathische Aufschrecken; ausserdem können fieberhafte und entzündliche Zustände, besonders des Gehirns, gastrische Störungen und Würmer, Kongestionen nach dem Kopfe, endlich Schwäche und Krankheiten der Luftwege eben so viele Ursachen des Aufschreckens werden.

Zunächst verbreitet sich der Verf. über die Berechtigung, die Krankheit als idiopathische, selbstständige betrachten zu dürfen, leugnet aber nicht, dass das Aufschrecken wie andere Nervenkrankheiten, und wohl noch öfter als manche derselben, in vielen Fällen symptomatisch oder konsensuell auftritt. Wir wollen hier nicht ausführlicher auf die vom Verf. angegebenen Gründe eingehen, und überhaupt nicht über die Berechtigung, die Krankheit als selbstständige zu betrachten, streiten. Unserer Meinung nach ist kein Grund vorhanden, einer Affektion, die in den allermeisten Fällen symptomatisch, und schon unter verschiedenen Namen, wie *Ecstasis, Mania sine delirio* u. s. w., beschrieben worden ist, das Bürgerrecht als Krankheit zu ertheilen. Jedenfalls gebührt aber dem Verf. Dank dafür, einer bisher weniger erforschten Symptomengruppe seine Aufmerksamkeit zugewandt und dadurch Anregung zu ferneren Beobachtungen gegeben zu haben.

Der nächste Abschnitt beschäftigt sich mit den Ursachen des nächtlichen Aufschreckens. Die wichtigste ist eine besondere, vorzugsweise dem Kindesalter eigenthümliche, Anlage. In einigen Fällen sah der Verf. diese Anlage angeboren, häufiger durch äussere Einflüsse erworben. Vor dem siebenten Lebensjahre kommt die Krankheit weit häufiger als nach demselben vor; auch zeigt das männliche Geschlecht grössere Disposition als das weibliche, denn unter 34 Kranken waren 23 Knaben und 11 Mädchen. Unter den Kachexieen scheint vorzugsweise die Skrophulosis begünstigend auf die Erzeugung der Krankheit einzuwirken. Die Zeit der Nacht ist den Anfällen ungleich günstiger als der Schlaf während des Tages, und einen ähnlichen Einfluss scheint auch der Sommer, so wie anhaltend trübe, unbeständige und feuchte Witterung, zu haben. Unter den übrigen Kausalmomenten hebt der Verf. besonders die Entwickelung des Körpers, die zweite

Dentitionsperiode, Gemüthsbewegungen, Erkältungen und den Einfluss grosser Sonnenhitze auf den entblössten Kopf hervor. Würmer scheinen dem Verf. nicht so häufig im Spiel zu sein, namentlich nicht beim idiopathischen Leiden, als man geglaubt hat. Zuweilen kommt das Aufschrecken auch bei Verletzungen, Knochenbrüchen, Luxationen, chirurgischen Operationen, vor, und der Verf. stellt es hier mit dem von Dupuytren so schön beschriebenen *Delirium nervosum s. traumaticum* zusammen; doch scheint es in solchen Fällen wohl keine andere Bedeutung zu haben, als in fieberhaften Krankheiten überhaupt, wo es so häufig vorkommt. Nächstdem zeigt es sich sehr oft im Gefolge von Nervenkrankheiten, z. B. in der Epilepsie, Eklampsie und Chorea, so wie in der Hysterie und Hypochondrie. Auch will es der Verf. in der Rekonvaleszenz der Epilepsie beobachtet haben; nur Schade, dass wir auch hier wieder bestimmte Thatsachen vermissen, und die Aussagen des Verfassers auf Treu und Glauben hinnehmen müssen. Am häufigsten soll es aber bei Geisteskranken auftreten, so dass sogar eine Form der Geistesstörung, die sich vorzüglich durch Aufschrecken, Furcht u. s. w. auszeichnet, mit dem Namen *Panophobia* belegt worden ist. Dass Herzkrankheiten es häufig zur Folge haben, ist allgemein bekannt, eben so Kongestionen des Blutes nach den Lungen, verschiedene Störungen der Unterleibsorgane, narkotische Arzneimittel, Gifte u. s. w.

Die Beziehung des nächtlichen Aufschreckens der Kinder zum Schlafe und dem Aufschrecken am Tage, bildet den Gegenstand des folgenden Kapitels. Der Verf. bemerkt S. 51, wo er von dem Wesen der Krankheit spricht: „Man kann nur mit Gewissheit sagen, dass es ein krankhafter, in die Reihe der psychischen Störungen zu stellender Zustand ist," — ein Ausspruch, der gewissermaassen im Widerspruch mit einem früheren steht, wo er die Krankheit mehr als eine krampfhafte betrachtete. Obwohl das Aufschrecken bisweilen auch am Tage auftritt, so darf man es doch als ein wesentlich der Nacht und dem Schlafe angehöriges Unwohlsein ansehen, da auch das am Tage eintretende nicht ohne Theilnahme des Schlafs erscheint.

Ueber den folgenden Abschnitt, welcher den wesentlichen Charakter des Aufschreckens zum Gegenstande hat, möge uns erlaubt sein, schnell hinweg zu gehen. Wir verweisen hier auf die vom Verf. selbst mit grosser Ausführlichkeit entworfene Darstellung. Nachdem er den Beweis geführt, dass die Affektion als Nervenkrankheit überhaupt betrachtet werden müsse, bestimmt er als den Mittelpunkt des

Leidens das Gehirn, als Heerd der psychischen Funktionen. Nicht unerwähnt dürfen wir aber lassen, dass das noch so wenig bekannte Gangliensystem, dem man ungerechter Weise so Vieles aufbürdet, auch hier wieder eine wichtige Rolle spielen muss. Mit grosser Weitläufigkeit behandelt der Verf. die Diagnose des Aufschreckens von anderen ähnlichen Zuständen, dem Traume, dem Nachtwandeln, dem Alp, der Schlaftrunkenheit. Dessen ungeachtet möchten wir die auf S. 82 ausgesprochene Sentenz: „Meine Charakteristik des Aufschreckens wird diagnostische Kennzeichen genug darbieten" nicht ohne Weiteres unterschreiben.

Endlich die Behandlung! Mit Rücksicht auf die Regel, mit der Heilung von Nervenkrankheiten, welche als Entwickelungsleiden erscheinen, sich nicht zu übereilen, giebt der Verf. den Rath: „Man heile daher das Aufschrecken, welches auch dahin gehört, wenigstens nicht, ohne seine Ursachen gründlich hinwegzuräumen." Wir bekennen frei unsere Neugierde, wie es wohl möglich wäre, diese Krankheit zu heilen, ohne zuvor ihre Ursachen entfernt zu haben. Wir wollen uns hier nicht darauf einlassen, dem Verf. in der Entwickelung seiner Therapie weiter zu folgen, und nur bemerken, dass in den Anfällen selbst ein ruhiges, abwartendes Verfahren das gerathenste ist. Vorzugsweise warnt er vor übereilten Züchtigungen der kleinen Kranken, welche das Uebel nur verschlimmern sollen. Beruhigende, krampfstillende Mittel empfiehlt der Verf. vor allen anderen, besonders Ipekakuanha, *Liq. Cornu cervi succ.*, *Cremor Tartari* u. s. w. Im Uebrigen richtet sich die Behandlung ganz nach den zu Grunde liegenden Kausalmomenten.

III. Klinische Mittheilungen.

A. *Hôpital des Enfans malades* in Paris (Klinik von Guersant dem Sohne).

Ueber die chirurgischen Krankheiten der Kinder im Allgemeinen.

„Meine Herren! Beim Beginn jedes klinischen Kursus pflege ich das erste Mal über einen allgemeinen Gegenstand zu sprechen. Ich glaube, dass ein Ueberblick über die Gesammtheit der Wissenschaften, die zur Medizin gehören, der Auseinandersetzung und Diskussion über die einzelnen Fälle und Doktrinen vorangeschickt werden muss. Daher will ich heute versuchen, Ihnen zu beweisen, wie nöthig es zur Vervollständigung der Kenntnisse in der chirurgischen Praxis ist, auch die chirurgische Abtheilung des Kinderhospitals zu besuchen."

„Sie sind, glaube ich, weit davon entfernt, anzunehmen, dass ich Sie nur deshalb auffordere, diese Klinik zu besuchen, weil ich derselben vorstehe; Sie werden sich selbst von der Wahrheit meines Rathes überzeugen."

„Kann man ein vollkommener Chirurg sein und sich ohne Scheu allen Schwierigkeiten der Praxis unterziehen, wenn man eine Zeitlang nur die chirurgischen Krankheiten, die bei Erwachsenen vorkommen, studirt hat? Ich glaube nicht, und will versuchen, Sie, durch Beleuchtung des Gegenstandes nach allen Richtungen hin, von der Wahrheit meiner Ansicht zu überführen. Drei Hauptgründe, die mir hinlänglich gegründet zu sein scheinen, werden auch Ihnen das eben Gesagte klar vor Augen führen."

1. „Ehe die jungen Leute ihre praktischen Studien beschliessen, rathe ich ihnen, einige Monate hindurch die chirurgische Klinik des Kinderhospitals zu besuchen, weil sie hier allein in kurzer Zeit eine bedeutende Anzahl chirurgischer Krankheiten, die im kindlichen Alter vorkommen, zu beobachten Gelegenheit haben. In den grossen Krankenanstalten, die nur für Erwachsene bestimmt sind, und wo Kinder nur ausnahmsweise Aufnahme finden, werden sich im Laufe eines Jahres kaum zehn bis funfzehn Fälle dieser Art Ihnen zur Beobachtung darbieten. Unsere Säle enthalten hingegen 78 fast immer besetzte Betten, und die mittlere Zahl der Aufgenommenen beträgt am Schluss jedes Jahres 500 bis 600 Kranke. Alle diese befinden sich unter Ih-

ren Augen in einem kleinen Raume zusammen, und indem Sie hierdurch der Mühe enthoben sind, die hier und dort vorkommenden Fälle aufzusuchen, haben Sie den Vortheil, die verschiedensten Arten von Krankheiten vereinigt zu beobachten."

2. „Ein zweiter positiver Grund ist folgender: Es unterliegt keinem Zweifel, dass die chirurgischen Affektionen bei Kindern sehr zahlreich, vielleicht noch zahlreicher sind, als die bei Erwachsenen vorkommenden. Und dies scheint mir gar nicht auffallend zu sein. Nicht allein ist das Kind allen chirurgischen Krankheiten unterworfen, die in jeder anderen Lebensperiode vorkommen, vielleicht eine ausgenommen, sondern es giebt eine Menge von Affektionen, die dem kindlichen Alter speziell eigen sind, oder in diesem Lebensabschnitte einen besonderen Charakter anzunehmen pflegen. Es giebt Deformitäten, Bildungsfehler, die ausschliesslich den ersten Lebensjahren angehören, und bei denen das Leben, wenn sie nicht durch eine chirurgische Operation geheilt werden können, nicht fortbestehen kann."

„Ich wiederhole es, es giebt chirurgische Krankheiten des mittleren und Greisenalters, die bei Kindern nur unter besonderen Modifikationen auftreten und von der höchsten Wichtigkeit sind. Ich will nur ganz übersichtlich das nosologische System durchgehen, und hoffe, dass diese kurze und bündige, aber vollständige Analyse Sie auf genügende Weise von der grossen Anzahl der chirurgischen Krankheiten, denen das kindliche Alter ausgesetzt ist, überführen wird."

„Wir wollen mit den allgemeinen Krankheiten beginnen, und hier noch Einiges zur Erklärung. Die Medizin und Chirurgie bedienen sich, was sehr zu bedauern, bei ihren Definitionen nicht immer derselben Namen. Man versteht in der Medizin unter allgemeinen Krankheiten diejenigen, die primär oder konsekutiv den ganzen Organismus ergreifen, z. B. die skrophulöse oder karzinomatöse Diathesis, die konstitutionelle Syphilis u. s. w. Für uns Chirurgen sind allgemeine Krankheiten solche, die den ganzen Organismus ergreifen können, aber auch diejenigen, die, eben so gut als lokale, in jedem einzelnen Gewebe, in jedem einzelnen Organe oder organischen Apparate, welche Struktur, Zusammensetzung, anatomische Beschaffenheit u. s. w. dieselben auch haben mögen, auftreten können. Die Krankheiten, die wir allgemeine nennen, werden mithin offenbar Kinder eben so wohl befallen, wie Erwachsene, wenn sie denselben Ursachen ausgesetzt gewesen waren, so die traumatischen Verletzungen, Wunden, Quetschungen, Verbrennungen. Bei den ersteren kommen einige derselben sogar häufiger vor,

z. B. Verbrennungen werden im kindlichen Alter weit öfter beobachtet, aus tausenderlei äusseren Umständen, Unachtsamkeit der Eltern u. dergl."

„Die Entzündung mit allen ihren Varietäten und Ausgängen, das einfache und phlegmonöse Erysipelas, die Phlegmone, der Anthrax, der Furunkel, die heissen und kalten Abszesse, sind ganz gewöhnliche Affektionen. Es wäre unnütz, hier durch Zahlen das häufige Vorkommen der kalten und Kongestions-Abszesse, die sicherlich bei Kindern viel häufiger auftreten, zu beweisen. Eine grosse Anzahl dieser Entzündungen endet vielleicht wegen der schwächlichen Konstitution der Individuen und ihres lymphatischen Habitus in Brand. Derselbe bildet eine allgemeine Krankheit, die in unseren Sälen zahlreiche Opfer fordert. Er kann die Folge einer lange Zeit einwirkenden Kälte sein; ich erinnere Sie beiläufig an einen Knaben, der im vergangenen Jahre wegen Erfrierung der beiden unteren Extremitäten, an denen sich Brand gebildet hatte, hier aufgenommen wurde, und bei dem wir beide Oberschenkel über dem Knie zu amputiren uns genöthigt sahen. Dieser äusserst interessante Fall ist übrigens ausführlich beschrieben worden. Wir haben ausserdem es noch mit im kindlichen Alter allein vorkommenden höchst merkwürdigen Brandbildungen zu thun gehabt, wovon ich Ihnen wahrscheinlich mehr als ein Beispiel werde vorführen können."

„Die grosse Klasse der Geschwülste versorgt die Pathologie des Kindesalters reichlich; Lipome, Balggeschwülste, Kysten und skirrhöse Geschwülste kommen vor, und von letzteren haben wir in jedem Jahre einige Exemplare aufzuweisen. Die Geschwüre sind eben so allgemein als verschiedenartig ihrem Wesen nach. Obenan stehen die skrophulösen Geschwüre, die unstreitig von allen am häufigsten beobachtet werden, dann folgen die atonischen, die sich nur bei skrophulösen Kindern entwickeln. Ich habe endlich auch auf die syphilitischen hinzudeuten, dann auf einige dem kindlichen Alter besonders zukommende, z. B. die Ulzeration der Geschlechtstheile bei kleinen Mädchen u. dergl. Dies wollte ich nur über die sogenannten allgemeinen Krankheiten bemerken, und aus dieser flüchtigen Auseinandersetzung sehen Sie, wie ausgedehnt das Feld ist, und dass der wahre Beobachter nicht blos die Aehren zu sammeln braucht; mit einem Worte, die chirurgischen Affektionen dieses Lebensalters kommen nicht nur ebenfalls bei Erwachsenen vor, sondern es giebt sehr viele, die dem kindlichen Alter ganz allein angehören."

„Die Krankheiten des bewegenden Apparats, wozu die Muskeln, Sehnen und Knochen gezählt werden, sind nicht minder interessant. Mit den festen Theilen, die das Gerüst des Körpers bilden, beginnend, mache ich Sie zuerst auf die Bildungsfehler, die Klumpfüsse, auf die überzähligen Zehen und Finger, die bisweilen die Amputation erfordern, aufmerksam; ich sage: bisweilen, weil man sie nicht in allen Fällen ausführt, und nur für diejenigen aufbehält, wo eine wirkliche Deformität stattfindet, und wenn keine weitere Gefahr zu befürchten steht. Die Rhachitis, die Knochenerweichung, so gewöhnliche Krankheiten im kindlichen Alter, und zuweilen in so hohem Grade, dass man die Röhrenknochen, die Oberschenkel, Arme ohne grosse Anstrengungen biegen kann, was aber, beiläufig gesagt, immer gefährlich und nur mit Vorsicht vorzunehmen ist."

„Bei Kindern sind die Knochen denselben Krankheiten wie bei Erwachsenen ausgesetzt: der Karies, Nekrosis, Tuberkulosis. Ich habe Ihnen als Beispiel einer umfangreichen Nekrosis einen Sequester gezeigt, den ich vor Ihren Augen auszog, und der aus einem Stücke der Tibia von 12 Centimeter Länge bestand. Die Periostitis, die einfache Ostitis, welche Ursache ihnen auch zu Grunde liegen mag, werden Sie häufig zu beobachten Gelegenheit haben. Eben so kommen Frakturen gar nicht selten vor. In 54 für chirurgische Kranke ausschliesslich bestimmten Betten liegen oft 16 bis 18 an Knochenbrüchen Leidende zu gleicher Zeit. Am gewöhnlichsten sind die Frakturen bei Kindern einfach, ohne Komplikationen. Indessen haben wir auch bisweilen komplizirte zu behandeln, nicht selten werden in den grossen Fabriken Kinder von den Rädern der Dampfmaschinen ergriffen und ein Theil mehr oder weniger gequetscht."

„Die Luxationen sind doppelter Art: entweder spontane, die Folgen von Gelenkkrankheiten, die bei Kindern häufiger sind als bei Erwachsenen, hauptsächlich in der Koxarthrokake, oder zufällige, viel seltener, wegen der Ausdehnbarkeit und Schlaffheit der die Gelenke bildenden Theile, und der geringen Tiefe der Gelenkhöhlen. Gelenkkrankheiten kommen sehr häufig vor."

„An den Weichtheilen des Bewegungsapparats treten uns, wie bei Erwachsenen, die Wunden der Muskeln und Sehnen, ferner die angeborenen oder erworbenen Muskelretraktionen, die man auf ganz besondere Art hat heilen wollen, entgegen; gewöhnlich befinden sich einige daran Leidende in unseren Sälen. Sie haben heute ein Mädchen von 8 Jahren gesehen, die ich neulich wegen einer Retraktion des Sternokleidomastoideus operirt und die jetzt Konvaleszentin ist, und einen gleichfalls hergestellten Knaben, bei dem eine Retraktion der Fingersehnen stattfand."

„Unter den chirurgischen Krankheiten der Respirationsorgane stehen die des Larynx, die im kindlichen Alter weit öfter vorkommen, obenan; die einfache Laryngitis, die *Laryngitis pseudomembranosa*, die *Laryngitis oedematosa*. Das häufige Auftreten der zweiten Art erklärt sich übrigens vollkommen daraus, dass sich bei Kindern in Folge von Entzündung der Schleimhäute leicht Pseudomembranen bilden. Alle Affektionen des Larynx gehören viel eher in das Gebiet der Chirurgie als der Medizin, weil sie oft die Tracheotomie erfordern. Ferner die fremden Körper im Larynx und in der Luftröhre. Die Wunden des Larynx sind selten, und ich will mich nicht hierbei aufhalten. Zum Schluss der sich auf die Respirationsorgane beziehenden Affektionen erwähne ich noch der Brustwunden, der Rippenbrüche, der Zerreissung der Lungen durch traumatische Ursachen, die bei Kindern eben so häufig vorkommen wie in jeder anderen Lebensperiode."

„Eine der gewöhnlichsten Affektionen des zirkulatorischen Apparats, das Aneurysma, ist bei Kindern selten. Ich erinnere mich kaum eines oder zweier Fälle. Es kann jedoch nach Verwundungen auftreten. Die Arteriitis kömmt häufiger vor. Ich habe bisweilen Brand in Folge einer Entzündung der Arterien zu beobachten Gelegenheit gehabt. Um Ihnen nur ein Beispiel anzuführen, erinnere ich Sie an ein Kind, das im vorigen Jahre aufgenommen wurde, wo die beiden unteren Extremitäten in Folge einer Entzündung des unteren Theils der Aorta an der Bifurkationsstelle, wodurch eine gänzliche Verschliessung derselben durch einen Blutpfropf hervorgerufen worden, brandig geworden waren. Ich amputirte beide Oberschenkel ganz in der Nähe des Rumpfes, konnte aber das Kind nicht retten, das einige Tage nach der Operation starb. Phlebitis entwickelt sich bei Kindern ebenfalls nach grossen Operationen, doch nicht so häufig als bei Erwachsenen, daher ist auch die Eiterresorption, diese furchtbare Krankheit, die immer tödtlich endet, im kindlichen Alter eine seltene Erscheinung. Aber eine Art chirurgischer Krankheiten, die bei Kindern weit häufiger wie in jedem anderen Alter beobachtet wird, sind die Telangiektasieen. Alle Jahre befindet sich in unserer Abtheilung eine grosse Anzahl, und ich werde Ihnen im Laufe dieses Semesters wahrscheinlich zahlreiche Beispiele dieser Krankheit vorzeigen können."

„Unter den Krankheiten des Digestionsapparats erwähne ich zuerst die Bildungsfehler des oberen Theils des Nahrungskanals, die Imperforation des Mundes durch Verwachsung der Lippen, die einfache und doppelte Hasenscharte, den Wolfsrachen. Ein ziemlich seltener Fall, dessen, so viel ich weiss, wenigstens ausführlich noch nicht Erwähnung geschehen ist, ist die Hypertrophie der Oberlippe. Vor Kurzem erst befand sich ein mit dieser eigenthümlichen Krankheit behafteter Knabe hier. Seitdem hat einer meiner Kollegen einen ähnlichen beobachtet. Diese wegen ihres seltenen Vorkommens höchst merkwürdigen Fälle fordern uns auf, alle Beispiele, die sich darbieten, bekannt zu machen."

„Die Verkürzung des Zungenbändchens, die durch einen kleinen Einschnitt beseitigt wird, die pseudomembranöse, ulzeröse oder brandige Stomatitis, eine gewöhnlich mehr Schrecken erregende als wichtige Krankheit, wenn sie zur gehörigen Zeit angemessen behandelt wird, die Entzündung des Zahnfleisches, die in einem hohen Grade Nekrosis des Kiefers herbeiführen kann, verdienen jede besonders ebenfalls Ihre Aufmerksamkeit. Die oft rezidivirenden Anginen rufen bei jungen Personen häufig Hypertrophie der Tonsillen hervor, die deren Exstirpation nöthig macht. Endlich kommen nicht selten Beispiele vor, wo die unvorsichtige Einbringung fremder Körper von bedeutender Grösse in den Pharynx und Oesophagus die Oesophagotomie, eine immer sehr gefährliche Operation und viel schwerer auszuführen als die Tracheotomie, erfordert."

„Was die Krankheiten des Darmkanals anbelangt, so treten uns alle bei Erwachsenen vorkommenden entgegen, Wunden des Darms, Hernien. Die letzteren werden vielleicht bei Kindern häufiger angetroffen als bei Erwachsenen. Meistentheils sind sie angeboren; die *Hernia umbilicalis* gehört dem kindlichen Alter fast ausschliesslich an; die *Hernia inguinalis* und *cruralis* wird nicht minder häufig beobachtet. Wenn sie sich einklemmen, was nicht oft vorkömmt, so wird die Einklemmung sehr oft ohne Operation gehoben, und hat keine ernsten Folgen."

„Wegen des seltenen Vorkommens der Einklemmung ist der *Anus praeternaturalis* ebenfalls nur eine seltene Erscheinung. Ich will beiläufig bemerken, dass sich möglicher Weise ein künstlicher After in Folge einer partiellen sehr heftigen Peritonitis entwickeln kann; in Folge einer phlegmonösen Entzündung der Bauchwandungen kann eine fistulöse Oeffnung zurückbleiben, die mit dem Darmkanal kommunizirt, und durch welche sich Fäkalmassen entleeren."

„In unserer Abtheilung befindet sich jetzt ein Fall dieser Art, den ich Ihnen vorstellen und dessen Geschichte ich dann ausführlicher mittheilen werde. Die Krankheiten des Rektum und des unteren Theils des Nahrungskanals sind bei dem Kinde fast dieselben wie beim Erwachsenen. Indessen treffen wir ziemlich oft bei Neugeborenen einen Bildungsfehler, der diesen allein eigen ist, an; ich meine die Imperforation des Afters. Es können hier vielfache Varietäten vorkommen. Es giebt Fälle, wo nur die Afteröffnung verschlossen, der Mastdarm aber vollständig vorhanden und von der Mündung nur durch die Dicke der Haut getrennt ist. Hier ist die Operation sehr einfach und gefahrlos, ohne bedeutende Schwierigkeiten. Bisweilen fehlen aber 6 bis 8 Centimeter des Mastdarms, und man kann das untere Ende nur erreichen, wenn man den Finger und die Instrumente sehr tief einführt. Man muss dann, wenn man nicht das Kind sterben sehen will, einen künstlichen After in der Inguinal- oder Lumbargegend bilden. In neuerer Zeit ist sehr viel über den *Anus artificialis* in der Lumbargegend geschrieben worden."

„Die Entzündung und der Krebs des Mastdarms sind eben so wie Hämorrhoidalgeschwülste sehr selten. Aber der *Prolapsus ani* und besonders Polypen des Rektum kommen im kindlichen Alter sehr häufig vor. Die letzteren rufen oft bedeutende Blutungen hervor, deren Ursache nur durch eine sorgfältige und aufmerksame Untersuchung allein zu entdecken ist. Ein deutlich ausgesprochener anämischer Zustand, allgemeine Blässe, bewegen den Arzt, Tonika und Eisenpräparate zu geben, die natürlich keine Veränderung hervorbringen. Das einzige Mittel, die kleinen Kranken zu heilen, bleibt die Unterbindung dieser Polypen; mit ihnen verschwinden alle beunruhigenden Symptome. Die Abszesse am Rande des Afters und die Entzündung des in der Nähe gelegenen Zellgewebes werden ziemlich oft bei den Individuen beobachtet, die zur Päderastie gebraucht werden."

„Was die Krankheiten der Geschlechts- und Urinwerkzeuge anbelangt, so treten uns bei Knaben zuerst die angeborenen Bildungsfehler entgegen: Imperforation der Harnröhre, *Inversio vesicae*, Hypospadie, Epispadie, Phimosis, Paraphimosis; letztere kommen auch häufig bei denen vor, die Onanie treiben. Zu den erworbenen Krankheiten gehören die einfache, albuminöse und kalkulöse Nephritis; Blasensteine bilden eine häufige Affektion des kindlichen Alters; ich wende hiergegen die Lithotritie oder öfter die Lithotomie an. Im Kinderhospital werden unstreitig die meisten Steinoperationen in einem bestimmten Lebensabschnitte gemacht, und ich werde wahrscheinlich mehr als einmal Gelegenheit haben, praktische Bemerkungen von der höchsten Wichtigkeit über diesen Gegenstand zu machen. Beiläufig will ich nur bemerken, dass ich gewöhnlich die *Sectio bilateralis* allen anderen Operationsmethoden vorziehe."

„Steine oder Steinfragmente können nach vollendeter Lithotritie in der Urethra stecken bleiben und zu wichtigen Zufällen Anlass geben. Ohne von der Operation der Boutonnière, die oft erforderlich ist, und von den Harnröhrenfisteln, die darauf folgen können, zu sprechen, erwähne ich nur eines Falles, von dem ich Zeuge gewesen bin, und der Ihnen von der drohenden Gefahr, mit dem die Einklemmung der Steine in der Harnröhre verbunden ist, einen Beweis geben wird. Ich habe einen Knaben gesehen, bei dem die Urinentleerung auf diese Weise gänzlich gehindert war, und wo die heftigen Anstrengungen eine Ruptur der Harnröhre und in deren Folge Infiltration des Urins in das subkutane Zellgewebe und Brand des Skrotums erzeugten. Die Harnröhre kann von einer Entzündung ergriffen werden, die von purulentem Ausflusse begleitet ist. Es kömmt ziemlich häufig eine skrophulöse Urethritis vor; zuweilen werden Sie bei Knaben von 12 oder 13 Jahren wirkliche Blennorrhoeen in Folge eines unreinen Koitus antreffen. Der Hode kann anschwellen, nach Unterdrückung eines Trippers, oder selbst einer einfachen Balanitis. Zuweilen ist die Anschwellung skrophulöser Natur. Ich habe Enkephaloidgeschwülste des Hodens beobachtet. Endlich können die den Hoden einschliessenden Membranen Sitz eines flüssigen Ergusses sein, einer angeborenen oder erworbenen und idiopathischen Hydrokele."

„Bei Mädchen sind die Krankheiten der Geschlechtsorgane nicht selten; die Obliteration der Scheide durch einfache Verklebung der Schaamlippen, sogar vollständiger Mangel der Scheide. Eine der häufigsten Affektionen, die Sie oft zu sehen Gelegenheit haben werden, ist die Entzündung der Vulva, die gewöhnlich mit Ulzeration, zuweilen mit Gangrän verbunden ist. Die Vaginitis ist ebenfalls nicht selten. Krankheiten des Uterus sind schwer zu erkennen, da das Spekulum in diesem Lebensalter nicht angewandt werden kann. Indessen zweifle ich keineswegs, dass Katarrhe der Uterinschleimhaut vorkommen. Bei Sektionen habe ich bisweilen sogar Tuberkeln im Gewebe des Uterus gefunden. Syphilitische Geschwüre können sich auf der Vulva kleiner Mädchen entwickeln, in Folge von Nothzucht."

„Es bleibt uns noch übrig, das Nervensystem und die Sinnesorgane durchzunehmen. Wir treffen hier alle bei Erwachsenen vorkommenden Krankheiten an und einige dem kindlichen Alter speziell angehörende. Zu den letzteren rechnen wir die Enkephalokele und *Spina bifida;* diejenigen, die in Folge von Alterationen der Wirbelsäule, Karies der Wirbel auftreten, wie Erweichung des Rückenmarks, sind nicht ungewöhnlich."

„Was die Sinnesorgane anbelangt, so sind die Augenkrankheiten bei Kindern eben so häufig wie bei Erwachsenen. Sie werden die *Ophthalmia scrophulosa* und *granulosa,* die Keratitis, Iritis, der einfachen, granulösen und eiterförmigen Blepharitis beobachten können. Die Amaurosis kömmt häufiger vor, als Sie glauben mögen; es vergeht kein Jahr, wo nicht zwölf oder funfzehn Fälle zur Konsultation hierher gebracht werden. Diesen Amaurosen können Gehirntuberkeln oder eine zu grosse Anstrengung der Augen zu Grunde liegen. Kinder, die sich in der Lehre befinden und sich bedeutenden Anstrengungen aussetzen müssen, die man oft einen Theil der Nacht hindurch wachen lässt, sind häufig dieser Krankheit unterworfen. Katarakte, sowohl angeborene wie spontane, werden noch viel häufiger beobachtet."

„Beim Geruchssinn habe ich Ihnen nur ein paar Affektionen mitzutheilen, so in die Nase eingeführte fremde Körper, Koryza, Nasenpolypen, angeborene oder zufällige Obliteration der Nasenlöcher, wie in Folge von Verbrennungen."

„Das Gehörorgan ist noch viel seltener Sitz chirurgischer Krankheiten, und dieselben sind wenig gekannt; aber ausser Bildungsfehlern werden sich Ihnen oft fremde Körper im äusseren Gehörgange, Katarrhe des Ohrs, Karies des Schläfenbeins, akute Otitis zur Beobachtung darbieten."

„Die Haut, als Tastorgan mit zu den Sinnesorganen gehörend, ist der Sitz aller der chirurgischen Krankheiten, die auch Erwachsene befallen."

„Dies ist im Allgemeinen die Reihe von Affektionen, die bei Kindern aufzutreten pflegen, und Sie werden mir hoffentlich diese Weitschweifigkeit verzeihen, da sie die Wichtigkeit des Gegenstandes erfordert hat."

3. „Der dritte und letzte Grund, der Sie zum Studium der

chirurgischen Krankheiten des kindlichen Alters ganz besonders auffordern muss, ist der, dass diejenigen, die demselben nicht speziell angehören, mit oft schwer zu erkennenden Modifikationen auftreten, wodurch man sie von denselben Krankheiten Erwachsener zu unterscheiden im Stande ist, die man daher mit der sorgsamsten Aufmerksamkeit studiren muss."

„Im Betreff der Aetiologie z. B. bewegt man sich in ganz anderen Verhältnissen. Wir können nicht, wie bei Erwachsenen, die Kranken fragen und uns somit Auskunft über die Antecedentien verschaffen. Zum Theil wird man diese Lücken durch Befragen der Eltern ausfüllen können; aber oft berichten diese Falsches, entweder absichtlich oder aus Mangel an Beobachtungsgabe. Von grosser Wichtigkeit ist es, die Antworten, denen man Glauben schenken darf, von denen, die keinen verdienen, zu unterscheiden. Nur dadurch, dass Sie oft solche Untersuchungen anstellen, werden Sie dahin gelangen, diese Unterscheidung zu erlernen."

„Das Examen wird bei Kindern umständlicher und schwieriger sein. Es genügt nicht, die kranke Stelle zu besichtigen, man muss den allgemeinen Zustand gleichzeitig mit dem lokalen untersuchen. Die ausführliche Durchnahme der verschiedenen Symptome würde uns auf ein zu spezielles Feld führen. Ich will Ihnen nur ein Beispiel anführen, wie vorsichtig der Chirurg bei Untersuchung kranker Kinder sein muss. Wenn man eine Fraktur erkennen will, so wird man sehr sorgfältig zu Werke gehen müssen, damit das Kind nicht schreit. Oft ist es schwer, die Krepitation wahrzunehmen, und oft würde es auch unpassend sein, sie suchen hervorzurufen. Bei sehr vielen Frakturen der Kinder ist das Periosteum nicht getrennt, ein glücklicher Umstand, der die Konsolidation begünstigt. Zu oft wiederholte oder rohe Manipulationen, um Krepitation zu erzeugen, können eine Zerreissung des Periosteums und nachtheilige Folgen hervorrufen."

„Die Prognose erfordert bei Kindern eine noch viel grössere Behutsamkeit als bei Erwachsenen. Man sieht oft Kinder genesen, an deren Heilung man schon verzweifeln zu müssen glaubte."

„Endlich ist die Behandlung sehr oft ganz abweichend oder fordert wenigstens eigenthümliche Modifikationen, die ich hier nicht näher auseinandersetzen will, und die Sie oft selbst zu beurtheilen Gelegenheit haben werden."

„Noch ein Wort. Um Erwachsene, die an chirurgischen Krankheiten leiden, behandeln zu können, ist die Kenntniss der einzelnen medizinischen Fächer unumgänglich nöthig; zur Behandlung von Kindern sind viel vollständigere und ausgedehntere Kenntnisse erforderlich, und es ist Ihnen bekannt, dass die Pathologie der inneren Krankheiten des Kindesalters nicht absolut der der anderen Lebensalter gleicht."

B. *Hôpital des Enfans malades* in Paris (Klinik von Jadelot).

Pneumothorax bei einem an Phthisis leidenden Mädchen. Bemerkungen über diese Krankheit im kindlichen Alter.

Ein Mädchen von 9½ Jahren, von schwächlicher, lymphatischer Konstitution, immer kränkelnd, hatte in Folge der Masern einen quälenden, zuerst trocknen, dann von reichlicher Expektoration begleiteten Husten zurückbehalten. Sie erinnert sich nicht, je an Seitenstichen gelitten oder Blut ausgeworfen zu haben. Sie klagt jetzt nur über eine sehr bedeutende Beklemmung und einen fast fortwährenden Husten, der sie unendlich quält.

Das Gesicht und die Haut des Körpers ist bleich, nur die Wangen sind ein wenig geröthet. Der Puls macht 96 Schläge, ist klein, wenig entwickelt, regelmässig. Die Haut heiss, schwitzend. Die Respiration erschwert, so dass die Kranke oft aufrecht im Bette sitzen muss, oder wenigstens nur mit sehr erhöhetem Kopfe liegen kann. Die Perkussion ist vorn auf beiden Seiten ziemlich gut, etwas matter hingegen über dem Schlüsselbein auf der linken Seite. Das Respirationsgeräusch überall normal, nur im oberen Theile der rechten Lunge sehr schwach und in dem der linken ganz fehlend, wo es durch pfeifende und schnarrende Rhonchi ersetzt wird.

An der hinteren Thoraxwand ergiebt die Perkussion und Auskultation auf der rechten Seite nichts Anomales; links ist erstere in der oberen Hälfte matt, und das Athmungsgeräusch dort von schleimigem Rasseln mit grossen Blasen begleitet; nicht sehr deutliches Metallklirren, aber unverkennbares amphorisches Athmen; das vesikuläre Athmungsgeräusch fehlt fast vollständig an den Stellen, wo das amphorische Geräusch zu hören ist. Reichliche schleimig-eitrige Expektoration, am Gefässe adhärirend. Abmagerung; feuchte, weisslich belegte Zunge; Appetitlosigkeit; ziemlich lebhafter Durst. Stuhlgang regelmässig.

Während der ersten zehn bis zwölf Tage blieb der Zustand der Kranken fast unverändert, als man nach sehr heftigen Hustenanfällen, die von einem ziemlich bedeutenden eiterartigen Auswurfe gefolgt waren, am oberen Theile der linken Seite ein ziemlich starkes Gurgelgeräusch während der Inspiration, von pfeifenden Rhonchi begleitet, wahrnehmen konnte. An der hinteren Fläche dauerten die oben angegebenen Erscheinungen fort, nur hatte das amphorische Athmen zugenommen. Bedeutende Entkräftung des Kindes. Puls von 96 bis 100 Schlägen.

Das metallische Klirren wurde bald ebenfalls sehr deutlich, besonders unten. Die Dyspnoe ist beträchtlich, so dass die Kranke gar nicht mehr liegen kann. Puls von 108 Schlägen, klein, schwach. Seit drei Tagen ist Durchfall eingetreten, der durch kein Mittel gestopft werden kann. In der Nacht erfolgte der Tod.

Sektion. Die linke *Pleura costalis* war durch zahlreiche Adhäsionen mit der *Pleura pulmonalis* verwachsen. Die rechte Lunge, die nur an der Spitze auf der hinteren Fläche an die Kostalpleura adhärirte, war in ihren beiden unteren Drittheilen gesund, im oberen Drittheil befanden sich hingegen sehr viele Tuberkeln, von denen einige schon in Erweichung überzugehen anfingen.

Im unteren hinteren Theile des rechten Pleurasackes war eine serös-eitrige Flüssigkeit vorhanden, deren Quantität ungefähr 5 Unzen betrug und aus schlechtem tuberkulösen Eiter bestand. Hinten befanden sich fast gar keine oder doch nur sehr lose Adhäsionen, und die Lunge schien entweder durch die Flüssigkeit oder durch die Luft gegen die *Pleura costalis* zurückgedrängt zu sein. Die in ihrer unteren Hälfte gesunde oder nur unbedeutend mit Blut überfüllte Lunge war oben ganz mit kruden und erweichten Tuberkeln besät; beim Einschnitte zeigten sich zwei Kavernen, von denen die eine ein Taubenei fassen konnte. An der hinteren Seite zeigte sich eine fistulöse, enge, offenbar durch ein oberflächlich gelegenes, erweichtes Tuberkel gebildete Oeffnung.

Die anderen Organe boten nichts Krankhaftes dar.

Jadelot bemerkte Folgendes über diesen Fall:

„Beim Pneumothorax findet gewöhnlich eine Perforation des Lungenparenchyms in Folge der Erweichung eines oberflächlich gelegenen Tuberkels statt. Indessen kommen doch, wie ich Ihnen nachher zeigen werde, oft Fälle vor, wo sich bei der sorgfältigsten Untersuchung keine Verletzung der Art auffinden lässt. Ist die Perforation eine

Folge der Phthisis, so hat sie in den meisten Fällen ihren Sitz, wie hier, an der Spitze der Lungen."

„Hat die Perforation während des Lebens stattgefunden, so ist sie auch nach dem Tode nachzuweisen, selten schliesst sie sich und vernarbt. Was den Durchmesser der Oeffnung anbelangt, so kann sie von der Grösse eines fistulösen Ganges bis zu 2 oder 3 Centimeter variiren. Bald steht sie mit der Kaverne unmittelbar in Verbindung, bald ist die Höhle, wo sie endet, mehrere Centimeter davon entfernt. Indess kömmt das erstere weit häufiger vor."

„Obliterirt die Oeffnung, so geschieht es meistentheils durch eine Pseudomembran. Die Vernarbung ist höchst selten; das mehr oder weniger dicke pseudomembranöse Exsudat hebt die Kommunikation der tuberkulösen Höhle mit dem Pleurasacke auf. In einigen seltenen Fällen sieht man die Pseudomembran, die an dem einen Ende frei ist und am anderen flottirt, nach Art eines Ventils oder einer Klappe, sich bei der Inspiration senken und bei der Exspiration heben, indem so der Eintritt der Luft in den Pleurasack gestattet, das Austreten aber gehindert ist. Die durch die Verwachsung der *Pleura costalis* und *pulmonalis* mittelst vollkommen organisirter und fester Pseudomembranen geschlossene Oeffnung kann sich in manchen Fällen wieder öffnen."

„In der Phthisis endet die Perforation immer mit einer Kaverne, deren Dimensionen sehr verschieden sein können. Bisweilen hat man ein einzelnes isolirtes und sehr kleines Tuberkel eine Ulzeration der Lunge und Pleura hervorrufen, und so zur Entstehung eines Pneumothorax Veranlassung geben sehen. In solchen Fällen ist gewöhnlich im Pleurasack ein serös-eitriger Erguss vorhanden, der dem tuberkulösen Eiter gleicht. Hieraus erklärt sich das metallische Klirren, hervorgebracht durch das Hinstreichen der Luft über die Fläche der Flüssigkeit."

„Findet Pneumothorax auf der linken Seite statt, so sind Tuberkeln auch auf der rechten vorhanden, wie es sich auch in unserem Falle gezeigt hat. Die Perforation kömmt öfter auf der linken als auf der rechten Seite vor, was man dem rascheren Verlaufe der Phthisis in der linken Lunge zuschreiben muss. Sehr oft hat sich auch nur eine Perforation gebildet, obgleich mehrere oberflächliche Kavernen, die dieselben Bedingungen darzubieten scheinen, vorhanden sind."

„Der Pneumothorax kann auch die Folge der Oeffnung eines

Abszesses in den Pleurasack sein. Dass sich ein Abszess in den Pleurasack und nicht in die Bronchien öffnet, ist ein seltener Fall, und wir wollen uns hier nicht weiter damit befassen, obgleich dergleichen bei Kindern häufiger beobachtet wird als bei Erwachsenen."

„Ich habe schon oben darauf hingedeutet, dass der Pneumothorax ohne Perforation der Lunge vorkommen kann. Obgleich diese Fälle nicht häufig vorkommen, so ist doch jetzt kein Zweifel mehr vorhanden, dass es dergleichen giebt, und man findet bis jetzt nur sehr vage und nicht sehr genügende Erklärungen darüber."

„Welche Ursache auch den Pneumothorax hervorgerufen haben mögen, eine Reihe anatomischer Charaktere lässt sich in allen Fällen auffinden. Die Lunge wird durch die Luft entweder zum Theil oder ganz zurückgedrängt. Wenn, wie in unserem Falle, Adhäsionen vorhanden sind, so wird das Organ gegen die Wand angedrückt, wo sich dieselben befinden. Dringt Luft in den Pleurasack, so fällt die Lunge von selbst zusammen, und ist die Menge derselben nur etwas bedeutend, so wird sie komprimirt. Ist sie so beträchtlich, dass die Wandungen des Thorax stark ausgedehnt werden, so kann die Luft nur in die grossen Bronchien eindringen, und die Lunge wird oft so zusammengepresst, dass sie sich bei der Respiration nicht mehr ausdehnen lässt."

„Die Kompression der Lunge, sagt ein junger Schriftsteller, dem wir schätzenswerthe Abhandlungen über diesen Gegenstand verdanken, lässt die Annahme dreier verschiedener Stadien zu: 1) Entweder ist die Quantität der Luft nur unbedeutend, so dass man das vesikuläre Athmungsgeräusch noch wahrnehmen kann, doch ist es durch die zwischen der Lunge und den Thoraxwandungen befindliche Luftschicht modifizirt; 2) oder die Kompression ist so stark, dass Bronchialathmen eintritt; 3) oder endlich ist gar kein Athmungsgeräusch mehr hörbar."

„Der Umfang der Lunge hängt von dem Grade der Kompression ab, den sie erleidet, und von dem Zustande, in dem sie sich gerade befindet. Zuweilen hat er sich kaum verändert, weil die Kompression entweder nur unbedeutend, oder weil die Lunge indurirt ist, oder an mehreren Stellen adhärirt; bald ist sie so zusammengepresst, dass man kaum noch Spuren davon findet; in letzterem Falle ist sie gewöhnlich gesund."

„Der Pneumothorax kann auf mannigfache Weise entstehen. Rilliet und Barthez nehmen hingegen an, er könne sich nur in

Folge einer Perforation der Lunge bilden, und in den Fällen, wo keine Oeffnung nachweisbar ist, sind sie der Meinung, dieselbe sei während des Lebens vorhanden gewesen, habe sich aber durch irgend eine Ursache geschlossen. Abszesse der Lunge, die sich in Folge einer lobulären Pneumonie bilden, sind bei Kindern oft die veranlassende Ursache."

„Das okkasionelle Moment der Affektion ist nur sehr selten aufzufinden; sehr oft ist die Zerreissung der Pleura nur die Folge der gänzlichen Zerstörung der Gewebe durch eine ulzerative Entzündung; indessen können mancherlei Zufälle, Anhäufung von Bronchialschleim, ein heftiger Hustenanfall, eine Anstrengung, die Entstehung der Krankheit beschleunigen."

„Im Augenblicke der Zerreissung fühlt der Kranke einen heftigen Schmerz, und eine bedeutende Dyspnoe stellt sich plötzlich ein; der Kranke muss aufrecht sitzen. Von allen Zeichen sind aber die physikalischen die untrüglichsten; sie bestehen in der veränderten Form, Ausdehnung und Bewegung des Thorax, in der Perkussion und Auskultation. Die ausgetretene Luft wirkt ganz mechanisch; die Brustwandungen sind dilatirt, so dass die Rippen auseinander treten und die Interkostalräume sich durch eine Geradestellung der Rippen in perpendikulärer Richtung vergrössern. Diese Stellung der Rippen ist mit einer sehr bedeutenden Hervorwölbung verbunden, und bedingt eine Immobilität des Thorax, wenn die Dilatation beträchtlich ist, weil die Rippen sich nicht wie im normalen Zustande senken können."

„Die im Pleurasack enthaltene Luft vermehrt nothwendiger Weise den sonoren Ton der Brustwandungen und macht ihn tympanitisch. Doch kommen auch Fälle vor, wo der Ton auf der kranken Seite dumpfer ist, wenn nämlich die ergossene Flüssigkeit beträchtlich ist. Sind die Pseudomembranen auf der *Pleura costalis* etwas stark, so ist ebenfalls der Ton nicht so hell. Wenn nur eine geringe Menge Luft ausgetreten, so dass die Leber durch das Zwerchfell nicht herabgedrückt ist, so kann sich eine eigenthümliche perkutorische Erscheinung einstellen, die ein junger ausgezeichneter Arzt, Lausin, mit dem Namen *Claquement costo-hépatique* belegt hat. Dasselbe wird durch den Stoss der achten Rippe gegen die Leber, wenn man dieselbe perkutirt, hervorgebracht, indem zwischen der Leber und den Rippen durch die Zurückdrängung des Lungentheils, der vor dem Erguss sich dort befand, ein leerer Raum entsteht. Wenn auch in sehr vielen Fällen der Pneumothorax, ohne dass diese Erscheinung vorhanden ist, diagnostisirt werden kann, so wird sie dennoch oft für die Diagnose von grossem Nutzen sein."

In dem weiteren Vortrage Jadelot's finden wir nichts, was nicht schon allgemein bekannt wäre. Bei der Behandlung räth er in den Fällen, wo Erstickung droht und das Kind noch kräftig genug ist, die *Paracentesis thoracis* an, und sagt darüber: „Durch diese künstliche Entleerung werden wir eine augenblickliche Erleichterung, eine Verlängerung des Lebens, und was selbst nicht unmöglich ist, eine Heilung bezwecken, wenn die Zerstörungen der Lunge nicht zu weit vorgeschritten sind. Warum sollte man in diesen Fällen die Operation mehr fürchten als in der chronischen Pleuritis, wo Trousseau in der neuesten Zeit die herrlichsten Erfolge durch ihre Anwendung erzielt hat."

C. *Hôpital de la Pitié* (Klinik von Bérard).

Bedeutende Geschwulst am Hinterhaupte bei einem jungen Kinde, von einer Enkephalokele herrührend. Praktische Bemerkungen.

Im Saale Saint-Jean lag ein kleines Kind mit einer beträchtlichen Geschwulst in der Hinterhauptsgegend. Ueber die Schwangerschaft der Mutter und deren Entbindung hatte man nichts erfahren können. Man weiss nur, dass das Kind mit dieser Geschwulst geboren wurde. Gleich nach der Geburt wurde es einer Amme übergeben, so dass über seinen Zustand bis zur Aufnahme ins Hospital nichts bekannt ist, eben so wenig ob die Geschwulst an Umfang zugenommen, und welche krankhaften und physiologischen Erscheinungen bis jetzt stattgefunden haben. Der Zustand bei seiner Aufnahme war folgender: Es war abgezehrt, mager, unreinlich, und zeigte, dass es sehr gelitten und ihm jede gehörige Sorgfalt gemangelt hatte. An dem sonst regelmässig gebauten Kopfe bemerkt man in der Mittellinie der Hinterhauptsgegend, gerade an der Spitze der *Sutura lambdoida*, eine sphärische, ziemlich regelmässige Geschwulst, ungefähr von der Grösse eines Hühnereies, die an ihrer Insertionsstelle am Schädel etwas eingeschnürt ist, so dass sie auf einem breiten Stiele aufzusitzen scheint. Ihre Oberfläche ist nur an der Basis mit Haaren bedeckt, sonst ganz frei; die Haut ist weiss, an einzelnen Stellen röthlich gefärbt; sie ist nicht ganz glatt, sondern zeigt hin und wieder leichte Hervorragungen und Eindrücke.

An ihrem oberen Theile bemerkt man eine kleine Exulzeration, die wahrscheinlich nach dem Abfalle kleiner Schorfe entstanden ist, welche sich in Folge der Reibungen, denen die Geschwulst ausgesetzt war, entwickelt haben. Grosse Gefässe und unter der Haut entwikkelte Venen sind nicht wahrzunehmen. Bei der Berührung scheint diese Geschwulst zuerst ziemlich hart, gespannt und resistent zu sein; aber durch einen nach allen Richtungen gleichmässig ausgeübten Druck lässt sie sich etwas hineindrücken; setzt man den Druck längere Zeit fort, so nimmt sie merklich an Umfang ab.

„Rührt diese Verkleinerung der Geschwulst", bemerkte Bérard, „von einer ödematösen Anschwellung der Hautdecken her, die momentan durch den Druck beseitigt wird, oder von einem Hineintreten ihres Inhalts in die Schädelhöhle? Das Letztere scheint mir wahrscheinlicher, da die Haut nicht im Geringsten ödematös geschwollen ist." Sobald man mit dem Drucke nachlässt, nimmt die Geschwulst ihre frühere Form und Umfang an. Man fühlt an keiner Stelle Pulsationen; drückt man aber oberhalb der Basis, indem man den Stiel mit dem Finger umfasst, so fühlt man einen Widerstand, der von einer Oeffnung in den Schädelknochen herrührt, und nimmt in der Tiefe deutliche Pulsationen wahr, die offenbar den Bewegungen des Gehirns zuzuschreiben sind, und wodurch die Ansicht, dass die Geschwulst mit den Organen in der Schädelhöhle in Verbindung stehe, noch mehr an Wahrscheinlichkeit gewinnt. Gegen das Licht gehalten, ist sie etwas durchsichtig. Endlich überzeugt man sich bei sorgfältiger Untersuchung, dass sie aus einer weichen Masse bestehe, vielleicht auch Flüssigkeit enthalte, und aus mehr festen Theilen, die ihre Hüllen bilden. Die letzteren sind härter und dicker als die Haut gewöhnlich ist, so dass man annehmen muss, dass zwischen derselben und der Flüssigkeit, wenn solche vorhanden, sich noch eine zweite Hülle, die wohl von den Gehirnhäuten gebildet wird, befindet. Das Allgemeinbefinden des Kindes ist gut. Es findet *Strabismus convergens* auf beiden Augen statt. Konvulsionen sind seit der Aufnahme nicht beobachtet worden. Die Digestion geht regelmässig von Statten; die Respiration ist ungehindert und weder beschleunigt noch verlangsamt; der Schlaf gut. Bei dem Drucke auf die Geschwulst tritt weder ein soporöser Zustand, noch Konvulsionen, noch Athmungsbeschwerde ein.

„Mit welcher Art von Geschwulst", sagt Bérard, „haben wir es hier zu thun? Allem Anscheine nach ist es eine Enkephalokele oder vielmehr Hydro-Enkephalokele, ein Hirnbruch, mit Ansammlung von

Flüssigkeit im Inneren. Da uns direkte entscheidende Symptome mangeln, so wollen wir die eigenthümlichen Charaktere der hauptsächlichsten Geschwülste, die am Schädel vorkommen können, durchgeben, um so auf dem Wege der Negation zur Diagnose zu gelangen."

„Eine Geschwulst, die an dieser Stelle ihren Sitz hat, könnte ein Kephalämatom, ein Blutextravasat sein, welches sich zwischen dem Perikranium und Knochen gebildet hat. Diese Geschwülste können von einem harten Kreise mit einem anscheinenden Eindrucke im Knochen umgeben sein; es ist aber sehr selten, dass sich das Kephalämatom gerade in der Mittellinie des Schädels und an der Stelle, wo die Fontanelle sich befindet, bildet; andererseits haben die Kephalämatome nicht diese Form, sie sind nicht gestielt; ferner sitzen sie nicht auf einer perforirten Basis und pulsiren nicht. Wir haben also Symptome genug, die gegen die Annahme eines Kephalämatoms sprechen."

„Zweitens könnte es ein Lipom sein. Dasselbe ist sehr oft gestielt, fluktuirt aber sehr deutlich; hier ist die Fluktuation nicht deutlich, sondern dunkel; aber ein Symptom, welches bei weitem mehr gegen die Annahme einer solchen Geschwulst spricht, als die eben erwähnten, ist die Perforation des Schädels. Diese schliesst natürlich hier alle die Geschwülste aus, die im subkutanen Zellgewebe ihren Sitz haben würden, wie z. B. die Telangiektasieen, Kysten, kalten Abszesse, bei denen wir uns also nicht weiter aufzuhalten brauchen. Es kann daher hier nur von einem Tumor die Rede sein, der von den Gehirnhäuten gebildet wird. Mithin bleibt noch zu untersuchen übrig, ob es ein *Fungus durae matris,* ein partieller Hydrokephalus, oder eine *Hernia cerebri* ist."

„Die Fungi der Duramater sind nie gestielt, und fluktuiren an allen Stellen. Uebrigens kommen sie gewöhnlich in diesem Alter nicht vor, sondern entwickeln sich fast ausschliesslich bei Erwachsenen zu einer gewissen Periode. Was die Annahme eines partiellen Hydrokephalus anbelangt, so glaube ich nicht, dass Jemand einen solchen beobachtet hat, ohne dass nicht zu gleicher Zeit Wasseransammlung in den Ventrikeln stattgefunden hätte. Hier rechtfertigt weder die Konformation, noch der Umfang des Kopfes die Annahme eines allgemeinen, wenn auch unbedeutenden Hydrokephalus, und dann ist auch kein Symptom vorhanden, welches denselben zu begleiten pflegt."

„Es bleibt uns daher, in Folge dieses exklusiven Verfahrens, nur noch die Annahme einer Enkephalokele übrig. Dieselbe ist aber keine so seltene Affektion, denn wir besitzen eine ganze Reihe von veröffentlichten Fällen. Alle diese sind von gemeinsamen Charakteren begleitet; nämlich erstens ist dieselbe angeboren; zweitens sitzt sie auf einem bald dünneren, bald dickeren Stiele; drittens hat sie eine glatte Oberfläche, die nur an der Basis von einigen Haaren bedeckt ist; viertens befindet sich im Schädel eine Oeffnung, wo man deutlich die Pulsationen des Gehirns wahrnehmen kann; fünftens endlich nimmt die Geschwulst die Mittellinie ein, bald in der Stirngegend, bald, und zwar häufiger, am Hinterhaupte. Diese Charaktere finden Sie nun hier ganz deutlich ausgesprochen. Ausserdem können aber einige Symptome sehr variiren; so ist die Oeffnung im Schädel oft sehr unregelmässig, und bisweilen sind zwei Löcher vorhanden; unser Fall bietet in dieser Hinsicht nichts Abweichendes dar, nur ist der Rand der Oeffnung sehr höckerig. Die Geschwulst ist im Allgemeinen leicht zu reponiren; die unserige hingegen nur sehr schwer. Uebrigens würde die Unmöglichkeit, die Geschwulst zu reponiren, nicht gegen das Vorhandensein einer Enkephalokele sprechen. Endlich sind die Pulsationen gewöhnlich viel deutlicher wahrzunehmen und viel weiter verbreitet; hier fühlt man sie nur an der Basis der Geschwulst."

„Aus diesem Verfahren geht übrigens, wie mir scheint, deutlich hervor, dass wir es hier, wenn auch nicht ganz bestimmt, doch wenigstens sehr wahrscheinlich mit einer Enkephalokele zu thun haben."

„Die Gehirnbrüche nehmen gewöhnlich einen sehr langsamen Verlauf, sie vergrössern sich nur sehr allmälig und unmerkbar. In einigen Fällen indess haben sie mit ungewöhnlicher Schnelligkeit an Umfang zugenommen, und in kurzer Zeit eine solche Grösse erreicht, dass das Leben nicht länger dabei bestehen konnte. In diesen Fällen bildet sich eine Meningitis aus, die schnell tödtlich endet. Doch ist dies nicht der gewöhnliche Gang."

„Die Prognose ist sehr ungünstig. Manche Kinder sterben gleich bei der Geburt, andere nach einigen Jahren; sehr wenige überleben diesen Zustand längere Zeit. Mir sind nur zwei Beispiele bekannt, wo das Leben mehrere Jahre hindurch dabei fortbestand. Was unseren Fall anbetrifft, so befindet sich dieses Kind in den günstigsten Verhältnissen, die eine längere Lebensdauer versprechen."

„Können dergleichen Affektionen wohl geheilt werden? Die Behandlung ist noch sehr weit zurück, oder, um mich besser auszudrükken, es giebt keine rationelle Behandlung. Fast alle Mittel, die bis jetzt versucht worden sind, wurden mit Rücksicht auf andere Affektionen und andere Geschwülste angewandt, und haben fast alle fehlgeschlagen. Man hat die Ligatur versucht, und die Kranken starben; man hat die Geschwülste abgetragen, ausgeschnitten, mit eben so unglücklichem Erfolge. Nur ein Fall von Heilung durch die Abtragung ist mitgetheilt worden. Etwas glücklichere Resultate hat vielleicht die Punktion geliefert; einige Kinder, die derselben unterworfen worden, blieben am Leben, doch ist dies die bei weitem kleinere Zahl. Was ist in diesem Falle hier zu thun? Könnte man nicht das Verfahren von Dubourg, welches derselbe für die Hydrorrhachis angegeben hat, versuchen? Sie wissen, dass sich in Folge dieses bis jetzt gebräuchlichen Verfahrens, nämlich der Exstirpation dieser Geschwülste, Entzündung und Eiterung der Wunde entwickeln, die sich auf die Rükkenmarkshäute und das Rückenmark selbst fortpflanzen. Dubourg hat geglaubt, diesen üblen Zufällen vorbeugen zu können, und daher empfohlen, auf jede mögliche Weise die Heilung *per primam intentionem* zu erzielen, und eine *Sutura circumvoluta* anzulegen."

„Er glaubte auf die Weise allein die *Spina bifida* heilen zu können. Liesse sich nun nicht dies Verfahren, welches Dubourg für jene Affektion angegeben hat, auch bei der Enkephalokele anwenden? Man kann die Möglichkeit eines solchen Versuches nicht abstreiten; aber nichtsdestoweniger werden wir in diesem Falle nicht davon Gebrauch machen, aus dem einfachen Grunde, weil dem Leben bis jetzt noch keine Gefahr droht. Uebrigens erfordert es die Klugheit, ehe man zu einer so zweifelhaften Operation schreitet, einfachere Mittel zu versuchen. Daher habe ich hier eine methodische, regelmässige Kompression in Gebrauch gezogen, wodurch es vielleicht möglich gewesen wäre, die Geschwulst ein wenig zu verkleinern."

„Ich legte daher einen Kompressivverband mittelst Heftpflasterstreifen an, und liess denselben längere Zeit hindurch liegen, um über seine Wirkungen ein Urtheil fällen zu können. Doch derselbe war gänzlich ohne Erfolg. Er hatte keine nachtheiligen Folgen gehabt; aber die Geschwulst war nicht im geringsten verkleinert worden. Da es mir mehr darauf ankam, die Diagnose bestätigt zu sehen, als das Kind von seinem Uebel zu befreien, so entschied ich mich, wie Sie wissen, nach langem Sträuben, zu einer exploratorischen Punktion mittelst eines kleinen Troikarts. Es floss eine ziemliche Menge von Flüssigkeit aus, die nicht ganz klar, sondern durch eine sehr geringe Quantität einer graulichen Masse, der man keinen bestimmten Charakter zuschreiben konnte, getrübt war. Am nächsten Morgen war die Geschwulst eben so hart und gespannt, wie vor der Punktion, und die Stichwunde vernarbt. Jetzt nun habe ich das Kind zu seinen Eltern zurückgeschickt, nachdem es in Folge einer nahrhaften Diät sehr stark und kräftig geworden war, die Geschwulst aber eben so beschaffen ist, wie bei seiner Aufnahme ins Hospital."

IV. Das Wissenswertheste aus den neuesten Zeitschriften und Werken.

1. Fall von Perforation des *Processus vermiformis* mit Abszessbildung und tödtlich endender Peritonitis, von Dr. Henry Paterson.

Ein Mädchen von 14½ Jahren kam am 7. August vorigen Jahres zu einem Besuche nach Dublin; anscheinend vollkommen gesund und heiter, klagte sie am 9ten über ein schmerzhaftes Gefühl in der rechten Seite unter den falschen, das rechte Hypochondrium bedeckenden Rippen.

Am 11ten hatte sich der Schmerz nach unten über die rechte *Regio iliaca* verbreitet und an Heftigkeit zugenommen, doch nicht in dem Maasse, dass ärztliche Hülfe nachgesucht wurde. — Erst am 12ten ward P. hinzugerufen, und fand die Kranke in folgendem Zustande:

Das Gesicht etwas geröthet, die Haut trocken, die Temperatur etwas erhöht; der Puls machte 112 Schläge, war weich, regelmässig, leicht zu komprimiren und klein; die Zunge feucht und weisslich belegt; Stuhlausleerung war erfolgt; der Urin, von normalem Aussehen, ging ohne Hinderniss und Schmerzen ab; der Leib weich, nicht empfindlich beim Druck, nur in der rechten *Regio iliaca* über dem Blinddarme sehr schmerzhaft; sie konnte die Füsse mit Leichtigkeit bewegen und ohne den geringsten Schmerz ausstrecken.

Eine grosse Menge Blutegel wurde applizirt, darauf warme erweichende Fomentationen gemacht, eine Mixtur und ein Klystier mit *Ol. Terebinth.* verordnet, dem ein warmes Sitzbad folgte; die Schmerzen nahmen hierauf bedeutend ab, doch blieb die Stelle noch immer empfindlich. Man fühlte daselbst eine umschriebene Geschwulst, auf welche ein Blasenpflaster gelegt wurde, und als die Wirkungen des

Merkurs auf den Organismus schnell durch Darreichung von Kalomel, Opium, Jamespulver eintraten, hörte jede Empfindlichkeit und Schmerz beim Druck anscheinend auf. Sie klagte nur noch über Dysurie (anscheinend die Wirkung des Terpenthins) und über Schmerz im Unterleib von Zeit zu Zeit, der Ansammlungen von Gasen im Darmkanale zugeschrieben worden. Diese Symptome liessen nach dem Gebrauche von *Ol. Ricini,* milden Getränken und eines emollirenden Klystiers nach.

Am 19ten wurde P. des Morgens schnell zu ihr gerufen; sie erzählte, sie habe die Nacht sehr gut und ganz frei von Schmerzen zugebracht, als sie gegen Morgen, nachdem sie aufgestanden war, um Urin zu lassen und sich wieder niedergelegt hatte, plötzlich von einem äusserst heftigen Schmerze, der sich über den ganzen Unterleib verbreitete und nicht den leisesten Druck gestattete, ergriffen wurde; nur der frühere Sitz des Schmerzes, in der rechten *Regio iliaca,* war selbst bei tiefem Druck vollkommen schmerzlos, und blieb es auch in der Folge. Nicht zu stillender Durst fand statt. Die Kranke lag auf dem Rücken mit ausgestreckten Schenkeln.

Dr. Adams, zur Konsultation gerufen, verordnete eine allgemeine und örtliche Blutentleerung, ein warmes Bad u. s. w., worauf sich eine augenblickliche Erleichterung einstellte. Der Puls wurde indess bald klein und sehr frequent, die Extremitäten kalt, der Unterleib trieb meteoristisch auf, und die Schmerzen liessen plötzlich nach.

Es wurde nun ein erregendes Mittel verordnet, dem von Dr. Adams, da der Kollapsus fortdauerte, noch Branntwein hinzugefügt wurde.

Dr. Graves besuchte die Kranke ebenfalls. Doch trotz aller Bemühungen sanken die Kräfte immer mehr, und die Kranke starb am 20. August, acht Tage nach P's. ersten Besuche und 31 Stunden nach dem Eintritt des zweiten Anfalls.

Sektion. Als die vordere Wand des Unterleibs eingeschnitten und die Lappen zurückgeschlagen worden waren, zeigten sich die gewöhnlichen anatomischen Charaktere der akuten Peritonitis.

Eine bedeutende Menge Lymphe bedeckte stellenweise die Darmschlingen, die hier und da lose aneinander klebten; in der Beckengegend war das Lymphexsudat beträchtlicher, und in der Beckenhöhle hatte sich nicht weniger als eine Pinte gelben Eiters ergossen, welcher sich zwischen Blase, Uterus u. s. w. befand und das Becken fast ganz ausfüllte, wenn man die Därme in die Höhe zog.

Der Darmkanal war durch Luft ausgedehnt und zeigte lange Streifen injizirter Gefässe auf seiner Oberfläche, da wo die Darmwandungen sich berührten.

Der Blinddarm war entzündeter als irgend ein anderer Theil, und liess sich schwer loslösen. Das Zellgewebe hinter demselben, und das sich hinter dem Peritonäum gegen die rechte Niere ausbreitende, war mit dickem gelben Serum infiltrirt.

Auf der hinteren Fläche der Bauchwandung befand sich da, wo diese den Blinddarm bedeckt und wo während des Lebens die Geschwulst zu fühlen war, ein runder Fleck von gelblich-grüner Lymphe, ungefähr von der Grösse einer Krone, der in Ulzeration übergegangen war. Derselbe entsprach der vorderen Wand des Blinddarms und hatte ohne Zweifel mit zur Bildung einer Höhle beigetragen, die mehrere Tage hindurch Eiter enthalten hatte.

Die hintere Wand der Höhle wurde von der vorderen des Blinddarms gebildet, die an der entsprechenden Stelle dasselbe Aussehen hatte. Der Eiter, der, wie wir annahmen, hier vorhanden war, wurde durch dünne und frische Adhäsionen eingeschlossen, die sich zwischen dem die hintere Fläche der Wand der Bauchmuskeln bedeckenden und dem den Blinddarm überziehenden Peritonäum gebildet hatten.

Im Verlaufe des Falles müssen zwei Perioden unterschieden werden, nämlich die ersten sieben Tage, während welcher die Entzündung zu beherrschen und subakut war, und das zweite Stadium, das mit dem plötzlich eintretenden heftigen Schmerze begann.

Den ersten entzündlichen Anfall schrieb man einer Ansammlung von Koth im Blinddarme zu, die innerhalb und ausserhalb der Höhle Reizung verursachte, welche dann in heftige Entzündung überging.

Diese schien nach der Angabe der Kranken durch die kräftigen in Gebrauch gezogenen Mittel bekämpft zu sein; der plötzliche Eintritt neuer Schmerzen aber musste entweder dem Bersten eines Abszesses über der rechten *Regio iliaca* oder dem Durchbruch eines Geschwürs auf der Darmschleimhaut zugeschrieben werden.

Man suchte daher sehr sorgfältig nach einer Perforation und entdeckte, bevor man versuchte, den Blinddarm abzulösen, einen kleinen länglichen Körper, der einem erdigen Konkremente glich; beim Druck auf den Blinddarm entwich Luft aus einer kleinen Oeffnung.

Wir entfernten den Blinddarm mit grosser Vorsicht sammt dem *Processus vermiformis,* und fanden eine kleine Oeffnung ganz an der Spitze, und eine beträchtliche Entzündung des Zellgewebes hinter dem Blinddarme und dem Wurmfortsatze.

„Mir scheint die Krankheit in der ersten Woche eine lokale und auf den Blinddarm und das ihn umgebende Zellgewebe beschränkt gewesen zu sein; sie ward durch eine feste und reizende, innerhalb und über dieser *Porta malorum* (wie den Blinddarm und die *Valvula ileocoecalis* zu nennen ist) gelegene Masse erzeugt. Dieser erste Anfall endete mit der Bildung eines unverkennbaren umschriebenen Abscesses.

In solchen Fällen können sich, wie ich glaube, solche Eiterdepots im Blinddarme öffnen, oder durch die Bauchwandungen einen Ausweg suchen, oder auch wohl in die Peritonäalhöhle ergiessen.

Dies Letztere fand hier statt in dem Augenblick, als die heftigen Schmerzen eintraten, und das zweite Stadium begann mit einer neuen und unvermeidlich tödtlich endenden Peritonitis.

Das Vorhandensein eines fremden Körpers im Wurmfortsatze war nach meiner Meinung die primäre Ursache, die wahre *Origo mali;* durch seinen Druck entstand Reizung und Entzündung der Schleimhaut und des submuköen Zellgewebes, und zuletzt Ulzeration dieses Theils.

Obgleich die Substanz in der Unterleibshöhle gefunden wurde, so spricht doch ihre Grösse und längliche Form, ihr erweichtes und scheinbar macerirtes Gewebe, ihre nach der Form des Fortsatzes gebildete Gestalt, ferner dass sie in der Nähe des *Processus vermiformis* aufgefunden wurde und dieser mit einer Oeffnung versehen war, durch welche man leicht eine Sonde einführen konnte, ohne Zweifel dafür, dass sie im Anfange in demselben gelegen habe.

Die dunkle mit Blut überfüllte Schleimhaut des Wurmfortsatzes, die sich so auffallend von der des Blinddarms, die verhältnissmässig gesund und frei von Entzündung oder Ulzeration war, unterschied, bestärkten mich noch in der Ansicht, dass die Krankheit sich im Inneren bildete und auf den Wurmfortsatz beschränkt war, die Reizung sich später aber auf die umgebenden Theile fortpflanzte.

Einen Zweifel hege ich jedoch noch, nämlich wann sich diese Entzündung einstellte, und wie lange der Abscess bestand.

Es ist schwer zu begreifen, dass sich ein Eiterdepot so schnell, ohne irgend ein allgemeines Symptom hervorzurufen, bilden könne, indem hier weder Frostanfälle, noch irgend eine andere Erscheinung, die darauf hindeuteten, vorhanden gewesen war.

Ich darf nicht vergessen anzuführen, dass die Stuhlausleerungen immer regelmässig erfolgten; ferner, was besonders in diesem Falle bemerkenswerth ist, dass die Kranke die Schenkel ohne Schmerzen extendiren und bewegen konnte, doch die extendirte Lage, in welcher sie Erleichterung empfand, vorzog. Auch wurde in diesem Falle, wie in einem anderen von Marsh bekannt gemachten, während der letzten Stunden der Urin oft und mit Schmerzen gelassen.

Mit Dr. Adams kann ich aber nicht darin übereinstimmen, dass eine geringe Extravasation schon stattgefunden habe, als der fremde Körper oder das Konkrement aus dem Wurmfortsatze heraustrat, und dass auf diese Weise der Abszess sich bildete, der durch den unglücklichen Durchbruch in den Peritonäalsack so schnell den Tod herbeiführte." (*Lond. med. Gaz.*)

---

2. Ueber die Natur und Behandlung der Enkephalokele.

Im *Journal de Chirurgie* befindet sich ein Aufsatz, in welchem der Verf. zuerst den von Moreau der *Académie de médecine* vorgezeigten Fall, über den sich eine so lebhafte Diskussion erhob [1]), beschreibt, und dann folgende Fragen zu beantworten sucht:

1) An welchen Stellen kann sich die Hernie bilden? Nachdem der Verf. die neueren Eintheilungen angeführt, und auf die schon veröffentlichten Fälle hingewiesen hat, erklärt er, dass die Enkephalokele oben, unten, vorn, hinten und an den Seiten sich bilden könne. Von diesen vier Arten ist die Lage in der Hinterhauptsgegend die häufigste und diejenige, von der es die meisten Varietäten giebt. Aus den Untersuchungen über den Sitz der Enkephalokele ergeben sich zwei Thatsachen. Erstens fand man durch die Operation oder Sektion bestätigt, dass in allen Fällen die Bruchöffnung sich über einer Nath oder über der freien Stelle befand, die die einzelnen Knochenkerne eines Knochens von einander trennt, aber nie in der Mitte des Knochens selbst oder seiner Knochenkerne. Zweitens tritt der Bruch vorzugsweise durch die provisorischen Näthe hervor, wie die *Sutura frontalis* und *occipitalis*, und folglich muss derselbe in solchen Fällen zu einer Zeit entstanden sein, wo dieselben noch nicht verknöchert sind.

---

1) S. dieses Journal Bd. III. Heft 6.

2) Aus welchen Theilen besteht die Geschwulst? Gewöhnlich wird der Bruchsack von der Duramater gebildet, die aussen noch von den Hautdecken des Schädels bedeckt ist. Das grosse Gehirn macht den Inhalt derjenigen Brüche aus, die nach unten, oben und nach hinten, jedoch über der *Protuberantia ossis occipitis*, hervortreten. Bei denen, die unter diesem Höcker liegen, findet man immer das kleine Gehirn im Bruchsack; nicht so leicht zu entscheiden ist die Frage, wie es sich bei den Brüchen, die durch die Protuberanz selbst hervortreten, verhält. Der Verf. glaubt behaupten zu können, dass, wenn der Schädel seine Form und Grösse beibehalten hat, jede Enkephalokele, die mitten durch das Hinterhauptbein tritt, auf Kosten des grossen Gehirns sich bildet. Gewöhnlich enthält der Bruchsack eine grössere oder geringere Menge Flüssigkeit. Die den Bruch bildenden Theile können also bestehen: 1) aus dem grossen oder kleinen Gehirn ohne Flüssigkeit; 2) aus Flüssigkeit allein; 3) aus einem Theile des grossen oder kleinen Gehirns mit Flüssigkeit; 4) endlich bisweilen aus Flüssigkeit im Bruchsacke und aus einem Theile des Gehirns, das Flüssigkeit in den Ventrikeln enthält.

3) Welche Ursache liegt der Enkephalokele zu Grunde? Dem Verf. zufolge bringt die Wasseransammlung in der Höhle der Arachnoidea die Enkephalokele hervor, so wie Askites auch Nabelbrüche erzeugt. Der Mechanismus kann ein doppelter sein, indem der Sack entweder zuerst durch den Druck der Flüssigkeit gebildet wird und das Gehirn an die Stelle des resorbirten Wassers tritt und den leeren Raum auszufüllen sucht, so wie der Nabelbruch nach geheiltem Askites entsteht; die Enkephalokele ist dann ein Zeichen und Produkt der Heilung, es ist keine Ansammlung von Serum damit verbunden, und man darf nicht versuchen, sie zu reponiren; oder die Menge der Flüssigkeit ist so beträchtlich, dass sie, nachdem sie die Duramater nach aussen herausgetrieben hat, auch das Gehirn hervortreibt; auf diese Weise ist oft das ganze Gehirn im Bruchsack gefunden worden.

4) Prognose der Enkephalokele. Dieselbe ist an und für sich nicht tödtlich, es sei denn, dass ein so grosser Theil des Gehirns herausgetreten ist, dass dasselbe seine Funktionen nicht mehr erfüllen kann; die Gefahr hängt allein von der Wasseransammlung in der Höhle der Arachnoidea ab, dessen Produkt und hauptsächlichstes Symptom die Affektion ist. Nimmt der Hydrops nicht zu, so ist wenig Gefahr vorhanden, dieselbe tritt nur ein, wenn er bedeutender wird.

5) **Behandlung der Enkephalokele.** Nachdem der Verf. die verschiedenen vorgeschlagenen und in Gebrauch gezogenen Mittel aufgezählt und seine Ansichten über ihren Werth mitgetheilt hat, giebt er folgende Vorschriften: Ist nur Gehirnsubstanz im Bruchsacke vorhanden, so muss man sich jedes Mittels enthalten; enthält derselbe zugleich Flüssigkeit, oder letztere allein, so können zwei Fälle stattfinden. Entweder der Hydrops bleibt stationär, dann ist es am gerathensten, Nichts zu thun; oder er nimmt an Menge zu, ruft gefährliche Symptome hervor, bedroht, mit einem Worte, das Leben des Kranken, dann ist es gestattet, die Punktion oder Inzision zu versuchen, obgleich diese letzteren Hülfsmittel keineswegs gefahrlos sind.

---

3. Fall von *Spasmus glottidis.*

In der *Clinique de Marseille* veröffentlicht Dr. Jeanselme folgenden Fall von *Spasmus glottidis*, von den deutschen Aerzten mit dem Namen *Asthma thymicum* belegt, der in Frankreich zu den seltensten Krankheiten gehört:

Am 17. März 1843 wurde er zu einem Kinde von einem halben Jahre, das er erst einige Stunden vorher gesehen hatte und bis dahin stets gesund gewesen war, gerufen, indem ihm gemeldet wurde, es drohe zu ersticken. Zuerst glaubte er, da die Gefahr so plötzlich eingetreten war, das Kind habe einen fremden Körper verschluckt, der in die Luftwege gelangt sei. Doch bei seiner Ankunft war er nicht wenig erstaunt, das Kind in vollkommener Ruhe zu finden, lachend und an dem ihm gereichten Spielzeug sich ergötzend. Es wurde ihm Folgendes berichtet: Das Kind schlief seit ungefähr anderthalb Stunden ruhig, als sich plötzlich ein schrillender Ton hören liess; man näherte sich dem Bette und fand dasselbe in einem Anfall von Erstikkung und Angst, der nicht auf genügende Weise beschrieben werden konnte. Die Untersuchung des Halses, verbunden mit dem Zustande des Kindes, liess die Annahme eines fremden Körpers nicht zu, und J. vermuthete, es hier mit einen Krampf der Stimmritze zu thun zu haben; da er jedoch nicht Zeuge des Anfalls gewesen war, so glaubte er seine Diagnose noch nicht mit Bestimmtheit stellen zu dürfen. Er empfahl, das Kind mit der grössten Sorgfalt zu überwachen, und verordnete *Syr. Hyoscyami* ℨiij in einer schleimigen Mixtur, stündlich einen Kinderlöffel voll. — Das Kind war bis zum 29. April ganz gesund, an welchem Tage J. in aller Eile gerufen wurde. Es war ein dem ersten ähnlicher Anfall eingetreten, der nur eine Minute gedauert hatte. Bei seiner Ankunft war das Kind ziemlich ruhig, doch zeigte etwas in dem Gesicht an, dass der Sturm noch nicht vollständig vorüber sei. In der That trat wenige Augenblicke darauf ein neuer Anfall ein, der von dem Verf. folgendermaassen beschrieben wird:

Das Kind stösst ein schrillendes Geschrei aus, schlägt mit den Armen um sich, wirft den Kopf nach hinten zurück; die äusserst erschwerte Respiration ist mit einer Art trachealem Pfeifen verbunden, das dem, den Keuchhusten begleitenden Tone, oder dem, bei hysterischen Frauen beobachteten einigermaassen gleicht, und sich mehrere Male während des Anfalls wiederholt. Es finden drei oder vier pfeifende Inspirationen statt, ehe eine kaum wahrnehmbare Exspiration eintritt. Das Gesicht des Kindes ist dunkelroth, die Augen sind weit geöffnet und starr, die Konjunktiva ist injizirt, die Nasenlöcher sind erweitert und der Mund steht offen; die ganze Physiognomie drückt Angst aus. Der Puls ist kaum zu fühlen, die Extremitäten sind ziemlich stark kontrahirt. Die Auskultation ergiebt, dass die Luft nicht in die kleinsten Bronchialverzweigungen eindringt, auch während des pfeifenden Tones nicht in die Lungenzellen.

Dieser Anfall dauerte ungefähr anderthalb Stunden, worauf das Kind ein noch durchdringenderes Geschrei ausstiess, und dann alle Erscheinungen mit einem Male verschwunden waren. Nach einer Viertelstunde war es kaum denkbar, dass das Kind in einem solchen suffokatorischen Anfalle gelegen habe.

Am Abend trat wiederum ein Anfall ein. Bis zum Juli war es frei davon; am 29sten und 30sten dieses Monats fanden aber vier statt. Am 25. und 26. September stellten sich von Neuem fünf Anfälle ein. Der letzte wurde am 1. November beobachtet; seitdem ist kein neuer aufgetreten.

Die Behandlung bestand hauptsächlich in der Darreichung des *Extr. Belladonnae* in mässigen Dosen.

Die Dentition geht sehr langsam von Statten, sonst ist das Kind aber vollkommen gesund, stark und kräftig.

---

4. Das *Ol. Jecoris Aselli* als Heilmittel in der Rhachitis.

Seit einigen Monaten befinden sich mehrere an Rhachitis leidende Kinder in der Abtheilung Trousseau's. Bei einigen waren die Knochen so weich, dass man die Oberschenkel und Arme mit Leichtigkeit biegen konnte. Bei den meisten war ausser dieser Weichheit der Knochen noch eine beträchtliche Vergrösserung des Kopfes mit fortdauernder anomaler Grösse der Fontanellen vorhanden. Zugleich bemerkte man, dass die Dentition auffallend spät eintrat.

Trousseau macht im *Journal de médecine* bekannt, dass das *Ol. Jecoris Aselli* alle anderen Mittel entbehrlich mache, und oft so schnell wirke, dass es fast unglaublich erscheine. Er hat in seiner Abtheilung ein Kind von 1¼ Jahren beobachtet, das immer liegen oder nach vornüber gebeugt sitzen musste, indem es nicht die geringste Bewegung ohne die heftigsten Schmerzen vollführen konnte. Zehn Tage nach der begonnenen Behandlung hörten seine Leiden auf, das Rückgrath war nicht mehr so verkrümmt, und es versuchte zu gehen. Fünf Tage später ging es, indem es sich an den Stühlen hielt, und war fast so munter wie früher. Bei den meisten Kindern tritt nach acht oder zehn Tagen Besserung ein, wenn das Oel nur in gehöriger Menge genommen und vom Magen ertragen wird. Selten kömmt es vor, dass nicht schon nach vierzehn Tagen ein grosser Fortschritt wahrgenommen wird. Bei fast allen sind nach vier oder höchstens sechs Wochen die Knochen fest geworden, und haben bisweilen sogar ihre Verkrümmung verloren.

Man giebt das *Ol. Jecoris* gewöhnlich mit Syrup oder Zucker versetzt Kindern von einem bis zwei Jahren; die Rhachitis tritt selten später auf; die Dosis ist ℈j bis ℥ij pro Tag; niemals geht Trousseau darüber hinaus, und vermehrt die Dosis nur, wenn er ältere Kinder zu behandeln hat.

Die Nahrungsweise ist von hoher Wichtigkeit in der Behandlung der Rhachitis. Trousseau theilt in dieser Hinsicht die Ansichten Guerin's, der streng eine Milchdiät und Enthaltung von Fleisch vorschreibt. Trousseau hat in seinem Hospitale dieses Verfahren ebenfalls eingeführt und grosse Vortheile davon gesehen.

Fast nie wendet Trousseau orthopädische Mittel an. Gewöhnlich bessern sich die Verkrümmungen der Glieder von selbst, sobald die Kräfte zunehmen. In einigen seltenen Fällen lässt T. die Kinder einige Tage hindurch eine Bandage tragen, die einem Theile eine bessere Haltung zu geben im Stande ist; sobald aber die Kräfte ausreichen, überlässt er es der Natur, die Verkrümmungen zu beseitigen, die sich nach und nach so verringern, dass sie gar keine Beschwerden verursachen. Die orthopädischen Maschinen schienen ihm durch den Druck, den sie auf die Knochen und Muskeln ausüben, eher ein Hinderniss für die Wiederherstellung der Kräfte und Heilung der kranken Gebilde zu sein.

---

5. Einige Betrachtungen über den in der *Académie de médecine* vorgezeigten Fall von Hydrenkephalokele [1]).

In der *Gazette de Hôpitaux* befindet sich folgende Bekanntmachung des Dr. Dubourg:

In der ersten Diskussion, zu welcher die Vorzeigung eines mit einer angeborenen Geschwulst am Hinterhaupte behafteten Kindes Veranlassung gegeben hat, bemerkte Herr Velpeau, dass dieser Fall vielleicht denjenigen analog wäre, welche ich in einer Abhandlung über *Spina bifida* (in der *Gazette médicale* vom 31. Juli 1841) mitgetheilt habe. Ich fühle mich natürlich sehr geschmeichelt, dass ein so ausgezeichneter Kollege die Aufmerksamkeit auf meine Arbeit gelenkt hat, die noch weit davon entfernt ist, die Früchte, die ich davon im Interesse der Kunst und der Menschheit erwartete, getragen zu haben, kann jedoch die Analogie zwischen diesen Fällen nicht genehmigen, und noch weniger das in Anwendung gezogene Verfahren. Damit also die von mir vorgeschlagene Heilmethode nicht als eine erfolglose verschrieen werde, was sich schnell zu verbreiten pflegt, so ersuche ich Sie, diesen Zeilen eine Stelle in Ihrem Journale zu gönnen.

Die Hauptgrundsätze in der eben erwähnten Arbeit, auf die Herr Velpeau hingewiesen hat, sind: 1) Es giebt Fälle von *Spina bifida*, die einer radikalen Heilung fähig sind. 2) Obgleich man nicht im voraus zu bestimmen im Stande ist, welche unheilbar sind, so kann man doch schon jetzt festsetzen, dass ein mit *Spina bifida* geborenes Kind, wo die Grösse der Kommunikationsöffnung mit dem Rückenmarke nicht mehr als einen Zoll beträgt, einer Operation unterworfen werden muss, die den Zweck hat, den Austritt der Flüssigkeit aus dem Wirbelkanale zu hindern, die Annäherung und Verknöcherung der

---

1) S. dieses Journal Bd. III. Heft 6.

Processus spinosi zu begünstigen. 3) Von allen bisher versuchten Mitteln, die fast stets erfolglos waren, ist die *Sutura circumvoluta* nach Abtragung der Geschwulst das sicherste, wenn man mit den in der Abhandlung selbst angegebenen Vorsichtsmaassregeln operirt u. s. w.

Der in der Akademie vorgezeigte Fall konnte aber mit den dort angeführten nicht verglichen werden, weil man weder seine Natur, noch die Ausdehnung des Uebels kannte. Indessen gehöre ich nicht zu Denen, die jeden operativen Eingriff in dergleichen Fällen verwerfen; nur glaube ich, und darauf wollte ich hauptsächlich aufmerksam machen, dass die zuvor angelegte Ligatur nur schädlich wirken kann, und die geringe Aussicht auf einen glücklichen Ausgang, auf den man unter solchen Umständen hoffen kann, gänzlich aufhebt. Ist es nicht mehr als wahrscheinlich, dass man, wenn man in der Vermuthung, die Geschwulst enthalte einen Theil des Gehirns, die Basis derselben durch eine Ligatur einschnürt, denselben quetschen oder zerreissen werde? Da aber der Stiel der Geschwulst Nervenfasern enthält, so ist seine Zusammenschnürung äusserst schmerzhaft, und wenn es in der Chirurgie erforderlich ist, schnell eine Operation auszuführen, so werden sicher kleine Kinder durch den Schmerz sehr affizirt.

Nur um die Nachtheile der Anlegung einer Ligatur zu beweisen und die Verwerfung dieses Mittels zu motiviren, habe ich die erste Beobachtung in jener Abhandlung aufgeführt. Die Ligatur ist in der That nur eine kindische Vorsicht, wenn sie ohne nachtheilige Folgen bleibt; sie komplizirt immer das Verfahren, das zu vereinzufachen und zu beschleunigen von der höchsten Wichtigkeit ist. Die dreiste und schnelle Entfernung der Geschwulst, und darauf die nur etwas modifizirte Anlegung der *Sutura circumvoluta* sind hinreichend, um die beiden erwähnten Erfolge zu erreichen; mit Recht ist ein gleiches Resultat von geschickteren Händen, die dasselbe Verfahren befolgen werden, zu erwarten.

V. *Verhandlungen gelehrter Vereine und Gesellschaften.*

A. *Société médico-pratique* in Paris.

1. Fall einer akuten Enteritis. — 2. Skarlatina. — 3. *Canities chlorotica.*

Dr. Blatin theilt folgende Beobachtung mit: Ein Mädchen von 5 Jahren, an einem heftigen Anfalle von Masern leidend, wurde am sechsten Tage von einer akuten Enteritis mit Durchfall, tympanitischer Auftreibung und bedeutender Empfindlichkeit des Unterleibs, besonders in der rechten *Regio iliaca,* befallen. Am nächsten Tage entleerte sie nach einem flüssigen Stuhlgange eine Nadel, deren Knopf von einem Konkremente brauner und harter Massen, von der Grösse einer Erbse, eingeschlossen war. Die Ausleerung war sehr kopiös, flüssig und von fötiderem Geruche als gewöhnlich. Von diesem Augenblicke an besserte sich das Kind und wurde vollständig hergestellt.

Die Nadel war wahrscheinlich vor einem Monate verschluckt worden. Um diese Zeit hatte die Mutter dem Kinde eine Nadel aus der Rachenhöhle herausgenommen, welche dasselbe verschlucken wollte. Sie gestand nach längerem Leugnen, aus Furcht, bestraft zu werden, ein, dass sie zweimal Nadeln heruntergeschluckt habe, von einem jungen Mädchen von 12 Jahren dazu verleitet, die in der Königl. Pensionsanstalt zu St. Denis oft sich mit diesem Spiele, das sie ihren Freundinnen gezeigt, amüsirt habe. —

Dr. Bonnassies theilt folgende Beobachtung mit: Ein Kind von 5½ Jahren, das von Skarlatina befallen wurde, der eine in Eiterung übergehende Parotidengeschwulst gefolgt war, leidet seit jener Zeit an einem dicken fötiden Ausfluss aus dem Ohre und an nervösen Zufällen, die plötzlich und sehr oft an einem und demselben Tage auftreten; die Motilität und das Gefühl gehen verloren; die Augenlider zucken; die Augen rollen hin und her. Diese Anfälle stellen sich während es spielt ein, und wenn sie vorübergegangen, spielt es weiter; es schläft gut und befindet sich sonst wohl. Sind diese Erscheinungen einer Karies des Felsenbeins, einer Krankheit des inneren Ohres zuzuschreiben? sind sie von einer Nekrose abhängig? oder müssen sie für sympathische Wirkungen des Vorhandenseins einer Tänia gehalten werden? —

Dr. Richelot erzählt folgenden Fall von *Canities chlorotica*: Vor ungefähr drei Jahren wurde ich zu einem jungen Mädchen gerufen, die schön gewachsen und gut genährt war, aber alle Symptome der Chlorose darbot. Ich will hier nicht die Krankheit beschreiben, deren Diagnose nicht schwer sein konnte, und beschränke mich nur darauf, auf eine krankhafte Erscheinung aufmerksam zu machen, die ich noch nie als der Chlorose angehörig aufgezeichnet gefunden und niemals vorher beobachtet habe. Dieses Mädchen, die sehr schöne kastanienbraune Haare hatte, bemerkte zu ihrem grossen Kummer, dass seit ihrer Krankheit ein grosser Theil der Haare weiss wurde und die Zahl derselben fortwährend zunahm. Sehr viele Haare waren ganz weiss von der Kopfhaut an bis 4 oder 5 Centimeter weit, hatten dann aber bis zu ihrem Ende ihre normale Farbe, was dem Haare ein höchst komisches, panachéartiges Aussehen verlieh. Das Mädchen erhielt Eisenmittel, die nach und nach eine gründliche Heilung zur Folge hatten. Bemerkenswerth ist aber, dass von dem Augenblick an, wo sich der allgemeine Gesundheitszustand besserte, und wo die gesunde Gesichtsfarbe wiederkehrte, auch die Haare mit der natürlichen Färbung fortwuchsen, so dass, als das Mädchen vollständig geheilt war, eine grosse Menge ihrer Haare an der Stelle, wo sie aus der Haut hervortraten, braun waren, dann mehrere Centimeter lang eine weisse Farbe hatten und zuletzt wieder braun wurden. Dieselben wurden ausgerissen, und seit der Zeit hat sich bei dem Mädchen nie wieder ein weisses Haar gezeigt. So wurden, durch die Chlorose, die eine Entfärbung aller Gewebe herbeiführt, auch die Haare ihres Pigmentes beraubt. —

In der nächsten Sitzung berichtete Dr. Thirial, der mit dem Dr. Cerise den Auftrag bekommen hatte, das Mädchen, dessen Geschichte Dr. Bonnassies mitgetheilt hatte, näher zu untersuchen, Folgendes: Der Ohrenfluss ging zwei Jahre lang den hier in Rede stehenden nervösen Zufällen vorher, und es ist daher viel eher anzunehmen, dass dieser Ausfluss oder vielmehr seine organische Ursache, welcher Art sie auch sein mag, nicht mit diesen Erscheinungen, die unter dem Namen *Vertigo epileptica* beschrieben worden, in Konnex stehe; diese Krankheit ist im kindlichen Alter selten und hier als eine idiopathische zu betrachten. Diese Ansicht wird durch den wichtigen Umstand bestätigt, dass diese Zufälle einem lange dauernden Keuchhusten folgten. Da es mithin schwierig war, die nächste Ursache dieser Affektion aufzufinden, so riethen wir zu einem Haarseil im Nacken zur Bekämpfung der Otorrhoe, und verordneten innerlich das valeriansaure Zink zu gr. iij gegen die epileptischen Anfälle. Doch muss ich gestehen, dass ich wenig Hoffnung in diesen Heilplan setze, und nur von den Veränderungen im Organismus, die mit dem Alter eintreten werden, etwas zu erwarten ist.

Dr. Belhomme ist derselben Ansicht, als Thirial, in Hinsicht der Natur des Leidens; er fügt hinzu, dass die Epilepsie so beginnt, und es Zeit sei, die Behandlung des Kindes einzuleiten. Er wünscht nur, dass man der begonnenen Behandlung die Applikation einiger Blutegel hinter die Ohren ungefähr alle acht Tage hinzufüge, um die Kongestionen nach dem Gehirn zu beseitigen, und einige milde Abführungen mittelst Kalomel.

Thirial ist nicht der Ansicht Belhomme's in Betreff der Blutentleerungen; da nichts für einen Blutandrang gegen das Gehirn spreche, und da auch das Kind sehr schwächlich sei, scheine ihm ein tonisirendes Heilverfahren viel rationeller.

Dr. Blatin frägt, ob das Kind der Onanie ergeben sei, da oft in Folge derselben solche Zufälle einzutreten pflegen [1]); man verneint dies.

---

4. Vergiftung durch die Früchte der Belladonna.

Dr. Bonnassies theilt einen Fall von Vergiftung durch die Früchte der Belladonna mit.

Ein Knabe von fünf Jahren, der vollkommen gesund war, erwachte in der Nacht, nachdem er von den Früchten der Belladonna, die er in einem Garten gepflückt, gegessen hatte, unter Weinen und Schreien. Die Sprache war erschwert, der Gang unsicher; er zitterte an allen Gliedern; einige Augenblicke später verlor er gänzlich die Sprache, und es trat Bewusstlosigkeit ein; er war sehr unruhig, das Gesicht geröthet, der Kopf und Rumpf brennend heiss; die Augenlider geschlossen, die Pupillen dilatirt und unbeweglich; der Puls regelmässig und sehr frequent; die *V. jugulares* von Blut strotzend; die Schleimhaut der Mundhöhle lebhaft geröthet, trocken; die Respiration beschleunigt; der Leib aufgetrieben. Es stellten sich häufige Frostschauer ein; die Finger wurden anfallsweise krampfhaft flektirt; die Muskeln

---

1) Auch Helminthen sind oft die Veranlassung zu solchen nervösen Affektionen. Anmerk. d. Ref.

des Gesichts und Rumpfes von Konvulsionen befallen. — In Folge eines Brechmittels wurden die noch nicht vollständig verdauten Früchte entleert.

Am nächsten Morgen dauerten dieselben Symptome fast noch in derselben Heftigkeit fort; ein eröffnendes Klystier rief mehrere Stuhlausleerungen hervor, worauf sich eine merkliche Besserung einstellte. Die Unruhe war nicht mehr bedeutend. Auf diesen Zustand folgte im Laufe des Tages Koma, mit Halluzinationen, Delirien abwechselnd. Es ward ein Aderlass gemacht, und kalte Fomentationen auf den Kopf, Sinapismen, ein eröffnendes Klystier, acht Blutegel an die *Processus mastoidei* und innerlich Kaffee verordnet. Die Nacht war ruhiger; das Koma, so wie das Fieber liessen nach. Am dritten Tage stellte sich die Sprache wieder ein, und die Besserung schritt allmälig fort.

---

5. Masturbation in Folge eines Polypen des Uterus.

Dr. Bonnassies erzählt ferner folgenden Fall: Ein junges Mädchen, welche alle Zeichen einer phthisischen Anlage darbot, und sich seit längerer Zeit mit der grössten Wuth der Masturbation hingab, wurde von einer bedeutenden Leukorrhoe befallen, zu der sich in der letzten Zeit mehrere Male Metrorrhagieen hinzugesellt hatten, so dass sie im höchsten Grade entkräftet wurde. Eines Tages bemerkte sie, dass ein ziemlich grosser Körper aus der Scheide hervorgetreten war, den man für einen fibrösen Polypen erkannte, welcher am Halse des Uterus festsass. B. schnitt ihn mit der Scheere ab; die Operation war weder schmerzhaft, noch von einer Blutung begleitet.

B. frägt, ob dieser Polyp wohl für die Ursache der lange Zeit fortgesetzten Masturbation gehalten werden könnte, oder ob er sich in Folge der fortwährenden Reizung der Geschlechtsorgane gebildet hat.

Dem Dr. Thierry scheint diese Aetiologie nicht annehmbar, weil es einer Frau sehr schwer werden möchte, mit dem Finger bis zum Halse des Uterus zu gelangen. Man könnte die Reizung des Halses nur dann für möglich halten, wenn der angeborene Polyp erst eine Senkung des Uterus hervorgebracht hat; alsdann wäre die Masturbation nur ein Beschleunigungsmittel in der Entwickelung dieses Afterprodukts gewesen.

Dr. Belhomme bemerkt, er habe bei manchen Frauen eine wahre

Wuth zur Onanie beobachtet; einige gingen so weit, dass sie sich Stücke Holz in die Scheide hineinschoben.

Dr. Otterburg fügt hinzu, dass in den meisten Fällen die Masturbation sekundär ist und von einem benachbarten Leiden abhängig. Bei Mädchen wird sie durch Krankheiten der Scheide oder des Uterus hervorgerufen; bei Knaben durch ekzematöse Ausschläge und andere Reize der Art. Es ist möglich, dass bei dem jungen Mädchen der Polyp die erste Anregung zur Onanie war, indem er nach Art eines Penis wirkte.

Dr. Brossard meint, dass, wenn auch die Onanie zuweilen sekundär ist und durch Jucken und Pruritus der Geschlechtsorgane bei beiden Geschlechtern erregt wird, dies doch nicht immer stattfindet, und dass man sie bei Kindern mehr einem moralischen und instinktartigen Prinzip, um so zu sagen, oder wenigstens der Nachahmung zuschreiben muss; übrigens erzählt er zur Unterstützung der Ansicht des Dr. Otterburg, dass er in einem Falle in Folge einer Prurigo der Scheide solches Jucken habe entstehen sehen, dass die Frau sich wider ihren Willen kratzte und in der Nacht Onanie trieb.

Prurigo und Ekzema der Scheide sind die Krankheiten, die beim weiblichen Geschlechte zur Masturbation Veranlassung geben. In diesen Fällen legt Thierry ein Vesikator auf die leidende Stelle, und wenn es gehörig eitert, kauterisirt er die Schleimhaut mit einer konzentrirten Auflösung von *Hydragyr. nitric. oxydat.* Bis jetzt hat er immer gute Erfolge von diesem Mittel gesehen.

Dr. Bataille kauterisirt die äussere Haut mit dieser Auflösung, ohne vorher ein Blasenpflaster zu legen, bewirkte aber nicht immer Heilung.

B. *Société de chirurgie* in Paris.

1. *Hydrocephalus congenitus.*

Dr. Huguier zeigt ein mit angeborenem Hydrokephalus behaftetes Kind vor. Dasselbe, vier Wochen alt, ist stark und gesund; Die oberen und unteren Extremitäten sind wohlgestaltet. Bei der Geburt bemerkte man, dass der Kopf einen viel grösseren Umfang als gewöhnlich habe und bedeutend verlängert sei.

Vier oder fünf Tage nach der Geburt trat dieser chronische Hydrokephalus deutlich hervor, und machte schnelle Fortschritte.

Zwanzig Tage nach der Geburt betrug der Umfang des Kopfes 0,470; der quere Durchmesser, von dem *Meatus auditorius externus* einer Seite bis zu dem der anderen 0,305; der gerade Durchmesser von der Nasenwurzel bis zur kleinen Fontanelle 0,330; der diagonale Durchmesser vom Kinn bis zur kleinen Fontanelle 0,490.

Alle Fontanellen sind sehr gross, und die Ränder der Schädelknochen stehen weit von einander ab. Das Sehvermögen und Gehör sind nicht getrübt, doch scheint auf dem linken Auge Strabismus vorhanden zu sein. Die Intelligenz ist so entwickelt, wie sie in diesem Alter zu sein pflegt; das Kind bezeichnet seine Bedürfnisse durch Weinen, und lacht, wenn man sich mit ihm beschäftigt. Die Extremitäten werden oft ruckweise und wie konvulsivisch bewegt.

Die Mutter war während der Schwangerschaft von den Pocken befallen worden, und litt an Exkreszenzen auf der Schleimhaut der Scheide, wogegen das *Hydrargyrum jodatum* angewandt worden war. Sie kam zur gehörigen Zeit nieder. Die Exkreszenzen sind noch vorhanden.

Dr. Bérard meint, dass bei dem von Huguier vorgezeigten Kinde die Flüssigkeit ganz oberflächlich liege, denn man fühlt die Bewegungen derselben an den Fontanellen ganz deutlich. Da mehrere Fälle beobachtet worden, wo durch wiederholte Punktionen Heilung erzielt wurde, so glaubt Bérard, dass man auch hier dazu schreiten müsse, um so mehr, als das Leben bei dieser Krankheit nicht fortbestehen kann. Nach ihm ist die Stellung des Wundarztes einem mit Hydrokephalus behafteten Kinde gegenüber mit der zu vergleichen, die er im Krup einnimmt. Sicherlich sind die Resultate der Operation in beiden Fällen höchst prekär; da aber die Krankheit auch so unzweifelhaft tödtlich ist, so muss man die Operation, wo man doch noch eine geringe Aussicht auf Rettung hat, unternehmen.

Malgaigne meint, dass der Vergleich Bérard's nicht ganz passend sei; denn im Krup steht der Tod in jedem Augenblicke bevor, während im chronischen Hydrokephalus keine akuten Zufälle vorhanden sind. Man brauche daher nicht zur Operation seine Zuflucht zu nehmen, zumal wenn man alle von den Aerzten veröffentlichten Fälle sorgfältig durchgeht, die oft die in der Höhle der Arachnoidea enthaltene Flüssigkeit entleert haben. — Er sei nicht über die Gefahren der Punktion besorgt, denn er habe in sehr vielen Fällen dieselbe ausgeführt, ohne Nachtheil für den Kranken; aber die Folgen entsprichen nicht den Erwartungen. In der That kann die Schädelhöhle nicht mit anderen Höhlen, die man entleert, verglichen werden, deren Wandungen zusammenfallen, und wodurch die Radikalheilung begünstigt wird. Der Kopf des Hydrokephalischen ist am Hinterhaupte weich, aber sehr resistent, und fast ganz verknöchert an der Basis und sogar theilweise an der Schädeldecke. Nach der Punktion bilden die die Knochen scheidenden Membranen tiefe und unförmliche Falten. M. deutet auf die von Conquest vollzogenen Operationen hin, wo von 19 Kindern 10 geheilt worden wären. Aber die Beobachtungen, die einen glücklichen Ausgang nahmen, sind unvollständig, und können nicht für ganz authentisch gehalten werden. M. berichtet noch den von Graefe erzählten Fall. Bei einem Kinde, das von ihm operirt wurde, betrug der Umfang des Kopfes vor der Operation 49 Centimeter, nach derselben hatte er sich noch um 13 Millimeter vergrössert. Auf diese Weise sind die Individuen, die man für geheilt hält, nur solche, bei denen sich die Krankheit von Neuem eingestellt hat.

Bérard behauptet, er habe nicht sagen wollen, die an Hydrokephalus leidenden Kinder könnten ganz unmöglich leben. Ihm zufolge ist das intellektuelle Leben vollständig aufgehoben. Nun kann man aber, wenn man frühzeitig operire, die Kinder in solche Verhältnisse bringen, die der Entwickelung ihrer Intelligenz günstig wären, während dies nicht möglich ist, so lange sie hydrokephalisch bleiben. Obgleich die Punktion übrigens sehr oft erfolgreich gewesen, so giebt er dennoch zu, dass nach den Bemerkungen Malgaigne's eine Verbesserung des Verfahrens dringend erforderlich wäre.

Uebrigens würde es viel besser sein, die Resorption der Flüssigkeit zu begünstigen, als dieselbe zu entleeren, wie B. es beim *Hydrops ovarii* ausgeführt hat. Er stach nämlich die Kysten mit Nadeln an, so dass er mit der Spitze auch ihre hintere Wand reizte. Da dieses Verfahren von Erfolg war, so glaubt er ein ähnliches für die radikale Heilung des Hydrokephalus vorschlagen zu müssen.

Chassaignac meint, die radikale Heilung des chronischen Hydrokephalus sei nicht unmöglich, weil die Natur dieselbe durch die konzentrische Hypertrophie der Schädelknochen begünstige.

Guersant: „Aus dem, was ich in den Schriften über die chirurgischen Mittel gelesen, habe ich nichts über die Heilung des Hydrokephalus gelernt. Ich habe die Punktion, die Kompression versucht, doch keine genügenden Resultate erhalten. Bei drei Kindern habe ich die Punktion gemacht ohne Nutzen, und bei zweien die Kompression angewandt. Wenn ich auch nicht behaupten kann, dass üble Zufälle eingetreten sind, so ist doch keine bedeutende Verkleinerung des Schädels erzielt worden. Ich bin der Ansicht, dass bei dem von Dr. Huguier vorgezeigten Kinde die Punktion und Kompression ohne Nutzen sein würde. Diese Mittel beschleunigen nur den Tod der Kranken, die oft noch lange leben, wenn man sich jeder Operation enthält."

In der nächsten Sitzung kömmt Huguier wieder auf obigen Fall zurück, und nimmt die verschiedenen, von den Schriftstellern aufgestellten Arten von Hydrokephalus durch. Die Flüssigkeit befindet sich 1) zwischen Knochen und Duramater; 2) zwischen den Blättern der Arachnoidea; 3) unter der Arachnoidea; 4) in den Ventrikeln. — Huguier wirft die Frage auf, ob eine bedeutende Alteration der Gehirnsubstanz und Zerstörung eines Theils derselben vorhanden sei oder nicht. Er neigt sich zu der letzteren Ansicht, indem er bemerkt, dass wichtige Gehirnerscheinungen, die dafür sprechen könnten, fehlen, und das Kind sich anscheinend wohl befinde. Mithin würde die Flüssigkeit ganz oberflächlich liegen, worauf auch schon die deutliche Wahrnehmung der Fluktuation hindeute. Eine Operation schiene ihm daher als Versuch einer Heilung nicht ganz zu verwerfen.

Malgaigne und Maisonneuve behaupten, dass die vier von Huguier aufgezählten Arten des Hydrokephalus in der Wirklichkeit nicht existiren, zumal die erste, die in einer Ansammlung von Flüssigkeit zwischen der Duramater und dem Knochen bestehen solle. Malgaigne macht besonders darauf aufmerksam, dass in den von ihm anatomisch untersuchten Fällen von Hydrokephalus seröse Ergüsse in die Ventrikel vorhanden gewesen wären. Bei diesem Sitze der Flüssigkeit könne dennoch Fluktuation stattfinden; denn indem das Serum zunähme, erweitere es die Ventrikel und entfalte die Windungen des Gehirns, das zuletzt die Flüssigkeit nur als eine dünne Schicht einhülle.

Huguier antwortete, dass er nach seinen und Breschet's Beobachtungen diese Arten von Hydrokephalus annehmen müsse, mit Ausnahme der ersten.

In der nächstfolgenden Sitzung eröffnete Huguier der Akademie, dass er bei dem mit Hydrokephalus behafteten Kinde die Punktion vollzogen habe, die mit einigen Schwierigkeiten verbunden gewesen wäre. Er bediente sich dazu des Explorations-Troikars, der sehr dünn ist. Beim ersten Versuch konnte die Spitze kaum hineindringen, und dennoch floss Flüssigkeit aus. Dieser Umstand, meint er, spräche für die von ihm aufgestellte Ansicht über den Sitz der Flüssigkeit, die nicht sehr tief liegen konnte. Die Quantität derselben betrug zwischen 12 und 13 Unzen.

---

2. Bedeutende Kontraktionskraft bei Kindern.

Guersant wünscht einen Beweis zu geben von der ausserordentlichen Kontraktionskraft bei Kindern. Zu dem Ende erzählt er einen Fall, wo bei einem Kinde ein Stein in der *Fossa navicularis* der Harnröhre lag. Die heftigen Kontraktionen der Blase, um diesen fremden Körper vollständig zu entfernen, hatten eine Ruptur der Harnröhre herbeigeführt, in deren Folge Abszesse, Infiltration des Urins u. s. w. entstanden waren.

Nelaton glaubt, dass die Trennung der Kontinuität der Harnröhre einen anderen Grund habe, als den von Guersant aufgestellten. Nach seiner Meinung kann der Stein zuerst an einer anderen Stelle der Harnröhre gelegen haben, wo er eine Ulzeration hervorrief, die in die Tiefe ging, und die oben angegebenen Zufälle hervorbrachte.

Guersant macht auf den äusserst akuten Verlauf des Falles aufmerksam. Noch am Abend vor dem Eintritt der Ruptur spielte das Kind, ohne irgend eine Klage zu führen. Auch habe der Stein eine runde Form gehabt, was sein schnelles Herabsteigen von der Blase bis zur *Fossa navicularis* begünstigt hat. G. beruft sich auch auf das, was nach der Lithotritie stattfindet, wo die Kinder mit einer gewissen Kraft die Steinfragmente aus der Harnröhre hinaustreiben. Hier hatte sich der kleine Stein am Ende der Harnröhre festgesetzt, und der Harn, der an dieser Stelle ein Hinderniss fand, bewirkte die Trennung der Wandungen.

VI. Miszellen und Notizen.

Brand durch Mutterkorn. In der *Académie des sciences* zu Paris wurden zwei Fälle von Brand durch Mutterkorn bei zwei Knaben mitgetheilt. Dem einen zehn Jahre alten mussten beide Oberschenkel amputirt werden; bei dem anderen, der 2¼ Jahre alt war, fiel das rechte Bein von selbst ab; beide Kranke wurden geheilt. Die anderen Glieder der Familie, die von demselben Brodte gegessen hatten, kamen mit einem leichten Unwohlsein davon.

Maserepidemie in Strassburg. Im Herbste vorigen Jahres herrschte eine ziemlich heftige Maserepidemie in Strassburg. Sie war von brandiger Stomatitis, *Laryngitis pseudomembranosa*, Peripneumonie und Anasarka begleitet, und trat mit einer Reihe von Symptomen auf, die diesem Exanthem sonst nicht anzugehören pflegen. Sie forderte im Anfange viele Opfer; wurde aber nach und nach milder.

Gegen skrophulöse Augenentzündung wird im Wiener grossen Krankenhause das Eis mit grossem Nutzen angewendet; bei hartnäckigen Fällen Haarseil im Nacken; die vermehrte Schleimabsonderung wird durch Auflegen von Leinwandläppchen, welche mit schwacher Höllensteinauflösung getränkt sind, beseitigt. Gegen starke Photophobie mit heftigen Schmerzen und Exkoriationen innerlich 5—8 Tropfen Akonittinktur und später Belladonnatinktur. Gegen Orbitalschmerz auch äusserlich Belladonnaextrakt, 6 Gran in 2 Unzen destillirten Wassers aufgelöst; gegen vorhandene peinigende Prurigo ein Augenwasser von 1 Skrupel Opiumtinktur und 1 Drachme Bleiessig in 6 Unzen destill. Wassers.

Gegen Rhachitis verfahren die Empiriker auf den ionischen Inseln und Zante nach Landerer folgendermaassen: Dem Kranken wird auf Rücken und Brustbein eine aus Theriak und Terpenthin bestehende Salbe eingerieben. Dieses wird einige Tage wiederholt; dann wird auf die eingeriebene Stelle Alaun aufgestreuet und der eingeriebene Theil mit Leinwand umwickelt. Dieses wird Monate lang fortgesetzt und zugleich Umschläge von aromatischen Stoffen in Wein gekocht aufgelegt. Innerlich erhält der Kranke zugleich Aloë in Bolusform zu 6 — 8 Gran *pr. dosi* und eine Latwerge aus Aloë mit Honig. Auf die verkrümmten Knochen werden Bleiplatten gelegt und von Tage zu Tage stärker angedrückt. Der Erfolg soll gut sein; Rhachitis und Skropheln sollen hierdurch nach einigen Monaten radikal geheilt werden.

Klinik für Kinderkrankheiten in Wien. Am 11. November v. J. hat endlich der berühmte Kinderarzt, Dr. Mauthner in Wien, unter Bewilligung des Kaisers die längst begehrte Kinderklinik (im Schottenfelde No. 27) in Wien eröffnet. Da die unter Mauthner stehende Kinderheilanstalt jährlich an 4000 Kindern Hülfe spendet, und 36 Betten für die stationäre Klinik besitzt, so haben die Zuhörer die schönste Gelegenheit, in der Pädiatrik sich auszubilden. Leider ist die Zahl der Zuhörer wegen der räumlichen Verhältnisse nur auf 20 beschränkt, was bei der grossen Frequenz der Studirenden in Wien und bei der unaufhörlichen Zuströmung auswärtiger junger Aerzte sehr wenig sagen will. Der Winterkursus beginnt im November und hört Ende März auf; der Sommerkursus beginnt mit April und hört Ende Juni auf, und zwar wird die Klinik täglich um 3 Uhr, mit Ausnahme des Sonntags und Sonnabends, gehalten werden. Von 4 — 5, zweimal die Woche, wird Mauthner auch Vorlesungen über Kinderkrankheiten halten.

VII. Bibliographie.

Mortimer, W. H., *Observations on the growth and irregularities of children's teeth*, 2. *Edition. London* 1844. 8.

Von Maunsell und Evanson's Werk: *On the diseases of children*, ist die vierte Auflage erschienen.

JOURNAL

FÜR

KINDERKRANKHEITEN.

Jedes Jahr erscheinen 12 Hefte in 2 Bänden. — Gute Original-Aufsätze über Kinderkrankh. werden erbeten und am Schlusse jedes Bandes gut honorirt.

Aufsätze, Abhandlungen, Schriften, Werke, Journale etc. für die Redaktion dieses Journals beliebe man kostenfrei an den Verleger einzusenden.

BAND IV.] BERLIN, APRIL 1845. [HEFT 4.

I. Abhandlungen und Originalaufsätze.

Ueber die epidemisch-kontagiösen Krankheiten der Kinder, namentlich über die Exantheme und den Keuchhusten, nach den im grossen Kinderhospitale zu Moskau gemachten Erfahrungen, von Dr. Andreas Heinrich Kronenberg, Direktor und Oberarzt des genannten Hospitals in Moskau.

1) Scharlach. Wir hatten 22 Scharlachkranke zu behandeln, von denen waren 13 im Hospitale, 9 ambulatorisch behandelt. Von den 13 stationär behandelten Kindern waren 6 männlichen, 7 weiblichen Geschlechts; das jüngste war 5, das älteste 12 Jahre alt; es starben 4; die übrigen sind hergestellt entlassen worden. Die längste Dauer der Krankheit bei den hergestellten betrug 30 Tage, bei den verstorbenen Kindern 15 Tage; die kürzeste Dauer bei den hergestellten 15 Tage, bei den verstorbenen 7 Tage; die meisten Fälle kamen in den Monaten Dezember und Januar vor. Was die 9 ambulatorisch Behandelten betrifft, so gehörten sie alle meist zu den leichtern Fällen; sie wurden alle hergestellt; das jüngste Kind war 3 Jahre, das älteste 9 Jahre alt. Im Verlaufe des Scharlachs bildete sich bei den meisten der weisse Friesel aus. Zweimal trat das Scharlach zum Keuchhusten hinzu, und wir sahen alsdann in einem Falle das Scharlach gänzlich verschwinden, im anderen bedeutend schwächer werden. Unter den nicht-wesentlichen Symptomen des Scharlachs bemerkten wir ziemlich häufig das Erbrechen. Der Ausschlag selbst erschien überall sehr deutlich auf dem Körper; die Angina war immer sehr stark. Die Abschuppung ging sehr oft nur langsam vor sich und bildete nur an einzelnen Stellen des Körpers grosse Schuppen; meist und hauptsächlich

wo Miliaria vorhanden war, geschah die Abschuppung in kleinen Stükken, fast wie bei den Masern. Eigenthümlich waren die häufigen Abszesse, die sich hauptsächlich am Halse im Verlaufe der Krankheit bildeten, und fast in den meisten Fällen eine schlechte Prognose bedingten. Es waren diese Abszesse meist elastisch, weich, mit nicht gerötheten und nicht schmerzhaften Hautdecken; sie entleerten eine dünnflüssige grünliche Jauche. Kurz nach der Entleerung eines solchen Abszesses sahen wir oft recht bald einen andern *sich* an einer anderen Stelle entwickeln. Am häufigsten hatten diese *Abszesse ihren* Sitz am Halse, doch sahen wir sie auf der Brust, auch auf den Gelenken sich bilden. Bei einem 10jährigen Mädchen bildeten sich diese Abszesse (während die Abschuppung ausblieb) nicht nur am Halse, sondern auch an den Gelenken, und waren hier mit bedeutenden Schmerzen verbunden. Einen Tag, und zuweilen einige Stunden, nach der Oeffnung eines solchen Abszesses bildeten sich ähnliche an einer anderen Stelle, und so zählten wir ihrer acht; das Fieber war dabei typhös; brandiges Durchliegen; die Kräfte sanken, und der Tod trat unter grossen Schmerzen in den Gelenken und zuletzt bei voller Bewusstlosigkeit ein. Die Untersuchung der Leiche wollten die Eltern auf keinen Fall zugeben. — Als Nachkrankheiten nach Scharlach hatten wir Anasarka und eben solche Abszesse beobachtet; der Ausgang war jedoch hier gut, die Abschuppung war gehörig vor sich gegangen. Bei der Leichenöffnung der anderen am Scharlach Verstorbenen fanden wir immer das Gehirn sehr mit Blut überfüllt, die Halsdrüsen geschwollen und vereitert, die Mandeln und die Schleimhaut des Larynx injizirt, infiltrirt und an einzelnen Stellen mit Eiter bedeckt. Wir haben im Verlaufe des jetzigen Jahres, was freilich noch nicht in Betracht kommen kann, bei zwei an Scharlach verstorbenen Patienten einmal in den Lungen, das andere Mal in der Leber, kleine oberflächliche flache Abszesse, die den metastatischen Abszessen, wie sie bei Phlebitis vorkommen, sehr ähnlich sind, beobachtet. — Die Behandlung des Scharlachs war nach der Heftigkeit des Fiebers, dem Charakter desselben, dem Grade der Entwickelung des Ausschlags u. s. w. verschieden; in milden Fällen unterhielten wir die normalen Funktionen und blieben übrigens ziemlich expektativ. Das in der letzten Zeit empfohlene *Ammonium carbonicum* haben wir oft gegeben; wir haben keine auffallende Wirkung bemerkt; wir sahen bei dessen Gebrauch die Krankheit oft zwar gut verlaufen, konnten aber nicht bemerken, wie viel hier das *Ammonium carbonicum* geleistet hatte.

Nur einmal sahen wir einen auffallend wohlthuenden Schweiss entstehen. Die Angina wurde mit Blutegeln und erweichenden Kataplasmen behandelt.

Noch müssen einige Worte über die Prophylaxis dieser Krankheit gesagt werden. Es wurde jedesmal, beim Eintritte ins Hospital eines Scharlachkranken, allen anderen Kranken, wenn keine besondere Kontraindikation stattfand, die Belladonna in folgender Form gegeben: ℞ *Extr. Belladonnae* gr. j, *Aq. Cinnam.* ℥β. MS. täglich so viel Tropfen, wie viel Jahre. Wir haben nur einen einzelnen Fall gehabt, wo die Krankheit trotz dessen auftrat, und da hatte die Kranke erst seit einer Woche die Belladonna gebraucht, und wir sind durch die Erfahrung zur Ueberzeugung gekommen, dass die Belladonna in obiger Form 15 Tage bis 3 Wochen gebraucht erst ein vorzügliches Prophylaktikum genannt werden dürfe.

2) Morbilli. An Masern wurden 47 Kinder behandelt, 29 stationär, 12 ambulatorisch. Von den 29 stationär Behandelten waren 15 männlichen, 14 weiblichen Geschlechts und zwischen 8 — 13 Jahre alt; von ihnen starben 5, und zwar an hinzugetretenen Krankheiten. Am häufigsten kam die Krankheit im Januar, Februar und Dezember vor. — Unter den 12 ambulatorisch Behandelten waren die meisten 1 — 2 Jahre alt. Bei den 29 stationär Behandelten waren achtmal die Masern mit Pneumonie komplizirt und zweimal mit einer sehr starken und erschöpfenden Diarrhoe. Es hatte überhaupt der Verlauf der Masern nichts Eigenthümliches; er war nur gefahrdrohend, wo eine der genannten Komplikationen hinzutrat. Die Augen waren in den meisten Fällen gegen das Licht ziemlich empfindlich, jedoch bei vielen fehlte diese Empfindlichkeit gänzlich. Die Abschuppung ging gehörig von Statten, ausgenommen die zwei Fälle, wo die Diarrhoe hinzutrat und den Tod verursachte. Bei einem 3jährigen Knaben fing die Diarrhoe den vierten Tag nach dem Ausbruche des Ausschlags an, und wurde von Tag zu Tag schlimmer; der Puls ward frequent, die Haut bald trocken, bald mit Schweiss bedeckt. Ausleerungen waren achtmal täglich vorhanden, dünnflüssig, mit Koth und zuweilen gelblich-weissem Schleime vermischt, und den 12ten Tag nach dem Eintritte ins Hospital trat der Tod ein. Alle auf die Haut wirkende, äussere und innere Mittel, eben so die direkten, den Reiz im Darm besänftigenden Mittel waren ohne Wirkung geblieben. Bei der Leichenschau fand sich Injektion der Schleimhaut des Ileums. Im Dickdarme, in der Nähe der *Valvula Bauhini,* sahen wir der Vernarbung nahe

Geschwüre; die ganze Schleimhaut des Mastdarms war mit rothen, hervorragenden, unregelmässigen Aufwulstungen bedeckt; alle andern Organe frei. — Bei einem 5jährigen Knaben zeigte sich ein ähnlicher Verlauf der Masern, nur traten dort neben der Diarrhoe Gehirnsymptome auf, und die Krankheit hatte sich mehr in die Länge gezogen. Bei der Leichenschau fanden sich über 3 Unzen Wasser im Schädel, die Gehirnventrikel waren auch mit Wasser gefüllt, die Arachnoidea an mehreren Stellen sehr injizirt. Im Dickdarm war die Schleimhaut vom absteigenden Kolon bis in den Mastdarm verdickt und mit ähnlichen Ausschwitzungen, wie im vorigen Falle, bedeckt; alle andern Organe normal. Bei der Behandlung zogen die Komplikationen unsere grösste Aufmerksamkeit auf sich, denn beim einfachen Verlaufe war die Behandlung meist palliativ. Wo der Ausschlag nicht gehörig zum Vorschein kam, da sahen wir sehr oft das innerlich angewandte *Ol. Papaveris albi* sehr gut wirken.

3) Rubeola. Die Röthеln kamen neunmal stationär vor: 5 männlichen und 4 weiblichen Geschlechts, und im Alter von 3 — 12 Jahren. Am häufigsten kamen sie im Oktober, November, Dezember vor; von den 9 starben 4, und zwar ebenfalls an hinzugetretenen Komplikationen. Wir hatten hier Gelegenheit, uns zu überzeugen, dass die Rubeola als eine ganz besondere Form betrachtet werden müsse und wirklich als zwischen Masern und Scharlach in der Mitte stehend. Mehrere von diesen Kranken hatten Masern und Scharlach zu Hause schon überstanden, als sie von dieser Krankheit befallen worden. Bei zweien waren die Augen injizirt wie bei Masern, und dabei war eine Angina ganz wie bei Scharlach vorhanden; bei 4 waren zur Angina noch bedeutende Geschwulst der Tonsillen hinzugetreten; bei zweien waren nur die Augen injizirt. — Die Abschuppung geschah bei allen mit kleinen Blättchen; der Ausbruch begann in den meisten Fällen auf dem Gesichte; bei 2 beschränkte sich das Exanthem auf einzelne Theile, ohne die übrigen zu befallen; am häufigsten war auf dem Gesichte und dem Rücken der Ausschlag zu bemerken; in einem dieser beiden Fälle waren eine Zeit lang nur die Nates vom Ausschlage behaftet. Es bestand der Ausschlag stets aus rothen, nicht immer scharf begrenzten, ungefähr eine Linie breiten Flecken, die nicht erhaben waren und sich nicht berührten. Die Haut zwischen den Flecken war in einigen Fällen geröthet, doch blässer als die Flecke selber. Die Dauer des Ausschlages war sehr verschieden: er war 2 — 6 Tage sichtbar. Zweimal war schon die Abschuppung eingetreten, als von

Neuem ein Ausbruch desselben Ausschlags unter ziemlich heftigen Fiebererscheinungen hinzukam. Bei allen, die im Verlaufe der Krankheit starben, war die Desquamation ausgeblieben und eine Diarrhoe mit starkem Fieber und Schwäche vorhanden. In einigen Fällen war die Krankheit mit Pneumonie, in anderen mit Zerebralsymptomen komplizirt. Bei der Leichenschau fanden wir bei drei Kranken Blutüberfüllung im Gehirn, auf der Schädelbasis eine Ausschwitzung einer dunklen Flüssigkeit, ungefähr drei Unzen. Bei zweien fand sich Hepatisation in den Lungen; bei zweien bedeutende Injektion der Schleimhaut der Bronchien. Einmal war die Schleimhaut des Magens injizirt; zweimal war die Schleimhaut des Kolons entzündet und mit einer Menge kleiner runder oberflächlicher Geschwüre besetzt. — Die Behandlung wie bei Morbilli.

4) Variole und Varioloide. Wir hatten einen Fall von ächter Variole, und zwei Fälle von Varioloide, bei denen dieser Ausschlag im Hospital nach einer anderen Krankheit auftrat, zu behandeln. Alle drei Subjekte waren in ihrer Kindheit geimpft worden. Der 13jährige Knabe mit der Variole war während des ganzen Verlaufs in soporösem Zustande. Einen Monat nach dem Beginne der Krankheit trat die Genesung ein. Das Nähere über die Krankheit lassen wir für die Zukunft, bis wir mehrere Fälle im Hospital zu beobachten werden Gelegenheit gehabt haben.

5) Keuchhusten, *Pertussis.* Am Keuchhusten hatten wir 182 Kinder zu behandeln, von denen 42 im Hospital selber, 142 im Ambulatorium waren. Von den 182 waren 82 männlichen, 100 weiblichen Geschlechts; das jüngste war 3 Monate, das älteste 13 Jahre alt. Aus der Beobachtung des Alters, in dem die Kinder an dieser Krankheit litten, entnehmen wir, dass der Keuchhusten vor dem 7ten Lebensjahre am häufigsten ist, und dass die Zahl der Erkrankungen in diesem Alter zu den nach dem 7ten Jahre stattfindenden sich wie $6\frac{1}{2}$ zu 1 verhält; dass ferner mehr Mädchen als Knaben befallen werden, hauptsächlich nach dem 7ten Lebensjahre, wo unter 9 Keuchhustenkranken nur 1 männlichen Geschlechts war. — Aus der Beobachtung dieser 182 Fälle lässt sich in Beziehung auf die Natur, die Dauer, die Komplikationen und die Behandlung der Krankheit im Kurzen etwa Folgendes anführen: Man kann den nervösen Charakter dieser Krankheit nicht in Abrede stellen, doch ist die katarrhalische Affektion sehr zu berücksichtigen, denn diese geht immer voran, und sie ist es, die oft zu manchen wichtigen Komplikationen, wie wir das bald sehen

werden, Veranlassung giebt. Ein nervöses Temperament, eine schwache und irritable Konstitution, scheinen die Entwickelung dieser Krankheit zu begünstigen. Wenn Fieber die Krankheit längere Zeit begleitet, so ist gewöhnlich eine Komplikation vorhanden, meinen die französischen Aerzte; ich jedoch habe oft Fieber ohne Komplikation gesehen. Die Komplikationen dieser Krankheit waren erstens nervöser Natur, zweitens katarrhalisch, drittens rein entzündlicher Natur. 1) Die nervöse Komplikation. Bei ganz kleinen Kindern, hauptsächlich bei Säuglingen, sah ich häufig asthmatische Anfälle; das Kind liegt fast ohne Athem da, wird ganz blau und röchelt; Husten fehlt. Da im Ambulatorium keine Krankheitsgeschichten geführt werden können, so weiss ich nicht genau zu sagen, wie oft unter den 50 der daselbst behandelten Kranken dieses Asthma vorkam; aber ganz bestimmt nicht weniger als bei 5 Kindern. 2) Die katarrhalische Komplikation. Diese steigerte sich in 4 Fällen bis zur Bronchitis. In 3 Fällen war die Krankheit mit Diarrhoe komplizirt, die die Kur sehr verlängerte. 3) Was endlich die entzündliche Komplikation betrifft, so war die Pneumonie, und zwar die lobuläre, eine gefährliche Komplikation der Krankheit, hauptsächlich bei Kindern unter 5 Jahren. Die Pneumonie trat zum Keuchhusten im Ganzen seltener hinzu, als zu den Masern. Von den 42 Kindern, die stationär im Hospital behandelt wurden, sind 5 von Pneumonie befallen worden, von denen eines gestorben, und bei der Leichenschau fanden wir die Lungen an mehreren Stellen entzündet und hepatisirt. In allen diesen Fällen war die *Pneumonia* eine *lobularis,* und die allgemeinen Erscheinungen traten wie die meisten Symptome der Pneumonie zuerst so unbedeutend auf, dass ohne die Perkussion und Auskultation keineswegs diese Komplikation erkannt werden könnte. Bemerkenswerth ist der Einfluss, den die hinzutretende Krankheit auf den Keuchhusten hatte; so sahen wir jedesmal mit der Entwickelung der Pneumonie den Keuchhusten in demselben Maasse schwächer werden und gänzlich verschwinden, und das Wiederauftreten des Keuchhustens ist eins der sichereren Zeichen der Lösung der Pneumonie. Ich hatte im Ambulatorium oft Gelegenheit zu sehen, dass, wenn der Keuchhusten aufhörte, das Kind aber doch hauptsächlich Abends fieberte, alsdann in den meisten Fällen Pneumonie oder (was seltener) die Entzündung eines anderen wichtigen Organes vorhanden ist. In einem Falle verschwand der Keuchhusten bei hinzutretendem Scharlach, und kam nicht wieder. — Unsere Behandlung des Keuchhustens war folgende:

Im ersten Stadium leicht abführende Mittel oder *Liq. Kali acetici,* im Krampfstadium *Extr. Belladonnae* mit *Sulph. aurat.* Dauerte die Krankheit lange, so gaben wir *Viscum Quercus.* Beschränkte sich der Husten auf die Nacht, so gaben wir bei grösseren Kindern das *Pulvis Doveri* oder die *Pilulae de Cynoglosso.* In einzelnen Fällen, wo der Keuchhusten nicht bedeutend war, gaben wir gar keine Medikamente. Auch sahen wir Erleichterung der Symptome nach Chininsulphat mit Zinkblumen. — Die Dauer der Krankheit war sehr verschieden, doch nie unter 6 Wochen. — Der Keuchhusten ist keine gefährliche Krankheit und wird es nur durch seine Komplikation, hauptsächlich durch die mit Pneumonie, weshalb wir uns bemühten, die Entwickelung dieser so viel als möglich vorzubeugen, und deshalb empfahlen, häufig, besonders bei kleinen Kindern, die Lage zu verändern, denn das beständige Liegen auf einer und derselben Seite begünstigt sehr die Entstehung der Pneumonie, wie ich in meinem Artikel über Pneumonie im vorigen Hefte dieser Zeitschrift bereits zu vermerken Gelegenheit hatte.

Ueber die Anwendung des *Kali nitricum* und des *Acidum benzoicum* gegen die *Incontinentia urinae* der Kinder, von Dr. Delcour, Arzt am Hospitale des Waisenhauses zu Verviers.

Das nächtliche Bettpissen ist eine sehr häufig vorkommende Krankheit, besonders in den niederen Ständen, wo die lymphatische Konstitution vorherrscht, und die Erziehung in den ersten Jahren jeder Sorgfalt entbehrt; dieser Ansicht pflichten vielleicht viele Aerzte nicht bei, indem sie in einer ziemlich ausgebreiteten Praxis nur selten diese Affektion zu beobachten Gelegenheit haben, aber dieses rührt von der Nachlässigkeit der Eltern her, die den Arzt gewöhnlich deshalb nicht um Rath fragen, weil sie wähnen, die Medizin vermöge nichts gegen dieses lästige Uebel. Und es ist nicht zu leugnen, dass trotz der grossen Anzahl von Mitteln, die man zu seiner Beseitigung empfohlen hat, nicht immer Heilung erzielt wird.

Den meisten Aerzten zufolge verliert sich die Krankheit gewöhnlich nach der zweiten Dentition, doch sprechen die von uns beobachteten Fälle dagegen, denn von 13 Individuen (7 Mädchen und 6 Knaben) waren sechs schon über diese Periode hinaus.

Welche Ursache liegt dieser eigenthümlichen Affektion zu Grunde? Die allgemein angenommene und uns am wahrscheinlichsten scheinende Meinung ist die, dass ein zu starker Tonus der Blase vorhanden sei. „Im kindlichen Alter", sagt Barrier [1]), „ist das organische Muskelsystem mit einer viel stärkeren Kontraktionskraft *begabt, alle Behälter*, die damit versehen sind, entleeren sich öfter; einfache *physiologische* Kontraktionen nehmen bisweilen einen spastischen Charakter an, wie man es in manchen Fällen von Erbrechen sieht. Nun besitzt die Blase ein muskulöses Gewebe, das zum Theil wenigstens unter dem Einfluss des Gangliensystems steht, und mithin dem Willensimpulse entzogen ist. Im wachen Zustande werden die Wirkungen dieser Kontraktion entweder durch den einfachen Tonus der Fasern des *Sphincter vesicae* oder durch die vom Willen abhängigen Zusammenziehungen derselben verhindert; der Schlaf hingegen, der jeden Willensimpuls aufhebt, hat keine solche Wirkung auf die Kontraktilität der organischen Muskelfasern. — Uebrigens müssen wir bedenken, dass der Schlaf die Sinnes- und intellektuellen Funktionen vollständiger vernichtet, als die des Instinkts, mithin mehrere der letzteren auch im Schlafe andauern; beim Kinde sind sie aber kräftiger und umfassen viele Akte, die beim Erwachsenen vollkommen freiwillig und mit Ueberlegung geschehen; die Entleerung des Urins also, die in einem gewissen Alter geregelt erscheint, aufgeschoben oder beschleunigt werden kann, je nach der individuellen Laune, geschieht in den ersten Jahren, um so zu sagen, ganz instinktmässig, und ist folglich enger mit dem ihr vorhergehenden Gefühle von Drang verbunden, selbst wenn dasselbe durch einen sehr tiefen Schlaf stumpfer geworden wäre."

Ein Umstand, wodurch diese Krankheit in der Folge unterhalten wird, ist die Gewohnheit der Blase, sich zu gewissen Stunden und unter dem Einflusse derselben Ursachen, wie Bettwärme, Rückenlage u. dergl., zu entleeren. Die häufige Wiederholung desselben Akts ruft seine Erneuerung durch die geringsten Ursachen hervor; sind nicht alle unsere organischen Funktionen, wie Digestion, Exkretionen, der Gewohnheit unterworfen? Diese letztere Ursache erklärt zum Theil die Hartnäckigkeit des nächtlichen Bettpissens, das nach Burns und anderen Schriftstellern oft selbst bis ins spätere Alter andauert, trotz aller da-

---

1) *Traité pratique des maladies des enfans. Paris* 1844. *Tom. II. p.* 307.

gegen angewandten Mittel. Unter der grossen Anzahl derselben giebt es einige, die sich oft sehr wirksam erwiesen haben, so die allgemein angepriesenen kalten Bäder, die von Lallemand gerühmten aromatischen alkoholhaltigen Bäder; das schnelle und wiederholte Untertauchen in kaltes Wasser, von Dupuytren sehr empfohlen und vom Dr. Rutten in Verviers oft mit Erfolg angewandt; die Kanthariden, *Nux vomica, Secale cornutum,* zum inneren Gebrauch von vielen Aerzten gerühmt. Wir wollen hier nicht alle diese bekannten Mittel wieder aufzählen, sondern nur zweier gedenken, von denen das eine sich erst seit Kurzem ein Ansehen in der Therapie der *Enuresis nocturna* erworben hat, des anderen aber, unseres Wissens, noch nirgends Erwähnung gethan worden ist, wir meinen das Nitrum und das *Acidum benzoicum*.

Dem Dr. Young in Chester verdanken wir die Anwendung des Nitrums in diesen Fällen, der durch einen Zufall darauf hingeleitet wurde. Einer Dame, die schon seit langer Zeit an einer hartnäckigen *Incontinentia urinae* litt, hatte er ohne Erfolg die Kanthariden verordnet; es traten sogar während der Behandlung entzündliche Zufälle ein, die ihn zwangen, das Mittel auszusetzen, und mildere, der Klasse der Antiphlogistika angehörende, zu verordnen. Nach zwei Tagen milderten sich die Zufälle, aber die Affektion der Blase war noch in demselben Grade vorhanden. Dr. Young verschrieb darauf, um noch den Rest des Fiebers zu beseitigen, Pulver von 10 Gran Nitrum, 3stündlich zu nehmen. Wie gross war sein Erstaunen, als er nach Verlauf einer Woche erfuhr, dass die Inkontinenz gänzlich verschwunden sei. Durch diesen Erfolg, der ein andauernder war, ermuthigt, wandte er das Nitrum, als sich die Gelegenheit darbot, von Neuem an, und jedesmal mit demselben Nutzen. Durch das Glück begünstigt, sind wir im Stande gewesen, dieses Mittel im Grossen anzuwenden, und zwar mit nicht minderem Erfolge als der englische Arzt.

Was die Benzoesäure anbelangt, so haben wir sie, ihrer balsamischen Bestandtheile und ihrer Wirkung auf die Vitalität der Schleimhäute wegen, in zwei Fällen angewandt, die dem Nitrum und Strychnin Widerstand geleistet hatten, und der Erfolg hat unsere Versuche gekrönt.

Wir wollen jetzt ganz kurz die Fälle, die im Waisenhause zu Verviers vorkamen und genau und treu beobachtet worden sind, mittheilen.

Erste Beobachtung. Elise M., 11 Jahre alt, von lymphatischer Konstitution, gewöhnlich gesund, trat in ihrem fünften Jahre in das Waisenhaus, als sie schon an dem nächtlichen Bettpissen litt. Ich konnte nicht erfahren, ob die Krankheit angeboren war, oder seit wann sie bestand; im Anfang pisste sie alle Nacht ins Bett, dann geschah es nach und nach seltener, und jetzt tritt es nur drei- oder viermal des Monats ein. Vom 9. November 1843 an nimmt sie täglich eine halbe Drachme Nitrum in 3 Dosen, und seitdem ist die Inkontinenz gänzlich verschwunden.

Zweite Beobachtung. Jeannette J., 7 Jahre alt, von *lymphatischer* Konstitution, schwächlich, befindet sich seit 3½ Jahren in der Anstalt; bei ihrer Aufnahme pisste sie alle Nacht ins Bett, aber wie im vorhergehenden Falle nahm die Affektion allmälig ab, so dass sie jetzt nur vier oder fünf Mal im Monat eintritt; am Tage fühlt sie häufigen Drang zum Urinlassen, doch geht der Urin ohne Beschwerde ab.

Am 8. November 1843 wird dieselbe Behandlung wie oben instituirt, und bis zum 1. Dezember fortgesetzt, wo man die Kranke als geheilt betrachten konnte. Seit dieser Zeit hat sie nur einmal eingepisst. Der Drang zum Urinlassen ist verschwunden.

Dritte Beobachtung. Celestine B., 6 Jahre alt, skrophulös, hatte in den ersten Lebensjahren an Rhachitis gelitten, in deren Folge sie einen engen, auf den Seiten abgeplatteten Thorax und eine seitliche Verkrümmung der Wirbelsäule zurückbehalten hat, die Respiration ist gewöhnlich kurz und erschwert; sie ist seit einem Jahre in der Anstalt; die *Incontinentia urinae* findet erst seit einem Vierteljahre statt, und stellte sich vier oder fünf Mal in der Woche ein.

Am 8. November wird dieselbe Behandlung wie in den beiden obigen Fällen instituirt, und die Affektion trat immer seltener ein und ist seit dem 1. Dezember gänzlich verschwunden.

Vierte Beobachtung. Philomene P., 5 Jahre alt, von lymphatischer Konstitution, gesund; seit 7 Monaten in der Anstalt, pisst fast jede Nacht ins Bett; sie klagt über häufigen Drang zum Urinlassen, mit heftigen Schmerzen verbunden, die gleich nach der Entleerung des Urins nachlassen; der Beginn der Krankheit ist unbekannt.

Am 8. November 1843 wird das Nitrum zu ℨβ täglich gereicht. Bis zum 21sten war das Einpissen nur viermal, und seitdem bis zum 1. Dezember nur zweimal eingetreten. Nach dieser Zeit hat es vollständig aufgehört.

Fünfte Beobachtung. Trinette L., 5 Jahre alt, von sanguinischem Temperamente, hatte schon, als sie vor 7 Monaten in die Anstalt kam, an *Incontinentia urinae* gelitten, und dieselbe hatte sich fast alle Nächte wiederholt.

Obiges Verfahren, das zweimal wegen Rezidive von Neuem instituirt werden musste, beseitigte dann die Krankheit vollständig.

Auf gleiche Weise wurden noch zwei Mädchen und drei Knaben (5 Beobachtungen) gänzlich von ihrem lästigen Uebel befreit.

Eilfte Beobachtung. Emanuel F., 11 Jahre alt, der schon seit einigen Jahren an dem Bettpissen litt, erhielt am 30. Dezember 1843 das Nitrum zu ʒβ täglich; doch da hier das Mittel fehlschlug, so verordnete ich ihm am 17. Februar folgende Pillen:

℞ *Strychnin.* gr. ij,
Extr. Tritic. repent. ʒβ,
m. f. pill. No. xxx.
S. 2 Pillen täglich zu nehmen.

Bis zum 21sten war die Affektion nicht wieder eingetreten (4 Pillen täglich); doch stellte sie sich am 28. Februar, 2. und 11. März von Neuem ein; am letzteren Tage erhielt der Kranke wieder das Nitrum zu gr. XLV täglich, und nachdem das Uebel sich noch dreimal gezeigt hatte, war er vollständig geheilt.

Zwölfte Beobachtung. Eugen A., 10½ Jahre alt, kam am 1. März 1842 in die Anstalt. Er pisste alle Nacht ins Bett, und die Menge des gelassenen Urins war so bedeutend, dass er in einem wahren See lag. So weit er sich erinnern kann, trat die Krankheit im siebenten Jahre auf. Am 30. Dezember 1843 erhielt er das Nitrum zu ʒβ täglich. Das Mittel wird bis zum 3. Februar fortgegeben, ohne die geringste Veränderung; an diesem Tage werden an seiner Stelle die Pillen mit Strychnin verordnet (2 Stück pro Tag). Da auch hierauf keine Besserung eintritt, nimmt er 4 Stück.

Am 12. März, wo der Zustand noch immer derselbe ist, verordnete ich folgende Pillen:

℞ *Acid. benzoic.* ʒij,
Extr. Taraxac. q. s.,
ut f. pill. No. XL.
CDS. Täglich 2 Stück zu nehmen.

Die Affektion kehrte noch zehnmal wieder, ist aber seitdem verschwunden.

Dreizehnte Beobachtung. Heinrich L., 9½ Jahre alt, leidet schon seit mehreren Jahren an der Krankheit; das Bettpissen tritt fast jede Nacht und in grosser Menge ein. Man versuchte, ihn aufzuwecken, um ihn uriniren zu lassen, doch verminderte sich hierdurch nur die Quantität des gelassenen Urins.

Am 30. Dezember erhielt er das Nitrum zu gr. xv p. dosi. Am 2. Februar, wo noch keine Veränderung eingetreten war, die Pillen aus Strychnin, und am 12. März 2 Pillen mit *Acid. benzoic.*

Bis zum 28sten nahm das Leiden nach und nach ab, und hörte dann ganz auf, nachdem der Kranke im Ganzen 40 Pillen, also ʒij *Acid. benzoic.*, genommen hatte.

Unter 13 Fällen also, wo wir das Nitrum anwandten, erfolgte Heilung in 11 ziemlich schnell; diese Beobachtungen, vereint mit denen des Dr. Young, verleihen diesem Mittel die erste Stelle in der Behandlung des nächtlichen Bettpissens der Kinder.

Es frägt sich nur, ob andere Aerzte eben so glückliche Resultate erhalten werden. Jedenfalls haben wir es mit einem Mittel zu thun, dessen Anwendung eben so einfach als leicht ist, und das durch keinen Umstand kontraindizirt ist; auch hat man immer noch Zeit zu kräftigeren Mitteln überzugehen, wenn es fehlschlägt.

Young vermuthete, dass das Nitrum dem Urin exzitirende Eigenschaften verleihe, wodurch eine wirksame Reizung der Blase oder ihres Sphinkter bedingt werde; diese Erklärung widerspricht aber offenbar der hyposthenischen Kraft des Nitrums, und man muss viel eher annehmen, dass es den zu hoch gesteigerten Tonus in den Urinwerkzeugen der Kinder herabsetzt.

Die glücklichen Erfolge, die das *Acidum benzoicum* in den beiden letzten Beobachtungen geliefert hat, bestätigen das von Dr. Chabrely in Bordeaux über den Nutzen der Balsamika in unserer Krankheit Mitgetheilte, der dieselben sowohl innerlich als äusserlich angewandt hat.

Von der Temperatur in den Ausschlagskrankheiten der Kinder, von Dr. H. Roger, Hospitalarzte in Paris.

Das hier Folgende ist eine Vervollständigung und weitere Ausführung dessen, was bereits aus den Verhandlungen der Akademie der Wissenschaften zu Paris Ihren Lesern mitgetheilt ist. (S. dieses Journal Bd. II. April 1844. S. 315.)

Die Temperatur ist in Ausschlagsfiebern erhöht, aber sie ist es nicht auf gleiche Weise in allen. In Beziehung auf vermehrte Wärme nimmt das Scharlach den ersten Rang ein, die Pocken den zweiten, und die Rötheln den dritten. In den folgenden Tafeln haben wir die desfallsigen Beobachtungen übersichtlich zusammengestellt.

a) Pocken und Varioloiden.

	Datum der Beobachtung.	Alter.	Respiration.	Puls.	Temperatur.	Fälle.
I.	26. Juli ..	4. Jahre	36	132	41°	Zusammenfliessende Pocken am ersten Tage des Ausbruchs. Tod am 3. August.
	28. - ..	—	36	120	38°,25	
	29. - ..	—	36	132	39°	
	30. - ..	—	28	120	39°,90	
	1. August	—	36	140	40°,75	
	3. -	—	60	132	41°	
II.	12. Mai ..	2 Jahre	36	130	38°,75	Pocken am 5ten Tage des Ausbruchs. Tod am 13.
	13. - ..	—	40	152	39°	
III.	31. Juli ..	14 Jahre	16	84	37°,75	Sehr zusammenfliessende blutige Pocken am 3ten Tage des Ausbruchs. Tod am 9. August.
IV.	März	21 Tage	30	140	37°	Varioloiden am 3ten Tage des Ausbruchs. Tod.
V.	16. Mai ..	13 Jahre	24	116	39°,25	Einzeln stehende Pocken.
	17. - ..	—	24	116	38°	
	22. - ..	—	20	72	37°,25	
VI.	1. April .	2 Jahre	30	116	38°,25	Pocken im Anfang.
	2. - .	—	28	140	38°,75	
VII.	5. Mai ..	10 Jahre	18	104	38°,50	Pocken am 6ten Tage des Ausbruchs.
	8. - ..	—	18	88	37°,50	
	10. - ..	—	18	96	37°,25	
VIII.	5. Mai ..	10 Jahre	34	132	38°,25	Pocken am 6ten Tage des Ausbruchs.
	7. - ..	—	26	120	37°,75	
IX.	18. Juni ..	13 Jahre	22	92	37°,50	Zusammenfliessende Pocken am 4ten Tage des Ausbruchs.
X.	23. Mai ..	5 Jahre	28	84	38°	Varioloiden. Tod.
	24. - ..	—	32	108	38°	
	25. - ..	—	28	92	38°	
	26. - ..	—	16	120	38°,75	
	31. - ..	—	28	120	38°	
XI.	24. Mai ..	4 Jahre	24	112	38°	Varioloiden am 3ten oder 4ten Tage des Ausbr.
XII.	29. Juli ..	5 Jahre	32	100	37°,75	Varioloiden.

In neun Fällen von Pocken war das Maximum der Temperatur 40° (ein einziges Mal), das Minimum 37°,50, und das Mittel 38°,75; (ich lasse ein vor der Zeit geborenes Kind von 21 Tagen (vierte Beobachtung), das wie ein kleiner Greis aussah und am 3ten Tage sehr einzeln stehender Varioloiden nur 37° hatte, aus der Rechnung).

In den verschiedenen Stadien des Ausschlags erlitt dies Mittel einigen Wechsel, worüber die folgende Zusammenstellung:

1ster Tag 41°; 3ter Tag 37°,66; 4ter Tag 38°,25; 5ter Tag 39°; 6ter Tag 38°,75; 7ter Tag 40°,75; 8ter Tag 38°; 9ter Tag 39°,25.

Diese Ziffern zeigen, dass die Temperatur ganz zu Anfang des Ausbrachs in ihrem Maximum steht, dass sie die folgenden Tage sinkt, um erst wieder vom 5ten zum 9ten, d. h. also zur Zeit des Eiterungsfiebers, sich zu heben (eben so verhielt es sich beinahe bei den Beobachtungen Bouillaud's, auch hier war die Temperatur zu Anfang und um den 7ten bis 8ten Tag der Krankheit am höchsten).

Die Hitze bleibt den ganzen Verlauf der Pocken über ziemlich stark; denn das Mittel aus unseren 28 Beobachtungen giebt zusammen genommen 38°,44. Bisweilen dauert diese hohe Temperatur lange an, wovon uns die erste Beobachtung ein Beispiel liefert. Das Thermometer, welches nie unter 38°,25 gestanden hatte, stieg am 8ten Tage auf 40°,75, und am 9ten Tage, zwei Stunden vor dem Tode, zeigte es abermals 41°, bei welcher Ziffer es beim Beginn des Ausschlags gestanden hatte. Dieser Fall ist aber um so merkwürdiger, als das Kind eine Woche früher Scharlach gehabt hatte, und schon während dieser Krankheit die Temperatur sehr hoch gewesen sein muss.

Die Häufigkeit des Ausschlags ist zwar nicht ohne Einfluss auf die grössere oder geringere Wärmeentwickelung, aber von keinem so grossen, als man glauben sollte. Bei drei Kindern waren die Pocken zusammenfliessend, und das Mittel betrug 38°,75; bei fünf anderen waren sie diskret, oder es waren sogar nur Varioloiden, und das Mittel war nur wenig geringer (38°,45).

Der Grad der Krankheit hat einen viel entschiedeneren Einfluss; denn von zwei Kindern, welche starben (erste und zweite Beobachtung), erreichte das eine das Maximum der Hitze von 41°, und das andere hatte 39°, während bei den Kindern, welche genasen, die Temperatur immer niedriger war, mit Ausnahme eines einzigen Falles, in welchem sie auf 39°,25 stieg.

Die mittlere Wärme, welche wir erhalten haben, ist um etwas unter derjenigen, welche Andral bei Erwachsenen gefunden hat (unter funfzehn Pockenfällen, die er beobachtet hat, hatten fünf Kranke 40°, sechs hatten 39°, und vier hatten 38°); aber dieser unbedeutende Unterschied rührt wahrscheinlich davon her, dass in unseren Beobachtungen drei Kranke unter zwölf Varioloiden hatten.

Wenn nach unseren Beobachtungen die Maxima der Pulsschläge und der Temperatur sich nicht genau entsprechen, wenn z. B. das Kind, welches 41° zeigte, nur 132 Pulsschläge hatte, während ein anderes bei 39° Wärme 152 Pulsschläge zeigte, so hatten doch die fünf Kranken, deren Hitze den höchsten Grad erreichte, sämmtlich einen sehr beschleunigten Puls (im Durchschnitt 135 Schläge), und eben so zeigten die Kinder, bei welchen die Pulse am schnellsten waren, ein einziges ausgenommen, eine hohe Temperatur. Das Verhältniss zwischen der Anzahl der Pulsschläge und den Hitzegraden war noch genauer in Ansehung der Minima.

Was das Verhältniss zwischen Athem und Temperatur betrifft, so war ein solches hinsichtlich der Maxima fast beständig, aber hinsichtlich der Minima sah man es oft fehlen.

b) Scharlach.

	Datum der Beobachtung.	Alter.	Respiration.	Puls.	Temperatur.	Fälle.
I.	22. Juli . .	3 Jahre	50	140	40°,75	Mässiger Scharlach. Tod. 26. Juli.
	26. - . .	—	40	164	39°,50	
II.	24. Juli . .	3 Jahre	50	140	40°,50	Schwerer Scharlach mit Angina. Zwei Stunden vor dem Tode.
	26. - . .	—	40	164	39°,50	
III.	9. Juni . .	3 Jahre	32	128	39°	Schwerer Scharlach mit Angina.
	11. - . .	—	36	128	38°	
IV.	8. August	2 Jahre	36	136	39°,75	Einfacher Scharlach.
	10. -	—	44	152	39°,75	
	11. -	—	44	112	39°	
	15. -	—	34	152	39°	
V.	24. Juli . .	14 Jahre	20	108	39°,75	Leichter Scharlach.
VI.	24. Juli . .	10 Jahre	28	121	38°	Leichter Scharlach.
VII.	5. Mai . .	4 Jahre	34	110	38°	Einfacher Scharlach.
	8. - . .	—	24	90	37°,50	

Die starke Hitze, welche beim Scharlach stattfindet, hat mehr als einmal die Beobachter überrascht. In seiner Abhandlung über diesen Ausschlag führt Dance einen Fall an, wo diese Hitze so heftig war, dass man sie bis auf einen Fuss weit vom Kranken spürte. Nasse und James Currie haben sie mit dem Thermometer gemessen, und der Eine sie bei einer Epidemie in Bielefeld in den Jahren 1809 und 1810 auf 108° F., der Andere auf 105 bis 106° in leichten, in den schwersten Fällen bis auf 108°, 109° und 110° F. gefunden. „Ich *habe* gehört", sagt er, „dass der Merkur bis auf 112° F. *gestiegen sei*. Die stärkste Temperatur, welche ich jemals an Menschen *beobachtet habe*." (In einer Scharlachepidemie in England soll der Thermometer auf 160° Fahrenheit gestiegen sein. Es ist aber ganz unmöglich, dass hierbei nicht irgend ein grober Irrthum obgewaltet habe.) Diese letzte Ziffer (112°), welche Currie übrigens nicht bestimmt sagt, selbst gefunden zu haben, ist zu hoch, als dass man ihr Glauben schenken könnte. Das Maximum, welches Andral bei sieben Erwachsenen und wir bei derselben Anzahl von Kindern fanden, war 40°,73. Bei den sieben Erwachsenen betrug das Minimum 39°, und zwar zweimal, und bei den übrigen wechselte das Thermometer zwischen 40° und 40°,75. In unseren Beobachtungen war das Minimum zweimal 38°, und das Mittel 39°,39.

Wie in den Pocken und im Typhus war die Hitze durch ihre anhaltende Dauer bemerkenswerth; in der vierten Beobachtung sah man das Thermometer, welches 39°,75 stand, in dem Zeitraume von 8 Tagen nur um 0°,75 fallen. In der ersten und zweiten Beobachtung bleibt die Temperatur ebenfalls drei und fünf Tage lang auf einer hohen Stufe (zwischen 40°,75 und 39°,50). Oft findet man sie noch wenige Stunden vor dem Tode sehr stark (zweite Beobachtung). Die durch vierzehn in den verschiedenen Zeiträumen des Scharlachs gemachten Versuche erhaltenen Ziffern zusammengenommen ergeben ein Mittel von 39°,14, also einen Hitzegrad, fast ganz so hoch wie im Anfange der Krankheit.

Diese erhöhte Wärme steht im Verhältniss mit der Menge des Ausschlags, den Komplikationen der Krankheit und ihrem Grade. Bei zwei Kindern (sechste und siebente Beobachtung), welche am einfachen und leichten Scharlach litten, war die Temperatur am niedrigsten; die Kranken, welche unterlagen, zeigten im Durchschnitt 49°,06, während die Hitze bei den Individuen, welche genasen, um einen Grad niedriger war (38°,87).

Am häufigsten war zwischen der Anzahl der Pulsschläge und dem Grade der Temperatur keine Uebereinstimmung vorhanden. Das Maximum der Pulsschläge war 164 (erste und zweite Beobachtung), und in diesen beiden Fällen war die Hitze nicht höher als 39°,50. Von der anderen Seite entsprachen die Maxima der Temperatur (40°,75 und 40°,50) beide einer geringeren Anzahl von Pulsschlägen (140). In gleicher Weise entsprach das Minimum der Pulse, 108, einer hohen Temperatur, 39°,75, während mit den beiden Minimen der Hitze 110 und 124 Pulsschläge verbunden waren. Dieser Mangel an Gleichmässigkeit ist auch in den auf einander folgenden Versuchen der dritten und fünften Beobachtung zu bemerken. Uebrigens war der Puls im Allgemeinen sehr beschleunigt, indem er im Durchschnitt auf 135 Schläge stieg.

Häufiger standen Athem und Temperatur im Einklang, doch war dies bei Weitem nicht konstant. So fallen die beiden Maxima der Respiration (50) mit den beiden Maximis der Hitze zusammen; aber das Minimum der Athembewegungen (20) entsprach einer hohen Temperatur (39°,75). Im Durchschnitt kamen 37 Athemzüge auf die Minute.

c) Masern.

Datum der Beobachtung.		Alter.	Respiration.	Puls.	Temperatur.	Fälle.
I.	10. Mai . .	3 Jahre	32	160	40°	Masern mit Bronchiopneumonie. Tod.
II.	22. Mai . .	2 Jahre	44	144	39°	Masern mit heftiger Bronchitis. Tod.
III.	28. Mai . .	3 Jahre	48	135	39°,50	Sehr häufige Masern am 2ten Tage des Ausbr.
IV.	30. Mai . .	4 Jahre	28	128	39°,25	Leichte Masern am 1sten Tage des Ausbruchs.
V.	16. August	3 Jahre	52	140	39°	Masern am 1sten Tage des Ausbruchs.
	17. -	—	56	120	38°	
	20. -	—	38	112	37°,75	
VI.	1. Juni . .	3 Jahre	40	138	39°	Masern am 2ten Tage des Ausbruchs.
	4. . . .	—	28	112	37°,75	

Datum der Beobachtung.		Alter.	Respiration.	Puls.	Temperatur.	Fälle.
VII.	24. Mai .	8 Jahre	44	128	39°	Ziemlich heftige Masern am 2ten Tage des Ausbr.
VIII.	9. August	11 Jahre	28	100	39°	Leichte Masern am 3ten Tage des Ausbruchs.
	11. -	—	22	68	37°	
IX.	7. Mai .	8 Jahre	32	120	38°,50	Heftige Masern am 3ten Tage des Ausbruchs.
	8. . .	—	28	100	37°,50	
	10. . .	—	30	84	37°,25	
X.	11. Juni .	8 Jahre	36	104	38°,50	Masern am 3ten Tage des Ausbruchs.
XI.	25. Mai .	9 Jahre	30	108	38°,25	Masern am 4ten Tage.
XII.	7. Mai .	10 Jahre	22	100	38°	Masern am 3ten Tage.
	8. . .	—	26	82	37°,50	
	10. . .	—	20	64	37°	
XIII.	10. Mai .	5 Jahre	40	126	38°	Masern.
XIV.	27. Juli .	14 Jahre	26	84	37°,75	Sehr blasse Masern am 2ten Tage.
	28. . .	—	20	78	36°,75	
XV.	10. Mai .	10 Jahre	28	100	37°,75	Leichte Masern am 2ten Tage.
	12. . .	—	24	72	36°,75	
XVI.	25. Mai .	10 Jahre	40	100	37°,50	Masern am 5ten Tage.
XVII.	3. Mai .	9 Jahre	22	96	37°,25	Leichte Masern am 4ten Tage.
	5. . .	—	22	72	37°	
XVIII.	5. Mai .	7 Jahre	28	124	37°,25	
	10. . .	—	32	64	36°,75	

Das Mittel der thierischen Wärme beträgt nach meinen Beobachtungen im Scharlach 39°,39; in den Pocken ist es nicht so hoch, nämlich 38°,75; in den Masern ist es noch geringer, d. h. 38°,47. Das unter 18 Kindern befundene Maximum war 40°, ein einziges Mal, und das Minimum 35°,75 (unsere Ziffern nähern sich den von Andral gefundenen sehr; bei eilf Erwachsenen waren neun Mal zwischen 38° und 39° und zwei Mal 40° vorhanden).

Die Temperatur steht beim Beginn des Ausschlags auf ihrer höchsten Stufe, von da ab sinkt sie regelmässig bis zum Ende der Krankheit. So war das Mittel am ersten Tage, wo die rothen Flecke erschienen, 39°,12; am 2ten 38°,58; am 3ten 38°,50; am 4ten 37°,75. Am fünften Tage markirte der Thermometer noch weniger, 37°,25. Dies Gesetz der Abnahme der Hitze im geraden Verhältniss mit der Abnahme des Ausbruchs erlitt bloss bei zwei Kindern (erste und zweite Beobachtung) eine Ausnahme; diese hatten, das eine 39° und das andere 40°, obgleich der Ausschlag seine höchste Stufe bereits überschritten hatte. Aber bei diesen Kindern war die begleitende Bronchitis sehr heftig, und bei dem einen derselben waren einige Punkte in den Lungenlappen entzündet, und diese Komplikationen waren ohne Zweifel von einigem Einfluss auf die Steigerung der Temperatur.

Die Hitze hat also bei den Masern nicht die anhaltende Dauer, wie bei den anderen hitzigen Ausschlägen. Das Mittel, welches die sämmtlichen Versuche, die sich auf dreissig belaufen, und in verschiedenen Zeiträumen der Krankheit angestellt wurden, lieferten, beträgt nur 37°,98.

Die Steigerung der Temperatur steht bei den Masern mit der Wichtigkeit der Krankheit im Verhältniss; denn das Maximum von 40° wurde an einem Kranken beobachtet, welcher starb, und auch bei dem anderen Kinde, welches unterlag, markirte das Thermometer 90°.

Die Hitze ist gleichfalls mit der Intensität des Ausschlags im Verhältniss; denn einerseits war sie am 2ten und am 3ten Tage beträchtlicher, als am 4ten und 5ten, und von der anderen Seite war sie auch grösser bei zahlreicheren Flecken. Sie betrug bei vier Kindern, deren Ausschlag als häufig bezeichnet worden ist, 38°,87, und bei drei Kindern, deren Exanthem schwach und bleich war, betrug das Mittel blos 38°, bei einem noch weniger.

In den Masern ist der Puls unbedingt beschleunigter, als die Temperatur hoch steht (zehnmal unter achtzehn überschritt er hundert und zwanzig Schläge); dennoch war in fast allen unseren Beobachtungen eine vollkommene Uebereinstimmung zwischen der relativen Zunahme der Pulsschläge und dem Wachsen der Hitze vorhanden. Die höchsten Ziffern entsprechen den höchsten Temperaturen, und noch mehr, wenn man aus zehn Kindern, deren Pulse auf hundert und zwanzig Schläge und darüber stiegen, zwei Abtheilungen bildet, so findet man, dass die erste ein Mittel von hundert und dreiundvierzig Pulsschlägen auf 39°,30 und die zweite ein tieferes Mittel von 125 Schlägen auf eine gleichfalls geringere Hitze (38°,40) ergiebt. Die Abnahme der

Pulsschläge trifft auch auf eine sehr regelmässige Weise mit dem Sinken des Thermometers zusammen; in allen Beobachtungen, in denen die Versuche mehrere Tage hinter einander stattfanden, kann man diese gleichzeitige Verringerung wahrnehmen (fünfte, achte, zehnte u. s. w. Beobachtung).

Der Zusammenhang zwischen der Temperatur und der Respiration war weder so häufig noch so genau. Bei einem dreijährigen Kinde, welches das Maximum der Athembewegungen zeigte (64), war die Hitze nur 39°, während bei einem anderen Kinde ganz von demselben Alter das Maximum von 40° nur einer Respiration von 32 entspricht.

Bei alle dem war die Respiration in der Mehrzahl der Fälle sehr beschleunigt bei Kranken, deren Temperatur am höchsten stand, und umgekehrt. Die vier Kinder, bei denen man die grösste Anzahl von Athemzügen (im Durchschnitt 52 auf die Minute) zählte, hatten eine starke mittlere Hitze (39°,12).

Eben so stieg bei den vier Kindern, bei denen die Respiration am wenigsten häufig war (im Durchschnitt 24), die Temperatur mittelmässig, sie war nämlich im Durchschnitt nur 30°,06 hoch.

d) Rose.

Mit vielem Grunde haben die Nosologen Pocken, Masern und Scharlach unter die nämliche Gruppe vereinigt; das Studium, das wir denselben so eben gewidmet haben, bestätigt die Richtigkeit dieser Vereinigung. Unsere Beobachtungen haben drei Eigenschaften herausgestellt, welche ihnen gemeinsam sind: die sehr starke Vermehrung der thierischen Wärme, die grosse Häufigkeit des Pulses und die mässige Beschleunigung der Respiration. Die nämlichen Eigenschaften sind in zwei Fällen von Gesichtsrose wiedergefunden worden. Bei einem Kinde von sechs Monaten zeigte das Thermometer 39°,75, und bei einem anderen von dreizehn Jahren 40°,25.

Ueber die, aus dem Schulbesuche und den schlechten Einrichtungen unserer Schulstuben entstehenden Kinderkrankheiten und körperlichen Gebrechen, von Dr. Fr. J. Behrend, Mitherausgeber dieser Zeitschrift.

(Schluss, s. diesen Band S. 176, Märzheft 1845.)

Wir kommen nun endlich zur letzten Frage:

Was kann und was muss geschehen, um die Schädlichkeiten, welche zu den hier skizzirten Krankheiten Anlass geben, zu beseitigen oder zu verringern?

Es führt uns diese Frage auf ein rein praktisches Gebiet, und wir werden hier sicherlich gar nicht selten mit den Schullehrern, Schuldirektoren und Schulbehörden in Konflikt gerathen, indem sie Vieles von Dem, was wir von unserem ärztlichen Standpunkte aus verlangen müssen und dürfen, entweder für gar nicht oder nur für sehr schwer ausführbar erklären werden. Wir dürfen uns aber nicht abschrecken lassen, laut auszusprechen, was wir für nothwendig erachten, hoffend und vertrauend, dass unsere Stimme nicht ganz verhallen und dass nicht Alles ein *pium desiderium* bleiben wird.

1. Die Folgen des vervielfältigten und innigen Kontakts in der Schule.

Wir haben hier nur auf die ansteckenden Krankheiten unser Augenmerk zu richten, und zu erörtern, auf welche Weise ihre Einschleppung in die Schulen und ihre Verbreitung durch dieselben zu verhüten sei. Es versteht sich von selber, dass mit aller Macht, mit allen zu Gebote stehenden Mitteln dagegen angekämpft werden muss; denn abgesehen davon, dass es ein Jammer ist, wenn ein nach der Schule gesendetes gesundes Kind mit einer ansteckenden Krankheit behaftet nach Hause kömmt, wird das Unglück auch sehr gross, wenn durch das Kind die Krankheit in die Familie geschleppt und über dieselbe verbreitet wird. Wir haben, wie früher nachgewiesen, speziell an Kopfgrind, Krätze, Keuchhusten, Scharlach, Masern und Pocken (Varioloiden) zu denken, und es wird gut sein, wenn wir zuvor ermitteln, was jede dieser Krankheiten einzeln zu ihrer Verhütung erfordert, und dann erst allgemeine Sätze abstrahiren.

Kopfgrind. Diese widerliche Krankheit, im höchsten Grade ansteckend, wird, wie schon erwähnt, durch das im Spiel der Kinder bisweilen vorgenommene Wechseln der Kopfbedeckung, durch das Zusammenliegen der Mützen, durch das Aneinanderlegen und Zusammenstecken der Köpfe, was unter den Schulkameraden zu mannigfachen Zwecken sehr oft geschieht, übertragen. Ein Kind, mit Kopfgrind behaftet, darf also unter keiner Bedingung in die Schule aufgenommen oder weiter zugelassen werden. Der Grind giebt sich dem Auge sogleich kund, aber nur, wenn das Haar ihn nicht verbirgt. Es müsste also streng darauf gehalten werden, dass den Schulkindern das Haar immer ganz kurz verschnitten sei, was auch in vieler anderen Hinsicht für die Gesundheit sehr wohlthätig ist; es ist dieses freilich bei dem grossen Werthe, den Eitelkeit und Mode auf schönes langes Haar setzen, höchstens bei Knaben durchführbar, aber es ist auch schon damit viel gewonnen. In England ist es allgemeine Sitte, auch den Mädchen bis zum 10ten oder 12ten Jahre das Haar stets kurz (wenn auch nicht so kurz wie bei Knaben) zu verschneiden, freilich nur in der Absicht, um einen schönen, kräftigen Haarwuchs, der auch nicht ausbleibt, zu erzielen, obwohl auch noch mancher andere Nutzen daraus entspringt, und es ist gar nicht unmöglich, dass dieser Brauch auch noch zu uns kommen werde. In Bezug auf die hier in Rede stehende scheussliche Krankheit, ist das stete Kurzhalten von der grössten Wichtigkeit; denn einmal ist alsdann dem Uebel ärztlicherseits leichter beizukommen, und dann kann es sich Demjenigen, der die Kinder unter sich hat, auch nicht so leicht verbergen. Der ächte ansteckende Grind nimmt bisweilen grosse Stellen am Kopfe ein, aber er beschränkt sich auch bisweilen auf einen oder zwei sechsergrosse Flecke. Wird dergleichen vom Lehrer oder den Mitschülern bemerkt, so muss davon Anzeige gemacht und das Kind so lange von der Schule zurückgewiesen werden, bis es durch ein ärztliches Attest sein Geheiltsein nachgewiesen hat. Da aber weder Lehrer noch Mitschüler den ächten Kopfgrind von anderen unschädlichen Kopfausschlägen oder Schorfen zu unterscheiden im Stande sind, so müsste darauf gehalten werden, dass, sobald ein Kind auf seinem Kopfe Schorfe oder Ausschläge gewahren lässt, es nicht eher in die Schule zugelassen werden dürfe, bis es ein ärztliches Attest beigebracht hat, welches die nicht-ansteckende Natur des Uebels darthut.

Krätze. Die ansteckende Natur dieser widrigen Krankheit durch unmittelbare Berührung, durch Kleidungsstücke, Mützen, Handschuhe u. s. w., braucht nicht erst erwähnt zu werden. Hundert und aber hundert Fälle, wo ein einziges Individuum die Krankheit über die ganze Familie ausgebreitet hat, sind bekannt genug. Es giebt sich diese Krankheit vorzugsweise durch fortwährendes Jucken und Kratzen, besonders auf den Händen, den Armen, der Brust und den Beinen kund. Zeigt ein Schulkind diese Symptome, so muss der Lehrer es zurückzusenden, und darf es ebenfalls nicht eher zulassen, als bis ein ärztliches Attest die Zulassung für unbedenklich erklärt. Haben in einer Klasse mehrere Schüler die Krätze gehabt, oder sie aus derselben mitgebracht, so muss die Stube sogleich geschlossen und darf nicht eher den Schulkindern wieder geöffnet werden, als bis sie gescheuert, ausgeweisst, gestrichen, und Tische, Bänke, Tafeln abgeseift, alte Schwämme und Wischlappen weggeschafft sind u. s. w.

Keuchhusten. Die Keuchhustenanfälle sind so charakteristisch, dass selbst der Laie sie nicht so leicht verkennen wird. Ein Kind, am Keuchhusten leidend, darf in die Schule nicht aufgenommen, oder muss, wenn es während des Schulbesuchs von der Krankheit ergriffen wird, zurückgewiesen werden. Die Wiederzulassung muss nicht eher erfolgen, als bis ein ärztliches Attest es gestattet.

Scharlach, Masern, Pocken (Varioloiden). Es ist sehr übel, dass das Dasein dieser Krankheiten nicht eher mit Gewissheit sich kund giebt, als bis sie zu voller Blüthe gekommen, d. h. bis sie zur Manifestation auf der Haut gekommen sind. Ohne allen Zweifel sind sie, wie bereits früher angedeutet, schon eine Zeitlang vorher ansteckend, und es ist allerdings schwer, sie von den Schulen abzuwehren, wenn man ihr Dasein nicht gewiss weiss. Einigermaassen sichert hier die Schulen freilich der Umstand, dass die Erscheinungen, welche den allerersten Eintritt oder den Beginn dieser Krankheiten begleiten, von der Art sind, dass sie das Kind an das Bette oder wenigstens an die Stube fesseln; indessen kommen doch auch Fälle vor, wo die Invasion und die erste Periode der Krankheiten mit einem so unbedeutenden und so charakterlosen Unwohlsein verknüpft ist, dass nicht selten schon mit kleinen röthlichen Scharlach- oder Masernflekken, oder mit Variol- oder Varioloidpapelchen behaftete Kinder noch in die Schule gesendet wurden, indem man durch sonst gar nichts darauf aufmerksam gemacht worden war, dass ihnen etwas fehlte, oder dass man sie in Verdacht einer annähernden ernsten Krankheit genau zu besichtigen Ursache gehabt hätte. Es ist, wie gesagt, schwer, dagegen etwas zu thun; es gäbe nur ein Mittel, welches freilich ein sehr umständliches ist, und darum vielleicht als ein unpraktisches angefeindet werden dürfte, das aber unserer Ansicht nach sehr gute Wirkung haben würde. Es müssten, sobald eine Epidemie, besonders von

Scharlach und Masern und bösartigen Varioloiden, in einem Orte ausgebrochen ist, in diesem Orte entweder die Schulen alle sogleich geschlossen werden und so lange geschlossen bleiben, so lange die Epidemie dauert, oder es müssten jeden Tag, so lange die Epidemie anhält, von einem Arzte die Schulkinder vor Beginn des Schulunterrichts einzeln besichtigt, und wer von ihnen irgend ein verdächtiges Symptom darbietet, zu Hause gesendet werden; oder es könnte zur Bedingung gemacht werden, dass, so lange die Epidemie dauert, jedes Kind jeden Tag, sowohl zur Vormittags- als zur Nachmittagsschule, einen Zettel von einem Arzte beizubringen habe, der die Gesundheit bescheinigt, und dass es ohne solchen Zettel nicht zugelassen werde. Ich habe selber eingestanden, dass dieses Alles sehr umständlich ist; aber giebt es ein anderes, leichteres, jedoch eben so genügendes Mittel? Und wenn es kein anderes giebt, wiegt nicht die Möglichkeit eines einzigen Falles, ja die Erfahrung mehrerer bereits vorgekommener Fälle von Uebertragung bösartigen und tödtlichen Scharlachs oder Masern innerhalb der Schule und aus der Schule in die Familie das Umständliche solcher Sicherheitsmaassregeln bei weitem auf? Es müsste überhaupt, mag eine ansteckende Krankheit gerade herrschend sein oder nicht, keine Neuaufnahme eines Kindes in die Schule erfolgen, wenn es nicht ein Attest beibringt, dass es von jeder ansteckenden Krankheit frei ist, und wir werden später sehen, dass solches ärztliches Attestat auch in Bezug auf andere Krankheiten oder Krankheitsanlagen nicht ohne Wichtigkeit ist.

Ich würde aber nach allem bisher Gesagten folgende Vorschriften als nothwendig erachten:

a) Es darf kein Kind in irgend eine Schule neu aufgenommen werden, welches nicht ein ärztliches Attest beibringt, dass es von jeder ansteckenden Krankheit frei ist.

b) Mit jedem neuen Schulsemester muss das Attest für jedes Schulkind erneuert werden.

c) Zur Zeit herrschender Epidemieen, namentlich des Scharlachs und der Masern, muss dieses Attest sogar täglich beigebracht werden, und zwar könnte zu diesem Zwecke jedes Kind ein Büchelchen haben, worin nur das Wort „Gesund" vom Arzte vermerkt wird, oder es müsste bei der Schule selber ein Arzt sein, der jeden Morgen, ehe die Schule beginnt, die Kinder einzeln untersucht, ob sie Symptome der sich entwickelnden Krankheit zeigen.

d) Es müssen, namentlich die Lehrer, und wohl auch die Schüler, einigermaassen in Kenntniss gesetzt werden, wodurch sich diejenigen ansteckenden Krankheiten, welche durch Schulen verbreitet werden können, verrathen, und es muss ihnen gesagt werden, dass sie sogleich davon Anzeige zu machen und auf Zurückweisung des Kindes zu dringen haben.

e) Ein wegen ansteckender Krankheit ausgewiesenes Kind darf nicht eher wieder zugelassen werden, als bis ein ärztliches Attest die Schuppung für gefahrlos erklärt.

f) Endlich muss, falls wirklich aus einer Schulstube mehrfach die Ansteckung hervorgegangen ist, das Zimmer geschlossen, kontumazirt, und erst nach der sorgfältigsten Reinigung wieder geöffnet werden.

g) In Bezug auf Kopfgrind ist noch besonders fest zu bestimmen, dass den Knaben wenigstens das Haar immer kurz verschnitten sei.

2. Den Folgen der Ueberfüllung, ungenügenden Lüftung und schlechten Lage derselben kann durch Vorschriften und Gesetze, so wie durch eine zweckmässige Einrichtung der Lokalität ganz gut begegnet werden. Da wir nicht besondere Schulanstalten im Auge haben, so können wir Das, was wir für nöthig erachten, auch nur im Allgemeinen fassen.

a) Das Schulzimmer muss wenigstens 12 — 13 Fuss hoch und so geräumig sein, dass, wenn sämmtliche Kinder an den Tischen auf ihren Bänken Platz genommen haben, ohne eigentlich zusammengedrängt zu sein, noch wenigstens $\frac{1}{4}$ des Zimmers vollkommen leer ist.

b) Es muss für stete Lufterneuerung gesorgt werden, jedoch in solcher Art, dass die Kinder einer Erkältung nicht ausgesetzt sind. Zu diesem Zwecke sind allerdings künstliche Ventilationsvorrichtungen am besten, und besonders wäre die von Reid vor Kurzem im neuen Parlamentshause zu London getroffene Einrichtung zu benutzen (D. B. Reid, M. D., *Illustrations on the theory and practice of ventilation, London* 1844. 8.). Bei dieser Einrichtung ist nämlich nicht nur dafür gesorgt, dass stets reine Luft von aussen in das Lokal einströmt und die Luft aus demselben ausströmt, sondern auch dafür, dass die einströmende Luft, wenn die äussere Temperatur kälter ist, als die im Zimmer, um etwas erwärmt wird. Diese zum Schutze der im Zimmer befindlichen Menschen gegen Erkältung so vortreffliche Erwärmung der einströmenden Luft vermindert aber deren Zug nach Innen, weil bekanntlich je kälter die Luft desto kräftiger ihr Zug in den mit erwärmter oder rarefizirter Luft angefüllten Raum ist; es ist daher noch entweder ein Druckapparat nothwendig, um die reine erwärmte Luft in das Zimmer hineintreiben zu helfen, oder ein Saugapparat, um die verschlechterte Luft aus dem Zimmer herauszuziehen, und so die Einströmung der reinen aber erwärmten Luft zu steigern. Wenn solche Einrichtung für die gewöhnlichen Schullokale zu umständlich und kostspielig ist, so bleiben allerdings nur die gewöhnlichen Lüftungsmittel übrig, und hier ist eins, wenn es auch nicht ganz vollständig allen Erfordernissen entspricht, besonders hervorzuheben, da es überall eingerichtet werden kann. Es ist dieses unser gewöhnlicher, vom Zimmer aus zu heizender Kachelofen, der jedoch so konstruirt sein muss, dass er einen kräftigen Zug hat. Wird nun in solchem Ofen Feuer gemacht, so steigt die in ihm durch die Wärme rarefizirte Luft den Schlot in die Höhe; die Zimmerluft strömt nach, um den luftverdünnten Raum auszufüllen, und sind kleine Oeffnungen in den Fenstern, Wänden oder Thüren vorhanden, welche das Zuströmen der Luft von Aussen ins Zimmer gestatten, so entsteht ein ordentlicher Luftwechsel, welcher so lange anhält, so lange es im Ofen zieht, das heisst, so lange die Zugröhre des Ofens nicht geschlossen und die Wärme in diesem höher ist, als die des Zimmers. Ganz vollständig ist die Ventilation durch diese Zugöfen darum nicht: 1) weil das Zimmer dadurch ausgekältet wird, indem warme Luft entzogen und statt ihrer kalte eingeführt wird, weshalb also dieses Mittel in kalter oder auch kühler Jahreszeit nicht fortwährend, sondern nur zwei- oder dreimal des Tages, und gerade nur zu solcher Zeit angewendet werden kann, wenn die Kinder sich nicht im Zimmer befinden; 2) weil, da das Zugloch am Ofen aus anderen Gründen nicht höher als 1 — 2 Fuss über dem Fussboden befindlich sein kann, die höhere Luftschicht des Zimmers ausserhalb der Strömung verbleibt; denn denkt man sich an einer Fensterscheibe des Zimmers ein sogenanntes Lufträdchen oder Luftloch angebracht zum Zugofen des Zimmers hinzu, so geht die Luftströmung schräg abwärts gegen das Ofenloch und die Luftschicht über dem Luftloch am Fenster kommt wenig oder gar nicht mit in den Zug. Reid hat daher bei seiner Einrichtung die Oeffnung, durch welche die Zimmerluft austritt, hoch oben an der Decke, und die, durch welche die reine Luft eintritt, unten unweit des Fussbodens angebracht, wodurch die Strömung also eine umgekehrte Richtung erlangt und nicht nur die untere, sondern auch die mittlere und höhere Luftschicht mit in die Bewegung kommt. Indessen ist trotz dieser Mängel die Ventilation durch Zugöfen, sobald man eine kostspieligere Einrichtung nicht haben kann, noch die beste. Jedes Schulzimmer müsste also wenigstens mit einem Zugofen und einer Luftklappe am Fenster versehen sein, und es müsste drei- bis viermal des Tages das Feuer im Zugofen, jedesmal wenigstens eine halbe bis eine ganze Stunde lang, bei geöffnetem Fensterventil brennen, und zwar während die Kinder sich nicht darin befinden; also bei unsern jetzigen Einrichtungen vor Beginn der Vormittagsschulzeit, während der Vormittagsschulzeit um 10 Uhr, und vor der Nachmittagsschulzeit. Es wird nach halbstündiger Ventilation noch Wärme genug im Ofen verbleiben, um bei geschlossenen Klappen in der kühlen Jahreszeit die Stube zu erwärmen. Im Sommer kann diese Ventilation mittelst des Zugofens allenfalls durch Aufsperren von Thüren und Fenstern ersetzt werden, was aber auch wenigstens ½ bis 1 Stunde 3 bis 4 mal des Tages geschehen muss, während die Kinder sich nicht im Zimmer befinden. Während der Schulstunden können im Sommer allerdings die oberen Fensterflügel stets offen bleiben, jedoch darf dadurch kein für die Kinder nachtheiliger Zug entstehen.

c) Es darf das Schulzimmer keine ungesunde Lage haben; es darf nicht feucht sein, nicht in engen Gassen, nicht zwischen vielen Gebäuden, auf kleinen Höfen, zwischen Ställen, Düngerplätzen u. s. w. versteckt liegen.

d) Es muss gehöriges, volles, von oben in die Fenster fallendes Tageslicht haben; jedoch darf es nicht eine solche Lage haben, dass die Sonne geradezu blendend hineinfällt.

e) Es muss einen bequemen Zugang haben; es darf daher weder zu tief nach dem Keller, noch zu hoch nach dem Dache zu, noch zu weit hinten in Hintergebäuden liegen; die beste Lage ist ein mässig hohes Parterre und allenfalls die sogenannte Bel-Etage (eine Treppe hoch) in einem freistehenden Vorderhause.

f) Es müssten die Wände des Schulzimmers nicht weiss angestrichen sein; eben so wenig dürften zur Abhaltung blendender Sonnenstrahlen weisse Fenstervorhänge benutzt werden, da die weisse Farbe die ohnedies schon sehr angestrengten Augen der Schulkinder nur noch mehr affizirt. Eine mattgrüne Farbe müsste vorgeschrieben werden.

g) Die Schulbänke und Tische müssen so gestellt werden können, dass die darauf sitzenden Kinder bequem arbeiten und sehen können, und dass sie der Zugluft der oft aufgemachten Thüre nicht ausgesetzt sind.

3. **Die Folgen der unverhältnissmässig grossen Anzahl von Schulstunden.** Diesen kann leicht begegnet werden, wenn man nur erst übereingekommen, dass für das Alter vom 6ten

bis zum 12ten Jahre etwa vier Stunden Vormittags und zwei bis drei Nachmittags viel zu viel sind, wenn man nur erst übereingekommen, dass Das, was die Kinder in diesem Alter als Vorbereitung zu späterer Ausbildung zu wissen wesentlich nöthig haben, in einer viel geringeren Zahl von Stunden ihnen recht gut beigebracht werden kann. Ob die Kinder mehr lernen als erforderlich ist, oder ob die Unterrichtsmethode abgekürzter, konziser, mehr aufs Wesentliche in jeder einzelnen Disziplin gerichtet sein könnte, und deshalb weniger Zeit in Anspruch zu nehmen brauchte, ist hier nicht zu erörtern. So viel aber ist unleugbar, dass für das genannte Alter eine Schulzeit von vier Stunden des Vormittags und von zwei bis drei des Nachmittags zu ermüdend und zu nachtheilig in sanitätlicher Hinsicht ist, als dass es länger so verbleiben darf. Wir Aerzte können und dürfen nicht mehr als zwei Stunden des Vormittags und eine des Nachmittags, oder besser noch, drei Stunden des Vormittags und keine des Nachmittags, zum Stillsitzen in der Schule einräumen, wenn wir wollen, dass der körperlichen Entwickelung der Kinder die ihr so nothwendige Rücksicht gezollt werden soll. Die beste Schulzeit wäre meines Erachtens eine dreistündige von 9 bis 12 Uhr Vormittags; des Nachmittags müsste gar keine Schule sein, sondern derselbe theils zu körperlichen Uebungen, theils zu den häuslichen Arbeiten benutzt werden. Am verderblichsten ist für die Kinder die Nachmittagsschule, da sie die nach dem eingenommenen Mittagsessen so nothwendige Verdauungsthätigkeit der Kinder durch das Stillsitzen und geistige Abmüdung derselben stört. Will man sich nicht mit einer dreistündigen Schulzeit begnügen, so würde allenfalls für Knaben eine vierstündige, etwa von 9 bis 1 Uhr zuzugeben sein, aber die Nachmittagsschule müsste durchaus aufhören. Haben die Kinder das 12te Jahr erreicht, und sollen sie dann noch weiter sich ausbilden, so ist ihnen eine Nachmittagsschule weniger nachtheilig, aber für Kinder unter 12 Jahren müsste sie, wie gesagt, unter keinen Umständen gestattet werden.

4. Die Folgen der geistigen Abmüdung und Anstrengung. Ausser dem erwähnten Umstande, dass den Kindern unter 12 Jahren eine zu grosse Anzahl von Schulstunden auferlegt ist, trägt zur geistigen Abmüdung und deren Folgen ganz besonders die grosse Menge der ihnen von der Schule aus aufgegebenen häuslichen Arbeiten bei. Diese zu Hause anzufertigenden Schularbeiten fesseln die Kinder oft 2—3 Stunden an den Schreibtisch und gestatten ihnen selbst, nachdem sie den Schulkerker verlassen, noch keine Erholung und nur

wenig Zeit zu körperlichen Spielen. Es müsste also den Kindern unter 10 Jahren viel weniger aufgegeben werden; ja es wäre vielleicht besser, den Schulunterricht so zu konstruiren, dass die Kinder gar keine zu Hause anzufertigenden Aufgaben bekämen, sondern dass sie Alles in der Schule abmachten. Es müssten ferner, um die Folgen der geistigen Abmüdung zu verhüten, zwischen den einzelnen sich hinter einander folgenden Schulstunden längere Zwischenpausen sein, in denen die Kinder sich erholen und die Zimmer gelüftet werden könnten. Es müsste demnach jede Schule mit einem angemessenen Tummelplatze versehen sein, den die Kinder in den Zwischenpausen benutzen können. Im Sommer, bei gutem Wetter zu jeder Jahreszeit, ist ein Garten, ein freier Hof oder irgend ein anderer freier Raum, der geebnet und mit Kies bestreuet oder mit Rasen bedeckt ist, ganz passend; aber im Winter, bei schlechtem Wetter, bedarf es eines verdeckten, auch wohl erwärmten Erholungsraumes; hieran leiden alle Schulen Mangel, soweit sie mir bekannt sind.

Ich schliesse hiermit diesen Aufsatz, wohl wissend, dass ich den Gegenstand nicht vollständig erschöpft, ja auch die einzelnen Punkte, deren ich gedachte, nicht immer ganz gründlich beleuchtet habe; allein es kam mir nur darauf an, den Gegenstand überhaupt in Anregung zu bringen; ich würde mich sehr beglückt fühlen, wenn diese meine Anregung den Erfolg hätte, dass dieser Gegenstand auch von anderen Seiten her beleuchtet und erörtert würde.

II. Analysen und Kritiken.

Was Dr. Rademacher über Kinderkrankheiten sagt.

(Rechtfertigung der von den Gelehrten misskannten, verstandesrechten Erfahrungsheillehre der alten scheidekünstigen Geheimärzte, und treue Mittheilung des Ergebnisses einer fünfundzwanzigjährigen Erprobung dieser Lehre am Krankenbette, von Johann Gottfried Rademacher. Berlin 1843, 2.)

Indem wir aus dem vorstehenden Werke, welches die Hauptresultate der beinahe funfzigjährigen Praxis eines fleissig beobachtenden und über das Beobachtete eifrig nachdenkenden Arztes enthält, Dasjenige hier mittheilen wollen, was für den Kinderarzt ein besonderes Interesse haben könnte, vermögen wir nicht damit sofort und unmittelbar ans Werk zu gehen, wie solches bei Schriften ähnlichen Inhalts in der Regel thunlich ist; denn das Eigenthümliche dieses Werkes besteht darin, dass es nicht blosse Erfahrungen und Erlebnisse auf dem praktischen Gebiete der Medizin mittheilt, sondern zugleich eine ganz neue, oder nach dem Verfasser wieder erneuerte, jedenfalls also von der gewohnten und uns vertrauten sehr abweichende Anschauungsweise von Krankheit, Heilmittel und der Stellung des Arztes zu beiden manifestirt, über welche wir das Wesentliche vorausschicken müssen, wenn unsere Mittheilungen nicht grösstentheils unverständlich *bleiben sollen*. Es handelt sich hierbei von nichts weniger, als von einer radikalen Umgestaltung, — einer Reform, — wofür sie der Verfasser hält, der gesammten jetzt herrschenden medizinischen Praxis, welche der Verfasser in fast allen Punkten theils für naturwidrig, theils in ihren Grundlagen für geradezu unmöglich und auf Illusionen beruhend erklärt. Wir werden die Theorie, welche der Verfasser an die Stelle des Bisherigen zu setzen beabsichtigt, ohne Kommentar kurz mittheilen, da wir nicht zweifeln, dass die sehr grossen Schwächen und Unvollkommenheiten derselben dem denkenden Leser von selbst alsbald einleuchten werden.

Der Verf. geht im Allgemeinen von dem Gesichtspunkte aus, dass uns von einer Krankheit eigentlich nur zwei Punkte wirklich bekannt werden können, und deshalb auch allein interessiren können. Diese Punkte sind: erstens, der Ort, an welchem die Krankheit wesentlich ihren Sitz hat, und zweitens, das Verhältniss derselben zu einem bestimmten Heilmittel, welches der Krankheit entspricht.

Seine Pathologie, die auf jenem ersten Punkt errichtet ist, ist daher äusserst einfach; es giebt nach ihm so viel Krankheiten, als es Organe des Körpers giebt, also Gehirnkrankheiten, Halskrankheiten, Lungenkrankheiten, Herzkrankheiten u. s. w. — Wenn nun aber doch noch Krankheiten statuirt werden, denen kein einzelnes Organ zum Sitze dient, und welche der Verf. als Krankheiten des Gesammtorganismus jenen örtlichen Krankheiten gegenüberstellt, so spricht er sich doch an einer Stelle seines Werkes darüber, was er unter Gesammtorganismus versteht, in einer solchen Art, wenn auch nur vermuthungsweise, aus, dass man sieht, wie ihm derselbe doch auch nur ein Ort, wenn auch ein sehr verbreiteter, im Körper ist. Gesammtorganismus ist ihm nämlich jenes allgemeine Urgewebe, welches die Basis und so zu sagen den anatomischen Hintergrund aller spezifischen Organisation des thierischen Körpers bildet, und dieselbe wie eine materielle Weltseele überall gegenwärtig durchdringt. Aus dieser Allgegenwart dessen, was der Verf. den Gesammtorganismus nennt, geht schon von selbst hervor, dass zwischen den Krankheiten desselben und denen einzelner Organe *in concreto* die Kluft nicht vorhanden ist, welche im Begriffe zwischen universeller und spezifisch-organischer Krankheit aufgestellt wird, in sofern ja jedes einzelne Organ eine Seite hat, die dem Gesammtorganismus angehört, und gleichsam ein Stück desselben in sich selbst trägt. Es können demnach auch Krankheiten des Gesammtorganismus in einem jeden einzelnen Organe vorkommen, welche aber von den ihm eigenthümlich angehörenden wohl unterschieden werden müssen.

Auf die vorstehenden Punkte beschränkt sich eigentlich die ganze pathologische Theorie des Verfassers, und mehr als dies braucht nach ihm ein Arzt von Krankheiten auch nicht zu wissen. So wie er mehr wissen will, geräth er in das Reich des Idealen, und wer mehr zu wissen vorgiebt, wie wir uns dermalen wohl sämmtlich erlauben, der setzt blos Gebilde seiner Phantasie an die Stelle wirklicher Erkenntnisse.

Was nun aber diese pathologische Simplizität in der Ausübung doch auch wieder gewaltig modifizirt, das ist der Umstand, dass die Krankheiten den sonderbaren Tik haben, keineswegs immer in der ihrem Wesen entsprechenden Weise zur Erscheinung zu kommen. Diese Modifikationen verdienen allerdings eine besondere Berücksichtigung und bilden einen wissenswerthen und unentbehrlichen Anhang zu obigen wesentlichen Sätzen. Im Grunde genommen ist aber auch das hierauf Bezügliche mit wenigen Worten gesagt, und fasst sich in dem allgemeinen Satz zusammen, dass die Krankheiten eines Organs keineswegs immer unter Symptomen auftreten, welche den Beobachter direkt auf ihren wahren Sitz hinzuführen vermöchten. So kann z. B. die Leber krank sein, während Alles, was wir mit unseren Sinnen wahrzunehmen vermögen, eine Affektion der Nieren, der Milz oder des Kopfes bezeichnet.

Ueber den zweiten, allein interessanten Punkt aller medizinischen Theorie, den wir oben nach dem Verfasser angegeben haben, die spezifische Heilmittel nämlich, lässt sich noch viel weniger sagen. Dies kann ganz einfach nur gefunden werden; wenn wir es in der That, von vorn herein betrachtet, für einen puren glücklichen Zufall halten müssen, dass es in den verschiedenen Naturreichen Potenzen giebt, welche einen regelwidrigen Zustand des Organismus, den wir

Krankheit nennen, wieder auszugleichen im Stande sind, so wird noch, subjektiv, ein zweiter glücklicher Zufall erforderlich sein, nämlich, dass wir auch die jedesmalige einer gegebenen Krankheit entsprechende Potenz entdecken. Da nun solch glücklicher Zufall sich aber im Laufe der Geschichte viel häufiger zugetragen hat, als man denken sollte, so ist ein ziemlicher Vorrath von wenigstens sogenannten Heilmitteln bereits vorhanden, und liegt zur Auswahl vor. Derselbe ist aber natürlich nichts weniger als abgeschlossen, und das gute Glück kann ihn noch täglich vermehren. Ein solches gutes Glück hat unserm *Verfasser* während seiner langen Laufbahn mehr als ein Mal gelächelt, und wenn es ihn nicht durchgehend nagelneue Heilmittel kennen lehrte, so wurde er desto häufiger dadurch in den Stand gesetzt, in Verachtung gerathene ältere Mittel wieder zu verdienten Ehren zu bringen. Das sind denn nun freilich Dinge, über die eine fernere Erfahrung allein entscheiden kann, da die Prüfung des Werthes eines Heilmittels nicht füglich auf etwas Anderem beruhen kann, als darauf, ob es Andern in den bezüglichen Fällen die von ihm gerühmte Wirkung wirklich thut, oder nicht thut.

Wenn wir oben von einer Auswahl unter vorhandenen *Mitteln* gesprochen haben, so ist dieser Begriff doch nicht etwa in einem strengen Sinne zu nehmen; denn es handelt sich hierbei nicht von einer Entscheidung nach bewussten Gründen und Prinzipien; vielmehr läuft Alles auf ein blosses — Probiren hinaus, bei welchem es denn recht angenehm ist, dass und wenn eine Krankheit diesem Probiren lange genug still hält, bevor sie entweder durch eigenmächtigen Uebergang in die Gesundheit, was freilich immer zu wünschen wäre, oder durch Herbeiführung des leiblichen Unterganges, jedes Heilmittel überflüssig macht.

Dass wir aber, wenn solche Proben lange genug, z. B. ein halbes Leben hindurch, fortgesetzt worden sind, nicht eine gewisse Anzahl von ziemlich zuverlässigen Heilmitteln gewinnen sollten, ist kaum wahrscheinlich, und wird eine daraus zusammengesetzte *Materia medica* sehr füglich Andern zur Nachachtung empfohlen werden können. Das Prinzip derselben wäre dann aber kein anderes, als dass gewisse Krankheitszustände durch gewisse Heilmittel gehoben werden können, und dass man, wenn uns diese Zustände wieder vor die Augen kommen, alle Ursache hat, jene Mittel anzuwenden. — So weit der Besitz solcher Mittel und die Kenntniss der ihnen entsprechenden Krankheitszustände reicht, so weit ist das Wirken des Arztes ein relativ sicheres, allein heilsames, und eben darum allein erhebliches; alles übrige ist vom Uebel.

Einer solchen allgemeinen Ansicht gegenüber verschwindet daher auch alle Nosologie, sogar bis auf die Namen der Krankheiten, gänzlich. Denn da einen vernünftigen Menschen an einem Krankheitszustand kaum etwas Anderes interessiren kann, als ob und wodurch er heilbar ist, so wird es zu seiner Kenntniss und folgeweise zu seiner Bezeichnung vollkommen hinreichen, ihn nach dem Heilmittel, das ihn hebt, zu klassifiziren. In der That spricht unser Verfasser daher nur von Salpeterkrankheiten, Kupferkrankheiten, Eisenkrankheiten u. s. w., wir finden bei ihm eine Brechnusskrankheit der Leber, eine Frauendistelsamenkrankheit (*Semin. Cardui Mariae*), und eine Stramoniumkrankheit desselben Organes, da ihm Krankheitszustände darin bekannt worden sind, deren zuverlässiger Heilbarkeit durch die genannten Mittel er so gewiss ist, als nur irgend Etwas durch Erfahrung sein kann. Dieses schliesst denn nun keinesweges die Möglichkeit aus, dass es noch eine Menge von anderen Krankheitszuständen der Leber gäbe, welche zu ihrer Hebung anderer Mittel bedürfen; dergleichen zu finden, empfiehlt er selbst als Aufgabe seinen Kollegen, und was wir hier beispielsweise von der Leber gesagt haben, das gilt denn auch von allen übrigen Organen und ihren resp. Heilmitteln.

Viel entschiedener und maassgebender dagegen tritt der Verfasser da auf, wo es sich von den Erkrankungen des Gesammtorganismus handelt. Nach seinen Erfahrungen kann der letztere überhaupt nur in dreifach verschiedener Weise krank werden. Seinem allgemeinen Grundsatz gemäss bezeichnet er diese Zustände aber ebenfalls nur durch die ihnen resp. entsprechenden Heilmittel, deren es gerade auch nur drei giebt, es sind dies das *Natrum nitricum*, das Kupfer und das Eisen (dass der Verfasser diese drei Mittel für die drei Universalia des Paracelsus erklärt, aus Gründen, die nur der vertrautere Kenner der Parazelsischen Schriften zu würdigen vermag, erwähnen wir als eine an diesem Orte uns nicht weiter interessirende Nebensache nur beiläufig). Diesemnach kann also der Gesammtorganismus an einer Salpeterkrankheit, an einer Kupferkrankheit oder an einer Eisenkrankheit daniederliegen. Da inzwischen, wie wir oben angeführt haben, ein jedes einzelne Organ sehr füglich an einer Krankheit des Gesammtorganismus leiden kann, so werden in einem solchen Falle allerdings auch jene Universalmittel indizirt, und allein von Nutzen sein; wogegen andererseits an einer Krankheit des Gesammtorganismus das dem einzelnen Organe eigenthümliche Medikament wirkungslos vorbeigehen wird.

Betrachten wir nun nach dieser Theorie den Arzt einem konkreten Falle gegenüber, und suchen wir uns einen Ueberblick der verschiedenen Fragen, die er dabei an sich zu richten haben wird, zu verschaffen. Da wird denn zunächst die erste Frage sein: Ist diese Krankheit ein Leiden des Gesammtorganismus, oder eines einzelnen Organes? Zweitens: Leidet das Organ an einer ihm eigenthümlichen Krankheit, oder ist es blos der Sitz einer Krankheit des Gesammtorganismus? Drittens: Ist das Organ, dessen Leiden hier unzweideutig vorliegt, denn auch der ursprüngliche Sitz der Krankheit, oder kommt nicht vielmehr in ihm blos die Krankheit eines anderen Organes zur Erscheinung?

Nun darf man aber nicht glauben, dass zur Beantwortung dieser Fragen, welche die unerlässliche Bedingung bildet, das rechte Heilmittel zu finden, die gewöhnlichen Hülfsmittel der Diagnostik dienen könnten. Die Symptome, die in der aktuellen medizinischen Praxis dazu benutzt werden, die Krankheit zu erkennen, haben in den Augen des Verfassers nur einen sehr untergeordneten Werth, und sonach wird dem Arzte, genau genommen, nichts übrig bleiben, als die Reihe der Mittel durch zu versuchen, und bei demjenigen stehen zu bleiben, auf dessen Darreichung schnell eine augenfällige, unverkennbare Besserung folgt. Dieses Mittel ist dann das rechte, es beantwortet lediglich durch seinen guten Erfolg sämmtliche oben aufgestellten Fragen, und es kommt dann nur noch darauf an, es mehr oder weniger lange, je nach Beschaffenheit und Renitenz der Krankheit, fortzugeben, um die volle Genesung des Kranken zu erreichen.

Wenn eine solche Verfahrungsweise ziemlich weitläuftig, ja prekär und einem blinden Herumtappen nicht unähnlich scheint, so kann es doch nicht fehlen, dass eine recht lange fortgesetzte Erfahrung den Krankheiten in ihrer Erscheinung gewisse charakteristische Züge ablausche, welche die Wahl unter der grossen Menge von Mitteln zunächst auf wenige einschränkt, unter denen man sich dann für das eine oder das andere zu entscheiden hat, bei welcher Entscheidung dann aber freilich wieder das Probiren eintritt, und der Erfolg den Ausschlag giebt; es können sogar nach und nach solche Merkmale einzelner Krankheiten bekannt werden, die mit grösster Entschiedenheit auf das Bedürfniss dieses oder jenes bestimmten Mittels hindeuten.

In sofern Solches wirklich geschieht, wird die Therapie allein lehrbar, da die von dem einen Arzte in dieser Hinsicht gemachten Erfahrungen einem anderen zur Nachahmung in ähnlichen Fällen mitgetheilt werden können.

Alles, was nun unser Verfasser auf diesem Wege während seiner langen Laufbahn gewonnen, theilt er nun frei und offen dem ärztlichen Publikum mit, und diese Mittheilungen bilden den wesentlichen Inhalt seines ziemlich voluminösen Werkes.

Wie nun auch unsere Leser nach dem bisher Berichteten über die Bedeutung dieses Werkes zu urtheilen geneigt sein möchten, wie wenig sie vielleicht insbesondere die Hoffnung einer reformatorischen Bewegung in der Medizin, welche der Verfasser an sein Werk knüpft, theilen dürften: jedenfalls werden sie zugeben, dass darin eine Reihe von Erfolgen durch gewisse Heilmittel enthalten sein könne, die mit grossem Dank aufzunehmen und mit wahrem Vortheil für das ärztliche Wirken zu benutzen wären; und so verhält es sich auch, nur dass man nach allem bisher Gesagten sehr häufig genöthigt sein wird, die Mittheilungen des Verfassers in die Sprache des ärztlichen gemeinen Lebens zu übertragen.

Nach diesen Vorbemerkungen werden wir nunmehr einiges vorzugsweise für diese Blätter Geeignete mittheilen, und glauben hierbei am besten mit den Erfahrungen den Anfang zu machen, welche der Verfasser über seine sogenannten Universalmittel gewonnen hat, sofern sich dieselben auf die dem kindlichen Alter vorzugsweise eigenen Krankheiten beziehen. Beginnen wir mit den hitzigen Ausschlagskrankheiten, dem Scharlach, den Masern und den Pocken.

Vom Scharlach behauptet der Verfasser ganz entschieden, es sei eine Krankheit des Gesammtorganismus, die ihren Sitz vorzugsweise im Hautorgane aufgeschlagen habe. Hiermit ist denn nun schon gesagt, dass zu seiner Heilung die Universalmittel (*Natrum nitricum*, Eisen, Kupfer) erforderlich seien. Dabei lässt sich aber in einem gegebenen Falle durchaus nicht von vorn herein bestimmen, welches von diesen drei Mitteln an seinem Platze sein werde, denn kein sinnlich wahrnehmbares Zeichen giebt hierüber eine bestimmte Auskunft. Der Verfasser hat zahlreiche Fälle von Scharlach in verschiedenen Epidemieen, sowohl durch das eine als das andere jener Mittel glücklich geheilt, in denen die sämmtlichen pathognomonischen Zeichen der Krankheit, wie auch die mehr zufälligen derselben die vollständigste Uebereinstimmung zeigten. Unter diesen Umständen blieb, und kann auch künftig weiter nichts übrig bleiben, als die Mittel hinter einander zu versuchen. Zum Glück stellt sich die gute Wirkung des rechten Mittels so schnell (schon am ersten, oder doch am zweiten Tage der Krankheit) und für Kranke und Arzt augenfällig ein, dass jene Versuche niemals einen langen, noch weniger bedenklichen Aufenthalt verursachen, welcher letztere noch insbesondere dadurch weniger besorglich wird, dass anfängliche Missgriffe bei der Wahl sich auf eine mehr negative Weise durch das Ausbleiben der Besserung, als durch eine Verschlimmerung, jedenfalls aber durch keine *gefährliche bemerklich* machen. Ganz besonders begünstigt wird hierbei der Arzt noch dadurch, dass er während einer Epidemie des Scharlachs in der Regel wenigstens nicht in allen ihm vorkommenden Fällen jene Auswahl zu wiederholen nöthig hat. In der grösseren Mehrzahl entscheiden schon die Wirkungen des einen oder anderen Mittels in den zuerst vorgekommenen Fällen über die Anwendbarkeit desselben in allen übrigen derselben Epidemie, deren Genius also gewissermaassen dadurch ein für alle Mal festgestellt bleibt. Keineswegs aber darf dieser günstige Umstand den Arzt nun auch vollkommen sorglos machen, da einzelne, wenn auch im Ganzen seltene Fälle allerdings vorkommen können, die dem allgemeinen Krankheitsgenius zuwiderlaufen. Der aufmerksam beobachtende Arzt wird hierüber bald ins Reine kommen.

Dass die gute Wirkung des richtig ergriffenen Mittels auffallend sei, haben wir bereits im Allgemeinen angeführt. Sie tritt um so früher und entschiedener ein, je frühzeitiger dem Arzte Gelegenheit gegeben worden ist, das passende Mittel anzuwenden, und besteht speziell darin, dass es sofort das Ausbruchsfieber mässigt, den Ausbruch selbst auf kleinere Parthieen des Körpers beschränkt, oder doch das weitere Umsichgreifen des bereits vorhandenen Ausschlages, namentlich dessen Fortsetzung auf die auskleidenden Membranen der inneren Höhlen gänzlich verhindert, und schon hierdurch allein, aber auch anderweitig alle Gefahr drohenden Neben- und konsekutiven Zufälle völlig unmöglich macht. Wir fügen nur noch eine Bemerkung hinzu, welche auf alle folgenden Mittheilungen gleichfalls anwendbar ist, dass stets das gefundene Heilmittel auch allein zur Heilung ausreicht, und also kein irgend anderes Mittel oder Verfahren noch nebenbei erforderlich werden kann, dass es aber auch andererseits um so nöthiger ist, das Universalmittel anhaltend bis zur völligen Hebung der Krankheit, ja vorsichtshalber auch noch einige Zeit darüber hinaus brauchen zu lassen.

Von den Masern giebt der Verfasser an, ihr eigentliches Wesen nicht zu kennen, was bei ihm nichts anders heisst, als dass er nicht weiss, ob sie im Gesammtorganismus (dem Urgewebe) oder in einem einzelnen Organe, etwa dem Hautorgane, ihren Sitz haben. Jedenfalls hält er den Ausschlag selbst für keine Krise der Krankheit, da sonst das Fieber nach seinem Erscheinen bedeutend nachlassen oder ganz verschwinden müsste, während oft genug das Gegentheil eintritt, und die Kinder nach dem Ausbruche viel kränker sind als vorher. Gegen die Masern dürfen wir demnach ein sicheres Heilmittel bei unserem Verfasser nicht erwarten, und es ist ihm namentlich niemals geglückt, das Fieber im ersten Stadium der Krankheit durch *Natrum nitricum* zu mässigen; was er im Einzelnen bei dieser Krankheit Bemerkenswerthes und Günstiges gesehen, besteht in Folgendem.

Bei einer sehr bösartigen Masernepidemie fand er, dass besonders die Affektion zweier Organe die Krankheit tödtlich machte, diese Organe waren der Larynx und der Mastdarm; das Leiden des ersteren stellte sich kurz vor, oder bald nach dem Ausbruche ein, und äusserte sich durch Husten und Schmerz am Kehlkopf, sowohl beim Husten als auf äussern Druck. Der Ton des Hustens glich dem des Krup, auch stellten sich Beängstigungen ein. Als heilsam gegen diesen Zufall bewährte sich der innerliche Gebrauch des Kupfers und das Auflegen von Zinksalbe auf den Larynx, ohne jedoch die Hauptkrankheit weder zu heilen, noch zu verkürzen. Die Affektion des Mastdarms trat im Verlauf der Krankheit früher oder später als Tenesmus auf und wich Laxirmitteln.

Was die Pocken betrifft, wo ein nöthigenfalls palpabel darzustellender Ansteckungsstoff als wesentliches Kausalmoment der Krankheit vorhanden ist, nimmt unser Verfasser, wie aus einer beiläufigen Aeusserung desselben hervorgeht, an, dass es darauf ankomme, welche Wirkung dieses Gift im Gesammtorganismus hervorrufen werde. Diesemnach wäre also die wirklich in die Erscheinung tretende Pockenkrankheit jedenfalls eine Krankheit des letztern, welche also auch durch eines der drei Universalmittel heilbar sein muss. Wirkliche Erfahrung hat aber der Verfasser nur über die Wirkung des *Natrum nitricum* in dieser Hinsicht gemacht. Er hat dadurch nicht nur in jedem Stadium der Krankheit, in welchem er gerade zu dem Kranken gerufen war, die entschiedenste Besserung bei sehr heftigen und bedenklichen Zufällen eintreten sehen, sondern auch durch rechtzeitige Darreichung desselben während sehr heftiger Ausbruchsfieber diese sofort gemildert, und dadurch der ganzen nachfolgenden Krankheit einen äusserst milden Charakter gegeben. Er ist nämlich der Meinung, dass durch das Eruptionsfieber das Pockengift reproduzirt werde; demnach hänge der Grad dieser Reproduktion, also die Menge der Pocken, so wie die weiteren Folgen hiervon, von der Heftigkeit jenes Fiebers ab. Eine Mässigung des Fiebers muss daher eine gelindere Krankheit zur Folge haben, und somit würden wir in dem genannten Medikament geradezu ein Prophylaktikum, wenigstens gegen die gefährlicheren Formen der Pockenkrankheit, besitzen.

Von den Entzündungen urtheilt der Verfasser im *Allgemeinen*, dass sie Symptome einer Krankheit des Gesammtorganismus seien, und zwar einer jeden der drei verschiedenen Arten, in welche das Leiden des Gesammtorganismus zerfällt, insbesondere. Dass sonach von einer speziell-antiphlogistischen Methode bei ihm nicht die Rede sein kann, leuchtet von selbst ein; es wird vielmehr einzig darauf ankommen, von welcher Art des Leidens des Gesammtorganismus eine gegebene Entzündung das Symptom ist, um zu bestimmen, welches Heilmittel sie erfordere. Demzufolge werden Entzündungen bald durch *Natrum nitricum*, bald durch Eisen, bald durch Kupfer, und zwar jedesmal allein durch eines dieser Mittel, zu kuriren sein; aber auch *hier* geben die Symptome keinen Aufschluss; diese können ganz die nämlichen bleiben, und doch die Krankheit auf so verschiedene Art, wie eben angegeben, allein zu heben sein. Der Versuch allein kann Gewissheit geben. Einen wichtigen Fingerzeig gewährt jedoch hierbei die epidemische Konstitution, die sich aber selbst auch nicht aus bestimmten Erscheinungen sinnlich wahrnehmen lässt, sondern selbst erst durch die von einem der Universalmittel in einer grösseren Anzahl von Fällen erhaltene Hülfe festgestellt wird. Ist dies einmal geschehen, so wird man neuentstandene Krankheiten von den verschiedensten Formen, da sie sämmtlich unter dem Einfluss des zur Zeit herrschenden Krankheitsgenius stehen, mit Erfolg durch das betreffende Mittel behandeln können.

Ueber den Krup insbesondere, eine Krankheit, die uns an diesem Orte vorzugsweise interessirt, ist die Meinung des Verfassers folgende.

Im Krup als solchem liegt immer eine örtliche spezifische Krankheit der Luftröhre zu Grunde; es kann sich aber auch eine der drei verschiedenen Krankheiten des Gesammtorganismus damit verbinden, ja es kann sogar die örtliche Krankheit sich ganz und gar in eine solche umwandeln. Nach diesem Verhältniss bestimmt sich denn auch die Stellung des ärztlichen Verfahrens dagegen. Zur Heilung des eigenthümlichen Luftröhrenübels würde ein spezifisches Heilmittel erforderlich sein, und wir werden sehen, dass der Verfasser ein solches zu besitzen vermuthet. Hat aber die genannte Umwandlung stattgefunden, so wird das derselben entsprechende Heilmittel die ganze Krankheit heben, was nicht der Fall sein wird, wenn die Affektion des Gesammtorganismus blos neben dem örtlichen Uebel hergeht. Wird sie dann auch als solche gehoben, so wird das letztere immer noch im Stande sein, den Kranken zu tödten.

Im Allgemeinen bekennt nun der Verfasser, die Krankheit seltener gesehen zu haben, als mancher andere Arzt behaupte, und von den wenigen Kindern, die er gesehen, starben die meisten, zum grössten Theil wegen zu spät nachgesuchter Hülfe, die übrigen hat er nun nach den verstehend angegebenen Grundsätzen behandelt und glücklich geheilt, d. h. seine Erfahrung weist ihm Fälle nach, die er durch Salpeter, andere, die er durch Eisen, und noch andere, die er durch Kupfer geheilt zu haben mit Bestimmtheit behaupten kann. In einem Paar Fällen war aber den Kindern ein inneres Heilmittel überhaupt nicht beizubringen, und hier thät die äussere Anwendung der Digitalis allein die vollkommenste Wirkung. Das eine dieser Kinder war anderthalb Jahre alt und die Krankheit von ungewöhnlicher Heftigkeit; diesem liess er die ganze Luftröhre bis zum Brustbein mit Digitalissalbe (*Extr. Digital.* ʒij, *Ung. Cerae* ℥j) belegen und den damit bestrichenen Lappen oft erneuern. Darauf wurden die Erstickungsanfälle bald milder und kamen seltener, in gleichem Verhältniss sank das Fieber, und nach drei Tagen war das Kind wieder gesund. Der von dem bekannten eigenthümlich scharfen Tone begleitete Husten, welchen Verf. übrigens nur für eine Nebensache bei der Krankheit hält, blieb zwar noch einige Zeit zurück, hörte aber dann ohne Arzneigebrauch von selbst auf. — Bei dem zweiten Kinde, einem neunjährigen Knaben, wiederholte sich später ganz und gar die nämliche Erfahrung. Auch hier war das Vorhandensein der häutigen Bräune unzweifelhaft, und auch hier liess sich neben dem äusseren Mittel kein inneres anwenden. Am fünften Tage nach der Erkrankung war der Knabe wieder auf der Strasse zu finden; Husten mit dicklichem Schleimauswurf und dem eigenthümlichen Tone dauerte noch vierzehn Tage, verschwand aber, wie in dem vorigen Falle, ebenfalls von selbst wieder.

Diese beiden Erfahrungen hält der Verfasser, so überraschend sie auch sind, selbst doch noch keineswegs für hinreichend, den äusseren

Gebrauch der Digitalis für ein Spezifikum gegen die häutige Bräune zu erklären, und appellirt deshalb an fernere Versuche; indessen scheint er doch sehr geneigt, jene spezifische Heilsamkeit anzunehmen. — Auf die Bildung jener Pseudomembran, welche so vielfach für das eigentlich Gefahr drohende Moment bei dieser Krankheit angesehen wird, scheint er kein so vorwaltendes Gewicht zu legen. Einen wichtigeren Antheil ist er geneigt, den Nerven der Luftröhre zuzuschreiben, und hierfür findet er wiederum in der schnellen und gründlichen Wirkung der Digitalissalbe in den beiden angeführten *Fällen eine Bestätigung*, indem dieses Mittel, auf eine ähnliche Weise angewandt, bei anderweitigen örtlichen Nervenleiden sich ihm mehrmals auffallend hülfreich, wenn auch mitunter blos als Sopiens, gezeigt hat. — Die Möglichkeit, die häutige Bräune durch Blutegel oder Brechmittel zu heilen, giebt er zwar zu, hält aber diese Methoden für äusserst unzuverlässig. In diesen Mitteln nämlich sieht er überhaupt keine direkten Heilmittel, sie sind nicht im Stande, weder ein Leiden des Gesammtorganismus, noch ein Leiden eines einzelnen Organs geradezu zu heilen; sie erregen blos einen neuen Krankheitszustand, und wäre es auch, wie bei den Blutegeln der Fall ist, durch blosse Schwächung, und durch diesen können sie wohl, also wenn das Glück gut ist, antagonistisch eine vorhandene Krankheit heben.

Soviel über die Wirkung der Universalmittel. Wir fügen indessen hinzu, dass dieselben auch solche Eigenschaften besitzen, die sie bei Behandlung von Krankheiten einzelner Organe nützlich machen, während andererseits die spezifischen Heilmittel von Krankheiten einzelner Organe sich gegen die Affektionen des Gesammtorganismus vollkommen ohnmächtig bezeigen.

Nunmehr wollen wir ohne weiteren Zusammenhang einige in das Gebiet der Kinderkrankheiten gehörige Details, welche wir uns bei Lesung des Werkes als nicht uninteressant angemerkt haben, folgen lassen.

Schwämmchen. — Verfasser räth, den gegen dieses Uebel vorzugsweise hülfreichen Borax in wässeriger Auflösung, anstatt in Syrup anzuwenden, wie er denn überhaupt ein grosser Gegner des Syrups, namentlich in der Kinderpraxis, ist, weil er im Magen der Kleinen in Säure übergehe.

Durchfälle. — Als ein nicht genug zu schätzendes Heilmittel bei Durchfällen der Kinder, auch bei solchen, die mit Schmerzen verbunden sind, empfiehlt Verf. eine Mischung von Oel mit arabischem

Gummi und Wasser; dies Mittel soll nicht allein wohlthätig auf die Därme, sondern auch auf die Gallengänge wirken. Er verschreibt drei Drachmen Oel, eine Unze arabisches Gummi und acht Unzen Wasser. Dies Verhältniss soll das beste sein. — Chronische Durchfälle heilte Verf. zuweilen, nachdem sie mehreren guten inneren Mitteln lange widerstanden hatten, blos durch leichtes tägliches Einreiben eines mit *Oleum Caryophyllorum* gemischten Seifenbalsams. — Die oft mit Leibschmerzen erscheinenden grünen Ausleerungen neugeborener Kinder räth er dadurch zu bekämpfen, dass man die säugende Mutter reichlich Natrum nehmen lässt; er schreibt nämlich jene Zufälle der Säure im Darmkanale der Säugenden zu. Man soll überhaupt bei allen Bauchleiden und davon abhängenden Krämpfen saugender Kinder sorgfältig auf die Ammen achten, in deren Nahrung nur zu oft die Ursache des Uebelbefindens des Säuglings liegt; man solle daher den Kindern entweder blos etwas mildes Oel, oder eine Auflösung von *Gummi Trajac.* reichen, je nachdem nämlich mehr blosser Schmerz oder Schmerz und Durchfall vorhanden ist; die Amme aber soll eine halbe Unze Natrum täglich nehmen und dabei eine säurewidrige Diät beobachten; mit diesem Verfahren werde man in einem paar Tagen weiter kommen, als mit allen sonst üblichen Kindermitteln. — Für sehr unzweckmässig erklärt Rademacher den Gebrauch mehrerer Aerzte, beim Durchfall der Säuglinge mit Leibschmerzen und grünen Exkrementen der Amme Magnesia zu geben. Die Kinder laxiren davon noch mehr, und dies kann besonders schwächlichen Kindern sehr nachtheilig werden. In der Regel gäben, meint er, die Aerzte zwar das Mittel in so geringer Dose, dass das abführende Salz, welches es mit der Säure im Darmkanal bildet, nicht reichlich genug ist, um starke Wirkungen auf das Kind zu äussern; doch werde dabei jedenfalls der Zweck des Mittels verfehlt, da es, in so kleiner Menge gereicht, eben auch nicht hinreichen wird, die Säure im Körper der Säugenden vollständig zu tilgen.

Würmer. — Der Verf. hält alle Wurmmittel für unsicher, ausser Kupfer, Aloe und mildes Oel. — Das Kupfer wirkt nicht dadurch heilsam, dass es die Würmer abtreibt, sondern dadurch, dass es sie tödtet; aus diesem Grunde braucht man es nicht in so starken Gaben zu reichen, dass es die peristaltische Bewegung vermehrt, wohl aber lange fortgesetzt in kleineren Gaben. Die wurmtödtende Kraft des Kupfers tritt jedoch bei den im Mast- und Grimmdarm sich aufhaltenden Maden weniger entschieden hervor, daher Verf. die kleinen Gaben Kupfer mit Aloe zu verbinden pflegt, und zwar in solcher Gabe, dass mässiges Laxiren erfolgt. Auf Spulwürmer ist dagegen die Wirkung des Kupfers unzweifelhaft. Hier wirkt die Tinktur desselben (von deren Bereitung später die Rede sein wird) mit Mohnöl verbunden, oder auch das schwarze Oxyd in der nämlichen Verbindung, vorzugsweise heilsam. Wenn diese Verbindung den Kranken widerlich ist, dann soll man die blosse Tinktur in solcher Gabe, dass sie kein Brechen erregt, stündlich reichen, oder das schwarze Oxyd in Pillen- oder Pulverform; erregt das letztere zu einem oder zwei Gran pr. dos. Uebelkeit oder Erbrechen, so ist es entweder nicht gut bereitet, oder im Magen des Kranken Säure enthalten, deren nachtheilige Wirkung dadurch vermieden wird, dass man jedesmal einen Theelöffel voll pulverisirter Krebssteine zugleich mit dem Oxyd einnehmen lässt.

Chronische Ausschläge. — Gegen den Milchschorf wird Kalkwasser als entschieden heilsam empfohlen; auch gegen den ausgefahrenen Kopf der Kinder fand der Verf. den Gebrauch des Kalkwassers mit Milch ausgezeichnet nützlich; nicht blos der Ausschlag, sondern auch die gleichzeitig angeschwollenen Halsdrüsen schwanden beim fortgesetzten Gebrauch dieses Mittels. — Gegen den Milchschorf hatte sich der Borax bald hülfreich erwiesen, bald nicht. In der Meinung nun, dass dessen heilsame Wirkung von seinem Natrumgehalt herrühre, versuchte R. zuerst eine Auflösung des kohlensauren Natrums; diese beseitigte zwar den Ausschlag, hinterliess aber eine glänzende, rissige Epidermis. Nun verband er einen Skrupel feingepulvertes *Natrum carbonicum* mit einer halben Unze Fett, und liess diese Salbe einreiben; dadurch heilte der Ausschlag, ohne jene Folge zu hinterlassen. Vor dem Auftragen der Salbe muss man jedoch die Krusten abweichen lassen. — Die Krätze wird oft bei sehr jugendlichen Kindern wegen der grossen Reizbarkeit ihrer Haut vom Schwefel in Salbenform nicht geheilt. Hier führte der Schwefel in trockner Gestalt zum Zweck. R. liess Hemd und Strümpfe an der Innenseite stark damit einreiben, und wo die Hände besonders litten, liess er auch in eben solcher Weise geschwefelte, leinene Handschuhe tragen.

Entzündete Halsdrüsen. — Gewöhnlich sind es die Unterkieferdrüsen, welche leiden, entweder beide zugleich, oder blos eine derselben. R. empfiehlt das Auflegen eines mit Galmeisalbe dick bestrichenen Stückes Leinwand auf die geschwollene Drüse, und etwas *Natrum nitricum* innerlich, wenn Fieber zugegen ist. Bei sehr starkem Schmerz und Spannung kann man auch erweichende Breiumschläge daneben machen lassen. Ist Zertheilung noch irgend möglich, so bewirkt sie die Galmeisalbe, wo nicht, so befördert sie wenigstens die Eiterung schneller und mit viel weniger Schmerzen als irgend ein anderes Mittel. Nur die milde Bleisalbe kommt ihr in der Wirkung einigermaassen nahe. Ist die Eiterung wirklich eingetreten und die Haut bereits etwas empfindlich geworden, so soll der Aufbruch durch einfache Wachssalbe mit kohlensaurem Kupfer (ein bis fünf Gran Kupfer auf eine halbe Unze Salbe) am besten befördert werden. Die Oeffnung durchs Messer soll ohne Verzug vorgenommen werden, wenn der untere Theil des Drüsenabszesses sich zuerst erweicht hat, damit Infiltrationen des Eiters in das benachbarte Zellgewebe vermieden werden; ist dagegen der obere Theil der Drüse abszedirt und der untere Theil noch hart, so soll man die Oeffnung der Natur überlassen.

Milzabszess bei einem zwölfjährigen Mädchen. — Die Milz war sehr vergrössert, Fluktuation fühlbar, die Kranke bereits sehr abgemagert und elend. R. bedeckte die fluktuirende Stelle mit der im vorhergehenden Abschnitt erwähnten Kupferoxydsalbe, und nach wenigen Tagen brach der Abszess auf und entleerte eine grosse Menge Eiter von übrigens unverdächtiger Beschaffenheit. Die Schmerzen hörten hiernach ganz auf, die Wunde heilte von selbst, und die Kranke erhielt ihre volle Gesundheit wieder. Kein anderes Mittel war daneben angewandt worden.

Wechselfieber. — R. heilte zu einer gewissen Zeit mehrere Kinder, die an unregelmässigem Wechselfieber litten, und keine innere Arznei nehmen mochten, allein durch Einreibung mit der brenzlichten Holzsäure; er liess sie zwei- oder dreimal täglich auf Bauch, Rücken und Schenkel anwenden. Die Kur blieb, als er sie späterhin abermals an zwei Kindern versuchte, ohne Erfolg.

Keuchhusten. — R. bekennt, keine Hülfe dagegen zu wissen; doch sah er in einem paar Epidemieen von dem *Extr. Pulsatillae nigr.* sehr gute Dienste. — In einem Falle von Husten, der aber mit dem Keuchhusten nichts gemein hatte, bewirkte das genannte Mittel radikale Heilung, nachdem viele andere lange Zeit hindurch vergeblich angewandt worden waren. Gegenstand dieser Kur war ein zehnjähriger Knabe, der niemals an den Lungen gelitten hatte, und nun an einem kurzen trocknen Husten litt, mit welchem ein unangenehmes Gefühl in der Nabelgegend verbunden war; hektisches Fieber, starke Abmagerung, üble Gesichtsfarbe waren vorhanden, der Harn war schmutzig-goldfarben. R. glaubt, dass hier eine Affektion eines Unterleibsganglions zu Grunde gelegen habe; etwas Aehnliches ist er geneigt bei gewissen Epidemieen des Keuchhustens anzunehmen; gesteht aber selbst, dass sich auf diesem dunklen Gebiete nicht leicht Etwas mit Sicherheit ausmachen lasse.

Konvulsionen. — Zwischen den unwillkührlichen Muskelbewegungen in der Chorea und den willkührlichen herrscht eine solche Aehnlichkeit, dass Eltern und Erzieher beim Beginn der Krankheit in der beständigen Unruhe der Glieder blos Unart und üble Angewöhnung vor sich zu haben glauben, und damit den Kindern Unrecht thun. Wo man dergleichen findet, soll man daher an die Möglichkeit einer Krankheit denken. — Was die Behandlung der Chorea betrifft, so soll man zuerst darauf sehen, ob Würmer oder andere materielle Ursachen, beim weiblichen Geschlechte Unordnungen der Menstruation, zu Grunde liegen, und diese bekämpfen; nicht immer aber liegt in diesen Umständen die Ursache der Krankheit, und können beide sehr gut einander blos koordinirt und die letztere ein idiopathisches Leiden des Muskelsystems sein. Ausgezeichnet hülfreich zeigte sich ihm das Glaubersalz dagegen. Er lässt davon zwei Unzen in zwei Pfund Wasser auflösen, und diese Auflösung tassen- oder gläserweise stündlich oder zweistündlich trinken, bis drei- oder viermal täglich Oeffnung erfolgt. Die von ihm behandelten Kranken waren mehr oder minder hartleibig, und brauchten anfänglich viel von diesem Wasser zur Erreichung der Absicht, nach und nach aber immer weniger. Unterdessen nahmen aber die Muskelbewegungen mehr und mehr ab, und hörten endlich ganz auf. Die Dauer der Krankheit bis zu ihrem völligen Ende ist unbestimmt, auffallende Besserung tritt dagegen bald ein. Einen Knaben, den R. bald nach dem Beginn der Krankheit zu behandeln Gelegenheit bekam, und bei welchem diese sich eben nur noch durch seltsam unwillkührliche Bewegungen in den Füssen äusserte, stellte er durch jenes Mittel binnen vierzehn Tagen wieder her. Gegen die mögliche Annahme, dass das Glaubersalz als Antiphlogistikum oder als Abführmittel gewirkt habe, erklärt er sich ausdrücklich. Denn einmal war in zwei Fällen, in welchen er versuchsweise ein viel kräftigeres antiphlogistisches Mittel als das Glaubersalz gegeben hatte, das *Natrum nitricum* nämlich, dieses ohne alle Wirkung geblieben, und zum andern hatten sich bei den mit Glaubersalz behandelten Kranken durchaus keine schädlichen Stoffe im Darmkanal, auf deren Rechnung man die Krankheit hätte schreiben können, ergeben. Demnach bliebe nur übrig, entweder einen antagonistischen Reiz auf den sympathischen Nerven, oder eine direkte Einwirkung auf die Muskeln, als Grund der Heilsamkeit des Mittels anzunehmen. R. entscheidet sich hierüber nicht weiter, führt jedoch auch einen Fall an, wo ihm das Glaubersalz keine Dienste that, und in eben diesem war die Leibesöffnung regelmässig. Bedenkt man nun, dass in einer unregelmässigen Leibesöffnung, namentlich in Verstopfung, sehr wohl der Grund von Krampfkrankheiten liegen kann, auch wenn gerade keine schädlichen Stoffe auszuleeren sind, so dürfte man wohl sehr zu der Annahme geneigt sein, dass das Glaubersalz da, wo es die Chorea heilte, diese Wirkung als Abführmittel gehabt habe.

Epilepsie. — R. heilte einen achtjährigen Knaben, der diese Krankheit nach den Masern bekommen, durch das Pulver der *Rad. Artemisiae,* nachdem er vorher Abführmittel, Wurmmittel und sodann das Chlorsilber ohne Erfolg gegeben hatte, wozu er bemerkt, dass die Artemisia nur dann wirksam sei, wenn die Krankheit primär vom Gehirn ausgeht.

Irrsinn. — R. erwähnt einer Art desselben, die sich in Individuen von lebhafter Phantasie leicht erzeugen kann, wenn sie anhaltend der Einsamkeit überlassen bleiben. Durch den Wechsel äusserer Eindrücke ungestört, bildet sich in ihnen unter solchen Umständen eine eigenthümliche innere Welt aus, die sie mit Gestalten ihrer Einbildungskraft bevölkern, und in welcher sie sodann am liebsten verweilen, um endlich dahin zu kommen, dass sie sie an die Stelle der Wirklichkeit versetzen, für die sie am Ende völlig verschlossen werden. Da die Jugend diejenige Zeit ist, wo ein solcher Zustand sich am leichtesten ausbilden kann, so warnt R. davor, Kinder ohne verständige Beschäftigung anhaltend sich selbst zu überlassen. — Wir wollen hinzufügen, dass zum Abhalten dieser Gefahr von den Kindern Vermeidung der Einsamkeit allein keineswegs hinreichen dürfte. Kinder mit lebhafter Phantasie — diese besitzen aber die Kinder in der Regel — können in der zahlreichsten Umgebung, wenn sie darin nicht besonders beachtet, oder an einer Beschäftigung persönlich betheiligt werden, auf die nämliche Weise sich innerlich isoliren und in eine selbstgeschaffene Traumwelt versinken, und es wird nur darauf ankommen, wie oft und anhaltend ihnen hierzu Gelegenheit gegeben wird, um einen bleibenden wirklich krankhaften Zustand zuwege zu bringen. Man sollte daher auch beim Unterricht in den Schulen darauf halten, demselben eine solche Form zu geben, bei welcher die Schüler stets gleichzeitig beschäftigt werden, und der Lehrer der auf den Gegenstand gerichteten allgemeinen Aufmerksamkeit der ersteren immer so viel wie möglich gewiss sein kann.

Wir theilen nun noch zum Schluss das Bemerkenswertheste über Form und Dose mit, in welchen der Verf. seine Mittel giebt, beschränken uns aber dabei um so mehr blos auf seine sogenannten Universalmittel, als das ihm Eigenthümliche sich hauptsächlich auf diese bezieht, und seine übrigen Heilmittel an diesem Orte beinahe gar keinen Raum finden.

Das *Natrum nitricum* giebt er zu einer *Drachme bis einer* Unze in vierundzwanzig Stunden. Mit der mittleren Gabe von *zwei* Drachmen in vierundzwanzig Stunden wird man in der Regel auskommen. Das Mittel vermehrt blos in den höheren und höchsten Gaben, je nach der Empfindlichkeit des Darmkanals, die peristaltische Bewegung; ist aber bereits Durchfall vorhanden, so muss man die geringeren und geringsten Gaben wählen, und auch wohl diese noch in einem schleimigen Oeltrank darreichen. — Ich muss noch bemerken, dass diese Dosenbestimmung sich auf Erwachsene bezieht; doch wird es nicht schwer sein, sie nach den vorstehenden Angaben für Kinder zu reduziren.

Unter den Präparaten des Eisens liebt der Verfasser besonders die essigsaure Eisentinktur, auch möchte sich diese für den Gebrauch in Kinderkrankheiten am besten eignen. Er bedient sich einer eigenen Bereitungsart derselben, da ihm die in unserer Pharmakopöe vorgeschriebene wegen des Zusatzes von Essigäther nicht zweckmässig dünkt. Seine Vorschrift für dieses Präparat ist folgende:

Sechs Pfund (Zivilgewicht) reinen krystallisirten Bleizuckers und sieben ein halb Pfund reinen Eisenvitriols werden, jede für sich, möglichst fein gepulvert, und sodann in einem eisernen Gefässe mit Hülfe eines Pistills in einen gleichförmigen Brei verwandelt. Diese Masse wird nach und nach mit dreissig Pfund achtziggradigen Weingeistes vermischt, schnell in einen gläsernen Kolben gegossen und sodann vierzehn Tage lang unter öfterem Schütteln gelinde digerirt. Die Tinktur wird darauf abgeklärt und filtrirt. Etwa noch darin enthaltenes Blei wird durch etwa eine Drachme *Tart. Ferrugin.* entfernt. Die darauf nochmals filtrirte Tinktur wird in einem Gefäss auf acht Unzen noch feuchtes, aus dem *Liq. Ferr. muriat.* durch Aetzkali frisch niedergeschlagenes und nach dem Waschen gepresstes, rothes Eisenoxyd aufgegossen, und bleibt darauf mindestens drei Wochen hindurch unter jeweiligem Schütteln stehen. Darauf lässt man sie sich klären, und sie zeigt dann folgende Eigenschaften: Sie hat einen sehr angenehmen und erquicklichen Geschmack. Ihr Geruch ähnelt in auffallender Weise dem Malagawein, und zwar desto mehr, je älter sie wird, wie sie denn überhaupt durch das Alter an Vorzügen gewinnt. — In Absicht auf die Wirkung ist dieses Präparat ein sehr mildes, welches, wenn der Darmkanal nicht ganz besonders reizbar ist, allgemein gut vertragen wird. Der Verfasser giebt sie in akuten Fiebern Erwachsenen zu einer Unze täglich, welche er in sieben Unzen Wasser mit einer Unze *Gummi arabic.*, oder einem Skrupel *Gummi Tragac.* verordnet. — Als ein wichtiger Fingerzeig, dass der Gebrauch des Eisens indizirt sei, gilt dem Verfasser der Mangel an Harnsäure im Urin und vollends eine alkalische Beschaffenheit desselben; keinesweges aber kontraindizirt die Abwesenheit dieser alkalischen Beschaffenheit den Gebrauch des Eisens.

Das Kupfer wendet er als schwarzes Oxyd, das man erhält, wenn man durch Feuer von dem salpetersauren Kupfer die Säure vertreibt, und sodann vorzugsweise eine essigsaure Tinktur an, die er folgendermaassen bereiten lässt:

Zwei Pfund reines, essigsaures Blei und zwei ein halbes Pfund schwefelsaures Kupfer werden fein gepulvert, in eine gleichförmige breiige Masse verwandelt und mit zwölf Pfund starken Franzbranntweins infundirt. Die Masse steht in einem gläsernen Kolben drei Wochen lang in gelinder Digestion, und wird sodann filtrirt; die gewonnene Tinktur aber, bevor sie in Gebrauch genommen wird, auf Blei geprüft.

Die Gabe dieser Tinktur kann auf drei Drachmen täglich gesteigert werden. Die mittlere Tagesgabe beträgt anderthalb bis zwei Drachmen. In akuten Fiebern verschreibt Verf. gewöhnlich: ℞ *Tinct. Cupri* ʒiß, *Gummi Tragac.* ℈j, *Aq. Cinnamomi s.* ℥j, *Aq. destillat.* ℥vij. MDS. Stündlich einen Esslöffel voll. Auch diese Gabe ist für Erwachsene berechnet. — Vom schwarzen Oxyd giebt er einen, zwei bis vier Gran täglich, und zwar zu ½ bis 1 Gr. pro dosi.

III. Antikritik,

betreffend das Werk von Mauthner „über Gehirn- und Rückenmarkskrankheiten der Kinder".

Die Hochachtung, die wir für Herrn Dr. Mauthner hegen, die unbestreitbaren Verdienste desselben um die Pädiatrik, machen es uns zur Pflicht, einen uns von demselben in Bezug auf die Kritik seines Werkes, welche sich in diesem Journale Bd. III. Heft 5. S. 353 befindet, geschriebenen Brief wörtlich mitzutheilen.

Die Redaktion.

„....Die Ruhe und Unbefangenheit des Urtheils machte auf mich als Beurtheilten einen sehr angenehmen Eindruck, und linderte mir selbst das Herbe Ihres nicht selten nur aus Unklarheit des Styls entstandenen Tadels. — Einige Punkte des letzteren sind nun der Art, dass Schweigen, würde ich es auch aus den besten Gründen beobachten, eine Sünde gegen die Wahrheit wäre. So muss ich mir die Bemerkung erlauben, dass die pag. 356 Heft 5 ausgesprochene Werthlosigkeit des Unterschiedes zwischen peripherischer und zentraler Kongestion nach dem Gehirne durchaus nicht mit meiner Ueberzeugung vereinbar ist. Man hört so oft Laien und selbst Aerzte sagen: „Sonderbar, der Kopf des Kindes ist gar nicht warm, und doch liegt es betäubt dahin", in anderen Fällen glüht der Kopf, das Kind ist im höchsten Grade aufgeregt, jedoch nicht soporös. In dem ersteren Falle habe ich den Kopf mit eiskaltem Wasser gewaschen, um einen Hautturgor zu erzeugen, da mir gerade dieser Zustand gefährlicher verlaufen ist, als der letztere. Einen eben jetzt in Behandlung befindlichen Knaben mit solch einer zentralen Kongestion könnte ich als Beispiel anführen, müsste ich nicht fürchten, zu weitläufig zu werden. Was die von mir bei Gehirnkongestionen widerrathenen Brechmittel betrifft, so muss ich gestehen, dass bei der ohnehin grossen Neigung zu erbrechen, die hier oft vorhanden ist, ich diese Mittel immer für sehr gewagt halte, und ihre Anwendung nur auf sehr wenige Fälle dieser Art beschränken muss.

Die passive Kongestion ist mir durch Beobachtung und Befund bekannt geworden. Abgezehrte Kinder werden in den letzten Lebenstagen soporös, schrecken auf, verdrehen die Augen, und sterben soporös. Man findet die grossen Venen des Gehirnes strotzend, die venösen

Kapillargefässe der Pia wie ausgespritzt. Ist diese Hyperämie nicht ganz anderer Art, wie jene, welche bei kräftigen, früher gesunden, rothwangigen Kindern vorkommt?"

„Dass die Apoplexie wirklich bei Kindern ohne Zerebralhämorrhagie vorkommt, habe ich mich erst kürzlich überzeugt. — Ein sehr übernährtes, von Blut strotzendes, 10 Monate altes Kind wird plötzlich soporös, liegt 3 Tage in diesem Zustande ohne ärztliche Hülfe; als Konvulsionen ausbrechen, wird Hülfe gesucht. Seit diesem Anfalle ist das Kind am linken Fusse und an der rechten Hand gelähmt. Es starb nach einigen Monaten an einer heftigen Pneumonie, und ich fand eine sehr starke Hyperämie in den Gehirnhäuten, jedoch keine Spur von Blutextravasat."

„Mit Uebergehung einiger minder bedeutenden Rügen muss ich nun einen Punkt berühren, worin der Rezensent allerdings nicht ganz Unrecht hat. Es ist wahr, ***Hydrocephalus acutus*** und Hirnentzündung sind, der von mir gegebenen Bestimmung gemäss, nicht immer scharf zu trennen; aber jeder Praktiker weiss, dass dies in der Natur leider oft eben so wenig möglich ist. Häufig geschieht es, dass man ein ganz gesundes Individuum, und eine rein traumatische Kopfkrankheit vor sich zu haben glaubt, während keines von beiden der Fall ist. Dass sich dyskrasische Hirnleiden schwer von den nichtdyskrasischen unterscheiden lassen, liegt in der Natur der Sache. Dennoch hielt ich es für nothwendig, beide zu trennen. Richtiger Takt — was freilich nicht mitgetheilt werden kann —, hilft und unterstützt uns in jenen Fällen, wo wir es nicht zur klaren Anschauung gebracht haben."

„Die Beurtheilung der Hirnatrophie (Heft 6. pag. 420) beginnt mit einer Rüge über die in den Text eingeschobenen Krankengeschichten. Die Rundung des Ganzen hat hierdurch allerdings gelitten. — Ein Buch, wie dieses, dem Leben entnommen, hätte aber durch Arrondiren die Wahrheit gefährdet, oder minder anschaulich dargestellt. Satz für Satz wollte ich dem nicht mit Unrecht skeptischen Praktiker das Gesagte erweisen, und bei der Hirnatrophie war dies um so nothwendiger, da nur Beispiele das Wenige, was für den reinen Praktiker hiervon brauchbar ist, veranschaulichen können. Wenn auch andere Abschnitte des Buches besser gerundet sind, so wird doch aus den begleitenden Krankheitsfällen der Leser überall erkennen, dass der Text den Thatsachen, und nicht die Thatsachen dem Texte angepasst sind. — Wo ich das Krankheitsbild isolirt dargestellt habe, lagen fast immer solche Fälle zu Grunde, in denen der Sektionsbefund die Gewissheit der richtig gestellten Diagnose gegeben hat. — Ueber sekundäre Atrophie des Gehirnes durch Wasserkopf konnte ich aus dem Grunde nicht mehr sagen, weil zu wenig Sektionen mich bisher hierüber aufgeklärt haben."

„Eine in atrophischem Gehirne vorgekommene Tuberkulose veranlasste einen Vergleich der Säftearmuth mit Säftealienation, welcher der Kürze wegen undeutlich für den Leser ausfiel. Säftearmuth führt zu Wassersucht, eben so führt sie aber auch oft zu *Tuberkulose.* Dies ist eine Thatsache, welche Sektionen beweisen. Atrophische Kinder bekommen zuletzt Pneumonie mit Ablagerung von Miliartuberkeln und sterben daran. Man findet nirgends eine Spur älterer Tuberkeln, welche als Ursache der Atrophie angesehen werden könnte, sondern nur in den Lungen die Zeichen einer frischen Tuberkelbildung. — Bei der 79sten Krankengeschichte bemerkt der Rezensent, dass dieser Fall eine chronische Meningitis und kein Hydrokephalus war, pag. 425. Dass die Krankheit für eine chronische Meningitis tuberkulöser Natur gehalten wurde, geht aus der Ueberschrift und aus der Behandlung deutlich hervor. — Zuletzt aber — nämlich vom 8. April an — trat Sopor, Dilatation der Pupillen, langsamer Puls, eingefallener Leib ein, wobei das Kind den Kopf nicht frei tragen konnte. — Diese Erscheinungen deuteten offenbar an, dass auch in den Ventrikeln ein Exsudat gebildet worden."

„Dass bei depotenzirter Säftemasse entzündliche Zufälle häufig vorkommen, und dass diese letzteren dann gerade das Zerfallen der organischen Materie bewirken, ist eine, besonders bei dem Verlaufe der Darmmalakose, oft vorkommende Thatsache, die ich jedoch wahrscheinlich nicht klar genug, pag. 333, ausgesprochen habe, weshalb sie dem Beurtheiler unverständlich war. Ein ähnlicher Verstoss scheint die Rüge pag. 428 veranlasst zu haben, welche vermieden worden wäre, wenn ich gesagt hätte, dass die Eklampsieen von sensitiven Nerven des Unterleibs ausgehen, und durch Reflex in die motorischen Nerven der willkürlichen Muskelgebilde gelangen; statt zu sagen, wie ich gethan, dass sie vom Gangliensysteme ausgehen, und durch Reflex in die sensitiv-motorischen Nervensphären gelangen."

„Mit Dank nehme ich die Belehrung an, dass Fontanelle bei Paraplegieen *cum Kyphosi* hülfreich sind. Ich habe sie selten angewendet, und nur zur nutzlosen Qual des Kindes, musste daher meiner Erfahrung gemäss davon abrathen."

„Die getadelten Fälle von Spinalreizung waren meist komplizirter Art."

Wirbelleiden, wie sie in den Krankheitsgeschichten 109 und 110 mitgetheilt werden, bringen am Anfange keine so weitverbreiteten Zufälle hervor, wenn sie nicht mit Reizung der Spinalmeningen verbunden sind. Reissende Gelenkschmerzen, Rückenschmerzen, Kraftlosigkeit der Extremitäten, Fieber, Athembeschwerden, Hüsteln, Unruhe — alle diese in den zwei Fällen vorgekommenen Symptome deuteten auf ein Ergriffensein des Zentralorganes selbst."

„Dass bei Zerebralapoplexie die Irritabilität noch vorhanden, während sie bei Spinalapoplexie erloschen ist, kann allerdings nicht so unbedingt, wie es im Buche gesagt worden ist, als gültig angenommen werden. Marshall Hall sagt hierüber in seinem 1842 von J. Wallach übersetzten Werke von den Krankheiten des Nervensystems pag. 262: „„Bei einer Art von Lähmung, wo nämlich der Gehirneinfluss entfernt ist, wo also Lähmung der willkürlichen Bewegung stattfindet, wird vermehrte Irritabilität gefunden, während bei der anderen, wo der Einfluss des Rückenmarks aufgehoben ist, die Irritabilität vermindert oder ganz vernichtet wird.""

„Dass übrigens kein klares Bild von Spinalapoplexie sich aus den angeführten Beispielen ergiebt, liegt in der meist dunkeln Form der Krankheit, und ist nicht die Schuld des Verfassers."

„Die jedem Praktiker bekannte Erfahrung, dass Konvulsionen, welchen bei Kindern gewöhnlich ein hyperämischer Zustand im Gehirne zu Grunde liegt, antiphlogistisch am erfolgreichsten behandelt werden, während bei der Chorea die antiphlogistische Behandlung weit seltener zur Heilung führt, — ist die Erklärung der vom Rezensenten nicht verstandenen Worte pag. 434: „„dass die von dem markreichen Spinalsysteme ausgehenden Krämpfe vorwaltend nervöser, während jene des Gehirns mehr vaskulärer Natur sind.""

„Der mitgetheilte Fall von *Paralysis agitans* bot allerdings nicht das Bild einer vollkommen entwickelten Form dar. Der Patient war zwar oft so schwindlig, dass er zusammenfiel, doch zitterte er oft, ohne das Gleichgewicht zu verlieren. Letzteres ist jedoch nach Marshall Hall's und Canstatt's Beschreibung nur in höheren Graden der Fall. „Das erste Symptom dieser tückischen Krankheit", sagt Marshall Hall in seinem oben zitirten Werke pag. 384, „ist Schwäche und Zittern. Nach einem Jahre wird die andere Hand und ein Schenkel affizirt, oder der Kranke verliert die Fähigkeit, sich beim Gehen im Gleichgewicht zu erhalten."" — In der That kenne ich eine 50jährige Frau, mit *Paralysis agitans* des Kopfes behaftet, seit Jahren ohne letzteren Zufall. Ein hier sehr berühmter Arzt hat denselben Zustand, und ist ganz fest auf den Füssen."

Indem ich es Ihnen freistelle, dieses mein Schreiben an Sie, wie Sie es für angemessen halten, für Ihr Journal zu benutzen, verbleibe ich mit freundlicher Hochachtung

Dr. Mauthner.

Wien, den 26. März 1845.

IV. Klinische Mittheilungen.

A. *Hôpital des Enfans malades* in Paris (Klinik von Guersant dem Vater).

Allgemeiner akuter Gelenkrheumatismus mit Affektion des Herzens bei Kindern.

Im Saale Ste. Anne lag ein seit fünf Tagen erkrankter Knabe von 13½ Jahren. Von ziemlich kräftiger Konstitution und gewöhnlich ganz gesund, war er, das Maurerhandwerk erlernend, den schädlichen Einflüssen der Witterung fortwährend ausgesetzt. Vor Kurzem erkältete er sich stark bei schwitzender Haut; am nächsten Tage fühlte er einige vage Schmerzen, besonders in den Gelenken der oberen Extremitäten, aber ohne Röthe und Geschwulst, die sich erst zwei Tage später mit Zunahme der Schmerzen einstellten; er war nicht im Stande, die geringste Bewegung mit den Armen auszuführen. Da diese Erscheinungen nicht nachliessen, sondern auch die Gelenke der unteren Extremitäten befallen wurden, so kam der Kranke nach dem Hospitale, wo er folgenden Zustand darbot:

Das Gesicht ist geröthet, besonders die Wangen; die Haut heiss und schwitzend; der Kranke erzählt, er habe seit Beginn der Krankheit kopiöse Schweisse gehabt. Jede Bewegung ist unmöglich, und die leiseste Berührung ruft ein heftiges Geschrei hervor. Die Gelenke der unteren Extremitäten sind etwas geschwollen und geröthet, besonders das linke Kniegelenk und die Verbindung der Tibia mit dem Tarsus. Die Geschwulst und der Schmerz sind viel bedeutender und ausgebreiteter an den Gelenken der oberen Extremitäten, besonders an den Ellbogen- und Handgelenken. Puls von 112 — 116 Schlägen, voll. Der matte Ton in der Herzgegend nimmt keinen grösseren Umfang ein; die Herztöne sind ein wenig undeutlich, aber von keinem Aftergeräusch begleitet. Der Rhythmus des Herzens ist normal. — Sechs Blutegel am Knie- und Fussgelenk und eben so viel an den Ellbogengelenken. Aderlass. Erweichende Kataplasmata. Strenge Diät.

Zwei Tage darauf, am 9ten, ist eine bedeutende Besserung, sowohl des allgemeinen wie örtlichen Leidens, bemerkbar. Der Puls macht nur 104 — 108 Schläge in der Minute; das rechte Ellbogen- und Handgelenk sind fast ganz schmerzlos. Am linken Knie- und Fussgelenk haben die Geschwulst, Röthe und der Schmerz abgenommen. Das linke Ellbogen- und Handgelenk sind noch geschwollen, geröthet und schmerzhaft. Die Haut immer heiss und schwitzend; ober- und unterhalb der Schlüsselbeine hat sich eine reichliche Eruption von Sudamina gebildet. Die Herztöne sind etwas undeutlicher und dumpfer, und der erste von einem etwas rauhen Blasebalggeräusche begleitet. — Applikation von sechs Blutegeln auf das linke Ellbogen- und Handgelenk; zehn Blutegel auf die Herzgegend. Kataplasmata.

Am 11ten sind die örtlichen Erscheinungen fast dieselben; das linke Knie ist wiederum angeschwollen und schmerzhaft. Die Kniescheibe ist offenbar durch eine Flüssigkeit, die sie von den Gelenkflächen des Oberschenkels trennt, in die Höhe gehoben; der erste Herzton ist noch immer von einem etwas rauhen Aftergeräusche begleitet, jedoch sind sie nicht mehr so undeutlich, als wenn sie aus der Ferne ertönten. Heisse, schwitzende Haut. Puls von 104 — 108 Schlägen, ziemlich kräftig.

Am 13ten haben der Schmerz, die Geschwulst und die Röthe der Gelenke abgenommen. Doch hat sich keine Veränderung im Zustande des Herzens eingestellt, indem der erste Herzton noch immer von einem starken Blasebalggeräusch begleitet ist. Puls von 108 Schlägen. Appetit stellt sich ein. — Blasenpflaster auf die Herzgegend.

Am 15ten ist das Blasebalggeräusch noch vorhanden, doch nicht mehr so rauh. Die Gelenke sind leichter beweglich, Geschwulst und Schmerz haben abgenommen. — Das Vesikatorium wird mit Digitalis verbunden.

Unter dieser Behandlung besserte sich der Knabe zusehends, als durch seine Unbesonnenheit, indem er bei schwitzender Haut aus dem Bette aufstand, ein Rückfall eintrat. Das linke Knie- und Ellbogengelenk schwollen an, und die Haut röthete sich. Die Gelenke der oberen Extremitäten waren etwas schmerzhaft, jedoch ohne Geschwulst und Veränderung der Hautfarbe. Das leichte Blasebalggeräusch, welches die Herztöne bis jetzt begleitet hatte, wurde wieder stärker und rauher. Durch Kataplasmen mit Opium und durch ein Vesikatorium auf das linke Knie wurde der Kranke aber erst nach vierzehn Tagen vollkommen hergestellt. Als er das Hospital, blass und abgemagert, verliess, war noch das Aftergeräusch beim ersten Herztone zu hören.

Guersant machte folgende Bemerkungen über diesen Fall:

„Zuerst will ich über einige Eigenthümlichkeiten dieses eben kurz skizzirten Falles sprechen, dann einige Bemerkungen über die rheumatischen Affektionen im kindlichen Alter und über deren Komplikation, die Entzündung des Endokardiums, die Einige sehr oft, Andere nur ausnahmsweise beobachtet haben wollen, hinzufügen."

„Wir hatten es hier mit einem allgemeinen, fieberhaften, sehr heftigen Gelenkrheumatismus zu thun; beiläufig will ich erwähnen, dass bei Kindern, besonders wenn sie über die ersten Lebensjahre hinaus sind, die Symptome des Rheumatismus fast denen, die bei Erwachsenen beobachtet werden, gleichen, dass sie aber nicht mit solcher Heftigkeit auftreten und auch nicht so lange dauern. Bei unserem Kranken war die Intensität des Anfalls auffallend."

„Die Ursache, einer der Punkte, die sehr viele Streitigkeiten unten den Pathologen hervorgerufen haben, ist oft dunkel. In den meisten Fällen muss man Erkältung als Gelegenheitsursache betrachten, so auch hier. Aber sehr oft hat auch die Kälte vor der Entwikkelung der Krankheit auf den Kranken eingewirkt, ohne sie hervorgerufen zu haben. Man muss daher annehmen, und hierin stimme ich ganz mit Chomel überein, dass die Gelegenheitsursache nur dann einwirkt, wenn im Individuum eine Prädisposition dazu vorhanden ist. Eine schwächliche, lymphatische Konstitution, eine feine, zarte Haut begünstigen den Ausbruch der Krankheit, eben so prädisponiren schon früher vorhandene Anfälle; es ist schwer zu entscheiden, ob eine hereditäre Anlage stattfinden kann. Uebrigens werde ich darauf zurückkommen, wenn ich von den Rezidiven sprechen werde."

„Vom Anfang an war Fieber vorhanden; während des ganzen Verlaufs der Krankheit, oder wenigstens im ersten Stadium stand es im Verhältniss mit der Ausdehnung und Heftigkeit des örtlichen Leidens. Der Puls fiel von 116 Schlägen auf 108 und 104 erst nach wiederholten, reichlichen Blutentleerungen. Wenn der Puls übrigens lange Zeit hindurch diese Frequenz beibehalten hat, so ist dies der Komplikation mit der Herzaffektion zuzuschreiben. In den Fällen, wo keine Komplikation stattfindet, ist das Fieber gewöhnlich nicht sehr heftig und von kurzer Dauer. Die Hitze der Haut und die Pulsfrequenz geben genau über die Heftigkeit des Rheumatismus Aufschluss. In sehr milden Fällen, sagen Rilliet und Barthez, war am sechsten oder achten Tage fast gar keine fieberhafte Reizung mehr vorhanden. War die Affektion heftiger, so dauerte auch das Fieber länger, aber es verschwand, ehe die rheumatischen Schmerzen sich ganz verloren hatten; in den Fällen hingegen, wo eine Komplikation vorhanden war, dauerte es nach der Beseitigung des Rheumatismus noch fort."

„Bei unserem Kranken, wie bei den meisten an Rheumatismus Leidenden, war die Haut heiss und schwitzte stark, so dass sich eine Eruption von Sudamina auf der Brust entwickelte. Dieselben treten nicht nur, wie man früher glaubte, in typhösen Fiebern auf, sondern in allen Krankheiten, bei denen sich ein kopiöser und lange Zeit dauernder Schweiss einstellt."

„Die Schmerzen in den Gelenken waren bei unserem Kranken sehr heftig, von Geschwulst, Röthe und Spannung der Haut begleitet, an einigen Stellen mit Dilatation der unter der Haut gelegenen Venen. Sie gingen 24 Stunden dem Fieber, der Geschwulst und Röthe vorher. Indessen kommt es ziemlich oft vor, dass das Fieber den Schmerzen vorangeht; sehr häufig, sagen die Schriftsteller, werden zuerst die Gelenke der unteren Extremitäten befallen, hauptsächlich die Knie- und Fussgelenke. Oft, wenn die Affektion sehr heftig ist, wird die Kniescheibe durch eine in der Gelenkhöhle befindliche Flüssigkeit in die Höhe gehoben. Selten bleiben hier, wie bei Erwachsenen, die Schmerzen auf die Gelenke, die sie zuerst befielen, beschränkt. Sie breiten sich im Gegentheil schnell aus, und ergreifen nach und nach oder zu gleicher Zeit alle Gelenke. Ihre Dauer ist sehr verschieden; man hat sie acht, zehn, vierzehn, ja sogar zwanzig Tage und länger andauern sehen."

„Bei Kindern währt die Krankheit gewöhnlich nicht so lange, wie bei Erwachsenen. Sie endet um so eher, je einfacher sie ist und frei von Komplikationen. Bei unserem kleinen Kranken fand während der Konvaleszenz ein Rückfall statt, der in jedem Alter vorkommen kann."

„Was die Komplikationen anbelangt, so nahmen wir einige Tage nach begonnener Behandlung entzündliche Symptome von Seiten des

Herzens wahr, nämlich ein rauhes Blasebalggeräusch. Es fand hier die Affektion statt, die man in neuerer Zeit, wie Sie wissen, Endokarditis genannt hat. Kömmt dieselbe oft vor, oder ist sie nur selten? Rilliet und Barthez erwähnen sie in ihrem Werke über Kinderkrankheiten nicht unter den Komplikationen, weil sie sie während der ziemlich langen Zeit, in der sie am Kinderhospitale fungirten, nicht beobachtet haben. Bei Erwachsenen kömmt sie unstreitig sehr oft vor, und ohne von den neueren Arbeiten zu sprechen, die sich mit ihrer Diagnose beschäftigt haben, führe ich Ihnen Broussais an, der sie schon erkannt und sehr genau in dem 163sten Kapitel seines „Examens" beschrieben hat, wo er sagt: „„Die innere Membran des Herzens entzündet sich, dies ist die gewöhnlichste Art der Karditis. Diese Karditis ergreift vorzugsweise die arteriellen Mündungen, wo sie oft chronisch wird, und den Blutumlauf durch Verdickung, Auswüchse, Verknöcherung u. s. w. behindert. Der Rheumatismus erzeugt oft diese Karditis, indem er sich im Inneren des Herzens fixirt."" (*Examen des doctrines*. 1821.) Diese Stelle aus dem unsterblichen Werke des Professors am Val-de-Grâce genügt, um zu beweisen, dass die Entzündung der inneren Membran des Herzens schon vor zwanzig Jahren für eine häufige Komplikation des Rheumatismus gehalten wurde. Neuere Arbeiten haben Broussais' Beobachtung bestätigt."

„Ich glaube, es ist hier am rechten Ort, eine vor Kurzem von einem ausgezeichneten Hospitalarzte, Legroux, aufgestellte Ansicht über jene Komplikation und ihre Entstehung zu erwähnen. Indem er die Bemerkung machte, dass bei den Kranken, die mit Blutentziehungen behandelt worden, die Endokarditis öfter auftritt, als bei denen, wo andere Heilmethoden angewandt wurden, so stellt er in einer vor einigen Tagen erst erschienenen Abhandlung die Frage auf, ob nicht wiederholte Blutentleerungen die rheumatische Affektion des Endokardiums begünstigen. Er glaubt sie bejahend beantworten zu müssen, da durch andere nicht so schwächende Heilmethoden eine weit geringere Anzahl von Komplikationen der Art hervorgerufen wurde."

„Auch bei unserem Kranken traten die unverkennbaren Symptome der Endokarditis erst nach den angestellten Blutentleerungen auf. Wiewohl man aber aus einem einzigen Falle keinen Schluss ziehen kann, so müssen wir doch der von Legroux aufgestellten Ansicht beipflichten, die durch eine Reihe von Beobachtungen noch bestätigt werden muss. Blutegel, ein Vesikatorium auf die Herzgegend, welches mit

Pulv. Herb. Digitalis verbunden ward, reichten hin zur Beseitigung dieser Entzündung."

„Der einfache Rheumatismus bei Kindern scheint nur eine unbedeutende Krankheit zu sein, wenn er auch mit einer entzündlichen Affektion des Endo- oder Perikardiums komplizirt ist; denn ich darf nicht vergessen, Ihnen anzuführen, dass die Perikarditis als Komplikation des Rheumatismus gar nicht selten bei Kindern vorkömmt; dennoch steht sie der Genesung nicht entgegen. Nur in Fällen, wo sie einen grossen Umfang erreicht, ist der Zustand ein höchst gefährlicher."

„In Betreff der Diagnose ist der Rheumatismus leicht von anderen Gelenkaffektionen zu unterscheiden, die Gesammtheit der Symptome wird in den meisten Fällen keinen Zweifel über die wahre Natur der vorhandenen Affektion aufkommen lassen."

„Ueber die Behandlung will ich mich nicht weiter auslassen. Die in diesem Falle in Gebrauch gezogene war die antiphlogistische. Ich habe im Kinderhospitale die seit einem oder zwei Jahren empfohlenen neuen Mittel, wie *Kali nitricum, Chinin. sulphuric., Tart. stibiat.*, noch nicht oft anzuwenden Gelegenheit gehabt. Der akute Rheumatismus ist im kindlichen Alter so selten, dass eine ziemlich lange Zeit erforderlich ist, um zu sicheren und positiven Resultaten zu gelangen."

B. *Hôpital des Enfans malades* in Paris (Klinik von Jadelot).

Askites. — Hypertrophie der Leber und Milz.

Ein Mädchen von 10 Jahren, von lymphatischem Aussehen, sonst aber gewöhnlich gesund, erkrankte vor ungefähr vier Monaten; die Affektion scheint nach Aussage der Eltern mit Fieber verbunden gewesen zu sein, und eines der Hauptsymptome war eine gelbe Färbung der Haut. Es fand Erbrechen und ziemlich lebhafter Schmerz in der Magengrube statt, diese Symptome wichen jedoch auf Anwendung einiger Blutegel und Abführmittel. Ungefähr vierzehn Tage nach Beseitigung der akuten Krankheit, also vor drei Monaten, fing der Leib an anzuschwellen, nicht mit einem Male, sondern allmälig und unmerklich; nirgends zeigte sich ein Schmerz. Bald nach dieser Auftreibung bemerkte die Kranke, dass ihre Füsse und hauptsächlich die Knöchel ödematös angeschwollen waren, ohne Veränderung der Hautfarbe. Zugleich stellte sich Athmungsbeschwerde, besonders beim schnellen Gehen und Treppensteigen, ein. Palpitationen des Herzens. Da diese Erscheinungen zunahmen, so entschloss sich die Kranke, sich in's Hospital aufnehmen zu lassen.

Hier bot sich uns bei der ersten Untersuchung folgender Zustand dar: Das Gesicht blass, etwas geschwollen, ohne irgend eine Spur von ikterischer Färbung. Appetitlosigkeit, mässiger Durst; Zunge etwas belegt. Weder Uebelkeit, noch Erbrechen. Der Leib ist ziemlich bedeutend ausgedehnt, ohne dass indessen die Hautvenen sehr erweitert sind. Der Perkussionston ist dumpf im unteren Drittheil des Unterleibs, in der Mitte und oben tympanitisch, und man fühlt deutlich Fluktuation. Die Leber ist bedeutend hypertrophisch, indem sie mehrere Finger breit über den Rand der falschen Rippen hervorragt, und die Perkussion der Brust zeigt offenbar, dass sie auch nach oben hinaufgestiegen ist und die Lunge zurückgedrängt hat. Sonst bietet die Perkussion und Auskultation der Brust nichts Anomales dar; auch die Herzgeräusche sind unverändert. Puls von 72 Schlägen. — *Decoct. Rad. Graminis* mit *Kali nitric.* und *Oxymel scillitic.*

Am 13. Juli war noch keine merkliche Besserung wahrnehmbar. Das Oedem der unteren Extremitäten hat etwas abgenommen, was vielleicht eher der horizontalen Lage der Kranken, als dem Gebrauche der Mittel zuzuschreiben ist. — Einreibungen von *Ol. Chamomill.* in den Unterleib; sonst dieselbe Behandlung.

Am 25sten wird der Urin mit Salpetersäure untersucht, es fällt ein bedeutendes flockiges albuminöses Sediment nieder. Der Umfang des Unterleibs scheint etwas abgenommen zu haben, auch ist derselbe nicht mehr so gespannt. Lässt man die Kranke sich auf die rechte Seite legen und perkutirt man das linke Hypochondrium, so ist der Ton daselbst sehr dumpf, was von einer Hypertrophie der Milz herzurühren scheint.

In den ersten Tagen des August wird die Parakentese gemacht, wobei sich eine ziemlich bedeutende Menge von serös-albuminöser, halb durchsichtiger Flüssigkeit entleert. Die mit der grössten Sorgfalt angestellte Untersuchung lässt keinen Zweifel zu, dass eine Hypertrophie der Leber und Milz vorhanden ist.

Einige Tage nach der Punktion wird ein mildes Abführmittel verordnet; das Oedem an den unteren Extremitäten ist fast ganz verschwunden. Die Athmungsbeschwerde hat abgenommen. Der Puls macht 68 bis 72 Schläge in der Minute. Der Gebrauch diuretischer Getränke, eines schwachen *Inf. Digitalis*, Einreibung mit *Ol. Chamom. camphorat.* in den Unterleib und einer mässigen Kompression der Bauchwandungen werden längere Zeit fortgesetzt. — Gegen Ende August kehrt die Kranke zwar nicht geheilt, aber bedeutend gebessert zu ihren Eltern zurück.

Jadelot fügte über diesen Fall folgende Bemerkungen hinzu:

„Der Askites kömmt bei Kindern nicht sehr oft vor; indessen wird er bisweilen in Folge von Scharlach und Masern beobachtet, dann ist er aber sehr oft nur ein vorübergehendes Symptom, das schnell verschwindet, ohne dass man diuretische Mittel in Gebrauch zu ziehen brauchte. Ist er die Folge einer chronischen Peritonitis, einer wichtigen chronischen Affektion der Leber, z. B. der Skirrhose, einer *Peritonitis tuberculosa* und Tuberkulosis der Mesenterialdrüsen, so ist seine Heilung, da die Ursache eine wichtigere, schwerer zu beseitigende und oft unheilbare Krankheit ist, wie Sie leicht einsehen werden, nicht so leicht und oft ganz unmöglich, so dass man dann nur eine vorübergehende Besserung erzielen kann. Welche Ursache rief nun in unserem Falle den Askites hervor? Lassen Sie uns noch einmal die Symptome, die sich uns darboten, überblicken, und die vorausgegangenen Krankheiten, denen man die Entstehung des Askites zuschreiben könnte, in Betracht ziehen."

„Nach den uns von den Eltern mitgetheilten Berichten scheint die Kranke vor vier Monaten entweder an einem einfachen Ikterus, oder vielmehr an einer mit Ikterus verbundenen Gastroenteritis gelitten zu haben; dafür sprechen das Erbrechen und der Schmerz in der Magengegend. Vielleicht war auch gleichzeitig eine Hepatitis vorhanden gewesen, obwohl diese Krankheit bei uns nicht oft beobachtet wird, häufig hingegen in heissen Klimaten vorkömmt; was diese Ansicht vielleicht bestätigen möchte, ist die bedeutende Hypertrophie der Leber, die durch die Perkussion und Palpitation sich deutlich zu erkennen gab."

„In unserem Falle war der Askites nicht von einer chronischen Peritonitis abhängig, da das Kind nach Aussage der Eltern kein Symptom darbot, welches mit dieser Krankheit verbunden zu sein pflegt; eben so wenig können wir annehmen, dass eine *Peritonitis tuberculosa* oder Tuberkulosis der Mesenterialdrüsen vorangegangen sei. Hätte man eine solche Affektion auch vor Entleerung der Flüssigkeit nur vermuthen können, so würde sich doch nach der Punktion die Diagnose sicher herausgestellt haben, denn ohne Zweifel hätten sich bei tiefem Druck auf die Bauchwandungen die tuberkulösen Drüsenanschwellungen zu erkennen gegeben; bei der sorgfältigsten Untersuchung waren aber dergleichen nicht aufzufinden. Auch ist es eine grosse Seltenheit, wie Louis bewiesen hat, dass Tuberkeln in irgend einem Organe vorkommen, ohne dass nicht zugleich die Lungen auch tuberkulös wären; mittelst der Perkussion und Auskultation liess sich aber nicht ein einziges Symptom auffinden, welches dafür gesprochen hätte."

„Eben so wenig wahrscheinlich ist es, dass eine Affektion der Nieren, *Morbus Brightii*, vorhanden war, obwohl der Urin Albumen enthielt. Ich werde weiter unten auf diese Albuminurie, und auf den Werth, den man ihr in der Diagnose beizulegen hat, zurückkommen. Die Ursache des Askites scheint mithin hier in einem Hindernisse in der venösen Zirkulation gelegen zu haben, die durch die tiefe Alteration in Hypertrophie der Leber hervorgerufen worden; in diesen organischen Krankheiten vermag die Therapie unglücklicher Weise weiter nichts, als nur eine vorübergehende Besserung, eine palliative Heilung herbeizuführen, und nach einem kürzeren oder längeren Zeitraum treten sie mit denselben Symptomen wieder auf."

„Wenn wir die einzelnen Symptome noch einmal durchgehen, so müssen besonders folgende unsere Aufmerksamkeit in Anspruch nehmen. Zuerst die Dyspnoe, an welcher die Kranke litt, als sie nach dem Hospitale gebracht wurde. Der Perkussionston und die auskultatorischen Geräusche waren, wie schon gesagt, in der ganzen Ausdehnung der Brust normal. Somit konnte dieselbe nicht von einer Affektion der Lungen selbst abhängen. Die bedeutende Quantität der in der Bauchhöhle enthaltenen Flüssigkeit aber, welche die Baucheingeweide gegen das Zwerchfell drückte, und dieser Druck auf das Zwerchfell, der durch die Hypertrophie der Leber und Milz gesteigert wurde, erklären die Athmungsbeschwerde auf genügende Weise."

„Die Frequenz und der Rhythmus des Pulses bot nichts Auffallendes dar; er machte, so lange sich die Kranke im Hospital befand, nie mehr als 72 oder 76 Schläge. Von Zeit zu Zeit stellten sich Palpitationen des Herzens ein, die jedoch wahrscheinlich von der Anämie der Kranken abhängig waren."

„Ich habe Ihnen vorher angeführt, dass die Venen der Bauchdecken nicht so erweitert waren, wie man sie gewöhnlich bei an Askites leidenden Kranken antrifft. Der Grund scheint nur darin zu liegen, dass die Affektion noch nicht alt genug war, um solche Erweiterung hervorrufen zu können. Ich erwähne nur beiläufig des Oedems der unteren Extremitäten, das an und für sich keinen grossen semiotischen Werth hat und nur von der gestörten Blutzirkulation abhängig war. Man beobachtet dieses Oedem im Allgemeinen in allen akuten und chronischen Krankheiten, in denen der Kreislauf des Blutes behindert ist; dies geschah hier nicht allein durch die Hypertrophie der Leber, sondern auch durch den Druck der in der Peritonealhöhle enthaltenen Flüssigkeit auf die grossen Venenstämme, die das Blut aus den unteren Extremitäten zurückführen. Vielleicht trug auch die Anämie der Kranken dazu bei, denn Sie wissen, dass bei chlorotischen Frauen diese Infiltration der unteren Extremitäten ziemlich häufig beobachtet wird."

„Ich hatte oben gesagt, ich würde Einiges über dem Eiweissgehalt des Urins anführen. Die Albuminurie ist nicht immer ein Symptom der Bright'schen Krankheit, wie manche Aerzte geglaubt haben. In unserem Falle konnte man aus keiner Erscheinung auf eine Nephritis oder Degeneration des Nierengewebes schliessen. Es ist aber vielfach die Beobachtung gemacht worden, dass in den meisten Affektionen, die mit Erguss von Flüssigkeit in eine der grossen serösen Höhlen verbunden ist, der Urin Albumen enthält. Im Askites, aus welcher Ursache er auch entstehen mag, in der Pleuritis, bei Anasarka zeigt sich oft diese Erscheinung. Häufig habe ich sie bei Kranken beobachtet, bei denen in Folge eines akuten Exanthems, der Masern oder des Scharlachs, Anasarka auftrat, ohne irgend ein Symptom einer Nierenkrankheit. In solchen Fällen ist die Albuminurie nur vorübergehend, und hört auf, sobald die ergossene Flüssigkeit resorbirt worden."

„Die Diagnose des Askites ist gewöhnlich sehr leicht. Indessen müssen Sie nicht glauben, dass im kindlichen Alter alle Fälle ohne Schwierigkeit zu erkennen sind. Sehr junge Kinder haben oft einen dicken, aufgetriebenen Leib. Auf den ersten Blick sollte man meinen, er enthalte eine Flüssigkeit, und diese irrige Annahme wird um so wahrscheinlicher, wenn etwas Oedem der unteren Extremitäten, und besonders der Bauchwandungen, vorhanden ist. Im letzteren Falle nimmt man in der That eine täuschende Fluktuation wahr. Man wird sich aber über den Zustand der Krankheit Gewissheit verschaffen, sagen Rilliet und Barthez: 1) durch den Eindruck, den der Finger zurücklässt, 2) wenn man die Hand leicht auf den Unterleib zwischen den beiden Punkten legt, welche die zur Untersuchung der Fluktuation bestimmten Finger einnehmen. Der sonore Ton bei der Perkussion und der Mangel der Fluktuation sprechen für die Ausdehnung des Unterleibs durch Gase."

„Die Schriftsteller haben zwei Arten von Askites im kindlichen Alter unterschieden, einen primären und sekundären. Der erste ist selten, wiewohl von einem deutschen Arzte, Dr. Wolff, der eine besondere Abhandlung darüber geschrieben hat, das Gegentheil behauptet worden ist. Ihm zufolge komme die Krankheit bei Kindern zwischen fünf und sieben Jahren ziemlich häufig vor; sie soll *sich im Beginn* durch eine blasse Gesichtsfarbe, Schmerzhaftigkeit des Unterleibs, *durch* mit Heisshunger abwechselnde Appetitlosigkeit und unregelmässigen Stuhlgang charakterisiren. Auch ist sie von Fieber begleitet; die Symptome der akuten Affektion sollen verschwinden, wenn sich das Exsudat in den Peritonealsack ergossen hat. Da der Verfasser keine Gelegenheit gehabt hat, Sektionen zu machen, mithin kein Mittel besitzt, um auf direktem Wege die Ursache der Krankheit zu entdecken, so könnte man wohl mit Recht annehmen, dass ein Irrthum in der Diagnose stattgefunden hat, und dass sowohl bei Kindern, als auch bei Erwachsenen der primäre akute Askites keine so häufige Affektion ist."

„Der sekundäre Askites kann akut oder chronisch sein. Der akute ist die Folge einer Peritonitis; in der Flüssigkeit schwimmen albuminöse Flocken, die Symptome und der Verlauf deuten auf ein entzündliches Leiden hin. Das Gesicht hat einen ängstlichen Ausdruck, der Leib ist gespannt und schmerzhaft. Beim sekundären chronischen Askites ist das Kind blass, die Haut kühl, der Puls langsam und klein. Gewöhnlich ist Abmagerung vorhanden, die um so bedeutender ist, je länger die Krankheit gedauert hat. Es findet ein auffallender Kontrast zwischen der Dünnheit und Abmagerung der Extremitäten und der Auftreibung des Unterleibs statt. Die Bauchdecken sind gespannt, glänzend; die Anschwellung ist unregelmässig; Schmerz ist nicht vorhanden. Hektisches Fieber, Anorexie, zunehmende Steigerung der Kachexie sind immer höchst bedenkliche Symptome, und die Krankheit endet ganz gewöhnlich tödtlich."

„Nach dem eben Mitgetheilten werden Sie einsehen, dass die Prognose beim Askites immer mit der grössten Vorsicht gestellt werden muss, wenn derselbe von einem organischen Leiden abhängig ist. Er scheint bei Knaben häufiger vorzukommen als bei Mädchen, und öfter nach dem sechsten Jahre als in den ersten Lebensjahren. In unserem Falle können wir keine gute Prognose stellen wegen der tiefen

Veränderungen in verschiedenen wichtigen Organen. Die Heilung, die wir erzielt, wird nur vorübergehend sein, und der Askites wird ohne Zweifel früher oder später wieder auftreten."

„Die Behandlung des Askites muss dem Wesen der Krankheit und den ihm zu Grunde liegenden Ursachen gemäss eine verschiedene sein. Antiphlogistika, Blutentleerungen passen in den Fällen, wo die Krankheit subakut verläuft, von Fieber begleitet ist und eine Peritonitis vorherging. Diese Fälle sind, wie schon gesagt, die selteneren. Sie können hier Ableitungen auf den Darmkanal anwenden, wenn derselbe gesund ist. Im chronischen Askites bei kachektischen Individuen werden Sie bisweilen von den Anwendungen der Tonika und Excitantia gute Wirkungen sehen. Die diuretischen Mittel werden am häufigsten in Gebrauch gezogen. Nitrum in kleinen Dosen, Digitalis, *Oxymel scilliticum* innerlich; Einreibungen mit *Tinct. Scillae* und *Digitalis* zum äusseren Gebrauch. Einreibungen mit *Ol. Chamom. camphorat.* zeigen sich oft nützlich. Nur wo die Ausdehnung des Unterleibs sehr bedeutend ist und Dyspnoe hervorruft, was bei Kindern selten der Fall ist, muss man zur Parakentese seine Zuflucht nehmen."

C. *Hôtel-Dieu* in Paris (Klinik von Roux).

Angeborener Klumpfuss bei einem neunjährigen Knaben. Subkutane Durchschneidung des *Tendo Achillis*. Praktische Bemerkungen über diese Deformität und ihre Behandlung.

In der Abtheilung des Prof. Roux befand sich ein neunjähriger Knabe mit einem doppelten angeborenen Klumpfusse, bei dem Roux die Tenotomie anzuwenden beschlossen hat. Er nahm die Gelegenheit wahr, an einen Gegenstand, der jetzt an der Tagesordnung ist, einige praktische Bemerkungen anzuknüpfen.

„Man macht", sagte er, „bei dieser Krankheit oder vielmehr Deformität den Unterschied, ob der Klumpfuss angeboren oder zufällig entstanden ist. Im ersteren Falle hat irgend eine Ursache während des Intrauterinlebens eingewirkt, im letzteren fand eine solche nach der Geburt statt."

„Wenn wir eine vollständige und dogmatische Beschreibung dieses pathologischen Zustandes geben wollten, so müssten wir uns sehr lange bei den ätiologischen Momenten aufhalten; dies würde uns aber auf ein zu wissenschaftliches Feld führen, und gehört nicht in den klinischen Vortrag."

„Obwohl die Alten mit diesem Zustande wohl vertraut waren, so beschäftigten sie sich doch zu wenig damit, um zu einer rationellen Behandlung zu gelangen. Alle therapeutischen Mittel lassen *sich* auf irgend einen mehr oder weniger unvollkommenen mechanischen Apparat zurückführen; erst in den neuesten Zeiten schenkten *die chirurgischen* Orthopädisten der Sache speziell ihre Aufmerksamkeit, *und* erfanden eine Behandlung, die die glücklichsten Resultate liefert. *Doch* darauf werden wir später zurückkommen."

„Seit langer Zeit werden die Klumpfüsse, unabhängig von den beiden grossen, oben mitgetheilten Klassen, in drei Arten oder Hauptformen gesondert, die wieder in eine Menge Unterabtheilungen zerfallen, je nach den verschiedenen Zwischenformen, die sie darbieten können. Diese sind:

1) Der Varus, wo der Fuss nach innen gedreht ist.

2) Der Valgus, wo der Fuss nach aussen gedreht ist.

3) Der *Pes equinus,* wo der Fuss in die Höhe gezogen ist und mit dem Unterschenkel eine mehr oder weniger gerade Linie bildet."

„In diesen verschiedenen Arten finden Veränderungen in der Konformation der Knochen in höherem oder geringerem Grade statt. So sind beim *Pes equinus* die Verschiebungen gewöhnlich nicht sehr bedeutend, und finden im ersten und zweiten Grade, hauptsächlich im Gelenke der Tibia mit dem Astragalus statt, während im dritten Grade der Fussrücken zur *Planta pedis* wird u. s. w."

„Im Varus, wo der Fuss adduzirt und extendirt ist, bringen mehrere Muskeln diese Verschiebung hervor. Im Valgus endlich, wo der Fuss abnorm abduzirt ist, findet eine der in den vorigen Fällen aufgeführten entgegengesetzte Muskelaktion statt. Ein sehr kleiner Theil des Fusses berührt den Boden und geht bald in Entzündung und Ulzeration über; dann wird das Gehen unmöglich."

„Jede dieser drei Formen würde eine weitläufige Auseinandersetzung erfordern; aber ich wiederhole Ihnen, dass es nicht meine Absicht ist, Ihnen eine vollständige Beschreibung der Deformität, mit der wir es hier zu thun haben, zu geben. Ich will nur einige Worte über die Ursache sagen, die wahrscheinlich den angeborenen Klumpfuss erzeugt. Ich habe schon vorher gesagt, dass dieselbe während des

Fötuslebens stattfinden muss, und wirklich hat man bei einigen Fötus, die vor dem gesetzlichen Termine der Schwangerschaft aus dem Uterus entfernt wurden, diese Deformität gefunden. Sie scheint übrigens von einer ganz abnormen Lage der Schenkel des Kindes im Uterus herzurühren. Es ist bekannt, dass alle Kinder mit einer Neigung des Fusses nach innen geboren werden; nur in dem Maasse, als die Muskeln mit dem Alter an Kraft gewinnen, entwickeln sich die Sehnen, und der anscheinende Varus verschwindet ohne ein künstliches Hülfsmittel. Ich mache Sie absichtlich auf diesen Umstand aufmerksam."

„In Deutschland hat man schon vor längerer Zeit angefangen, in diesen Fällen die Tenotomie anzuwenden. Tiger war der Erste, der sie zu Ende des vorigen Jahrhunderts ausführte. Nach ihm war sie fast in Vergessenheit gerathen, bis vor zehn oder zwölf Jahren ein anderer deutscher Wundarzt, Stromeyer, sie wieder ihrem Dunkel entzog und ausgezeichnete Erfolge erzielte. Von Deutschland ging sie bald auf Frankreich über, wo sie vielfach ausgeführt und durch Duval, Bouvier u. A. zweckmässige Veränderungen erlitt. In den Werken dieser Orthopädisten werden Sie über diesen Gegenstand hinlänglichen Aufschluss finden."

„Die Tenotomie besteht, wie Sie wissen, in der Durchschneidung einer oder mehrerer Sehnen, die durch ihre abnorme Kontraktion zu der Deformität selbst Anlass gegeben haben. Diese Sehnen vereinigen sich später durch eine Zwischensubstanz, und die Entstellung hört auf oder bessert sich mehr oder weniger. Man hat eine Menge Versuche an Thieren angestellt, um die Art und Weise, wie die Natur bei diesem Vereinigungsprozess zu Werke geht, kennen zu lernen, und hat sicher diesen Gegenstand bedeutend aufgehellt; dennoch glaube ich, dass hier noch viel zu erforschen übrig ist. Die Wunden der Sehnen und ihre Verwachsung ist ein für praktische Resultate sehr fruchtbares Feld, und ich fordere Sie auf, Ihre Aufmerksamkeit darauf zu richten, so oft sich Ihnen in der Praxis die Gelegenheit darbieten wird."

„Man hat behauptet, die getrennten Sehnen verheilten mittelst einer ihnen sehr ähnlichen Zwischensubstanz, und wären so im Stande, ihren Funktionen auf jede Weise vorzustehen. In manchen Fällen und für manche Sehnen, wie den *Tendo Achillis*, ist diese Behauptung richtig; aber keinesweges ist dies immer der Fall. Es giebt Sehnen, deren Enden sich nicht vereinigen, sondern getrennt von einander vernarben, wie wir dies z. B. sehr oft an den Sehnen der Hand sehen; wie oft verwachsen dieselben, wenn sie durchschnitten sind, nicht wieder, und beeinträchtigen somit die Bewegung des Vorderarms und der Finger! Marc Antoine Petit führt in seinen unsterblichen Werken einen Fall der Art an. Ein Marqueur hatte sich nämlich in Folge einer äusseren Verletzung mehrere Sehnen der Extensoren der Hand durchschnitten, und die Vereinigung der getrennten Stücke war nicht zu Stande gekommen; der berühmte Wundarzt legte die Sehnen bloss und vereinigte ihre Enden durch Fäden. Diese Operation war von dem besten Erfolge gekrönt; die Sehnen verwuchsen vollständig, und der Kranke konnte sich der Finger wie früher bedienen. Ein ähnlicher Fall ist mir bei einem italiänischen Künstler, Sänger und Pianist, vorgekommen; in Folge einer Verletzung ward eine der Sehnen der Hand durchschnitten, die Enden vereinigten sich aber nicht, und somit konnte der arme Mann nicht mehr Klavier spielen. Ich vereinigte die beiden Enden mittelst der Nath, sie verwuchsen, und nach einiger Zeit konnten die Finger und die Hand alle Bewegungen vollkommen gut ausführen."

„Bei manchen Sehnen geschieht die Vereinigung nicht durch eine Zwischensubstanz, sondern durch die Verwachsung der Enden mit den benachbarten Theilen; dies hängt von der Parthie des Körpers ab, wo die Sehnen sich befinden. Sie werden zugeben, dass der Vorgang der Dinge ein verschiedener sein muss, je nachdem die Sehnen isolirt liegen und von einem schlaffen und ausdehnbaren Zellstoffe umgeben sind, oder in ein dichtes und Widerstand leistendes Zell- oder Fettgewebe eingeschlossen sind, oder mit einer Synovialhaut, die sie durch ihre Synovia feucht erhält, in Berührung stehen, wodurch nothwendiger Weise ein Einfluss auf den Vernarbungsprozess ausgeübt werden muss, oder neben anderen Sehnen und fibrösen Theilen liegen. Hiernach wird die Vernarbung sehr verschieden ausfallen müssen. Da wo Fettzellstoff die isolirten Sehnen von allen Seiten umgiebt, können auch die Enden eben so isolirt verwachsen; an der Hand z. B., wo mehrere Sehnen mit einander in Verbindung stehen, werden sich die Enden, wenn eine zerschnitten wird, nur theilweise vereinigen können, indem sie mit den anderen Sehnen Adhäsionen bilden, u. s. f. Dieser Gegenstand ist noch nicht gehörig aufgehellt und in Büchern erörtert worden, und diese Lücke muss früher oder später ausgefüllt werden."

„Nach den an Thieren angestellten Versuchen und den bei Menschen gemachten Beobachtungen hat sich gezeigt, dass sich die Zwischensubstanz sehr schnell in wenigen Tagen bildet; es ist aber, je nach der Grösse und der Form der Sehne, eine gewisse Zeit erforderlich, damit dieses neue Gewebe eine hinreichende Festigkeit erlange, um den für sie bestimmten Funktionen vorzustehen."

„Nach diesen wenigen, eilig und fast ohne Ordnung hingeworfenen Bemerkungen, will ich einige Worte über die Operation selbst sagen, die wir hier anwenden müssen. Für jetzt beabsichtige ich die Achilles-Sehnen zu durchschneiden, die das hauptsächlichste Hinderniss zur Geradestellung der Füsse sind. Es ist nicht unmöglich, dass auch andere Sehnen später noch durchschnitten werden müssen, denn es ist Ihnen bekannt, dass die Tenotomie in der Behandlung des Klumpfusses nicht immer auf die Durchschneidung der Achilles-Sehne beschränkt bleibt, sondern auch oft noch auf andere Beugungs- und Streckungssehnen des Fusses ausgedehnt werden muss, wenn diese abnorm gespannt sind und die Geradestellung des Fusses auf jede Weise behindern."

„Nach der Durchschneidung der Sehnen wird der Fuss eine Zeitlang der Wirkung mechanischer Apparate unterworfen, die die Heilung befördern."

„Die subkutane Methode, die jetzt allgemein ausgeführt wird, hat unstreitig viele Vortheile vor der alten Operationsweise, wo man in die Haut selbst, um zur Sehne zu gelangen, einen grossen Einschnitt machte. Darf man aber die subkutane Tenotomie auf alle Fälle und auf alle Affektionen der Art anwenden? Keinesweges; man wendet sie oft da an, wo sie die grössten Nachtheile haben muss."

„Ich bin der Meinung, dass die Ausführung der subkutanen Tenotomie, auf andere Theile als die Sehnen angewandt, höchst nachtheilige Folgen gehabt hat, und behaupte sogar, dass es selbst für die Sehnen Fälle giebt, wo zur subkutanen Durchschneidung nicht ohne Gefahr geschritten werden darf, und es klüger wäre, sie ganz zu unterlassen. So ist die in der Behandlung des Strabismus angewandte Myotomie eine Bereicherung der neueren Chirurgie, gegen deren Nutzen man rationell nichts einwenden kann; aber man hat sie subkutan ausführen wollen, indem man mittelst eines kleinen Messers, welches unter die Konjunktiva eingeschoben wird, zu den Augenmuskeln gelangte. Sie ist, wie man sagt, mit Erfolg gemacht worden. Dennoch halte ich sie für eine schlechte und gefährliche Operation."

„Zur Beseitigung des Tortikollis kann man die Myotomie sehr oft auf subkutanem Wege vollziehen; aber es kommen Fälle vor, wo ihre Ausführung unklug wäre. Nehmen Sie z. B. einen Fall, wie er in meiner Praxis vorgekommen ist, wo Sie den *M. sternomastoideus* in der Mitte durchschneiden müssten. Wie könnten Sie diese Inzision ohne Gefahr ausführen? So habe ich auch in meinem Falle zuerst durch einen Einschnitt in die Haut den Muskel blossgelegt, und dennoch wurde es mir sehr schwer, ihn zweckmässig zu durchschneiden."

„Die Achilles-Sehne kann auf verschiedene Weise getrennt werden, entweder durch eine zufällige Ursache, wie durch ein Messer, eine Sichel, oder irgend ein anderes schneidendes Instrument, das zugleich die bedeckende Haut durchschneidet, oder mittelst eines kleinen Messers, das man durch eine kleine seitliche, in der Haut befindliche Oeffnung bis zur Sehne einsticht, oder sie kann endlich durch irgend eine heftige Extension zerreissen. Natürlich werden die Resultate dieser verschiedenen Trennungsweisen verschieden sein."

„Was unseren Fall hier anbelangt, so werde ich so verfahren, wie es jetzt allgemein Gebrauch ist: ich werde zuerst eine kleine Oeffnung in die Haut machen, dann durch dieselbe ein Tenotom bis zur Sehne einführen, und diese in einer gewissen Entfernung von ihrer Insertionsstelle am Kalkaneus durchschneiden."

„Es giebt hier zwei verschiedene Arten: entweder bringt man das Messer unter der Sehne ein und durchschneidet diese von innen nach aussen, oder man führt es zwischen der Haut und Sehne durch und schneidet von aussen nach innen. Der Erfolg kann bei beiden Verfahrungsmethoden ein glücklicher sein; ich ziehe die zweite vor, und trenne mithin die Sehne von aussen nach innen."

Nach vollendeter Operation wurde der Verband angelegt, um beide Füsse, so viel als möglich, in die normale Stellung zu bringen.

V. Das Wissenswertheste aus den neuesten Zeitschriften und Werken.

Ueber Irrsein der Kinder, mit Beziehung auf einen besonderen Fall, nebst epikritischen Bemerkungen.

Wir finden von Dr. Stolz, Arzt der Irrenanstalt in Hall, in den Oesterreichischen Jahrbüchern (1844, März) einen Aufsatz, in den wir näher eingehen müssen.

Ein Mädchen von 8 Jahren schien bis zu ihrem 11ten Monate vollkommen gesund zu sein, fing an frei zu gehen, und sprach schon ziemlich gut. Am Ende des 10ten Monats wurde sie geimpft, worauf sich nur zwei nadelkopfgrosse Pusteln kümmerlich entwickelten. Schon am zweiten Tage nach der Impfung verlor sie den Appetit und die Lebhaftigkeit, und wurde von Konvulsionen ergriffen, welche leise begannen, immer stärker wurden und in einem Anfalle 6 Stunden beinahe kontinuirlich anhielten. Darauf verlor das Kind die Sprache auf immer, und lag ohne verständliche Aeusserung, öfter von Konvulsionen ergriffen, über ein halbes Jahr im Bette. Langsam erholte sie sich, lernte wieder gehen, und wuchs ihrem Alter entsprechend heran. Als Mädchen von 7 Jahren kam sie in die Behandlung des Dr. Stolz, der folgendes Bild von ihr entwirft.

Sie war proportionirt gebaut, nicht fett, der Kopf mittlerer Grösse, die Stirn schmal und niedergedrückt, die Seitenwandbeine in ihrer Mitte stark hervorragend, die übrigen Theile des Schädels normal, das Auge glanzvoll, der Blick scharf, beinahe wild, die Gesichtszüge verzerrt, nicht blöde, aber Leidenschaftlichkeit ausdrückend, das Athmen frei, der Appetit wechselnd, manchmal verkehrt, auf unessbare Gegenstände gerichtet, der Stuhl 3 bis 5 Tage verstopft, der Schlaf kurz. Die Konvulsionen verschwanden nie ganz. Sie zeigten sich anfangs als tiefe und kurz dauernde Zuckungen einzelner Muskeln, bis sie endlich das ganze animalische Muskelsystem ergriffen und einzelne Anfälle darstellten. Jeder Anfall begann mit grässlicher Verzerrung des Gesichts, Zittern der Extremitäten, worauf sogleich Steifwerden und tetanische Spannung aller Muskeln erfolgte. Die Extremitäten, so wie der ganze Körper erhielten dabei eine halbgebogene Lage. Hatte die Kranke beim Beginnen des Anfalls einen Gegenstand ergriffen, so hielt sie ihn auch während der Dauer desselben fest; sonst fiel sie, besonders in späterer Zeit, gewöhnlich zu Boden. Die Respiration war fast unmerklich, der Puls wegen Spannung der Muskeln und Sehnen schwer zu fühlen. Die Spannung liess nach wenigen Minuten nach; es begann starkes Röcheln mit Herumrollen der Augen, und bald darauf trat vollkommene Erholung ein. Ihr Benehmen ausser den Anfällen war folgendes:

Sie liebte die Unreinlichkeit, beschmutzte Alles mit Urin und Koth, zerbrach und zerriss, was sie konnte, spielte nur mit stark rauschenden Gegenständen, ertrug ungern Kleider, und schlug manchmal den Kopf so derb an, dass er blutete. Sie durchwühlte die Mauer ihrer Kammer, ass Stroh, Leinwandfetzen und ähnliche Dinge, und verzehrte sogar einige Zeit hindurch den eigenen Koth. Furcht zeigte sie vor Niemand. Sie war leidenschaftlich, besonders jähzornig, und verzerrte in solchen Anfällen die Gesichtszüge grässlich. Gern berührte sie die Geschlechtstheile und verrieth nie eine Spur von Schamgefühl. Dennoch war sie gern in Gesellschaft, liebte die Kinder; verheimlichte Gegenstände mit grosser Schlauheit. Sie verstand ihren Namen, die Drohungen der Eltern und vieles, was man ihr sagte, erkannte den Vater und andere Bekannte an der Stimme. Sie kletterte kühn und wusste mit Geschicklichkeit alle Vortheile zu benutzen, um das Gleichgewicht zu erhalten; sie besass eine Fertigkeit, die bei einem Kinde ihres Alters nicht zu erwarten war.

Bis zum Juli 1843 hatte sich die Zahl der täglichen Krampfanfälle auf 20 bis 24 vermehrt. In den ersten Tagen des Juli wurde sie auffallend ruhig, verlor den Appetit ganz, blieb im Bette, und magerte sichtlich ab. Die Zahl der Krampfanfälle stieg auf 80 bis 90 täglich; die Zunge war Anfangs weiss, dann braun belegt, der Stuhl musste durch Klystiere befördert werden, der Puls machte 100 — 120 Schläge in der Minute, die Haut war feucht. Am 14. Juli starb sie. Die Sektion ergab folgende Resultate:

Der Schädel hinten auf der rechten Seite in dem Umfange von 3 bis 4 Zoll fest mit den verdickten Weichtheilen verwachsen, die Stirn niedergedrückt, die Schädelknochen dort verdickt, in ihrem ganzen Umfange aber viel Blut enthaltend, die Gehirnhäute, die Sinus, die *Plexus choroidei* und die Gehirnsubstanz selbst stark mit Blut erfüllt; beide vorderen Lappen des grossen Gehirns unten bis zur *Fossa Sylvii,* oben bis zum *Corpus striatum* in eine speckig-gallertartige, etwas durchscheinende, gefässlose und beinahe zitternde Masse entartet, welche einen festeren Kern enthielt. Die Gyri dort zusammengefallen; der der Medullarsubstanz entsprechende Kern dunkler als diese, seine Umgebung heller als die Kortikalsubstanz; die Piamater an dieser Stelle gefässarm, die Arachnoidea wenig durchscheinend, beide beinahe wie ödematös aufgetrieben, den vorderen mit dem mittleren Gehirnlappen an der Basis fester verbindend. Im Magen ein Konvolut von 6 — 8 Spulwürmern, die Schleimhaut desselben an einigen Stellen injizirt.

Will man die Form des vorliegenden Krankheitsfalles nach den bisher üblichen Benennungen bestimmen, so stösst man auf manche Schwierigkeiten. Blödsinn kömmt im kindlichen Alter häufig vor, und viele Symptome waren in diesem Falle hier vorhanden. Allein dagegen spricht der Anfang des Irrseins, erst eintretend, nachdem ein bedeutender Grad von Geistesentwickelung schon vorausgegangen war, der ebenmässige Körperbau, das lebhafte Auge und der nicht ganz unzuberücksichtigende Grad von Ueberlegung und Kombination, welchen sie durch richtige Erkenntniss mancher Gegenstände und bei der Durchführung ihrer Plane an den Tag legte. Dem zufolge lässt sich eine auffallende Aehnlichkeit mit dem Wahnsinne, wie er bei Erwachsenen beim Uebergange in Verrücktheit vorkommt, nicht verkennen, denn eben diese Form des Irrsinnes weist häufig einen Wechsel toller Narrenstreiche mit überlegter List zur Erreichung bestimmter Plane nach. Dass übrigens keine vollkommene Gleichheit der Formen des Irrsinnes im Kindes- und späteren Alter vorkommen könne, leuchtet aus der noch unvollendeten Entwickelung des Körpers, vorzüglich des Gehirns ein. Dieser Fall bietet eine bei Kindern seltene Art des Irrsinnes dar, nämlich Wahnsinn in Verrücktheit übergehend.

Wichtiger ist es, den Sitz und das Wesen der Krankheit, so wie die daraus sich ergebende Erklärung mancher räthselhaften Symptome zu erforschen. Ihr Sitz war der vordere untere Theil der beiden vorderen Lappen, ihr Wesen die Entartung derselben. Der Verf. meint, dass eine Psychose (Neurose des Gehirns), wo sich keine materiellen Veränderungen nachweisen lassen, sondern der pathologische Zustand sich nur durch die gestörte Funktion des Gehirns allein kund giebt, bei Kindern selten angenommen werden kann.

Wenn auch unter den Geisteskrankheiten die Fälle von Psychose die häufigeren sind, so sind sie vielleicht doch nicht die einzigen. Geistesstörung scheint der Gehirnentzündung eben so und in ganz ähnlichen Formen eigen zu sein wie der Psychose, und sie ist selbst durch den kürzeren Verlauf von dieser nur scheinbar verschieden; denn manche Psychosen verlaufen schneller, als die Geistesstörungen in Folge von Gehirnentzündung. Man darf nur an jene Fälle denken, wo bei ausgesprochener Disposition zu Geisteskrankheiten zur Zeit einer allgemeinen Fieberaufregung ein kurzer, aber ausgesprochener Anfall von Irrsinn ausbricht, ohne dass gleichzeitig Entzündung des Gehirns oder nur ein stärkerer Blutandrang dahin beobachtet wird. Einen solchen Ausbruch beobachtete S. bei einem 17jährigen Mädchen, während des Blüthestadiums eines übrigens regelmässig verlaufenden *Scharlachs*. Nach wenigen Tagen verloren sich die Symptome der *Geistesstörung* von selbst. Ein ähnliches Verhalten wird beim *Typhus abdominalis* beobachtet, der oft mit, manchmal aber ohne Delirium auftritt, welches, wenn es vorhanden, sich durch keine bestimmte Form charakterisirt.

Die Atrophie und Entartung der Gehirnmasse und der Druck fremder Körper auf dieselbe sind nach dem Verf. dann als nächste Ursache des Irrsinns nicht gänzlich zu übersehen, wenn sie beide Gehirnhemisphären an denselben Stellen einnehmen, grösseren Umfanges sind und sich an einem solchen Orte befinden, dass die allgemeine Form der bestehenden Geistesstörung mit Wahrscheinlichkeit davon abzuleiten ist, was nicht schwer sein kann, da es kaum mehr einem Zweifel unterliegt, dass die vordere Parthie des ganzen Gehirns den Funktionen des Verstandes, die mittlere denen des Gemüths und die hintere und untere denen der Triebe und der Bewegung vorsteht. Der Verf. giebt zu, dass diese Arten des Irreseins mehr oder weniger den Mangel einer Funktion, mithin einige Annäherung zum Blödsinn beurkunden. Von dem Zustande der übrigen Gehirnmasse wird es also abhängen, ob reiner Blödsinn oder eine gemischte Form das vorherrschende Bild darstelle. Da das Gehirn der Kinder noch nicht seine volle organische Ausbildung erreicht hat, und mithin dessen Thätigkeit schwerlich so anhaltend und heftig erweckt wird, dass daraus eine Störung seiner Funktion erfolgen kann, so ist es wahrscheinlich, dass selten Neurosen, sondern die anderen pathologischen Zustände, welche mehr von allgemeinen Ursachen abhängen, die Geistesstörungen bei Kindern bedingen. Dies findet in der Erfahrung, dass Blödsinn bei ihnen die häufigste Form ist, eine Bestätigung.

Zu der letzteren Art der pathologischen Zustände des Gehirns gehört auch der unsrige; denn er besteht in einer gänzlichen, umfangreichen Entartung des vorderen unteren Theils der Gehirnmasse beider Hemisphären. Daraus muss, da nur ein Theil des vorderen Gehirnabschnittes zur Funktion unbrauchbar war, auf eine theilweise Aufhebung der Verstandesthätigkeit geschlossen werden, und eben darin scheint dem Verf. das Widersprechende in der geistigen Aeusserung des Mädchens eine Erklärung zu finden. Wahrscheinlich bildete sich diese Desorganisation erst in Folge jenes akuten Leidens, das nach der Vakzination sich einstellte, aus, da vor demselben ein bedeutender Grad geistiger Entwickelung schon vorhanden war.

Als die vorzüglichste Ursache der Desorganisation muss die skrophulöse Anlage angesehen werden; die Vakzination kann höchstens als erregendes Moment jenen skrophulösen Krankheitsprozess hervorgerufen haben.

VI. Verhandlungen gelehrter Vereine und Gesellschaften.

A. *Société de chirurgie* in Paris.

Erektile Geschwulst im Mastdarm bei Kindern.

Dr. Chassaignac zeigt eine erektile Geschwulst von der Grösse einer Olive vor, die er bei einem Kinde aus dem Mastdarm, auf dessen Wandungen sie mit einem dünnen Stiele anfsass, entfernt hatte. Dieser Stiel war ziemlich nachgiebig, so dass es möglich war, durch einen fortgesetzten Zug die Geschwulst aus dem After hervorzuziehen, ohne dass sie abriss. Chassaignac legte aus Vorsicht, um einer möglichen Blutung vorzubeugen, eine Ligatur um den Stiel, ehe er die Geschwulst abschnitt. Nach vollendeter Operation schlüpfte die Ligatur in den Mastdarm, und ihre beiden Enden, die aus dem After heraushingen, wurden an einen kleinen Zylinder von Leinewand befestigt, mit dessen Hülfe man später nach dem Abfall des Stiels den Faden entfernen konnte.

C. hat schon öfter dergleichen Geschwülste bei jungen Kindern, die nicht das sechste Jahr überschritten hatten, beobachtet. Bei allen wurde dasselbe Operationsverfahren angewandt und bei keinem hatten sich üble Zufälle eingestellt.

Dr. Guersant bemerkt, dass er sowohl in seinem Hospitale als auch in der Privatpraxis fünf- oder sechsmal diese gestielten Geschwülste des Mastdarms beobachtet habe; bei einigen hat er die Ausschneidung angewandt, aber immer eine Hämorrhagie in Folge dieser Operation eintreten sehen; die anderen hat er mittelst der Ligatur entfernt, und immer mit Erfolg. Er macht darauf aufmerksam, dass in Betreff dieser kleinen Polypen des Mastdarms leicht ein Irrthum in der Diagnose stattfinden kann; mehrere von den Kindern, die ihm vorgestellt wurden, litten an einem bedeutenden Blutflusse, der einen hohen Grad von Anämie verursacht hatte, diese Blutungen wurden bei den meisten Kindern der schwächlichen Konstitution zugeschrieben, und *daher* mit Eisenmitteln und Tonicis aller Art behandelt. Eine sorgfältige *Untersuchung* des unteren Theiles des Mastdarms, die man in solchen Fällen niemals unterlassen darf, hat allein über die wahre Ursache dieses Blutausflusses Aufschluss geben können, worauf das einzuschlagende therapeutische Verfahren nicht schwer zu finden war.

B. *Société médicale du Temple* in Paris.

Schiefstehen der Zähne. — Nekrosis des Unterkiefers.

Dr. Toirac berichtet über zwei vom Zahnarzte Eugen Picard eingereichte Gypsmodelle. Dieselben stellen den Mund eines jungen Mädchens dar, bei der der obere Eckzahn nicht den gehörigen Raum hatte, um seine Stelle im *Arcus dentalis* einzunehmen, und zeigen den Zustand des Kiefers vor und nach der Behandlung dieser Missbildung.

In der That ist es Picard mittelst bekannter Apparate gelungen, die benachbarten Zähne hinlänglich weit nach vorn zu treiben, damit der in Rede stehende Zahn im Zahnbogen Platz erhalte. Durch diese Operation, welche die Absicht des Verf. zwar beförderte, ist aber eine wirkliche Deformität entstanden, nämlich die allmälig nach vorn getriebenen Zähne bilden eine für das Auge unangenehme Krümmung, und Toirac meint daher, dass es in solchen Fällen viel rathsamer wäre, den vorderen Backenzahn zu opfern und einfach das *Planum inclinatum* von Canalan anzuwenden, indem man so auf genügende Weise eine schöne Stellung der Zähne erziele.

Dr. Toirac theilt ferner einen Fall von Nekrose eines grossen Theils des linken Astes des Unterkiefers, ohne dass später eine Entstellung des Gesichts zurückblieb, mit.

„Im Dezember 1832 erhielt ein Knabe von 6 Jahren in Lille beim Spielen auf der Strasse einen Stoss, wodurch er heftig gegen die Wand geschleudert wurde, erzählte aber seinen Eltern nichts davon. Einige Zeit darauf schmerzte die linke Backe, was der Arzt, nach einer oberflächlichen Untersuchung, einigen hohlen Zähnen zuschreiben zu müssen glaubte. Da das Uebel fortdauerte, so wurden Blutegel gesetzt und Kataplasmata übergeschlagen, worauf die Krankheit sich zwar besserte, aber doch nicht ganz verschwand. Bald aber nahm sie einen ernsteren Charakter an; wiederholt bildeten sich Abszesse längs des Unterkiefers; der ausfliessende Eiter war kopiös und fötide; die benachbarten Drüsen schwollen an und wurden schmerzhaft; das Allgemeinbefinden des Kranken litt augenscheinlich; sein Appetit nahm ab, obgleich die Verdauung nicht gestört war; seine früher blühende Gesichtsfarbe wurde erdfahl. Damals wurde die Krankheit für skrophulös gehalten. Da aber die Heiterkeit des Kindes immer mehr schwand, so nahm es der Vater auf eine seiner Reisen mit, damit es sich zerstreue und, wie man ihm gerathen, eine andere Luft athme. Der Geruch, den der Kranke verbreitete, war so stinkend, dass die Reise in einem besonderen Wagen gemacht werden musste. In Metz stellte der Vater das Kind Willaume und Scoutetten vor, die die Entfernung eines Stücks des Unterkiefers riethen; doch wollte er sich hierzu nicht verstehen, und führte seinen Sohn nach Lille zurück. Später brachte er ihn nach Paris und zeigte ihn Herrn Cloquet, der ihn mir am 15. Juni 1833, also ein halbes Jahr nach der Verletzung, übergab.

Ich fand die linke Seite des Gesichts ungeheuer angeschwollen und hart. Einige Milchzähne waren lose, von fungösen Exkreszenzen umgeben, und lagen in einem ichorösen und den der Karies eigenthümlichen Geruch verbreitenden Eiter, der durch mehrere fistulöse Gänge sich nach aussen entleerte. Mit der Sonde konnte man wahrnehmen, dass der Unterkiefer von dem Eckzahne an bis zum *Processus coronoideus* inklusive freilag, der, wie bekannt, mit dem Körper des Knochens in diesem Alter einen sehr stumpfen Winkel bildet.

Es war nicht schwierig, eine Nekrose zu diagnostiziren, und mithin nichts Anderes zu thun, als die Ausstossung des Sequesters zu erleichtern. Vor Allem schritt ich zum Ausziehen der wackelnden Zähne und vereinigte durch mehrere Inzisionen alle Fistelgänge. Schon am nächsten Tage lag ein grosser Theil des Knochens frei; es ward nur ein Gurgelwasser aus *Aq. chlorata* mit Honig verordnet. Hierauf zeigte sich der Sequester immer deutlicher, und als er sich isolirt hatte, entschloss ich mich, ihn mittelst vorsichtiger Traktionen zu entfernen; er bestand aus zwei Stücken, das eine wurde von dem ganzen Aste, vom Eckzahn an bis zum *Processus coronoideus*, gebildet; mit diesem machte ich den Anfang; einige Tage darauf entfernte ich das andere aus dem Fortsatze allein bestehende Stück. Nachdem alle Wunden vernarbt waren, reiste der Knabe nach Lille zurück. Jetzt, nach zwölf Jahren, ist er zu einem schönen jungen Manne herangewachsen, dessen Gesicht nicht die geringste Spur von Deformität zeigt. Das Kauen geht vollkommen gut von Statten und beide Seiten bieten keine Verschiedenheiten dar.

Ich will hier bemerken, wie fehlerhaft es ist, in ähnlichen Fällen gleich zu einer Operation zu schreiten und die kranken Theile mit dem Messer zu entfernen, oder durch unpassende und schmerzhafte Traktionen zu früh die Entfernung des abgestorbenen Knochens zu versuchen. Viel zweckmässiger ist es, zu warten, bis die Natur den Abstossungsprozess vollständig beendet hat; denn man darf nicht vergessen, dass, während ein Knochen nekrotisch wird, das Periosteum der Sitz eigenthümlicher Erscheinungen wird, wodurch es aus einem Zustande von speckartiger Verdickung zuerst in ein fibröses, dann fibrös knorpliges und endlich in Knochengewebe übergeht. Daraus folgt, dass die Muskeln ihrer Anheftungspunkte nicht verlustig gehen. Dies ist hier der Fall gewesen, und somit erklärt sich der Mangel jeder Entstellung, die man natürlicher Weise hätte erwarten sollen. Uebrigens sind diese Fälle nicht so selten, als man glaubt. Es giebt Beispiele, wo Kranke den ganzen Unterkiefer verloren haben und doch vollkommen gut alle Kaubewegungen vollführen können."

Dr. Toirac zeigt die beiden ausgezogenen Knochenstücke der Gesellschaft vor.

C. *Medical Society* in London.

Chlorkali gegen *Cancrum oris*.

Dr. Risdon Bennett fragte in der Sitzung vom 14. Oktober v. J., ob den Kollegen in der jüngsten Zeit viele Fälle von dem, was man *Cancrum oris* zu nennen pflegt, vorgekommen seien; der Name sei ein sehr schlechter, zumal da man nicht einmal darin übereinstimme, was man darunter zu verstehen habe. Er wolle bemerken, dass das, was er jetzt meint, in einem allgemein erkrankten Zustande der Schleimhaut bestehe, welcher mit gastrischem Fieber begleitet ist, und zu gewissen Jahreszeiten eine Neigung zu Ulzerationen, besonders der Mundschleimhaut hat. In den letzten zwei Monaten habe er 6 — 7 Fälle dieser Art zu behandeln gehabt, und er könne sagen, dass das Heilverfahren, welches er eingeschlagen, sich äusserst erfolgreich erwiesen hat. In denjenigen Fällen, in denen auf dem Innern der Lippen, der Wange, auf der Zunge und auf dem Zahnfleische eine sehr bedeutende Ulzeration zu bemerken, und mit einer schmutzig belegten Zunge, stinkenden Athem und Fieber begleitet war, habe er nach Darreichung eines milden Purgans, wie des Rizinusöls oder des *Pulvis Jalapae compositus,* sogleich eine Chlorkalimischung angewendet. Dieses in Verbindung mit geregelter Diät und nochmaliger Wiederholung des Purgans, etwa einer Dosis von Rhabarber und Natron vor Schlafengehen, brachte stets den besten Erfolg. Die Gabe des Chlorkalis war für ein 4 — 5 Jahre altes Kind 3 Gran bis zu 5 Gran gesteigert; diese Gabe wurde 4 — 5 mal des Tages wiederholt. Das jüngste Kind, dem er dieses Mittel gegeben, war 7 — 8 Monate alt; hier war die Dosis 1 Gran, bis zu 2 Gran gesteigert. Das gewöhnlich übliche Verfahren habe ihn dagegen öfter im Stiche gelassen; die Ulzeration sei vorwärts geschritten, und die kleinen Kranken starben endlich erschöpft von der steten fieberhaften Aufregung.

Dendy: Er betrachte die eben erwähnte Krankheit als das Resultat einer veränderten Thätigkeit der Schleimhaut, die stets mit einem remittirenden Fieber begleitet ist. In der letzten Zeit habe auch er besonders viele Fälle gesehen; sie sind namentlich bei anhaltend feuchtem Wetter sehr häufig. Die Ulzeration kommt in verschiedenem Grade vor; hat sie den Charakter der Gangrän, so kenne er kein trefflicheres Mittel, als das Ueberpinseln mit Perubalsam. Die innere Behandlung müsse darauf ausgehen, den krankhaften Zustand der Schleimhaut zu beseitigen, und er habe gefunden, dass hierzu der Rhabarber *refracta dosi,* nämlich zu $\frac{1}{4}$ Gran 4 bis 5 mal täglich, ganz besonders passend sei. Hat die Ulzeration den Charakter der Phagedäna, so könne er das Jodkalium empfehlen.

D. *Pathological Society* in Dublin.

Purpura haemorrhagica. Bluterguss in den Sack der Arachnoidea und unter das Perikardium.

Dr. Hutton legte der Gesellschaft die Präparate und Zeichnungen über diesen Fall vor. Der Kranke, ein Knabe von 11 Jahren, hatte häufig an *Purpura simplex* gelitten, ohne weitere Störungen im Organismus, als vor einigen Monaten Epistaxis, Blutung aus dem Zahnfleische und aus einem Fussgeschwür sich einstellte; die Hämorrhagie wurde im Hospital gestillt, und er verliess daselbe, als die Flecke der Purpura noch nicht ganz verschwunden waren. Die Blutungen kehrten indess nach einiger Zeit zurück, und obwohl der Blutverlust keineswegs beträchtlich war, so bekam er doch ein blasses Aussehen und der Puls wurde klein und schwach; das Nasenbluten war äusserst kopiös, er wurde ganz erschöpft und verfiel in einen soporösen Zustand, der bald in den Tod überging. Die Farbe der Haut war die bei Anämischen vorkommende. Das Gehirn war ungewöhnlich blutleer, doch zwischen die Blätter der Arachnoidea war flüssiges Blut ergossen. Das Herz war mit purpurrothen Flecken bedeckt, besonders an der rechten Aurikula, wo der Erguss unter dem serösen Ueberzuge sehr bedeutend und von dunkelschwarzer Farbe war.

VII. Miszellen und Notizen.

Kinderhospital in Prag. Dieses ist durch Privatmittel vor einigen Jahren von Dr. Kratzman begründet worden, und wird jetzt, wegen dessen Kränklichkeit, von Dr. Joseph Löschner geleitet.

Kinderheilanstalt in Frankfurt am Main. Durch ein Legat des verstorbenen Dr. Christ, prakt. Arztes daselbst, begründet, und von Geh. R. Dr. Stiebel ins Leben gerufen und dirigirt. Näheres darüber in einem der nächsten Hefte.

Die Ursachen der grossen Sterblichkeit der Kinder in England. Bei statistischer Berechnung der Sterblichkeit der Kinder und der Ursachen derselben werden nur die Krankheiten aufgezählt, aber nicht die Ursachen, wodurch diese Krankheiten hervorgerufen werden. Wie wenig ein solches Verfahren genügen kann, geht aus dem einfachen Umstande hervor, dass viele Kinder gar nicht einmal eigentlich an Krankheiten sterben, sondern dass für die Begräbnisslisten oder für die Behörden Krankheiten angegeben werden, um die durch Vernachlässigung, Verkrüppelung und absichtliches Verderben, Verkümmern und Umkommenlassen der Kinder bewirkten Tödtungen zu verdecken. Ein Grauen ergreift uns, wenn wir in die über diesen Gegenstand in neuester Zeit erschienenen Aufsätze in Bezug auf England einen Blick thun. Die Papiere, die uns zu Gebote stehen, sind: 1) *On the influence of the burying Clubs in augmenting the Mortality* (über den Einfluss der Begräbnisskassenvereine auf die Sterblichkeit) in der *Lond. med. Gazette,* August 1844; — 2) *New view of english Society* (Neuer Blick in die englische Gesellschaft) von Herrn Leigh, ebendaselbst, September 1844; — 3) *Appendix to the first report of the Commissioners of Inquiry into the sanatory state of large towns and populous districts* (Anhang zum ersten Bericht der mit der Untersuchung des Zustandes grosser Städte und bevölkerter Distrikte Beauftragten). Aus diesen Quellen ergiebt sich: 1) dass es überall in England, namentlich in den bevölkerten Bezirken, wie bei uns Begräbnissvereine (*Burial-Clubs, Interment-Societies*) giebt, in die eine Person gegen Erlegung eines jährlichen Beitrags eintreten kann, damit im Falle des Todes dieser Person die Hinterbliebenen eine gewisse voraus abgemachte Summe Geldes empfangen, um damit beliebig das Begräbniss besorgen zu können; 2) dass, je jünger und gesünder die Person beim Eintritte in die Gesellschaft ist, desto kleiner auch das Prozent ist, welches für die ausbedungene Summe jährlich gezahlt wird, natürlich weil die Begräbnisskasse hofft, diesen Beitrag eine lange Reihe von Jahren zu erhalten; 3) dass aber von unbemittelten, in Unsittlichkeit und Verderbniss gerathenen Eltern, die mit Kindern gesegnet sind, mit diesem Verhältnisse eine schreckliche, tiefes Grauen erregende Spekulation getrieben wird, indem sie nämlich in diese Begräbnisskassen eines oder mehrere ihrer Kinder einkaufen, und dann auf alle mögliche Weise deren Tod befördern, um das Höllengeld zu erhalten. Dass dieses keine Fabel, keine arge, aus Menschenhass oder Jagd nach Schrecklichkeiten erfundene Lüge ist, ergiebt sich aus den in den oben genannten Papieren enthaltenen Aussagen würdiger Geistlichen, erfahrener Aerzte und Kommunalbeamten. Die Kinder werden in eine, meistens zugleich in zwei oder drei Begräbnisskassen jung eingekauft, damit nur ein geringer Satz zu zahlen nöthig ist, und dann wird der Tod auf eine solche Weise bewirkt, dass das Gesetz nicht im geringsten eintreten kann. Es werden dazu sehr verschiedene Mittel benutzt: a) Verhungernlassen, indem dem Kinde immer kärglicher und kärglicher die Nahrung zugetheilt wird, bis es stirbt; es wird dann — gestorben an *Marasmus*, an Abzehrung, an Mesenterialskropheln — in den Listen aufgeführt. b) Krankmachen der Kinder durch Ueberfüllung mit schlechten, unverdaulichen Nahrungsmitteln, die man nicht als Gifte nachzuweisen vermag, die aber doch Gifte sind, indem sie das Kind krank machen, und, da des Scheins wegen nur im letzten Momente ein Arzt herbeigerufen wird, dasselbe tödten. c) Direktes Tödten der Kinder durch aus den Apotheken geholte Arzneistoffe, welche, nicht als Gifte geltend, doch im Stande sind, die Kinder zu tödten, und zwar geschieht dieses ganz besonders häufig, da in England bekanntlich die Droguisten, die unter keinerlei Kontrole stehen, nicht nur einfache Arzneistoffe, sondern auch zusammengesetzte Jedem ohne alles Rezept in der kleinsten Quantität verkaufen dürfen. Diejenigen, die ihre Kinder los sein wollen, die Ahndung der Gesetze, wenn sie wirkliche Gifte brauchen würden, aber fürchten, holen aus den Arzneiläden, angeblich zur Beruhigung oder gegen eine vorhandene Krankheit des Kindes, gewisse Stoffe, deren allmälig oder schnell tödtende Wirkung bei Kindern sie kennen, und die meistens Opium oder Kathartisches enthalten, und wovon *Godfrey's Cordial, Infant's Preservative, Soothing-Syrup, Mother's Blessing* die bekanntesten bilden. — Die auf diese Weise getödteten Kinder sind ebenfalls nicht Gegenstand der Untersuchung, sondern werden in den Listen und Nachweisen als an: Kongestion nach dem Kopfe, Apoplexie, Gehirnergiessung, Gehirnentzündung, Unterleibsentzündung u. s. w. gestorben, angeführt, zumal da meistens dem zuletzt herbeigeholten Arzte verschwiegen wird, was das Kind vorher bekommen hat.

Jedes Jahr erscheinen 12 Hefte in 2 Bänden. — Gute Original-Aufsätze über Kinderkrankh. werden erbeten und am Schlusse jedes Bandes gut honorirt.

JOURNAL
FÜR
KINDERKRANKHEITEN.

Aufsätze, Abhandlungen, Schriften, Werke, Journale etc. für die Redaktion dieses Journals beliebe man kostenfrei an den Verleger einzusenden.

BAND IV.] BERLIN, MAI 1845. [HEFT 5.

I. *Abhandlungen und Originalaufsätze.*

Kurze Bemerkungen über einige neuere und ältere Heilmittel in der Praxis der Kinderkrankheiten, mitgetheilt von Dr. Adolph Schnitzer, Arzte der Kinderheilanstalt zu Berlin.

(Erster Artikel: Ueber *Oleum Jecoris Aselli.*)

Es giebt nur wenige Arzneimittel, die nicht zu gewissen Zeiten von einer Seite überschätzt, von der anderen aber gänzlich verworfen worden wären. Beide Theile fehlen aber, wenn der eine aus seinem Mittel ein unfehlbares Spezifikum machen, der andere ihm alle und jede Wirkung absprechen will; der Letztere begeht noch insbesondere die Ungerechtigkeit, Anderen keine richtige Beobachtungsgabe zuzutrauen und egoistisch nur seine eigene Erfahrung geltend machen zu wollen. Der Irrthum, von dem man überhaupt bei solcher Gelegenheit ausgeht, ist der, dass man den menschlichen Organismus einer leblosen, von Menschenhänden angefertigten Maschine gleichstellt, die einmal wie das andere nach gegebenem Anstosse arbeiten soll; er soll immer auf gleiche Art reagiren, während dies doch ein Ding der Unmöglichkeit ist. Man darf nicht vergessen, dass man unter den vielen Millionen Menschen, die den Erdball bewohnen, kaum zwei herausfinden dürfte, die auch nur im Aeusseren so analog geformt sind, dass eine Unterscheidung durchaus unmöglich wäre, die innere Organisation also ebenfalls Verschiedenheiten darbieten muss, weshalb sollte also nicht auch die Reaktion bei jedem Individuum Nüanzen bieten? Wie kann man verlangen, dass die Mittel, selbst bei scheinbar gleichen Krankheits- und anderen Verhältnissen gleichmässig, ja überhaupt immer wirken sollen? Dem Quecksilber ist z. B. seine spezifische Wirkung gegen die Syphilis gewiss nicht abzusprechen, und dennoch werden jedem beschäftigten Arzte Fälle vorgekommen sein, wo es ihn gänzlich in Stich liess, und so geht es mit anderen Mitteln. Aehnlichkeit in der Wirkungsweise muss ein Mittel, bei einer gewissen Anzahl von ähnlichen Krankheitsfällen, allerdings darthun, um als Heilmittel gegen eine gewisse Krankheitsklasse gelten zu können; ganz gleiche Wirkung und Wirksamkeit in allen Fällen ist durchaus nicht vonnöthen. Werden Versuche gemacht, so müssen sie bei einer grossen Anzahl von Kranken derselben Klasse gemacht werden, um zu einem Schlusse berechtigt zu sein, und auch dann darf man nur *die* allgemeinen Resultate berücksichtigen; einzelne Fälle und Ausnahmen können gar nicht in Betracht gezogen werden, nach ihnen schliessen zu wollen, würde von Befangenheit zeugen.

Bei den nachfolgenden Beobachtungen hielt ich mich demgemäss an die Resultate, die mir eine grosse Anzahl ähnlicher Krankheitsfälle, die ich mit einem und demselben Mittel behandelte, darboten, und habe dann einen allgemeinen Schluss hieraus gezogen.

Ich beginne mit der, in der Armenpraxis grosser Städte so häufig bei Kindern vorkommenden Skrophelkrankheit und den gegen sie gebräuchlichen Heilmitteln, und werde, ohne mich auf Erörterungen über die Ansichten Anderer einzulassen, nur jene praktischen Ergebnisse mittheilen, die ich beobachtet habe. — Meine Untersuchungen galten zuvörderst den in der Kinderpraxis gebräuchlichsten Mitteln, und ich beginne mit dem *Oleum Jecoris Aselli*.

Bevor ich auf die Anwendungsart des Leberthrans eingehe, muss ich bemerken, dass er, wenn auch nicht ein spezifisch in allen Fällen unbedingt Heilung bewirkendes Antiskrophulosum, doch in der Armenpraxis von grossem Werthe ist. Dass die Skrophelkrankheit, als eine durch die Ernährung bedingte Krankheit, häufig — abgesehen von allen anderen, in der Organisation, erblichen Prädisposition u. s. w. beruhenden Verhältnissen — auch durch schlechte, mangelhafte Nahrung in den ärmeren Klassen, bei ursprünglich nicht zu Skropheln prädisponirten Individuen künstlich hervorgerufen wird, glaube ich häufig beobachtet zu haben; auch glaube ich, dass mir dieses Viele zugeben werden, die die Verhältnisse genau kennen. Ich habe in vielen armen Familien sämmtliche Kinder, die im 2ten und 3ten Lebensjahre standen, skrophulös gesehen, während das

Kind an der Mutterbrust gesund und blühend war, ohne die leiseste Spur einer skrophulösen Anlage darzubieten; war es aber abgewöhnt, bekam es einige Zeit dieselbe unpassende, mangelhafte Nahrung wie die älteren Kinder, so traten die Zeichen der Skropheln immer mehr hervor, und dies wiederholte sich mir so oft, selbst da, wo die Eltern, sowohl ihrem Aussehen als ihrer Angabe nach, nie an Skropheln gelitten hatten, dass ich zu dem obigen Schlusse wohl berechtigt bin. In einigen Fällen mag wohl auch ungesunde Wohnung das ihrige beigetragen haben; in anderen wirkten solche Verhältnisse nicht mit, und dennoch trat dasselbe Resultat ein, mithin war die Nahrung wohl das bedingende Motiv. Hier wirkt nun der Leberthran als bestes Surrogat für die fehlenden, passenden Nahrungsmittel, er ernährt die Kinder, und zwar besser als irgend ein anderes Nahrungsmittel, und wirkt vielleicht auf diese Art viel mehr, als dies durch seine anderen Arzneiwirkungen geschieht. Die Kinder gedeihen bei seinem Gebrauche zusehends, ja sie werden fett, bekommen ein blühendes Aussehen, gewinnen an körperlichen Kräften, was ich in der That mehr den zugeführten Nahrungsstoffen, den Fettölen, als dem Jod und den anderen Salzen des Thrans zuschreiben möchte; denn giebt man den Leberthran abgezehrten, an passender Nahrung Mangel leidenden, nicht skrophulösen Kindern, so gedeihen sie ebenfalls ausserordentlich gut, ohne dass nachtheilige Nebenwirkungen entstehen, während zuweilen derselbe Erfolg in Bezug auf Ernährung auch bei skrophulösen Kindern sich herausstellt, das skrophulöse Leiden aber zuweilen ungebessert bleibt, ein Beweis, dass der Leberthran weniger ein direktes Spezifikum gegen Skropheln ist, vielmehr indirekt durch Umstimmung des Ernährungsprozesses und durch direkte Zuführung eines heilsamen Nahrungsmittels wirkt. Man wird deshalb in der Armenpraxis durch den Leberthran stets günstigere Resultate als bei Reichen erlangen, wo unpassende Nahrung weniger als erbliche Anlage die veranlassende Ursache ist. Ja ich glaube sogar, dass man Skropheln bei Kindern armer Leute, wenn sie nicht bereits zu einem hohen Grade gediehen sind und ein bedeutenderes Lokalleiden sich herausstellt, ohne alle Heilmittel dadurch zu beseitigen im Stande ist, dass man sie in andere Verhältnisse versetzt, passende Nahrung giebt, Bäder und reine Luft einathmen lässt. Indessen ist dies allerdings ein langsamer Weg, jedenfalls sieht man aber in der Hospitalpraxis viel schnelleren Erfolg bei gleichen Mitteln, als wenn die Kinder im Hause der Eltern behandelt werden, was wohl der Reinlichkeit, der geordneten Diät, der besseren Luft zugeschrieben werden muss. Doch soll mit dem Obigen durchaus nicht ausgesprochen sein, dass fehlerhafte Nutrition immer das bedingende Moment der Skrophelkrankheit sei; denn wir sehen viele schlecht, unzweckmässig ernährte Kinder frei von Skropheln bleiben; wohl aber muss ich mich dahin aussprechen, dass Fehler in der Ernährungsweise der Kinder, durch welche Verdauungsstörungen herbeigeführt werden, schon für sich allein die Skrophelkrankheit hervorzurufen im Stande sind, und dass also Entfernung der das Uebel unterhaltenden Schädlichkeiten, Regulirung des Verdauungsprozesses und Zuführung passender Nahrung, das Uebel zum Stillstand und zur Rückbildung zu bringen vermögen.

Mag das Uebel sich als Drüsen-, Haut- oder Knochenleiden manifestiren, mag das Kind gut oder schlecht genährt, abgezehrt sein, immer ist eine sehr strenge, regelmässig geordnete Diät das Haupterforderniss, ohne welches man selten zum Ziele gelangen wird. Ob Fleisch- oder Milchkost zuträglicher sei, kann nie *a priori* bestimmt werden, alle hierüber aufgestellte Regeln sind eben nur Annahmen, die erst einer Bestätigung bedürfen. Sind die Kräfte des kleinen Kranken gut, finden keine grossen Absonderungen aus Geschwürflächen statt, so dass es erforderlich ist, die Kräfte zu erhalten, zu unterstützen, so thut eine blande Diät viel bessere Dienste als Fleischnahrung, zu der man erst später übergeht, wenn es gilt, die Kinder rascher zu erkräftigen; Milch in allen Formen bekommt solchen Kranken immer gut, und Alles, was gegen deren Genuss gesagt werden mag, halte ich für nicht begründet. Eben so dürfen die Mahlzeiten in nicht zu kurzen Zeiträumen erfolgen, die genossene Nahrung muss erst vollkommen verdaut sein, bevor andere gereicht wird; dies ist ein Punkt von der grössten Wichtigkeit. Nächstdem sind Bäder, öfteres Wechseln der Wäsche und der Genuss reiner Luft unerlässlich.

Kehren wir nun auf das ursprüngliche Thema, den Gebrauch des *Oleum Jecoris* zurück, so bemerke ich, dass es bei allen Formen der Skrophulosis, wo nicht ein augenblickliches energisches Verfahren erforderlich ist, also wo die pathologischen Erscheinungen nicht das Leben der Kranken augenblicklich bedrohen, anwendbar und auch von Nutzen ist. Man empfiehlt zwar den Leberthran im Allgemeinen nur bei torpiden Skropheln, wo die Ernährung danieder liegt, während er bei erethischen Skropheln von nachtheiligen Wirkungen sein soll, ich wüsste aber keine derartige Kontraindikation für seinen Gebrauch; allerdings müssen vorerst alle etwaigen erethischen Symptome beseitigt werden, bevor man den Leberthran als souveränes Mittel anwendet; eine Kontraindikation sind aber jene Symptome nicht, nur vermag der Leberthran sie nicht rasch genug zu beseitigen. Ich habe den Leberthran bei allgemeinen Skropheln, *Impetigo scrophul.*, *Tinea capitis benigna*, bei *Spina ventosa*, Pädarthrokake, bei Rhachitis in zahlreichen Fällen angewendet, und nie liess er mich gänzlich im Stich, wenn die Prognose nicht von vorn herein ungünstig war; Kinder von 2 Jahren, die bisher weder stehen noch gehen konnten, gewannen in Wochen, höchstens 2—3 Monaten, Festigkeit der unteren Extremitäten, und fingen an zu gehen, das Skrophelleiden verschwand, und sie wurden blühend. Besonders rasch heilen skrophulöse Hautausschläge, selbst wenn sie, wie ich dies oft gesehen, sehr grosse Hautflächen einnehmen und Geschwürbildung vorhanden ist; sehr langsam dagegen geht es bei Knochengeschwüren und bei bedeutenden Knochenauftreibungen, man kommt hier mit dem Leberthran allein entweder gar nicht oder sehr langsam zum Ziele, doch ist er ein sehr gutes Unterstützungsmittel und kann stets neben den anderen Heilmitteln gegeben werden. Bei der Rhachitis vermag er freilich Rückbildung bereits entstandener Knochenverbildungen nicht zu bewirken, aber er bringt das Uebel zum Stillstand, hebt die Kräfte, befördert die Fortbildung des Körpers und bringt Heilung des Uebels, in soweit diese noch möglich, zu Stande. Ich habe mich nie der Ansicht anschliessen können, die Rhachitis für ein eigenthümliches Leiden anzusehen; mir scheint Hufeland's und Schoenlein's Ansicht, dass sie eine skrophulöse Knochenkrankheit sei, die richtige, und Scharlau dürfte wohl Recht haben, wenn er sagt: dass die Rhachitis in einer durch die Skrophelkrankheit bedingten und in fehlerhafter Blutbildung begründeten, mangelhaften Ernährung der Knochen beruhe, wurzelnd in einem Mangel des Kalkes und einem Vorwalten der Phosphorsäure, wodurch statt eines basischen Salzes ein saures, auflösliches gebildet wird. Ich habe die von Brach empfohlene Methode der äusseren Anwendung von Tonicis mit Ausschluss aller inneren Mittel und die von ihm empfohlenen gelatinös-aromatischen Bäder bei Rhachitis angewendet, allein den glänzenden Erfolg, dessen er sich rühmt, nicht erhalten; dagegen erfolgte er allerdings, wenn zu gleicher Zeit innerlich der Leberthran gegeben wurde. Zu bedauern ist es übrigens, dass der Leberthran gerade in der Kinderpraxis angewendet werden muss, da ihn die Kinder im Anfange selten gern nehmen, und alle Mittel, seinen widrigen Geschmack zu verdecken, fruchtlos sind; ja sie brechen ihn wohl fortwährend aus, bis sie sich an ihn gewöhnt haben, auch stellt sich wohl in den ersten 8 Tagen seines Gebrauchs Durchfall oder Verstopfung ein; indessen darf man sich durch alle diese Erscheinungen nicht zurückschrecken lassen, sie verschwinden sämmtlich, und der Leberthran wird dann von ihnen sehr gut vertragen. Ich liess den Leberthran in Kaffee, Milch, Fleischbrühe, oder mit aromatischen Wässern versetzt nehmen, bin aber immer wieder zum unvermischten Gebrauch desselben zurückgekehrt, weil die Kinder jede Nahrung zurückwiesen, in welcher man ihnen einige Mal den Leberthran *gegeben hatte*; deshalb ist es jedenfalls besser, ihn für sich allein zu geben, die Kinder nehmen ihn nach 5—6 Tagen ohne Zwang, ja später gern. Ueber die Quantität lassen sich im Allgemeinen kaum Bestimmungen geben. Man fange bei jährigen Kindern mit 2 Theelöffeln täglich an und steige auf 3—4 Theelöffel, dies ist hinreichend; bei älteren gebe man zu 2—3 Kinderlöffeln bis zu 2—3 Esslöffeln täglich, und zwar eine Stunde nach dem Frühstück und einige Stunden nach dem Mittagbrot.

Ueber den Einfluss des Schulbesuchs auf die Gesundheit der Kinder, ein Gutachten des ärztlichen Vereins zu Dresden an den pädagogischen Verein daselbst.

Die in neuerer Zeit vielfach angeregte Frage „über den Einfluss des Schullebens auf die physische Gesundheit der Kinder" ist von so grosser und allgemeiner Wichtigkeit, dass sie gewiss die ernsteste Beachtung und allseitigste Prüfung verdient. Eine immer mehr überhand nehmende körperliche Verkümmerung, ein schon in den Blüthenjahren und sogar vor erlangter Reife eintretendes Welken und Siechen, die sich selbst im Aeusseren unserer Generation deutlich aussprechen, und mit der immer höher gesteigerten geistigen Kultur in schneidendem Widerspruch stehen, mussten bei Betrachtung der Ursachen einer so traurigen Erscheinung nothwendig die Aufmerksamkeit auch auf die Schule lenken, welche unbestreitbar die physische Seite der kindlichen Organisation nicht minder als die psychische, und zwar um so mächtiger, eingreifender berührt, da die Einflüsse des Schullebens nicht blos Jahre lang fast ununterbrochen andauern, sondern insbesondere auch den kindlichen Organismus in der Periode seiner lebhaftesten und wichtigsten Entwickelung treffen. Man hat in dieser Beziehung eine schwere, vielseitig wiederholte Anklage gegen die Schule erhoben, und ihr einen wesentlichen Antheil an jener traurigen, sich immer fühlbarer machenden Erscheinung zugeschrieben, eine Anklage, die, sobald sie wirklich begründet ist, unbedingt das Verdammungsurtheil über unsere gegenwärtigen Schuleinrichtungen aussprechen muss, da ja ein gesunder Leib die erste und wichtigste Bedingung für die Bildung und das Wirken eines gesunden Geistes ist.

Der ärztliche Verein entspricht daher um so bereitwilliger dem an ihn gerichteten Wunsche, seine Erfahrungen und Ansichten über diesen Gegenstand darzulegen, je mehr er hoffen zu dürfen glaubt, dass seine Mittheilungen gerade den Fragstellern gegenüber nicht ganz fruchtlos bleiben werden. Er hat dabei die Ansicht festgehalten, dass es sich hier nicht sowohl um eine rein wissenschaftliche Untersuchung oder um eine Zusammenstellung fremder Meinungen und anderwärts gemachter Erfahrungen, als vielmehr nur um die Resultate eigener Beobachtung und um die Berücksichtigung des Einflusses örtlicher Verhältnisse handeln könne, indem zunächst nur die in unserem Wohnorte gemachten und auf diesen bezüglichen Wahrnehmungen der rein praktischen Bestimmung dieser Blätter entsprechen dürften. Je mehr aber dabei nur die Ergebnisse der Erfahrung und einer möglichst sorgfältigen Prüfung von Thatsachen zur Basis genommen worden sind, um so sicherer dürfen wir wohl auch für diese positiven, wenn gleich die Frage noch keineswegs erschöpfenden Angaben Geltung und Beweiskraft beanspruchen.

Den Weg anlangend, welchen wir zur Ermittelung eines Resultates über den fraglichen Gegenstand eingeschlagen haben, so war derselbe

A. auf Erforschung der physischen Wirkungen des Schullebens, auf Bestätigung oder Widerlegung des demselben in dieser Beziehung schuldgegebenen nachtheiligen Einflusses, und

B. auf Untersuchung der in den Schuleinrichtungen begründeten ursächlichen Momente einer derartigen Wirkung gerichtet, so dass mithin das Produkt und die produzirenden Potenzen in gleicher Weise berücksichtigt wurden. Wir dürfen hierbei wohl kaum noch die Versicherung geben, dass unparteiische Aufdeckung der Wahrheit unser ernstes Streben gewesen ist, und dass wir daher eben so sehr vermieden haben, unbegründete Vermuthungen auszusprechen, als auf der anderen Seite rügenswerthe Mängel zu verschweigen.

A.

Für die **Erforschung der Wirkungen des Schullebens auf die Gesundheit** boten sich uns zwei Mittel dar:

1) die **statistische Zusammenstellung des Erkrankungs- und Sterblichkeitsverhältnisses** während der Schuljahre und während der nächstfolgenden Lebensperiode;
2) unsere eigene Erfahrung in Betreff der **Beobachtung spezieller Fälle**, welche einen derartigen nachtheiligen Einfluss erkennen lassen.

1.

Was in dieser Beziehung zunächst das **statistische Zahlenverhältniss der Erkrankungen** während der Schuljahre anlangt, so bedarf es wohl kaum erst der Bemerkung, dass sich aus dessen Grösse immer nur ein äusserst mangelhafter und unsicherer Schluss auf den Antheil machen lassen würde, den die Schule an den Krankheiten dieser Lebensperiode trägt. Denn während einerseits neben jener gleichzeitig so viele andere Einflüsse auf den kindlichen Organismus wirksam sind (unter denen wir nur auf häusliche Erziehung, Diät, Spiele hinweisen), ist andererseits dieses Lebensalter, unabhängig von derartigen äusseren Momenten, zu manchen Krankheiten (wie insbesondere zu den Ausschlagsfiebern) vorzugsweise disponirt, welche auf das Zahlenverhältniss der Erkrankungen während desselben sehr bedeutend einwirken müssen. Eine nur auf die Basis der Zahlen gestützte Beurtheilung des krankmachenden Einflusses der Schule würde daher immer trüglich, und dies zwar um so mehr sein, da noch ausserdem jede Vergleichung des numerischen Verhältnisses der Erkrankungen zwischen die Schule besuchenden und dem Schuleinflusse nicht unterworfenen Kindern des gleichen Alters fehlt, welche allein den hierbei nöthigen Maassstab liefern würde. Hierzu kommt noch ausserdem, dass sich auf diesem Wege die möglicherweise erst später und namentlich während der Pubertätsperiode zur Entwickelung kommenden nachtheiligen Wirkungen der Schule auf die Gesundheit nicht ermitteln lassen würden, deren Berücksichtigung zu Erlangung eines sicheren Resultates doch wesentlich nothwendig ist.

Gehen wir nun zu dem Ergebniss einer solchen statistischen Zusammenstellung der Zahl der **Erkrankungen** während der Schuljahre (eine solche für die nächstfolgende Altersperiode zu erlangen, ist uns leider nicht möglich gewesen) über, so scheint dasselbe allerdings die

Annahme einer der Gesundheit nachtheiligen Wirkung der Schule nicht zu rechtfertigen, sondern viel eher sogar einen hygieinisch wohlthätigen Einfluss derselben zu beweisen. Wir haben zu diesem Zwecke die Listen der Kinderheilanstalt, in welcher Kinder jedes Alters bis zum Austritt aus der Schule zu ärztlicher Behandlung angenommen werden, durchgesehen, und entlehnen denselben das nachstehende Altersverhältniss von 3361 innerhalb eines 8jährigen Zeitraums präsentirten Kranken.

Unter 1 Jahr alt waren	633
zwischen 1 und 2 Jahren	490
„ 2 - 3 „	417
„ 3 - 4 „	368
„ 4 - 5 „	257
„ 5 - 6 „	189
„ 6 - 7 „	167
„ 7 - 8 „	178
„ 8 - 9 „	155
„ 9 - 10 „	119
„ 10 - 11 „	96
„ 11 - 12 „	89
über 12 Jahre alt	203
	3361.

Es ergiebt sich allerdings aus dieser Liste, dass nicht blos im Allgemeinen eine ziemlich gleichmässige Verminderung der Krankenzahl mit der Zunahme des Lebensalters stattgefunden hat, sondern dass namentlich die Differenz zwischen den ersten 6 Lebensjahren (2354) und den 6 folgenden (804) sich fast wie 3 : 1 verhält, und dass mithin das statistische Resultat anscheinend eher zu Gunsten als zum Nachtheil der Schule spreche. Allein bedenkt man auf der anderen Seite, dass anerkannt die früheste Lebenszeit bis zur Vollendung des ersten Zahnungsprozesses Krankheiten bei weitem am meisten unterworfen ist, und dass nach Abrechnung dieser Periode das Verhältniss vom 2ten bis 6ten Jahre (1231) zu dem vom 6ten bis 10ten (619) schon auf 2 : 1 herabsinkt, dass ferner die vorher viel bedeutender abnehmende Progressionszahl während der eigentlichen Schuljahre nur sehr langsam fällt, ja gegen das Ende derselben sogar wieder zu steigen scheint, auch zwischen dem 7ten bis 9ten Jahre eine, wenn gleich nicht sehr bedeutende Zunahme, wahrnehmen lässt, so dürfte, selbst abgesehen von den oben ausgesprochenen Bedenken, darauf wenigstens kein sehr sicherer Schluss zu bauen sein. Wir wollen einen gewissen passiven hygieinisch wohlthätigen Einfluss der Schule — durch Abhaltung mancher Schädlichkeiten während der Unterrichtszeit — keineswegs in Abrede stellen, können uns jedoch nicht entschliessen, obige Zahlenverhältnisse als einen Beweis ihrer direkt wohlthätigen Einwirkung auf die Gesundheit anzusehen.

Werfen wir jetzt noch einen Blick auf das statistische Mortalitätsverhältniss während der Schuljahre in Vergleich mit der vorangehenden und nachfolgenden Lebensperiode, so gilt natürlich von den darauf gebauten Folgerungen dasselbe, wie von dem Zahlenverhältniss der Erkrankungen. Nach der Zusammenstellung des statistischen Büreaus starben während des 10jährigen Zeitraums von 1827 bis mit 1836, welcher für Dresden eine Gesammtzahl von 20,401 Todesfällen lieferte, unter diesen:

bis zum 6ten Lebensmonat	4371	und zwar	1 von 33,22
von ½ bis 1 Jahr	1346	- -	1 - 23,00
- 1 - 2 -	1310	- -	1 - 11,21
- 2 - 3 -	536	- -	1 - 24,95
- 3 - 4 -	329	- -	1 - 39,00
- 4 - 5 -	240	- -	1 - 52,12
- 5 - 6 -	179	- -	1 - 68,54
	8311.		1 von 36.
- 6 - 7 -	138	- -	1 - 87,61
- 7 - 8 -	99	- -	1 - 120,73
- 8 - 9 -	96	- -	1 - 123,47
- 9 - 10 -	67	- -	1 - 175,48
- 10 - 11 -	57	- -	1 - 205,09
- 11 - 12 -	55	- -	1 - 211,50
	512.		1 von 154.
- 12 - 13 -	36	- -	1 - 321,61
- 13 - 14 -	58	- -	1 - 199,00
- 14 - 15 -	54	- -	1 - 212,67
- 15 - 16 -	49	- -	1 - 233,27
- 16 - 17 -	63	- -	1 - 180,65
- 17 - 18 -	88	- -	1 - 128,61
	348.		1 von 212,6.

von 18 bis 19 Jahr	99	und zwar	1	von	113,43
- 19 - 20 -	97	- -	1	-	114,75
- 20 - 21 -	107	- -	1	-	103,12
- 21 - 22 -	136	- -	1	-	80,35
- 22 - 23 -	139	- -	1	-	77,63
- 23 - 24 -	132	- -	1	-	80,70
	710.		1	von	94,9.

Dieser auf eine gewiss hinreichend grosse Summe von Beobachtungen begründeten Uebersicht zufolge ist daher allerdings die Zeit des Schulbesuchs und der ihr zunächst folgenden Lebensjahre, weit entfernt, sich durch eine grössere Mortalität auszuzeichnen, vielmehr diejenige, welche in dieser Beziehung das bei weitem günstigste Verhältniss bietet. Denn während innerhalb der ersten 6 Lebensjahre das 36ste Kind gestorben, war dies in den nächsten 6 nur bei dem 154sten und bei Individuen von 12 bis 18 Jahren sogar nur bei dem 212ten der Fall, wogegen im folgenden Sexennium diese Zahl bereits wieder auf 94,9 zurückgeht, und so in gleichmässiger Progression bis in das Greisenalter sinkt. Es lässt sich daher aus dieser mit grösster Genauigkeit zusammengestellten Tabelle wohl der Schluss ziehen, dass die Zeit vom 7ten bis 20sten Jahre die in Bezug auf Mortalität günstigste Lebensperiode sei, und dass wiederum in derselben um das 12te bis 13te Lebensjahr der eigentliche Kulminationspunkt eintrete, von welchem auf- und abwärts die Zahl der Todesfälle in einem progressiven Verhältniss steigt. Allein dieses Ergebniss ist ein so konstantes und allerwärts wiederkehrendes, dass es, wenn auch nicht gegen die Schule, doch für sich allein wenigstens eben so wenig zu deren Gunsten zeugt, um so mehr, als dabei, wie bereits bemerkt, jeder Vergleich mit dem Schuleinflusse nicht unterworfen gewesenen Individuen fehlt.

2.

Wenn wir hiernach das Zahlenverhältniss der Erkrankungen und Sterbefälle als einen höchst unzuverlässigen und trügerischen Maassstab für die Beantwortung der uns beschäftigenden Frage ansehen müssen, so dürfte dagegen die Beobachtung spezieller Erkrankungsfälle in Folge des Schuleinflusses und die Abhängigkeit bestimmter Krankheitsformen von demselben dem Zwecke ungleich entsprechender sein. Wir wollen auch hierbei nicht in Abrede stellen, dass es oft unendlich schwierig sei, in jedem einzelnen Falle den Antheil bestimmt zu ermitteln, welchen die Schule an der Erkrankung trägt. Denn eines Theiles lässt sich derselbe häufig keineswegen so scharf von anderen, gleichzeitig einwirkenden schädlichen Einflüssen sondern, um ihn mit Gewissheit als die eigentlich krankmachende Ursache bezeichnen zu dürfen, anderen Theiles können aber auch mangelnde Einsicht oder übler Wille von Seiten des Kranken und seiner Angehörigen den Arzt in dieser Beziehung absichtslos oder absichtlich täuschen und der Schule Wirkungen aufbürden, die sie keineswegs verschuldet hat. Eben so leugnen wir nicht ab, dass der Beobachtung vereinzelter Fälle, bei denen die Einflüsse der Schule, wie namentlich übertriebene geistige Anstrengung, zu vieles Sitzen, Luftverderbniss und unpassende Temperatur der Unterrichtslokale sich als ausschliessliche oder doch wesentlichste krankmachende Potenz zu erkennen gaben, noch keine Beweiskraft für das Allgemeine beigelegt werden könne, indem die Möglichkeit des Erkrankens allerdings von keinem Verhältniss des Lebens ganz ausgeschlossen bleibt. Beobachtungen dieser Art sind bei der grossen Anzahl der dem Schuleinflusse unterworfenen Individuen, so wie bei der bedeutenden Verschiedenheit ihrer körperlichen und geistigen Beschaffenheit ganz natürlich und eben so wenig auffällig, als das Vorkommen einzelner Erkrankungsfälle bei Spaziergängen, Spielen, häuslichen Beschäftigungen u. s. w.

Unser Streben ist daher vielmehr darauf gerichtet gewesen, zu ermitteln, ob wiederholt und vielseitig gemachte Beobachtungen für einen allgemeineren nachtheiligen Einfluss des Schullebens auf die Gesundheit der Kinder sprechen, und ob insbesondere unsere eigene Erfahrung in dieser Beziehung ein Resultat gewähre, welches zur Entscheidung dieser Frage beitragen könne. Die in unserem, einen Kreis von beinahe 30 Aerzten umfassenden Vereine hierüber angestellten Erörterungen haben folgendes Ergebniss geliefert.

Bestimmte Krankheitsformen als unmittelbare und ausschliessliche Erzeugnisse des Schuleinflusses sind uns, in sofern wir nicht die allerdings durch das enge Beisammensein vielfach begünstigte Uebertragung von Ansteckungsstoffen hierher rechnen wollen, nicht vorgekommen. Dagegen fand die Beobachtung vielseitige Bestätigung, dass Kinder häufig von dem Eintritt in die Schule an einen Theil ihrer früheren Munterkeit verlieren, reizbarer, zu Krankheiten geneigter werden, wohl auch in ihrer früher kräftigen physischen Entwickelung sichtlich zurückkommen und die diesem Lebensalter sonst eigenthümliche Frische verlieren, eine Erscheinung, welche, um weitere Verkümmerung derselben zu verhüten, bisweilen sogar deren Austritt aus der Schule für längere oder kürzere Zeit nothwendig macht. Eben so sprach sich in unserer Mitte mehrfach die Ueberzeugung aus, dass die nach bereits zurückgelegten Schuljahren so häufig zur Entwickelung kommenden bleichsüchtigen Zufälle und die im Jünglingsalter so viele Opfer fordernde knotige Lungensucht in einer wesentlichen Verbindung mit dem durch das Schulleben gehemmten normalen Entwickelungsgange des Organismus zu stehen scheinen.

Wir glauben daher aus diesen Wahrnehmungen den Schluss ziehen zu dürfen, dass das Schulleben, wenn es auch nicht gerade unmittelbar bestimmte, auf das Zahlenverhältniss der Erkrankungen und Todesfälle Einfluss habende Krankheitsformen veranlasst, doch störend auf die physische Entwickelung einwirken und namentlich für gewisse Individualitäten dadurch nachtheilig werden könne, dass es reizbarer, schwächlicher, zu Krankheiten geneigter macht, oder selbst in einen Zustand physischer Verkümmerung überführt, welcher sich zwar dem Arzte noch nicht als wirkliche Krankheit darstellt, wohl aber eine andauernde Kränklichkeit unterhält, verschlimmernd auf sich entwickelnde Krankheiten einwirkt und selbst den Keim für spätere, oft unheilbare Leiden legt. Wir weisen zur Bestätigung dieses Ausspruches auf den physischen Zustand so vieler Kinder bei deren Austritt aus der Schule, und insbesondere auf die, namentlich unter der ärmeren Klasse unserer Bevölkerung so furchtbar grassirende englische Krankheit und Skrophelsucht hin, welche von Generation auf Generation forterbend, zum Theil gewiss in der gestörten körperlichen Entwickelung während der für dasselbe wichtigsten Lebensperiode ihren Grund haben, indem sich die Wirkungen einer solchen Verkümmerung auch auf die Pubertätszeit und das reifere Alter übertragen, wesentlich aber ihre nachtheiligen Folgen an den Abkömmlingen derartiger Individuen äussern.

Der Schule allein die Schuld hiervon aufbürden zu wollen, würde freilich gewiss sehr irrig und ungerecht sein, um so mehr, als namentlich in früherer Zeit die Eltern und Voreltern der gegenwärtigen Generation, auf welche sich unsere Wahrnehmungen doch zunächst nur beziehen können, wohl verhältnissmässig weniger einem zu angestrengten und zu frühzeitigen Schulunterricht unterworfen waren; allein verschweigen lässt sich auch nicht, dass die oben angeführte Beobachtung immer eine sehr beherzigenswerthe sei, dass sie wenigstens für die Zukunft nicht ungegründete Besorgnisse erwecke, und dass neben vielen anderen schädlichen Einflüssen gewiss auch die Schule durch übertriebene oder unzweckmässige Anstrengung, so wie durch sonstige nachtheilige Einwirkungen störend für den physischen Entwickelungsgang der Kinder werden könne.

B.

Untersuchen wir jetzt diejenigen Einflüsse, durch welche die Schule eine derartige nachtheilige Wirkung auf den kindlichen Organismus auszuüben vermag, insbesondere in soweit sie auf die in unserem Wohnorte bestehenden Schuleinrichtungen Bezug haben, so gehört dahin

1.

die räumliche und sonstige Beschaffenheit der Unterrichtslokalien. Wir haben für diesen Zweck die 13 unter städtischer Verwaltung stehenden Schulanstalten einer möglichst sorgfältigen Prüfung unterworfen, und entnehmen derselben folgende allgemeine Folgerungen:

a) Hinsichtlich des räumlichen Verhältnisses der Unterrichtslokalien zu der Schülerzahl ergiebt sich, dass in diesen 13 Schulen 4412 Kinder in 76 Schulstuben mit einem Gesammtraum von 58,751 K. Ellen untergebracht sind, so dass mithin durchschnittlich jedem einzelnen Kinde 13,3 K. E. Luft geboten werden, die den Raum eines Würfels von nur 2,375 K. E. erfüllen. Das günstigste Verhältniss in dieser Beziehung bietet die Rathstöchterschule, welche für jedes Kind durchschnittlich einen Luftraum von . . . . 28,8 K. E.
gewährt, wogegen sich dasselbe in den Bürgerschulen durchschnittlich auf . . . . 14,3 - -
in den Armenschulen auf . . . . 11,8 - -
und in den Bezirkschulen gar nur auf . . . . 10,8 - -
beschränkt.

Mit Ausnahme der Rathstöchterschule ist das grösste Luftvolumen
für den Kopf . . . . 22,78 K. E. = einem Würfel von 2,76 K. E.
das geringste . . . . 4,62 - - = - - - 1,52 - -
Hierbei ist jedoch nicht zu übersehen, dass alle diese Zahlenangaben sich nur auf den vollständig leer gedachten Raum beziehen, während durch Mobilien, Oefen, Säulen und andere feste Körper, insbesondere aber durch die Schulkinder selbst ein nicht unbeträchtlicher Theil dieses Raumes erfüllt und mithin der Luftgehalt um eben so viel vermindert wird, welcher demzufolge, einer gewiss nicht übertriebenen

Schätzung nach, wohl noch um den 6ten Theil geringer angenommen werden muss, als ihn obige Berechnungen darstellen.

Wir brauchen in Bezug auf diesen Punkt gewiss nicht erst daran zu erinnern, dass eine hinreichende Menge athembarer Luft (vielfach angestellten Versuchen nach durchschnittlich 260 K. Zoll auf die Minute) das erste und wichtigste Bedürfniss des Lebens, daher auch wegen des lebhafteren, ein verhältnissmässig grösseres Luftquantum konsumirenden Athmungsprozesses bei Kindern, eines der wesentlichsten Erfordernisse für die Salubrität der Schulräume sei, bei deren Einrichtung es nicht als Maasstab dienen darf, wie viele Kinder in denselben nothdürftig sitzend untergebracht werden können, sondern wie viele in ihnen längere Zeit hinreichend athembare Luft finden. Das Ergebniss unserer Untersuchungen ist in dieser Beziehung kein sehr günstiges gewesen, indem es uns Zahlenverhältnisse geliefert hat, die zum Theil weit hinter den Anforderungen der Hygieine zurückbleiben. Es wird dies aber um so beachtenswerther, als wir

b) in keiner Schulstube Ventilationsvorrichtungen für eine gehörige Lufterneuerung gefunden haben, und

c) auch durch die in den neuerbauten Schulkämern getroffene Einrichtung der Heizung von Aussen ein wichtiges Lufterneuerungsmittel abgeschnitten worden ist.

Man darf wahrlich nur nach beendeter Unterrichtszeit die so eben von den Kindern verlassenen Schulstuben betreten, um sich von den Wirkungen des mehrstündigen Aufenthalts so vieler Individuen in einem relativ engen, eingeschlossenen Luftraume zu überzeugen, dessen natürliche Wirkungen eine Beeinträchtigung des auf den ganzen Organismus so einflussreichen Athmungsprozesses, eine hinter der Norm zurückbleibende Thätigkeit der Lungen mit Geneigtheit zu organischen Verbildungen ihres Gewebes, insbesondere zur Entwickelung von Lungentuberkeln sind. Wir glauben daher gerade auf diesen Punkt nicht ernst genug aufmerksam machen zu können, indem er wohl unleugbar die Grundbedingung für die Salubrität der Schulräume ist.

d) Ein weiterer, sehr empfindlicher Mangel bot sich uns in dem durchgängigen Fehlen von Erholungsräumen dar, welche von den Kindern in den Zwischenzeiten der Lehrstunden benutzt werden könnten, und ebenfalls dazu dienen würden, abwechselnd den freieren Genuss der Luft zu vermitteln.

e) Hinsichtlich der Beleuchtung endlich erinnern wir, dass sich 5 Schulstuben als „dunkel" darstellten, und daher für den Unterricht um so weniger brauchbar sein dürften, als bei deren Anfüllung mit Schülern der Lichtmangel nothwendig noch merklich zunehmen muss. Eben so ist die in 10 Schulstuben durch gegenüberstehende Fenster vermittelte doppelte Beleuchtung auf die Augen der zwischen beiden mitten innen sitzenden Individuen unbezweifelt von nachtheiliger Wirkung.

An diese Untersuchung der Lokalitäten reihen wir

2.

die Prüfung der Schulorganisation an. Es konnte dabei natürlich nicht Zweck sein, alle einzelnen Momente aufzuzählen und auszuführen, durch welche die Schule in dieser Beziehung möglicherweise einen nachtheiligen Einfluss auf das leibliche Wohlsein des kindlichen Organismus auszuüben vermag, indem wir dadurch theils die Grenzen dieser Mittheilung viel zu weit ausgedehnt und eine Arbeit unternommen haben würden, welche bei nur einiger Gründlichkeit leicht eine ansehnliche Bogenzahl gefüllt hätte, theils aber auch das bereits vielfach und mit erschöpfender Gründlichkeit von Anderen Gesagte zu wiederholen genöthigt gewesen wären. Vielmehr musste sich unsere Aufgabe dahin richten, auch hierbei nur die lokalen Schuleinrichtungen Dresdens im Auge zu behalten, und diejenigen Momente hervorzuheben, welche in Rücksicht ihrer nachtheiligen Wirkungen auf den kindlichen Organismus als besonders beachtenswerth erschienen. Leider hat es uns jedoch an allen nöthigen Unterlagen gefehlt, indem man uns z. B. die Mittheilung der Stundenpläne verweigerte, so dass wir mithin nur die auf dem Privatwege gemachten Wahrnehmungen zur Basis unserer Beurtheilung nehmen können.

Unter denjenigen Punkten der Schulorganisation, welche von besonderem Einfluss auf die Gesundheit sind, glauben wir aber folgende besonders hervorheben zu müssen:

a) Den Zeitpunkt des Eintritts in die Schule, indem namentlich die gesetzliche Altersbestimmung hierüber, welche die Kinder mit Ablauf des sechsten Lebensjahres zum Eintritt in die Schule beruft, für viele Individuen eine zu frühzeitige ist, und daher bei strenger Aufrechthaltung offenbaren Nachtheil für den in seiner Entwickelung zurückgebliebenen oder durch Krankheiten geschwächten Körper bringt.

b) Die zu bedeutende tägliche Stundenzahl, bei welcher gleichfalls viel zu wenig auf die Verschiedenheit der Individualität jüngerer und älterer Kinder Rücksicht genommen zu sein scheint. So ist ein höchstens 2stündiges tägliches Stillsitzen für Kinder von 6 bis 8 Jahren gewiss ein weit richtigeres Maass, als die gebräuchliche 4- und 5stündige Festhaltung derselben auf den Schulbänken.

c) Wir rechnen hierher ferner den zu zeitigen Wiederbeginn des Unterrichts nach dem Mittagsessen, indem dadurch nothwendig der Verdauungsakt gestört wird, ausserdem aber auch, wie dies schon die grössere Schlafneigung bestätigt, jede geistige Thätigkeit in dieser Zeit mit grösserer Anstrengung verbunden ist, während umgekehrt die aus letzterem Grunde allgemein beliebte Wahl mehr aktiver, mechanischer Beschäftigungen, wie namentlich des Schreib- und Zeichenunterrichts, für die erste Nachmittagsstunde durch die damit verbundene anhaltende Zusammenkrümmung des Rumpfes natürlich ebenfalls die freie Thätigkeit der Verdauungsorgane beeinträchtigen muss.

d) Ein Gleiches gilt von der ununterbrochenen Aufeinanderfolge mehrerer Unterrichtsstunden, wobei dem von Natur zu beständiger Bewegung und Kraftübung berufenen kindlichen Körper gewaltsam eine Unthätigkeit auferlegt wird, die sich dann oft am ungeeigneten Orte Luft macht und durch störende Neckereien während des Unterrichts rächt. Niemals sollten 2 Stunden, besonders bei kleineren Kindern, ohne eine dazwischen liegende kurze Erholungszeit auf einander folgen, und eben deswegen bei keinem Schullokal die nöthigen Erholungsräume fehlen.

e) Ueber die Zweckmässigkeit der Aufeinanderfolge der einzelnen Unterrichtsgegenstände erlauben wir uns nur die allgemeine Bemerkung, dass dabei auf möglichste Abwechselung zwischen Selbstthätigkeit und ruhigem Hören, zwischen geistiger und körperlicher Beschäftigung, zwischen Uebung des Verstandes und des Gedächtnisses gesehen werden müsse.

f) Unter die beachtenswerthesten Uebelstände mancher Schulen gehört aber insbesondere wohl die übertriebene Ausdehnung anstrengender Beschäftigungen über die Grenzen der Unterrichtsstunden durch sogenannte Privatarbeiten, durch welche den Kindern ihre Erholungszeit oft wahrhaft unverantwortlich gekürzt und der heitere Kindersinn nur zu leicht getrübt wird. Dass in dieser Beziehung der pädagogische Eifer zu einer wahren Grausamkeit ausarten könne, ist eine leider vielfach bestätigte Erfahrung.

g) Endlich erinnern wir noch kürzlich an die bisher bei fast allen Unterrichtsanstalten verabsäumte gleichzeitige körperliche Bildung und Uebung der Kinder durch zweckentsprechende gymnastische Unterweisung. Niemand bedarf dieser Rücksicht gewiss mehr als das Kind, das ja nicht blos ein sich entwickelnder geistiger, sondern auch körperlicher Organismus ist, und schon in seinen Spielen das Streben nach Muskelthätigkeit zu erkennen giebt. Niemand kann daher auch mehr den Beruf haben, diese doppelte Seite der Individualität des Kindes aufzufassen, als eben die Schule, deren Zweck ja die Ausbildung des heranreifenden Menschen nicht blos nach einer einseitigen Richtung, sondern in allen seinen Fähigkeiten und Kräften ist.

Es liessen sich den hier aufgeführten Punkten wohl noch manche andere anreihen, doch begnügen wir uns, schliesslich nur noch im Allgemeinen zu wiederholen, dass ein zu frühzeitiger, den Geist übertrieben oder einseitig anstrengender Schulunterricht, die Versäumniss einer gehörigen Abwechselung zwischen Thätigkeit und Ruhe, Arbeit und Erholung, Stillsitzen und Bewegung, geistiger Beschäftigung und körperlicher Kraftübung der normalen Entwickelung des kindlichen Organismus gewiss nicht minder störend entgegentreten, als manche andere schädliche Einflüsse, und dass die Nachtheile dieser und ähnlicher fehlerhafter Schuleinrichtungen gewiss nicht ernst und oft genug gerügt werden können!

Ueber die angeborene hydatidöse und hydatidenförmige Entartung der Nieren bei Kindern, von Dr. Bouchacourt, dirigendem Wundarzt an der Charité zu Lyon.

> „Man hat bisweilen das die Nieren umgebende Zellgewebe mit zahlreichen Hydatiden angefüllt gefunden; diese Hydatiden können sich im Gewebe der Nieren selbst gebildet haben, und bald von dickeren bald von dünneren, von engeren oder weiteren Hüllen eingeschlossen sein; ich habe einige gesehen, die ein Taubenei fassen konnten, und selbst noch grössere."
>
> (*Portal, Anat. médic. T. V. p. 383.*)

Zwei Arten von Alterationen scheinen mir mit dem Namen Hydatiden der Niere oder *Hydrops renalis* belegt worden zu sein. Bei der einen findet ein Stillstand in der Entwickelung der vesikulösen Wandungen, eine Atrophie statt, bedingt durch den Druck, der von einer Obliteration des Ureters abhängig ist; die andere gehört zu den wirklichen Hydatiden, die sich im Nierengewebe entwickeln und denen der Leber, Milz, Lungen und des Gehirns gleichen. Im letzteren Falle tritt die Entartung der Nieren allein, ohne mit einem anderen Bildungsfehler oder Stillstand in der Entwickelung verbunden zu sein, auf; im ersteren hingegen finden fast nothwendiger Weise andere Bildungsfehler statt.

Man darf nicht vergessen, dass die Nieren, die sich nach den Nebennieren, nämlich zwischen dem zweiten und dritten Monate entwickeln, zuerst aus einer grösseren oder geringeren Anzahl hohler Läppchen bestehen, die unter einander durch weite Oeffnungen kommuniziren, und durch ein schlaffes, leicht zu trennendes Zellgewebe vereinigt sind. Die Niere hat mithin primär die Form einer Blase, wie die Leber, das Pankreas, wie alle Drüsen. Allmälig nähern sich diese Blasen immer mehr, gehen theilweise in einander über und nehmen an Zahl ab, ihre Kommunikationsöffnung verkleinert sich, und bald ist nur noch eine ziemlich enge Oeffnung vorhanden, die sich in ein gemeinschaftliches Reservoir, das Becken, öffnet. Während diese innige Verbindung der Nierenläppchen vor sich geht, bildet sich nach und nach die Kortikalsubstanz und ist im sechsten Monate deutlich zu erkennen. Diese Läppchen sondern sehr bald eine weisse seröse Flüssigkeit ab, die sie ausdehnt, und in dem Maasse, als die Kortikalsubstanz sich bildet, entleert wird; die Dicke der Wandungen des Läppchens nimmt im Verhältniss, als sich die Höhle verkleinert, zu; dann fliesst die Flüssigkeit, die immerfort sezernirt wird, wahrscheinlich in das Becken und von da in den Ureter.

Ist der Ureter obliterirt, so bleibt die Flüssigkeit in dem Läppchen zurück und dehnt dasselbe aus; dies behält die Blasenformation bei, die Kortikalsubstanz kann sich nicht gehörig entwickeln, und statt der Niere findet man bei der Sektion, wie Billard sagt, „eine mehr oder weniger umfangreiche Masse durchsichtiger, unregelmässig mit einander verbundener Blasen, die bald mehr bald weniger direkt mit dem Becken kommuniziren, und einen wahren *Hydrops cysticus* bei Neugeborenen darstellen". (Billard *Maladies des enfans nouveaux-nés.* p. 451.)

Findet nicht etwas Aehnliches bei jener Ausdehnung der Nieren mit Atrophie des Gewebes statt, die wir bei Kranken beobachten, die lange Zeit an Hypertrophie der Prostata, Verengerungen der Harnröhre oder irgend einem anderen Hinderniss in der Urinentleerung leiden? In dem einen Falle sowohl wie im anderen würde man die Nierenkrankheit nicht als das primäre Leiden ansehen können; ihre Entstehung und Fortdauer hängt innig von der gewissermaassen mechanischen Ursache, die gewöhnlich gar nicht oder nur sehr schwer zu beseitigen ist, ab.

Die 53ste Beobachtung Billard's (*l. c.* p. 451) liefert uns ein anschauliches Beispiel dieses Bildungsfehlers der Niere, der mit einer Obliteration des Ureters in Verbindung stand.

J. M., 4 Tage alt, ein starkes Kind, ist mit einer rundlichen, weichen Geschwulst in der Lendengegend behaftet, die in der Mitte mit einer röthlichen Exkoriation versehen und von einem harten, rothen und ungleichmässigen wulstigen Rande umgeben ist. Das Kind bleibt einen Monat hindurch im Krankenhause; während dieser Zeit magert es allmälig ab, es stellt sich Durchfall und kopiöses Erbrechen ein; das Geschrei ist immer schwach und der Puls klein.

Bei der Sektion findet man einen beträchtlichen Erguss von Serum in den Seitenventrikeln, im Rückenmarkskanal und in der Geschwulst, die sich in der Lumbargegend befand und durch Spaltung der Dornfortsätze der letzten Rücken- und obersten Sakralwirbel gebildet wurde. Der Digestionsapparat bot nichts Bemerkenswerthes dar, aber an den Harnorganen bemerkte man folgende Abnormitäten:

Die linke Niere bildete eine Masse von der Grösse eines Taubeneies, sie bestand aus halb durchsichtigen, unregelmässig mit einander verbundenen Läppchen, die eben so viele kleine, mit einer weissen und geruchlosen Flüssigkeit angefüllte Kysten bildeten. Alle diese Kysten standen unter einander in Verbindung, die dem Becken zunächst gelegenen öffneten sich in dasselbe, das selbst mit einer der obigen gleichenden Flüssigkeit angefüllt war. Die Niere zeigte keine Spur ihres normalen Gewebes; indessen nahm man an dem Hilus eine dicke und gleichsam zusammengedrückte Schicht wahr; in diesem Gewebe endeten die *V.* und *A. renalis,* beide obliterirt. Vergebens suchte ich eine Verbindung des Ureters mit dem Becken; dasselbe bildete einen wahren Sack ohne Ausgang. Der Ureter war mehr an der Blase, wo er sich wie im normalen Zustande öffnete, gehörig entwickelt. Beim Hinaufsteigen gegen die Niere verwandelte er sich hingegen in zwei kleine, sehr dünne und nirgends durchbohrte Stränge, die sich am Nierenbecken in viele Filamente spalteten und in der Niere in Form einer Vogelklaue inserirten.

Die rechte Niere war grösser als gewöhnlich; die nicht sehr ausgedehnte Blase enthielt trüben Urin, in dem sich eine grosse Menge sandartigen Grieses befand; die Lungen waren etwas mit Blut überfüllt; die fötalen Oeffnungen obliterirt.

Dieser *Hydrops cysticus* der Niere, wenn man den pathologischen Zustand so nennen kann, war besonders merkwürdig wegen der zugleich vorhandenen Obliteration und unvollkommenen Ausbildung des Harnleiters. Er bietet einen doppelten Bildungsfehler der Harnorgane dar, der eine scheint jedoch das Resultat des anderen zu sein; man kann annehmen, dass der *Hydrops renalis* eine Folge des gehinderten Ausflusses des Urins war, der sich weder durch das Becken noch durch den Ureter entleeren konnte. Die Atrophie hatte einen solchen Grad erreicht, dass keine Spur vom normalen Gewebe, ausser jener dicken Schicht von Zellgewebe am Hilus, vorhanden war. Wir wollen nicht das gleichzeitige Vorhandensein der *Spina bifida* und der Alteration der linken Niere übersehen, d. h. zweier Bildungsfehler.

Bei einem anderen ausgetragenen Kinde fand Billard, dass die innere Oeffnung der Harnröhre fehlte; dieselbe, nur einen halben Zoll lang, verengerte sich allmälig und endete als ein längliches Filament im Zellgewebe des Perinäums. Die Ureteren öffneten sich auf normale Weise in die Blase, sie waren weit, und verliefen, sich unmerklich vergrösserend, bis zu den Nieren; diese waren fast so gross wie ein Hühnerei, und boten dieselbe Struktur wie im vorhergehenden Falle dar. Indessen waren die Läppchen nicht so gross, nicht so durchsichtig, und theilweise von der Kortikalsubstanz bedeckt; die Nierenkelche und das Nierenbecken waren aber viel weiter und ausgedehnter, als sie es gewöhnlich zu sein pflegen. Eine weisse, geruchlose Flüssigkeit war in den Blasen, die alle mit einander kommunizirten und sich ins Nierenbecken öffneten, enthalten; der Urachus war nur noch als ein ganz kleiner obliterirter Gang vorhanden.

Eine Afteröffnung war nicht aufzufinden, und das Rektum bildete einen vollständigen und fest mit der Blase zusammenhängenden Sack. Die anderen Organe boten nichts Abnormes dar. Die ungeheuer entwickelte Blase füllte fast die ganze Bauchhöhle aus; die Darmwindungen waren nach hinten und oben zurückgedrängt.

Die Obliteration des Ureters, so wie die unentwickelte Harnröhre schienen in diesem Falle die Ausdehnung der Harnblase, und diese wiederum den Hydrops der Nieren hervorgerufen zu haben, deren normale Entwickelung gehemmt oder ganz und gar aufgehoben war. Die Alteration war nicht so bedeutend, wie in der ersten Beobachtung, weil sie mehr eine sekundäre war, und durch die Dilatation der Blase des Nierenbeckens, der Kelche und des Nierengewebes selbst beschränkt wurde.

Rayer hat im Atlas zu seinem schönen Werke über die Krankheiten der Nieren die Abbildung eines merkwürdigen Falles von Atrophie und hydatidenartiger Entartung der Nieren bei einem neugeborenen Kinde gegeben. Aussen an der kleinen, durch die Zusammenhäufung der Kysten gebildeten Masse sitzt eine konische Tasche an, die nichts Anderes als das Nierenbecken und der Anfang des erweiterten Ureters ist. Die andere Niere war gesund.

Es war vollständige Atrophie der Drüse, die ganz und gar in die hydatidenförmige Entartung hineingezogen war, vorhanden, ohne *Dilatation* oder Bildung einer bedeutenden Geschwulst in der Bauchhöhle, wie in den anderen Fällen, und besonders in dem folgenden.

Ich verdanke einem ausgezeichneten Schüler Rayer's, meinem Freunde, dem Dr. Bureau in Lyon, die Mittheilung eines anderen Falles, der in der Krankenabtheilung Rayer's im Jahre 1836 beobachtet wurde. Der Kranke war 17 Jahre alt, doch lässt sich aus allen Erscheinungen vermuthen, dass die Krankheit angeboren war.

F., 17 Jahre alt, von schwächlicher Konstitution, so dass er einem Knaben von 12 bis 13 Jahren gleicht, war rhachitisch gewesen; seine Beine sind verkümmert. Als Kind war er immer kränklich, obwohl er an keiner besonderen Krankheit, ausser vor sieben Jahren, gelitten hatte. Damals klagte er über einen heftigen Schmerz in der linken Nierengegend, der von nervösen Affektionen und Erbrechen begleitet war. Niemals ist Gries mit dem Urin abgegangen, und die Urinentleerung war nie schmerzhaft oder gehemmt. Seitdem haben sich mehrere Anfälle der Art eingestellt, von denen der heftigste vor zwei Jahren stattfand, wo der Kranke schwarzes Blut mit dem Urin entleerte und drei Tage hindurch an Erbrechen litt.

Am 11. Januar 1836 ist der Unterleib des Kranken angeschwollen, und die linke Seite mehr hervorragend; die linke Lumbargegend ist, anstatt eingesunken zu sein, merklich gewölbt. Der Druck auf diese Stelle erregt keinen Schmerz, der Ton ist matt, Fluktuation deutlich fühlbar; die Lumbargegend wird nicht näher untersucht; der Urin ist wasserhell.

Am 21sten tritt ohne vorhergegangene Ursache Harnverhaltung ein; die Blase steigt bis zum Nabel herauf, entleert sich aber durch den Katheter vollständig. Diese *Retentio urinae* dauert fünf Tage, und am zweiten verfällt der Kranke schnell in Agonie. Bedeutende Veränderung der Züge, Ohnmacht, Schaum vor dem Munde, sehr erweiterte Pupillen, Puls von 112 Schlägen, kaum fühlbar; der Kranke klagt nicht über Schmerzen im Unterleib. Man findet, dass die Anschwellung in der Lumbargegend merklich abgenommen hat; indessen spricht kein Symptom von Peritonitis dafür, dass sich der Sack in den Unterleib entleert habe. — Zwei Tage darauf erfolgt der Tod.

Sektion. Das Peritonäum zeigt nicht die geringste Spur von Entzündung; im Unterleib ist keine Flüssigkeit vorhanden. Die Darmwindungen sind von normaler Beschaffenheit, nur durch die darunter liegenden Geschwülste aus ihrer Lage gedrängt; diese kommen nach ihrer Entfernung zum Vorschein, die eine, welche auf der linken Seite sitzt, ist bei weitem grösser, als die rechte, beide berühren sich in der Mittellinie; man erkennt leicht durch ihre Lage und Form, dass sie von den beiden degenerirten Nieren gebildet werden.

Die linke Niere sieht wie ein grosser durch Luft ausgedehnter Sack aus, dessen Konkavität gegen die Wirbelsäule gerichtet ist, und der mit einer mit Urin gefüllten Blase in Verbindung steht. Diese grosse membranöse Tasche hat eine höckerige Oberfläche, die einzelnen Erhöhungen entsprechen den verschiedenen Lappen, aus denen die Niere besteht. An einigen Stellen ist sie sehr verdünnt, an anderen findet man noch Spuren des Nierengewebes; auf dem oberen Theil sitzt die Nebenniere auf, die abgeplattet ist, aber sonst nichts Abweichendes darbietet.

Die zweite Tasche, das Nierenbecken, ist gleichfalls durch eine Flüssigkeit ausgedehnt; die Membran ist ebenfalls von weisser, doch nicht so heller Farbe, sie ist ganz glatt, ohne Erhöhungen; ihr Gewebe scheint fester, stärker zu sein. Unterhalb der Geschwulst nimmt man den unveränderten Ureter wahr, der ganz normal zu sein scheint; indessen sieht man bei einiger Aufmerksamkeit, wenn man von unten nach oben Wasser injizirt, dass er, nachdem er sich einen Zoll weit unter der inneren Membran hindurch geschlängelt hat, durch eine ungefähr eine Linie grosse Oeffnung, die einer venösen Klappe vollkommen gleicht, in die Tasche einmündet; das Wasser dringt hier in einem dünnen und gewundenen Strahle ein; giesst man dagegen Wasser in das Innere der Tasche, so bleibt es dort stehen und fliesst nicht durch den Ureter aus.

Die rechte Niere ist um die Hälfte kleiner als die linke; doch zeigen sich hier dieselben organischen Veränderungen. Der Ureter ist an seiner oberen Mündung etwas gebogen und eingeschnürt, so dass die Flüssigkeit nicht gehörig hindurchfliessen kann; beim Injiziren von unten nach oben findet kein Hinderniss für den Durchgang statt. Das

Wasser dringt in das Nierenbecken nicht durch die normale Oeffnung, noch wie auf der anderen Seite durch eine lineäre Spalte, sondern durch einen einzigen Punkt, der nicht grösser ist als die Thränenpunkte; giesst man Flüssigkeit in die Tasche, so kann sie dies Hinderniss nicht überwinden, sondern bleibt dort stehen.

Aus diesem doppelten Bildungsfehler ergiebt sich, dass der Urin, der nur mit grosser Mühe durch den Ureter in die Blase fliessen konnte, das Nierenbecken und in der Folge die Nieren ausdehnen musste, woraus sich die Entstehung der beiden grossen Taschen erklären lässt; später wurde das Nierengewebe durch den Druck resorbirt, und die konsekutiven Zufälle stellten sich ein. Ein angeborener Fehler lag also wahrscheinlich der Alteration zu Grunde. Die Verengerung oder fast vollständige Verschliessung des Ureters und die anderen Zustände haben sich erst in der Folge entwickelt. Dies war Rayer's Ansicht zu der Zeit, wo der Fall beobachtet wurde, und aus diesem Grunde haben wir ihn hier den anderen beigefügt, in denen über die Entstehung kein Zweifel herrschen kann.

Prof. Moreau hat im vergangenen Jahre der *Académie de médecine* die Nieren eines Fötus vorgezeigt, die mit einer fast ähnlichen Strukturveränderung behaftet waren. Ausserdem stellt sich aus dieser kurzen Beschreibung des Falles die schon angegebene Koinzidenz zwischen der Nierenkrankheit und der Obliteration des Ureters klar heraus.

Ein im achten Monate geborenes Kind starb 24 Stunden nach der Geburt, ohne andere Symptome als eine tiefe Somnolenz dargeboten zu haben. Der Leib war bedeutend aufgetrieben. Die ganze Nierensubstanz war in eine Menge von Kysten von verschiedener Grösse umgewandelt und von dem eigentlichen Gewebe keine Spur mehr vorhanden. Beim ersten Anblick hätte man glauben können, jeder Lappen, aus dem sie in den ersten Lebensmonaten bestehen, sei in eine Kyste verwandelt worden; indessen war die Zahl derselben zu gross, um dies anzunehmen. Moreau glaubt, dass sie von einer Ausdehnung der *Tubuli uriniferi* herrühren; die linke ist noch einmal so gross als die rechte; ihr Ureter ist obliterirt; rechts fehlt der Ureter ganz.

Diese Fälle müssten uns, glaube ich, auffordern, den Zustand der Nieren, den man sehr vage *Hydrops renalis* genannt hat, mit grösserer Aufmerksamkeit zu studiren, wenn nicht schon Rayer die Kysten und Akephalokysten der Nieren sorgfältig beobachtet und beschrieben hätte (Atlas, 8te Lief.). Seiner Ansicht nach sind die Kysten der Nieren kleine Blasen oder zufällig entstandene Taschen, die einen krankhaften, gewöhnlich flüssigen Stoff, Akephalokysten, oder mehr oder weniger veränderten Urin enthalten. Diese Entartung kömmt sehr häufig in den Nieren vor. Die Kysten der Nieren können einfach sein, oder Akephalokysten oder Urin enthalten. Seiner Beobachtung zufolge sind die Kysten der tubulösen Substanz immer sehr klein; sie bilden Blasen, fast nie grösser als ein Hanfkorn, die gewöhnlich eine seröse oder gallertartige Flüssigkeit enthalten. Der im Nierenbecken oder im Harnleiter durch eine Affektion der Blase oder Harnröhre aufgehaltene Urin kann Atrophie der Nierensubstanz hervorrufen oder zur Bildung einer grösseren Anzahl von Kysten Veranlassung geben, was oft in den Nieren alter Leute stattfindet, mit dem Unterschiede, dass die Kysten mehr vereinzelt stehen und an Zahl geringer sind; das festere, derbere Nierengewebe erschwert die Ausdehnung, und die einzelnen Lappen lassen sich so leicht trennen, daher die Bildung der Kysten nicht so leicht von Statten geht. In dieser Hinsicht findet also ein auffallender Unterschied zwischen den Erscheinungen, wie sie bei Kindern und bei älteren Leuten auftreten, statt.

Ich komme nun zu der eigentlichen hydatidösen Entartung. Zwei Fälle werden ein anschauliches Bild von derselben liefern, und die Charaktere, wodurch sie sich von der hydatidenartigen Affektion unterscheidet, klar machen.

Prof. Nichet in Lyon wurde zu einer Kreissenden gerufen. Das Kind lag mit dem Steisse vor; die Schenkel waren schon aus den Geschlechtstheilen hervorgetreten, doch konnte durch Traktionen die Geburt auf keine Weise befördert werden. Die eingeführte Hand nahm einen enormen Umfang des Unterleibs wahr, und da derselbe sehr weich war, so glaubte Nichet es mit einem Askites zu thun zu haben, und vollzog die Punktion unter dem Nabel, doch es entleerte sich keine Flüssigkeit. Die höher bis zur Brust hinaufgeführte Hand liess eine beträchtliche Erweiterung der Brusthöhle von vorne nach hinten erkennen, während sie durch Annäherung det Rippen bedeutend an Höhe verloren hatte. Ein in einem der Interkostalräume eingesetzter Haken beförderte nicht das Herabsteigen des Kindes. Man musste deshalb die Brust- und Bauchwandungen mit dem Finger zerreissen, um den Körper herauszuziehen.

Der Fötus schien schon seit längerer Zeit abgestorben zu sein; der Kopf war klein, die Extremitäten, besonders die unteren, wenig entwickelt. Nichet wurde es im Anfang schwer, den primären Sitz der beiden grossen im Unterleibe vorhandenen Fleischmassen zu bestimmen; aber als er die Organe der Reihe nach durchnahm, bemerkte er, dass die Nieren fehlten und dass diese Geschwülste nichts Anderes waren, als diese ungeheuer ausgedehnten Organe selbst. Die äussere Gestalt war erhalten, aber jede war dreimal so gross als bei Erwachsenen, und füllte den Raum zwischen der *Crista ossis ilei* und der Spitze der Brust ganz aus, indem das Zwerchfell bis zu der ersten Rippe hinaufgedrängt war. Die Rippen selbst, die einander berührten, nahmen nur einen geringen Raum ein, und waren nach oben gedreht. Die enormen Nieren mit höckriger Oberfläche waren in eine fibrös-zellulöse Scheide eingeschlossen, die sehr schwer zu zerreissen war. Jeder Lappen war von dem angrenzenden durch zellulöse Scheidewände getrennt. Die durch diese letzteren gebildeten Räume wurden von dünnwandigen, durchsichtigen Blasen ausgefüllt, deren Grösse von einem Nadelkopfe bis zu einer Erbse variirte. Eng auf einander gehäuft enthielten sie eine weisse, klare, durchsichtige Flüssigkeit, die, sobald man einen Einstich machte, herausspritzte. Wurde die Substanz des Organs zerrissen, so zeigten sich Myriaden dieser Blasen. Sie bestanden nur aus zwei Elementen, aus einem zellulös-fibrösen, fadenförmigen und membranösen Gewebe und einer serösen Haut. Keine Spur der Nebennieren war vorhanden.

Das Pankreas, von normaler Grösse, war gleichfalls in solche Blasen umgewandelt.

Dieser pathologische Zustand unterscheidet sich auffallend von dem von Billard beschriebenen. Es sind hier keine neben einander liegenden Blasen vorhanden, die unter einander und alle wieder mit dem Nierenbecken in Verbindung stehen. Es ist hier nicht von den Bestandtheilen der Drüse die Rede, die durch den Druck der Flüssigkeit in seröse Höhlen umgewandelt worden, sondern neue Körper haben sich gebildet, nämlich Hydatiden.

Man berücksichtige die enorme Entwickelung der beiden kranken Nieren, die zurückgedrängten, aus ihrer Lage verschobenen Eingeweide, die beträchtlich erweiterten Bauchwandungen, und man wird es nicht auffallend finden, dass die Entbindung, wie in Fällen von Askites, so schwer von Statten ging. Es war hier nicht eine multilokuläre Kyste vorhanden, sondern ein Haufen von Blasen, die die fibröse Hülle der Niere ausdehnten.

Dieser Fall ist einigermaassen dem von Dr. Oesterlen in der

neuen Zeitschrift für Geburtskunde (7ter Band, 3tes Heft) beschriebenen analog.

Oesterlen wurde im Januar 1840 zu einer kreissenden Frau gerufen. Er fand den Kopf des Fötus ausserhalb der Scheide; aber der Leib konnte trotz der sehr heftigen Schmerzen nicht hindurchtreten. Das Kind war todt. Da die Wehen stark und kräftig waren, so hielt er einige Traktionen an dem Körper des Kindes für hinreichend, und beendigte auch auf diese Weise die Enthindung. Bei der Untersuchung des Kindes zeigte sich eine bedeutende Auftreibung des Unterleibs, besonders des unterhalb des Nabels gelegenen Theils. Fluktuation war nicht fühlbar; der Perkussionston überall matt. Das Kind wog 9 Pfund.

Bei Oeffnung des Unterleibs trat auf der rechten und linken Seite eine bedeutende rundliche Geschwulst hervor, die beide Seiten der Bauchhöhle ausfüllten. Diese Geschwülste, die sich bald als die Nieren erwiesen, waren von einer dünnen, durchsichtigen, gefässreichen, dem Aussehen nach einer serösen Haut gleichenden Membran bedeckt, die das die Nieren überziehende Peritonäum zu sein schien. Vom Fettzellgewebe war keine Spur vorhanden. Unter dieser Membran lag eine zweite, dünne, nicht so resistente, fibröse, die sich leicht von der Nierensubstanz ablösen liess; dies war die *Membrana propria* oder *albuginea* der Nieren. Die äussere Oberfläche der Nieren war glatt, ihre Farbe fleckig dunkelroth, hellroth oder violett, in der Mitte der Flecke befanden sich überall kleine runde Körner von einer dunklen graublauen Farbe. Dies waren kleine Hydatiden, mit denen die Nierensubstanz angefüllt war. Die Länge der Nieren betrug fast 5¼ Zoll, die Breite in der Mitte 4 Zoll, und die Dicke von vorn nach hinten ungefähr 3 Zoll. Jede Niere wog ohne Hülle und Nebennieren 9 Unzen.

Macht man auf der konvexen Seite bis zur Mitte einen Einschnitt, so bemerkt man auf der Inzisionsfläche eine Menge kleiner isolirter Blasen, von denen die kleinsten, die an die Kortikalsubstanz grenzen, eine Viertel-Linie im Durchmesser haben; die grössten, deren Durchmesser 2 Linien beträgt, liegen in der Mitte; die meisten von ½ bis 1 Linie im Durchmesser befinden sich hier und da zerstreut. Die Farbe dieser Blasen ist perlgrau, sie sind durchscheinend, sphärisch, von einer zarten Membran gebildet und enthalten eine trübe durchsichtige Flüssigkeit. Durch Alkohol oder Kochen wird diese Durchsichtigkeit nicht aufgehoben, jedoch nimmt die Membran eine weisse Farbe an. Die

Nierenkelche, 7 bis 8 an der Zahl, sind entwickelt, durch eine dicke und fibröse Haut gebildet. Das Nierenbecken ist klein im Verhältniss zur Grösse der Nieren und der Kelche. Es enthält eine wässerige Flüssigkeit. Von den Malpighischen oder Ferreinischen Pyramiden, so wie von den *Ductus Belliniani* ist keine Spur vorhanden, Alles ist in Hydatiden umgewandelt. Diese stehen durch ein röthliches und filamentöses Gewebe, das ein Rudiment des atrophischen Nierenparenchyms zu sein schien, in Verbindung.

Da ich in der Beschreibung des Dr. Oesterlen alle Charaktere der wahren Akephalokysten gefunden habe, so nahm ich keinen Anstand, seine Beobachtung unter die Fälle von hydatidöser Entartung der Niere aufzuführen.

Dieses Hinderniss bei der Entbindung haben die berühmtesten Geburtshelfer, deren Praxis sie zu Autoritäten in dergleichen Fällen berechtigt, niemals beobachtet.

Oesterlen kennt nur sechs Fälle von Hypertrophie der Niere, die von Heusinger, Meckel, Chaussier und Sandifort beschrieben worden. Er führt nicht an, ob in den ihm bekannten Fällen eine einfache Hypertrophie oder eine der obigen ähnliche Degeneration vorhanden war.

Es ist mithin erwiesen:

1) Dass die Nieren bei Kindern der Sitz der hydatidösen oder hydatidenartigen Entartung sein können.

2) Dass die hydatidenförmige Entartung oder Hydronephronie (Rayer) gewöhnlich das Resultat eines Bildungsfehlers der Harnröhre oder des Harnleiters ist.

3) Dass eine der äusseren Erscheinungen der Krankheit die beträchtliche Volumenzunahme der kranken Niere ist.

4) Dass diese Vergrösserung in der hydatidösen Degeneration nicht so deutlich hervortritt.

5) Dass die Entbindung dadurch behindert werden kann, und die Perforation des Unterleibs und Entfernung der Geschwülste erforderlich ist.

6) Da es unmöglich ist *a priori* zu erkennen, ob die Anschwellung des Unterleibs von einem einfachen Askites oder von der Degeneration der Nieren herrührt, so muss man, nachdem man sich von der Naturkraft überführt hat, die Punktion versuchen, indem man später immer noch die Perforation und Extraktion der Geschwülste vornehmen kann.

7) Man muss dem Abschnitte über die Dystokieen durch den Fötus ein neues Kapitel hinzufügen. (*Gazette médic. de Paris.*)

II. Analysen und Kritiken.

Ueber Pflege der Neugeborenen und Säuglinge.

(*Manuel pratique des maladies des nouveaux-nés et des enfants à la mamelle, par E. Bouchut. Paris* 1845.)

Die Besetzung der Assistentenstellen in den zahlreichen Pariser Spitälern durch jüngere Aerzte aus dem Zivilstande gehört zu den beneidenswerthen Vorrechten der letzteren; während bei uns der Arzt erst nach vieljähriger Ausübung der Praxis im Stande ist, die gemachten Erfahrungen geistig zu ordnen, zu verarbeiten, und die Veröffentlichung derselben zu wagen, sehen wir in Frankreich und England in Folge der begünstigenden Verhältnisse auch schon junge Aerzte mit bedeutenden Werken hervortreten, denen eine reichhaltige und gediegene Erfahrung zu Grunde liegt. Allein auch einen Nachtheil dürfen wir nicht übersehen. Es scheint in der neuesten Zeit fast Sitte zu werden, dass jeder französische Arzt, der eine Zeitlang in einem Pariser Spitale als sogenannter Interne fungirt hat, nach seiner Ausscheidung aus dem genannten Verhältnisse sofort mit einem Werke in die Oeffentlichkeit tritt, ohne sich selbst zu fragen, ob er dazu berechtigt ist, oder nicht. Nicht Jedem ist die Beobachtungsgabe eines Andral verliehen, der schon als junger Arzt eine *Clinique médicale* zu schreiben im Stande war, und auf diese Weise entstehen denn eine Menge von Schriften, in denen nur das Alte, längst Bekannte, vielleicht unter neuer Form, oder mit unbedeutenden, nicht selten sogar irrigen Zusätzen ausgestattet, dem ärztlichen Publikum aufgetischt wird. In der neuesten Zeit haben die Kinderkrankheiten auch in Paris grosses Interesse erregt, und eine Reihe von Werken über diesen Gegenstand, von denen einige allerdings auf reiche und mit grosser Umsicht angestellte Beobachtung sich stützen, sind aus der genannten Hauptstadt hervorgegangen. Der Verfasser des vorliegenden hat zwei Jahre lang der Abtheilung der kranken Kinder im Hôpital Necker unter Trousseau vorgestanden, und scheint selbst eingesehen zu haben, dass die Zeit seiner Beobachtung doch zu kurz war, um ein vollständiges Werk über Kinderkrankheiten zu schreiben. Er beschränkt sich daher mit Recht auf die Krankheiten der Neugeborenen und Säuglinge, bis zum Ende des zweiten Lebensjahrs. Ein Werk dieser Art schien ihm noch zu fehlen, da Billard und Valleix nur die Krankheiten der Neugeborenen zum Gegenstande ihrer Arbeiten gemacht haben. Wir werden uns hier weniger auf eine Kritik des vorliegenden Werkes einlassen, als vielmehr die Anordnung des Ganzen unseren Lesern vorführen, und das, was dem Verfasser eigen ist und besonders bemerkenswerth scheint, hervorzuheben suchen.

Der Verf. hat die dogmatische Vortragsweise gewählt, und gewiss mit Recht. Die Einschiebung zahlreicher und ausführlicher Krankengeschichten, wie wir sie in den Werken von Billard, Berton, Rilliet und Barthez u. a. m. finden, bringt, wie es jeder Leser an sich selbst erfahren haben wird, gar leicht Ermüdung hervor. Indess hat der Verf. sich vorbehalten, später ausführlichere Abhandlungen über einzelne Kinderkrankheiten zu veröffentlichen, und hierzu die ihm jetzt nur als Basis dienenden Beobachtungen zu benutzen.

Der erste Abschnitt umfasst die physische Erziehung der jungen Kinder. Der Verf. spricht zuerst über das Verhalten der Mutter während der Schwangerschaft, dann über die nach der Geburt zu beobachtenden Regeln. Sehr ausführlich wird das Geschäft des Säugens abgehandelt, die physiologische und pathologische Beschaffenheit der Milch, die Wahl der Ammen, der Einfluss der Krankheiten derselben auf die Konstitution des Säuglings. Die Uebertragung der Syphilis von der Mutter auf das Kind bildet einen Hauptgegenstand dieses Abschnitts. Der Verf. leugnet mit Recht die Erblichkeit der Syphilis, wenn die Affektion der Mutter blos eine primäre ist. Primäre Schanker sind bei Neugeborenen überhaupt äusserst selten, und wo man sie findet, lässt sich die Ansteckung immer entweder auf ein ähnliches Leiden der Genitalien der Mutter, oder auch der Wärterin, selbst der Hebamme, zurückführen. Erblich ist die Syphilis in ihrer sekundären Form; in dem Augenblicke aber, wo die sekundären Symptome den tertiären Platz machen, scheint auch die Erblichkeit wieder aufzuhören. Der Verf. theilt dies Faktum als Resultat der Forschungen seines Freundes, des Dr. Deville, mit, der im *Hôpital de l'Ourcine* diese Beobachtung gemacht hat. Der Ansicht des Verfassers, dass man diese Thatsache als diagnostisches Hülfsmittel benutzen könne, um zu wissen, ob eine syphilitische Kranke an sekundärer oder tertiärer Lues leide, möchten wir indess nicht beitreten. Die hereditäre

Syphilis giebt sich in der Regel während des zweiten Monats nach der Geburt kund, doch führt der Verf. einen Fall an, wo das Kind mit einem über den ganzen Körper verbreiteten und wohl charakterisirten syphilitischen Exanthem, freilich todt zur Welt kam. Mit Recht macht er auf eine eigenthümliche Form chronischer Koryza aufmerksam, die fast bei allen syphilitischen Kindern vorkommt, und wodurch ein schnüffelnder Laut, als wäre die Nase fortwährend verstopft, hervorgebracht wird. Was die Behandlung anbetrifft, so räth der Verf. durch eine Merkurialkur der Mutter dem Kinde das Medikament mittelst der Milch zuzuführen. Dr. Deville verordnet zu diesem Zwecke Pillen aus Jodquecksilber zu $\frac{1}{8}$ bis $\frac{1}{4}$ Gran 2- bis 3mal täglich, und behauptet, durch dies Verfahren in vielen Fällen, ohne dass die sorgfältigste Analyse in der Milch eine Spur des Mittels entdecken liess, schnelle Heilung erzielt zu haben. Gegen die chronische Koryza der Kinder, die immer den Verdacht der Syphilis erregt, empfiehlt der Verf. nach Nelaton den direkten Gebrauch des Jodkali, welches er den Kindern täglich zu 3 bis 6 Gran in Wasser oder mit Zucker versetzter Milch eingeben lässt. Schädliche Folgen will er niemals davon gesehen haben.

Der zweite Abschnitt enthält allgemeine Betrachtungen über die Krankheiten der ersten Kindheit, und über die Mittel, dieselben zu erkennen. Der Verf. macht darauf aufmerksam, dass bei allen diesen Krankheiten die chronische Form vorwalte, wodurch sie sich den Affektionen des Greisenalters nähere. Hierauf folgen Betrachtungen über die Physiognomie, das Geschrei, die Stellung des Kindes u. s. w. Auch die Färbung des Antlitzes würdigt der Verf. einer ausführlicheren Besprechung, und erwähnt bei Gelegenheit der durch die *Tussis convulsiva* bedingten rothblauen Färbung eines von ihm beobachteten seltenen Falles, wo in den Hustenanfällen eine Blutung aus den Augen stattfand. Wir übergehen, als nichts Neues darbietend, die Kapitel über die Stillung, das Geschrei der Kinder u. s. w., und bleiben bei der Untersuchung der Brustorgane stehen. Man spricht nach Laennec's Vorgang viel von der sogenannten puerilen Respiration, allein der Verf. behauptet, dass diese Bezeichnung im Laennec's Sinne erst für diejenigen Kinder gelte, welche bereits das zweite Lebensjahr zurückgelegt haben. Nach Bouchut's Beobachtungen ist bis zu diesem Zeitpunkte die Respiration durchaus nicht laut und sonor, vielmehr von einem auffallend schwachen Geräusche begleitet. Er leitet diese Erscheinung von der Schwierigkeit her, welche dem Eindringen der Luft in die Lungen entgegentritt, mag nun die Dichtigkeit des Organs oder die Enge der Lungenbläschen daran Schuld haben. Aus demselben Grunde giebt auch die Perkussion der Brust bei Säuglingen einen etwas matten Ton. Der Verf. empfiehlt, die physikalische Untersuchung kleiner Kinder immer mit der Auskultation zu beginnen, weil die Perkussion gewöhnlich Weinen und Schreien hervorbringt, wodurch die Resultate der ersteren mehr oder weniger getrübt werden müssen.

Im dritten Abschnitte werden nun die Krankheiten der einzelnen Systeme nach der Reihe durchgenommen. Der Verf. macht mit den Affektionen des Mundes, und zwar mit der Beschreibung der Dentition, den Anfang; die physiologische Darstellung der Zahnentwickelung ist nach den Untersuchungen von Richerand und Bérard geordnet, woran sich die im Gefolge der Dentition auftretenden Zufälle anschliessen. Auch hier giebt der Verf. nur das Alte, schon zum Ueberdruss in unzähligen Schriften Mitgetheilte. Für die Behandlung der ulzerösen Stomatitis empfiehlt der Verf. Touchiren der geschwürigen Stellen mit Höllenstein oder Salzsäure, und in den Zwischenzeiten den Gebrauch eines Kollutoriums aus gleichen Theilen Borax und Honig. Bouneau, Arzt im *Hôpital des Enfants,* wendet mit Nutzen gepulverten Chlorkalk an, den er mit dem angefeuchteten Finger 1—2mal täglich auf die kranken Theile aufträgt. Unmittelbar darauf muss eine schleimige Flüssigkeit in die Mundhöhle injizirt und der Kopf der kleinen Patienten vornüber gebeugt werden, um sie zu verhindern, die Chlorauflösung hinunterzuschlucken.

In der Beschreibung des Soors nimmt der Verf. auf die Entdeckungen der neueren Zeit, namentlich auf die des Dr. Gruby, welcher Kryptogamen in dem Exsudate nachwies, lobenswerthe Rücksicht, wenn auch, wie er mit Recht bemerkt, die Therapie dadurch nicht im Geringsten modifizirt wird. Bei einem Kinde fand er den Soor auch im Oesophagus, und zwar in solcher Ausdehnung, dass die kryptogamischen Vegetationen eine förmliche Röhre im Innern des Oesophagus bildeten, welche mit den unterliegenden Geweben nur sehr locker zusammenhing, und den Nahrungsmitteln zum Durchgange diente. Bei einem anderen Kinde, wo der Soor sich im Dickdarm zeigte, fand ihn der Verf. auch in der Umgegend des Afters. Im Allgemeinen unterscheidet er einen idiopathischen und symptomatischen Soor; beide knüpfen sich an eine Störung des Allgemeinbefindens, ersterer an eine schwache dyskrasische Konstitution, letzterer an krankhafte Affektion eines bestimmten Organs. Der idiopathische Soor verschwindet gewöhnlich schnell, während der symptomatische zwar eben so schnell heilt, aber im Laufe einer und derselben Krankheit leicht Rückfälle macht. So beobachtete der Verf. Kinder, die seit mehreren Monaten an chronischer Darmentzündung litten, und zu vier verschiedenen Malen von Soor befallen wurden, der dann auch beim tödtlichen Ausgange der Krankheit wieder erschien. Der Tod erfolgt nach der Meinung des Verfassers nie durch den Soor selbst, sondern immer nur durch die Krankheit, in deren Gefolge er auftritt. Der Abschnitt über Natur und Behandlung des Soors bietet nichts Neues dar.

Recht gelungen ist das folgende Kapitel über Diarrhoe. Wenn auch eine solche Bezeichnung, die eigentlich nur einem Symptome gilt, in unserer Zeit nicht mehr recht am Orte ist, so lässt sie sich doch im vorliegenden Falle gewiss entschuldigen, weil sich auf diese Weise die differentielle Diagnose der einzelnen Arten der Diarrhoe, die für die Behandlung so ausserordentlich bedeutsam ist, am besten feststellen lässt. Der Verf. unterscheidet eine katarrhalische oder spastische und eine inflammatorische Diarrhoe. Die spastische Diarrhoe kommt bei Säuglingen sehr häufig vor, und beruht auf der grossen Reizbarkeit der Darmschleimhaut in diesem Alter, die zu vermehrten peristaltischen Bewegungen so leicht Anlass giebt. Ungünstige hygieinische Verhältnisse, fehlerhafte Nahrung, mag sie nun zu reichlich oder ungenügend sein, der Eindruck der Kälte, Gemüthsbewegungen der Mutter oder Amme u. dergl. m., verdienen in ätiologischer Hinsicht Berücksichtigung. Was den Einfluss der Dentition auf die Diarrhoe anlangt, so ist derselbe zwar schon von alten Zeiten her anerkannt, der Verf. hat indess, um sich von demselben zu überzeugen, genaue Untersuchungen darüber im Hôpital Necker angestellt. Von 110 Kindern, die in der ersten Zahnentwickelung begriffen waren, blieben nur 26 ganz gesund; 38 bekamen Kolik, leichten Durchfall, der aber durchaus nicht beunruhigend war; 46 litten an profuser Diarrhoe. Bei 19 derselben erschien die Diarrhoe zu gleicher Zeit mit den Kongestionserscheinungen am Zahnfleisch, hörte mit diesen auf, und trat von Neuem ein, sobald der Durchbruch eines Zahns wieder bevorstand. Die übrigen 27 endlich litten an einer hartnäckigen, profusen Diarrhoe, die allmälig alle Charaktere der entzündlichen annahm, und unter den Erscheinungen einer Enteritis tödtlich endete. Mit grosser Ausführlichkeit behandelt der Verf. die Entero-Kolitis, als Ursache der entzündlichen Diarrhoe. Er macht in diagnostischer Beziehung namentlich auf das Erythem der Afterumgebung und der Oberschenkel aufmerksam, welches nach seinen Beobachtungen in ⅘ dieser Fälle vorhanden ist. Dies Erythem geht nicht selten in Exkoriationen, endlich auch in um sich greifende, oberflächliche Ulzerationen über, welche die Neigung zeigen, sich vom Zentrum nach der Peripherie hin zu vernarben. Nicht selten findet man gleichzeitig Röthung und Ulzeration an den inneren Knöcheln und den Fersen, welche Trousseau von der gegenseitigen Reibung dieser Theile herleitet. Man verhütet diesen Zustand am besten dadurch, dass man die Beine mit feinen Läppchen einwickelt. Die Exkoriationen an den Hinterbacken bestreut man mit Lykopodiumpulver, und macht bei grosser Schmerzhaftigkeit und ausgebreiteter Ulzeration Fomentationen mit einer schwachen Sublimatauflösung.

Die Magenerweichung hält Verf. keineswegs für eine besondere Krankheit; nach seiner Erfahrung ist sie immer mit einer mehr oder weniger heftigen Entzündung des Darmkanals verbunden, und ohne Zweifel eine Folge der letzteren. Er glaubt, dass die überwiegende Säurebildung in den ersten Wegen, welche immer die Entzündung der Darmschleimhaut begleitet, diesen Einfluss auf die Mukosa des Magens ausübe.

Die Krankheiten der Respirationsorgane eröffnet Verf. mit der Beschreibung der Koryza, die er in eine akute, chronische und pseudomembranöse eintheilt. Er wiederholt hier die schon an einer früheren Stelle gemachten Bemerkungen über die *Coryza syphilitica* neugeborener Kinder, die er immer erfolgreich mit Jodkali behandelt haben will. Wir wollen uns hier auf keine kritische Beleuchtung dieser Methode einlassen, erinnern aber nur daran, dass das Jodkali überhaupt die Aeusserungen der syphilitischen Dyskrasie mehr unterdrückt, als die Krankheit selbst radikal heilt. Aber auch abgesehen davon, scheint die merkurielle Behandlung, die wir in zahlreichen Fällen mit dem besten Erfolge angewandt haben, den Vorzug zu verdienen, weil milde Quecksilberpräparate von kleinen Kindern weit besser ertragen werden, als das Jod, zumal in der *Syphilis neonatorum* immer eine grosse Neigung zur Atrophie stattfindet.

Die Darstellung des Krups ist sehr ausführlich und gründlich. Bei der Beschreibung der Pseudomembranen vermissen wir aber leider die Resultate einer genauen mikroskopischen Untersuchung derselben, welche von keinem Arzte, dem die Gelegenheit, den Krup häufig zu beobachten, gegeben ist, heutiges Tags versäumt werden sollte. Auch hi finden wir, wie in vielen anderen französischen Werken, die Trennung der Diphtheritis vom wahren Krup nicht scharf genug durchgeführt. Der Verf. bemerkt, dass man im ersten Stadium nicht selten einen profusen Nasenausfluss und Pseudomembranen in der Nasenhöhle beobachte; ja, wenn an irgend einer Körperstelle ein runder Fleck, z. B. von einem Blasenpflaster, vorhanden ist, soll sich die Oberfläche desselben oft mit einem pseudomembranösen Gebilde überziehen. Gegen die Annahme eines intermittirenden Krups, wie Jurine und Andere ihn aufgestellt haben, eifert der Verf. mit Recht, und klagt hier eine Verwechselung mit dem sogenannten falschen Krup und der *Laryngitis stridulosa* an. Die diagnostischen Bemerkungen, welche hierauf folgen, gehören mit zu dem Werthvollsten, was der Verf. in seinem ganzen Werke giebt, und verdienen von jedem Praktiker beherzigt zu werden. Obwohl der Krup am häufigsten vom 2ten bis zum 8ten oder 10ten Lebensjahre vorkommt, hat ihn der Verf. doch schon bei einem 8 Tage alten Kinde beobachtet. Die empfohlene Behandlung ist dieselbe, die aus anderen französischen Schriften über diesen Gegenstand, z. B. aus dem Werke von Rilliet und Barthes, bereits allgemein bekannt ist. In Betreff der Kauterisation und der Anwendung der Tracheotomie theilt der Verf. vollkommen die Ansichten seines Lehrers Trousseau, die schon zu wiederholten Malen in dieser Zeitschrift mitgetheilt worden sind, und deshalb an dieser Stelle füglich übergangen werden können.

In der Behandlung der Bronchitis verwirft der Verf. die Blutentziehungen, namentlich hält er die lokalen für schädlich, weil sie die Sensibilität der kleinen Patienten erhöhen sollen, und einen sehr bedenklichen nervösen Zustand herbeiführen können. Wir sind überzeugt, dass jeder praktische Arzt den Nutzen der mässig angestellten lokalen Blutentleerungen bestätigen wird, wenn wir auch dem Verf. darin Recht geben müssen, dass ein Ueberschreiten des Maasses sich sogleich durch allgemeinen Kollapsus und durch das Auftreten von Zerebralerscheinungen straft. Die Behandlung des Verfassers besteht hauptsächlich in der Anwendung der Emetika und bei drohender Gefahr der Vesikatore auf die vordere Fläche der Brust. Diese will er immer ohne Nachtheil applizirt haben; nur das Fieber nimmt danach um ein Unbedeutendes zu, und in seltenen Fällen zeigen sich Erscheinungen von Strangurie. Will man jede Besorgniss bannen, so empfiehlt der Verf. statt des Blasenpflasters die Applikation eines Liniments aus Krotonöl.

Die lobuläre Pneumonie kommt nach des Verfassers Beobachtungen fast immer in beiden Lungen zugleich vor. In 46 Fällen boten 45 die Erscheinungen der *Pneumonia duplex* dar. Im Widerspruch mit der Behauptung von Valleix giebt der Verf. an, dass sie meist von den unteren Lappen nach den oberen aufsteige, und sich vorzugsweise am hinteren Rande und an der Peripherie der Lunge kund gebe. Lungenabszesse in Folge von Pneumonie sah der Verf. nur bei einem Kinde, Valleix niemals; sie kommen fast nur bei Kindern vor, die das zweite Lebensjahr bereits überschritten haben. Fast eben so häufig als die einfache Entzündung der Lunge, kommt bei kleinen Kindern die tuberkulöse Pneumonie vor; unter 33 Fällen wurde sie 13mal am Kadaver gefunden. Die Tuberkeln zeigen sich in der Regel als miliäre, nur selten als grössere krude, oder gar in Erweichung übergehende Massen. Gewöhnlich ist damit Tuberkulose in anderen Organen verbunden, ja in einem Falle dieser Pneumonie fand der Verf. gleichzeitig Tuberkeln unter der Pleura, in den Bronchialdrüsen, im Zwerchfell, in der Leber und Milz, dem Mesenterium, den Halzdrüsen, dem Felsenbein und an einzelnen Stellen der Gehirnsubstanz.

Bei der Beschreibung der Symptome macht der Verf. auf eine zuerst von Trousseau beobachtete Anschwellung der Dorsalvenen der Hände aufmerksam, die er von der Störung der respiratorischen Funktion herleitet. Das krepitirende Rasseln, welches das erste Stadium der Pneumonie Erwachsener in den meisten Fällen begleitet, hat der Verf. bei Säuglingen niemals wahrgenommen, während Bronchialathmen und Bronchialstimme gewöhnlich die Verbreitung der Pneumonie über einen grösseren Lungentheil oder die Hepatisation anzeigen. Konvulsionen, welche im Verlaufe der Pneumonie auftreten, haben gewöhnlich ihre Ursache in Tuberkulose des Gehirns und kommen deshalb vorzugsweise bei der tuberkulösen Pneumonie vor; nur in 2 Fällen zeigten sie sich in der einfachen Lungenentzündung ohne Alteration der Nervenzentren.

Die Pneumonie der Säuglinge giebt immer eine höchst ungünstige Prognose. Valleix und Vernois sahen von 128 neugeborenen Kindern 127 sterben. Unter der Behandlung des Verfassers starben 33 von 55. Diese grosse Sterblichkeit erklärt sich zum Theil daraus, dass die Pneumonie in diesem Alter fast nie als primäre Krankheit erscheint, sondern meist zu anderen Affektionen hinzutritt, namentlich zu den Masern, Keuchhusten u. a. m.

Die empfohlene Behandlung weicht im Allgemeinen von der der Bronchitis nicht ab. Nur eifert der Verf. in Betreff der Pneumonie nicht so gegen die Blutentziehungen, räth indess, die Blutegel, um die Nachblutung leichter stillen zu können, in die Gegend der inneren Kondylen des Oberschenkelbeins zu appliziren.

Die früher im kindlichen Alter ganz geleugnete Pleuritis fand der Verf. nicht selten am Kadaver, wo während des Lebens kein Symptom das Vorhandensein derselben angezeigt hatte. Die primäre Pleuritis mit Erguss sah er nur 2mal, bei 2 Kindern von resp. 18 und 16 Monaten. In beiden Fällen war die Lunge gegen die Wirbelsäule gedrängt und karnifizirt. Der die Pleurahöhle füllende Erguss bestand aus purulentem Serum mit albuminösen Flocken gemischt. Die *Pleura costalis* und *pulmonalis* waren geröthet und in ihrer ganzen Ausdehnung von einer dicken, graugelben Pseudomembran bedeckt. Der Mangel der Vibration der Stimme an der leidenden Brusthälfte ist ein wichtiges Symptom der Pleuritis.

Bei der Sektion mehrerer im Verlaufe der *Tussis convulsiva* gestorbener Kinder will der Verf. Anschwellung, Röthe und Erweichung, auch Tuberkelbildung in den Bronchialdrüsen beobachtet haben. Die Beobachtung einiger Aerzte, betreffend die Hämatemesis in dieser Krankheit, hält er für irrig, und glaubt, dass sowohl diese wie die Hämoptysis nur dadurch bedingt werden, dass während der Epistaxis Blut aus der Nase in die Luftwege und den Schlund gelangt, und auf diese Weise jene Färbung der Auswurfsstoffe hervorgebracht wird. Dass der Keuchhusten schon im zartesten Alter vorkomme, beweist die Beobachtung des Verfassers: unter 36 an der Krankheit leidenden Kindern waren 6 erst 2 Monate, 3 noch 4 Wochen alt; auch waren Mädchen im Allgemeinen der Krankheit mehr unterworfen, als Knaben. Der Verf. neigt zur Annahme einer Kontagiosität, und führt mehrere merkwürdige Beispiele zur Stütze seiner Ansicht auf.

Der Abschnitt über Konvulsionen enthält wenig, was besonders hervorgehoben zu werden verdiente. Der Verf. macht darauf aufmerksam, dass man auf die Verstopfung als Ursache der Eklampsie zu viel Werth lege, da nach seinen und Trousseau's Erfahrungen die Krämpfe nicht selten während einer starken, spontan oder durch die Anwendung eines Abführmittels entstandenen Diarrhoe ausbrechen. Der Verf. unterscheidet wie alle Autoren die konsensuellen und die symptomatischen Konvulsionen, welche letztere nur das Symptom einer wichtigen Krankheit der Nervenzentren sind. Die Reihe derselben wird mit der Beschreibung der Meningitis eröffnet, und die in neueren Zeiten so vielfach abgehandelte *Meningitis tuberculosa* einer besonderen Aufmerksamkeit gewürdigt. Obwohl diese Krankheit gewöhnlich nur als Lokalisation der tuberkulösen Dyskrasie betrachtet wird, und gemeinhin mit Tuberkeln in anderen Organen vergesellschaftet ist, so beobachtete der Verf. doch einen Fall, in welchem, mit Ausnahme der *Meningitis tuberculosa*, in keinem Organe eine krankhafte Veränderung gefunden wurde. Doch betrachtet er solche Fälle nur als Ausnahmen. In mehreren Fällen war erbliche Anlage nicht zu verkennen; Kinder einer Familie, deren Eltern tuberkulös waren, wurden fast alle von dieser Krankheit befallen. Man glaubte früher, dass die tuberkulöse Meningitis bei sehr jungen Kindern nicht vorkäme; dieser Irrthum ist durch die neueren Forschungen in diesem Gebiete widerlegt worden, und der Verf. selbst hat 6 Fälle gesammelt, welche Kinder von 3 Monaten bis zu 2 Jahren betrafen. Was die Symptomatologie betrifft, so unterscheidet der Verf. 3 Perioden, die der Keimung (Germination), Invasion und Konvulsion. Die erste Periode ist in diagnostischer Hinsicht besonders wichtig, und ihre Dauer kann sich von 8 Tagen bis zu einem Monat hinziehen. Sie charakterisirt sich vorzugsweise durch flüchtige, nicht selten intermittirende, anscheinend geringfügige Störungen der Intelligenz und der Sensationen des Kindes. Der Eintritt des zweiten Stadiums wird besonders durch Erbrechen bezeichnet, welches in 80 Fällen nur 14mal vermisst wurde. In Betreff einiger diagnostischen Bemerkungen, die sich auf die Unterscheidung der in Rede stehenden Krankheit von der einfachen Meningitis, der Enkephalitis, den Hirntuberkeln und dem typhösen Fieber beziehen, verweisen wir die geneigten Leser auf das vorliegende Werk selbst. Die Behandlung des Verfassers weicht von der allgemein üblichen nicht ab. Die von Blaud vorgeschlagene Kompression der Karotiden verwirft er, weil es ihm unmöglich scheint, diese Operation vorzunehmen, ohne zugleich die inneren Jugularvenen zu komprimiren, und auf diese Weise den Rückfluss des Blutes aus dem Gehirn zu unterbrechen. Der vom Verf. angegebene Apparat zur Applikation der Kälte auf den Kopf scheint Empfehlung zu verdienen.

Bei der *Tuberculosis cerebri* selbst tritt die Periode der Keimung noch deutlicher hervor, als in der tuberkulösen Meningitis, die sich übrigens über kurz oder lang nicht selten hinzugesellt und den tödtlichen Ausgang herbeiführt. Der Verf. beobachtete ein Kind, welches plötzlich von heftigem Schmerz in der Nackengegend mit Kontraktion des linken *Muscul. sternocleidomastoid.* befallen wurde. Diese Symptome schwanden und erneuerten sich von Zeit zu Zeit, bis der Ausbruch einer Meningitis dem Leben ein Ende machte. Bei der Sektion zeigten sich neben den Granulationen der Piamater zwei Tuberkeln im kleinen Gehirn und eins im Hirnknoten, dessen Substanz roth und auffallend erweicht erschien.

Das nächste Kapitel ist der Beschreibung des Hydrokephalus gewidmet. Die akute Form dieser Krankheit wird hier mit Recht weniger berücksichtigt, weil sie bereits bei der Meningitis, insbesondere der tuberkulösen, genügend erörtert worden ist. Was den chronischen Wasserkopf betrifft, so wird uns hier nur das Alte, längst Bekannte dargeboten, so dass ein längeres Verweilen bei diesem Gegenstande nicht gerechtfertigt wäre.

Eben so verhält es sich mit der Hämorrhagie in den Sack der Arachnoidea (*Apoplexia meningea*); hier scheinen dem Verf. wenig eigene Beobachtungen zu Gebote zu stehen, und das ganze Kapitel ist mehr als ein Auszug aus der Abhandlung Legendre's über diese Affektion zu betrachten.

Der Abschnitt, welcher die Hautkrankheiten enthält, ist im Allgemeinen von dem Vorwurf der Oberflächlichkeit und Flüchtigkeit nicht frei; allein die fast zum Ueberdruss grosse Zahl der Monographieen über diesen Gegenstand wird dem Verf. zur Entschuldigung dienen. Es ist eine bekannte Erscheinung, dass die Varizellen zuweilen mit Erbrechen, Konvulsionen u. s. w. ausbrechen; allein die grosse Seltenheit dieser Zufälle geht schon daraus hervor, dass in 23 Fällen dieser Krankheit keiner derselben vom Verf. beobachtet wurde. Auch will er bemerkt haben, dass das Bläschen sich sogleich ohne vorgängige Entzündung der Hautstelle bildet, und der rothe Hof sich erst 2 bis 3 Tage später, wenn die Abtrocknung beginnen will, hinzugesellt.

Die Schilderung der Masern ist in sofern interessant, als der Verf. hier eine Masernepidemie beschreibt, welche im Jahr 1843 im Hôpital Necker geherrscht hat. (Dieselbe ist bereits von Trousseau selbst im *Journal de médecine*, Septbr. 1843, geschildert worden.)

Von den Bemerkungen des Verfassers über die übrigen Hautkrankheiten, Erythem, Impetigo u. s. w., heben wir nur das Resultat der anatomischen Untersuchung eines an *Induratio telae cellulosae* gestorbenen Kindes hervor. Der Verf. injizirte in die Arterien des Unterschenkels eine Mischung von *Terebinth. veneta* mit *Ol. Terebinth.*, welches durch Karmin gefärbt war. Im gesunden Zustande dringt diese Flüssigkeit in alle oberflächlichen und tiefen Kapillargefässe, färbt Haut und Muskeln, und kehrt durch die Venen wieder zurück. Dies letztere geschah in dem kranken Beine weit schwieriger, und nur ein sehr kleiner Theil der Kapillargefässe der Haut wurde durch die Flüssigkeit ausgedehnt, so dass die Obliteration der meisten dadurch erwiesen wurde.

Der Beschreibung der Rhachitis liegen Guérin's Untersuchungen zu Grunde; der Verf. nimmt dieselben für vollkommen wahr und unumstösslich an, eine Annahme, welcher wir nicht unbedingt *beitreten* können, da eine Bestätigung jener Resultate durch andere glaubwürdige Forscher noch vermisst wird.

Eine Auswahl von Rezeptformeln schliesst das vom Verleger (Baillière) gut ausgestattete Werk.

III. Antikritik und Polemik.

Herr Valleix in Paris gegen Herrn Jousset daselbst, in Bezug auf den Werth der Tracheotomie gegen den Krup.

Unsere Leser erinnern sich des nur im Resumé mitgetheilten Artikels von P. Jousset, betitelt: „Historisches und Kritisches über Tracheotomie oder Bronchotomie gegen den Krup" (siehe dieses Journal Bd. IV. Heft 2, Februar 1845, S. 141). So eben, und zwar, wie das Datum zeigt, sehr spät, gelangt in unsere Hände ein Schreiben von Herrn Dr. Valleix in Paris, welches wir, mit geringen Auslassungen, getreu übersetzt mitzutheilen nicht umhin können.

...... „Erst jetzt, freilich etwas spät, habe ich Zeit und Gelegenheit, mit einigen Bemerkungen über den so wichtigen Gegenstand, dem Herr Jousset seine Abhandlung gewidmet hat, hervorzutreten. Indessen kommt man, dünkt mich, bei wissenschaftlichen Fragen mit seinen Einwürfen nie zu spät, und ich säume daher nicht, Ihnen zu beliebiger Benutzung Dasjenige mitzutheilen, was ich, der ich mich mit dem Gegenstande ganz besonders beschäftigt habe, gegen Herrn Jousset einzuwenden genöthigt bin."

„Zuvörderst habe ich zu bemerken, dass man nicht recht klar wird, was Herr Jousset mit seiner Abhandlung eigentlich will. Herr

Jousset nämlich schliesst folgendermaassen: „„Die Tracheotomie ist „„nicht in Anwendung zu bringen gegen die Krankheit, sondern nur „„gegen ein Symptom derselben, nämlich gegen die Suffokation. Wird „„man also im Anfange der Krankheit herbeigerufen, so muss man „„Blutegel auf die vordere Parthie des Halses setzen .....““ (hier giebt er weiter an, was gegen den Krup in allen guten Handbüchern empfohlen wird; dann fügt er hinzu:) .... „„Sobald suffokatorische „„Zufälle einzutreten beginnen, muss man mit grösster Sorgfalt den „„Verlauf der Krankheit und die Wirkung der angewendeten Mittel „„ins Auge fassen. Verbleiben die Erstickungszufälle, nachdem sie „„eine Zeit lang zugenommen haben, auf demselben Grade ihrer In„„tensität oder vermindern sie sich gar, so ist die Tracheotomie noch „„keineswegs indizirt; wenn aber im Gegentheile die Erstickungszu„„fälle stärker oder häufiger, oder länger dauernd werden, wenn die „„kräftigste Behandlung sie nicht hat modifiziren können, wenn die „„Kräfte sich verlieren, wenn Asphyxie androhet, dann darf man mit „„der Tracheotomie nicht zögern; sie ist nun das einzige Mittel, wel„„ches den Tod verzögern und selbst bisweilen eine vollständige Hei„„lung herbeiführen kann.““

„Hiermit hat aber offenbar Herr Jousset nichts Anderes gesagt, als was vor ihm schon gesagt worden ist. Allerdings hat Herr Trousseau einmal dahin sich ausgesprochen, dass man die Operation so früh wie möglich machen müsse; allein wir wissen Alle, welches der eigentliche Sinn dieser Worte ist. Sicherlich hat weder Herr Trousseau, noch Herr Bretonneau, noch irgend ein Anderer behauptet, dass, sobald die Pseudomembran den Larynx innerlich zu überziehen beginnt, man sich beeilen müsse, die Operation zu machen, ohne zu anderen Mitteln seine Zuflucht zu nehmen. Uebrigens erweist auch die Praxis der eben genannten Aerzte, dass sie so nicht verstanden sein wollten; auch ihnen war die Tracheotomie nur das *ultimum refugium*, und es hat wahrlich nicht einer Abhandlung bedurft, die, indem sie nur Bekanntes zum Resultat hat, leichtlich dazu dient, von der Tracheotomie, diesem noch immer nicht genug anerkannten letzten Rettungsmittel gegen den Krup, abzuschrecken.“

„Ganz gewiss kann man durch andere Mittel, und besonders durch Brechmittel, in vielen Fällen von Krup, und zwar in mehr Fällen, wie Manche vielleicht annehmen, Heilung bewirken, aber es ist Dieses nichts Neues, und ich habe darüber in meinem Handbuche noch weit mehr gesagt, als Herr Jousset ....“ (Herr Valleix zitirt hier in seinem Briefe eine Stelle aus dem ersten Theile seines Werkes.) „Aus den von mir angegebenen Thatsachen habe ich den Schluss gezogen, dass die Brechmittel im Krup eine unbestreitbare Wirksamkeit haben; es bedurfte also nicht noch der zwei Fälle des Herrn Jousset, um diese anerkannte Wahrheit zu beweisen."

„Wenn nun aber Dem so ist, darf man mit Herrn Jousset schliessen, dass man die Tracheotomie nicht eher vornehmen darf, als nur dann, und nur in dem Augenblicke, wo die Erstickungsanfälle immer zunehmend, keiner anderen Behandlung weichend, mit baldigem Tode bedrohen? Ich glaube nicht, dass man den Satz so bestimmt und so scharf begrenzt formuliren darf. Will man wirklich mit der Operation warten, bis der Tod einzutreten droht, so kann das geschehen, was in der That auch leider zu oft geschehen ist, nämlich dass zu spät den Lungen Luft zugeführt wird, und dass trotz eines gebildeten freien Zuganges die Asphyxie andauert und zum Tode führt; und dieser Umstand ist es, welcher zu dem Ausspruche geführt hat, dass man im Krup die Tracheotomie nicht gar zu lange verzögern dürfe."

„Was den Werth dieser Operation betrifft, so gefällt sich Herr Jousset in Berechnungen, welche ebenfalls sie herabsetzen, aber durch einige Bemerkungen leicht als unnütz dargethan werden können. Zuvörderst nämlich hat man wohl immer die Vorschrift befolgt, welche Herr Jousset als einen seiner Schlüsse herausstellt: nämlich man hat die Tracheotomie gegen den Krup nicht anders vorgenommen, als in sehr verzweifelten Fällen. Nun aber meine ich, dass, wie ich es auch schon in meinem Werke ausgesprochen, ein einziger guter Erfolg unter verzweifelten Umständen erlangt, eine ganze Menge von unter günstigen Umständen erlangten Erfolgen aufwiegt. Ob man durch die Tracheotomie von 5 Kranken einen, oder von 2 Kranken einen oder weniger noch gerettet hat, — es ist jedenfalls Herrn Bretonneau Dank zu sagen, dass er Alles gethan hat, um diese Operation gegen den Krup in Anwendung zu bringen, und Herrn Trousseau, dass er sie durch seine Beharrlichkeit nunmehr wirklich in Aufnahme gebracht hat."

„Es will aber Herr Jousset in seinem Bestreben, die in den letzten Jahren vorgenommenen Tracheotomieen gegen Krup zu verdammen, gar nicht einmal zugeben, dass die Ehre, diese Operation gegen die genannte Krankheit eingeführt zu haben, den Herren Bretonneau und Trousseau gebühre. Nach Herrn Jousset habe man lange vor diesen Männern die Tracheotomie gegen die *Angina gangrae-*

nosa empfohlen, und er zitirt zu diesem Zwecke besonders van Swieten und Louis. Aber Herr Jousset hat hier viele Irrthümer begangen. Prüft man die Abhandlung von Louis genau durch, so wird man finden, dass es sich darin nur um die Anwendung der Tracheotomie gegen die einfache entzündliche Angina handelt, denn von Kindern ist dort gar nicht die Rede, sondern nur von Erwachsenen. Ja es scheint der genannte Autor sogar gegen *Angina gangraenosa* die Operation zurückzuweisen: „„Die guten, neueren Schriftsteller"", sagt er, „„welche die Erfahrung zur Führerin gehabt haben, haben „„wohl zu unterscheiden gewusst zwischen *Angina gangraenosa* und „„anderen Arten von Angina. Es giebt Arten von Angina, die nie „„einen Ausgang in Gangrän haben und ohne Weiteres die Broncho„„tomie erfordern; dahin gehört die *Angina convulsiva.*"" — Allerdings hat dieser Satz etwas Dunkeles, aber so viel ist klar, dass Louis nicht die *Angina gangraenosa* im Sinne hatte. Er erwähnt sogar, und zwar ohne tadelnde Bemerkung, die Ansicht von René Moreau, welcher glaubt, dass die Bronchotomie in der epidemischen Angina der Kinder, welche M. A. Severinus beschrieben hat, und die mit tödtlichen Blutungen, Pusteln in den Bronchen, Geschwüren im Rachen und gangränösen Schorfen begleitet ist, nicht passend sei."

„Wenn Herr Jousset das hier Gesagte wohl bedenkt, so glaube ich, dass er nicht länger in seinem Widerwillen gegen die Tracheotomie im Krup beharren, dass er sie vielmehr als einen wirklichen Gewinn für die Therapie der genannten Krankheit betrachten, und dass er sich mit mir freuen wird, die Ehre der Einführung dieser Operation den Zeitgenossen zu überlassen, die trotz der grossen Opposition sich nicht abschrecken liessen, sie anzuwenden, und wirklich damit eine hübsche Zahl von Kindern gerettet haben."

Valleix in Paris.

Paris, November 1844.

IV. Klinische Mittheilungen.

A. *Hôpital des Enfans malades* in Paris (Klinik von Guersant dem Vater).

Bronchitis. Stomatitis. Partielle Pneumonie.

Ein Knabe von 6 Jahren, von schwächlicher Konstitution, skrophulösem Aussehen, bisher gesund, wurde vor fünf *Tagen, in Folge* einer starken Erkältung bei schwitzender Haut, von einem *ziemlich* heftigen, häufigen, in Anfällen auftretenden Husten befallen, der in der Nacht und am Abend besonders quälend war. Expektoration war bis jetzt nicht eingetreten; auch klagte er nicht über Seitenstiche.

Sein Zustand bei der Aufnahme am 13. Juni war folgender:

Das Gesicht bleich, nur die Wangen leicht geröthet; die Temperatur der Haut fast normal, etwas feucht. Die Respiration etwas frequenter als im gesunden Zustande, ungefähr 24 Athemzüge in der Minute. Puls von 80 — 84 Schlägen, schwach, weich. Ziemlich häufiger, bisweilen paroxysmenweise auftretender Husten; die Perkussion ergiebt in der ganzen Ausdehnung der Brust vorn und hinten einen sonoren Ton, doch scheint er auf der rechten Seite hinten und unten etwas matter zu sein. Das Respirationsgeräusch ist auf der vorderen und hinteren Fläche zu hören, von schleimigen und pfeifenden Rhonchis in einer grossen Ausdehnung der Brust begleitet. An der Basis der rechten Lunge hinten ist das vesikuläre Geräusch schwächer, und man nimmt selbst ein leichtes krepitirendes Rasseln wahr.

Am 14. Juni klagt das Kind über ziemlich heftige Leibschmerzen. Der Leib ist aufgetrieben, beim Drucke empfindlich, besonders auf der rechten Seite. Seit gestern hat keine Stuhlentleerung stattgefunden. Die Brustsymptome unverändert. — Innerlich Kermes. Kataplasmata auf den Unterleib.

Am 15ten hatte der Husten zugenommen und war rauher geworden. 28 Athemzüge in der Minute. Puls von 88 Schlägen. Geröthete und brennend heisse Backen. Haut des Rumpfes feucht. Erythematöse Röthe um die Lippen herum, die mit braunen Flecken bedeckt sind. Lebhafte Röthe auf der inneren Fläche der Wangen. — Dieselbe Behandlung.

Am 16ten. Die Haut schwitzend. Die Finger und Hohlhand sind geröthet. Der Puls hat sich gehoben, macht zwischen 88 und 92

Schläge. Die Röthe an den Lippen ist stärker geworden; die Lippen sind geschwollen, mit Krusten bedeckt. Der Gesichtsausdruck verkündet nichts Gutes. Die Haut ist bläulich gefärbt. Das noch immer von pfeifenden und schleimigen Rhonchis begleitete vesikuläre Athmungsgeräusch ist an der Basis der rechten Lunge fast gar nicht mehr zu hören, und Bronchialathmen hat sich eingestellt. — Kermes, Fussbad, Vesikatorium an der hinteren Fläche der rechten Thoraxhälfte.

Der Leib war am 18. Juni noch mehr aufgetrieben, und trotz der Klystiere dauert die Verstopfung fort. Puls von 96 Schlägen. Sehr beschleunigte Respiration. Beide Lippen sind von einem reichlichen herpetischen Ausschlage bedeckt. Die Haut zeigt nicht mehr die bläuliche Färbung. Das Kind trinkt leicht und viel.

Am 20sten ist das Fieber sehr heftig. Puls von 120 Schlägen. Bedeutende Abnahme der Kräfte. Starkes Bronchialathmen an der Basis beider Lungen. — Vesikatorium an der Basis der linken Lunge hinten. *Extr. Chinae* innerlich.

Am 23. Juni. Wenig Schlaf; bedeutende Unruhe. Puls von 120 Schlägen. Der Ausschlag an den Lippen trocknet ein. Die Röthe der Mundschleimhaut hat sich etwas gemindert. Das Kind fordert zu essen.

Am 25sten. Puls von 144 Schlägen, fadenförmig, schwer zu zählen. Ungeheure Abmagerung. Die Augen sind eingefallen.

Während der nächsten Tage sinken die Kräfte immer mehr. Eine ziemlich bedeutende Diarrhoe folgt auf die hartnäckige Verstopfung, und kann nur durch emollirende Klystiere mit Opium gestopft werden.

Am 29sten steigt der Puls auf 156 Schläge; die Respiration sehr schwach, und das Athmungsgeräusch von schleimigem und krepitirendem Rasseln begleitet. Man hört kaum ein tiefes und schwaches Blasen an der Basis der rechten Lunge. Am 30sten erfolgt der Tod.

Bei der 36 Stunden nach dem Tode gemachten Sektion zeigen sich Pseudomembranen auf der Pleura, die an einigen Stellen sich schon zu organisiren beginnen. Das Lungengewebe scheint an der vorderen Fläche gesund zu sein. In der linken Lunge zeigen sich beim Durchschneiden tuberkulöse Granulationen, an der Basis partielle graue Hepatisation, in welcher man eine ziemlich bedeutende Anzahl dieser Granulationen findet. Die rechte Lunge, ganz mit Blut überfüllt, bietet in ihrem unteren Drittheil alle pathologischen Charaktere der Pneumonie im dritten Stadium dar. Sie enthält keine Granulationen. Die Bronchialdrüsen auf der linken Seite sind tuberkulös. Das Herz ist normal. Die Mesenterialdrüsen sind geschwollen und mit Tuberkelmaterie infiltrirt. Der Magen und die Darmschleimhaut sind normal beschaffen.

Guersant bemerkte über diesen Fall Folgendes:

„Dieser Fall scheint mir in mehrfacher Hinsicht interessant zu sein, so dass ich über die einzelnen Punkte einige praktische Bemerkungen hinzufügen muss. Was erstens die Ursache der Krankheit anbelangt, so sahen Sie, dass die zuerst beobachtete Bronchitis und die darauf hinzugetretene Pneumonie Folge einer heftigen Erkältung, der sich das Kind bei schwitzender Haut aussetzte, waren. Trotz der Einwendung einiger Autoren scheint mir die Einwirkung der Kälte eine der häufigsten Ursachen der akuten Bronchitis zu sein, und ohne einzuräumen, wie es Delaberge gethan hat, dass die Pneumonie bei Kindern immer auf eine Entzündung der Bronchien folgt, müssen wir dennoch zugeben, dass das oft der Fall ist. Rilliet und Barthez hingegen sind derselben Ansicht, wie Chomel und Louis, dass ein plötzlicher Wechsel der Temperatur nichts zur Hervorrufung der Pneumonie der Kinder beiträgt. Als prädisponirende Ursache führe ich Ihnen den durch vorhergehende Krankheiten verursachten Schwächezustand, den Einfluss einer schlechten Blutbildung an. Diese letztere giebt hauptsächlich zur Entstehung sekundärer oder konsekutiver Pneumonieen Veranlassung. Ich will nicht von dem Einflusse des Geschlechts sprechen, der sich mir bis jetzt nicht deutlich ausgesprochen hat, obgleich man vielleicht annehmen könnte, dass die Pneumonie häufiger bei Knaben als bei Mädchen vorkommt."

„Die Symptome müssen mit Sorgfalt beobachtet werden. Während des ganzen Verlaufs der Krankheit hat kein Schmerz in der Seite stattgefunden, wie es so oft in der Pneumonie Erwachsener der Fall ist. Während des ersten Stadiums der Affektion ist der Mangel des Schmerzes nicht auffallend, da die Bronchitis, die damals allein vorhanden war, wenn sie einfach ist, nicht von Schmerz begleitet wird. Aber auch später blieb derselbe aus, und vielleicht hätte uns dies auffallen müssen. Einige Aerzte, wie z. B. Rostan, nehmen an, dass nicht nur die Pleuropneumonie, sondern auch die einfache Pneumonie von heftigen Schmerzen begleitet ist. Die meisten Schriftsteller meinen, dass die Entzündung der Pleura allein diesen charakteristischen Schmerz erzeugt. Nun hatte aber in unserem Falle nicht allein Pneumonie stattgefunden, sondern, wie die Sektion nachwies, war auch eine ziemlich verbreitete Pleuritis vorhanden gewesen. Dennoch hatte das Kind nicht über Schmerz geklagt. Sollte man annehmen, dass das Alter ihm nicht gestattet habe, denselben anzugeben? Uebrigens haben wir schon oben bemerkt, dass die Pneumonie hier für eine sekundäre gehalten werden muss, und bei dieser fehlt der Schmerz oft ganz und gar. Nichtsdestoweniger kann sich diese Erklärung nur auf die Entzündung des Lungengewebes und nicht auf die der Pleura beziehen."

„Während des ganzen Verlaufes der Krankheit expektorirte das Kind nicht. Sie wissen, dass Kinder gewöhnlich nicht auswerfen, sondern die Sputa hinunterschlucken. Daher hat man bei ihnen ein Symptom weniger, das zur Unterscheidung der Bronchitis von der Pneumonie dienen kann. — Seit Beginn des Leidens fand Husten statt; er war vom Anfang an heftig, trat bisweilen anfallsweise auf, ohne indessen andere besondere Charaktere darzubieten. Dieses paroxysmenartige Auftreten des Hustens gehört mehr der Bronchitis als der Pneumonie an; so habe ich die Anfälle sogleich verschwinden sehen, wenn das Lungengewebe von der Entzündung befallen wurde. Indessen würden Sie Sich sehr täuschen, wenn Sie glauben wollten, dass der Husten in der Pneumonie der Kinder nie in Anfällen auftritt; doch ist er nie von diesem eigenthümlichen pfeifenden Tone begleitet, wie im Keuchhusten."

„Im Beginn der Krankheit war die Respiration nur etwas beschleunigt, indem nur 20—24 Athemzüge in der Minute stattfanden. In der einfachen akuten Bronchitis ist die Respiration im Anfang gewöhnlich nicht sehr beeilt; sie wird es erst, wenn das suffokatorische Stadium eingetreten ist, das sich durch partielle Verstopfung der Bronchien durch eine gelbe, dicke, zähe Masse charakterisirt. Sie wurde frequenter, als sich die Pneumonie entwickelt hatte, und ihre Frequenz stand, wie es gewöhnlich der Fall ist, im Verhältniss mit der Zahl der Pulsschläge. Es fanden in den letzten Tagen 32 Athemzüge in der Minute statt."

„Endlich, um mit den allgemeinen Symptomen zu schliessen, war das Fieber im Anfang nicht sehr heftig. Gewöhnlich ist dies im Beginn der einfachen akuten Bronchitis der Fall. Die Hitze und Röthe der Haut waren unbedeutend, und kaum konnte man, dem äusseren Aussehen nach, auf eine Krankheit des Kindes schliessen. Nach und nach nahmen diese Symptome an Heftigkeit zu. Die Temperatur der Haut steigerte sich; der Puls, der erst nur 84 Schläge machte, stieg bis auf 120, dann auf 144, und nachdem er in den letzten Tagen wieder bis auf 120 gesunken war, betrug seine Frequenz zuletzt 152 bis 156 Schläge. Der Puls ist in der einfachen Bronchitis nur im letzten Stadium so frequent; in der Pneumonie hingegen ist er es von Anfang an. Hier hatten wir es mit einer komplizirten Krankheit zu thun, die mit einer Bronchitis begann und mit einer Hepatisation der Lunge endete."

„Das Gesicht bot in den ersten Tagen nichts Auffallendes dar. Indessen hätte der Ausbruch eines milden Erythems um die Lippen herum, dann eine geringe Anschwellung der Lippen selbst, die mit der Eruption eines *Herpes labialis* endete, auf einen günstigen Ausgang der Affektion schliessen lassen können. Ohne dass man den Zusammenhang kennt, der zwischen dem *Herpes labialis* und dem glücklichen Ausgange akuter Lungenaffektionen stattfindet, ist nichtsdestoweniger offenbar ein solcher vorhanden, und selten, wenigstens bei Erwachsenen, endet eine Pneumonie tödtlich, wenn sich während ihres Verlaufs ein *Herpes labialis* entwickelt. Diese für die Prognose überaus wichtige praktische Thatsache ist von vielen berühmten Aerzten bestätigt worden."

„Bei unserem Kranken haben wir, selbst im letzten Stadium der Krankheit, die Erweiterung der Nasenflügel nicht beobachtet, die so oft ein charakteristisches Zeichen der bedeutenden Athemnoth ist. Doch muss ich hier bemerken, dass sie gewöhnlich nur im letzten Stadium der *Bronchitis capillaris* vorkömmt. Nun ist in unserem Fall der Tod des Kindes nicht durch eine solche Bronchitis, sondern durch die Hepatisation der Lunge erfolgt. In der *Bronchitis capillaris* ist diese Dilatation durch die heftigen Inspirationen bedingt, die der Kranke zu machen genöthigt ist, damit die Luft in die äussersten Verzweigungen der Bronchien, die durch den zähen Schleim verstopft sind, eindringen kann. In der Pneumonie mit Hepatisation dagegen, wo das Lungengewebe vollständig impermeabel für die Luft ist, würden die heftigsten Anstrengungen der Kranken fruchtlos sein, und daher unterlassen sie sie ganz (!). In den letzten Tagen der Krankheit trat eine schnelle und bedeutende Abmagerung ein, die immer das letzte Stadium der Pneumonie begleitet, und mit Blässe des Gesichts und Einsinken der Augen verbunden ist."

„Der Perkussionston war im Anfang ziemlich gut. Diese Erscheinung, verbunden mit den auskultatorischen, von denen ich nachher sprechen werde, musste uns zur Annahme einer Entzündung der

Bronchialschleimhaut auffordern. In der Bronchitis kann der Perkussionston im ersten Stadium etwas matter sein, wird aber in den folgenden wieder normal, und im suffokativen Stadium sogar tympanitisch, indem eine Art von akutem Emphysem stattzufinden scheint."

„Als die Krankheit weiter vorgeschritten war, wurde die Perkussion an der Basis der rechten Lunge immer dumpfer, dies steigerte sich noch in den letzten Tagen vor dem Tode, und eine Pneumonie schien mithin auf die primitive Bronchitis gefolgt zu sein. In der lobulären Pneumonie kann die Perkussion nichts zur Bestätigung der Diagnose beitragen; oft ist der Ton eben so sonor wie im normalen Zustande. Ist die Pneumonie hingegen eine lobäre, ist sie partiell und auf einen Lappen beschränkt, so finden dieselben Erscheinungen bei Kindern wie bei Erwachsenen statt. Dies hatten Sie hier Gelegenheit zu beobachten."

„Die durch die Auskultation gelieferten Symptome waren nicht minder entscheidend und deutlich ausgesprochen. In den ersten Tagen nach der Aufnahme hörte man nur pfeifende und schleimige Rhonchi, die, wie Sie wissen, die Bronchitis charakterisiren. Es ist Ihnen bekannt, dass das Schleimrasseln sich vom krepitirenden und subkrepitirenden dadurch unterscheidet, dass es bei der In- und Exspiration gehört wird, während die letzteren nur während der Inspiration wahrzunehmen sind. Selten ist, wenn eine Bronchitis einer Pneumonie vorangeht, dies Schleimrasseln von dem krepitirenden leicht zu unterscheiden. Es findet immer eine Uebergangsperiode statt, wo beide Geräusche zugleich vorhanden sind und fast in derselben Intensität; aber bald verschwindet das eine oder das andere, um dem die Affektion charakterisirenden, welches die Oberhand behält, zu weichen; das haben Sie auch hier wahrnehmen können, wo die Pneumonie in den letzten Tagen das Hauptleiden war. Die Erscheinungen des ersten und zweiten Stadiums der Lungenentzündung folgten auf einander, und in den letzten Tagen liess ein tiefes, aber deutlich wahrnehmbares Blasen kein Zweifel über das Vorhandensein dieser Entzündung."

„Die anatomischen Charaktere haben in jeder Hinsicht die gestellte Diagnose bestätigt, mit Ausnahme eines Punktes, der während des Lebens nicht entdeckt werden konnte; ich meine die tuberkulösen Granulationen. Früher, aber wahrscheinlich nicht lange vorher, hatte das Kind an einer Pleuritis gelitten, die vielleicht nicht erkannt worden war, denn den Spuren nach zu urtheilen, die sie zurückgelassen, schien sie nicht sehr ausgedehnt zu sein. Die geringen Adhäsionen, die sich vorfanden, begannen sich an einigen Stellen zu organisiren, und waren ziemlich fest. Der untere Lappen beider Lungen, aber besonders der rechten, war der Sitz der grauen Hepatisation. In der ganzen linken Lunge fanden sich kleine granulirte Tuberkeln, hauptsächlich in der Spitze. Im unteren Lappen sassen dieselben mitten in der grauen Infiltration. Die Bronchial- und Mesenterialdrüsen waren gleichfalls angeschwollen und tuberkulös: ein offenbarer Beweis, dass der Kranke an einer tuberkulösen noch wenig vorgeschrittenen Diathese litt, die aber sehr wahrscheinlich in kurzer Zeit bedeutende Fortschritte gemacht hätte."

„Eine Erscheinung, auf die ich Ihre Aufmerksamkeit lenken muss, ist die Stomatitis, welche ich bald nach der Aufnahme des Kindes wahrnahm. Eine erythematöse Röthe an der Lippenfuge machte mich aufmerksam, und bei der Untersuchung der Mundschleimhaut zeigte sich eine lebhafte Röthe auf der inneren Fläche der Wangen, ohne Produktion von rahmartigen Pseudomembranen und fötiden Athem. Ich will hier nicht die Gelegenheit vorübergehen lassen, einige Worte über die Erscheinungen der Stomatitis in den ersten Lebensjahren mitzutheilen."

„Einer der vornehmlichsten Charaktere der Entzündung der Schleimhäute bei Kindern ist die schnelle Entwickelung breiartiger Pseudomembranen, die Bretonneau mit dem Namen diphtheritische belegt hat, und die, je nachdem sie sich im Pharynx, Larynx und den Bronchien entwickeln, die *Angina membranacea, Laryngitis pseudomembranosa,* den Krup bilden. Es ist hier nicht der Ort, darüber zu disputiren, ob die Diphtheritis, wie manche Schriftsteller behaupten, eine ihrem Wesen nach eigenthümliche Affektion ist, oder nur eine Form der gewöhnlichen Krankheit von dem Alter der Kranken abhängig."

„In der gewöhnlichen Stomatitis ist die Mundschleimhaut im Beginn der Krankheit von einem plastischen weisslichen, kleine linsenförmige Flecke bildenden Exsudate bedeckt, das, dem Dr. Taupin zufolge, dem wir eine vortreffliche Abhandlung über diesen Gegenstand verdanken, den Variolpusteln gleicht, wie sie am Ende der ersten Woche beschaffen sind. Schreitet die Krankheit fort, so beobachtet man eine bräunliche, dicke, festsitzende Schicht, unter welcher die Schleimhaut oberflächlich erodirt ist. In der sogenannten ulzerösen Form geht die Ulzeration in die Tiefe, ist von rothen und violetten Rändern umgeben und mit einer grauen und weichen Schicht bedeckt.

Ist endlich die Entzündung auf das Zahnfleisch beschränkt, so ist dasselbe roth, erweicht und mit einer weisslichen, breiartigen Exsudation bedeckt. Hat die Krankheit eine Zeitlang gedauert, so hat sich das Zahnfleisch von den Zähnen abgelöst und diese wackeln. Der Athem ist immer fötide, oft äusserst stinkend, so dass man es mit einer wirklichen Gangrän zu thun zu haben glaubt."

„Sehr selten findet man die unter den Pseudomembranen liegenden Theile geschwollen. Nimmt hingegen die Krankheit einen grossen Umfang ein, und sind die Ulzerationen sehr ausgebreitet und tief, so schwillt die Schleimhaut des Mundes und der Lippen an, was man auch äusserlich wahrnimmt. In diesen Fällen fliesst fortwährend eine beträchtliche Menge Speichel über die Lippen ab. Diese Salivation findet nur in den heftigsten Fällen statt. Ist die Entzündung umschrieben, so wird der Speichel auch in grosser Menge sezernirt, aber nicht in solchem Maasse, dass er aus dem Munde herausfliesst. Ein Symptom, wodurch man, wenn der Athem gangränös ist, die *Stomatitis diphtheritica* von der *Stomatitis gangraenosa* unterscheidet, ist der Mangel jener harten, angeschwollenen, Widerstand leistenden, leicht zu umschreibenden Knoten, die in der letzteren Affektion vorkommen. Ausserdem ist die Haut weder so gespannt, noch so glatt, glänzend und heiss wie bei der Gangrän."

„Die anatomisch-pathologischen Charaktere werden gewöhnlich bei Lebenden beobachtet; denn höchst selten tödtet diese Affektion. Schlecht behandelt, kann sie sehr lange, mehrere Monate dauern, und in der Mundhöhle mehr oder weniger tiefe Zerstörungen anrichten. Aber gewöhnlich lassen die Erscheinungen von dem Augenblicke an, wo man ein rationelles Verfahren instituirt, nach, das Aussehen der kranken Theile ändert sich schnell und die Mundschleimhaut nimmt ihre gewöhnliche Beschaffenheit wieder an. Die langsame oder schnelle Heilung hängt von mehreren Ursachen, entweder von dem in Gebrauch gezogenen Verfahren oder von der Form der Krankheit ab; so wird in den Fällen, wo die Ulzerationen tief und ausgebreitet sind, die Vernarbung langsamer von Statten gehen, als da, wo nur oberflächliche Exkoriationen vorhanden sind. Nehmen die Ulzerationen nur einen kleinen Raum ein, so verschwinden sie schneller, als wenn sie über eine sehr weite Fläche verbreitet sind."

„Ich will mich nicht bei den Ursachen der Stomatitis aufhalten; sie sind zu wenig bekannt, um länger dabei zu verweilen, und wir erhalten in der Hinsicht keinen Aufschluss in Taupin's Arbeit, der die

Stomatitis pseudomembranosa und *gangraenosa* nach meiner Meinung mit Unrecht für eine und dieselbe Affektion hält. Nach ihm wären die Pseudomembranen nichts Anderes als Schorfe. Rilliet und Barthez wollen beobachtet haben, dass die Stomatitis zwischen dem fünften und zehnten Jahre häufiger vorkomme, als zu jeder anderen Lebensperiode, und Knaben häufiger befalle, als Mädchen. Sie entwikkelt sich gewöhnlich bei elenden, schlecht genährten Subjekten der ärmeren Klassen, die feuchte, ungesunde, schlechte Luft enthaltende Orte bewohnen. Man sieht sie auch oft in der Konvaleszenzperiode der Pneumonie, der akuten Exantheme, der typhösen Fieber, der *Enterokolitis* auftreten. Mit einem Worte, es giebt vielleicht keine Krankheit im kindlichen Alter, während welcher man sie nicht hätte entstehen sehen. Warum ist nun aber in unserem Falle die Krankheit nicht mit den gewöhnlichen, ihr eigenthümlichen Charakteren aufgetreten? Welcher Ursache muss man den Mangel dieser charakteristischen pseudomembranösen Flecke zuschreiben? Ohne Zweifel müssen Sie den Grund in dem gleichzeitigen Bestehen einer heftigeren Affektion, die einen zum Leben nothwendigeren organischen Apparat, und in weiter Ausdehnung, befiel, suchen; ohne Zweifel ist auch hier der Satz anwendbar: *Duobus laboribus non in eodem loco simul obortet, vehementior obscurat alterum.* Wegen der geringen Heftigkeit der Affektion hielt ich es nicht für nöthig, einen besonderen Heilplan gegen dieselbe in Gebrauch zu ziehen, und einige emollirende Mittel reichten hin, die lokalen Erscheinungen zu beseitigen."

„Ueber die Behandlung der beiden Hauptaffektionen in unserem Falle müssen wir noch sprechen. Da die Stomatitis im Anfang unbedeutend, das Fieber nicht heftig, die Respiration nicht sehr beschleunigt war, die lokalen Symptome keinen hohen Grad der Krankheit annehmen liessen, so hielt ich die antiphlogistiche Behandlung, um so mehr, als das Kind sehr heruntergekommen war, nicht für passend. Sie müssen dieselbe nur mit der äussersten Vorsicht bei Kindern in Gebrauch ziehen, weil sehr leicht ein höchst gefährlicher adynamischer Zustand hervorgerufen wird, der nur schwer wieder zu heben ist. Die milde Form der Bronchitis erfordert im Allgemeinen nur schleimige Getränke, gummöse Mixturen, d. h. ein ausschliesslich besänftigendes Verfahren. Es ist oft sehr vortheilhaft, einige Gran Kermes den Mixturen hinzuzufügen."

„Es könnte wohl Jemand auf die Idee kommen, dem Kermes die Erzeugung der Stomatitis zuzuschreiben, weil die Antimonpräparate, auf Schleimhäute angewandt, solche Affektionen hervorrufen; doch bin ich nicht dieser Meinung. Von den Antimonpräparaten bringt erstens fast nur der *Tartarus stibiatus* diese Wirkung hervor; der Kermes, eine unlösliche, ziemlich unwirksame Substanz, würde, zumal in solch kleiner Dosis, nie eine Entzündung der Mundschleimhaut zur Folge haben. Und selbst angenommen, er wäre die Ursache der Stomatitis gewesen, so würde dieselbe erst mehrere Tage nach seiner Anwendung sich haben ausbilden müssen; wir sehen aber in unserer Beobachtung, dass sie am nächsten Tage schon zum Vorschein kam, und da sie so unbedeutend war, hielt ich es gar nicht für nöthig, den Kermes auszusetzen; dennoch verschwand sie: ein deutlicher Beweis, dass das Medikament nicht die Ursache dieser Affektion war."

„Als die Pneumonie hinzutrat, konnten keine Blutentziehungen mehr angewandt werden. Der geschwächte Zustand liess es nicht zu, wie schon oben angeführt, noch mehr verboten der zwiefache wichtige pathologische Prozess und die lange Zeit fortgesetzte Diät ein solches Verfahren. Ich wandte daher die Ableitung nach der äusseren Haut an, von der ich, den Beobachtungen Louis widersprechend, in der Pneumonie der Kinder sehr gute Wirkungen gesehen habe, zumal von den fliegenden Vesikatorien. Blasenpflaster, die man lange Zeit eitern lässt, schwächen die Kranken zu sehr. Man hat auch den Vortheil, immer wieder neues an verschiedenen Stellen des Thorax legen zu können. Dass sie, wie Louis meint, das Fieber steigern, habe ich nicht gefunden; im Gegentheil, in den meisten Fällen nahm die Pulsfrequenz ab, wenn nicht am ersten, doch am zweiten Tage nach der Applikation, und die lokalen Symptome besserten sich ebenfalls."

B. *Hôpital-Necker* in Paris (Klinik von Trousseau).

Phthisis acuta. — Granulationen der Piamater.

„In der letzten Zeit sind hier zwei bemerkenswerthe Fälle von akuter Phthisis vorgekommen."

„Ein junges Mädchen von 16 Jahren wurde mit allen Symptomen einer gelinden Dothinenteritis aufgenommen, ohne dass sich ein wichtiges Zeichen von Seiten der Brust darbot. Gegen Ende der zweiten Woche schien sie Konvaleszentin zu sein, als das Fieber zuerst in sehr mässigem Grade, bald aber mit immer zunehmender Heftigkeit sich wieder einstellte. Man nahm in beiden Lungen pfeifende und schleimige Rhonchi wahr; Diarrhoe gesellte sich hinzu, leichte Delirien wechselten mit einem gelinden Grade von Stupor ab. Die Kranke starb zwei Monate nach dem Auftreten der ersten Zufälle, ohne von Seiten der Brust andere Symptome, als die eines gewöhnlichen Katarrhs dargeboten zu haben. Bei der Sektion fanden wir beide Lungen mit Tuberkeln im ersten Stadium und dem der Krudität ohne Erweichung ganz angefüllt. Das Peritonäum, die Leber, die Nieren, und besonders die Milz, waren mit Tuberkeln besetzt. Die Peyerschen Drüsen waren normal. Das Alter der Kranken, die epidemische Konstitution, der Mangel jeder vorhergegangenen Brustkrankheit, die Steigerung der Zufälle in der dritten Woche, die Hypertrophie der Milz, der Katarrh, das Delirium, die Diarrhoe, alles dies veranlasste mich, ein typhöses Fieber anzunehmen. Erst gegen den 40sten Tag der Krankheit machte ich Sie, wie Sie sich erinnern werden, darauf aufmerksam, dass wir es wahrscheinlich mit einer akuten Phthisis zu thun hätten. Die erdfahle Farbe des Gesichts, etwas nicht zu Beschreibendes im Aussehen der Kranken, leiteten mich fast unwillkührlich auf diese neue Diagnose hin, die durch die Sektion bestätigt worden ist. Dies ist nun das zweite Mal, dass ich eine akute Phthisis mit allen Symptomen eines typhösen Fiebers auftreten gesehen. Dr. Thirial hat vor Kurzem im *Journal de médecine* eine sehr interessante Abhandlung über denselben Gegenstand veröffentlicht, und ziemlich oft beobachtet, dass eine schnelle Tuberkelbildung, wenigstens während der ersten Wochen, für ein typhöses Fieber gehalten wurde."

„Einige Tage später bot sich uns ein zweiter Fall von *Phthisis acuta* dar, der alle Stadien innerhalb fünf Wochen durchmachte. Es war ein Kind von fünf Monaten, von einer syphilitischen Mutter, die es säugte, geboren. Sein Gesundheitszustand liess nichts zu wünschen übrig, als es plötzlich, nachdem es einige Tage an einem leichten Katarrhe gelitten hatte, von einer *Bronchitis capillaris* von bedeutender Heftigkeit befallen wurde. Die akuten Erscheinungen liessen nach zehn bis zwölf Tagen nach; es blieben jedoch Husten, Fieber, Durchfall und Erbrechen zurück. Der kleine Kranke magerte ab, und starb, nachdem er 48 Stunden hindurch in Stupor gelegen hatte und von Konvulsionen ergriffen worden war."

„Bei der Sektion fanden wir enorme Massen erweichter Tuberkeln in den Lungen, und folgende Veränderungen im Gehirn: Die Piamater enthielt eine grosse Anzahl kleiner perlmutterartiger und harter

Granulationen. Im Grunde der *Fossa Sylvii* sah man einen Theil der grauen und weissen Substanz injizirt, violett roth und erweicht; die Piamater war an dieser Stelle mit faserstoffähnlichen Konkretionen infiltrirt, die der Konsistenz und Farbe nach denen glichen, die man auf der entzündeten Pleura findet."

„Es fanden hier offenbar ältere und frische Alterationen statt. Die perlmutterartigen harten Granulationen bestanden schon längere Zeit und hatten sich vielleicht bald nach der Geburt gebildet. Die faserstoffähnliche Infiltration war hingegen neuerer Bildung. Die Pathologen, die sich in neuester Zeit mit der *Meningitis granulosa* beschäftigt haben, haben es meiner Meinung nach vernachlässigt, die Unterschiede, die zwischen den alten Granulationen und den neuen Bildungen stattfinden, deutlich hervorzuheben."

„Ich unterlasse es nie, mit der grössten Sorgfalt das Gehirn und die Gehirnhäute bei jeder Sektion zu untersuchen, und sehr selten habe ich Granulationen gefunden, ohne dass Gehirnsymptome vorangegangen wären. Wo ein akutes Gehirnleiden stattfand, sind die Granulationen weich, von gelblicher Farbe, und unterscheiden sich ganz und gar nicht von dem Exsudate, welches man so oft an der *Basis cerebri* findet. Es geht hieraus hervor, dass die Granulationen, und dies ist meistentheils der Fall, entweder frischen Ursprungs sind und kleine fibrinöse, hier und da abgelagerte, getrennte, oder in kleinen Haufen vereinigte Ablagerungen bilden, oder Residuen eines älteren Leidens sind, und dann ganz so aussehen, wie die, welche man auf anderen serösen Häuten abgelagert findet."

„Durch diese Sonderung erklärt es sich auch, weshalb harte und isolirte Granulationen bestehen können, ohne Gehirnzufälle hervorzurufen, während es schwer ist einzusehen, wie diese Massen von Faserstoff, die man bisweilen in so grosser Menge an der *Basis cerebri* bei Kindern findet, die an Meningitis gestorben sind, sich haben bilden können, ohne dass sie sich durch die geringste funktionelle Störung kund gegeben hätten."

C. *Hôpital de la Charité* (Klinik von Velpeau).

Blasenstein bei Knaben. — Lithotripsie.

„Meine Herren! Am 11. Dezember 1844 kam ein Knabe von 17 Jahren, gross und von ziemlich kräftiger Konstitution, ins Hospital; er schien aber höchstens 12 bis 14 Jahre alt zu sein, so jung sah er aus und so wenig waren seine Geschlechtsorgane entwickelt. Man fand bei ihm keines der gewöhnlichen Zeichen der Pubertät; die Ruthe und die Hoden waren nicht grösser, als man sie bei einem zwölfjährigen Knaben anzutreffen pflegt, und dies ist auffallend, denn Sie wissen, dass die an Steinen Leidenden gewöhnlich die Eichel oft berühren und reiben, weil sie ein lästiges Gefühl von Jucken darin empfinden."

„Das Allgemeinbefinden unseres Kranken liess nichts zu wünschen übrig; er war gut genährt, klagte nicht über Schmerzen in der Nierengegend, hatte nie ein unangenehmes Gefühl in den Ureteren verspürt, und trotz der gewöhnlichen Symptome eines Blasensteins, war es mir nicht möglich, bei der ersten Exploration mich von dem Vorhandensein eines solchen zu überführen; die zweite hatte eben so wenig Erfolg, erst bei der vierten glaubte ich mit Bestimmtheit den Stein gefühlt zu haben."

„Dieser Umstand verdient in doppelter Hinsicht vom Arzte berücksichtigt zu werden; zuerst beweist er, wie man sich hüten muss, sich auf eine blos auf rationelle Symptome gegründete Diagnose zu verlassen, denn mehrere Male kann die Nachforschung nach einem pathognomonischen Merkmale fehlschlagen; zweitens zeigt er, dass ein Stein längere Zeit vorhanden sein kann (allem Anscheine nach war der Kranke 12 Jahre lang damit behaftet gewesen), ohne dass er eine solche Grösse erreicht hat, dass er sich bei der ersten Untersuchung auffinden liesse."

„In unserem Falle war es offenbar sehr schwer, mit Bestimmtheit zu behaupten, dass ein Stein vorhanden sei, da ich ihn erst bei der vierten Exploration entdecken konnte; indessen fühlte ich ihn damals ganz deutlich."

„Ein Umstand, der sich sehr oft ereignet, ist, dass die Harnröhre das Katheterisiren nicht verträgt. So zeigte sich bei diesem Kranken hier im Anfang eine so bedeutende Empfindlichkeit, dass ich öfter den Katheter einführen musste, um ihn nach und nach daran zu gewöhnen. Dies war um so mehr nöthig, da ich beabsichtigte, die Lithotripsie vorzunehmen; ich musste daher die Harnröhre durch Einführung von Sonden, die an Dicke fast dem Lithotriptor glichen, an letzteres Instrument zu gewöhnen suchen; denn wäre die Harnröhre in diesem Zustande von Empfindlichkeit geblieben, so wäre die Zerstückelung des Steins nicht möglich gewesen, weil die Instrumente, deren wir uns dazu bedienen, von hinreichender Stärke sein müssen, besonders bei so kräftigen Individuen, wie unser Kranke ist."

„Uebrigens hat sich ein sehr lebhafter Streit darüber erhoben, ob man in solchen Fällen die Lithotritie oder den Steinschnitt ausführen solle."

„Bei jungen Leuten ist der Steinschnitt mit weniger Gefahren verbunden als bei alten; das steht unumstösslich fest. Bei Kindern hingegen, hat man gesagt, ist der Steinschnitt offenbar vortheilhafter, weil von 20 Kindern nur eins stirbt, und übrigens die Lithotritie äusserst schwer zu vollziehen ist. Diejenigen aber, die sich speziell mit der Lithotripsie beschäftigt haben, und denen man diese Gründe vorgehalten hat, haben eine ganz bestimmte Antwort gegeben; sie haben nämlich Thatsachen als Beweis hingestellt, d. h. Kinder, die durch die Lithotripsie geheilt worden sind."

„Ich wiederhole es, wir haben es mit einem Gegenstande zu thun, der Diskussionen ohne Grenzen hervorgerufen hat, die aber wenig beweisen. Um die Frage auf eine gründliche Weise zu entscheiden, hätte man bei einer gleichen Anzahl Kinder die Lithotripsie und den Steinschnitt ausführen und dann die Resultate vergleichen müssen. Denn dass Kinder durch die eine oder andere Operation geheilt worden, würde nur beweisen, dass man auf beiden Wegen Heilung herbeiführen kann; aber keinesweges uns davon überzeugen, dass die eine Operation der anderen vorzuziehen sei."

„In der Theorie gestaltet sich die Frage anders; folgende Gründe kann ich Ihnen gegen die Anwendung der Lithotritie bei Kindern anführen."

„Erstens die Enge der Harnröhre; wir besitzen für diese Fälle keine Instrumente, oder dieselben würden zu schwach sein, um einen grossen und harten Stein zerbrechen zu können; ist hingegen der Stein klein und morsch, so kann die Zerstückelung mit Vortheil angewandt werden. Ferner, die Ungelehrigkeit der Kranken, die ihres Alters wegen auf die Ermahnungen und Bitten nicht hören, und daher die Operation höchst schwierig machen. Drittens die gesteigerte Kontraktionskraft der Blase, die die Injektionen heraustreibt, wodurch die

Zerbröckelung gefährlich wird. Viertens die hohe Lage der Blase, wodurch die Einführung eines geraden Instruments erschwert wird, und die beträchtlichere Krümmung der Harnröhre in ihrem hinteren Theile, wodurch das Instrument in seinem Durchgange aufgehalten wird; diese Richtung der Urethra hindert auch den Abgang der Steinfragmente, die dort liegen bleiben, Schmerzen verursachen und sehr schwer zu entfernen sind: lauter Umstände, die bei Erwachsenen nicht vorkommen."

„Dies sind die Gründe, die man gegen die Anwendung der Lithotritie bei Kindern aufstellen kann. Eben so könnte ich Sie mit den Nachtheilen des Steinschnitts bekannt machen; aber die unangenehmen Folgen, die mit beiden Operationen verbunden sind, sind eben so allgemein bekannt, wie ihre Vortheile, daher gehe ich nicht weiter darauf ein. Nur muss ich hinzufügen, dass bei allen diesen Betrachtungen nichts Absolutes feststeht."

„Erlaubt das Kaliber der Harnröhre die Einführung des Lithotriptors, so wird in allen den Fällen, wo der Stein klein, zerreiblich ist, die Lithotritie natürlicher Weise dem Steinschnitte vorzuziehen sein, und umgekehrt."

„Der hier in Rede stehende Kranke ist fast 18 Jahre alt, obgleich er jünger aussieht, und es scheint mir der Lithotritie nichts entgegen zu stehen, zumal da die Empfindlichkeit der Harnröhre durch häufiges Katheterisiren abgestumpft ist."

„Ich werde heute blos die Injektion in die Blase vornehmen, um mich zu überzeugen, ob sie nicht wieder fortgetrieben wird, und dann einige Zerstückelungsversuche machen."

Velpeau führte den Lithotriptor ein und zerbrach den Stein in 5 bis 6 Stücke; darauf wurde der Kranke wieder ins Bett gebracht; er hatte kaum einen Schmerz geäussert. In der nächsten Woche wird die Operation wiederholt werden.

V. Das Wissenswertheste aus den neuesten Zeitschriften und Werken.

Praktische Bemerkungen über die Masern, von Dr. Eduard A. Pank, Arzt am Alexandrinen-Waisenhause zu Moskau.

Im Mai und Juni 1842 und vom November 1835 bis zum nächsten Februar hatte Dr. Pank Gelegenheit, Masernepidemieen im Waisenhause zu Moskau, in welchem 300 Kinder (150 von jedem Geschlecht, im Alter von 1 bis 20 Jahren) auf Kosten des Staats erzogen und unterhalten werden, zu beobachten.

Die Epidemie war milder, und dauerte länger unter den Mädchen als unter den Knaben, was wohl von der schwächlicheren Konstitution der ersteren abhängen möchte. Zwei von den 94 Waisen (ein kleiner Knabe und ein Mädchen) starben an den Nachkrankheiten, so dass das Mortalitätsverhältniss im Ganzen sich wie 1 : 47 herausstellte; unter den Knaben war es wie 1 : 52, unter den Mädchen wie 1 : 42. Epistaxis ging fast immer dem Ausschlage vorher, und Kinder von starker plethorischer Konstitution litten öfter daran als schwache reizbare Subjekte. Bei einem Knaben von 7 Jahren war sie so profus, dass man die Nasenlöcher tamponiren musste. Dr. P. sah sich in einem Falle, wo die Epistaxis gestopft worden war, genöthigt, am nächsten Tage einen Aderlass zu machen, indem pneumonische Symptome auftraten. Er stellt daher die Regel auf, wo der Kranke plethorisch, das Fieber heftig ist, und Kongestionen nach Kopf und Brust vorhanden sind, die Epistaxis, die als wünschenswerth zu betrachten ist, nicht eher zu stopfen, als bis das Leben des Kranken in Gefahr ist oder die Kräfte zu sehr sinken.

Den von Heim erwähnten eigenthümlichen Geruch war er niemals im Stande wahrzunehmen; doch betrachtet er einen sauren Geruch aus dem Munde als eins der gewöhnlichsten und konstantesten Symptome im ersten Stadium der Krankheit. Die Eruption des Exanthems fand auf die bekannte Weise statt. Je jünger die Kinder waren, um so mehr lagen sie in einem fast anhaltenden Schlafe bis zum Stadium der Desquamation, indem sie sich nur ermunterten, um Arznei, Getränk oder Speise zu sich zu nehmen. Zuerst glaubte er, der Grund hiervon läge in einer Kongestion zum Gehirn; da jedoch kein anderes Symptom, welches einen solchen Zustand oder eine Entzündung annehmen liess, vorhanden war, so schienen ihm die gesunkenen Kräfte, die zur Entwickelung des krankhaften Prozesses nöthig sind, die Ursache des Schlafes zu sein, den er folglich als einen wohlthätigen betrachtete. Husten war in fast allen Fällen zugegen, und hatte hin und wieder einen krupartigen Ton, besonders wo Tracheitis stattfand; doch war dies selten der Fall. Ophthalmie kam nicht oft vor, und in einem Falle, wo ein Mädchen schon lange Zeit einer hartnäckigen skrophulösen Augenentzündung wegen im Hospitale lag, verschwand diese vollkommen, als sie von den Masern ergriffen wurde; doch kaum hatte der Ausschlag seinen Verlauf beendet, so kehrte das frühere Leiden in noch heftigerem Grade zurück.

Richter und Reil glaubten, der Ausschlag erscheine nie an den Handflächen und Fussohlen oder am behaarten Theile des Kopfes; doch beobachtete Dr. P. mehrere Male das Gegentheil. Der einzige Unterschied war nur, dass die Flecke etwas blasser waren und nicht über die Haut hervorragten, wie im Gesicht und an anderen Stellen, sondern Flohstichen glichen, denen der dunkle Mittelpunkt fehlt. Das Fieber jener Epidemie hatte mehr den gastrischen als katarrhalischen Charakter; denn eine gelblich belegte Zunge, bitterer Geschmack im Munde, Erbrechen eines biliösen Schleims und Kopfschmerz in der Stirngegend wurden häufiger beobachtet, als Husten, Schnupfen, Thränen der Augen u. s. w. Während des ganzen Stadiums der Eruption und der Blüthe schwitzte die Haut sehr stark, so dass die Betttücher mehrere Male täglich gewechselt werden mussten, sobald aber die Desquamation begann, wurde die Haut bei den schwächlicheren Kindern trocken und rauh wie Pergament, und zugleich stellte sich gewöhnlich eine wässerige, schleimige, stinkende Diarrhoe ein, oder es entwickelte sich ein Fieber mit abendlichen Exazerbationen, grosser Depression, auffallender Abmagerung und Neigung zur Tabes.

Eine sehr häufige Erscheinung in dieser Epidemie war das Auftreten der Stomakake (*Cancrum oris*) im ersten Stadium der Krankheit; doch stellte sie sich öfter erst in der Desquamationsperiode, und häufiger als irgend eine andere Nachkrankheit ein. Sechszehn Individuen wurden von ihr befallen, 12 Knaben und 4 Mädchen, von denen einige skrophulös, andere sehr schwächlich waren, während manche eine kräftige Konstitution hatten. Diese Affektion ist keine seltene unter den Kindern der Anstalt, und ergreift besonders die neu Aufgenommenen; doch war keine Ursache aufzufinden, warum gerade diese am meisten der Krankheit unterworfen waren. Die Nahrungsmittel sind frisch und gut; keine stark gesalzenen oder fetten Speisen werden verabreicht. Die Luft ist rein, die Kleider, das Bettzeug und die Betten werden besonders rein gehalten, und die Zimmer und Schlafsäle sind nicht überfüllt. Elf Jahre nach Errichtung der Anstalt, wo noch nicht die Ordnung wie jetzt herrschte, stellte sich eine vollkommene Epidemie dieser Krankheit unter den Kindern ein, so dass sein Vorgänger in die grösste Angst gerieth; doch während der letzten 16 Jahre, in denen P. der Anstalt vorstehe, sei dieselbe nicht mehr so verbreitet. Das Auftreten der Stomakake in der jetzigen Epidemie hat er eine eigenthümliche Erscheinung genannt, weil in der fünf Jahre früher herrschenden nicht ein einziger Fall der Art vorkam, und weil sie gewöhnlich für eine Nachkrankheit der Masern gehalten wird, während sie hier als eine reine Komplikation auftrat, indem sie entweder gleich beim Hervortreten des Ausschlages oder im Stadium der Blüthe erschien. Das erste bemerkbare Symptom war eine bedeutende Geschwulst des Zahnfleisches, welches eine bläulich-rothe Farbe annahm. Am nächsten Tage war der ganze freie Rand desselben ulzerirt, gelblich gefärbt, speckartig und mit rothen Auswüchsen und Papillen, die wie fungöse Granulationen aussahen, besetzt. Es bildeten sich ausserdem kleine gelbe Flecke und Bläschen auf der inneren Fläche der Lippen und Wangen, an der unteren Seite und dem Rande der Zunge, und die ganze innere Fläche der Unterlippe war der Sitz eines Geschwürs von speckartigem Aussehen. Hiermit waren ein fötider Geruch aus dem Munde, den man oft mehrere Schritte vom Kranken wahrnahm, und eine profuse Salivation, nebst Anschwellung der Submaxillardrüsen und grosser Empfindlichkeit und Spannung dieser Theile verbunden. Bedeutende Blutungen aus dem Zahnfleische waren eine gewöhnliche Folge.

Bei einem Knaben von 4 Jahren, der seit einigen Monaten erst vom Scharlach genesen war, und der jetzt an den Masern litt, stellte sich in der vierten Woche plötzlich Durchfall ein, und derselbe war kaum gestopft, als die in Rede stehende Krankheit den entkräfteten Patienten befiel und, trotz aller angewandten Mittel, in Noma überging, die ihn, nachdem mehrere Zähne ausgefallen und die ganze Rachenhöhle brandig geworden, hinwegraffte. Es ist schon bereits bemerkt worden, dass das Fieber in dieser Epidemie mehr den gastrischen als katarrhalischen Typus hatte, der sich auch dieser Affektion des Mundes aufprägte. Dass die Stomakake in den früheren Epidemieen nicht aufgetreten war, lässt sich 1) aus dem Charakter der Epidemie, die den katarrhalischen Typus hatte, 2) daraus erklären, dass zu der Zeit, wo die Masern ausbrachen, die meisten Kinder schon sechs Jahre in der Anstalt gewesen, also „akklimatisirt" waren, und bereits früher an Stomakake gelitten hatten, während in der letzteren Epidemie viele sich erst ein oder meistentheils zwei Jahre im Institut aufhielten, und mithin, nach P's. Erfahrung, dazu prädisponirt waren. Hieraus folgt also, dass die Stomakake nicht nur als Folgekrankheit, sondern als wirkliche Komplikation der akuten Exantheme auftreten kann.

Allgemein nimmt man an, dass dasselbe Individuum wiederholt von den Masern befallen werden könne. Drei Waisen sagten aus, dass sie schon früher an den Masern gelitten hätten, doch hatte man keinen sicheren Beweis; P. führt an, dass von 87 Individuen, die in der Epidemie von 1835—36 befallen worden waren, kein einziges in dieser erkrankte.

In der Privatpraxis behandelte Dr. Pank einen jungen Mann, der früher an den Masern gelitten, und sich von Neuem der Ansteckung ausgesetzt hatte; einige Tage darauf stellte sich Fieber ein, dem bald ein Ausschlag über den ganzen Körper, der aber nicht den Masern glich, sondern mehr wie eine Miliaria aussah, folgte; der Anfall ging schnell und ohne nachtheilige Folgen vorüber. Bei den übrigen Gliedern der Familie brachen nur die regelmässigen Masern aus. Diese Fälle scheinen zu beweisen, dass, wenn das Maserngift auf einen Menschen mehr als einmal einwirkt, das Exanthem seiner charakteristischen Form verlustig geht und milder verläuft, dass aber dennoch diese falschen Masern die eigentliche Krankheit bei denen, die sie noch nicht gehabt haben, erzeugen können. Die *Febris morbillosa,* oder Masern ohne Exanthem, wovon so oft gesprochen wird, ist nach Dr. P. höchst selten. In der letzten Epidemie beobachtete er nur einen Fall der Art. Ein Mädchen von 7 Jahren bot alle anderen Symptome der Epidemie, wie kopiöse Epistaxis, Husten, Fieber u. s. w., ohne Exanthem dar. Die Epidermis desquamirte während der Konvaleszenz kleienartig; aber es stellten sich keine Nachkrankheiten ein. Folgende kamen in der letzten Epidemie vor: 1) *Febris lenta,* fünf Fälle; 2) Ophthalmie, zehn Fälle; 3) Otorrhoe, acht Fälle; 4) Diarrhoe, 40 Fälle; 5) Stomakake, sechszehn Fälle; 6) Tympanites, ein Fall.

Die Funktionen der Haut waren während des Eruptions- und Blüthestadiums sehr gesteigert, indem die Kranken ungewöhnlich stark schwitzten; sobald indess das *Stadium desquamationis* eintrat, hörte der Schweiss auf, die Haut wurde trocken und rauh, und die Epidermis schilferte sich kleienartig ab. Jetzt trat nun einer der beiden folgenden Zufälle ein. Die Kinder litten entweder an vikarirendem kopiösen Durchfalle oder die Zunge ward dick belegt und weiss, die Haut brennend heiss; die Kranken magerten ab bei gänzlicher Appetitlosigkeit, Verstopfung, heftigem Durste, Husten, meteoristisch aufgetriebenem Unterleib, frequentem harten Pulse, abendlichen Fieberexazerbationen, dunklem Urine und ungewöhnlicher Schwäche und Hinfälligkeit. Eine entzündliche Affektion der Mesenterialdrüsen, Tuberkulosis der Lungen, oder ein krankhafter Zustand der Bronchien oder des Darmkanals lag diesen Symptomen zu Grunde. Eine mässige antiphlogistische Behandlung, hauptsächlich kleine Dosen Kalomel und Salmiak, waren von dem grössten Nutzen. Nur eine Kranke starb, sie war 4 Jahre alt; es fanden sich Tuberkeln in den Lungen und in den Mesenterialdrüsen. Um die Hautthätigkeit wieder hervorzurufen, waren lauwarme Kleienbäder in solchen Fällen sehr nützlich, und in entzündlichen Affektionen der Brust war in einem Falle zweimal eine örtliche Blutentleerung nöthig, worauf Blasenpflaster applizirt wurden, um den Kranken zu retten. In den früheren Epidemieen stellte sich bei manchen sehr skrophulösen und mit schwacher Brust behafteten Kindern in der Folge Tabes ein, die aber durch den Gebrauch des künstlichen Obersalzbrunnens mit Ziegenmilch beseitigt wurde. Täglich tranken sie eine Flasche von diesem Wasser, und waren nach sechs Wochen, als schon alle Hoffnung auf Rettung aufgegeben war und Arzneimittel, wie Digitalis, *Acid. hydrocyanic.*, gelatinöse Nahrung und Ableitungen nach der äusseren Haut, nichts mehr vermochten, vollständig hergestellt.

In der Ophthalmie, die nur milde verlief, verordnete Dr. P. mit sehr gutem Erfolge das *Ol. Jecoris Aselli* innerlich, und liess eine Salbe von rothem Präzipitat auf die Augenlidränder einreiben. (℞ *Hydrargyr. praecip. rubri* gr. ij, *Butyr. recent. insuls.* ℨj. M.)

Schmerzen im Ohre, denen oft Otorrhoe folgte, stellten sich gewöhnlich während der Desquamation ein. Das *Ol. Hyoscyami coct.* hatte eine spezifische Wirkung in Milderung dieser Schmerzen; es wurde mehrere Male täglich lauwarm ins Ohr geträufelt, dasselbe dann mit einem Scharpiebausch geschlossen und mit einem Tuche bedeckt. In manchen Fällen war ein Blasenpflaster hinter dem Ohre nöthig. In der Behandlung der Otorrhoe wurde lauwarmes Wasser oder ein schwaches *Inf. Chamomillae* zu Einspritzungen benutzt; war dies erfolglos, so zeigten sich Antiskrophulosa und unter diesen der Leberthran sehr vortheilhaft. Adstringentia und Absorbentia wurden nicht in Gebrauch gezogen, weil durch gänzliche Unterdrückung dieses wahrscheinlich kritischen Ausflusses ein heftigeres Uebel oder eine Metastase auf das innere Ohr zu befürchten war (?).

Von allen Nachkrankheiten war die Diarrhoe die gewöhnlichste, und musste als ein hauptsächlich kritisches Symptom angesehen und behandelt werden. Bei beginnender Abschuppung, wenn die Haut trocken war und die Schweisse aufgehört hatten, stellten sich häufige Stuhlentleerungen ein; sie waren sehr kopiös, fötide, schleimig-biliöser Art, und die Kinder schienen durch sie sehr erleichtert zu werden. Man hielt es für unpassend, diese Ausscheidungen zu unterdrücken, wenn sie die Kranken nicht zu sehr entkräfteten; vier, fünf oder mehr Stühle in 24 Stunden waren wünschenswerth, und man hatte nur nöthig, die Kinder bis zur vollständigen Genesung eine angemessene Diät gebrauchen zu lassen. In einigen Fällen sah man sich genöthigt, Stuhlausleerungen hervorzurufen. Wenn die Kinder Hitze bekamen, der Puls frequent, der Leib schmerzhaft wurde und auftrieb, Durst eintrat, und die Stühle sparsam und schleimig waren, so war ein Theelöffel voll *Ol. Ricini* sehr dienlich, und je reichlicher die Ausleerungen erfolgten, um so mehr nahm die Gefässaufregung ab und um so schneller trat Genesung ein. Zweimal, bei einem vierjährigen Knaben und einem neunjährigen Mädchen, nahm die Diarrhoe den Charakter der Dysenterie an; die letztere Kranke ward schnell durch eine Dosis *Ol. Ricini* hergestellt; beim Knaben waren schleimige und narkotische Mittel erforderlich, doch kaum die Affektion beseitigt, so stellte sich Stomakake ein, die schnell in Noma überging und ihn hinwegraffte. Es ist schon bereits bemerkt worden, dass die Stomakake nicht nur als Nachkrankheit, sondern auch mit dem Ausschlage zugleich erschien, so dass Dr. Pank es sich zur Regel machte, den Mund bei jeder Visite zu untersuchen, selbst im ersten Stadium, damit keine Zeit für die Anwendung der geeigneten Mittel verloren ginge. Seine Erfahrung überzeugte ihn von der Nothwendigkeit, äussere Mittel mit inneren zu verbinden, und die Symptome der allgemeinen Reaktion verschwanden in manchen Fällen nicht eher, als bis sich die Affektion des Mundes durch lokale Mittel gebessert hatte. Die gastrischen Symptome erforderten ein besonderes Heilverfahren, und als Gurgelwasser wandte er zuerst ein *Decoct. Althaeae* oder *Inf. flor. Chamom.* mit *Mel rosat.* an; doch leistete die Salzsäure hier die vortrefflichsten Dienste. Die Theile wurden einige Male täglich mit einer Mischung (*Acid. muriat.* ʒj, *Mel. rosat.* ℥j) bepinselt, die schmerzhaft war, aber sehr schnell Besserung herbeiführte. Wurde die Säure gut ertragen, so fuhr er damit fort, bis die Genesung vollständig war, nur mit der Vorsicht, sie seltener und verdünnter anzuwenden. In einigen Fällen erhielten die Theile, anstatt sich zu reinigen und ein gesundes Aussehen anzunehmen, immer mehr und mehr eine graulich-gelbe Farbe, was besonders an den Lippen und Wangen der Fall war, die dann anschwollen und glänzend aussahen. Dies trat besonders bei skrophulösen Kindern ein. Die Säure wurde dann fortgelassen und mildere Mittel in Gebrauch gezogen.

Im Beginne des Anfalls verordnete er oft mit Vortheil ein Emetikum oder mildes Abführmittel (*Ol. Ricini* oder Manna), je nachdem es der Fall erforderte; war der Ausschlag nur in geringer Menge hervorgekommen, so reichte er oft das *Ol. Papaveris* (ein in Russland allgemein verbreitetes Mittel). Man darf nicht glauben, dass solch mildes Oel einen Einfluss auf die Steigerung der Hautthätigkeit äussert; es scheint nur einen vorhandenen Reizzustand der Magen- oder Darmschleimhaut zu mildern oder zu beseitigen. Die Dosis ist ein Thee- oder Esslöffel voll, je nach dem Alter; man wiederholt sie einige Male bis Darmausleerungen erfolgt sind. Dr. P. hält es für eine Sache von grosser Wichtigkeit bei Behandlung der Masern, immer für eine gleichmässige Temperatur im Zimmer zu sorgen, die 15° R. betragen sollte. Folgende Mixtur zeigte sich sehr wirksam gegen den quälenden Husten:

℞ *Ol. Amydal. dulc.*
Gum. arab. āā ℥j,
Syr. Althaeae ℥ij.
MDS. Stündlich ein Theelöffel voll, oder öfter, wenn der Husten die Kranken stört.

War der Husten von einer Tracheitis abhängig, so wurden Blutegel gesetzt, Kalomel u. s. w. verordnet; war er aber nur die Folge der Reizung der Schleimhaut, oder wurde er von dem Masernexanthem im Munde, Halse oder in der Luftröhre verursacht, so genügte obige Mixtur allein, oder es wurden, wenn nervöse Aufregung vorhanden war, einige Tropfen *Tinct. Hyoscyami* hinzugesetzt. Bei Kongestionen nach Brust und Kopf, wo gerade keine Blutentleerungen erforderlich waren, erwiesen sich Sinapismen auf die unteren Extremitäten sehr nützlich. Das *Kali aceticum* (durch Saturation des *Kali carbon.* mit Essig gebildet) hob die gesteigerte Gefässthätigkeit und wirkte milde auf die Se- und Exkretionen. Gewöhnlich waren kräftigere

Mittel nothwendig, und dann zeigte sich nichts so wirksam als Kalomel und Salmiak. Letzterer wurde auch im *Stadium efflorescentiae* und *desquamationis* gegeben, wenn die Schleimhaut der Trachea und der Bronchien besonders affizirt war, die Schleimsekretion stockte und der Husten fortdauerte. In solchen Fällen entsprach eine Verbindung von Salmiak, *Extr. Hyoscyami, Succ. Liquiritiae* und *Aq. destill.* allen Anforderungen. In den Unterleibsaffektionen nach den Masern ist Kalomel in kleinen Dosen (¼, ⅛ bis zu einem Gran 2stündl.) das geeigneste, sicherste und wirksamste Mittel. Als Dr. P. die ersten Fälle von Stomakake beobachtete, glaubte er, das Kalomel hätte etwas dazu beigetragen, doch gab er diese Ansicht auf, da eine grosse Anzahl Kinder davon befallen wurde, die nicht einen einzigen Gran Kalomel erhalten hatten. Dr. P. empfiehlt, dass die von den Masern Genesenen noch sechs Wochen hindurch aufmerksam beobachtet werden sollten, und während dieser Zeit für eine regelmässige Diät gesorgt wird. (Oppenheim's Zeitschrift für die gesammte Medizin.)

VI. Verhandlungen gelehrter Vereine und Gesellschaften.

A. *Académie de médecine* in Paris.

Fortsetzung der Diskussion über die Hydrenkephalokele.

(Siehe Bd. III, Heft 6.)

Blandin forderte die Wiederaufnahme der Diskussion hinsichts der von Velpeau operirten Enkephalokele.

„Velpeau, sagt er, hat der Akademie eingestanden, dass er sich mehrere Male bei Geschwülsten der Art getäuscht habe. Ich wünsche ihm Glück zu diesem loyalen Geständnisse; doch bedaure ich, mit diesem Glückwunsche einen Vorwurf verbinden zu müssen, nämlich den, dass er gesagt, wir hätten uns getäuscht. Was mich anbelangt, so versichere ich, und will es beweisen, dass ich mich nicht getäuscht habe. In Betreff der pathologischen Anatomie sagte ich, die Geschwulst wäre nur von einer Flüssigkeit umgeben; die Sektion hat meinen Ausspruch bestätigt. Ich hatte ferner gesagt, die Gehirnhäute seien aus der Oeffnung hervorgetreten, und wenn es Velpeau nicht so gefunden hat, so war die Duramater verschoben. Velpeau hat zugegeben, dass er sich in Betreff dieses Punktes getäuscht habe, und dass die Gehirnhäute nicht von der Kyste zu unterscheiden gewesen wären. Was den hervorgetretenen Theil des Gehirns anbetrifft, so sagte ich nur, es wäre das kleine Gehirn; worin sich Velpeau ebenfalls geirrt hat. Es fand mithin kein Irrthum von meiner Seite über die anatomische Beschaffenheit der Geschwulst statt."

„Aber eine andere, viel wichtigere Frage ist durch diese Beobachtung angeregt worden, nämlich ob die Operation zu gestatten sei. Gleich im Anfang widersetzte ich mich jeder Operation, weil die Geschwulst grösser war als der Kopf des Kindes, weil sie von einem Theile des Gehirns gebildet wurde, weil alle diese unter ähnlichen Umständen ausgeführten Operationen unglücklich ablaufen, endlich wegen des Alters des Kindes."

„Velpeau widersetzte sich allen diesen Gründen. Die Geschwulst kann entfernt werden, sagte er. Ohne Zweifel kann man in der Chirurgie Alles thun, Alles entfernen; aber es handelt sich nicht nur um das Können, sondern man muss auch seine Gründe dafür haben. Das Kind ging einem gewissen Tode entgegen, sagte Velpeau. Es ist aber nicht recht, den Tod durch einen operativen Akt zu beschleunigen. Jedoch kann man ohne das kleine Gehirn leben, und die Beobachtung lehrt, dass man ohne Gefahr manche Theile des Gehirns abtragen kann. Man kann ohne das kleine Gehirn leben, ja, wenn ein angeborener Mangel desselben vorhanden ist; dass das Leben aber fortbestehen kann, wenn man das kleine Gehirn schnell durch eine Operation entfernt, dem kann ich nicht beistimmen. Was aber die am Gehirn vorgenommenen Operationen anbelangt, so sind die von Velpeau angeführten Fälle nicht mit diesem Falle hier zu vergleichen, denn diese sind bei Erwachsenen im kräftigsten Alter vorgenommen worden."

„Das sagte ich vor der Operation, und viele Mitglieder der Akademie waren derselben Ansicht. Die Operation wurde vollführt, und Sie kennen das Resultat. Ich gestehe, dass ich erstaunt bin, dass Velpeau jetzt noch die Operation für eine rationelle hält, und sich auf Gründe stützt, die ich nicht vorgebracht glaubte, wenn ich sie nicht mit eigenen Ohren vernommen hätte. Ich will nicht das noch einmal wiederholen, was ich gegen die Vollziehung der Operation aufgestellt habe, die Akademie kann über den Werth meiner Gründe urtheilen; ich hielt es aber für unumgänglich nöthig, auf diesen Gegenstand zurückzukommen, damit man nicht glauben solle, die Akademie habe gemeinschaftlich diese Operation gebilligt."

Nach einigen lebhaften Debatten über persönliche Angriffe, die hier entfernt bleiben sollten, sagt Velpeau:

„Ich gebe zu, dass der Fall keineswegs einen günstigen Ausgang erwarten liess, ich erklärte es selbst; doch scheinen mir die von Blandin aufgestellten Gründe nicht entscheidend zu sein. Die Geschwulst war ohne Zweifel sehr voluminös, aber neun Zehntheile derselben wurden von Flüssigkeit gebildet. Der Theil des Gehirns, den sie enthielt, war sehr unbedeutend, und ich bleibe bei meiner Behauptung, dass durch die Entfernung desselben das Leben nicht unfehlbar beeinträchtigt worden. Uebrigens gehörte dieser Theil nicht mehr dem Gehirne an, konnte nicht zurückgebracht werden, operirt oder nicht, hätte er nicht mehr fungiren können."

„Ich glaube mithin nicht, dass diese Operation den Tod des Kindes beschleunigt hat. Was den Umstand anbelangt, dass Blandin fürchtet, man werde dieselbe in ähnlichen Fällen wiederholen, so wird seine Ansicht wie die meinige anerkannt und gewürdigt werden. Diejenigen, die wie er denken, werden sie nicht vollziehen; die mir hingegen beipflichten, werden sie ausführen. So steht die Sache."

B. *Pathological Society* in Dublin.

Syphilis congenita. — Karies des Hüftgelenks. — Tuberkulöse Ulzeration der Harnblase.

Dr. Churchill zeigte eine Abbildung von einem Kinde vor, das mit einem syphilitischen Ausschlage zur Welt kam; die Haut war mit einem kupferrothen Exantheme bedeckt; die Mutter war von ihrem Manne angesteckt worden, und litt an Gonorrhoe und Entzündung der Fauces; sie gab an, die Kindesbewegungen erst einige Tage vor der Entbindung gefühlt zu haben; es war eine Steisslage, doch dauerte die Geburt nicht lange und war leicht.

Dr. Ferrall legte der Gesellschaft das Präparat einer Karies des Hüftgelenks vor von einem nur 4 Monate alten Kinde. Die Krankheit hatte sechs Wochen gedauert, und begann mit einer grossen fluktuirenden Geschwulst über der Hüfte. Der Schenkel war gegen das Becken flektirt, und das Kind schien an bedeutenden Schmerzen zu leiden, wenn er bewegt wurde, auch war es auffallend; dass die Geschwulst beim Schreien sich vergrösserte. Drei Tage, nachdem Ferrall das Kind gesehen hatte, brachte es die Mutter wieder zu ihm und zeigte ihm eine zweite grosse fluktuirende Geschwulst hinten am Nakken. Er verlor das Kind darauf einige Zeit aus den Augen, und als er sich dann erkundigte, erfuhr er, dass es gestorben sei. Die Mutter berichtete noch, dass das Kind bis zur Vakzination ganz gesund gewesen sei, nach derselben aber angefangen hätte zu kränkeln, worauf ungefähr 14 Tage später die Geschwulst an der Hüfte aufgetreten sei. Bei der Oeffnung des Hüftgelenks fand sich in demselben ein grosser, mit dünner purulenter Masse gefüllter Sack, der durch eine Oeffnung in das Becken sich hineinstreckte, woraus sich die Vergrösserung der Geschwulst beim Schreien erklären lässt. Der Schenkelkopf war vollständig zerstört, vom *Ligamentum rotundum* war Nichts mehr vorhanden, und das kariöse Ende des Knochens stiess gegen den Rand der Pfanne. Es war keine Krankheit der Wirbelsäule vorhanden, noch liessen sich Tuberkeln in den Lungen entdecken. Die Geschwulst am Halse war ebenfalls mit Eiter gefüllt, der fast bis in das *Mediasticum anticum* hineingedrungen war.

Die wichtigsten hier zu beachtenden Punkte sind: das Auftreten der Gelenkkrankheit in einer so frühen Lebensperiode, und der Mangel irgend eines anderen Symptoms, welches auf eine skrophulöse Diathesis hindeutete; zweitens die Vergrösserung der Geschwulst beim Schreien, was, wie sich später erwies, durch das Hineinreichen des Sackes in das Becken bedingt wird. — Dr. Ferrall fügte hinzu, dass sich in diesem Falle nach der Vakzination nicht die normale Pustel am Arme, sondern ein grosses Geschwür mit schlechter Eiterung am Arme gebildet hatte. Hiernach könnte man vermuthen, dass eine Infektion des Blutes stattgefunden hätte, dass der Eiter resorbirt wurde, und die Folge davon die Bildung der Abszesse an der Hüfte und am Halse gewesen sei. Andererseits liess sich aus Gründen annehmen, dass die Bildung von Eiter im Hüftgelenk rein zufällig war und schon längere Zeit vor der Vakzination begonnen hatte. Ferrall neigte sich zu der Annahme, dass die Affektion des Hüftgelenks eine für sich bestehende Krankheit war, und mit den Resultaten der Vakzination nicht in Verbindung stand. Einige Zeit darauf wurde ein anderes Kind mit Karies der Wirbelsäule zu ihm gebracht, wo keine Spur einer skrophulösen Diathesis zu entdecken war; doch hatte die Mutter an einer ähnlichen Affektion gelitten.

Derselbe legte ferner der Gesellschaft ein merkwürdiges Präparat von Ulzeration der Blase vor. Dieselbe hatte fast die ganze Schleimhaut ergriffen, und erstreckte sich sogar in die Harnröhre. Es befand sich ein bedeutender Abszess zwischen Mastdarm und Blase, doch hatte sich keine Kommunikation zwischen diesen Höhlen gebildet. Die Nieren enthielten Tuberkeln, und die Kortikalsubstanz war gänzlich zerstört. Der Kranke war ein Knabe von 14 Jahren, der wegen häufigen Dranges zum Urinlassen, so dass er alle halbe Stunde Urin lassen musste, in das St. Vincent-Hospital aufgenommen wurde. Es waren die gewöhnlichen Symptome der *Phthisis pulmonum* vorhanden, Husten, nächtliche Schweisse, Abmagerung und purulente Expektoration. Hierzu kam ein zuweilen äusserst heftiger Schmerz in der Blase und ein beständiger Drang zum Urinlassen; zuweilen ging Blut ab, und oft wurde der Urin, wie der Kranke erzählte, plötzlich unterbrochen, und die letzten Tropfen flossen mit gesteigerten Schmerzen aus. Diese Symptome waren denen, die bei Blasensteinen auftreten, so ähnlich, dass Ferrall den Kranken sondirte, aber keinen fremden Körper in der Blase entdecken konnte. Die Aussagen des Knaben schienen ihm daher nicht ganz richtig zu sein, und als er ihn genau fragte, erfuhr er, er habe über seine Symptome keine richtige Auskunft gegeben. Er fand, dass, obgleich er heftige Schmerzen beim Urinlassen hatte, dieselben, nachdem die letzten Tropfen ausgeflossen waren, aufhörten. In Betreff der anderen Symptome, namentlich, dass der Strahl des Urins bisweilen plötzlich unterbrochen wurde, ergab sich, dass es mehr ein Willensakt war und nicht von einem Krampfe oder einer Verschliessung herrührte. Der Urin, der im Anfang sauer reagirte, wurde nachher alkalisch und purulent, und zeigte deutliche Spuren von Albumen. Jetzt trat *Incontinentia urinae* hinzu, und man musste ein Gefäss in das Bett des Kranken stellen, um den Urin aufzufangen. Kurz vor dem Tode stellte sich profuse Diarrhoe ein, die ungefähr eine Woche dauerte; während dieser Zeit zeigte sich eine auffallende Veränderung in den Urinbeschwerden. Dieselben liessen, so lange der Durchfall bestand, bedeutend nach; der Schmerz, der Drang zum Urinlassen, so wie der blutige und purulente Ausfluss, verminderten sich, als jedoch die Diarrhoe gestopft war, kehrten alle jene Symptome mit gesteigerter Heftigkeit wieder zurück.

Dr. Ferrall bemerkte, dass folgende Punkte in diesem Falle die meiste Beachtung verdienten: zuerst die auffallende Aehnlichkeit der Symptome mit denen, die bei Blasensteinen auftreten; ferner das

Vorkommen von Albumen mit Eiter im Urine, und endlich die Alternation der Symptome der Urinkrankheit mit der Diarrhoe. Auch war die Verbreitung der tuberkulösen Ulzeration auf die Schleimhaut der Harnröhre bemerkenswerth, und Ferrall gestand, dass er keinen ähnlichen Fall der Art beobachtet habe.

VII. Miszellen und Notizen.

Ueber den wechselseitigen Einfluss der Variole und Vakzine auf einander hat Dr. F. L. Legendre in Paris Untersuchungen vorgenommen. Er ist zu folgenden Schlüssen gekommen:

1) Tritt eine Varioleruption einen oder zwei Tage nach Entwikkelung der Vakzinepustel ein, nämlich am 4ten oder 5ten Tage nach geschehener Impfung, so lässt sich dieses Ereigniss nur daraus erklären, dass gerade eine Variolepidemie vorherrscht und die Individuen kurz vor der Vakzination bereits infizirt hat, oder daraus, dass die Individuen vor der Vakzination irgend da, wo Variolkranke sich befanden, sich aufgehalten haben. — 2) Ist ein Kind der Variolkontagion unterworfen, so begünstigt die alsdann vorgenommene Vakzination die Entwickelung der Variole. — 3) Kinder über 4 Jahren werden, wenn sie während der ersten oder der Inkubationsperiode der Variolansteckung vakzinirt sind, gewöhnlich nur von der modifizirten Variole ergriffen. — 4) Die Vakzine übt also eine vortheilhafte Modifikation auf die Variole aus; umgekehrt hat auch letztere einen nicht unbedeutenden Einfluss auf die Vakzine, indem deren Knötchen langsamer sich entwickeln, und nicht von einem so markirten Hofe und von solcher subkutaner Anschwellung, wie gewöhnlich, begleitet erscheinen. — 5) Der vortheilhafte Einfluss, den die Vakzine auf die Variole ausübt, tritt um so markirter hervor, je weiter die Vakzineeruption im Augenblicke des Eintrittes der Variole in der Entwickelung vorgerückt ist, und folglich, je selbstständiger sie in ihren eigenen Charakteren bleiben konnte. — 6) Die während der Prodrome oder am ersten Tage der Varioleruption vorgenommene Vakzination kann möglicherweise von Erfolg sein, aber nach den bisher gemachten Erfahrungen schien sie den Verlauf der Variole nicht aufhalten zu können. — 7) Wenn kleine schwächliche, oder von einer Krankheit geschwächte

Kinder dem Einflusse des Variolkontagiums preisgegeben sind, so muss man sich hüten, sie zu vakziniren. Die unter solchen Umständen vorgenommene Vakzination scheint nur geeignet, die Entwickelung der Variole zu begünstigen, welche, wenn sie auch durch die Vakzination etwas modifizirt ist, doch immer bei der grossen Schwäche des Kindes sehr gefürchtet werden muss.

Ueber die Anwendung des Koniins gegen die *Ophthalmia scrophulosa.* Dr. Fronmüller in Fürth, der schon seit längerer Zeit sich des Koniins als Heilmittel bedient hat, ist zu folgenden Resultaten gelangt:

Das Koniin steht in seiner Wirkung der Cicuta nicht nach, und hat noch den Vortheil, nicht so oft im Stiche zu lassen, wie diese. Es wirkt eben so als beruhigendes wie als reselvirendes Mittel, und ist daher ein ganz geeignetes Mittel in der erethischen Form der Skrophulosis, und besonders der skrophulösen Augenentzündung. Daher ist es besonders bei den mit einer bedeutenden Empfindlichkeit des Auges, Photophobie, Thränen und heftigen Schmerzen verbundenen Entzündungen indizirt.

In den meisten Fällen der Art hat F. durch das Koniin die überraschendsten Kuren erzielt; übrigens erklärt er, zugleich eine passende Diät, Bäder und lokale Mittel verordnet zu haben.

Die Formel, deren er sich gewöhnlich bedient, ist folgende:

℞ *Conini* gutt. iij — iv
solve in
Spir. vini rectificat. ℈j,
Aq. destillat. ℥vj.
MDS. Dreimal täglich 15 bis 20 Tropfen in einer Tasse Zuckerwasser.

F. hat nie üble Zufälle danach entstehen sehen; nur bisweilen klagten die Kranken über etwas Kopfweh und Schwindel, obgleich das Mittel Monate lang angewendet worden war.

Besonders ist das Koniin in der Kinderpraxis zu empfehlen, weil es keinen unangenehmen Geschmack hat. Daher nimmt der Verf. keinen Anstand, dasselbe den ersten Platz unter den Antiskrophulosis einzuräumen, und fordert die Aerzte auf, weitere Versuche mit demselben anzustellen.

Er schliesst mit der Vermuthung, dass das Koniin auch im Keuchhusten gute Dienste leisten werde; da er dasselbe aber noch zu wenig in dieser Affektion angewandt hat, so glaubt er sich nicht berechtigt, etwas Bestimmtes darüber mitzutheilen.

Brustwunde mit einer Hernie der rechten Lunge. Ein Kind von 13 Jahren fiel beim Spielen von einer beträchtlichen Höhe herab, und stiess gegen den Stumpf eines Baumes, der erst vor Kurzem umgehauen worden war. Eine Wunde von drei Zoll Länge an der vorderen Fläche der Brust, die sich in querer Richtung zwischen der fünften und sechsten Rippe erstreckte, war die Folge davon. Als Dr. Anglo hinzugerufen ward, floss eine bedeutende Menge Blut aus der Brusthöhle, und zugleich aus einer elastischen Geschwulst von der Grösse einer Faust und von hellrother Farbe, die mit einer transversellen Wunde versehen und ein Theil des unteren Lappens der Lunge war, aus. Der Kranke litt an bedeutender Oppression und grosser Angst, das Gesicht war bleich, der Puls kaum zu fühlen, die Extremitäten kalt; Alles kündete die drohende Gefahr an. Expektoration von Blut fand nicht statt. Das hervorgetretene Stück der Lunge ward mit vieler Mühe reponirt, und die Wunde durch Heftpflasterstreifen vereinigt. Drei Tage währte es, ehe der Kranke sich von dem heftigen Falle erholen konnte; dann trat erst Reaktion ein, die durch Aderlässe und antiphlogistische Mittel bekämpft wurde. Die Wunde vernarbte bald, die Lunge fing wieder an ihren Funktionen vorzustehen, und in sechs Wochen war die Heilung vollendet.

Innere Einklemmung durch ein Divertikel des Dünndarms. Das *London monthly Magazine* enthält folgenden von Dr. Tinniswood berichteten Fall. Ein Kind von sechs Jahren ging am Abend ganz gesund zu Bette. In der Nacht um 2 Uhr fand es die Mutter in der höchsten Aufregung; es klagte über heftige Schmerzen im Unterleibe, dabei Erbrechen, Verstopfung und Harnverhaltung. Es wurde ihm *Ol. Ricini* und *Inf. Sennae* ohne Erfolg gereicht; jedes Mittel wurde sogleich wieder ausgebrochen. Die Mutter erzählte, dass es den Abend vorher noch Stuhlgang gehabt habe, und die ganze vorhergehende Woche an Durchfall gelitten hätte. Das Gesicht des Kindes drückte die höchste Angst aus; heftige Schmerzen im Unterleibe; die Schenkel an den Leib angezogen, der tympanitisch aufgetrieben und schmerzhaft ist. Kleiner, zusammendrückbarer Puls. Zwei Tage darauf erfolgte der Tod.

Bei der Sektion zeigte sich der Leib angeschwollen, von livider Farbe, besonders auf der rechten Seite und über dem Schaambeine. Diese Färbung erstreckte sich zwei Zoll weit auch auf die vordere Fläche der Schenkel. Die geraden Bauchmuskeln und das über dem Peritonäum gelegene Zellgewebe strotzten von Blut. Das Peritonäum war in der rechten *Regio iliaca* von bräunlicher Farbe. Die Unterleibshöhle enthielt ungefähr zwölf Unzen zum Theil geronnenen *Bluts*. Da das grosse Netz durch frische Adhäsionen mit dem *Parietalblatte* des Peritonäums vereinigt war, so lag der Dünndarm frei. Ungefähr 26 Zoll des Darmkanals waren schwarz und brandig; zehn Zoll waren durch ein von einem Divertikel des Dünndarms gebildetes Band inkarzerirt. Das Divertikel ging 23 Zoll weit vom Blinddarme aus, lief quer durch das Mesenterium und endete in Form eines rundlichen Streifens, der an einer anderen Stelle des Darms befestigt war. Diese Art von Tasche, die so den Darm einschloss, konnte ungefähr drei Zoll lang sein. Das Ileum war über drei Zoll über der Einschnürung und nach unten bis zum Blinddarme brandig. Auch die *Valvula ileo-coecalis* und ein Theil des Blinddarms, sammt dem Wurmfortsatze, der unten durch frische Adhäsionen angeheftet war, waren mortifizirt. Das Mesenterium war mit Blut überfüllt und enthielt an einer Stelle einen Pfropf von Faserstoff von der Grösse einer Haselnuss, unter dem sich eine kleine Oeffnung befand, die einem Gefässe angehörte, aus dem wahrscheinlich der Bluterguss in die Unterleibshöhle stattgefunden hatte. Der inkarzerirte Theil des Darms liess sich mit der grössten Leichtigkeit zerreissen, und enthielt eine röthliche, dicke, mit Schleim und Blut vermischte Flüssigkeit.

Behandlung der *Stomatitis exsudativa*. Verschiedene Heilmethoden, sagt Dr. Guepratte, sind gegen die *Stomatitis exsudativa* empfohlen worden, und man muss bekennen, dass die Antiphlogistika diejenigen Mittel sind, die jedenfalls sich schädlich erweisen. Man darf keine Blutegel anwenden, wenn das von Anfang an vernachlässigte Uebel von einer bedeutenden Geschwulst, dunklen Röthe u. s. w. begleitet ist.

Die topische Behandlung mittelst Alaun oder Salzsäure führt bald eine merkliche Besserung herbei. Uebrigens macht das erste Mittel nicht das letztere unentbehrlich, und auch dieses ist mit manchen bedeutenden Nachtheilen verknüpft; so macht es leicht die Zähne stumpf, die längere Zeit hindurch ihre Funktionen nicht erfüllen können.

Diese nicht zu leugnenden Vorwürfe haben Dr. Guepratte veranlasst, statt des *Acid. muriaticum* folgendes Pulver in Gebrauch zu ziehen:

℞ *Pulv. cort. Chinae* ℈iv,
Pulv. Calcar. chlorinic.
Carbon. pulv. āā ℈ij.
M. f. pulv. subtilissimus.

Drei- oder viermal in 24 Stunden trägt man das Pulver mittelst eines Spatels auf die krankhaften Stellen der Mundhöhle auf. Die Heilung erfolgt eben so rasch wie nach dem Gebrauch der Salzsäure, und vielleicht noch schneller, und dann beseitigt es auch von Anfang an den fötiden, so höchst unangenehmen Geruch aus dem Munde.

Ueber die Anwendung des valeriansauren Zinks in der Chorea. Obgleich das valeriansaure Zink noch nicht den Ruf als Heilmittel erlangt hat, den es vielleicht verdient, so knüpft sich, meint Dr. Leriche, doch seine Entdeckung an einen zu theuren und ruhmvollen Namen in Frankreich [1]), als dass nicht alle Aerzte damit bekannt gemacht werden sollten.

Das valeriansaure Zink ist ein weisses Salz, bald von einem Geruche, der an die Valeriana erinnert, bald fast ohne Geruch, und von einem leicht styptischen, nauserösen Geschmack. Man stellt es am besten dar, indem man die zerstossene Valerianawurzel mit Wasser destillirt, um eine so viel als möglich mit Valeriansäure gesättigte Flüssigkeit zu erhalten, und diese in eine Mischung von destillirtem Wasser und Zinkoxyd auffängt. Man lässt sie dann 24 Stunden auf einander einwirken, filtrirt alsdann die Flüssigkeit und lässt sie im Dampfbade verdunsten. Es bildet sich dann ein basisches Salz.

Dr. Leriche hat es in verschiedenen Nervenkrankheiten angewandt, und so auch in der Chorea.

Ein Mädchen von 11½ Jahren, von schwächlicher Konstitution, wurde vor zwei Jahren von Chorea befallen. Nach zweimonatlicher Anwendung der gebräuchlichen Antispasmodika hörten die Bewegun-

---

1) Der Prinz Lucian Bonaparte stellte dieses Salz zuerst dar.

gen auf. Im Juni vorigen Jahres stellten sich dieselben Erscheinungen wieder ein. Das Mädchen hatte eine blasse chlorotische Gesichtsfarbe, und in den Karotiden war ein Blasebalggeräusch deutlich wahrzunehmen. Es ward folgende Verordnung gemacht:

℞ *Zinc. valerianic.* gr. viij,
Sacch. Lactis ℈iv.
M. f. pulv. divid. in part. aequales xvj.
DS. Morgens und Abends ein Pulver.

Kräftige, gelinde tonisirende Diät. — Waschungen des ganzen Körpers mit kaltem Wasser nach dem Aufstehen.

Am 9. Juni geringe Besserung. Die Kranke erhält dreimal täglich ein Pulver.

Am 15. Juni haben die Bewegungen der oberen Extremitäten und des Kopfes bedeutend nachgelaseen, und zwar so, dass die Kranke durch den Willenseinfluss dieselben beherrschen kann.

Am 20. Juni ist sie frei von allen Bewegungen, der Appetit, der ganz verschwunden war, ist zurückgekehrt. Das Mittel wird noch vier Tage fortgebraucht, dann ausgesetzt. — Da das anämische Aussehen noch fortdauert, wird zur Anwendung von Eisenpräparaten geschritten.

Der Verf. verordnet das valeriansaure Zink folgendermaassen:

1) In Pulverform:

℞ *Zinc. valerianic.* gr. x,
Sacch. Lactis ℈ij,
Elaeos. Menth. ℈j.
M. f. pulv. divid. in part. aequales xxiv.

2) In Pillen:

℞ *Zinc. valerianic.* gr. x,
Sacch. Lactis ℈j,
Mucilagin. G. mimos. q. s.
ut f. pill. No. xxiv.

3) In Mixtur:

℞ *Aq. flor. Tiliae* ℥iij,
Aq. flor. Aurantior. ʒiiß,
Zinc. valerianic. gr. i½,
Syr. Menth. ʒj.
MDS. Esslöffelweise zu nehmen.

Aneurysma der *Arteria poplitea* bei einem Kinde. Ein kräftiges Kind von 9 Jahren kam am 19. Februar d. J. in das Edinburger Hospital, um sich von einem Aneurysma der *A. poplitea* befreien zu lassen. Die Geschwulst erstreckte sich von dem unteren Ende der Kniekehle bis zu den *M. gastrocnemii*, war umschrieben und pulsirte deutlich. Durch einen mässigen Druck verschwand die Geschwulst gänzlich; erschien aber sogleich wieder, wenn man mit dem Drucke nachliess. Die Kompression der *A. femoralis* brachte dieselben Erscheinungen hervor. Nach den Aussagen der Eltern bestand die Krankheit seit zwei Jahren; anfangs hatte sie wenig Beschwerden hervorgerufen, aber die Geschwulst vergrösserte sich, und erreichte bald eine sehr beträchtliche Grösse. Am 21sten wurde die Arterie unterbunden; es traten keine üblen Zufälle nach der Operation ein, die Pulsationen hörten sogleich auf, und die Geschwulst verkleinerte sich und wurde hart. Am 4. März löste sich die Ligatur, und der kleine Kranke verliess den 21sten das Hospital geheilt.

Das Aneurysma der Arterien an den Extremitäten betrachtet man gewöhnlich als eine dem reifen und höheren Alter angehörende Krankheit; deshalb haben wir diese Beobachtung veröffentlicht, wo schon im siebenten Jahre sich ein Aneurysma bildete.

Giftige Wirkungen des Opiums bei Kindern. Das Opium hat nicht in jedem Lebensalter dieselben Wirkungen. Es wirkt bekanntlich viel heftiger bei Kindern als bei Erwachsenen. Ganz kleine Dosen, die man sehr jungen Kindern reicht, rufen oft unerwartete Wirkungen hervor, und haben den Tod zur Folge. Clark, Mary theilen Beobachtungen mit, die von der kräftigen und gefährlichen Wirkung bei Kindern selbst in sehr kleinen Dosen (ʒj *Syr. Papaver. alb.*) einen Beweis liefern.

Auch Dr. Beck war mehrere Male von der nachtheiligen Wirkung der Opiumpräparate in kleinen Dosen bei jungen Kindern Zeuge gewesen. In einem kleinen, sehr interessanten Artikel hat er den grössten Theil der von ihm und von anderen Aerzten beobachteten Fälle mitgetheilt. Es geht aus dieser Arbeit hervor, dass ein Löffel voll *Syr. Papaver. alb.*, dass 4 bis 10 Tropfen *Laudan. liquid. Sydenhami* die fürchterlichsten Zufälle, ja selbst den Tod herbeiführen können. Deshalb ermahnt Dr. Beck die Aerzte, sich so viel als möglich des Opiums in der Kinderpraxis zu enthalten, oder es wenigstens nur mit der grössten Vorsicht zu verordnen, und da, wo seine Anwendung unumgänglich nöthig erscheint. Ein halber Tropfen ist die Dosis für ein Kind von 10 Tagen, ein Tropfen für ein Kind von zehn bis dreissig Tagen, zwei Tropfen für ein Kind von einem bis drei Monaten, drei Tropfen für ein Kind von drei bis neun Monaten.

Vergiftung durch das *Decoct. Capitum Papaveris.* Dr. Puke in Giessen wurde zu einem Kinde gerufen, dem die Mutter, um es zu beruhigen, mehrere Löffel eines konzentrirten Dekokts der Mohnköpfe gegeben hatte. Eine Viertelstunde darauf fiel das sechs Wochen alte Kind in einen tiefen Schlaf, aus dem es die Eltern nicht erwecken konnten. 36 Stunden später wurde Dr. Puke gerufen.

Er fand das Kind in einem fast hoffnungslosen Zustande. Die Augen lagen tief in den Augenhöhlen, die Augenlider waren halb geöffnet, von einem blauen Rande umgeben; die Pupillen waren erweitert, unempfindlich; das Gesicht war bleich, ins Bläuliche spielend; die Extremitäten waren fast gelähmt; die Respiration sehr beschleunigt, der Puls ungeheuer frequent, klein und zitternd; die Stirn mit kaltem Schweisse bedeckt; der Unterkiefer herabhängend. Von Zeit zu Zeit stiess das Kind ein dumpfes Geschrei aus; es hatten weder Stuhl- noch Urinentleerungen seit dem Beginn der Zufälle stattgefunden. Die Fähigkeit zu saugen schien nicht mehr vorhanden zu sein, wiewohl das Kind noch gut schlucken konnte.

Es war nicht mehr Zeit, die Entleerung des Gifts zu versuchen, daher liess P. dem Kinde sogleich einige Löffel schwarzen Kaffee reichen, ging dann zum kamphorirten Thee und zu Klystieren mit Kamphoressig über. Ausserdem liess er das Kind in ein heisses Bad mit Kampher setzen.

Diese Mittel bewirkten eine allmälige Abnahme der Zufälle, und das Kind genas vollständig.

Dieser Fall scheint uns um so wichtiger, und die Aufmerksamkeit der Aerzte um so mehr zu verdienen, da auch bei uns manche Ammen, die sich mehr selbst überlassen sind, die verwerfliche Angewohnheit haben, den Kindern solche Abkochungen der Mohnköpfe löffelweise zu reichen, um sie zu beruhigen. Ohne Zweifel kennen sie die traurigen Folgen nicht. Denn es ist nicht immer nöthig, dass Symptome von Narkose eintreten, sondern das Mittel stört auch die Verdauung, und prädisponirt zu Kongestionen nach den Lungen, und besonders nach dem Gehirn, wozu die Kinder schon so geneigt sind. Man kann nicht genug Fälle der Art veröffentlichen, um die Personen, denen kleine Kinder zur Pflege anvertraut sind, vor einem so gefährlichen Mittel zu warnen.

Gegen Verhärtung der Brustdrüsen bei Neugeborenen besteht nach Dr. Steifensand in Krefeld (Mediz. Korresp.-Blatt rhein. Aerzte, III. 4) die beste Behandlung darin, dass man die Brüste mit einem milden Oele oder Fette einreibt, oder mit einem einfachen, nicht reizenden Deckpflaster belegt und mit Geduld die Resorption abwartet. (Ein vortreffliches Mittel ist die sogenannte Fettwolle, d. h. die nur durchgekämmte, aber nicht gewaschene und daher sehr fettige Schafwolle, womit die Brustdrüsen umhüllt werden. Red.) — Ist Entzündung vorhanden, geht sie in Eiterung über, so ist die Behandlung wie bei jeder anderen Drüsenentzündung. — Aus den sehr vergrösserten und verhärteten Brüstdrüsen eines wenige Wochen alten Knaben sah Hr. Steifensand beim Druck und auf Anwendung eines Saugglases eine unverkennbar milchige Flüssigkeit austreten, die sich chemisch und unter dem Mikroskop auch wirklich als Milch ergab.

Diagnose der Konvulsionen der Kinder aus dem Speichel. Bei Kindern, sagt Wright in seiner Abhandlung über Physiologie und Pathologie der Speichelsekretion, deren Konvulsionen aus Zerebralstörungen entspringen, ist der Speichel meist stark alkalisch; wenn die Konvulsionen aber durch Wurmreiz erregt sind, oder durch schmerzhafte Dentition, die mit Störungen des Magens und Darmkanals komplizirt sind, so ist das Sekret deutlich sauer.

Erklärung.

Erst jetzt, hoffentlich nicht zu spät, ist mir das 3te Heft des 5ten Bandes des „Medizinischen Argos" zu Gesicht gekommen, worin ein Artikel von Hrn. Dr. G. W. Scharlau über das „Journal für Kinderkrankheiten" und über dessen Herausgeber, nämlich über Herrn Dr. Hildebrandt und über mich, sich befindet. Wenn darin der

Hr. Dr. Scharlau die Tendenz des erwähnten Journals und meine Fähigkeit und Leistungen heruntersetzt, so affizirt mich das überaus wenig. Höchst gleichgültig sind mir, und — wie die freundliche Anerkennung und die hübsche Aufnahme, deren das Journal sich zu erfreuen hat, darthut, — auch wohl der ärztlichen Welt die Aussprüche, Urtheile und Schreiereien des gar wohl gekannten Hrn. Scharlau. Wenn derselbe aber die Stirn hat, ohne allen Anlass und ohne die allergeringste Andeutung meinerseits, mir unterzuschieben, dass ich das Andenken und den Namen des berühmten, von mir wie von aller Welt *hochverehrten* alten Heim geschmähet, so kann ich Solches nicht geduldig hinnehmen. Ich muss mich gegen solche, ob böswillige oder ob nur der Unüberlegtheit und dem Leichtsinne entsprungene, mich aber kränkende und verletzende Insinuation auf das Kräftigste erheben, und hiermit laut erklären, dass diese Insinuation des erwähnten Herrn Scharlau durch und durch falsch ist; dass ich mit den wenigen Worten, deren ich mich in meinem von Hrn. Dr. Scharlau so feindselig bekrittelten Artikel bedient habe, den würdigen, in Wissenschaft wie im Leben so hochverehrt gewesenen alten Heim weder gemeint habe, noch meinen konnte, sondern dass der, auf den ich anspielte, ein vor etwa 11 Jahren hier verstorbener, zwar sehr beschäftigt gewesener, alter Praktikus, aber durchaus roher Routinier war, dessen Name, obwohl betitelt, sicherlich kaum über die Mauern Berlins hinausgekommen ist. Was ich übrigens von diesem Manne sagte, sage ich nicht allein; es sagen dasselbe mit mir alle die älteren Berliner Aerzte, die mit ihm je in Berührung gekommen sind; ja er sagte hundertmal selber von sich, was ich von ihm angab, nämlich dass man ihn zu Kindern, wenn sie krank sind, nicht rufen lassen solle; Kinderkrankheiten machen ihm zu viele Mühe, damit könne er sich nicht abgeben, dazu solle man jüngere Aerzte rufen, die mehr Zeit zur Beobachtung haben, nur für Erwachsene sei er der rechte Mann. Es ist dieses derselbe Arzt, den Hufeland einen tüchtigen, alten Haudegen in kräftig ausgeprägten akuten Krankheiten zu nennen, und von dem der alte Heim zu sagen pflegte, der Mann sei ein ganz guter Kutscher, der aber nur auf Chaussee zu fahren verstehe, und der, wo der Weg uneben oder etwas komplizirt wird, entweder umwirft oder stecken bleibt.

Dr. Fr. J. Behrend.

JOURNAL
FÜR
KINDERKRANKHEITEN.

Jedes Jahr erscheinen 12 Hefte in 2 Bänden. — Gute Original-Aufsätze über Kinderkrankh. werden erbeten und am Schlusse jedes Bandes gut honorirt.

Aufsätze, Abhandlungen, Schriften, Werke, Journale etc. für die Redaktion dieses Journals beliebe man kostenfrei an den Verleger einzusenden.

BAND IV.] BERLIN, JUNI 1845. [HEFT 6.

I. Abhandlungen und Originalaufsätze.

Zweiter Bericht des Elisabeth-Kinderhospitals zu Berlin, umfassend 1. April bis Ende Dezember 1844.

Derjenige, der über diese Anstalt den ersten Bericht (s. unser Journal Bd. III, Heft 2, August 1844, S. 81) abgestattet hat, Dr. Zettwach nämlich, einer der Mitgründer und der ordinirende Arzt derselben, ist in der Blüthe der Jahre, mitten in seinem schönsten Wirken, von einem Nervenfieber dahingerafft; er, der Allen, die ihn kannten, Allen, die mit ihm in Berührung kamen, durch Gestalt, Benehmen und Einsicht eine Freude war, sollte selber die Freude nicht haben, die Anstalt zu immer besserer Entwickelung gedeihen zu sehen. Der laute Nachruf des innigsten und herzlichsten Bedauerns ob seines frühzeitigen Dahinscheidens, das wir wie Alle hart empfunden haben, sei eine der Blumen auf sein stilles, kühles Grab!

Die Anstalt hat seitdem mit Erlaubniss Ihrer Maj. der Königin, welche Schützerin derselben ist, den Namen Elisabeth-Kinderhospitals angenommen; ihre Einnahme betrug in den genannten 9 Monaten an 6000 Rthlr., und bestand grösstentheils in freiwilligen Beiträgen und in dem Ergebnisse eines zu Gunsten des Hospitals veranstalteten Konzerts. Die Ausgaben betrugen fast eben so viel; ein Theil davon galt der Vergrösserung des Hospitals, der Anlegung einer Badeanstalt, der Anschaffung von Wäsche, Utensilien u. s. w. — Nach dem Tode des Dr. Zettwach übernahmen die Herren DDr. Dommes und Magnus die ärztliche Funktion an der Anstalt, später Hr. Dr. Körte; die ärztliche Oberleitung verblieb dem Geh. R. Dr. Barez. — Behandelt und gepflegt im Spitale wurden in den 9 Monaten 46 Kinder (18 Knaben, 28 Mädchen), davon wurden geheilt 15, starben 8, vor völliger Genesung entlassen 3, noch in Behandlung verblieben 20. Dieses Ergebniss ist immer noch ein günstiges, wenn man bedenkt, dass nur sehr wenige Kinder frisch an akuten, fieberhaften, sich schnell entscheidenden Krankheiten leidend ins Hospital gebracht werden, sondern fast nur solche, die an langwierigen, chronischen, vernachlässigten skrophulösen Uebeln litten, und aus Mangel an Pflege, gesunder Luft, Kost und Heilmitteln in einem völlig verkümmerten Zustande sich befanden. Einige waren dem Tode schon rettungslos verfallen, als sie in die Anstalt gebracht wurden.

Die behandelten Fälle waren der Reihe nach:

2 Wechselfieber,
1 gastrisch-nervöses Fieber,
1 Gekrösfieber und Gehirnwassersucht,
1 Lungenentzündung,
1 Lungenschwindsucht,
9 allgemeine Skropheln,
6 skrophulöse Ophthalmieen,
10 skrophulöse Knochenübel,
4 Rhachitis,
3 Marasmus,
1 Brechdurchfall,
1 Zellhautgeschwür,
1 Wasserkrebs,
1 Rückenmarkserschütterung,
1 Lähmung der rechten Körperhälfte,
1 freiwilliges Hinken,
1 Veitstanz,
1 Mastdarmvorfall.

Summa 46.

Zehnter Jahresbericht (September 1843 bis September 1844) der Kinderheilanstalt zu Dresden, dargelegt von Dr. Kohlschütter und Dr. Küttner daselbst.

Diese einst still und geräuschlos ins Leben gerufene und eben so fortgeführte Poliklinik, hat seit den zehn Jahren ihres Bestehens 4429 kranken Kindern (2054 Knaben und 2375 Mädchen) unentgeltlich ärztliche Hülfe angedeihen lassen. Es wurden davon 3572 (mehr als

80 Prozent) geheilt; nur 423 (9 : 5 Prozent) starben, und die übrigen sind theils ausgeblieben, theils wegen Unheilbarkeit oder Unfolgsamkeit entlassen worden, theils Ende August (bis wohin der Bericht sich erstreckt) für das nun laufende Jahr in Behandlung verblieben. In diesen 10 Jahren sind fast alle Leiden des Kindesalters vorgekommen; die Skrophelsucht spielte, wie überall in den Kinderheilanstalten, auch hier die Hauptrolle, und zwar kam sie in den mannigfachsten Formen vor; die Rhachitis allein gab in dem genannten Zeitraume 600 Fälle; von den epidemischen Krankheiten machten Masern und Keuchhusten am meisten zu schaffen.

Was das abgewichene Jahr betrifft, so waren Ende August 1843 noch 105 Kinder in Behandlung verblieben, dazu kamen 478; es wurden also von September 1843 bis Ende August 1844 behandelt 583 Kinder (290 Knaben, 293 Mädchen). Diese waren dem Alter nach:

bis ½ Jahr alt	81 Kinder		6 — 7 Jahre alt	25 Kinder	
½ — 1 . .	50	.	7 — 8 . .	21	.
1 — 2 . .	119	.	8 — 9 . .	16	.
2 — 3 . .	93	.	9 — 10 . .	11	.
3 — 4 . .	61	.	10 — 11 . .	14	.
4 — 5 . .	39	.	11 — 12 . .	11	.
5 — 6 . .	21	.	über 12 . .	21	.

Folgendes ist die Uebersicht der vorgekommenen Krankheiten:

	Hauptsumme.	Genesen.	Ungeheilt entl.	Weggeblieben.	Noch in Behandl.	Gestorben.
Zahnungsbeschwerden, Zahnfieber	14	11	—	—	—	3
Einfaches Reizfieber	3	3	—	—	—	—
Rheumatisches Fieber (rheum. gastr. catarrhal.)	5	5	—	—	—	—
Katarrhalfieber	17	16	—	—	1	—
Katarrhalisch-gastrisches und gastrisches Fieber .	26	24	—	—	2	—
Nervenfieber	4	3	1	—	—	—
Spitzpocken (1 Mal mit Masern komplizirt) . . .	6	6	—	—	—	—
Nesselfriesel	5	4	—	—	1	—
Rose	2	2	—	—	—	—
Hirnentzündung	4	2	—	—	—	2
Augenentzündung	1	1	—	—	—	—

	Hauptsumme.	Genesen.	Ungeheilt entl.	Weggeblieben.	Noch in Behandl.	Gestorben.
Halsbräune, Ohrspeicheldrüsen-Entzündung	6	6	—	—	—	—
Häutige Bräune	2	1	—	—	—	1
Brustentzündung (Bronchitis, Pneumonia)	11	6	—	—	1	4
Herz- und Herzbeutel-Enzündung	2	1	—	—	—	1
Knochenhaut-Entzündung	1	1	—	—	—	—
Nagelglied-Entzündung (Panaritium)	2	1	—	—	1	—
Rheumatismus	3	3	—	—	—	—
Schleimflüsse (Otorrhoea, Balanorrhoea, Leucorrhoea)	4	3	—	—	1	—
Einfache Katarrhalbeschwerden	15	13	—	1	1	—
Chronischer Katarrh	8	6	—	1	1	—
Keuchhusten	43	41	—	1	1	—
Stimmritzenkrampf der Kinder	4	3	—	1	—	—
Einfache Verdauungsstörungen	7	7	—	—	—	—
Mundfäule	4	3	—	1	—	—
Kolik, Flatulenz	5	3	—	—	2	—
Diarrhoe	16	16	—	—	—	—
Verschleimung	13	10	—	1	2	—
Wurmkrankheit (3 Bandwurm)	17	13	—	1	3	—
Hautröthe, Wundsein	6	5	—	—	1	—
Krätze	14	11	—	1	2	—
Andere chronische Hautausschläge (Lichen, Ekzema, Ekthyma, Impetigo, Tinea, Herpes, Rupia)	34	25	—	1	8	—
Skrophelsucht	20	14	—	1	5	—
Englische Krankheit	87	54	1	4	28	—
Darrsucht der Kinder, Gekrösdrüsenverhärtung, Febris masaraica	44	15	1	4	5	19
Magenerweichung	3	—	—	—	—	3
Tuberkulose, Lungensucht (1 Fistula pectoris)	6	1	—	2	—	3
Winddorn, Knochenfrass, Wirbelknochenverschwärung	12	6	—	2	4	—
Gelenkleiden (Tumor albus, Coxalgia, Ankylosis)	3	—	1	—	2	—
Drüsenanschwellung	10	8	—	2	—	—
Kropf (1 vasculosa)	10	4	—	1	5	—
Eitergeschwulst, Geschwür (Ozaena, Epulis, Operat.)	14	12	—	1	—	1
Angeborene Lustseuche	6	3	—	—	—	3
Bleichsucht	3	2	—	—	1	—
Blutspeien	1	1	—	—	—	—
Wassersucht (Oedema)	2	2	—	—	—	—

	Hauptsumme.	Genesen.	Ungeheilt entl.	Weggeblieben.	Noch in Behandl.	Gestorben.
Organisches und sympathisches Herzleiden	4	3	—	—	1	—
Hirnhypertrophie, Hirnerweichung	2	—	1	—	—	1
Krämpfe (Chorea, Epilepsia)	8	5	—	1	1	1
Andere Nervenleiden, Schmerz und Lähmung (Cephalaea, Alalia, Paralysis, Paresis)	4	3	—	—	1	—
Allgemeine Lebensschwäche	4	2	—	2	—	—
Harnbeschwerden (1 Enuresis)	4	3	—	—	1	—
Verkrümmung	1	1	—	—	—	—
Telangiektasie	1	1	—	—	—	—
Kopfblutgeschwulst der Neugeborenen (Operat.) .	1	1	—	—	—	—
Zungenbändchenverwachsung (Operat.)	1	1	—	—	—	—
Wasserbruch	6	3	—	2	1	—
Nabel- und Leistenbruch (Bruchbänder 3)	9	5	—	3	1	—
Mastdarmvorfall (Reposition)	3	3	—	—	—	—
Verwundung, Quetschung	7	6	—	—	1	—
Verbrennungs- und Frostschaden	3	3	—	—	—	—
Summa . .	583	417	5	34	85	42

Geheilt wurden also beinahe 72 Prozent; gestorben sind noch nicht 8 Prozent. Die Leichenschau konnte nur in 10 Fällen vorgenommen werden, indem neben der Weigerung der Angehörigen und den zu oft ungünstigen äusseren Verhältnissen, im verflossenen Jahre auch der Umstand ungebührlich häufig hinderlich war, dass der erfolgte Tod ambulatorisch behandelter Kinder zu spät, oft lange nach der Beerdigung erst gemeldet oder sonst bekannt wurde.

Skizzirter Jahresbericht vom Jahre 1844 über das erste Kinderhospital in Wien, dargelegt vom Direktor der Anstalt, Dr. Ludwig Mauthner daselbst.

Die Ergebnisse des abgewichenen liefern mit denen des Jahres zuvor (Bericht über 1843, s. dieses Journal Bd. III, Heft 1, Juli 1844, S. 28) verglichen ein immer erfreulicheres Resultat. Durch den ruhigen und sichern Gang der Anstalt gewinnt sie immer mehr das Vertrauen wohlthätig gesinnter Menschen, und in dem Maasse, als ihre Kräfte wachsen, vervielfältigen sich die Wohlthaten, welche sie armen kranken Kindern bereits seit sieben Jahren erweist. Das Stammvermögen der Anstalt hat sich bedeutend vermehrt; die Zinsen desselben und die jährlichen Beiträge der Mitglieder haben die Kosten grösstentheils gedeckt.

Es sind 531 kranke Kinder aufgenommen, und zwar 486 unentgeltlich, 41 zu 10 Kr. und 4 zu 20 Kr. K. M. für den Tag. Ausser der Anstalt wurden 3324 kranke Kinder behandelt, davon haben 520 Arznei und 178 ärztliche Besuche gratis erhalten. Es hat sich also die Zahl der Pfleglinge im Hospitale gegen das Jahr 1843 um 36, die der auswärts Behandelten um 80 vermehrt.

Unter den 531 Pfleglingen des Jahres 1844 befanden sich 28 Abzehrende, 26 Lungensüchtige, 4 Gelähmte; 65 der Aufgenommenen waren in dem Alter von 11 Tagen bis 11 Monaten; 12 hatten modifizirte Blattern, 13 Masern, 11 Scharlach, 24 Typhus, 11 Gehirnentzündung und 9 Hirnwassersucht. — Leider ward auch bei sonst leicht heilbaren Krankheiten die Hülfe der Anstalt erst dann in Anspruch genommen, wenn das Uebel bereits den höchsten Grad erreicht hatte, so dass die meisten dieser Kinder gefährlich krank oder verwahrlost in Behandlung gekommen sind. Demungeachtet war die Sterblichkeit nicht bedeutend, denn es sind von den 531 kranken Kindern nur 72, also nur 13 Prozent, gestorben, was vorzüglich dem Umstande zu danken ist, dass mit vielen Opfern an Geld und Mühe die Verbreitung ansteckender Krankheiten auf andere kranke Kinder verhütet worden ist.

Ein Institut, welches mit der Heilanstalt verbunden ist, hat sich als sehr praktisch erwiesen: nämlich der Unterricht, wie mit kranken Kindern umzugehen ist, und wie sie zu pflegen sind; dieser Unterricht wurde 51 Frauen (meist Hebammen) und 22 männlichen Zuhörern ertheilt. Was den klinischen Unterricht betrifft, so hat auch derselbe Seitens der sich heranbildenden Aerzte eine lebhafte Theilnahme gefunden.

Allgemeine Uebersicht des Jahres 1844. Ende 1843 sind verblieben im Spitale 27, in den Privatwohnungen 8 = 35. Vom 1. Januar bis Ende Dezember 1844 wurden behandelt im Spitale 504, in den Wohnungen 3316 = 3820, mithin im Ganzen 3855. Davon sind:

	Genesen.	Gestorben.	Ausgetreten.	Bestand. pro 1845.	Verhältniss der Gestorbenen zu den Behandelten.
im Spitale	278	72	148	33	= 1 : 7
in den Wohnungen .	2694	165	445	20	= 1 : 20
	2972	237	593	53	

Geimpft wurden 117, mit Mineralwässern betheiligt 10.

In Summe sind seit 1837 zur Behandlung gekommen 19,691 Kinder, nämlich im Spitale 2378, zu Hause 1289 und durch Ordination 16,024.

Das besoldete ärztliche und dienstthuende Personal besteht aus einem Assistenzarzte (Dr. Luczìczky), einem Kanzelisten, 7 Wärterinnen und 1 Köchin. Die Zahl der Betten beträgt 36. Von mehreren hochstehenden Personen sind einzelne Betten gestiftet worden und werden von ihnen unterhalten; für Unterhaltung eines Krankenbettes wird 150 Fl. K. M. jährlich gerechnet; für die jährliche Zahlung der Hälfte, des Drittels dieser Summe, wird man als Stifter eines halben oder Drittelbettes aufgeführt. (Den speziellen Ausweis der vorgekommenen Krankheiten haben wir diesmal weggelassen, da blosse Zahlen von keinem grossen Interesse sein können, und da ihre Formen fast dieselben sind, wie der frühere Bericht sie anführt. Die Red.)

Kurze Bemerkungen über einige neuere und ältere Heilmittel in der Praxis der Kinderkrankheiten, mitgetheilt von Dr. Adolph Schnitzer, Arzte der Kinderheilanstalt zu Berlin.

(Zweiter Artikel: Jod, Wallnussblätter.)

Jod. Die Anwendung des Jods in der Skrophulosis hat in neuester Zeit, und nicht mit Unrecht, sich einen eben so begründeten Ruf als das *Oleum Jecoris Aselli* erworben. Viele wollen sogar die Wirkung des *Olei Jecoris* lediglich dem Jodgehalte desselben zuschreiben; mit dieser Ansicht kann ich mich aber keineswegs übereinstimmend erklären. Allerdings mag der Jodgehalt in mancher Hinsicht das Seinige dazu beitragen, die heilsamen Wirkungen des Leberthrans zu unterstützen, indessen ist er gewiss nicht das hauptsächlich wirkende Prinzip in demselben; eine auch nur oberflächliche Beweisführung thut dies zur Genüge dar: 100 Theile Leberthran enthalten nach Wackenroder als Maximum 0,324 Jod; nach Santen 240 Unzen braunblanker Thran ¼ Gran Jod, und nach Jongh 100,00000 Thran, 0,02930 Jod, also nach sämmtlichen hier gegebenen Analysen würde ein Kind, das täglich 2—3 Unzen Thran als Maximum nimmt, täglich nur eine Spur Jod bekommen; dass aber das Jod in gleicher Quantität für sich allein gegeben, als es in der, einem Kinde täglich verabreichten Dosis Leberthran enthalten ist, eine heilsame Wirkung in der Skrophulosis nicht zu Wege bringen würde, dürfte wohl nicht in Abrede zu stellen sein, abgesehen von der abweichenden Wirkungsart beider Mittel und der Symptomengruppe, die sich bei ihrem Gebrauche dem Beobachter herausstellt, wenn wir auch durch beide Mittel denselben Zweck, die Heilung der Kranken, erreichen. Ich zweifle zwar nicht, dass selbst der geringe Jodgehalt des Leberthrans einigermaassen mit auf die ersten Wege erregend einwirken, die Verdauung befördern, den Aneignungsprozess und auch die Resorption steigern mag, indessen scheint mir dieses nicht in so hinlänglichem Maasse stattzufinden, um ihm einen prävalirenden Einfluss beim Gebrauche des Thrans zuschreiben zu dürfen; dagegen ist das Jod für sich allein gegeben, ein kräftiges Heilmittel in der Skrophulosis; es erfüllt, am passenden Orte gegeben, alle Anforderungen, die man zu machen berechtigt ist, nur möge man es nie leichtsinnig und ohne Noth auch in der Skrophulosis anwenden; es ist für die leichteren Fälle durchaus unnöthig und weniger anwendbar, da es zu tief in die gesammte Organisation eingreift, und durchaus nicht frei von nachtheiligen Nebeneinwirkungen ist, wenn man auch nur einigermaassen unvorsichtig zu Werke geht. Für leichtere Fälle, d. h. für solche, wo eine totale Umstimmung noch nicht erforderlich ist, für die weniger ausgebreiteten Haut- und Drüsenleiden und für Kinder in den ersten Lebensjahren passt Jod nicht, und wir kommen mit dem *Oleum Jecoris* und allenfalls Quecksilbermitteln vollkommen aus; dagegen ist es bei bereits weit vorgeschrittenen Drüsenleiden, tieferen Stockungen, Verhärtungen, Knochenleiden, ein nothwendiges und unübertreffliches Heilmittel. — Bei den, auf das Blutgefäss erregend wirkenden Eigenschaften des Jods, ist es sehr natürlich, dass man es überall, wo das Blutgefässsystem an sich schon gereizt ist, nicht wohl anwenden darf, es ist daher bei erethischen Skropheln nur ausnahmsweise, dagegen aber bei torpiden gut anwendbar. Aber selbst am passenden Orte gegeben, sei man auf die Nebenwirkungen im höchsten Grade aufmerksam, denn bei längerem Gebrauche, und namentlich wenn man, wie dieses immer erforderlich ist, mit der Dosis gestiegen ist, fangen ältere Kinder zuweilen an über Brustschmerzen zu klagen; es stellt sich ein Hüsteln oder Husten ein, mit dem Scheine eines beginnenden Katarrhs, der Puls wird beschleunigt, später fiebern die Kranken gegen Abend, und es tritt nicht selten ein entzündlicher Zustand der Respirationsorgane, oder es tritt plötzlich Blutauswurf aus den Lungen ein. Kleinere Kinder, die ihr Leiden noch nicht bezeichnen können, husten, schreien auch wohl dabei, fiebern stark, die Auskultation giebt jedoch wenig Aufschluss. Lässt man sich hier täuschen, und betrachtet den Zustand in seinem Beginn als vorübergehend oder vielleicht als katarrhalisch, was leicht möglich ist, wenn das Kind einer, solche Zustände begünstigenden Schädlichkeit zufällig kurz vorher ausgesetzt worden, so steigern sich die Symptome sehr rasch, das Athmen wird kurz, es tritt starkes Herzklopfen ein, und bildet sich eine Lungenentzündung nicht vollkommen aus, so erfolgt nach einem schleichend entzündlichen Zustande Blut- und Eiterauswurf, und es gelingt dann nur selten, der *Phthisis pulm.* vorzubeugen, die Kräfte fallen schnell, und das Kind geht dem sicheren Tode entgegen. Ich habe, wenn sich beim Jodgebrauche auch nur die leisesten Andeutungen einer üblen Nebenwirkung herausstellten, wenn die Kinder anfangen, über Druck in der Brust zu klagen, kürzer, schneller athmen, der Puls sehr beschleunigt wird, immer dasselbe auf einige Zeit aussetzen lassen und währenddem Leberthran nehmen lassen, welcher sehr gut vertragen wird; sind alle Jodsymptome verschwunden, haben sich die Kinder wieder vollkommen erholt, sind sie kräftiger geworden, so kehre ich zum Jod zurück, und zwar dann lieber zu dem Gebrauch des *Ferri jodati* als zum *Kali hydrojod.*, in der Form des *Syrupi Ferri jodati.* Bei dieser Art das Jod anzuwenden, habe ich mein Ziel, die Herstellung der Kranken herbeizuführen, meistens glücklich erreicht.

Beabsichtigt man Knochenauftreibungen, Knochengeschwüre und weit vorgeschrittene Drüsenleiden oder Hautleiden, zu beseitigen, so ist das Jod in der Form des *Kali hydrojod.*, in *Aqua destillata* gelöst, am passendsten, doch müssen die Kräfte des Kranken noch gut sein; es ist selten nöthig, der Solution noch Jodine hinzuzusetzen; ist der Kranke dagegen an Kräften zurückgekommen, reduzirt, so ist das *Ferrum oxydulatum hydrojodicum* (*Joduretum Ferri*) zweckmässiger, und zwar bringt man es den Kindern am besten als *Syrup. Ferri hyrojod.* bei. Jede Drachme des nach Geisler bereiteten Syrups enthält etwa 7 Gran Jodeisen, und man giebt 12—25 Gran des

Syrups, also etwa 2 — 4 Gran Jodeisen, 2 — 3mal täglich. Das Wackenrodersche Präparat ist um die Hälfte stärker, man hat sich also vorher zu unterrichten, welches Präparat in der Apotheke bereitet wird.

Aeusserlich angewendet, unterstützt das Jod den innerlichen Gebrauch, namentlich bei Knochenauftreibungen, bei Drüsengeschwülsten, und glaube ich, dass es am besten ist, sich lediglich der Salbenform zu bedienen.

Die Diät beim Gebrauche des Jods muss sich gänzlich nach dem Zustande des Kranken überhaupt und nach dem Appetit des Kranken richten, wobei natürlich alle Schädlichkeiten, und die mit dem Jodgebrauche sich nicht vertragenden Speisen, namentlich rohes Obst, welches sonst skrophulösen Kindern sehr gut bekommt, vermieden werden müssen. Man gebe den Kranken, selbst wenn ihr Appetit sich beim Jodgebrauche steigert, nie zu grosse Quantitäten auf einmal, sondern lasse sie lieber öfter essen, doch lasse man sie nicht hungern. Beim längeren Gebrauche des Jods tritt der normale Appetit immer ein, und der anfängliche Heisshunger verliert sich.

Wallnussblätter. Als Negrier die Wallnussblätter in der Skrophelkrankheit empfahl, kamen bald von allen Seiten bestätigende Berichte über die Wirksamkeit derselben, und ich fand mich daher auch veranlasst, sie in einer Krankheit, die oft allen Bemühungen sie zu bekämpfen Trotz bietet, und in der man mit Freuden zu jedem Mittel greift, das als bewährt empfohlen wird, anzuwenden. Indessen muss ich bekennen, dass sie sowohl in der Form des Absuds als des Extrakts, innerlich und äusserlich selbst sehr lange Zeit angewendet, sich mir trotz aller Empfehlungen, und ungeachtet der von mancher Seite her mitgetheilten günstigen Resultate, als gänzlich wirkungslos erwiesen haben; ich habe bei ihrem Gebrauche selbst eine Besserung des Uebels nicht beobachtet. Ich schob die Schuld der vergeblichen Anwendung in der Privatpraxis auf äussere, mir vielleicht unbekannte Nebenverhältnisse, unzweckmässige Diät u. s. w., und versuchte sie daher im Laufe des letzten Jahres auch in der Kinderheilanstalt mehrfach, namentlich bei skrophulösen Knochenauftreibungen, Knochengeschwüren, bei *Tinea scrophulosa*, bei *Ophthalmia scrophulosa*, innerlich und äusserlich; aber auch hier, wo das Diätetische sorgfältig geordnet und überwacht ist, zeigten sich die Wallnussblätter, so wie das Extrakt derselben gänzlich wirkungslos, und so bin ich denn nun gänzlich davon zurückgekommen, sie wieder anzuwenden. Dass Andere mit dem Mittel glücklicher als ich gewesen sein mögen, habe ich zu bezweifeln kein Recht, auffallend bleibt es mir jedoch immer, dass ich so ganz und gar keine heilsame Wirkung, selbst auf den Kräftezustand des Kranken, bemerken konnte. Uebrigens wendete ich sie genau nach Negrier's Vorschrift an.

Bericht über Fälle von Kinderkrankheiten, die in den Jahren 1843 und 44 in Guy's Hospital in London behandelt worden, mit Bemerkungen von Dr. Golding Bird.

Genaue klinische Berichte über Krankheiten der Kinder in den ersten und späteren Lebensjahren gehören bis jetzt noch, wenigstens bei uns, zu den Seltenheiten. Der Grund, weshalb Fälle über diesen Gegenstand noch gar nicht veröffentlicht worden, liegt vielleicht in der Schwierigkeit, sich aus den grossen öffentlichen Anstalten Berichte über die Affektionen bei Kindern zu verschaffen. In keiner dieser bedeutenden Hülfsquellen klinischer Erfahrung sind bis jetzt, so viel ich weiss, bei uns Säle für die Beobachtung der Kinderkrankheiten eingerichtet, und es leuchtet ein, dass es nicht gut möglich ist, die in der Privatpraxis behandelten Fälle mit gehöriger Aufmerksamkeit zu verfolgen. Die meisten Erfahrungen über die hier in Rede stehenden Krankheiten sind, wie Jeder einräumen wird, in den Erziehungsanstalten gemacht worden, und ich glaube, dass es wenige Aerzte giebt, die nicht zugeben werden, dass sie die wichtigsten Krankheiten der Art, während sie an solcher Anstalt fungirten, genau haben studiren können. Eine nicht unbeträchtliche Anzahl von Kindern ist immer von den verschiedenen Hospitälern aus in der Stadt behandelt worden, und die Studirenden suchten gewöhnlich unter diesen ihre praktischen Kenntnisse der in den ersten Lebensjahren auftretenden Krankheiten zu erweitern.

Vor einiger Zeit beabsichtigte mein Freund und Kollege, Dr. Barlow, dies Studium der jungen Leute sowohl als auch die Behandlungsweise der Kranken zu erleichtern, indem er eine eigene Abtheilung für kranke Kinder im Guy's-Hospital zu errichten vorschlug. Dieser Plan wurde genehmigt, und so hatten die Studirenden, die das Hospital besuchten, Gelegenheit, eine grosse Anzahl von kranken Kindern zu sehen, und dadurch, dass sie sie neben einander, unvermischt mit anderen beobachteten, ihre Eigenthümlichkeiten aufzufassen. Diese Einrichtung bestand schon einige Zeit hindurch, als die Leitung der Kinderkrankenpflege mir übertragen wurde.

In den letzten anderthalb Jahren waren fortwährend 60 Kinder in der Stadt in Behandlung gewesen, indem wöchentlich 15 neue hinzukamen. Von diesen wurden einige, die besonderes Interesse darboten, oder deren Zustand gefährlich war, in das Hospital aufgenommen.

Von Oktober 1843 bis jetzt (Januar 1845) sind 830 *Kinder* in der Stadt behandelt worden, und von diesen wurden 75 in das Hospital aufgenommen und die Fälle sorgfältig verzeichnet. Die Liste derselben ist folgende:

Arachnitis	2	Hemiplegia	1
Ascites	1	Zoster	2
Bronchitis	6	Urticaria	2
Calculus vesicae	1	Hydrocephalus	1
Croup	2	Icterus	1
Chorea	4	Morbilli	2
Coecitas	1	Morbus cordis	1
Hydrops nach Scarlatina	7	Paraplegia	1
Emphysema pulmonum	1	Pneumonia	6
Empyema	1	Pneumonia mit Ausgang in Phthisis	3
Epilepsia	1	Pupura	2
Erysipelas faciei	2	Variolois	1
Febris continua	2	Hypertrophia lienis	1
Febris intermittens	2	Leucorrhoea	2
Febris remittens	16		75.

Ich hoffe, dass die Mittheilung der wichtigsten Fälle aus unseren Berichten vom ärztlichen Publikum mit Freude aufgenommen werden wird. Indessen bin ich nicht so eitel, anzunehmen, dass die im Anfange unvollkommenen Berichte auf irgend eine Weise die Lücke, die in diesem wichtigen Kapitel der praktischen Medizin noch besteht, auszufüllen im Stande sein werden; doch werden sie hoffentlich nicht ganz ohne Interesse und Nutzen sein. In diesem sowohl, wie in den späteren Berichten werde ich, wo möglich, die Fälle so klassifiziren, dass einige Beispiele von jeder Krankheit aufgeführt werden.

Von der höchsten Wichtigkeit ist die Prüfung verschiedener therapeutischer Mittel, die so häufig von Aerzten angepriesen werden, und hierzu sind in öffentlichen Hospitälern angestellte Versuche von besonderem Werthe. Deshalb werde ich über die Resultate derselben bei einigen speziellen Mitteln, als ein Anhang zu jedem Berichte, Rechenschaft ablegen.

In dieser Mittheilung werde ich mich auf die Fälle von remittirendem Fieber, Krup, *Syphilis neonatorum* und Hydrops nach Skarlatina beschränken.

1. *Febris remittens.*

Sechszehn Fälle von deutlich ausgesprochenem remittirenden Fieber sind im vergangenen Jahre in das Kinderhospital aufgenommen worden, und fast 70 nicht gerechnet, die in der Stadt behandelt wurden. Unter der allgemeinen Bezeichnung: remittirendes, gastrisches oder Wurmfieber der Kinder haben die meisten Schriftsteller, meiner Ansicht nach, zwei ganz verschiedene Affektionen zusammengeworfen, von denen die eine fast nur von einer Störung der Funktionen des Digestionsapparats abhängt, der anderen mehr oder weniger der Einfluss einer Malaria zu Grunde liegt. Ein früher gesundes Kind erhält eine ungesunde oder schwer verdauliche Nahrung, und nach kurzer Zeit wird es reizbar, mürrisch, verdriesslich; verliert den Appetit; zupft am Gesicht und an der Nase; riecht aus dem Munde; der Leib ist mehr oder weniger aufgetrieben; Uebelkeit und unregelmässige Stuhlausleerungen. Fieber kömmt hinzu, gewöhnlich mit zu bestimmten Zeiten eintretenden Exazerbationen; die Zunge ist dick belegt, und ein kurzer, trockner Husten stellt sich ein. Dieser Zustand kann einige Zeit so fortdauern, und gehet unter zweckmässiger Behandlung und sogar bei kräftigen Kindern ohne Behandlung in den meisten Fällen in Genesung über; während bei skrophulösen Kindern die Kräfte so sinken können, dass Krankheiten der Mesenterialdrüsen oder Gehirnaffektionen zuletzt erzeugt werden, die einen tödtlichen Ausgang nehmen können, und ihn auch oft nehmen. Man sagt, das mit solchen Symptomen behaftete Kind leide am gastrischen oder Wurmfieber, bei dem sich entweder Askariden entwickelt haben oder nicht. Es ist nicht zu leugnen, dass oft deutlich ausgesprochene Remissionen eintreten; doch giebt es, meiner Ansicht nach, noch hinreichende Mittel, um diese Krankheit von dem wahren remittirenden Fieber zu unterscheiden, die, soweit meine Beobachtungen reichen, niemals, ausgenommen unter gewissen Umständen, einer Malaria ihre Entstehung verdankt. Das wahre remittirende Fieber herrscht am gewöhnlichsten im Frühjahr und Herbst. Die Herbst-Epidemie war in den letzten beiden Jahren sehr heftig. Im September kamen die meisten Fälle vor, und gewöhnlich verschwand es fast ganz im Januar. Fast *alle* Fälle traten bei Kindern auf, deren Familien zu Bermoudsey, Rotherhithe, Deptford und an anderen Orten wohnten, die sehr nahe an den Schlammbänken der Themse liegen und zur Zeit der Ebbe frei bleiben, woraus sich wohl die Entstehung der Krankheit durch eine Malaria erklären lässt. In der Epidemie des Herbstes 1843 war die Krankheit in den oben angegebenen Distrikten besonders *heftig*, und bestand gleichzeitig mit der Intermittens, die zumal unter den im Hospital Hülfe Suchenden grassirte.

Was die Diagnose des wahren remittirenden Fiebers von dem gastrischen anbelangt, so kann sie, glaube ich, nicht viel Schwierigkeit darbieten, wenn man auf die Entstehung der Krankheit und ihre Symptome genau achtet. Die Heftigkeit der Exazerbationen, ihre fast vollständige Remission, der Mangel jeder Auftreibung des Unterleibs, jedes Symptoms, welches für eine Reizung der Darmschleimhaut spricht, und der Umstand, dass das Kind, während es sich ganz wohl befand, befallen wurde und die Kräfte schnell sanken, stachen gewöhnlich sehr gegen den entgegengesetzten Zustand ab, den man beim gastrischen oder Wurmfieber beobachtet. Bei dem letzteren tritt die Krankheit gewöhnlich allmälig auf und schwächt die Kranken niemals oder selten durch einen plötzlich auftretenden heftigen Anfall.

Es ist nicht nur möglich, sondern kömmt auch wirklich häufig vor, dass Kinder, die früher am gastrischen Fieber litten, von einem deutlich ausgesprochenen remittirenden befallen werden. So litt ein Knabe von 6 Jahren an dem gewöhnlichen gastrischen Fieber, und wurde darauf, als die Eltern ein Haus bezogen, wo hinten ein offener stinkender Kanal verlief, vom remittirenden befallen.

Die Behandlung dieser Fälle war höchst einfach. Gewöhnlich wurde das Haar kurz geschnitten oder der Kopf geschoren, der Körper täglich gewaschen, mit oder ohne gleichzeitige Anwendung warmer Bäder; die Diät war äusserst spärlich, und innerlich wurde, nachdem der Darmkanal durch eine einmalige oder jeden Abend wiederholte Dosis *Hydrargyr. c. Creta* gereinigt worden, dem man mässige Dosen *Ol. Ricini* folgen liess, das *Natron bicarbonicum* in kleinen Dosen gereicht. Hatten sich die Sekretionen geregelt, der Zungenbelag abgenommen, und waren die Exazerbationen deutlich wahrnehmbar, so wurde das Chinin gegeben. In Kurzem wurden die Remissionen länger und vollkommener, und nach einiger Zeit, selten länger als acht Tage, war das Kind Rekonvaleszent. Ich erstaunte oft über die fast spezifische Wirkung des Chinins in manchen der heftigsten Fälle. In einem Falle, wo ich Gelegenheit hatte noch spät in der Nacht im Hospital zu sein, fand ich den kranken Knaben mit einer brennend heissen Haut, mit fast scharlachrothem Gesicht, einem härtlichen Pulse, der wegen seiner Frequenz fast nicht zu zählen war, und Delirium; in der That in jeder Hinsicht so heftige Symptome, dass mehrere Assistenten, die bei mir waren, eine kräftige antiphlogistische Behandlung für angezeigt hielten; dennoch war am nächsten Morgen eine Remission eingetreten, und er vertrug das Chinin in einer Dosis von 2 Granen; nach fünf Tagen war er Rekonvaleszent.

In keinem Falle wagte ich das Chinin eher zu verordnen, als bis die Remissionen deutlich ausgesprochen waren, und wenn dies stattfand, verfehlte dies schätzbare Mittel nie seine Wirkung. In einigen Fällen entwickelte sich während des Hitzestadiums ein Ausschlag von Urtikaria, und bisweilen ein Erysipelas, von heftiger Reizung und Jukken der Haut begleitet. Dies war besonders in der Herbstepidemie des Jahres 1843 der Fall, und bemerkenswerth ist, dass dieselben Exantheme sehr häufig das rheumatische Fieber, das damals vorwaltend herrschte, begleiteten. Waren die Remissionen nicht deutlich wahrnehmbar, so wurden sie es durch ein tüchtiges Emetikum, und wir konnten dann sogleich das Chinin reichen. Die hier gemachten Beobachtungen haben mich davon überzeugt, dass dieses Mittel in jener Krankheit wirklich spezifisch wirkt; da, wo es nicht angewandt und Versuche mit anderen Tonicis, die diese antitypische Kraft nicht besitzen, gemacht wurden, zog sich die Konvaleszenz sehr in die Länge und war unvollständig.

Komplikationen kamen in den behandelten Fällen nicht häufig vor. Affektionen des Gehirns, die sich durch Delirien und grosse Reizbarkeit äusserte, war während der Nacht, und wenn die Krankheit ihre Höhe erreicht hatte, immer vorhanden, und in der That so konstant, dass ich sie eher für einen nothwendig zur Krankheit gehörenden Theil als für eine zufällige Komplikation halten musste. Niemals erreichten die Gehirnerscheinungen einen solchen Grad oder nahmen einen so entschiedenen Charakter an, dass eine andere Behandlung als kalte Umschläge auf den abgeschorenen Kopf nöthig gewesen wäre. In einigen Fällen stellte sich eine gelinde *Angina tonsillaris* in den ersten Tagen der Krankheit ein, und die Halsdrüsen waren oft geschwollen und schmerzhaft. Mit Ausnahme einer gelegentlich vorkommenden Bronchitis, waren Lungenaffektionen selten.

Ein wichtiges Leiden der Schleimhaut des *Tractus intestinalis* kam nie vor, sicherlich nicht von der Art, dass es eine wichtige *Rolle* in der Entwickelung der Krankheit hätte spielen sollen. Diarrhoe war selten, Verstopfung häufiger; die Ausleerungen sahen oft nach den ersten Tagen der Behandlung ziemlich gesund aus; Askariden wurden zuweilen, doch keinesweges immer darin gefunden. Hautausschläge zeigten sich oft, besonders Exantheme wie Urtikaria, Roseola, Erythem. In einem Falle, bei einem schlecht genährten *Kinde*, von höchst kachektischem Aussehen, waren die Schenkel und der Unterleib mit Purpuraflecken dicht besetzt.

Im Allgemeinen wichen die Fälle von remittirendem Fieber leicht der oben angegebenen Behandlung, und kein Todesfall kam im Hospital vor.

Das gewöhnliche gastrische Fieber herrschte ziemlich häufig unter den im vergangenen Jahre aufgenommenen Kindern. Die Krankheit war aus zwei Ursachen entstanden, entweder durch ungesunde Nahrung oder durch krankhaft veränderte Sekretionen. Milde Merkurialien, besonders das schätzbare *Pulv. Sodae compositus* [1]) der Guy's Pharmokopoe zu gr. iij — viij Abends, und eine starke Dosis des *Pulv. Rhei salinus* [2]) Morgens und Abends eine Woche hindurch oder länger, zeigten sich fast in jedem Falle erfolgreich.

Mit dem eigentlichen remittirenden und gewöhnlichen gastrische Fieber wird oft das hektische Fieber, das die Tuberkulosis der Mesenterialdrüsen oder die chronische *Peritonitis tuberculosa* begleitet verwechselt. Doch ist die Diagnose sehr leicht, und ich brauche hier nicht weiter darauf einzugehen.

Ein Fall von heftigem gastrischen Fieber, oder in anderen Worten gastro-intestinale Reizung, ging in Hydrokephalus über bei einem durch die Konformation des Kopfes zu dieser Affektion prädisponirten Kinde.

---

1) *Natr. carbon. sicc.* ℥v,
Calomelan. ʒj,
Pulv. Cretae compos. ℥x.
M. f. pulv.

2) *Pulv. rad. Rhei* ℥j,
Kali sulphur. ʒij.
M. f. pulv.

Richard H., 4 Jahre alt, war fünf Wochen vor seiner Aufnahme ganz wohl; seitdem klagte er über Schmerzen im Unterleib, bei häufigen schwarzen und stark riechenden Stuhlentleerungen. Seit 8 Tagen waren Fieberexazerbationen jeden Nachmittag eingetreten, nach welchen der Stupor bedeutend zunahm.

Bei der Aufnahme, am 5. Januar, war die Respiration beschleunigt und mühsam, die Brust anscheinend frei von jeder Affektion. Der Kopf gross, mit hervorragender Stirn, ein geringes Schielen des rechten Auges, das angeboren sein soll. Das Gesicht ist blass und gedunsen; die Zunge weiss belegt, mit rothen Rändern und Spitze; Leib weich, nicht schmerzhaft beim Druck; Urin nicht albuminös; Haut heiss, trocken.

Behandlung. Die Haare wurden abgeschoren. *Hydrargyr. c. Creta* gr. iv 2stündlich. *Ol. Ricini* ℥iij Morgens früh. Sparsame Diät. Abends ein warmes Bad.

Am 6. Januar. Reichliche, dunkle, stark riechende Stuhlentleerungen; bedeutendes Sediment von harnsaurem Ammoniak im Urin; der Gesichtsausdruck stupide. Es fand eine geringe Fieberexazerbation in der Nacht statt.

Behandlung. Kalte Umschläge auf den Kopf. 2 Blutegel auf jeden *Processus mastoideus. Hydrargyr. c. Creta* gr. iij. *Natr. bicarbonic.* gr. v in einem *Inf. Menthae* 3 mal täglich.

Am 8ten. Die Somnolenz dauert fort; Kopfschmerz; langsame Antworten. Kein Fieber.

Am 9ten. Grosse Unruhe; das Kind wirft sich fortwährend im Bette umher, sonst keine Veränderung; kleiner Puls von 140 Schlägen.

Behandlung. *Empl. Cantharid.* hinter die Ohren.

Am 10ten. Während der Nacht tritt plötzlich Kollapsus ein; worauf Aufschreien und leichte Konvulsionen folgen. Am Morgen ist der Puls am Handgelenke nicht zu fühlen; Leib eingefallen; Zähneknirschen; Pupillen erweitert und träge.

Behandlung. Kalomel gr. ij 2stündlich. Brühe zum Getränk.

Am 15ten erfolgte der Tod, nachdem die Konvulsionen fast gar nicht mehr aufgehört hatten.

Sektion. Das Gehirn trocken an der Oberfläche; die Windungen abgeplattet; die Ventrikel mit Serum angefüllt; der Fornix erweicht. Die Arachnoidea an der Basis verdickt und getrübt; einige tuberkulöse Granulationen in derselben. Die Mesenterialdrüsen angeschwollen.

Obgleich über die Diagnose des idiopathischen Hydrokephalus und desjenigen, der eine Folge von Reizung des Darmkanals ist, viel geschrieben worden, so bezweifle ich doch sehr, ob diese Sonderung mit grosser Genauigkeit durchgeführt werden kann und von Nutzen ist, wenigstens in sehr vielen Fällen. So weit ich aus den im Hospital beobachteten Fällen einen Schluss zu ziehen wagen darf, ging in allen, ausgenommen wo Tuberkeln in den Hüllen des Gehirns vermuthet wurden oder wirklich vorhanden waren, eine Reizung der Darmschleimhaut dem Erguss in die Ventrikel vorher.

2. Krup oder *Tracheitis albuminosa*.

Dass in den letzten Jahren so wenig Fälle von ächtem entzündlichen Krup in London vorgekommen sind, möchte vielleicht bei Denjenigen Staunen erregen, die dergleichen öfter in den nördlicheren oder südlicheren Gegenden beobachtet haben. Im verflossenen Jahre kamen 4 Fälle im Hospitale vor. Während der fünf Jahre, wo ich am Finsbury Dispensarium Arzt war, hatte ich nur zwei Fälle zu behandeln, von denen der eine nach der Operation der Laryngotomie tödtlich endete. Kranke erzählen oft, sie hätten am Krup gelitten, doch meistentheils waren dies Fälle von *Laryngismus stridulus* oder der *Diphtheritis* Bretonneau's.

Ein Knabe von 3 Jahren, bei dem die Krankheit in sehr heftigem Grade aufgetreten war, genas, obgleich vom Anfang an kaum eine Hoffnung auf Besserung vorhanden war. Gleich bei der Aufnahme des Kindes ward die Anwendung der Tracheotomie in Vorschlag gebracht, aber einfach aus dem Grunde verworfen, weil sie fast immer nutzlos ist, in einer Krankheit, wo die erzeugte Pseudomembran sich oft bis in die Bronchien hinein fortsetzt.

In jenem Falle, wie in manchen anderen der Art, war es schwer mit Bestimmtheit zu entscheiden, welches Mittel sich am wirksamsten in der Beseitigung des Krankheitsprozesses gezeigt habe, da so viele wirksame angewandt worden. Dass Blutentziehungen von grossem Nutzen waren, wird Niemand bezweifeln; doch hätten sie vielleicht einen günstigeren Erfolg gehabt, wenn sie früher angewandt worden wären; von örtlichen Blutentziehungen, namentlich Blutegeln am Halse, verbunden mit Schröpfen im Nacken, fand ich immer von Vortheil. Das Antimon muss man indessen, meiner Meinung nach, als ein Hauptmittel in jenem Falle schätzen. Die Thätigkeit der Haut, die lange anhielt, und durch die feuchte warme Luft, die den Kranken umgab, unterhalten wurde, musste als kräftige Ableitung von der entzündeten Schleimhaut wirken. Die heilsamen Wirkungen der warmen feuchten Luft beschränken sich aber nicht auf die Haut allein, sondern, indem dieselbe bei jeder Inspiration in die Luftwege eindrang, müsste sie als ein lokales Dampfbad auf die entzündeten Theile wirken und die Dyspnoe des kleinen Kranken sicher mindern. Zufolge dieser Beobachtung hier und zweier anderer, die ich seitdem in der Privatpraxis gemacht, empfehle ich den Aerzten dringend an, das Zimmer des Kranken in einer Temperatur von fast 80° C. wo möglich zu erhalten, mittelst verschlossen gehaltener Thüren und eines tüchtigen Feuers, und die Atmosphäre mit Wasserdämpfen zu erfüllen, indem man fortwährend Wasser in offenen Gefässen verdampfen lässt. In jenem Falle wurde schon früh Opium in der Form der *Tinct. Camphorae composit.* gegeben, indem ich glaube, dass dasselbe am besten den Krampf der Glottis beseitigt, der gewiss in vielen Fällen die unmittelbare Ursache des Todes ist.

Der zweite Fall von membranöser Entzündung des oberen Theils des Larynx und hinteren Theils des Rachens verlief milde, und bot vom Anfang an keine Gefahr dar. Nachdem die örtliche Entzündung durch mässige Blutentziehungen bekämpft war, machte ich einen Versuch mit dem *Cuprum sulphuricum* in nauseosen Dosen; die weisse membranöse Ausschwitzung auf den Tonsillen verschwand, und das Kind genas. Dieses Mittel ist fast wie ein Spezifikum im Krup von einem deutschen Arzte, Dr. Schwabe, gerühmt worden. Ich bekenne, dass ich es nicht wagen würde, mich im ächten Krup darauf zu verlassen, zumal bei uns jede Erfahrung darüber mangelt, und so viel ich gelesen habe, glaube ich, dass manche unserer Nachbarn auf dem Kontinent eine mit so grosser Gefahr verbundene Krankheit, wie der Krup ist, mit einer gewöhnlich ganz unbedeutenden, den *Laryngismus stridulus,* oft verwechseln. Dr. Schwabe empfiehlt die Applikation von Blutegeln auf den Larynx, und verordnet dann das *Cuprum sulphuricum* zu gr. i—iv alle halbe Stunde oder stündlich, je nach der Dringlichkeit der Symptome. Heftiges Erbrechen wird dadurch hervorgerufen, und so lange unterhalten, bis dicker Schleim oder membranöse Fetzen in den ausgeworfenen Massen erscheinen. Die Dosis des Mittels wird dann auf einen halben Gran herabgesetzt und alle Stunden wiederholt, bis mehrere dunkelgrüne Stühle erfolgen; hierauf wird es ausgesetzt.

Ein von meinem Freunde und Kollegen, Dr. Hughes, beobachteter Fall, liefert eins der merkwürdigsten Beispiele von Ausbreitung der krupösen Entzündung, selbst bis auf die kleinsten Bronchialäste. Dieselben sind, wiewohl sie gelegentlich vorkommen, dennoch sehr selten und von hohem pathologischen Interesse, wenn man daran denkt, dass es bis jetzt noch keine Erklärung für die Exsudation fibrös-albuminöser Membranen auf Schleimhäuten giebt. Ich glaube, dass die Mittheilung dieses höchst merkwürdigen Falles dieser Abhandlung noch einigen Werth verleihen werde. Ich erzähle ihn, so wie ihn Dr. Hughes aufgeschrieben hat.

Friedrich J., 15 Jahre alt, ward am 19. Januar in das Hospital aufgenommen. Aus dem sehr unvollständigen Bericht, den er zu geben im Stande war, entnahm ich, dass er an einem Landungsplatze angestellt war, und seit einem Monate sich nicht wohl befand; zuerst litt er an einer Krankheit des Unterleibs, eine Woche darauf an Athembeschwerde, und dann an Schmerz in der linken Seite. Ein Senfteig wurde applizirt, und er nahm ein oder zwei von einem Droguisten verordnete Pulver, vernachlässigte sich sonst aber ganz und gar. Das Gesicht war purpurroth, die Züge deuteten auf ein schweres Leiden hin; die Lippen und Zunge waren aufgetrieben, und letztere weiss belegt. Es fand geringe Dyspnoe statt; 36 Athemzüge in der Minute; Puls von 108 Schlägen, klein und schwach; kühle Haut, ohne klebrige Schweisse. Unbedeutender Husten, mit Expektoration einer geringen Menge Schleim vermischt, mit schleimig eitrigen Massen. Die physikalische Untersuchung konnte wegen seiner bedeutenden Hinfälligkeit und elenden Zustandes nur unvollkommen angestellt werden. Der Perkussionston auf der vorderen Fläche der Brust war hell, zumal unter der linken Brustwarze. Die Respiration auf der rechten Seite war puruil und rauh, aber nicht vermischt mit Rasselgeräuschen. Auf der linken Seite war sie bronchial unter dem Schlüsselbein und fehlte gänzlich oder schien aus weiter Ferne zu tönen, unter der Brustwarze. Es war Aphonie vorhanden, und der Kranke klagte über Schmerz im Halse beim Sprechen und Husten, obgleich nichts Krankhaftes an den Fauces entdeckt werden konnte. Auf der rechten Seite konnte bei der oberflächlichen Exploration nichts Abnormes entdeckt werden; auf der linken hingegen zeigte sich ein dumpfer Ton bei der Perkussion, Mangel des normalen vesikulären Athmungsgeräusches und Bronchialathmen, wenigstens bis zur *Basis scapulae* hinauf. Es war keine Erweiterung der Seite vorhanden, die Interkostalräume waren nicht verstrichen, und die Rippen hoben sich bei der Inspiration. Die Herztöne und der Rhythmus des Herzens waren normal; der Impuls war schwach und wurde nicht unter der Brustwarze, sondern an der linken Seite des Brustbeins gefühlt. Verstopfung fand statt. Der Kranke schien durch die Untersuchung sehr erschöpft zu sein. Nachdem ihm Wein und Bouillon gereicht worden, wurden ihm blutige Schröpfköpfe auf die Magengrube applizirt; innerlich *Pulv. Jalap. c. Calom.* gr. xv, sogleich zu nehmen. *Extr. Conii* gr. v, *Tart. stibiat.* gr. $\frac{1}{8}$, Abends, und *Liq. Ammon. acet., Vin. Ipecac.* āā gutt. xv, alle 6 Stunden.

Am 20. Januar. Es konnte nur sehr wenig Blut durch das Schröpfen entzogen werden, weshalb das *Acet. Lyttae* verordnet wurde, ohne indess eine Wirkung auf der Haut hervorzubringen. Die Nacht war sehr unruhig; Gesicht und Extremitäten roth und kalt; Respiration erschwert; Puls regelmässig, aber klein und sehr schwach; Pupillen erweitert. Die physikalische Untersuchung schien nicht ausführbar zu sein. Verordnung: Senfteig auf die Brust. *Liq. Ammon. acet., Sp. sulphur. aether.* āā gutt. xx, sogleich zu nehmen und alle 2 bis 3 Stunden zu wiederholen.

Eine Stunde darauf starb er.

Sektion, 22½ Stunden nach dem Tode. Der Körper war nicht abgemagert. Der Kopf wurde nicht geöffnet.

Nach Entfernung des Brustbeins zeigte sich, dass sich der blasse emphysematöse obere Lappen der linken Lunge fast bis zum Zwerchfell ausgedehnt und das Herz ganz zurückgedrängt hatte. Der Herzbeutel enthielt ungefähr 2 Unzen klaren Serums, und war da, wo er mit dem unteren Lappen der linken Lunge in Berührung steht, mit kleinen Ekchymosen versehen, sonst aber normal beschaffen. Das Herz, und besonders der linke Ventrikel, war grösser als im natürlichen Zustande; die Volumenzunahme hing von einer Dilatation ab. Die Klappen waren normal; die Aorta klein, aber sonst gesund. Die Schleimhaut des Larynx und der Trachea war stark injizirt; an manchen Stellen so bedeutend, dass sie wie mit Ekchymosen bedeckt zu sein schien. Die Oberfläche war mit einer festen Schicht von Faserstoff bedeckt; an manchen Stellen aber mit einem weichen aschgrauen Sekret, unter dem sich hier und da feste Lymphe befand. Die hintere Fläche der Epiglottis war rauh und durch die Ablagerung von Lymphe granulirt, und eben so auch die hintere Fläche der *Cartilagines arytenoideae* beschaffen. Der linke Bronchus war fast ganz mit weicher albuminöser Masse angefüllt, die sich in einer festen Faserstoffschicht eingeschlossen befand. Im oberen Lappen der Lunge dehnte sich diese Schicht nur auf die Bronchien zweiter und dritter Grösse aus, in den kleineren war die Schleimhaut blass und normal; im unteren Lappen hingegen erstreckte sie sich in die kleinsten Verzweigungen, so weit dieselben verfolgt werden konnten. Die Lunge selbst war an diesen Stellen blassroth, fest, luftleer, und sank im Wasser unter; sie bildete einen bedeutenden Kontrast gegen den weissen emphysematösen Theil des oberen Lappens. Die Faserstoffröhren oder dicken Fäden *liessen* sich leicht von der Schleimhaut abziehen. Die Grenze der pneumonischen Hepatisation im oberen Lappen war unregelmässig, winklig, aber genau bestimmt, so dass die Lunge mit einem Male von dem weissen emphysematösen Zustande in den blassrothen hepatisirten überging; doch war sie nicht so granulirt, wie bei der gewöhnlichen rothen Hepatisation. Der rechte Bronchus befand sich in demselben Zustand wie der linke, doch nicht in so hohem Grade. Die kleineren Bronchialäste waren nicht so verstopft, ausgenommen an einer Stelle der Basis des unteren Lappens, wo die Lunge dieselbe Beschaffenheit wie auf der anderen Seite hatte. Mitten in der konsolidirten Masse im oberen Lappen war ein kleiner Fleck von schwärzerer Farbe und weicherer Konsistenz, der wie ein apoplektischer Heerd aussah, wahrscheinlich aber von beginnender Desorganisation herrührte. Die übrigen Theile der rechten Lunge krepitirten ziemlich gut, und zeigten nur ein geringes entzündliches oder passives Oedem.

3. Fälle von *Syphilis neonatorum*.

Syphilitische Hautausschläge kommen immer sehr häufig vor; es giebt aber wenig Kinderkrankheiten, wo die Behandlung so viel vermag, als in diesen sekundären Hautkrankheiten. Auffallend schnell veränderte sich das elende kachektische Aussehen der bleichen, abgemagerten Kinder innerhalb einer Woche nach Anwendung der Merkurialien; die kleinen Kranken schienen durch die Arznei stark zu werden. Ausnahmen von diesem gewöhnlichen günstigen Erfolge finden sich nur in den Fällen, wo der Merkur Durchfall erzeugt; hier musste das Mittel einige Zeit lang ausgesetzt werden.

Von hoher Wichtigkeit ist der Umstand, dass die Syphilis bei Kindern sehr häufig mit anderen Krankheiten verwechselt wird; das Kind leidet fortdauernd an einer Krankheit, die, während sie leicht einer angemessenen Behandlung weicht, bekanntlich, wenn sie falsch behandelt wird, sehr hartnäckig wird. Selten ist die Diagnose schwierig, wenn der Arzt die Affektionen zu erkennen gelernt hat. Das charakteristische Schnüffeln mit der Nase wird ihn oft auf das Vorhandensein der Krankheit aufmerksam machen, selbst ehe er die Okularinspektion vorgenommen. Der gerunzelte Mund, der sehr charakteristische Ausschlag um die Lippen und den After, mit dem eigenthümlich gefärbten und rissigen Aussehen dieser Theile, die sich abschuppen, wird immer den Verdacht über die wahre Natur der Krankheit in positive Gewissheit umwandeln.

Kondylomatöse Exkreszenzen am Rande des Afters habe ich nie in den ersten Entwickelungsstadien des syphilitischen Leidens gesehen, sondern nur immer sekundär, indem sie nur bei denjenigen Kindern vorkamen, deren primäre Affektion vernachlässigt oder unvollkommen getilgt worden war. Wurde der Ausschlag an den Nates oder im Gesicht in den ersten Lebenswochen gehörig behandelt, so erschienen keine Kondylomata am Rande des Afters, wenigstens so lange ich die Kinder unter Augen hatte. Waren hingegen die Ausschläge vernachlässigt worden, so konnte man sicher darauf rechnen, dass Kondylomata sich bilden würden. Ich habe keinen einzigen Fall mit *Kali hydrejodicum* allein behandelt, wiewohl dies Mittel von besonderem Nutzen zu sein schien, nachdem der Merkur eine entschiedene Wirkung hervorgebracht hatte. Jedoch verordnete ich in einem Falle, wo ein fünf Wochen altes Kind syphilitische Geschwüre an den Nates und im Gesicht hatte, der Mutter, einer kräftigen Frau, die das Kind säugte, das *Kali hydrejodicum* zu gr. v 3mal täglich. Da dieses schätzbare Präparat schnell durch alle flüssigen Theile des Körpers hindurchgeht und in kurzer Zeit in allen Sekretionen gefunden wird, so hoffte ich auf diese Weise das Kind zu heilen. Nach zehntägigem Gebrauche zeigte sich indessen keine Besserung, und ich musste daher zu der gewöhnlichen merkuriellen Behandlung meine Zuflucht nehmen. Diese besteht in Darreichung des Kalomels oder *Hydrargyr. c. Creta* und Auflegen von Scharpie auf die Geschwüre, die mit der *Aqua nigra* getränkt ist. Die Kondylome werden mit *Cuprum sulphuricum* kauterisirt.

4. Nachkrankheiten des Scharlachs.

Im Herbst des Jahres 1842 und 43 war der Hydrops nach Scharlach eine sehr häufige Affektion; kaum ein Tag verging während des Winters, ohne dass nicht einige Fälle der Art angemeldet wurden.

In den meisten trat der Anasarka acht oder vierzehn Tage, nachdem das Exanthem verschwunden war, auf. Im vergangenen Winter waren diese Fälle viel seltener. Bei manchen Kindern war das Oedem so stark, dass sie einige Zeit hindurch in Folge des Ergusses in das lokkere Zellgewebe, in der Umgebung der Augen, vollständig blind waren. Kein einziger Fall lief tödtlich ab, sie wurden alle durch den Gebrauch des *Vin. antimon.* mit *Liq. Ammon. acet.* und des *Pulv. Doweri* mit *Hydrargyr. c. Creta* geheilt; in einigen wenigen wurden Merkurialien angewandt. Die einzige wichtige Komplikation war Bronchitis und Diarrhoe. Einige Male stellte sich eine bedeutende Somnolenz ein, die fast an Koma grenzte; aber niemals fanden Konvulsionen statt; auch ward nur in einem Falle eine spezielle Behandlung wegen der Kopfaffektion angewandt, nämlich ein Blasenpflaster in den Nacken gelegt. Das Oedem verschwand fast immer *pari passu* mit dem Eintritt der Hautsekretion und der Abnahme des Albumens im Urin. Die kleinen Kranken behielten fast immer eine sehr blasse und anämische Farbe. Unter Anwendung von Eisenpräparaten, besonders des *Ferrum muriatico-tartaricum* und *muriatico-citratum,* verschwanden diese Symptome bald, und vollständige Heilung fand statt.

Die Ursachen, die dieses Oedem und die Kongestion der Nieren, die sich durch albuminösen Urin bei manchen Kindern von Scharlach äusserten, hervorrufen, während andere frei von diesen Folgekrankheiten bleiben, sind nicht immer aufzufinden. Wenn man indessen bedenkt, dass der Hydrops unendlich häufiger unter den Familien der niederen Stände, als unter denen vorkömmt, die ihren Kindern eine gute Pflege angedeihen lassen können, so kann man nicht umhin, die gestörte Hautfunktion oder vielmehr das Nichteintreten der Hautausdünstung nach dem Verschwinden des Exanthems als die wichtigste Ursache der Erzeugung der Wassersucht anzunehmen. Diejenigen, deren Praxis sich nicht auf die ärmere Klasse erstreckt, können kaum glauben, mit welcher Nachlässigkeit die Eltern oft ihre kranken Kinder behandeln. Weit entfernt, ärztliche Hülfe zu suchen, lassen sie die gewöhnlichsten Vorsichtsmaassregeln ausser Acht, und durch ihre Sorglosigkeit und Hintenansetzung jeder Reinlichkeit wird die Bildung der Wassersucht auf jede mögliche Weise begünstigt. In sehr vielen Fällen aus der klinischen Praxis erhält man oft wirklich keine genügende Auskunft über den vorangegangenen Scharlach. Die Eltern leugnen oft ganz und gar, dass die Kinder mit einem Hautausschlage behaftet gewesen, und sehr oft kann man nur durch den gleichzeitigen

Zustand der Zunge, des Halsübels, der vergrösserten Halsdrüsen und albuminöse Beschaffenheit des Urins deutlich entnehmen, dass Scharlach vorangegangen ist. Obgleich diese Schwierigkeit, sich darüber Gewissheit zu verschaffen, ob die Kinder an Scharlach gelitten, zum Theil von der Unachtsamkeit ihrer Umgebung herrührt, so kommt doch der Anasarka und wahrscheinlich auch die anderen Nachkrankheiten sehr oft nach den mildesten Ausschlägen vor. Gewiss ist es nur eine Ausnahme von der Regel, wenn das erstere sich nach einer sehr lebhaften Röthe einstellt. Daher ist die Krankheit oft übersehen worden, und die Kinder wurden jeder Veränderung der Temperatur ausgesetzt. Die Unterdrückung der Hautausdünstung muss fast nothwendiger Weise zu einer Kongestion der Nieren und zu einer Reihe von Leiden führen, die von Funktionsstörung dieser wichtigsten Organe der Depuration abhängig sind.

Ich hatte in keinem der Fälle von Hydrops, die im verflossenen Jahre vorkamen, nöthig gehabt, allgemeine oder örtliche Blutentleerungen vorzunehmen, obgleich bei älteren Subjekten die Applikation von Schröpfköpfen in der Nierengegend oft erforderlich war und treffliche Dienste leistete. Bei jüngeren Kranken zeigten sich warme Bäder mit dem gelegentlichen Gebrauche eines grossen Kleien- oder Leinsamenumschlags auf die Lendengegend sehr wirksam.

Zuweilen, obwohl sicherlich selten, kömmt es vor, dass der Urin in diesen Fällen von Wassersucht weder durch Kochen noch durch Salpetersäure koagulirt; doch muss dies als Ausnahme von der Regel betrachtet werden. Es ist nicht zu leugnen, dass sich manchmal ein geringes Oedem um die Knöchel nach dem Scharlach zeigt, wie nach irgend einer anderen Krankheit, als reine Wirkung von Schwäche, und hier kann man nicht erwarten, dass der Urin materiell verändert ist. Es sind dies die Fälle von Anasarka n a c h oder d u r c h Scharlach, die, wie ich glaube, zu der Annahme verleitet haben, dass der Urin oft oder gewöhnlich nicht albuminös sei; dies widerspricht aber sicher der Erfahrung, die ich bei dem mir anvertrauten Kranken gemacht habe.

Nach dem was ich beobachtet, bin ich der Meinung, dass, wenn man auf die Wiederherstellung der Hautfunktion nach dem Verschwinden des Exanthems seine ganze Aufmerksamkeit richten würde, mittelst warmer Bäder und Flanellkleidung, die Wassersucht eine sehr seltene Erscheinung sein würde. Ich habe in keinem Falle, wo diese Vorsichtsmaassregeln sorgfältig ausgeführt wurden, sie eintreten sehen.

Obwohl in den oben gemachten Bemerkungen auf die Wiederherstellung der Hautthätigkeit, sowohl als prophylaktisches wie auch als therapeutisches Mittel zur Verhütung und Heilung der Nachkrankheiten des Scharlachs, viel Werth gelegt worden, so bin ich doch weit davon entfernt, die Unterdrückung der Hautausdünstung an und für sich für die wirkliche Ursache der Entstehung dieser Affektionen zu halten. Sondern ich behaupte nur, dass, indem der Mangel einer gehörigen Hautausdünstung, wie immer, das Blut nach anderen Organen, wie nach den Schleimhäuten, besonders aber nach den *Nieren treibt*, der Kranke sich unter den günstigsten Verhältnissen für die Entwickelung solcher Affektionen befindet. Um dies deutlicher zu machen, wird es nicht nutzlos sein, in aphoristischer Form die Umstände, die mit der Entwickelung der in Rede stehenden Krankheiten gewöhnlich verbunden sind, hervorzuheben.

1) Der Anasarka erscheint nicht, während die Röthe der Haut noch vorhanden ist.

2) Die Nachkrankheiten, die nicht von dem lokalen Halsübel abhängen, traten gewöhnlich erst am Ende der ersten Woche nach dem Verschwinden der Röthe, selten früher und nur zuweilen nach dieser Zeit auf.

3) Die Häufigkeit ihres Vorkommens steht im umgekehrten Verhältnisse mit der Lebhaftigkeit der Röthe.

4) Der Urin enthält gewisse Bestandtheile des Bluts (Albumen und Blutroth) mit einer bedeutenden Menge grosser organischer Kugeln.

5) Das Blut enthält einige Bestandtheile des Urins, wie durch das Vorkommen von Harnstoff in demselben erwiesen ist.

6) Aehnliche Erscheinungen sind beim Verschwinden anderer Exantheme, wie Masern, Pocken, nicht beobachtet worden; noch bei Hautkrankheiten, in denen die Hautausdünstung beeinträchtigt oder bedeutend vermindert ist, wie in der Lepra, Psoriasis, dem chronischen Eksema u. s. w.

Zugegeben, dass diese Sätze durch die Erfahrung völlig begründet sind, so können wir nicht umhin, die in Rede stehende Affektion als etwas Besonderes zu betrachten, die zum Scharlachgift in einer bestimmten Beziehung steht und nicht allein von einem krankhaften Zustande der Hautfunktion abhängt.

Es kann kaum ein Streit über die Wahrheit der alten, nun wieder hervorgesuchten Meinung herrschen, dass das Scharlachfieber wirklich eine Krankheit des Blutes sei; dass in der That das eigenthümliche Gift des Scharlachs, wenn es ein Individuum befällt, die Rolle eines Ferments spielt, und die gesunde Beschaffenheit des Blutes verändert, wie jedes Gift, das man direkt in das Blut einspritzt. Deshalb betrachtete man das Scharlach, so wie die Variola, Rubeola, das Rotzgift u. A. als zymotische Affektionen (ζυμοω, gähren). Ein Invividuum, dem auf irgend welche Weise dieses septische Gift eingeimpft wird, wird nach einer bestimmt festgesetzten Zeit von den bekannten Symptomen des Scharlachfiebers befallen. Während dieses Inkubations-Stadiums kann das Gift unstreitig in jeder Hinsicht seine Wirkungen auf den Organismus ausüben, so dass kein Gewebe oder keine Sekretion des Körpers vollständig seinem schädlichen Einflusse entgehen kann. Das Resultat dieser Wirkung des Giftes ist ein bedeutender Blutandrang gegen die äussere Haut und die Schleimhäute, die sich durch die charakteristische Röthe auf der ersteren, und durch den injizirten dem Erythem ähnlichen Zustand der letzteren kund giebt. Manche Drüsengewebe nehmen ebenfalls an dieser Kongestion Theil, wie es die gewöhnlich entzündeten und angeschwollenen Tonsillen und Submaxillardrüsen beweisen. Ist das Exanthem von lebhafter Röthe, der Ausschlag reichlich, wird er in seiner Entwickelung oder in seinem Verlaufe durch nichts aufgehalten, so erschöpfen sich die Wirkungen des Gifts, Desquamation der Epidermis tritt ein und Rekonvaleszenz. Findet aber die geringste Unregelmässigkeit in der normalen Entwikkelung statt, wird die Ausscheidung des Gifts durch die Oberfläche des Körpers verhindert, so kann der Kranke anscheinend sich einige Zeit hindurch wohl befinden, da aber das Gift nicht ganz vollständig ausgeschieden oder zerstört ist, so sind einige der bekannten Nachkrankheiten die Folge. Selbst wenn der Kranke hinlängliche Kraft hat, die Wirkungen des zurückgebliebenen Gifts mit Erfolg zu bekämpfen, so kann eine Unterdrückung der wiederhergestellten Hauttranspiration, wenn er sich den schädlichen Einflüssen der Temperatur zu früh aussetzt, hinreichen, die nöthige Ausscheidung oder Zersetzung der noch vorhandenen *Materies morbi* zu verhindern und eine oder die andere der oben angegebenen Krankheiten hervorzurufen.

Auf welche Weise entstehen aber durch das, wie man annimmt, zurückgebliebene Scharlachgift die eigenthümlichen Nachkrankheiten? Ist man damit einverstanden, dass ein unvollkommener ausgeschiedener Krankheitsstoff nach dem Verschwinden des unvollständig entwickelten Exanthems sich im Blute befindet, so versucht der Organismus denselben unter dieser oder jener Form durch eins der verschiedenen Kollatorien zu entfernen. Dass die Haut sich hierzu besonders eignet, ergiebt sich schon daraus, dass Wassersucht höchst selten in den Fällen eintritt, wo die Hautausdünstung einige Tage nach dem Verschwinden des Exanthems reichlich von Statten geht. Ist der Blutandrang zu den Kapillargefässen der Haut nicht hinreichend stark, damit das Gift auf diese Weise ausgeschieden werde, oder hat die Kälte adstringirend auf dieselben eingewirkt, oder hat vielleicht selbst die gehörige Reinlichkeit mittelst häufiger warmer Waschungen nicht stattgefunden, so sucht sich das Gift einen anderen Ausweg. Nach den *Untersuchungen* Wöhlers und anderer Chemiker scheint als allgemeine Regel festzustehen, dass alle krankhaften sich im Blute in Auflösung befindlichen Stoffe durch die Nieren ausgeschieden werden. Dem gemäss zeigt sich ein grosser Blutreichthum in diesen Organen. Die fast nothwendige Folge dieses pathologischen Zustandes der Nieren ist eine zwiefache Funktionsstörung. Eine Exsudation albuminöser Stoffe aus dem Blute tritt ein und bringt die Koagulation des Urins hervor, der oft durch Beimischung von Blutroth dunkel gefärbt ist, während andererseits die Nieren ihre wichtige Funktion, das Blut zu reinigen, nicht vollständig erfüllen können, so dass einer oder mehrere der normalen Bestandtheile des Urins im Blute aufgefunden werden. Diese Störungen sind von einem bald bedeutenderen, bald geringeren Ergusse in das lockere subkutane Zellgewebe begleitet, der aber nicht nothwendig stattzufinden braucht.

Die oft sehr wichtigen Folgekrankheiten des Scharlach sind, meiner Meinung nach, fast immer von diesem Zurückbleiben der stickstoffhaltigen Bestandtheile des Urins im Blute abhängig, ein Schluss, der durch die Analogie zwischen unserer Krankheit und dem *Morbus Brightii,* wo ebenfalls die stickstoffhaltigen Theile im Blute aufgefunden werden, gerechtfertigt erscheint. Hieraus ist auch in den Nachkrankheiten des Scharlachs die Neigung zur Entzündung seröser Häute, des Perikardiums, der Pleura und der Arachnoidea erklärlich. Fälle von Perikarditis sind sehr oft bei Kindern, die an Scharlach gelitten hatten, beobachtet worden, und sicherlich ist kein Monat vergangen, wo uns nicht Herzkrankheiten, die augenscheinlich von einer nach dem Scharlach aufgetretenen Perikarditis herrührten, vorkamen. Ueber einige derselben hoffe ich in den nächsten Berichten ausführlicher zu sprechen. Eben so ist Meningitis, ohne dass nothwendig ein Erguss in die Ventrikel stattzufinden braucht, eine nicht seltene Nachkrankheit. Es giebt indessen noch eine andere Gehirnaffektion, die zuweilen, zumal bei Kindern, vorkömmt, und genau der von Dr. Addison beschriebenen als dem *Morbus Brightii* angehörend gleicht; ein Zustand, der sich durch Stupor oder epileptische Konvulsionen charakterisirt und nur zu oft tödtlich endet. Einige Fälle der Art habe ich in der *Medical Gazette* vor fünf Jahren veröffentlicht. [1])

Einige Male habe ich eine ungewöhnliche Reihe von Symptomen in Folge des Scharlachs beobachtet, die in zwei Fällen von gerinnbarem Urin ohne Anasarka begleitet waren. Es traten nämlich eigenthümliche Schmerzen, beim ersten Anblick der rheumatischen ähnlich, auf, die fast nur auf die unteren Extremitäten beschränkt waren. Da in allen diesen Fällen die Kinder noch sehr jung waren, so war es schwierig, eine genaue Beschreibung derselben zu erhalten. Es war keine Geschwulst oder Röthe der Gelenke vorhanden, noch Schmerz beim Druck oder bei Bewegungen; der kleine Patient schrie nur oft über „Schmerz" in den Schenkeln, die, da sie in Paroxysmen auftraten und nicht anhaltend waren, spastischer Natur zu sein schienen. Die Symptome wichen auf die Anwendung warmer Bäder, der Antimonialien, und bisweilen kleiner Dosen von *Kali hydrojodicum*.

Zum Schluss will ich nur noch bemerken, dass, wenn ich auch mit den meisten, die sich mit diesem Gegenstand beschäftigt haben, die Haut für das wichtigste und natürlichste Emunktorium zur Ausscheidung des Scharlachgifts halten, übereinstimme, doch die unvollkommene oder gänzlich unterdrückte Hautthätigkeit nicht von dem krankhaften Gifte allein abhängt, und der Anasarka, die Entzündung der serösen Häute, die Kongestion der Nieren, und die unvollkommene Ausscheidung der Bestandtheile des Urins aus dem Blute nicht verursacht; dies beweisen die Krankheiten, in denen die Haut gar nicht fungirt, und wo dennoch ähnliche Folgezustände nicht auftreten.

Aus dem oben Mitgetheilten folgt, dass die Nachkrankheiten des Scharlachs von grosser Wichtigkeit sind; sie sind leicht zu bekämpfen, wenn sie frühzeitig zweckmässig behandelt werden.

5. Keuchhusten, Alaun dagegen.

Das einzige Mittel, über das ich einige Bemerkungen zu machen mir vorgenommen, ist der Alaun, als ein gerühmtes Spezifikum im Keuchhusten. Seit den letzten drei Jahren habe ich ihn in dieser Krankheit sehr häufig verordnet. Es giebt vielleicht keine Affektion,

1) *Medical Gazette*, Juni [illegible], p. 432.

in welcher so viele Mittel empfohlen worden sind, und so viele fehlgeschlagen haben, wie in der *Tussis convulsiva*. Unter anderen soll auch der Alaun manche Ansprüche auf den Ruf eines Spezifikums haben. Wie die anderen Mittel, denen dieser Name gegeben worden, wird seine Empfehlung aufhören, indem er die Hoffnungen der Aerzte täuscht, wenn man ihn nicht in dem für seine Darreichung geeigneten Stadium reicht; meine Erfahrungen, die ich darüber gemacht, haben mich gelehrt, dass er in einem bestimmten Stadium der Krankheit sich als ein höchst schätzbares Mittel erweist.

Ich brauche hier nicht auf die verschiedenen Stadien, die man im Keuchhusten angenommen, aufmerksam zu machen, und daran zu erinnern, dass es nöthig sei, das erste entzündliche, vom zweiten oder nervösen zu sondern.[1]) Im ersten Stadium muss von jedem verständigen Arzte die Anwendung jedes noch so gepriesenen Spezifikums gemieden werden, indem die richtigste Behandlung die der gewöhnlichen Bronchitis ist (?). Hat aber die Krankheit acht oder vierzehn Tage gedauert, und sind alle entzündlichen Erscheinungen verschwunden, wird der kleine Kranke bei mässig warmer Haut und reiner Zunge, durch den erschöpfenden und charakteristischen Husten, der das bald reichlichere, bald geringere zähe Sekret der Bronchialschleimhaut herausbefördert, gequält, dann wird sich der Alaun nützlich erweisen. Ich habe bis jetzt kein anderes Mittel gefunden, welches sich so wirksam zeigt, und oft dem Kinde schnell Erleichterung verschafft. Kindern von einem bis zehn Jahren gebe ich gr. ij — vj, alle 4 oder 6 Stunden. Bei einem Kinde von 2 oder 3 Jahren wandte ich gewöhnlich die folgende Formel an:

℞ *Aluminis* gr. xxv,
Extr. Conii gr. xij,
Syr. Rhoead. ʒij,
Aq. Anethi ℥iij.
MDS. Alle 6 Stunden ein kleiner Esslöffel voll.

Ich habe nie Verstopfung erfolgen sehen; im Gegentheil zuweilen trat Durchfall ein. Die einzigen wahrnehmbaren Wirkungen waren: verminderte Sekretion eines nicht so zähen Schleims, mit merklicher Abnahme der Frequenz und Heftigkeit der Anfälle. Die Frage, wie der Alaun im Keuchhusten wirkt, ist nicht leicht zu lösen, steht aber nicht ganz isolirt da, denn die bekannten Wirkungen desselben Mittels

---

1) Ist nach unseren Erfahrungen durchaus nicht nöthig. Anmerk. d. Red.

in der Behandlung der *Colica saturnina* sind eben so schwer zu erklären. Wir wissen, dass der Alaun ins Blut aufgenommen wird, denn wir finden ihn im Urin wieder. Man muss also annehmen, dass er mehr oder weniger auf die sezernirenden Funktionen einen Einfluss ausübt. Ich habe ihn in der Blennorrhoe der Bronchialschleimhaut mit Emphysem der Lungen und in wichtigen Fällen mit grossem Nutzen angewandt. (Aus *Guy's Hospital Reports*, April 1845.)

II. Analysen und Kritiken.

Dr. Stiebel in Frankfurt a. M. über die Nothwendigkeit und die Anlage von Kinder-Krankenhäusern.

(Erster Bericht über Dr. Christ's Kinder-Krankenhaus zu Frankfurt a. M., im Auftrag der Administration von Dr. S. F. Stiebel, Geh. Hofrathe u. s. w. Frankfurt 1845, 36 S.)

Eine kleine, nur 36 Seiten umfassende Schrift, aber voll der beherzigendsten Worte, denen, da sie gewisse Zeitfragen berühren, wir näher nachgehen müssen, als wir es sonst bei einem blossen Berichte zu thun pflegen. Die kleine Schrift zerfällt in 2 Abschnitte, von denen die erste das Historische der Begründung von Christ's Kinder-Krankenhaus und die andere die Geschäfts- und Spitalordnung desselben darlegt.

Im ersten Abschnitte finden wir folgende Worte (S. 4 u. f.): „Heilanstalten für kranke Kinder sind ein Bedürfniss nicht blos ihres eigenen nächsten Zweckes wegen, sondern sie gehören nothwendig mit in die Kette jener grossen Staatsmittel, welche den Bürger gegen das Elend schützen und vor Verbrechen bewahren!"

„Bei allen Vorwürfen der Zeit, bei dem unmächtigen Streben nach Besitz und Gewalt, bei der allgemeinen Reizbarkeit und schwindelnden Bewegung, bei äusserm Frieden und innerm Unfrieden, ist als schöne Richtung eine allgemeine Aeusserung von Humanität nicht zu verkennen; und wenn auch Manches Schein ist, so liegt selbst in diesem die Anerkennung des Guten. Man sucht überall die Lage des Armen zu verbessern, und selbst da, wo der Staat gegen die Verbrechen kämpft, will er nicht mehr als Rächer, sondern wie ein liebender Vater erscheinen, welcher mit Widerwillen züchtigt, nur um zu bessern."

„Kopfstühle und Prügelbänke, Hunger und die geistzerrüttende einsame Zelle vermögen kaum dem Strome der Verschlimmerung einen Damm zu setzen; edelmüthige Liebe und vor Allem eine vernünftige fromme Volkserziehung können allein dazu dienen, dem von Leidenschaften getriebenen Menschen das Glück der Genügsamkeit, die Zufriedenheit mit dem, was das Schicksal beschieden, und die innere Ruhe zu verschaffen, welche nur ein Eigenthum des Arbeitsamen und dessen ist, der sich frei von grosser Schuld weiss."

„Um im Allgemeinen denjenigen Standpunkt der Volksbildung zu verwirklichen, welcher unsere Kulturstufe entspricht, ist der Weg der Erziehung der einzige. Die allgemeine Volkserziehung hat aber eine doppelte Aufgabe, eine schützende und eine entwickelnde; jene besteht darin, dass das Kind vor geistigem und leiblichem Verderben bewahrt werde; diese, dass die körperlichen Kräfte und die Moralität in ihm zur Reife gebracht werden."

„Die allgemeinen Mittel hierzu sind Turn- und Schwimmanstalten, Gewerbschulen und andere, Häuser zur Aufnahme von Kindern verbrecherischer Eltern, Kleinkinderschulen, Sorge für zweckmässige Nahrung, Kleidung u. s. w., — und — Kinder-Krankenhäuser. Fehlt in dieser Kette von Anstalten eine, so wird der Zweck nicht vollkommen erreicht."

„Die Nothwendigkeit besonderer Krankenhäuser für Kinder wird von Allen eingesehen, welche Gelegenheit haben, die Armen näher kennen zu lernen. Im Hause der nothleidenden Eltern kommen gar viele Kinder durch mangelhafte Pflege um, und das ist noch nicht das Schlimmste, sie schleppen sich oft durch eine schwere Krankheit, um das ganze Leben einen siechen Körper zu tragen, im fortwährenden Kampfe mit der Natur, und ihr Elend wird ihnen und Andern zur Last."

Der Verf. erinnert daran, wie es unbemittelten mit Kindern gesegneten Eltern in dem Kampfe um des Lebens Nothdurft schon schwierig wird, ihren Kleinen, wenn sie gesund sind, diejenige geistige und körperliche Pflege und Beaufsichtigung angedeihen zu lassen, welche ihnen zu ihrer fernerweitigen Entwickelung so nothwendig ist. Wenn nun aber gar die Kleinen erkranken? Wenn sie darniederliegen in einem Zustande, der die angestrengteste Aufmerksamkeit erheischt, zu welcher die Eltern, dem Tageserwerb obliegend, sich nicht hingeben können? Die Kinder müssen verkümmern oder im Elende umkommen. Wer in grossen, volkreichen Städten, wo neben Reichthum und

Ueppigkeit die bitterste Armuth herrscht, gelebt und als Arzt praktisirt hat, wird ergreifende Beispiele hiervon erfahren haben; er wird erfahren haben, wie Noth und Elend, wie die bittere Sorge um das tägliche Brod endlich die heiligsten Empfindungen, das Gefühl der Vater-, Mütter- und Geschwisterliebe zu den Kindern erstickt, und sie, wenn sie krank danieder liegen, zuletzt nur noch als eine störende, hemmende, unbequeme Last betrachten lässt. Man hat viel gegen Einrichtung von Findlingshäusern gesprochen; allerdings haben Findlingshäuser mancherlei Nachtheile für die Gesittung, und Ref. will sie nicht geradezu vertheidigen. Aber wie viele Kinder gehen unter, die gerettet und erhalten werden würden, wenn für sie Asyle vorhanden wären? Die Nothwendigkeit solcher Asyle, wenn auch nicht gerade für Findlinge, doch für verlassene oder erkrankte und den Angehörigen in Folge der Noth und des Elendes zu drückender Bürde gewordene Kinder ist eine so schlagende, dass keine, nur einigermaassen volkreiche Kommune ohne sie länger mehr bleiben darf. Hören wir, was der berühmte Verf. dieser kleinen Gelegenheitsschrift weiter sagt:

„Mit Wehmuth sieht oft der Arzt, wie die Hülfe der Kunst nur dadurch scheitert, dass in den Wohnungen der Armen die Pflege nicht gegeben werden kann, welche besonders das kindliche Alter erfordert; wie Schmutz, Mangel an Raum, schlecht zubereitete Nahrung, Vorurtheile der Eltern und Nachbarn, Hemmnisse sind, welche man nicht zu beseitigen vermag."

Es sind dieses nur wenige Worte, aber sie enthalten eine Wahrheit, die jeder Arzt bestätigen muss. Ref. würde nur noch an den Jammer erinnert haben, den Rohheit, Habsucht und das ganze Gewühl niederer bestialischer Leidenschaften, von denen, als von den fast unzertrennlichen Begleitern der Noth und des tagtäglichen harten Kampfes um die Subsistenz, die Proletarier grosser Städte leider meistens belebt sind, an den kleinen, wehrlosen, unbehülflichen Geschöpfen, die, besonders wenn sie einer Krankheit verfallen, ihnen im Wege sind, auszulassen pflegen.

Sind die barmherzigen Anstalten für Erwachsene, nämlich die gewöhnlichen Krankenhäuser, auch für Kinder passend? „Das Unterbringen der kranken Kinder in ein Haus", sagt der Verf., „welches zugleich für Erwachsene bestimmt ist, führt mancherlei Nachtheile mit sich. Das kindliche Alter hat solche Eigenthümlichkeiten seiner Natur im gesunden, wie im kranken Zustande, dass die Art der Beobachtung, Pflege und Heilung ganz besonderer Einrichtung bedarf. An sich giebt die Nähe siecher Erwachsenen der Luft eine Eigenthümlichkeit, welche dem Kinde schadet; schon wo viele Gesunde mit Kindern zusammen schlafen, gedeihen diese nicht recht. Hierzu kommt noch der Verkehr mit ungebildeten oft unsittlichen Menschen, welche *die* Unschuld ihrer Jugend vergiften, und ihnen eine moralische Verderbniss einimpfen, die oft weit schlimmer ist, als die Krankheit, von welcher man sie befreiet hat."

„Selbst wo man in allgemeinen Krankenhäusern besondere Abtheilungen für Kinder einrichtet, wird der Zweck nicht vollkommen erreicht, da hier die Erwachsenen immer die Hauptaufgabe *bleiben*, und nicht die besondere Sorgfalt auf die Kinder verwendet werden kann."

Es sind dieses freilich alte, bekannte Wahrheiten, aber es giebt Wahrheiten, welche man nicht oft und nicht laut genug wiederholen und verkünden kann. Der Zweck von Kinder-Krankenhäusern ist allerdings zunächst ärztliche Pflege und Heilung, aber mit diesem Zwecke kann und muss ein anderer, nicht minder wichtiger Zweck verknüpft werden, nämlich, so weit es thunlich ist, sittliche Bildung und Erziehung der Pfleglinge. Der Verf. macht hierauf wiederholentlich aufmerksam; er zeigt, wie leicht dieser letztere Zweck zugleich mit dem erstern erreicht werden kann.

„Geht man", sagt er, „von der schon früher geäusserten Ansicht aus, dass das Kinder-Krankenhaus nicht blos als eine Heilanstalt zu betrachten sei, sondern als ein nothwendiges Mittel zur Versittlichung, als ein Glied in der Kette jener Einrichtungen, welche den höchsten Staatszwecken dienen, so ergiebt sich das Bedürfniss von Vorkehrungen, welche jenem Bestreben entsprechen. Die Lücke, welche durch die Krankheit in der sittlichen und geistigen Bildung des Kindes entsteht, muss möglichst ausgefüllt und dafür gesorgt werden, dass die Kinder in der Rekonvaleszenz auf eine Weise beschäftigt sind, welche der ihres gewöhnlichen Lebens entspricht; die Spiele, der Unterricht, ihr ganzes Leben im Krankenhause muss auf eine Art geordnet sein, dass bei ihrem Wiedereintritte in die frühere Stellung die Lücke wenig merkbar wird, dass sie die Gewohnheit des Arbeitens und Lernens nicht ganz verlieren; und so wird auch hier klar, wie ein Krankenhaus für Kinder sich ganz anders gestalten muss, als eines für Erwachsene!"

Wir haben absichtlich den berühmten Verf. hier wörtlich angeführt, einmal weil er kurz und bündig diejenigen Hauptmomente zusammengestellt hat, die bei Begründung einer Kinderheilanstalt ins

Auge gefasst werden müssen, und dann weil dadurch die Basis angedeutet ist, auf welcher die neue Heilanstalt in Frankfurt a. M. errichtet worden.

Diese Kinderheilanstalt entsprang aus dem Vermächtnisse eines der würdigsten Aerzte Frankfurts, des vor wenigen Jahren verstorbenen Dr. Theobald Christ. Am 14. August 1843 wurde der Grundstein gelegt, und es besteht jetzt die Anstalt aus einem eigends dazu errichteten Gebäude und einem hübschen Garten; sie hat ein bedeutendes Grundkapital und erhält ausserdem noch freiwillige Beiträge und milde Spenden; sie führt den Namen: „Christ's Kinderkrankenhaus". Testamentlich dürfen nur Kinder im Alter von 5 — 12 Jahren aufgenommen werden; es steht jedoch frei, freiwillige Spenden und milde Beiträge zur Pflege und Aufnahme von Kindern unter 5 und über 12 Jahren zu verwenden. — Mit der Anstalt ist zugleich eine ambulatorische oder Stadtklinik verbunden. Dieser Poliklinik so wie den Visiten im Krankenhause können junge Aerzte unentgeltlich beiwohnen.

Da Hr. St., bevor er dieses Kinderkrankenhaus einrichtete, eine Reise machte, um die bereits vorhandenen Anstalten zu besichtigen, so wird es für denjenigen Theil unserer Leser, welche mit Einrichtung von Kinderheilanstalten beauftragt sind oder deshalb gefragt werden, sicherlich von Interesse sein, die Hauptzüge des Regulativs, das Hr. St. entworfen hat, kennen zu lernen. Ref. hebt nur die heraus, die auf Aufnahme und Pflege der Kinder Bezug haben.

Die Anmeldung derjenigen Kinder, deren Aufnahme gewünscht wird, geschieht entweder Tags vorher oder des Morgens bei der Visite; die Kinder werden dann von dem Arzte des Hauses oder einem Praktikanten besucht, um zu sehen, ob sie zur Aufnahme sich eignen.

Der Transport in die Anstalt geschieht von den Eltern oder Pflegern selber, allenfalls mittelst der Transportapparate der Anstalt.

Nach 6 Uhr Abends werden nur ausnahmsweise Kranke aufgenommen.

Jedes aufgenommene Kind erhält die vorgeschriebene Hospitalkleidung; die mitgebrachte Kleidung wird gereinigt und einstweilen aufbewahrt.

Die Wartung ist den Diakonissinnen übergeben, die sich in Tag- und Nachtwache ablösen.

Der Morgen beginnt mit einem von der Diakonissin, welche die

Tagwache hat, abzuhaltenden Gebete; der Tag wird je nach Umständen, und nach Anordnung der Diakonissin und der Zulässigkeit der Krankheit, theils mit Unterricht, theils mit Spiel u. s. w. verbracht.

Bei den Gebeten und dem Unterrichte bleibt jede besondere konfessionelle und dogmatische Beziehung ausgeschlossen. (!!)

Strafen dürfen unartigen, ungezogenen Kindern nur auf Anordnung des Arztes ertheilt werden, und dürfen niemals in Schlägen bestehen.

Stirbt ein Kind in der Anstalt, und der Arzt findet es nöthig, die Obduktion zu machen, so darf von Niemand Einspruch geschehen. (!!)

Jeden Morgen nach der Visite ist die Stunde für die ambulatorisch herbeigebrachten kranken Kinder, welche unentgeltlich ärztlichen Rath und Medizin haben wollen.

Jeden Tag, Nachmittags 3 Uhr, ist die Stunde für Bemittelte, welche die Konsultation bezahlen wollen. Der Erlös für diese Konsultationen kommt der Anstalt zu gut.

Jeden Mittwoch um 3 Uhr wird vakzinirt.

Besuche bei den Kindern in der Anstalt werden nur von 11—12 Uhr, und lediglich auf Erlaubniss des Hausarztes gestattet.

III. *Klinische Mittheilungen.*

A. *Hôpital des Enfans malades* in Paris (Klinik von Guersant dem Sohne).

Ueber die Frakturen bei Kindern.

„Meine Herren! Da wir so häufig Kinder mit Knochenbrüchen in unsere Behandlung bekommen und in diesem Augenblicke sich noch 13 Fälle, 5 in der Abtheilung für Mädchen, 8 in der für Knaben, in der Kur befinden, so scheint es mir nicht am unrechten Orte zu sein, wenn ich Sie mit einigen allgemeinen Bemerkungen über die Knochenbrüche bei Kindern, und wodurch sie sich von den bei Erwachsenen vorkommenden unterscheiden, bekannt mache."

„Ich beginne daher mit der Besprechung der Ursachen der Frakturen. Die prädisponirenden lassen sich in drei verschiedene Klassen sondern."

„Zu der ersten gehört vielleicht die chemische und normale Beschaffenheit des Knochensystems im kindlichen Alter; denn wenn man bedenkt, wie eine grosse Menge von Kindern an Knochenbrüchen leiden; ferner, wie abweichend die Meinungen über die elementare Zusammensetzung der Knochen sind, so liegt der Gedanke nicht fern, ob die chemische Komposition nicht ein günstiges prädisponirendes Moment für die okkasionellen Ursachen abgiebt."

„Die zweite prädisponirende Ursache umfasst die Muskelschwäche der Kinder. Sie wissen Alle, dass die Muskeln der Kinder mehr rosenroth als dunkelroth, und dass die Fasern viel zarter sind."

„In eine andere Abtheilung bringen wir alle die Krankheiten des Knochensystems, die an sich zu Brüchen des schon von Natur nicht sehr festen Skeletts Veranlassung geben. Hierher gehört die Rhachitis, die durch Steigerung der Krümmung der Knochen und vielleicht auch durch Veränderung ihrer chemischen Bestandtheile bei Einwirkung äusserer Schädlichkeiten zur Entstehung von Frakturen Gelegenheit giebt."

„Endlich könnten wir zu den prädisponirenden Ursachen noch die geringe geistige Entwickelung und die Unkenntniss der Kinder, Gefahren zu vermeiden, rechnen."

„Die determinirenden Ursachen bilden kein grosses Feld, weil, mit Ausnahme von Fällen, die bei Kindern häufiger als bei Erwachsenen vorkommen, dieselben in jedem Lebensalter einwirken."

„Aus dieser Betrachtung der Ursachen der Frakturen folgt nothwendiger Weise die über die vollständigen Brüche und über die blosse Einknickung der Knochen."

„Dieser Punkt ist von der höchsten Wichtigkeit in der Lehre von den Trennungen des Knochengefüges, und zumal bei Kindern. Der Wundarzt, der hiermit nicht, wie es sich gebührt, bekannt ist, wird grosse Irrthümer begehen, ein schmerzhaftes und höchst schädliches exploratorisches Verfahren vornehmen, und die Diagnose und Therapie des Arztes kompromittiren."

„Die Frakturen bei Kindern sind sehr oft unvollkommen, indem der feste, knöcherne Theil in seinem ganzen Durchmesser getrennt ist, die Kontinuität in dem weichen, einhüllenden aber fortdauert, d. h. das Periosteum unverletzt bleibt. Diese Definition scheint im ersten Augenblicke nicht ganz klar zu sein; sie ist indess eine vollkommen deutliche und für Denjenigen genügend, der unter dem Ausdruck: vollständiger oder unvollständiger Bruch, nur den Folgezustand, nämlich die Dislokation der Knochenstücke oder ihre unveränderliche Lage versteht."

„Ich habe hier zwei Präparate, das eine aus der normalen, das andere aus der pathologischen Anatomie, die Ihnen deutlich zeigen werden, welche Rolle das Periosteum bei den Trennungen des Knochengefüges im kindlichen Alter spielt. An dem ersten, welches eine Tibia ist, ist diese Membran von dem Körper des Knochens abgelöst; das Stück, welches noch an einem der Knochenenden hängt, ist eben so gross als der Knochen selbst, eben so dick und resistent wie eine Aponeurose der Bauchmuskeln; man würde es sehr leicht ablösen, aber nicht durchreissen können. Die Nachgiebigkeit und Resistenz des Gewebes sind die Bedingungen, wodurch es der Wirkung äusserer Verletzungen entgeht."

„Das zweite Präparat besteht in einer Fraktur des Unterschenkels, die Knochen sind in der Mitte zerbrochen, und zwar in ihrer ganzen Dicke, das Periosteum allein ist unversehrt. Auch hieraus können Sie beurtheilen, wie stark diese Membran ist, da sie den Anstrengungen, die die Knochenenden ausüben, um sie zu zerreissen, Widerstand leisten kann."

„Diesem unvollkommenen Bruche reiht sich ein anderer von den Schriftstellern aufgeführter an, den ich aber bis jetzt bei Kindern noch nicht zu beobachten Gelegenheit hatte. Es wird der Knochen nur theilweis getrennt, nachdem er sich zu stark gebogen hat, so wie der Ast eines Baumes, der über die gewöhnlichen Grenzen hinaus gebogen wird, nur nach einer Richtung bricht und nach der anderen eine einfache Runzelung zeigt."

„Aus allem diesen ergiebt sich offenbar, warum bei Kindern, wo unter zehn Frakturen neun (?) unvollständige sind, keine Dislokationen und also auch keine Deformitäten vorkommen; dies könnte aber auch noch von der Schwäche des Muskelsystems abhängen."

„Von der Erhaltung des Periosteums hängt gleichfalls die fehlende Krepitation ab. Da dieselbe jedoch ein so charakteristisches Zeichen einer Fraktur ist, so kann man sich nicht enthalten, auf alle mögliche Weise nachzuforschen, ob sie vorhanden. Hüten Sie Sich jedoch, diese Versuche über die Maassen auszudehnen, denn dadurch würden Sie die unvollkommene Fraktur in eine vollkommene verwandeln."

„Ist der Schmerz ein Zeichen von irgend einem Werthe? Allein ist er nicht von Bedeutung; mit anderen Erscheinungen einer Fraktur verbunden, darf man ihn nicht unberücksichtigt lassen."

„Richten wir endlich auf die Funktionen der affizirten Knochen unsere Aufmerksamkeit, so sehen wir, dass die Bewegungen nicht sehr behindert sind, was wohl auch hauptsächlich der Erhaltung des Periosteums zugeschrieben werden kann. So erklärt es sich auch, wie manche Kinder mit frakturirten Schenkeln haben noch gehen können."

„Auf welche Weise man eine Fraktur bei Kindern diagnostiziren kann, will ich weiter unten Ihnen mittheilen. Zuerst muss ich Sie mit meinen Erfahrungen über das seltenere oder häufigere Vorkommen der Frakturen an den einzelnen Knochen bekannt machen. Bei allen kleinen Kindern brechen die unteren Extremitäten häufiger als die oberen; in dem Maasse als sie grösser werden, zeigen die letzteren ein deutliches Uebergewicht. An den Knochen des Rumpfes kommen dieselben Frakturen wie bei Erwachsenen vor; so habe ich Frakturen des Schulterblatts beobachtet, doch ist dieser Bruch selten. Das Schlüsselbein bricht häufig und gewöhnlich in der Mitte. Der Oberarm bricht bei ganz jungen Kindern selten, bei diesen kommen gewöhnlich Frakturen an den unteren Extremitäten vor. Brüche des Oberschenkelbeinhalses habe ich nicht beobachtet."

„Die Brüche des Vorderarms sind am häufigsten an den oberen Extremitäten. Sie sind fast alle quere, was wohl davon abhängen möchte, dass kleine Kinder gewöhnlich nicht auf die Hände fallen, sondern auf den Arm selbst. Uebrigens sind gewöhnlich beide Knochen zugleich gebrochen, und in derselben Höhe. Was die Brüche der Knochen der Hand anbelangt, so findet nichts Abweichendes von dem bei Erwachsenen Beobachteten statt."

„An den unteren Extremitäten kommt bei etwas grösseren Kindern häufiger die Fraktur des Unterschenkels als die des Oberschenkels vor; bei kleinen findet das Gegentheil statt. Einen Bruch der Kniescheibe habe ich nie gesehen. Bei den Brüchen der Knochen des Fusses ist nichts Besonderes zu bemerken."

„Das, was ich Ihnen bis jetzt mitgetheilt habe, hat mich eine vierjährige Erfahrung im Kinderhospital gelehrt, und die Fälle, die noch heute hier vorkommen, und die Frakturen, die man am Kadaver findet, bestätigen es."

„Unter den in unserer Abtheilung befindlichen Kranken befindet sich einer mit einer Fraktur des Humerus, zwei mit Frakturen des

Vorderarms, drei mit Frakturen des Oberschenkels, es sind Kinder von 3, 4 und 5 Jahren; mit Frakturen des Unterschenkels sind drei ältere Kinder behaftet, eines mit einem Bruch des Unterkiefers, und eines mit einem Schlüsselbeinbruch."

„Bei zwei Individuen, die obduzirt worden, zeigten sich einige in mehrfacher Hinsicht merkwürdige Resultate. An dem einen Präparate ist das Periosteum unversehrt, der Knochen nur zum Theil getrennt, und der Bruch hat an der konvexen Seite begonnen; an dem anderen an der konkaven."

„Wenden wir uns jetzt zur Symptomatologie der Frakturen, durch welche es uns möglich wird, dieselben zu diagnostiziren, so finden wir, dass von den Symptomen, die wir bei Erwachsenen antreffen, nämlich Krepitation, Dislokation, Verkürzung u. s. w., sehr häufig bei Kindern mehrere fehlen, und daher die Diagnose hier bei weitem schwieriger ist. Daher müssen wir in den meisten Fällen zu anderen diagnostischen Hülfsmitteln unsere Zuflucht nehmen."

„Angenommen, es sei keine Krepitation wahrzunehmen, es fehle die Verkürzung, die Deformität; selbst die Möglichkeit, eine Bewegung hervorzubringen, sei vorhanden (Sie sehen, dass ich den ungünstigsten Fall hier wähle), und es finde eine ziemlich heftige Quetschung mit permanentem Schmerz an einer Stelle statt, auch die Umstände, in denen das Kind bei der Verletzung sich befand, waren zur Erzeugung einer Fraktur günstig, so müssen Sie, zumal wenn Sie daran denken, wie häufig Frakturen bei Kindern vorkommen, and welche Folgen ein vernachlässigter Knochenbruch haben kann, dennoch aus Vorsicht einen Verband anlegen, als ob wirklich eine Trennung des Knochens stattfände, den Eltern aber Ihren Zweifel nicht verhehlen."

„Doch verhält sich die Sache nicht immer auf diese Weise. Wiewohl der unvollkommene Bruch bei Kindern oft von keinem einzigen der Symptome, die man bei Erwachsenen beobachtet, begleitet ist, so können wir uns doch auf ein Zeichen verlassen, und sind mittelst dieses im Stande, die Krankheit zu erkennen; ich meine die Krümmung des Gliedes, die Sie hervorbringen oder durch Manipulationen steigern können. Diese Krümmung ist ein sicheres Zeichen, und das einzige, welches bei kleinen Kindern auf eine Fraktur hindeutet."

„Ich kann Ihnen nicht verhehlen, dass einige Autoren behaupten, sie hätten nicht-frakturirte Glieder bei Kindern biegen können, und für diese ist mithin jenes charakteristische Zeichen eines Knochenbruches von keinem Belang. Doch zweifle ich, dass es möglich ist, jene

Krümmung an nicht gebrochenen Knochen hervorzubringen; und gewiss liesse sich eine grosse Verschiedenheit zwischen der Leichtigkeit, mit welcher man einen frakturirten und einen gesunden Knochen biegen kann, auffinden. Ich habe die feste Ueberzeugung, dass in allen Fällen, wo man den Knochen eines Kindes hat biegen können, eine unvollkommene Fraktur stattfand."

„Es kann noch ein dritter Fall in Betreff der Diagnose vorkommen, wo nämlich alle die Symptome, die bei Frakturen Erwachsener beobachtet werden, vorhanden sind. Hier verschwindet also jede Schwierigkeit; dann aber haben wir es, was nicht zu übersehen ist, mit einer schiefen Fraktur und gleichzeitiger Zerreissung des Periosteums zu thun. Die Krepitation ist aber niemals so deutlich wie bei Erwachsenen."

„Als die häufigsten Charaktere der Frakturen bei Kindern müssen wir also Schmerz, Krümmung des Gliedes, zuweilen Deformität, und immer ein gewisses Hinderniss in der Bewegung der Theile ansehen."

„Das ist aber nicht Alles, was ich Ihnen über die Diagnose mitzutheilen habe. Ist die Fraktur frisch, so kann man sie auf die oben angegebene Weise erkennen. Wenn dieselbe aber schon längere Zeit bestanden hat, wie werden Sie dann Sich von dem Vorhandensein derselben überführen? Es wird z. B. ein Kind, das eben entwöhnt worden, zu Ihnen gebracht, wo die eine Extremität eine Deformität zeigt, und die Eltern, die gegen die Frau, die das Kind gepflegt hat, eine Klage einreichen wollen, fragen Sie um Rath, ob eine Fraktur vorhanden ist oder nicht. Da Sie nun aber wissen, dass es bisweilen nach acht bis zehn Tagen schon sehr schwer ist, zu bestimmen, ob eine Fraktur bei einem Kinde vorhanden ist, und daher noch bei weitem schwieriger nach zwei oder drei Monaten, so werden Sie um so eher Ihre Meinung dahin abgeben können, es sei kein Knochenbruch vorhanden. Ferner kann ja diese Deformität Folge der Rhachitis sein. Um diesen neuen schwierigen Punkt zu beseitigen, müssten Sie untersuchen, ob an anderen Stellen des Knochensystems sich Spuren eines rhachitischen Leidens zeigen; es ist aber bekannt, dass der Vorsprung, die Krümmung eines frakturirten und verheilten Knochens einen Winkel bildet. Da Sie also kein einziges positives Merkmal für das Vorhandensein einer Fraktur besitzen, so lassen Sie die Sache zweifelhaft."

„Welche Folgen entstehen, wenn eine Fraktur sich selbst überlassen bleibt? Es kann der glückliche Fall eintreten, dass die Fraktur heilt, ohne eine Spur zurückzulassen. Aber es kann auch vorkommen, dass, selbst angenommen, die Umstände seien so günstig, dass keine Dislokation eintritt, das Glied sich später krümmt. Dies wird häufig bei Frakturen des Unterschenkels und des Vorderarmes beobachtet, und kann sogar auch stattfinden, wenn blos der eine Knochen gebrochen ist; davon liefert dieses Präparat ein Beispiel. Sie sehen, der Radius ist allein gebrochen, und die Ulna, die unversehrt ist, hat sich gekrümmt. Die Krümmung des einen Knochens zieht dann die des anderen nach sich."

„Eine Folge dieser Krümmung ist die Verkürzung der Sehnen, die später zur Tenotomie Veranlassung giebt. Ich kann Ihnen ein Beispiel davon vorführen; Sie haben in dem Krankensaale ein Kind von 10 Jahren gesehen, bei dem der Vorderarm gebrochen war. Da der Verband schlecht angelegt worden, so bildete sich eine permanente Beugung der Finger aus, die wir jetzt nun mittelst einer Extensionsschiene zu beseitigen genöthigt sind."

„Die Konsolidation frakturirter Knochen findet bei ganz kleinen Kindern, die sonst gesund sind, nach zehn, achtzehn bis zwanzig Tagen statt. Bei älteren bis zum funfzehnten Jahre ist sie in zwanzig, fünfundzwanzig, spätestens dreissig Tagen vollendet."

„Die die Frakturen begleitenden Komplikationen können in primäre, konkomitirende und konsekutive eingetheilt werden. Die primären oder alle diejenigen, die der Bildung der Fraktur vorausgehen, sind fast nur allgemeine, wie Rhachitis, Skrophulosis, Schwächezustand des Organismus, Lähmung u. s. w. Ich brauche Ihnen wohl nicht anzuführen, dass alle diese Zustände die Behandlung erschweren, und wie sie die Konsolidation beeinträchtigen; dies sind Dinge, die sich von selbst verstehen; nur will ich Sie auf jene Fälle von allgemeiner Schwäche aufmerksam machen, die man so häufig bei Kindern beobachtet, deren Schwächezustand, ohne von Diarrhoe, Fieber u. s. w. begleitet zu sein, sich durch ein langsames Vonstattengehen aller Funktionen kund giebt. Leiden solche Kinder an einem Knochenbruch, und Sie suchen nicht den Organismus zu stärken, die Konstitution zu verbessern, so wird zur Heilung eine sehr lange Zeit erforderlich sein. So habe ich dergleichen Kinder gesehen, wo erst nach acht bis zehn Monaten Vereinigung der gebrochenen Knochen eintrat."

„Ich kann Ihnen andererseits einen Beweis von der Verzögerung der Heilung bei Rhachitis liefern, nämlich bei einem jetzt hier befindlichen Mädchen von 3 Jahren. Fast sechs Wochen wird sie schon an einer Fraktur des Oberschenkels, der rhachitisch verkrümmt ist, behandelt. Trotz aller Sorgfalt, die wir auf dieses Kind verwandt haben, hat sich kaum ein Kallus gebildet. Hierzu kömmt noch, dass die Kranke seit ihrem Aufenthalt im Hospital an einer sehr heftigen Bronchitis leidet."

„Die Komplikationen können, wie schon gesagt, konkomitirend sein, d. h. zu gleicher Zeit mit der Trennung der Kontinuität des Knochens eintreten; sie sind immer örtliche, wie Quetschungen, Wunden, Knochensplitter, Gefässzerreissungen, Verletzungen von Nerven u. s. w."

„Die dritte Klasse von Komplikationen, die konsekutiven, treten nach geschehenem Knochenbruche ein. Hierher gehören Abszesse, Karies, Nekrosis, Lähmung, Retraktion der Sehnen, Deformität des Kallus u. s. w. Was den letzteren anbelangt, so giebt er bei Kindern viel leichter nach als bei Erwachsenen, und wenn also seine Krümmungen leichter sich bilden, so sind sie auch nicht so schwer zu beseitigen."

„Ich schliesse das über die Komplikationen Mitgetheilte mit der Bemerkung, dass alle inneren Krankheiten, die bei Kindern häufig vorkommen, wie lobuläre Pneumonie, Gastroenteritis, Tuberkulosis der Mesenterialdrüsen u. a., der Kur der Frakturen hinderlich sind."

„Bei einfachen Knochenbrüchen können wir eine günstige Prognose stellen. Sind keine Komplikationen vorhanden, ist die Behandlung von kurzer Dauer, kann dem Kinde jede Sorgfalt gewidmet werden, so wird der Ausgang ein günstiger sein."

„Die Behandlung ist bei Kindern, wie in allen anderen Lebensaltern, eine lokale und allgemeine, eine primäre und konsekutive."

„Die erste Frage, die in Betreff der lokalen Behandlung aufgeworfen werden kann, ist, ob man unmittelbar nach der Verletzung den Verband anlegen könne, oder ob seine Applikation noch einige Zeit aufgeschoben werden muss. Auch bei Erwachsenen ist dies von grosser Wichtigkeit; was aber die Frakturen bei Kindern anbelangt, so habe ich mich dahin entschieden, den Verband sogleich anzulegen. Denn die Einwürfe, die gegen die sofortige Applikation bei Erwachsenen gemacht worden, finden hier nicht statt, oder sind von nicht so grossem Belang. Warum sollte man in der That mit der Anlegung desselben zögern? Wegen Dislokation der Knochenstücke, die, indem sie Kontraktion der gereizten Muskeln erzeugt, die Reposition noch schwieriger macht, als wenn man wartet, bis diese Kontraktion von selbst aufgehört hat, d. h. die Muskeln sich an die Berührung der Knochenstücke gewöhnt haben. Bei Kindern findet aber gewöhnlich keine *Dislocatio ad longitudinem* statt, und wäre auch eine solche vorhanden, so muss man nur an die Irritabilität der Weichtheile bei Kindern denken, denn Sie wissen, wie leicht in diesem Lebensalter Konvulsionen entstehen."

„Soll die Geschwulst einen Grund abgeben, die Anlegung des Verbandes aufzuschieben? Geschwulst der Theile möge Sie nie davon zurückhalten, denn ein ordentlich angelegter Verband wirkt als Kompressionsmittel und beseitigt dieselbe. Ferner muss man auf die Ungelehrigkeit der Kinder Rücksicht nehmen, die durch zu starke und zu oft wiederholte Bewegungen eine unvollkommene Fraktur in eine vollkommene verwandeln können; beachten Sie ferner die Unruhe der Eltern, die ausser sich gerathen, wenn sie ihre Kinder ohne Verband erblicken, zumal wenn Sie sie von dem Vorhandensein eines Knochenbruches in Kenntniss gesetzt haben, und alle diese Umstände werden Gründe genug für Sie sein, um sogleich zur Applikation des Verbandes zu schreiten."

„An diese Frage reiht sich eine andere sehr wichtige, ich meine die Anlegung des unbeweglichen Apparats."

„Im Allgemeinen ist er eher bei Kindern als bei Erwachsenen anzuwenden, was sich aus der einfachen Beschaffenheit der Frakturen bei Kindern ergiebt. Ist aber eine Dislokation vorhanden, und ist sie sogar bedeutend, so ziehen Sie ihn nicht in Gebrauch, denn die Frakturen mit Dislokation der Knochenfragmente müssen gehörig überwacht werden, damit sich später keine Deformitäten bilden."

„Man könnte in der That hiergegen einwenden, die Anwendung des unbeweglichen Apparats setzt der Dislokation ein Hinderniss entgegen. Das würde wahr sein, wenn Kinder gelehrig wären, wenn der Verband immer trocken erhalten werden könnte. Bei ganz kleinen Kindern kommt nun bei Frakturen des Oberschenkels noch eine neue Unannehmlichkeit hinzu, nämlich die Beschmutzung des Verbandes durch den Urin."

„Ich wende bei ganz kleinen Kindern Rollbinden mit kleinen Schienen an. Und wenn ich es nicht mit Frakturen der unteren Extremitäten zu thun habe, lasse ich die Strohladen fort, weil sie leicht durch langes Liegen im Urin in Fäulniss übergehen können. Ich hülle deshalb das ganze Glied in Wachsleinwand ein, um den Apparat vor der Berührung des Urins zu schützen."

„Ist das Kind etwas grösser, dann wende ich den Scultet'schen Verband an, mit Strohladen von Hafersäcken."

„Das hätte ich im Allgemeinen über die lokale Behandlung der Frakturen bei Kindern anzuführen; Sie müssen nicht vergessen, dass ich Sie nur mit den Gegenständen bekannt machen wollte, wodurch sich die Knochenbrüche bei Kindern von denen bei Erwachsenen unterscheiden, daher Sie keine ausführliche Beschreibung der Kur erwarten dürfen."

„Jetzt wollen wir untersuchen, was jede Fraktur Spezielles in der lokalen Behandlung darbieten kann, je nachdem dies oder jenes Glied, oder ein Theil eines Gliedes verletzt worden."

„Bei der *Fractura Scapulae*, sei nun der Körper oder die Fortsätze zerbrochen, lege ich Kompressen, die mit einer resolvirenden Flüssigkeit befeuchtet sind, auf, darüber eine Binde, indem der Arm unbeweglich an den Rumpf gehalten wird."

„Bei der *Fractura Claviculae*, von der Sie jetzt hier ein Beispiel vor sich haben, bediene ich mich der modifizirten vierköpfigen Binde von Delpech. Es ist ein sehr einfacher Apparat, der so viel als möglich alle Indikationen erfüllt, und alle Vortheile anderer Verbände in sich schliesst, ohne an deren Unbequemlichkeiten zu leiden. Er besteht aus zwei Stücken Leinewand; das eine, das eine wirkliche Binde ist, an den Enden mit zwei oder drei Riemen und Schnallen versehen, hat hauptsächlich die Bestimmung, die Arme gegen den Rumpf festzuhalten; es hat in der Höhe des Ellbogens eine Spalte, die man mit Baumwolle garnirt, und auf welche der Ellbogen ruht, der somit gestützt ist. Das andere Stück, vier Finger breit, ist an der Spalte mit dem ersteren vereinigt, und dazu bestimmt, unter den Ellbogen herumgeschlagen zu werden, um ihn auch so zu stützen, und ferner ihn in die Höhe zu halten; es wird dann schief über die vordere und hintere Fläche des Thorax geführt, und zuletzt an die Schulter der gesunden Seite befestigt. Der Arm wird also durch das eine Stück gegen den Rumpf gehalten und durch das andere von unten nach oben in die Höhe gehoben. Ist keine bedeutende Dislokation vorhanden, wie bei kleinen Kindern gewöhnlich, so kann man das Kissen von Desault fortlassen."

„Die Frakturen des Oberarms erfordern nur eine Rollbinde mit drei kleinen Schienen, eine vordere, hintere und äussere. Hat der Bruch am unteren Ende des Arms stattgefunden, so wird der Vorderarm halb gebogen gehalten; die beträchtliche Geschwulst, die in diesen

Fällen vorkömmt, wird durch antiphlogistische Mittel beseitigt, und dann der Kleisterverband angelegt."

„Bei Frakturen des Vorderarms wende ich graduirte Kompressen mit zwei Schienen an."

„Bei Knochenbrüchen der unteren Extremitäten wende ich, wenn sie bei ganz kleinen Kindern vorkommen, drei Schienen und eine Rollbinde an, und hülle das Ganze in Wachsleinwand ein. Bei grösseren bediene ich mich des bei Erwachsenen gebräuchlichen Verbandes, und wenn Dislokation zu befürchten ist, gebrauche ich zwei Lagen von Schienen, von denen die eine unmittelbar auf das Glied gelegt wird, die anderen auf die Binde. Dupuytren hat diese Behandlungsmethode angegeben, und ihrer Anwendung haben wir es zu verdanken, dass so selten Dislokationen, Verkürzungen, Deformitäten nach der Vereinigung der Knochen vorkommen."

„Was die allgemeine Behandlung anbelangt, so ist in den meisten Fällen, weil die Frakturen bei Kindern gewöhnlich einfach sind, eine solche nicht vonnöthen. Sie müssen nur auf die Diät der Kranken Ihr Augenmerk richten, die in den ersten Tagen zwar etwas sparsam sein, doch bald vermehrt werden, und aus hinlänglich nährenden Stoffen bestehen muss."

„Zum Schlusse erinnere ich Sie noch an die sorgfältige Pflege der Kinder während der Konvaleszenz. Das Kind geht nach der Vereinigung der Knochen eben so schwer wie der Erwachsene; es gewöhnt sich nur allmälig daran, aber jedenfalls schneller als der Erwachsene, denn während oft ein Jahr nothwendig ist, damit der Letztere mit Leichtigkeit gehen kann, läuft das Kind schon nach zwei Monaten wie früher umher. Sie müssen jedoch diese Folgezeit der Knochenbrüche gehörig überwachen, und dem Kinde nur dann eine völlige Freiheit gestatten, wenn Sie es allmälig daran gewöhnt haben, von dem Gliede wieder Gebrauch zu machen. Hat sich eine Deformität am Kallus gebildet, so muss man diese zu beseitigen suchen, wenn es seine Konsistenz erlaubt. Obgleich dies ein höchst schwieriges Unternehmen ist, so ist es doch nicht unmöglich."

B. Hôpital-Necker in Paris (Klinik von Trousseau).

Diphtheritische Entzündung der Vagina bei kleinen Mädchen.

„Meine Herren! Vor einiger Zeit stellte sich bei einem kleinen Mädchen von einem Vierteljahre, wahrscheinlich durch Vernachlässigung der gehörigen Reinlichkeit bedingt, eine leichte Entzündung der Scheide ein. Ich untersuchte die kranken Theile, fand sie roth und geschwollen, und verordnete fleissige lauwarme Waschungen. Am nächsten Tage wurde mir nichts wieder darüber berichtet, und da sich das Kind sonst wohl befand, so fragte ich auch nicht danach. Acht Tage später zeigte mir die Wärterin an, dass das Uebel bedeutende Fortschritte gemacht habe; ich untersuchte die Theile und fand eine sehr bedeutende Affektion."

„Die grossen Schaamlippen und der Schaamberg waren ungeheuer angeschwollen, von livider Röthe und gleichsam ödematös. Erweiterte man die Oeffnung der Scheide, so bemerkte man am oberen Theile von der Kommissur bis zur Harnröhrenmündung nur eine graugelbliche Masse, in einer serösen und höchst fötiden Jauche gebadet. Man konnte weder die Klitoris, noch deren Vorhaut, noch den oberen Theil der kleinen Schaamlippen erkennen. An der linken Lippe hatte die Haut eine leichte bläuliche Färbung, die, wenn sie auch nicht auf schon vorhandenen Brand hindeutete, doch zeigte, dass derselbe nahe bevorstand."

„Unstreitig war hier eine Diphtheritis vorhanden. Die auf der Schleimhaut der Scheide ausgeschwitzten Membranen, mit Serum infiltrirt, waren in Fäulniss übergegangen, und hatten ihre Farbe verändert, was ihnen das Aussehen und den Geruch eines brandigen Theils gab. Unter ihnen waren die Gewebe wahrscheinlich nur heftig entzündet; übrigens war es wohl möglich, dass das *Praeputium Clitoridis,* so wie die Klitoris selbst mortifizirt waren."

„Da Brand einzutreten drohte, so war nur von der energischen Anwendung der Kauterisation noch Erfolg zu erwarten. Ich glaubte dem *Acid. muriaticum concentratum* den Vorzug geben zu müssen, erstens, weil ich vermuthete, dass der Brand nur die oberflächlichen Theile ergriffen habe, und zweitens, weil dieses Mittel zugleich den fötiden Geruch beseitigte und als Desinfektionsmittel wirkte."

„Ein Scharpiepinsel wurde in die Säure eingetaucht, und zweimal täglich, Morgens und Abends, auf die kranken Stellen applizirt."

„Dem Umsichgreifen der Affektion schienen somit Schranken gesetzt zu sein. Ich glaubte daher zwei Tage lang die Kauterisation einstellen zu können; doch kam dieser unüberlegte Entschluss der Kranken theuer zu stehen, denn 36 Stunden, nachdem ich die Kauterisation ausgesetzt, zeigte sich an dem oberen Theile der linken grossen Schaamlippe ein grosser gangränöser Fleck. Ich nahm daher wieder zu den Aetzmitteln meine Zuflucht, und wandte jetzt das *Hydrargyr. nitricum* energisch auf alle erkrankten Stellen zweimal täglich an; aber vergebens! der Brand ergriff die grossen und kleinen Schaamlippen bis zur Leistengegend und den *Mons veneris* bis zum unteren Theil des Unterleibs. Die Kräfte des Kindes sanken immer mehr, und es starb, nachdem sich Konvulsionen eingestellt hatten."

„Bei der Sektion zeigte sich eine Diphtheritis der Scheide; die Theile waren brandig, und der Brand breitete sich so weit aus, wie ich Ihnen oben angegeben habe. In der Umgegend waren die Gebilde bedeutend infiltrirt."

„Diese Affektion, meine Herren! kömmt gar nicht so selten vor. In ihrer einfachsten Form ist sie von keiner Bedeutung. In der Privatpraxis werden Sie häufig wegen heftiger Entzündung der Schleimhaut der Scheide mit membranösen Ausschwitzungen bei kleinen Mädchen um Rath gefragt werden. Gewöhnlich sind sorgfältige Reinlichkeit und emollirende Waschungen hinreichend zur Beseitigung dieses unbedeutenden Leidens. Zieht es sich aber in die Länge, oder ist die Entzündung sehr heftig, so wenden Sie alkalische Waschungen (ʒj *Natron subcarbonic.* auf ein Quart warmes Wasser; ʒiij oder ℥ß Borax auf ein Quart Wasser), oder direkte Applikationen einer Mischung von Kalomel und Zucker (℈j Kalomel auf ʒvj Zucker) an, und werden fast sicher Heilung erfolgen sehen."

„Wenn aber besondere nosokomiale Einflüsse, wenn epidemische Verhältnisse der Krankheit ein neues Element zuführen, so nimmt die bis dahin unwichtige Affektion plötzlich eine neue Form an, und die entzündeten Gewebe bedecken sich mit Pseudomembranen und gehen Veränderungen ein, die Brand zur Folge haben können."

„Besonders in Kinderhospitälern kommen diese Fälle vor. Eine ziemlich lange Zeit hindurch sind die Entzündungen gutartiger Natur, mit einem Male aber werden Wunden durch Vesikatorien, nach grossen Operationen, oberflächliche Ulzerationen, und besonders die geringsten Verletzungen an den Geschlechtstheilen, im Munde, von einer bösartigen Entzündung ergriffen, mit heftigen Schmerzen, ödematöser

Anschwellung, kopiöser jauchiger Absonderung, dann mit breiartiger oder membranöser Ausschwitzung, und bisweilen brandiger Zerstörung der tiefer gelegenen Gebilde."

„Die Ansteckung hat wahrscheinlich auf die schnelle und so allgemeine Ausbreitung des Uebels Einfluss, und man muss um so mehr sich zu dieser Ansicht hinneigen, weil die Affektion, ehe sie sich auf das ganze Krankenhaus erstreckt, zuerst fast alle Kranken in demselben Saale befällt."

„Ohne Zweifel findet eine sehr innige Verwandtschaft zwischen dem Krup und diesen Entzündungen mit Ausschwitzung statt. Unumstössliche Beweise haben die mit Vorurtheilen behafteten Personen überführt. So haben die meisten Aerzte am Kinderhospitale zu Paris, die den Ansichten Bretonneau's über diesen wichtigen Abschnitt der Pathologie nicht beipflichten wollten, dennoch zugeben müssen, dass der Krup häufiger auftrat, wenn zu gleicher Zeit die Haut und Schleimhäute bei Vielen Sitz einer breiartigen oder membranösen Ausschwitzung wurden."

„Man konnte auch die Beobachtung machen, wie die diphtheritische Pseudomembran, die den Pharynx befiel und einige Zeit dort blieb, ehe sie den Larynx erreichte, ganz dem Brande ähnlich sah, wie es Bretonneau so schön beschrieben hat, und bisweilen selbst oberflächlich die Schleimhaut der Tonsillen zerstörte, was Bretonneau mit Unrecht für fast unmöglich hielt."

„In unserem Hospitale konnte man im Kleinen beobachten, was sich im Jahre 1828 in einer grossen Anzahl von Gemeinden, wo der Krup zahlreiche Opfer forderte, sah. In der Abhandlung, die ich 1829 über die Diphtheritis der Haut in den *Archives générales* veröffentlicht habe, befinden sich sehr merkwürdige Fälle über diesen Gegenstand."

„In den Flecken und Dörfern, die am meisten vom Krup heimgesucht wurden, sah man eine Zeitlang die einfachsten Wunden in einen ganz eigenthümlichen gefahrdrohenden Zustand übergehen. Sie bedeckten sich mit einem fötiden, breiartigen Sekret, unter welchem sich oft Brand bildete. Bisweilen bedeckten sich oberflächliche Exkoriationen der Haut, indem sie sich auf auffallende Weise ausbreiteten, schnell mit dicken Pseudomembranen, denen ähnlich, wie sie bisweilen auf Vesikatorien vorkommen, und dies wurde besonders in Familien beobachtet, wo mehrere Kinder an Diphtheritis gestorben waren. Ein Mädchen aus dem Arrondissement von Romorantin verliess eine benachbarte Maierei, wo mehrere Personen am Krup gestorben waren, und starb im elterlichen Hause an derselben Krankheit. Wenige Tage darauf wird ihre Schwester von *Angina membranacea* ergriffen und stirbt; die Mutter, die beide Töchter pflegte, klagt über Schmerzen in der Scheide, die Schleimhaut der Geschlechtsorgane ist mit Pseudomembranen bedeckt, ein heftiges Fieber stellt sich ein, und die unglückliche Frau unterliegt derselben Krankheit, die nur in einem anderen Organe aufgetreten war."

IV. Das Wissenswertheste aus den neuesten Zeitschriften und Werken.

1. Praktische Bemerkungen über die Hasenscharte.

Dr. Demarquay hat vor Kurzem eine Abhandlung über die Hasenscharte veröffentlicht, in deren Details wir nicht eingehen können, die aber doch einige beachtungswerthe Punkte darbietet. Der Ansicht Geoffroy St. Hilaire's und der der meisten Chirurgen zuwider, schreibt Demarquay der hereditären Anlage einen grossen Einfluss auf die Bildung der Hasenscharte zu. Zwei eigene Beobachtungen, ein von Roux mitgetheilter Fall, und drei Beispiele, die ihm Thierry, Lebert und Lanazette geliefert, scheinen ihm überzeugend genug für die Annahme eines hereditären Einflusses. Die erste dieser Beobachtungen, wo die Mutter des Kindes Folgendes ausgesagt hat, ist höchst merkwürdig. Sie selbst war als Kind mit einer Hasenscharte behaftet, wovon sie noch die Spuren zeigt; ihr Vater und Grossvater litten an demselben Bildungsfehler, und mehrere ihrer Brüder und Schwestern, die jung gestorben, ebenfalls; sie selbst hat sieben Kinder gehabt, von denen vier mit einer der ihrigen ganz ähnlichen Hasenscharte geboren wurden, und eine gleiche zeigt sich jetzt bei dem jüngsten Kinde. Dieses ist noch mit einem eigenthümlichen pathologischen Zustande, den Demarquay noch nicht beobachtet hat, und welcher daher als ein höchst seltener angesehen werden muss, versehen. An der Unterlippe nämlich ist zu jeder Seite der Mittellinie eine Depression wahrnehmbar, die beim ersten Anblicke durch den Druck der Schneidezähne entstanden zu sein scheint. Doch bei näherer Untersuchung findet man diese beiden Höhlen mit einer farblosen, durchscheinenden Flüssigkeit, die sich wie Speichel in Faden ziehen lässt, angefüllt, und führt man vom Munde aus eine Sonde ein, so kann man sie 1½ Centimeter weit einbringen und die Lippenschleimhaut in die Höhe heben. Daher ist diese Depression keineswegs vom Druck der Schneidezähne abhängig, sondern diese beiden kleinen Höhlen ohne Ausführungsgänge scheinen abnorm entwickelte Schleimbälge zu sein.

Selten liefert die Operation der Hasenscharte ganz genügende Resultate. Folgende von Demarquay mitgetheilte Beobachtung zeigt, wie Blandin jede Spur der Missbildung bei einem Kinde, das schon zweimal operirt worden war, vertilgt hat.

Im Frühling des Jahres 1844 operirte Blandin ein ungefähr 10 Monate altes, gesundes und sehr kräftiges Kind. Das gewöhnliche Verfahren wurde angewandt. Vier Tage darauf war bei Entfernung der Nadeln die Vereinigung vollständig erfolgt; Alles liess einen glücklichen Ausgang hoffen, um so mehr, als die Affektion nicht komplizirt war. Am zweiten Tage nach der Vereinigung fiel das Kind aus der Wiege auf den Fussboden, und die schlecht vernarbte Wunde brach wieder auf. Man musste daher wieder von vorn anfangen, die Ränder von Neuem abtragen und Näthe anlegen. Diese zweite Operation versprach ein vollkommen günstiges Resultat zu liefern. Vor Kurzem brachten die Eltern das Kind wieder zu Blandin, damit er die kleine Depression in der Mitte der Oberlippe beseitige. Derselbe that Folgendes: Er machte zwei schiefe Einschnitte, von dem oberen Ende der mittleren Furche gegen den freien Rand der Oberlippe. Sie schlossen einen dreieckigen Raum ein, dessen Basis das fehlerhafte Stück bildete, und dessen Spitze nach oben gerichtet war; der Lappen hing mit der Lippe durch die beiden Seitenwinkel zusammen, die in den freien Rand übergingen; das dreieckige Stück wurde herabgezogen, und hierdurch trat der glückliche Umstand ein, dass die konkave Basis konvex wurde. Man konnte die Theile nun leicht in dieser Lage erhalten, mittelst zweier Nadeln, von denen die eine die Spitze der beiden Wundränder vereinigte, die andere den oberen Theil des Dreiecks mit den Seitentheilen verband. Ein Faden wurde um die Nadeln gelegt. Diese Operation gelang vollständig, indem Vereinigung *per primam intentionem* eintrat.

2. *Delirium tremens* bei einem Knaben von fünf Jahren.

Prof. Hohl in Halle erzählt in der „neuen Zeitschrift für Geburtskunde". einen Fall von *Delirium tremens* bei einem fünfjährigen Knaben, der wohl der einzige bekannte sein möchte. Der Knabe so wie seine Schwester hatten aus Versehen aus einer mit Branntwein gefüllten Flasche, in der Meinung, es sei Wasser, getrunken. Das Dienstmädchen fand das Mädchen kurz darauf auf der Erde liegend, den Knaben aber in lustigster Aufregung; jedoch taumelnd, um den mitten in der Stube stehenden Tisch herumlaufend. Beide Kinder wurden zu Bette gebracht, und der Knabe erbrach sich, war in der Nacht sehr unruhig und wollte das Bette durchaus verlassen; gegen Morgen trat Schlaf ein. Beim Erwachen bemerkten die Eltern ein Zittern der Hände, das allmälig zunahm, so dass er die Tasse, woraus er trank, nicht festhalten konnte. Dieser Tremor verbreitete sich bald über die oberen Extremitäten, Zuckungen im Gesicht gesellten sich hinzu, und ein Anfall von Krampf trat ein. Als H. den Kranken sah, zitterten die oberen Extremitäten so, dass er den Puls nicht fühlen konnte. Auch war leichtes Flechsenspringen vorhanden. Der Puls war auffallend langsam, und das Auge hatte einen eigenthümlichen Ausdruck, wie bei Kindern, die sich fürchten. Die Pupille war erweitert, das Gesicht blass. Er sprach von Raupen und Bienen an der Wand, und schrie zuweilen laut auf. Er hatte grossen Durst, und forderte in lichten Momenten zu trinken. Die Zunge war rein, Dysurie vorhanden. H. verordnete ein Essigklystier, und Kalomel und Jalappe innerlich. Auf die Blasengegend wurde ein durchwärmtes Kräuterkissen gelegt. Am Mittag hatten alle Symptome nachgelassen. Urin war entleert worden, doch kein Stuhlgang erfolgt. Nach einem Klystier stellten sich reichliche Ausleerungen ein.

Am Abend war der Kranke wieder sehr aufgeregt, ängstlich und furchtsam, überall Ratten und Mäuse sehend. Das Zittern der Hände hatte zugenommen, der Blick war unstät, das Aufschreien, wie man es von keinem Kinde und in keiner Krankheit hört, in der That dem unverständlichen Aufschreien mancher Betrunkenen ähnlich. Die Pupille erweitert, das Auge etwas glänzend. Puls frequent. H. liess 6 Blutegel an die Stirn setzen, und innerlich stündlich Kalomel gr. ß mit *Tinct. thebaic.* gutt. iij geben; sollte keine Ruhe erfolgen, kalte Umschläge auf den Kopf. Nach dem dritten Pulver trat unter sehr heftigem allgemeinen Schweiss Ruhe und tiefer Schlaf ein.

Am nächsten Morgen war der Knabe ruhig; das Zittern der Hände war ganz verschwunden, Pupille normal, das Auge klar und ruhig, der Puls regelmässig. — Am Abend derselbe Zustand, nur hatte sich etwas Husten eingestellt, der sich erst nach 14 Tagen verlor. — Dem Mädchen war der Trunk ganz gut bekommen.

V. Verhandlungen gelehrter Vereine und Gesellschaften.

A. *Société de chirurgie* in Paris.

Fungus der Retina. — Fremde Körper im Oesophagus. — Mangel der Lippenkommissuren. — Telangiektasie an der Stirn. — Kyste über der *A. radialis*.

Dr. Bérard zeigt ein Präparat von einem sechsjährigen Kinde vor. Dasselbe liefert ein schönes Beispiel eines Fungus der Retina; in der Tiefe des Augapfels sieht man eine weisse, dem Enkephaloid gleichende Masse, die offenbar von der Retina ausgeht und einige Linien weit in den Glaskörper hineinragt; die übrigen Theile des Auges, so wie die dasselbe umgebenden, auch der *N. opticus*, sind ganz gesund.

Das mit dieser bedeutenden Degeneration behaftete Kind hat niemals weder über Schmerz im kranken Auge, noch im Kopfe geklagt; das Sehvermögen hat allmälig abgenommen; es fand Mydriasis statt; und eine weisse spiegelnde Färbung zeigte sich in der Tiefe des Auges. Bérard exstirpirte das Auge; die Operation hatte keine nachtheiligen Folgen; es trat keine Reaktion ein, und kaum bildeten sich einige Eitertropfen während der Vernarbung. —

Dr. Guersant theilt eine Beobachtung mit, die er bei einem Kinde gemacht, dem sechs Tage lang ein fremder Körper im obern Theile des Oesophagus steckte; es war ein Sousstück, welches nur beim Drucke auf den untern Theil des Halses Schmerzen verursachte und das Schlucken fester Nahrungsmittel nicht behinderte. Guersant führte eine gekrümmte Zange ein wenig schief in den Oesophagus ein, so dass der eine Ast nach vorn, der andere nach hinten gerichtet war, und konnte das Stück leicht herausziehen. —

Dr. Deville, Prosektor an der Anatomie der Fakultät, stellt ein junges Mädchen vor, welches mit einer Missbildung des Gesichtes, nämlich einem Mangel der Lippenkommissuren, behaftet ist. Ist der Mund geschlossen, so scheint eine lineäre Narbe vorhanden zu sein, in welche sich die *Linea interlabialis* fortsetzt. Oeffnet sie aber den Mund, so zeigt sich eine transverselle Spaltung der Backe, wodurch die Länge des Mundes um das Doppelte vergrössert wird. Da, wo die Mundspalte aufhören sollte, zeigt sich eine Einkerbung, und somit bemerkt man auch bei geschlossenem Munde die Stelle der Kommissuren deutlich.

Dr. Bérard, in dessen Hospitale sich das Mädchen befindet, hat ein Operationsverfahren vorgeschlagen. Er will einen kleinen länglichen Lappen nach oben und unten bilden, von dem Ende der Spalte bis zur Einkerbung. Der untere Lappen wird ganz weggeschnitten, das innere Ende des obern aber dann herumgedreht und an den blutenden Rand der Unterlippe angeheftet, so dass man auf diese Weise eine runde Kommissur bildet. —

Derselbe stellt noch ein anderes Mädchen vor, die mit einer deutlichen Telangiektasie auf der Stirn behaftet ist. Diese, jetzt 17 Jahre alt, hatte an derselben Stelle einen angeborenen Naevus, der seit dem vierzehnten Jahre jeden Monat zur Zeit der Menstruation bedeutend anschwoll, und aus dem seit einem halben Jahre, nachdem er geborsten, um dieselbe Zeit beträchtliche Haemorrhagieen stattfinden, die einen hohen Grad von Anaemie herbeigeführt haben. Die Geschwulst ist bläulich, höckerig und erstreckt sich von der Nasenwurzel bis zu den *Tubera frontalia*; die Pulsationen sind isochronisch mit dem Pulse und von einem sehr deutlichen blasenden Tone begleitet. —

Dr. Maisonneuve bemerkt, dass die Missbildung bei dem ersten von Hrn. Delville vorgestellten Mädchen mit dem Maule der Frösche Aehnlichkeit hat, und schlägt daher vor, dieser eigenthümlichen Deformität den Namen Froschmaul zu geben. —

Dr. Huguier stellt ein Mädchen vor, das am Handgelenke gerade über der *A. radialis* mit einer Geschwulst von der Grösse einer Haselnuss behaftet ist, die sich mit den Pulsationen der Arterie bewegt, aber weich ist, fluktuirt und durch Druck verkleinert werden kann. Mehrere um Rath gefragte Mitglieder halten dieselbe für eine Kyste, die über der Arterie liegt und mit dem Gelenke kommunizirt.

B. *Medical Society* in London.

1. Ueber Behandlung des Säuglings mittelst Arzneien, die man der Säugenden giebt.

Dieser Gegenstand, der schon in einer frühern Sitzung zur Sprache gebracht worden, führte in der Sitzung vom 21. Oktober 1844 zu interessanten Diskussionen.

Dr. Leonard Stewart: Es müsse Wunder nehmen, dass dieser von der Natur gebotene Weg, auf den Säugling zu wirken, noch so wenig benutzt werde; es wäre wünschenswerth, dass dieser Gegenstand in physiologischer, pathologischer und therapeutischer Beziehung einem ganz besondern Studium unterworfen werde. Der Einfluss der Säugenden auf den Säugling könne von Niemand bestritten werden; man bemerke diesen unter Andern im Zuchthause, wo die plötzliche Entfernung säugender Frauen aus der Sphäre ihrer Lasterhaftigkeit und Verderbniss, namentlich die ihnen nun genommene Gelegenheit, sich zu betrinken, die bessere Fürsorge und Reinlichkeit derselben, sogleich einen ausserordentlich vortheilhaften Einfluss auf die Säuglinge ausübt.

Hr. Dendy: Auch er halte die Wirkung der Arzneistoffe durch die Säugende hindurch für einen Gegenstand von grosser Wichtigkeit. Sehr häufig werde der Wirkung, welche man durch Arzneimittel, die man dem Säuglinge reicht, hervorrufen wolle, durch den Einfluss der Muttermilch entgegengewirkt. Leidet z. B. die Mutter an Diarrhoe und der Säugling auch, so werde man beim Kinde der Diarrhoe nicht eher Einhalt thun können, als bis man auch auf die Säugende gewirkt. Hat nicht jeder Arzt gefunden, dass, wenn die Säugende an Hartleibigkeit und Verstopfung leidet, der Säugling auch meistens daran leidet, und dass es dann schwer wird, letztern zu laxen Darmentleerungen zu bringen? Er habe diese Erfahrungen längst als Winke betrachtet, die nicht zu vernachlässigen seien, und in der That sei es ihm auch oft schon gelungen, Säuglinge durch die der Säugenden eingegebenen Arzneistoffe zu heilen, besonders von Hautkrankheiten. Er könne freilich nicht sagen, ob die der Säugenden gegebenen Arzneistoffe durch die Milch unverändert in das Kind übergeführt, oder ob sie im Durchgange durch die Säugende eine Veränderung in ihrer Zusammensetzung und somit auch in ihren Wirkungen erleiden. Davon aber habe er Gewissheit, dass, seitdem er in der Königl. Kinderheilanstalt (*Royal Infirmary for Children*) das Verfahren eingeführt, durch die Säugende hindurch die Säuglinge zu behandeln, er viel bessern Erfolg als früher erlangt habe.

Hr. Stedman: Nicht alle Mittel wirken durch die Säugende hindurch auf den Säugling; Purganzen und Merkurialien sind es besonders, welche, der Säugenden eingegeben, auf den Säugling wirken; Opiate aber z. B. thun es ganz und gar nicht. Leidet ein Säugling an *Cancrum oris*, so gebe er der Säugenden wie dem Säuglinge Rhabarber und hinterdrein Chinin.

Hr. Linnesar: Er müsse annehmen, dass der Säugling zur Säugenden noch in eben solcher, wenn auch nicht so bedeutender, Beziehung stehe, wie die Frucht im Uterus zur Schwangeren! Dass die Schwangere auf das Kind in ihrem Leibe einen grossen Einfluss ausübt, dass sie Krankheiten auf dasselbe überträgt, dass Arzneistoffe, der Schwangern gegeben, auf die Frucht einwirken, seien bekannte Dinge. Hätten wir eine genaue Kenntniss von den Krankheitszuständen des Kindes im Mutterleibe, so würden wir sicherlich nicht anstehen, der Schwangern Arznei zu geben, um durch sie auf die Frucht zu wirken. Eben so wenig können wir anstehen, durch Mittel, die wir der Säugenden geben, auf den Säugling zu wirken, besonders wenn wir durch die Art der Mittel oder durch andere Umstände verhindert sind, auf den Säugling direkt einzuwirken.

Dr. Chowne: Auch er müsse gestehen, dass ihm der hier angeregte Gegenstand von grosser Wichtigkeit erscheine; es seien aber noch viele Studien nothwendig. So wissen wir allerdings, dass Purganzen, der Säugenden gereicht, auf den Säugling wirken; aber welche Purganzen? Thun sie es alle? Oele scheinen es ganz und gar nicht zu thun, und bei vielen anderen der Säugenden gereichten Arzneistoffen sei es überhaupt fraglich, ob der Säugling dadurch besser geworden, dass die Arzneistoffe von jener durch die Milch auf diesen übergeführt worden sind, oder dadurch, dass das Befinden der Säugenden ein besseres wurde. Es kommen hier überhaupt Fälle vor, die in Erstaunen setzen können. Er erinnere sich eines 14 Monate alten Kindes, das wegen Wassersucht hat müssen punktirt werden, und dem verschiedene Diuretika vergeblich gereicht worden sind. Der Mutter, welche das Kind säugte, wurde nun verordnet, Wachholderbranntwein mit Wasser (Grog) zu trinken, und sogleich erfolgte beim Säuglinge eine sehr starke Urinabsonderung.

Hr. Garrod: Der Grund, weshalb manche der Säugenden gereichte Arzneistoffe auf den Säugling wirken, manche aber ganz und gar nicht, sei vielleicht in chemischen Verhältnissen zu suchen. So z. B. seien diejenigen unorganischen Substanzen, von denen man weiss, dass sie auf Milch reagiren oder darin sich auffinden lassen, binäre Komposita, z. B. Jodkalium, Merkur u. s. w. Was die organischen Stoffe betrifft, so scheinen auch nur solche auf den Säugling durch die Säugende hindurch zu wirken oder in der Milch der letztern aufgefunden werden zu können, deren wirksames Prinzip eine Säure ist, z. B.: Jalapa, Rhabarber, Senna u. s. w. Diejenigen Stoffe hingegen, welche, der Säugenden gegeben, auf den Säugling nicht Einfluss haben, sind solche, deren wirksames Prinzip ein Alkaloid ist, z. B. Opium.

---

2. Wassersucht nach Scharlach. Regeln für Behandlung derselben.

Ueber diesen Gegenstand las Hr. Hughes Willshire eine Abhandlung, worin er die Resultate seiner während der letzten Epidemie im Kinderhospitale (*Infirmary for Children*) in London vorgenommenen Untersuchungen darlegte. Diese Untersuchungen bezogen sich besonders auf das Praktische, das heisst, auf die Behandlung der Krankheit. Zuvörderst zeigte er, dass die in fast allen Handbüchern dogmenartig aufgestellten Sätze, der Hydrops nach Scharlach sei entschieden entzündlicher Natur und bedürfe immer entweder allgemeiner oder örtlicher Blutentziehungen, in den meisten Fällen durchaus falsch sich zeigten, und dass ein striktes Befolgen dieser Sätze, besonders bei Kindern der mittleren und niederen Klassen grosser Städte, sich durchaus nachtheilig erwies. Viele Fälle nämlich, Anfangs ganz einfach, wurden durch die antiphlogistisch-deprimirende Behandlung später sehr komplizirt, und es gehörten in diese Rubrik fast alle die Fälle, welche durch Ergiessung in Kopf- und Brusthöhle tödtlich endigten. Hr. W. erinnerte daran, dass es eine *petitio principii* sei, zu sagen: „wenn akute Entzündung der Pleura u. s. w. vorhanden, so müsse Blut entzogen oder sonst deprimirend verfahren werden." Als allgemeiner Satz sei das ganz richtig, und *in specie* habe dieser Satz auch dann noch Geltung, wenn die örtlichen Komplikationen oder die Kongestionen einen entschieden sthenischen Charakter haben. Aber gerade diesen letztern Charakter müsse er in den Fällen, die er gesehen, — und die Zahl derselben war bedeutend, — durchaus in Abrede stellen. Die Wassersucht hatte in diesen Fällen nämlich einen asthenischen oder passiven Charakter und erforderte ein modificirtes tonisches Regimen, verbunden mit mässigem Purgiren. Besonders habe er das Jodkalium, das er entweder in einem Aufgusse der Gentiana oder Kolambo oder in einem *Decoctum Genistae compositum* reichte, ausserordentlich nützlich befunden; auch zur Chinarinde und zu deren Alkaloide habe er oft seine Zuflucht nehmen müssen, besonders während der letzten Perioden der Krankheit; es war Dieses besonders in den Fällen nothwendig, die sich durch sogenannten anämischen Urin charakterisirten. Er müsse, sagte Hr. W., seine Ansichten und Erfahrungen in folgenden Satz zusammenfassen, nämlich: dass Wassersucht nach Scharlach sowohl passiven als aktiven, dass die lokale Kongestion sowohl sthenischen als asthenischen Charakters sein kann, dass Dieses besonders in der mittlern und niedern Klasse grosser Städte wahrzunehmen ist, und dass in diesen Klassen der passive und asthenische Charakter des Skarlatinalhydrops sogar zehnmal häufiger als der aktive und sthenische vorkommt. Giebt es Hautwassersucht passiven Charakters, welche nicht durch entziehende Mittel beseitigt werden kann, so sehe er nicht ein, warum man nicht annehmen dürfe, dass auch die wichtigeren Organe, namentlich die serösen Häute, in einen ähnlichen zur Ergiessung führenden Zustand verfallen können. Wenn von einigen Autoren behauptet worden, dass bei diesen asthenischen Wassersuchten eine Erkrankung der Nieren der eigentliche Grund sei, so wolle er gern zugeben, dass dieses in einer gewissen Anzahl von Fällen allerdings wahr ist; aber seinen Untersuchungen zufolge ist in einer noch grössern Anzahl von Fällen durchaus kein Nierenleiden vorhanden, wenigstens kein solches, dem die Wassersucht beigemessen werden könnte. Seinerseits müsse er eine veränderte Beschaffenheit des Blutes in Folge der unterdrückten und veränderten Hautthätigkeit für die Hauptursache der Skarlatinal-Wassersucht halten; er müsse in Folge seiner Untersuchungen ganz mit Piorry übereinstimmen, welcher ebenfalls, mag der Urin eiweisshaltig sein oder nicht, eine veränderte Beschaffenheit des Blutes für die Ursache der Wassersucht hält; selbst die Degeneration der Nierensubstanz sei noch kein Beweis, dass diese die erste Ursache der Ergiessung im Scharlach ist; sie kann erst später in Folge der Eiweissabsonderung sich ausgebildet haben. Hr. W. schliesst seine Vorlesung mit einigen Bemerkungen über die Natur des Urins in der Scharlachwassersucht und über die organischen Veränderungen der Nieren und anderer Eingeweide in derselben. — Es knüpfte sich an diese Vorlesung eine Diskussion an, aus der wir das Wesentliche hervorheben wollen.

Hr. Golding Bird: Er glaube, dass es keine Krankheit gebe, welche, wenigstens in England, besser verstanden sei, als der Scharlach; er brauche nur auf *Guy's Hospital Reports* und auf *Bright's Reports* hinzudeuten. Man müsse vor allen Dingen nicht Wassersucht nach Scharlach, eintretend einfach in Folge von Schwäche, verwechseln mit Wassersucht durch Scharlach, wenn das Blut vergiftet ist und die Elemente des Urins sich in Zirkulation befinden. In den Fällen von Wassersucht nach Scharlach sei im Grunde wenig zu thun; es trete hier gewöhnlich von selbst Heilung ein. Die Wassersucht durch Scharlach aber zeige sich in drei Formen: in der einen, wo der Charakter sehr akut, zeige sich der Urin, wenn man früh hinzukommt, albuminös, von russigem, trübem Ansehen, weil er auch die färbenden Bestandtheile des Blutes enthält; in der zweiten Form enthalte der Urin, obwohl auch albuminös, kein Blut. Wassersüchtige durch Scharlach, die in diese Kategorie hineingehören, müssen sogleich ins Bett und in demselben verbleiben; dann lässt er einen heissen Senfteig auf die Lumbargegenden legen, giebt Antimonium behufs der Diaphorese und erhält eine gleichmässige, der Perspiration günstige Temperatur im Zimmer; nur wenn es nöthig ist, giebt er vorher einige Purganzen. Findet sich Albumen nicht länger im Urin, so sind zitronensaures Eisen und China die besten Tonika. — Die dritte Form von Scharlachwassersucht endlich, ganz chronisch sich darstellend, verlangt gleich von Anfang eine Unterstützung der Kräfte. Die Krankheit sei nicht tödtlich, wenn sie auf diese Weise behandelt wird. Er habe nie Blutentziehungen gegen die Scharlachwassersucht gewagt, und niemals habe er die Krankheit entstehen sehen, wenn sogleich, wie die Haut sich abzuschuppen begann, fleissig warme Bäder gebraucht worden sind. Diese seine Bemerkungen beziehen sich übrigens auf die Krankheit bei Kindern.

Hr. Bird: Seiner Ansicht nach gebe es nur zwei Formen der Skarlatin-Wassersucht: in einer Form sind die Drüsen affizirt, in der andern nicht. In der erstern habe er, wenn der Zustand ein akuter war, Schröpfen der Lumbargegenden, in der andern, wo keine entzündlichen Symptome vorhanden waren, dagegen Jodkalium in einem bittern Aufgusse sehr nützlich befunden.

Hr. Linnecar: Es scheine ihm, als ob in den letzten Jahren der Ausgang des Scharlachs in Wassersucht viel häufiger gewesen, als früher; er behandle die Krankheit im Anfange antiphlogistisch und durch Purganzen, bis das Oedem verschwindet; dann erst verfahre er tonisirend.

Hr. Waller sagte, er stimme in der Hauptsache mit Hrn. Willshire überein, nur müsse er bemerken, dass, da Letzterer seine Erfahrung in einem Dispensary (Poliklinik) gesammelt habe, wohin nur sehr elende, abgemagerte Menschen, die antiphlogistische, entziehende Kuren selten gut zu ertragen vermögen, zu kommen pflegen, sein Widerwille gegen diese Kuren leicht zu erklären ist; bei den Kindern der Proletarier wird die Wassersucht nach Scharlach in der That am besten durch Purganzen, worauf Tonika folgen, behandelt; die Kinder wohlhabender Leute, gut genährte, kräftige Kinder in kleinen Städten und auf dem Lande müssen, wenn sie in Folge von Scharlach wassersüchtig werden, weit mehr antiphlogistisch behandelt werden; nur Blutentziehungen werden höchst selten gut ertragen.

Hr. Clutterbuck: Ist das Scharlach, wie kaum zu bezweifeln, eine durch ein animalisches Gift bewirkte Krankheit, so werde sie ihren Prozess durchmachen müssen, bis die Elimination des Giftes geschehen; kein Arzt werde diesen Prozess aufhalten wollen, noch aufhalten können; man könne und dürfe nicht mehr thun, als die Symptome zu bewachen und drohenden Komplikationen zu begegnen. Regeln, was zu thun sei, lassen sich speziell gar nicht aufstellen; bald werde man antiphlogistisch und entziehend, bald erregend, bald tonisirend eintreten müssen. Die Wassersucht nach Scharlach sei nicht gewöhnlich; tritt sie ein, so erfordere sie wohl niemals eine aktive Behandlung. Er halte die Wassersucht für das Resultat der Entzündung der Haut und des unterliegenden Zellgewebes, so wie der serösen Häute. Milde diuretische Mittel, dabei gelegentlich Purganzen, scheinen ihm in der grössern Zahl von Fällen vollkommen genügend. Ist die Zunge sehr belegt, der Puls häufig, die Haut heiss, dann sei wohl eine, jedoch sehr leichte, antiphlogistische Behandlung nöthig, Blutentziehung aber niemals, ausser bei wirklicher Entzündung eines wichtigen Organes.

Die Diskussion über diesen Gegenstand wird vertagt; in der nächstfolgenden Sitzung wird sie von Neuem aufgenommen.

Hr. Rowland: „Die in voriger Sitzung angeregte Frage ist von so grossem Interesse, dass ich wieder darauf zurückkommen muss. Zuvörderst muss ich bemerken, dass ich eine grosse Anzahl von Hydrops nach Scharlach beobachtet habe, wo kein Albumen im Urin war. Gewöhnlich war die Wassersucht nicht das Resultat von Schwäche, da sie meistens unter leichten Fieberanfällen sich einstellt und dem Scharlach, gerade wenn es sehr bösartig ist, nicht folgt. Die Haut scheint die primär-affizirte Parthie bei dieser Wassersucht zu sein, die ich überhaupt für analog mit demjenigen Oedeme halte, welches bisweilen auf ein lokales Erythem folgt. Beschränkt sich die Krankheit auf die Kutis, so halte ich sie nicht für gefährlich; bedenklich wird sie nur, wenn irgend ein wichtiges inneres Organ zugleich ergriffen wird. Uebrigens bin auch ich gegen Blutentziehungen, und eben so gegen jede kräftige antiphlogistische Kur; eine milde antiphlogistische Kur jedoch halte ich immer für nöthig; ich verbinde damit absorptionsbefördernde Mittel."

Hr. Waller sagt, er habe selten bei Skarlatin-Wassersucht Eiweiss im Urin angetroffen.

Hr. Barbage hat den hier in Rede stehenden Hydrops besonders häufig in den niedrigsten Klassen angetroffen, und namentlich in den Fällen, wo die Haut nicht desquamirte. Er hat, sagt er, übrigens andere innere Organe eben so häufig ergriffen gefunden, wie die Nieren. Oertliche Gegenreize über dem affizirten Organe, milde Purganzen, mit mässigem Gebrauche von Merkurialien, Chinarinde oder Chinin, Mineralsäuren hat er ganz besonders nützlich befunden.

Hr. Hooper äussert sich eben so; er behandelt den Hydrops als einen entzündlichen, durch Purganzen und Diuretika, aber gebe zugleich eine nährende Kost.

Hr. Headland: Als Vergiftungskrankheit, die ihren Prozess bis zu völliger Elimination des Giftstoffes durchmachen muss, vertrage, wie die Erfahrung auch gelehrt, das Scharlach eine eingreifend antiphlogistische Behandlung nicht. Die Skarlatin-Wassersucht betrachte er als das Resultat irgend einer plötzlichen Lähmung der Hautfunktion; die Perspiration werde unterbrochen, der Organismus strebe, sich zu erleichtern, und Anasarka sei die Folge. Seiner Einsicht und Erfahrung nach müsse er das warme Bad für das Hauptmittel gegen diese Wassersucht halten; es bewirke meist ganz allein Heilung. Diaphoretika, milde Purganzen, geeignete Diät, passende Temperatur und Mineralsäuren sind auch dabei zu empfehlen.

Hr. Th. Thompson schliesst als Präsident die Diskussion mit der Bemerkung, dass er in den meisten Fällen von Skarlatin-Wassersucht Albumen im Urin gefunden, dass Schröpfen und Blutegel auf die Lumbalgegenden, neben dem Gebrauche von Diaphoreticis, sich am wirksamsten erwiesen. —

C. *Pathological Society* in Dublin.

Spina bifida. — Krankheit der Wirbelsäule. — Karies des Schläfenbeines.

Hr. Philip Crampton sprach über *Spina bifida*, womit einer seiner Kranken behaftet war. Sie besteht in dem Mangel eines Theiles des knöchernen Bogens des Rückgrathskanals von grösserm oder geringerm Umfange. Victor führt Fälle an, wo einige Wirbel ganz und gar fehlten, so dass man mit dem Finger von hinten in die Bauchhöhle eingehen konnte; doch diese Beispiele sind sehr selten. In allen Fällen jedoch, wo ein Mangel des hintern Theiles des Wirbelkanals stattfindet, sind die Rückenmarkshäute durch die Spinalflüssigkeit ausgedehnt und bilden eine Geschwulst, gewöhnlich in der Lumbargegend. Crampton zeigte eine Zeichnung vor, wo das Uebel des in seiner Behandlung befindlichen Kindes abgebildet war. Zuweilen ist das Rückenmark weich und breiartig, und dann findet gewöhnlich Lähmung der unteren Extremitäten statt; in den meisten Fällen ist dies jedoch nicht der Fall, und die Funktionen der Blase, des Mastdarmes und der unteren Extremitäten gehen gehörig von Statten. Eines derjenigen Symptome, woran man die Krankheit sogleich erkennen kann, ist die Möglichkeit, die Flüssigkeit in den Rückgrathskanal und dann in die Schädelhöhle hineindrücken zu können. Crampton legte darauf die Abbildung einer ungeheuren Geschwulst dieser Art in der Sakralgegend vor, und eine zweite von einem sechsjährigen Knaben, der noch am Leben war. In diesem Falle konnte die Flüssigkeit bis zu einem gewissen Punkte in den Vertebralkanal hineingedrückt werden; wegen der langen Dauer der Krankheit liess sich jedoch die Geschwulst nur in sehr geringem Grade verkleinern. In Betreff der Behandlung war bis zum Beginne dieses Jahrhunderts sehr wenig von den Chirurgen versucht worden. Crampton heilte ein Kind, wo er nach der Methode Astley Cooper's die Geschwulst, mittelst eines kleinen Einstiches, allmälig entleerte; dieses geschah 22mal mit geringer örtlicher Reizung, aber ohne irgend ein gefahrdrohendes Symptom. Der Sack verdickte sich allmälig, die Knochen wurden fester;

und nach sieben Monaten war die Kur vollendet. Gleichfalls war er so glücklich, die Gelegenheit zu haben, der Gesellschaft einen Fall von spontaner Heilung bei einem Manne, den er neulich wegen einer andern Krankheit behandelt hatte, anzuzeigen. Während er die Brust untersuchte, entdeckte er die Ueberreste des Sackes, welcher sich über die unteren Rücken- und über die Lendenwirbel erstreckte. Der Spalt in den Wirbeln schien ursprünglich 3 Zoll lang gewesen zu sein.

Dr. Bigger berichtete über folgenden Fall. Die Kranke, ein Mädchen von 11 Jahren, wurde mit Symptomen einer Krankheit der Halswirbel in das *Adelaide Hospital* aufgenommen. Sie erzählte, dass sie schon lange krank gewesen sei. Zwei Tage nach der Aufnahme zeigten sich folgende Symptome: Der Kopf hing nach vorn auf die Brust herab; sie konnte ihn nur unter grossen Schmerzen in die Höhe heben und musste ihn dann mit den Händen stützen. Jede Bewegung war schmerzhaft, und auf dem Rücken konnte sie gar nicht liegen, indem sich sogleich ein Gefühl von Ohnmacht einstellte. Die Behandlung bestand aus den Mitteln, die in solchen Fällen gewöhnlich angewendet werden, nämlich: örtliche Antiphlogose und ableitende Mittel. Der Schmerz bei Bewegung des Kopfes sprach für eine Krankheit der Halswirbel; doch da kein Schmerz und keine Geschwulst vorhanden oder Fluktuation wahrzunehmen war, so setzte man einige Zweifel in diese Diagnose. Die Respiration und Deglutition gingen auf normale Weise von Statten. Vom 14. Dezember an steigerte sich der Schmerz, und die Kranke wurde betäubt, stupid, schlief viel; die Pupillen waren erweitert, die Zunge belegt und auf dem Zahnfleische und den Zähnen dicker Schleim angehäuft. Sie sank bald in einen komatösen Zustand. Am 17. stellten sich Konvulsionen ein; Delirium wechselte mit Koma ab, und am 19. starb sie. Bei der Sektion fand man einen sehr grossen Abszess zwischen der vordern Wand der Halswirbelsäule und der hintern des Oesophagus. Doch anstatt dass, wie es bei solchen Abszessen gewöhnlich der Fall ist, der vordere Theil der Wirbelkörper absorbirt worden, waren diese selbst gar nicht angegriffen, sondern einige Intervertebralknorpel vollständig absorbirt, so dass der Eiter die Scheide des Rückenmarkes berührte. Bigger hielt es für wahrscheinlich, dass die Krankheit in den Knorpeln ihren Anfang genommen und die Natur gesucht habe, dem Eiter einen Ausweg zu verschaffen, doch durch die Fascia daran gehindert, habe er seinen Weg längs der Rückenmarksscheide genommen. Es war eine bedeutende Verdickung der Rückenmarkshäute vorhanden und Erguss von Eiter in die Höhle mit bedeutender Röthe und Injektion des Rückenmarkes selbst. Auffallend war es, dass so wenige Symptome vorhanden waren, die über die wahre Natur der Krankheit Aufschluss gaben. In den Gehirnventrikeln befand sich eine beträchtliche Menge Serum. —

Dr. Smith legte der Gesellschaft ein Präparat von Karies des Schläfenbeines vor bei einem Knaben von 16 Jahren, der von früh an den grössten Mühsalen ausgesetzt und an die beschwerlichsten Arbeiten gewöhnt worden war. Sieben Tage vor seiner Aufnahme ins Hospital erkrankte er, klagte über Frost und ein Gefühl von Kälte, dem ein heftiger Schmerz im rechten Ohre und in der rechten Gesichtsseite folgte; er litt an Uebelkeit und Erbrechen mit gänzlicher Appetitlosigkeit, an fortwährender Benommenheit des Kopfes, und konnte wegen eines lauten Geräusches im Ohre nicht schlafen. Nachdem er nur kurze Zeit in Behandlung gewesen war, verliess er das Hospital und ging seinen Geschäften nach, war aber bald genöthigt, denselben wegen grosser Schwäche und von Zeit zu Zeit eintretender Ohnmacht zu entsagen. Wenn letztere sich einstellte, konnte er nicht mit Sicherheit gehen; konvulsivische Bewegungen der Muskeln waren nicht vorhanden, doch litt er an Schwindel, wurde bleich, das Auge nahm einen stieren Blick an, die Pupillen erweiterten sich, er antwortete auf die ihm vorgelegten Fragen langsam, aber richtig, klagte über einen heftigen ziehenden Schmerz durch den Hinterkopf bis ins rechte Ohr, aus welchem eine grünliche fötide Masse floss. Sein Zustand verschlimmerte sich schnell, Schlaf fehlte ganz wegen der heftigen Ohrenschmerzen; versuchte er sich aufzurichten, so unterstützte er den Kopf mit den Händen, und gab an, es rausche im Kopfe, als wenn Wasser von einer Höhe herabgegossen würde; über dem Warzenfortsatze fühlte man Fluktuation; ein Theelöffel voll einer sehr fötiden Flüssigkeit entleerte sich beim Einschneiden, und der Knochen zeigte sich vom Periosteum abgelös't. Das Gesicht nahm bald eine gelbliche Farbe an; es stellten sich Diarrhoe mit Tenesmus und ein quälender Husten ein, der von heftigen Schmerzen längs der rechten Seite des Halses begleitet war. Bald darauf traten alle Symptome der Arachnitis auf: heftiger schiessender Schmerz im Kopfe, Frost mit Hitze abwechselnd, sehr frequenter Puls, Delirium, Erbrechen, Singultus, grosse Unruhe, bedeutende Hitze des Kopfes und kalte Extremitäten; diesen folgte Koma und dann der Tod.

Sektion. Der linke Pleurasack enthielt ungefähr vier Unzen

einer dünnen fötiden Materie, und eine gelbe zähe Lymphe verband die Rippen- mit der Lungenpleura; ähnliche Erscheinungen waren auf der rechten Seite wahrzunehmen, doch nicht in demselben Maasse; der untere hintere Theil der Lungen war verhärtet und kleine umschriebene Heerde, mit purulenter Materie angefüllt, hier und da zerstreut; in der linken Lunge waren auch drei grosse Stellen, wie apoplektische Ergüsse aussehend, vorhanden, von der Grösse einer Wallnuss, fest, von livider Farbe, aus denen beim Drucke Blut ausfloss. Die Schleimhaut der kleinern Bronchialäste war sehr gefässreich; das Perikardium enthielt ungefähr 3 Unzen Flüssigkeit, die Flocken von Lymphe nahm man auf der Oberfläche des Herzens wahr. Das Gehirn war fest, die linke Hemisphäre blass, die rechte im Innern sehr gefässreich. Drei kleine Eiterheerde, von einem Gefässkranze umgeben und anscheinend in Kysten eingeschlossen, fanden sich an der untern Fläche der rechten Hemisphäre des kleinen Gehirnes, wo dasselbe die *Sinus laterales* bedeckt; die Duramater war durch Eiter und grüngefärbte Lymphe von der vordern Fläche des Felsenbeines der rechten Seite getrennt; eine Perforation derselben war nicht vorhanden, jedoch war sie über dem Theile des Knochens, der die obere Wand der Paukenhöhle bildet, in eine kleine Geschwulst, durch Ansammlung fötiden Eiters, erhoben. Der diesem Abszesse entsprechende Theil des Knochens war nekrotisch und von mattweisser Farbe. Der Lostrennungsprozess vom lebenden Knochen war schon weit vorgeschritten, über einer Stelle schon vollständig erfolgt; der übrige Theil des Felsenbeins war sehr gefässreich; vom Trommelfelle war keine Spur mehr vorhanden; die membranösen Wände des rechten *Sinus lateralis* waren, so weit sie über die *Pars mastoidea ossis temporum* hinweglaufen, sehr verdickt und die innere Haut exulzerirt und mit einer grünlichen und eiterartigen Lymphe bedeckt; diese Beschaffenheit der innern Haut setzte sich längs der Jugular-Vene und *V. cava superior* bis kurz vor deren Einmündung in den rechten Vorhof fort.

VI. Miszellen und Notizen.

Prag, Kinderspital daselbst von Dr. E. Kratzmann begründet. Diese unter dem Patronate des Grafen v. Mitrowsky stehende und jetzt von Dr. Löschner (wegen Kränklichkeit des Dr.

Kratzmann) dirigirte Anstalt wurde Anfangs 1842 eröffnet; es ist dieses die erste Anstalt der Art in Prag; sie hat vorläufig erst neun Betten, aber viele kranke Kinder wurden ambulatorisch behandelt. Die Zahl der im Spitale behandelten betrug gleich im ersten Jahre 91, die Zahl der ambulatorisch behandelten 1230. Von den ersteren starben 4 (etwas über 4 Prozent) und wurden geheilt 65; von den letzteren (den ambulatorischen) starben 126 (etwas über 10 Prozent) und wurden geheilt 1029. Ungeheilt blieben 10; gebessert entlassen wurden 19. — Das Verhältniss der Gestorbenen zu den Behandelten betrug im Spitale = 1 : 23; bei den Ambulatorischen aber 1 : 10, — ein Umstand, der mehr als Alles den grossen Nutzen der Kinderheilanstalten, namentlich für grosse Städte, beweist, zumal da, wie aus der tabellarischen Uebersicht der Krankheiten hervorgeht, meist sehr schwierige Fälle aufgenommen wurden. Die am häufigsten vorkommenden Krankheiten waren: Pneumonia, Bronchitis, Pleuritis, Enteritis, Enkephalitis, Ophthalmieen, Angineen, Diarrhöen, Marasmus, Katarrhe, Zahnfieber, Hautausschläge, Koliken, Lungensucht, Skropheln. — Von den Jahren 1843 und 1844 ist uns leider ein Bericht noch nicht zugekommen.

Das *Ol. Terebinthinae aethereum* äusserlich angewendet bei Konvulsionen der Kinder. Dr. Close wurde zu einem achtjährigen Kinde gerufen, das in heftigen Konvulsionen lag; der Kopf ward stark nach hinten gezogen; die Gesichtsmuskeln und die des rechten Armes und Beines waren in fortwährender Bewegung. Der Puls schlug 140mal in der Minute; die Pupillen waren kontrahirt und unbeweglich; die Augen wurden hin und her gewälzt; Schaum stand vor dem Munde. Ein Aderlass aus der *V. jugularis* von 12 Unzen ward sogleich gemacht, darauf das Kind über 20 Minuten in ein warmes Bad gesetzt; doch minderten sich die Zufälle keineswegs. Es ward mithin ein Flanellstreifen von der Länge der Wirbelsäule in *Ol. Terebinthinae aether.* getaucht und auf das Rückgrath vom Hinterhaupte bis zum Kreuzbeine gelegt. Kaum war dieses geschehen, so seufzte das Kind mehrere Male tief, die Respiration ward leichter, das Bewusstsein kehrte zurück, und nach kaum fünf Minuten war der normale Zustand wieder eingetreten.

Dr. C. will noch mehrere glückliche Erfolge der Art beobachtet haben, daher wird dieses Mittel den Aerzten zu weiteren Versuchen empfohlen.

Angeborene Imperforation des Mastdarmes. Dr. Ménard vollführte im *Hôtel-Dieu* zu Nantes bei einem mit einer Verschliessung des Mastdarmes gebornen Kinde folgende Operation: Nachdem er das Kind auf den Bauch gelegt und das Becken auf den Knieen der Hebamme fixirt hatte, führte er den Zeigefinger der linken Hand in den Mastdarm ein und auf demselben einen Troikar von oben nach unten und von links nach rechts. Bei der ersten Punktion von ungefähr 3 Centimeter floss nur etwas Blut aus; das Instrument wurde daher von Neuem eingeführt und gegen die *Symphysis sacro-iliaca* gerichtet, worauf sich Mekonium mit Gasen entleerte. Ménard ging darauf in der obigen Richtung mit einem dünnen geknöpften Bistouri ein, machte nach hinten, nach rechts und links Einschnitte, und zog dann dasselbe, indem er den künstlichen Kanal noch vergrösserte, wieder aus.

Der Kanal wurde zweimal täglich dilatirt, was später von der Mutter selbst vollzogen ward. — Erst 6 Centimeter von der Aftermündung entfernt stiess Ménard auf den Mastdarm; die Fäkalmassen entleerten sich erst am sechsten Tage nach der Operation durch die Wunde und erhielten erst am fünfzehnten das normale Aussehen.

Vergiftung durch *Ol. Amygdalarum amararum aethereum*. Dr. Smith, zu Cliston, theilt folgenden Fall mit. Ein kleines Mädchen von acht Jahren verschlang einen Kaffeelöffel voll von einer bei einem Droguisten als Ratafia gekauften Mischung, die aus einem Theile *Ol. Amygdalar. amar. aether.* und sieben Theilen Alkohol bestand. Die Quantität des verschluckten Oeles betrug ungefähr 7 Tropfen. Als er das Kind gleich darauf sah, fand er es in einem Zustande von vollkommener Unempfindlichkeit; die Augen waren glänzend, ohne Ausdruck, die Pupillen erweitert, der Puls an der *A. radialis* nicht zu fühlen; die Karotiden pulsirten heftig und schnell; die Extremitäten hingen schlaff herab; die Kiefer waren stark kontrahirt.

Man wendete kalte Uebergiessungen, reizende Einreibungen und Brechmittel an. Die erbrochenen Massen rochen stark nach Blausäure. Zwanzig Minuten später stellte sich der Blutkreislauf wieder her, das Kind öffnete die Augen und antwortete auf die ihm vorgelegten Fragen.

Ueber die Koschenille gegen den Keuchhusten findet sich viel Rühmendes in der *Belgique médicale*. Auf Anlass des Dr. Dieudonné (siehe unser Journal, Bd. III, Heft 1, Juli 1844, S. 64) haben auch andere Aerzte dieses Mittel versucht; so auch Dr. Biver. Er lobt es ungemein, nur macht er darauf aufmerksam, dass es verschiedene Sorten Koschenille giebt, und dass die Mixtur (wie sie am angeführten Orte in unserm Journale angegeben ist) *eine schöne karminrothe* Farbe haben muss. Dr. Rieken lobt auch die Wirkungen der Koschenille gegen den Keuchhusten; Dr. Biver hat sie darauf vielfach angewendet und eine hübsche Reihe guter Erfolge gewonnen: die Meisten wurden nach 3—15 Tagen geheilt; allein er traf auch auf rebellische Fälle, welche der Kochenille durchaus widerstanden. — Interessant ist, dass Hr. Biver bei einigen Kindern nach dem Gebrauche der Koschenille leise Vergiftungssymptome eintreten sah, die denen der Kanthariden glichen; es trat Strangurie ein, bei einem sogar Blutharnen, auf welches noch lange eine Affektion der Blase verblieb; ein Kind verfiel sogar in einen Zustand von Marasmus. Ob dieser Marasmus durch die Koschenille bewirkt worden oder auch so eingetreten wäre, kann Hr. Biver jedoch nicht sagen. — Er giebt am liebsten die Koschenille in Pulver, nämlich 1—2 Gran pro dosi, mit Zucker, was er für sicherer hält, als jedes andere Präparat.

Die Mamão, ein neues Mittel gegen den Keuchhusten, rühmt Dr. Rosas, ein Arzt in Brasilien, als ganz besonders wirksam. Er verwirft Brechmittel, Purganzen, Gegenreize, Narkotika und Antispasmodika; er weiss auch nichts von der Wirkung der Koschenille; er kennt nur Ein Mittel, welches, nach einer Blutentziehung im Anfange, sogleich, oder später ohne solche, angewendet wird. Dieses Mittel ist der Mamão-Syrup. Die Mamão ist die Frucht von *Zapota major;* sie wird in der Provinz St. Paul gewöhnlich als Sedativ- und Auswurf befördernden Mittel angewendet. Der Mamão-Syrup wird auf folgende Weise bereitet: 180 Th. reifer und geschälter Mamãofrüchte, dann etwa 120 Th. Pomeranzenblüthen, werden mit 240 Th. feinsten Zuckers und 500 Th. Wasser angerieben, bis ein Syrup entsteht. Davon giebt man Kindern 2—3 Esslöffel voll täglich in Haferschleim.

Register zu Band IV.

(Die Ziffer bezeichnet die Seite.)

Aberle in Salzburg 145.
Alaun gegen Keuchhusten 429.
Alison 130.
Aneurysma der Kniekehle 397.
Anthelmintica 281.
Aphthen 278.
Aran 184.
Askites 297; A— nach Scharlach 457.
Asthma thymicum 225.
Aston in London 155.
Atelektasis der Lungen 12.
Aufschrecken, nächtliches, der Kinder im Schlafe 188.
Ausschläge, fieberhafte 42.

Becquerel in Paris 36.
Behrend, F. J., 27, 176, 261; B— gegen Scharlau 399.
Belladonna, Vergiftung durch die Früchte 232.
Benzoesäure gegen nächtliches Bettpissen 247.
Berard 214.
Berg, T., 1.
Bergson in Berlin 111.
Beschneidung nach jüd. Ritus, deren Folgen 111.
Bettpissen, nächtliches 78, 247; B— — s. Incontinentia urinae.
Bird, G., in London 411.
Blausucht, zur Aetiologie derselben 145.
Blei, kohlensaures, Vergiftung dadurch 154.
Blutegelstiche, gegen Verblutung aus denselben 77.
Bonchacourt in Lyon 238.
Bouchut in Paris 249.
Brand durch Mutterkorn 239.
Bronchitis 355, 364; B— capillaris 14.
Brustaffektionen, Verlauf und Behandlung 81.
Brustdrüse, Verhärtung derselben bei Neugeborenen 399.

Cancrum oris, Chlorkali dagegen 316.
Canities chlorotica 231.
Chorea, baldriansaurer Zink dagegen 395.
Christ's Kinderheilanst. zu Frankfurt a. M. 431.
Cornechan in Neu-York 15.

Darmperforation mit Peritonitis 219.
Delcour in Verviers 287.
Delirium tremens bei Kindern 452.
Demarquay 450.
Diarrhoe 168, 278, 353; D— der Kinder, ihre Behandlung 172.
Diarrhoea, s. Durchfall.
Dieffenbach in Berlin 51.
Dietl, J., in Wien 148.
Diphtheritis 170; D— brandige, der Scheide 447.
Dünndarm, Einklemmung eines Divertikels 393; D— fehlerhafte Lage desselben 62.
Durchfall der Kinder bei der Entwöhnung, Kur durch rohes Fleisch 99.
Dysenterie 174.

Enkephalokele, Bemerkungen 214; E— Betrachtungen darüber 228; E— Natur und Behandlung 223; E— Diskussion 286.
Enteritis, akute, durch eine verschluckte Nadel 230.
Enuresis nocturna, s. Incontin.
Epilepsie 285.
Erysipelas, Temperatur 65, 260.

Exantheme, fieberhafte 42; E — Temperatur der Kinder dabei 252; E — über dieselben 241.
Exophthalmie bei Kindern 56.

Febris remittens 413.
Fleisch, rohes, gegen Diarrhoe der Kinder 99.
Frakturen bei Kindern 436.
Fremde Körper im Oesophagus 453.
Frohmüller in Fürth 392.

Gastritis bei Kindern 164.
Gastro-Enteritis 173.
Gehirntuberkeln 358.
Gehirnvorfall, s. Enkephalokele.
Gehirn- und Rückenmarkskrankheiten 288.
Geistesstörung bei Kindern 285, 309.
Gelenkrheumatismus bei Kindern 292.
Grauwerden der Haare, durch Chlorose 231.
Gregory in London 42.
Guersant der Sohn 119, 199, 426.
Guersant der Vater 292, 364.
Guggenbühl 160.

Harnblase, tuberkulöse Ulzerationen derselben 288.
Harnblasensteine bei Knaben 376.
Harnröhre, Ruptur derselben durch blosse Muskelkontraktion 238.
Hasenscharte, Bemerkungen darüber 450.
Hautkrankheiten, epidemische, zur Lehre derselben 148.
Hautleiden, chronische 282.
Hauser in Olmütz 158.
Hepatitis bei Kindern 164.
Hernia cerebri, s. Enkephalokele.
Herzaffektionen 292.
Herzleiden, organische, bei Kindern 97.
Herzpolypen 134.
Hesse in Wechselburg 188.
Hornhauttrübungen, Aetzkali dagegen 79.
Hüftgelenk, Karies desselben 388.
Hügel in Wien 160.
Hydrenkephalokele, s. Enkephalokele.
Hydrokephalus 12; H — akuter, dessen Ursachen und Behandlung 36; H — angeborener 284.

Jadelot 209, 297.
Incontinentia urinae 78; I — — nocturna der Kinder, Kopaivbalsam und Eisenoxyd dagegen 159; I — — Salpeter und Benzoesäure dagegen 247.
Jodine, über dieselbe 407.
Jousset 141.

Karies des Schläfenbeins 462.
Keuchhusten 257, 283; K — Alaun dagegen 429; K — dessen exanthemat. Natur 57; K — Verlauf und Behandlung 245; K — über Wesen und Sitz desselb. 104; K — Koschenille dageg. 468; K — Mamao dagegen 468.
Kinderheilanstalt in Berlin, Bericht darüber von Dr. Schnitzer und Dr. Löwenstein 161; K — zu Dresden, Bericht 402; K — in Moskau 81; K — zu Stockholm 1; K — neue, im Wiedner Bezirk in Wien 160.
Kinderheilanstalten, deren Nothwendigkeit in grösseren Städten 431.
Kinderhospital, erstes, in Wien, Bericht darüber 405.
Kinderklinik in Wien 240.
Kinderkrankenhaus, genannt Elisabeth-Kinderhospital, Bericht 401; K — in Prag 318, 465; K — in Frankfurt a. M. 318.
Kinderkrankheiten, aus dem Schulbesuche entspringend 27, 176, 261; K — über die chirurgischen im Allgemeinen 199; K — was Rademacher darüber angiebt 269; K — in Guy's Hospital in London beobachtet 411.
Klumpfuss, subkutane Durchschneidung, Bemerkungen darüber 303.
Kniegelenkleiden der Kinder 51.
Knochen, unvollständige Fraktur oder Einknicken derselb. 140.
Kohlschütter in Dresden 402.
Kolitis 174.
Koniin geg. skroph. Ophthalmie 392.
Konvulsionen 284, 357; K — deren Diagnose aus dem Speichel 399; K — Terpentinöleinreib. dageg. 466.
Kopaivbalsam und Eisenoxyd gegen nächtliches Bettpissen 159.
Koryza 354.
Koschenille gegen Keuchhusten 468.

Krankheiten, epidemisch-kontagiöse der Kinder 241.
Kronenberg in Moskau 81, 164, 241.
Krup 354; K — dessen Behandlung 278, 418; K — Historisches und Kritisches über die Tracheotomie dagegen 141; K — Tracheotomie dagegen 360.
Küttner in Dresden 402.
Kyste über der A. radialis 453.
Kystenbildung im Schädel 62.

Leberthran in Klystieren gegen Madenwürmer 78; L — gegen Rhachitis 227; L — über denselb. 321.
Leber u. Milz, Hypertroph. ders. 297.
Legendre in Paris 391.
Lienterie 174.
Lippenkommissuren, Mangel derselb. 453.
Lithotripsie bei Knaben 376.
Löwenstein in Berlin 164.
Lunge, Hernie derselben aus einer Brustwunde 393.
Lungen, Fötalzustand derselben 13.
Lungenentzündung 356, 364; L — bei Kindern, deren Sitz, Verlauf, Dauer und Behandlung 82.
Lungenschwindsucht, akute 128; L — bei Kindern 95, 373.
Lupus vorax, Heilung desselb. 153.
Luxation, angeborene, des Oberschenkels 15.

Magenerweichung 353.
Magen- und Darmerweichung 174.
Magenverengerung der Kinder 139.
Mamão, ein brasil. Specificum gegen Keuchhusten 468.
Masern 44, 237, 276; M — deren Natur 57; M — prakt. Bemerkungen darüber 379; M — Temperatur 65; M — Verlauf und Behandlung 243.
Masernepidemie in Strassburg 239.
Mastdarm, erektile Geschwulst in demselben 313; M — Imperforation, eigene Operation, 467.
Maunsell und Evans 240.
Mauthner, Antikritik 288.
Meissner, F. L., 160.
Mohnöl geg. Skroph. u. Rhachitis 159.
Morphium, essigsaures, dessen Wirkung bei Kindern 136.
Mortimer 240.

Nasenschleimhaut, skrophul. Entzündung derselben 79.
Neugeborene und Säuglinge, Pflege derselben 349.
Nieren, angeborene Hydatidenentartung derselben 338.
Noma 170; N — Chlorkali dagegen 316; N — s. Stomatitis.

Oberschenkel, angeborene Luxation desselben 15.
Oedem des Kehldeckels 13.
Oeleinreibung gegen Skropheln und Rhachitis 159.
Onanie bei einem jungen Mädchen, durch einen Uterinpolypen erzeugt 233.
Ophthalmie, skrophulöse 78; O — — Eis dagegen 259; O — — Koniin dagegen 392; O — skrophulös-katarrhalische, schwefels. Kupfer dagegen 79.
Opium, giftige Wirkung desselben bei Kindern 397.

Pank in Moskau 379.
Paralyse des Antlitznerven 13.
Peterson 219.
Peritonitis bei Kindern 164.
Pflegekunst der Neugeborenen 349.
Phthisis im Kindesalter 209.
Piamater, Granulationen derselben 128, 373.
Pneumothorax bei Kindern 209.
Purpura haemorrhagica 318.

Rademacher, Erfahrungsheillehre 269.
Retina, Fungus derselben 453.
Rhachitis, Oeleinreibung dageg. 159; R — Mohnöl dagegen 159; R — Leberthran dagegen 227; R — empirisches Verfahren dageg. 239.
Richelot 231.
Roger in Paris 252.
Rokitansky 62.
Rötheln 244.
Roux in Paris 55, 303.
Royer, H., 64.

Salpeter gegen nächtliches Bettpissen 247.
Säuglinge, Behandl. derselb. durch Arzneien der Säugend. gereicht 455.

Scharlach 46, 230, 235; S — Temperatur 65; S — dessen Verlauf und Behandlung 241; S— Nachkrankheiten desselben 423; S — Wassersucht nach demselb. 457.
Scharlau, Zurechtweisung desselben 399.
Scheide, diphther. Entzündung ders. bei Mädchen 447.
Schlaf, Aufschrecken der Kinder in demselben 188.
Schnitzer in Berlin 161. 321, 407.
Schulbesuch, Kinderkrankh. durch denselben bewirkt 27, 176, 261; S— Einfluss desselben auf die Gesundheit der Kinder 326.
Schulen, Verordnung in Baiern gegen Verbreitung ansteckender Krankheiten durch die Schulen 80.
Schulkinder, zur Hygieinik derselben 27, 176, 261.
Skropheln, Wallnussblätter dagegen 158; S — Oeleinreibungen, Mohnöl dagegen 159; S — Lisfranc's Jodkurart 160.
Snow in London 154.
Soor 166, 278, 332.
Spasmus glottidis 225.
Spina bifida, Entfernung des Tumor 138; S — — 462.
Splenitis bei Kindern 164.
Steinschnitt bei Kindern, Bericht 119.
Sterblichkeit der Kinder, eigenthümliche Ursachen derselben in England 319.
Stiebel in Frankfurt a. M. 431.
Stimmritzenkrampf 225.
Stolz in Hall 309.
Stomakake 170, 380; St— s. Noma.
Stomatitis 364, 380; St— exsudative, Behandlung derselben 394; St— s. Noma.
Streeter in London 104.
Syphilis bei Kindern durch Vakzination erzeugt 60; S — sekundäre, bei einem Kinde 155; S — angeborene 388; S— neonatorum 422.

Teleangiektasie an der Stirn 453.
Temperatur der Kinder in den akuten Exanthemen 64; T— — — in den Ausschlagskrankheiten 252.
Terquem 111.
Terpentinöleinreibung gegen Konvulsionen 466.
Tracheitis albuminosa, s. Krup.
Tracheotomie gegen Krup 141, 360.
Trousseau 128, 373, 447.
Tumor albus 51; T— — Behandlung derselben mit Kalibädern 55.

Unterkiefer, Nekrose desselben 314.
Unterleibskrankheiten d. Kinder 164.

Vakzination 47.
Valleix in Paris geg. Jousset 360.
Vanier 111.
Variole 42; V — Temperatur 64; V — und Vakzine, ihr wechselseitiger Einfluss auf einander 391; V— und Varioloide 245, 252, 276.
Velpeau 376.
Verblutung aus Blutegelstichen, Mittel dagegen 77.
Vergiftung durch kohlensaures Blei 154; V— durch Mohnkopfabkochung 398; V— durch Bittermandelöl 467.
Volz 57.

Wallnussblätter gegen Skropheln 158; W— über deren therapeut. Werth 407.
Wasserkrebs 170.
Wassersucht, s. Askites.
Wechselfieber bei Kindern 283.
Weisse in St. Petersburg 99.
Wirbelsäule, Verkrümmung derselben und Durchschneidung der Rükkenmuskeln 68; W— Krankheiten ders. 462.
Würmer und Wurmmittel 281.
Wurmfortsatz, Durchbohrung desselben 219.
Wurmmittel 78.

Zähne, Schiefstehen derselben 314.

Berlin, Druck von A. W. Hayn.

JOURNAL

FÜR

KINDERKRANKHEITEN,

unter Mitwirkung der Herren

Geh. Rath Prof. Dr. Barez

Direktor der Kinderklinik in der Charité in Berlin,

und

Prof. Dr. Romberg

Direktor der Poliklinik der Universität in Berlin,

herausgegeben

von

Dr. Fr. J. Behrend, prakt. Ärzte und Mitgl. mehrerer gel. Gesellschaften.

u.

Dr. A. Hildebrand, prakt. Ärzte und Assistenten an der Kinderklinik in Berlin.

Band V. (Juli — Dezember 1845.)

Berlin,
bei Albert Förstner.
1845.

Inhalts-Verzeichniss zu Band V.

I. Abhandlungen und Originalaufsätze.

Seite

Ueber die Lähmung des *N. facialis* bei Karies des Felsenbeines und dem davon abhängigen Schiefstehen der Uvula, von Dr. Helfft, prakt. Arzte in Berlin 1

Bericht über das Moskauer Kinderhospital (zweites Jahresdrittel, vom 1. Mai bis zum 1. September 1844), von Dr. Andreas Heinrich Kronenberg, Direktor und Oberarzt des Kinderhospitals in Moskau . . . . [illegible]

Ueber Perikarditis, als Komplikation und als Folgeübel des Scharlachs, von S. Scott Alison, M. Dr. in London . . . . [illegible]

Aphoristische Bemerkungen über hydrokephalische Zustände, von Dr. Eduard Blackmore in Edinburg 17

Bemerkungen über den Stimmritzenkrampf der Kinder und über dessen Unterschied vom falschen Krup, von R. H. Meade, Wundarzt in Bradford 81

Vorlesungen über das Scharlachgift, dessen Natur, Wirkung und über Behandlung des von ihm erzeugten Krankheitszustandes, von Sir Georg Lefevre, M. Dr., London 87, 176

Ueber den innern Gebrauch des Bärlappsamens oder Hexenmehles (*Semina Lycopodii*) und über die Anwendung desselben in Klystieren gegen die dysenterischen Diarrhöen der Kinder, von Dr. Fr. J. Behrend, Mitherausgeber dieser Zeitschrift . 99

Ueber Erkenntniss, Verlauf und Behandlung der Wechselfieber ganz kleiner Kinder, von Dr. H. Petzold, prakt. Arzte und Distriktschirurg in Föhrenberg 161

Ueber Stomatitis, Diphtheritis und Soor, aus Grisolle's neuesten Vorlesungen 241

Bemerkungen über Masern und Scharlach, aus den Vorlesungen von D. J. Corrigan, M. D., Arzt am Whitworth-, Hardwick- und Richmond-Hospitale in Dublin 250

Darstellung einer ulzerativen oder brandigen Ulitis, welche epidemisch unter den Kindern in Dublin beobachtet worden, von James F. Duncan, Arzt am Armenhause des Dublin. Nordbezirkvereins und Lehrer der Therapie an der Parkstrassen-Schule zu Dublin 321

Seite

Ueber einige ganz besondere Komplikationen und Folgen der Masern, von F. Battersey, Arzt an der Kinderheilanstalt in der Pittstrasse zu Dublin und an dem Armenkrankenpflege-Institut daselbst 389

Einige Bemerkungen über den periodischen Nachthusten der Kinder, von Dr. Fr. J. Behrend, Mitherausgeber dieser Zeitschrift 401

Warnende Beispiele gegen den Gebrauch des Opiums in der Kinderpraxis, nebst einer aus dessen Wirkungsart auf den kindlichen Organismus gefolgerten Hinweisung auf die eigentliche oder Erstwirkung der Narkotika überhaupt und des Opiums insbesondere, von Dr. J. A. Sobotka, ehemaligem Assistenten am ersten Kinderspitale in Wien und prakt. Ärzte daselbst . . 405

II. Analysen und Kritiken.

Ueber das *Asthma thymicum*, das Millar'sche Asthma, den spasmodischen Krup, den Stimmritzenkrampf und das sogenannte krähende Einathmen der Kinder. (Analyse von Dr. Behrend) 28

Ueber die Natur und Behandlung des Keuchhustens, von Roe 103, 180

Ueber die gefährlichsten und tödtlichsten Kinderkrankheiten, praktische Notizen, aus der Erfahrung entnommen, von P. Hood 190, 263

Diagnostik der Kinderkrankheiten, von Dr. Eduard Friedberg. (Analyse von Dr. Henoch) 270

Ueber Natur, Ursachen, Verhütung und Behandlung des akuten Hydrokephalus, von Thomas Smith 351

Ueber Anatomie, Physiologie und Pathologie der Thymusdrüse, von John Simon 419

III. Klinische Mittheilungen.

Poliklinik der Universität in Berlin (Prof. Romberg). Mittheilungen aus derselben von Dr. Henoch, Assistenzarzte der genannten Klinik.

Ueber Syphilis im kindlichen Alter 47

Bronchitis capillaris. Dilatation der Bronchien 366

Hôpital de la Pitié in Paris (Klinik von Bérard).

Ueber das Pott'sche Leiden der Wirbelbeine 53, 116

Hôtel-Dieu in Paris (Klinik von Chassaignac).

Partielle Erfrierung beider Füsse 142

Keratitis ulcerosa 143

Hôtel-Dieu in Paris (Klinik von Jadioux).

Ueber die Dauer und Form der Abschuppung im Scharlach und über einige seltene Komplikationen desselben 278

Hôpital des Enfans malades in Paris (Klinik von Guersant dem Vater).

Chronische Meningo-Kephalitis; Tuberkeln der Meningen; akuter Hydrokephalus, Tod 203

Enteritis im Gefolge eines typhösen Fiebers; Urtikaria mit darauf folgender Parotitis 205

Seite

Hôpital des Enfans malades in Paris (Klinik von Guersant dem Sohne).

Angeborene Hydrokele. — Schwierigkeit in der Diagnose. — Praktische Bemerkungen über diese Affektion und ihre Behandlung . . . 132
Tumor albus des Kniegelenkes . . . 137
Fall vom sechsten Stockwerke herab. Fraktur des Schädels . . 139
Kalter Abszess bei einem skrophulösen Kinde nach einer Amputation . . . 140
Sectio bilateralis. Heilung . . . 141
Weiteres über den Fall vom sechsten Stocke herab. Fraktur des Schädels. Tod . . . 206
Ophthalmie mit Bildung von Pseudomembranen . . . 208
Ueber Hypertrophie der Mandeln und deren Ausschneidung . . . 210
Pes equinus varus; Sehnendurchschneidung, wann sie zu machen; Anwendung von Halbstiefeln . . . 213
Harninfiltration bei einem Knaben in Folge von Berstung der Harnröhre durch Urinverhaltung . . . 215
Ausschneidung der Tonsillen . . . 284
Harninfiltration in Folge von Berstung der Harnröhre . . . 284
Ueber Hasenschartoperation und über die Frage, wann operirt werden müsse . . . 284
Gangrän der Vulva . . . 293
Kniegelenkwassersucht bei einem Kinde, subkutane Punktion dagegen . . . 294

Hospital der Charité in Paris (Klinik von Rayer).

Lähmung des grossen, vorderen Sägemuskels (*M. serratus anterior major*) . . . 371

Hospital St. Louis in Paris (Klinik von Jobert).

Ueber angeborene und erlangte Verwachsung der Vulva und über das Operationsverfahren dagegen . . . 434

Klinik in der Maternité zu Paris (Prof. P. Dubois).

Zur Behandlung der *Spina bifida*, neues Verfahren . . . 439

Royal Free-Hospital in London (Hr. Gay).

Lithotomie bei Kindern . . . 274

St. James Infirmary in London (Klinik von French).

Kongestive Apoplexie mit anscheinender spontaner Perforation des Magens, Schwierigkeit der Diagnose . . . 436

IV. Das Wissenswertheste aus den neuesten Zeitschriften und Werken.

Ueber das Vorkommen von Gries in den Harnkanälchen der Nieren neugeborener Kinder, von Dr. Schlossberger . . . 65
Entfernung eines Stückes Fensterglas aus dem Larynx eines indianischen Knaben auf operativem Wege . . . 68
Ueber Pyämie der Neugeborenen . . . 144
Merkwürdiger Fall von Missbildung des Herzens, wo nur ein Vorhof und ein Ventrikel vorhanden waren . . . 148

Seite

Interessante Fälle aus dem Bericht über die unter Rokitansky's Leitung stehende pathologisch-anatomische Anstalt des allgemeinen Krankenhauses zu Wien. (September bis Dezember 1844) 150
Einige Bemerkungen über die Tuberkelsucht und besonders über die Lungentuberkeln der Kinder, von P. Hennes Green . . 216
Ueber die Periodizität mancher Krampfformen bei Kindern und über die gute Wirkung des Strychnins dagegen 219
Ueber den *Hydrocephalus lentus infantum* und *Hydrocephalus ex inanitione*, von Dr. J. Rechitz, prakt. Arzte in Pesth 221
Ansichten von Trousseau und A. Delpech über den Soor der Säuglinge 296
Missbildung der Geschlechtstheile, die eine Verwechselung der Geschlechter zur Folge hatte 300
Cannabis indica gegen Veitstanz 301
Aphorismen über die Behandlung des Hydrokephalus oder der *Apoplexia hydrocephalica*, von E. Blackmore in Edinburg 303
Zur Behandlung der skrophulösen Ophthalmie und über die Nothwendigkeit, die Nasenschleimhaut dabei zu kauterisiren 305
Hasenscharte, komplizirt mit Wolfsrachen, vollständig geheilt durch die 9 Stunden nach der Geburt vorgenommene Operation, von Prof. Malgaigne in Paris 375
Bemerkungen über den Pemphigus der Kinder und dessen Behandlung, von D. J. Corrigan 378
Ueber Skrophulose und Tuberkulose, deren Natur, Eintheilung und Behandlung 379
Nächtliches Bettpissen bei Kindern, aus hartnäckigen Wechselfiebern entspringend, und Pillen aus Kopaivbalsam und Eisenoxydul dagegen, gerühmt von Dr. A. Berenguier in Rabastens 382
Das Brom und seine Präparate gegen Skropheln 384
Ueber den Typhus der Kinder, von Dr. Löschner, Direktor des Kinderhospitals (St. Lazarus) in Prag 442
Operation der Hasenscharte bei ganz kleinen Kindern 447
Ueber wahren Blutschlagfluss des Gehirns bei kleinen Kindern 448
Ueber *Diphtheritis laryngea* (Krup) und über die guten Wirkungen der örtlichen Anwendung des Höllensteins 450
Die Belladonna, ein wirksames Mittel gegen das nächtliche Bettpissen der Kinder, und gegen Pollutionen 451
Bemerkungen über den Gebrauch des Strychnins gegen den Veitstanz 451
Sonderbare Missbildung am Nabel eines kleinen Kindes 452
Ueber die Koexistenz des Variol- und Scharlachgiftes in einem und demselben Kranken 453

V. Verhandlungen gelehrter Vereine und Gesellschaften.

Akademie der Wissenschaften zu Paris.

Bericht der Hrn. Magendie, Breschet, Dumenil, Roux und Serres über die grosse Preisfrage, betreffend den Werth und die Schutzkraft der Vakzine und die Nothwendigkeit der Revakzination 455

Seite

Société de médecine in Paris.
Ueber angeborene Hasenscharte und wann und wie operirt werden muss 225

Société médico-pratique in Paris.
Merkwürdiger Fall von Eventration der Eingeweide mittelst einer ungewöhnlich grossen Nabelhernie 308
Ueber die *Lithotomia bilateralis* bei Kindern 309

Société de chirurgie in Paris.
Bedeutendes Osteosarkom der Beckenknochen. — Steinschnitt. — Operation der Hasenscharte 69
Enkephalokele 307
Ueber pulsirende zweifelhafte Geschwülste am Kopfe kleiner Kinder 457
Skrophulöse Verhärtung der Halsdrüsen und der Parotis, Beseitigung derselben durch subkutane Zerstückelung 460

Société médicale du Temple in Paris.
Schwierigkeit, bei Missbildung der Genitalien das Geschlecht der Kinder zu unterscheiden. Die Mittel der Kunst gegen solche Missbildungen 153
Spina bifida 154

Royal Medical and Chirurgical Society in London.
Ueber angeborene Gaumenspalte und über Staphylorrhaphie . . . 72

Medical Society in London.
Ueber Keuchhusten, dessen Natur, Wirkungen und Behandlung 74
Blasenpflaster bei Kindern 76, 317
Ueber Nierenleiden und Lähmung nach Scharlach 310
Ueber Veitstanz und dessen Behandlung 314

Medico-chirurgical Society in London.
Ueber angeborene Hypertrophie der Finger, und was dagegen zu thun 385
Missbildung des Duodenums 387
Ueber Syphilis Neugeborener von einer nicht-syphilitischen Mutter 388
Inneres und äusseres Kephalämatom am Schädel mit Knochenspalte 391
Ausschneidung des oberen Endes des Femur als Rettungsmittel bei sehr vorgerückter Koxarthrokake 392
Ueber angeborene Gaumenspalte und über mechanische Vorrichtungen, wo eine Operation nicht zum Ziele geführt hat 392

Westminster medical Society in London.
Ueber Ergiessung in die Gehirnhöhlen und Eiterablagerung in die Substanz des Gehirns bei einem Kinde 156
Variole und Vakzine 158
Skrophulöse Vergrösserung des Testikels bei einem Kinde . . . 393
Intussuszeption des Darms bei Kindern 394
Ueber leichtmögliche Verwechselung von *Eczema rubrum* der Genitalien bei Kindern mit Syphilis 394

Pathological Society in Dublin.
Lunge im Keuchhusten. — Allgemeine Tuberkulosis. — Verschliessung der Harnröhre, Dilatation der Blase und Harnleiter. — *Morbus coxae* 76

Seite

Plastische Entzündung des Kolons bei einem Kinde. — Allgemeine Tuberkulosis mit Krankheit der Thymusdrüse 158
Nekrosis des Unterkiefers, mit *Cancrum oris* verbunden 295

Chirurgische Gesellschaft von Irland in Dublin.

Ueber angeborene Afterverschliessung, über künstliche Bildung eines Afters, und über die Frage, ob bei letzterem sich wieder die Fähigkeit einstelle, den Koth zurückzuhalten 461

VI. Miszellen und Notizen.

Zur Aetiologie und Behandlung des akuten und chronischen *Hydrokephalus* 79
Keuchhusten, Moschus dagegen 159
Gegen Chorea 160
Ueber die Syphilis der Neugeborenen 238
Behandlung der aus Erschütterung des Gehirns entspringenden Konvulsionen der Kinder durch Arteriotomie an den Schläfen und Darreichung von Kajeputöl 239
Neues Verfahren, sich der Ligatur gegen Muttermäler zu bedienen 318
Choleraartige Durchfälle der Kinder 318
Ueber *Spasmus glottidis* 319
Vorschlag, wie gegen die Blausucht der Neugeborenen zu verfahren sei 319
Ueber den Nutzen des *Liquor Kali* gegen porriginöse und impetiginöse Hautausschläge der Kinder 396
Ueber den äusseren Gebrauch des Tabaks gegen Prurigo und skrophulöse und purulente Ophthalmie der Kinder 397
Frühzeitige Menstruation 398
Jod-Kaffeebonbons für skrophulöse Kinder 398
Jodeisen-Syrup gegen Chlorose und kümmerlich eintretende Menstruation 398
Theerräucherungen gegen Keuchhusten 399
Neues Mittel gegen Blutungen aus Blutegelstichen 399
Einfluss der Stadt- und Landluft auf die Sterblichkeit der epidemischen Kinderkrankheiten 400
Anwendung des Chlorsilbers gegen die Skropheln 465
Gegen Kopfgrind, ein neues Depilatorium 465
Die am kräftigsten wirkenden Klystiere gegen erschöpfende Durchfälle 465
Gegen skrophulöse Photophobie 466
Muttermäler durch Injektion geheilt 466
Kauterisation des Kopfes 466
Brief aus Paris; Prof. Dieffenbach daselbst; Hr. Amussat; künstliche Afterbildung 467

Reklamation des Hrn. Dr. Kronenberg in Moskau 240

VII. Bibliographie 160, 320, 400, 468

JOURNAL FÜR KINDERKRANKHEITEN.

Jedes Jahr erscheinen 12 Hefte in 2 Bänden. — Gute Original-Aufsätze über Kinderkrankh. werden erbeten und am Schlusse jedes Bandes gut honorirt.

Aufsätze, Abhandlungen, Schriften, Werke, Journale etc. für die Redaktion dieses Journals beliebe man kostenfrei an den Verleger einzusenden.

BAND V.] BERLIN, JULI 1845. [HEFT 1.

I. *Abhandlungen und Originalaufsätze.*

Ueber die Lähmung des *N. facialis* bei Karies des Felsenbeines und dem davon abhängigen Schiefstehen der Uvula, von Dr. Helfft, prakt. Arzte in Berlin.

Ein in der *Gazette des Hôpitaux* mitgetheilter Fall von Lähmung des Gaumensegels bei Karies des Felsenbeines fordert mich auf, auf diese bis jetzt noch wenig beachtete Erscheinung bei Paralyse des Antlitznerven aufmerksam zu machen.

Bei einem an Tuberkeln der Lunge leidenden Kinde fand auch ein fötider Ausfluss aus dem rechten Ohre statt. Vierzehn Tage darauf trat Lähmung der rechten Gesichtshälfte ein; der Mund war nach links gezogen, das rechte Auge konnte nicht geschlossen werden; befahl man dem Kranken, die Wangen aufzublasen, so blieb die rechte schlaff, unbeweglich; die Uvula war stark nach der linken Seite hinübergezogen.

Diese Erscheinungen sprachen dafür, dass bei diesem Kinde auch im Felsenbeine Tuberkeln vorhanden waren, die in Erweichung übergegangen und den *N. facialis* zerstört hatten. Das Schiefstehen der Uvula ist ein interessantes Phänomen, das erst in der neuesten Zeit beobachtet worden. Debrou (*Thèse inaugurale* 1841) hat die Beobachtung gemacht, dass die Uvula bei manchen Menschen nach der einen oder andern Seite gezogen ist, ohne dass ein krankhafter Zustand zu Grunde liegt; fünfmal wendete er bei Thieren den Galvanismus auf den *N. facialis* im Innern der Schädelhöhle an; nur einmal sah er deutliche Bewegungen im *Velum palatinum* darauf eintreten. Doch können diese Versuche nicht als umumstösslich gelten.

Mit vollem Rechte bemerkt Longet, dass der *N. facialis* eben solchen Einfluss auf das Gaumensegel hat, wie der *N. oculomotorius* auf die Iris. Die Fasern dieser beiden Nerven gehen durch Ganglien, ehe sie zu den Theilen, für die sie bestimmt sind, gelangen, und man darf nicht vergessen, dass diese Theile nicht immer reagiren, wenn man ihre Nerven galvanisirt, indem durch den Durchtritt durch Ganglien eine Modifikation der Nervenkraft herbeigeführt wird. (Longet, *Anat. et physiol. du syst. nerv. T. II, p.* 452.)

Der Kranke starb, und die Sektion bestätigte die Diagnose. Das Felsenbein war kariös und der *N. facialis* gänzlich zerstört.

Longet hat nun nachgewiesen, dass der *N. petrosus superficialis major*, der vom Knie des *N. facialis* abgeht, der motorische Nerv des *Ganglion sphenopalatinum* ist, von dem mehrere Fäden in die *Mm. peristaphylinus internus* und *palatostaphylinus* hineingehen. Der *N. facialis* ist also für das *Ganglion sphenopalatinum* das, was der *N. oculomotorius* für das *Ganglion ciliare* ist. Hieraus ist leicht einzusehen, dass die eine Seite des *Velum palatinum* bei der Lähmung des Antlitznervs gelähmt werden und folglich die Uvula nach der entgegengesetzten Seite hinübergezogen werden muss. Man hat zwar den Einwurf gemacht, diese Lähmung des Gaumensegels komme, selbst wenn der *N. facialis* im *Canalis Fallopii* comprimirt oder zerstört ist, nicht immer vor; dieses kann auch zuweilen der Fall sein, lässt sich aber sehr wohl erklären. Beginnt die Zerstörung des *N. facialis* nämlich jenseits der Stelle, wo der *N. petrosus superficialis major* abgeht, so wird der letztere natürlich seiner Leitungsfähigkeit nicht verlustig gehen und keine Lähmung der entsprechenden Seite des Gaumensegels eintreten. Daher wird das Schiefstehen der Uvula nur in den Fällen von Lähmung des *N. facialis* beobachtet werden, wo die Krankheit ihren Sitz entweder im Felsenbeine hat, aber zugleich das Genu des Nerven mit betheiligt ist, oder wenn ein Druck auf den Nerven an der *Basis cerebri* bei seinem Abtritte vom Gehirne stattfindet. Ob es bei einem zentralen Leiden, z. B. nach apoplektischen Anfällen, wo so häufig in einzelnen Zweigen des Facialis die Leitung aufgehoben ist, ebenfalls vorkommt, ist meines Wissens noch nicht untersucht worden.

Mithin ist es nothwendig, bei jeder Lähmung des *N. facialis*, zumal wenn Otorrhoe vorhanden ist, die Rachenhöhle zu besichtigen, und wo man kein Schiefstehen der Uvula wahrnimmt, kann man schon mit einiger Gewissheit annehmen, dass der Anlass zur Paralyse weder an der *Basis cerebri*, noch im knöchernen Gehäuse des Nerven stattfindet. Der *N. facialis* kann nämlich bei seinem Austritte aus dem *Foramen stylomastoideum* durch Drüsenanschwellungen, die bei Kindern ja so häufig vorkommen, so komprimirt werden, dass seine Leitungsfähigkeit gänzlich aufgehoben wird, dann sind natürlich, da hier noch alle Zweige des Nerven vereinigt sind, auch alle Gesichtsmuskeln, die von ihm versorgt werden, gelähmt.

So wie aber in diesen Fällen die Prognose eine günstige ist, indem nach Beseitigung des Druckes auf den Nerven die Lähmung verschwindet, so darf man, auch wenn die Leitung des *N. facialis* im Fallopi'schen Kanal selbst beeinträchtigt ist, nicht immer dem Kranken jede Hoffnung auf Heilung benehmen; denn oft findet auch hier nur ein Druck auf den Nerven statt, so dass das Leitungsvermögen in ihm nicht vernichtet, sondern bloss gehemmt ist. So erzählt Romberg (Casper's Wochenschrift, Jahrgang 1835) einen Fall, wo die Lähmung nach Aufhören der Otorrhoe ebenfalls verschwand und nur Taubheit zurückblieb.

Dennoch bleibt bei Tuberkulosis des Felsenbeines die Prognose wegen der Nähe des Gehirns und seiner Membranen immer eine höchst zweifelhafte, da jene sehr oft von Entzündung befallen oder durch den Durchbruch des Eiters affizirt werden.

Bericht über das Moskauer Kinderhospital (zweites Jahresdrittel: vom 1. Mai bis zum 1. September 1844), von Dr. Andreas Heinrich Kronenberg, Direktor und Oberarzt des Kinderhospitals in Moskau.

			Knaben.		Mädchen.
Am 1. Mai blieben im Hospital zurück	56	=	33	+	23.
Im Verlaufe der 4 Monate wurden ins Hospital gebracht	177	=	110	+	67.
Im Ganzen .	233	=	143	+	90.
Von diesen { wurden hergestellt . . .	160	=	102	+	58.
Von diesen { starben	16	=	5	+	11.
Also verblieben am 1. Mai 1844 . . .	57	=	36	+	21.
Ambulatorisch wurden behandelt . . .	634	=	348	+	286.
Im Ganzen suchten Hülfe im Hospital	867	=	491	+	376.

In den Monaten Mai und Juni waren die akuten Hautausschläge und die Intermittens vorherrschend; Masern und Scharlach zeigten sich am häufigsten. Wir hatten 46 Fälle von Masern und 30 Fälle von Scharlach. Wir sahen mehrmals bei einem und demselben Individuum zum Typhus bald Masern, bald Scharlach hinzutreten. Mehrere Kinder machten Scharlach und Masern nach einander durch; bei einem sahen wir Pocken, Masern und Scharlach nach einander auftreten. Der Verlauf dieser Hautausschläge war diesmal, mit wenigen Ausnahmen, milde; einmal sahen wir beim Scharlach eines siebenjährigen Mädchens am dritten Tage, nach dem Ausbruche des Exanthems, ohne vorhergehende gefährliche Symptome den Tod plötzlich eintreten. Bei der Sektion fanden wir die Schleimhaut des Larynx exulzerirt, das Gehirn mit Blut überfüllt, jedoch ohne Spur von Entzündung oder Erguss, und das kleine Gehirn sehr erweicht. Alle anderen Organe waren normal. Einmal sahen wir bei einem zweijährigen Knaben die Masernflecke, zwei Tage nach dem Ausbruche derselben, blass und livide werden; zu gleicher Zeit stellten sich Diarrhoe, Empfindlichkeit des Hypogastriums, Schwäche, ein fieberhafter Puls und Schlafsucht ein. Nach Anwendung der auf die Haut wirkenden Mittel und einiger Blutegel an den After liessen die Symptome am Abend dieses Tages ein wenig nach, aber am Morgen des folgenden Tages verschlimmerte sich der Zustand, und das Kind starb. Bei der Sektion fanden wir die Venen des Gehirns mit Blut überfüllt, aber die Ausschwitzung nicht viel bedeutender, als man sie gewöhnlich zu finden pflegt. Auf der Schleimhaut des Dickdarmes und des Mastdarmes sahen wir unregelmässige erhabene und rothe Flecke in grosser Menge zerstreut; je näher dem Mastdarme, desto dunkler und zahlreicher waren diese Flecke; alle anderen Organe waren normal. — Dieser Fall erinnert uns an 3 ähnliche Fälle, die wir im Verlaufe des vorigen Winters zu beobachten Gelegenheit hatten; nur war der Ausschlag auf der Schleimhaut des Dickdarmes und hauptsächlich des Mastdarmes viel erhabener, dunkler, wulstiger und in einem Falle wie mit Schuppen bedeckt. — Auch darf der eigenthümliche Einfluss der Witterung auf den Verlauf der Masern nicht unbemerkt bleiben. Im vorigen Jahre nämlich wurde oft eine schleichende Pneumonie, die sich zu den Masern gesellte, beobachtet. In dem letzten Jahresdrittel jedoch sahen wir diese Komplikation der Masern nur ein einziges Mal. Alle Komplikationen reduzirten sich auf den Unterleib. Dieses Freibleiben der Lunge, sobald Diarrhoe hinzutrat, scheint mir, bei der so verschiedenen Ansicht der Aerzte über die Wirkung der Laxanzen in Pneumonieen, eine volle Aufmerksamkeit zu verdienen. Folgender Fall, der ein 5jähriges Mädchen betrifft, beweist uns ferner, dass auch bei schon bestehender Hepatisation dieser günstige Einfluss der Diarrhoe noch statthaben kann. Es wurde dieses Kind an einer Dysenterie und einer Hepatisation des untern vordern rechten Lungenlappens leidend, mit beginnender Abschuppung nach Masern, ins Hospital gebracht. Das sehr laute Bronchialathmen an der genannten Stelle, wie es nur bei sehr dick hepatisirten Lungen vorkommt, und der dunkle Perkussionston verschwanden allmälig im Verlaufe einiger Tage mit einer auffallenden Schnelligkeit unter fortdauernden Stuhlausleerungen und Tenesmus; diese wurden auch am Ende beseitigt und das Kind geheilt.

Die in den Monaten Mai und Juni herrschende Intermittens hat auch auf die Krankheit der Kinder und sogar der Säuglinge einen grossen Einfluss ausgeübt; weniger jedoch war dieses im Hospitale selbst als im Ambulatorium oder in der Stadtpraxis zu bemerken. Abgesehen von den verschiedenartigsten Formen, unter denen die Intermittens auch bei Kindern vorkam, wie *Vertigo, Neuralgia, Colica intermittens;* abgesehen ferner von der Unregelmässigkeit und Unvollständigkeit der einzelnen Anfälle, indem bald nur Frost, bald nur Hitze und bald nur Schweiss allein auftrat; abgesehen also von diesen Umständen, war der Verlauf der nicht-intermittirenden Krankheiten sogar in dieser Zeit oft sehr eigenthümlich. Bei einer deutlichen Mesenteritis eines 11monatlichen Säuglings sah ich plötzlich ein Erkalten, Erstarren und Blauwerden der oberen und unteren Gliedmaassen, ein Symptom, welches oft bei Mesenteritis in den letzten Tagen oder Wochen vor dem Tode ohne Unterbrechung vorhanden ist, hier alltäglich zu einer bestimmten Zeit vorkommen, wobei der Kopf, die Brust und hauptsächlich der Unterleib sehr warm anzufühlen waren. — Dieses Symptom verlor sich jedesmal allmälig, und die darauf eintretende Hitze war nicht grösser, als vor dem eingetretenen Anfalle. Die Diarrhoen mit oder ohne Entzündung der Gedärme verschlimmerten und besserten sich in mehreren Fällen in regelmässigen Zwischenräumen, und mehrere ähnliche Erscheinungen bewiesen den offenbaren Einfluss der Intermittens auf andere Krankheiten. — In den Monaten Juli und August herrschten Dysenterieen, Diarrhoen und Unterleibsentzündungen vor. Im Hospitale und ambulatorisch behandelten wir 126 Kinder an diesen Krankheiten, und zwar an Diarrhoen und Dysenterieen 95, — an Enteritis und *Gastro-Enteritis mucosa* 31, —

an Lienterie 1, — an Soor 13. Nur in vier Fällen war der Soor ohne Komplikationen; 1mal war Dysenterie, 5mal war Gastro-Enteritis zugleich vorhanden, 1mal Peritonitis, 3mal war der Soor mit bedeutenden syphilitischen und skrophulösen Leiden komplizirt. — Die Diarrhoen und Dysenterieen traten nicht nur in Folge vom Genusse schlechter unreifer Früchte oder in Folge sonstiger diätetischer Fehler auf, sondern es scheinen wirklich atmosphärische Verhältnisse diesem zu Grunde gelegen zu haben; denn wir sahen viele kranke Kinder im Hospitale, die, bei passender diätetischer Lebensweise und unter gehöriger Aufsicht, doch von diesen Krankheiten befallen wurden. Die Symptome der Krankheiten der Verdauungsorgane sind bei Säuglingen meist nur örtliche; sogar bei der wahren Entzündung fehlen oft die Zeichen von Reaktion, die bei Erwachsenen und älteren Kindern immer zugegen sind. Deshalb fanden wir es nothwendig, eben so, wie bei den Brustkrankheiten, auf die objektive Untersuchung unsere Aufmerksamkeit zu richten. Die 126 Kinder, zusammengestellt mit denjenigen, die mir in der Privatpraxis vorkamen, boten hierzu eine reiche Gelegenheit. Das Nähere werde ich bei anderer Gelegenheit mittheilen. Hier nur Einiges. Die Ausleerungen bestanden bei Säuglingen oft in geronnener Milch, grünlichen halbaufgelösten Stücken, oder weisslichen, kaum gefärbten Flüssigkeiten. Im Anfange waren sie meist dunkelgrün, später grüngelb und am Ende, sowohl bei gutem Ausgange wie bei schlechtem, rein gelb und dünnflüssig. Die grüngefärbten waren immer sehr übelriechend, die gelben waren es viel weniger. Die grünen und die wässerigen begründeten eine günstigere Prognose, — die ersteren waren nur in seltenen Fällen von Entzündung begleitet, die letzteren hingegen waren in den meisten Fällen nur konsensuell dem Zahnreize angehörend oder Folge einer Erkältung, worauf die Schleimdrüsen des Darmes in eine vikariirende Thätigkeit zu gerathen schienen, ohne gerade eine Entzündung derselben hervorzurufen; dieses glaube ich aus dem Verlaufe der Krankheit und *ex juvantibus et nocentibus* schliessen zu dürfen. — Die grünen Stühle wurden selten, so viel ich mich erinnern kann, geradezu gelb; meist waren die grünen zuerst mit gelben gemischt, und dann wurden sie erst rein gelb. Gegen den Ausgang der Diarrhoe und Dysenterie der kleinen Kinder und besonders der Säuglinge wurden die Ausleerungen rein gelb; dauerten diese längere Zeit fort mit zunehmender Abmagerung und Schwäche des Kindes, so erwiesen sie sich als ein gefährliches Symptom der *Enteritis mucosa* oder einer Mesenteritis. — In Bezug auf die Jadelot'schen Gesichtszüge muss ich sagen, dass die zwei sogenannten Unterleibszüge, die *Linea nasalis* und die *Linea buccalis,* nicht selten fehlen, hauptsächlich bei Säuglingen und ganz kleinen Kindern. Die von Billard beobachteten Runzeln und Falten auf der Stirn und Nasenwurzel waren immer zugegen, wo bei einem Säuglinge oder ganz kleinen Kinde eine Unterleibsentzündung lange anhielt; hauptsächlich aber und beständig war es der Fall bei der *Mesenteritis chronica tuberculosa,* von der wir mehrere Fälle im Ambulatorium zu beobachten Gelegenheit hatten. Diese dem Anscheine nach gefahrlos und mit einer leichten Diarrhoe beginnende Krankheit kommt bei Säuglingen häufiger vor, als man es gewöhnlich glaubt. Bei den nach dieser Krankheit gemachten Sektionen fanden sich nicht nur Tuberkeln und Spuren von Entzündung des Mesenteriums, sondern es war in allen Fällen eine *Enteritis mucosa* zugegen. — Die Röthe der entzündeten Schleimhaut des Dünndarmes war übrigens immer heller, als die des Mesenteriums, so dass es sich vermuthen lässt, die Enteritis habe sich erst im Verlaufe der Mesenteritis ausgebildet. — Die gehörige Beschreibung dieser Krankheit und der Sektionen gehört nicht hierher. — Die Behandlung der Diarrhoe war, wie sich das von selbst versteht, je nach den Umständen verschieden; eben so die der Dysenterieen, denen übrigens die antiphlogistische Methode am meisten entsprach. *Oleum Ricini,* Kalomel in kleinen Dosen, allein oder mit *Pulv. Doveri,* der *Liquor Kali carbonici, Natron nitricum,* Blutegel und lauwarme Bäder sind die Mittel, welche, zu passender Zeit angewendet, am besten wirkten. — Die Lienterie wurde durch den innern Gebrauch des *Argentum nitricum,* zu einem halben Gran in zwei Unzen Altheedekokt aufgelös't, 3mal täglich einen Thee- oder Dessertlöffel voll, gänzlich beseitigt. Dieses Mittel hat sich schon mehrere Male in dieser Krankheit, nachdem Vieles ohne Erfolg angewendet war, als sehr nützlich bewährt. — In Bezug auf andere und zwar chronische Krankheiten habe ich noch hinzuzufügen, dass 75 Kinder an Skropheln aller Art, 70 an Syphilis, 40 an Keuchhusten behandelt wurden. — An 10 Kindern wurde der Steinschnitt mit dem besten Erfolge gemacht. Das jüngste von diesen Kindern war $1\frac{1}{2}$ Jahr alt.

Ueber Perikarditis, als Komplikation und als Folgeübel des Scharlachs, von S. Scott Alison, M. Dr. in London.

Die grosse Tödtlichkeit des Scharlachs zeigt sich in England, wie in anderen Ländern, ja, vielleicht in England noch mehr, als anderswo; ein Blick in die Sterbelisten ergiebt dies ohne Weiteres. Im Jahre 1840 raffte das Scharlach allein in England und Wales nicht weniger als 19,816 und in London 1954 Individuen hinweg. Die Tödtlichkeit des Scharlachs wird noch auffallender, wenn man diese Krankheit den Pocken und dem Typhus gegenüberstellt. In dem genannten Jahre fielen in England und Wales dem Typhus nur 17,177 und der Variole sogar nur 10,434 Individuen zum Opfer. In den letzten 13 Wochen des Jahres 1844 starben an Scharlach 872, an Variole nur 571 und an Masern nur 385.

Es bedarf übrigens kaum der Zahlen, um die grosse Tödtlichkeit des Scharlachs darzuthun. Alle praktischen Aerzte wissen, dass das Scharlach die bösartigste Kinderkrankheit ist, die es jetzt giebt. Ist es möglich, diese Bösartigkeit des Scharlachs zu mildern, oder vielmehr die grosse Sterblichkeit in Folge dieser Krankheit zu verringern? In gewissem Betrachte allerdings! Die auffallende Minderung der Tödtlichkeit der beiden Krankheiten, denen das Scharlach hier gegenüber gestellt worden, — eine Minderung, die wir in unseren Tagen deutlich empfunden haben, — lässt die Hoffnung aufkommen, dass es uns auch noch mit dem Scharlach in irgend einem Grade gelingen werde. Freilich haben wir bis jetzt noch kein prophylaktisches Mittel gegen das Scharlach entdeckt, wie es die Vakzine gegen die Variole ist; — freilich haben diejenigen Maassregeln, die uns gegen die typhösen Fieber so trefflich sich zeigten, nämlich: gehöriger Abzug aller fauligen, sich zersetzenden Stoffe aus den Wohnungen und aus der Nähe derselben, Ventilation, Austrocknung von Morästen, bessere, gesundere Nahrung u. s. w., in Bezug auf Scharlach gar keinen Erfolg gehabt; aber es ist doch von der höchsten Wichtigkeit, darum sich zu bemühen. Die Verminderung der Sterblichkeit in Folge von Scharlach wird allerdings dann nur erst recht bemerklich werden, wenn es je gelingt, wie bei der Variole, eine mildere und weniger gefährliche Krankheit statt der bösartigen und tödtlichern durch Inokulation zu substituiren, oder durch eine bedeutende Einwirkung auf die inneren oder äusseren Verhältnisse der Menschen das Virus, dessen Intensität und Verbreitung zu verringern.

Bis dahin muss aber durch ein tieferes Eindringen in das Wesen der Krankheit und deren Folgen nach einem immer bessern und gediegenern Heilverfahren gestrebt werden, um dadurch die Zahl der dem Scharlach fallenden Opfer so viel als möglich zu verkleinern.

So viel auch in den letzten Jahren geschehen ist, die Pathologie des Scharlachs immer mehr zur Klarheit zu bringen, so sind doch manche Punkte noch viel zu wenig untersucht. So namentlich der Zustand gewisser Organe während der Krankheit und die Komplikationen, die daraus entspringen.

Es ist meine Absicht, diesem Felde der Untersuchung mich zuzuwenden; eine Anzahl von Fällen, die ich erlebt habe, führt mich dazu.

Wohlbekannt ist, dass eine der häufigeren Komplikationen des Scharlachs Entzündung des Gehirnes oder der Gehirnhüllen ist; weit weniger erwähnt dagegen findet man die Perikarditis als Komplikation des Scharlachs. G. Barrows erwähnt in seinem Artikel: *Scarlatina* (in der *Library of medicine*) dieser Komplikation nur obenhin; Robert Willis bemerkt in einer hübschen Abhandlung über Anasarka nach Scharlach (*London and Edinb. Journ. of medic. Sc.*), dass in den am Scharlach Gestorbenen er bisweilen Entzündung des Herzbeutels und manchmal auch Spuren von Endokarditis angetroffen hat. Bei den Schriftstellern, die über Karditis geschrieben, findet man auch Manches darüber. So sagt Joy in dem Artikel: *Carditis* (in der *Liberary of medicine*): „Perikarditis tritt häufig in Verbindung mit den Ausschlagsfiebern und besonders mit dem Scharlach auf —", und Copland bemerkt in dem Artikel: *Pericarditis* (in seinem *Dict. of medicine*): „Innere Karditis erscheint wohl auch im vorgerückten Stadium oder während der Genesung von einem Ausschlagsfieber." — In dem bekannten Werke über Kinderkrankheiten sprechen Rilliet und Barthez bei Darstellung der Ursachen der Perikarditis sich folgendermaassen aus: „*Il en est deux, toutefois la scarlatine et le rhumatisme, qui nous semblent, quoique dans des circonstances bien différentes, prédisposer plus que les autres à cette complication; le rhumatisme par analogie de nature, la scarlatine par la facilité, avec laquelle elle se complique de l'inflammation des membranes sereuses.*"

Puchelt gedenkt in seiner Dissertation: „*De Carditide infantum, Lipsiae 1824*", des Scharlachs auch als einer der Ursachen der Karditis, jedoch erzählt er keinen Fall und giebt auch nicht an, dass er irgendwo die Karditis aus dem Scharlach habe hervorgehen sehen; nur indem er sich auf Krukenberg bezieht, erwähnt er: *„Passim carditidis cum morbillis et scarlatina conjunctae et obiter mentionem facit; aliquot ab ipso relatae historiae ejusdem suspicionem in nobis movent."*

Bei sehr vielen Schriftstellern jedoch, sowohl bei solchen, die über Scharlach, als bei denen, die über Karditis gehandelt haben, findet man gar nichts über die Komplikation beider Krankheiten. Burserius spricht in seinen Institutionen der Medizin von der Scharlachepidemie, die zu Florenz 1717 geherrscht hat; er berichtet, dass in den Leichen mehrerer an dieser Krankheit Gestorbenen die Lungen, die Pleura, die Interkostalmuskeln, das Zwerchfell, die Nieren und die Därme gefunden worden sind, gedenkt aber mit keinem Worte des Herzens und Herzbeutels. Wells, der von den englischen Aerzten zuerst über die Hautwassersucht als Folge von Scharlach geschrieben hat (1806), sagt auch nichts von Perikarditis. Eben so findet man in der genauen und sehr ins Einzelne gehenden Abhandlung von W. Wood über die Scharlachepidemie, welche 1835 und 1836 in Schottland herrschte (s. *Edinb. medical and surgical Journal, Vol.* 47), nichts über die erwähnte Komplikation. Dass diese Komplikation gar nicht da gewesen sein sollte, ist nicht glaublich; vielmehr ist anzunehmen, dass sie übersehen ist. Es wird dieses wahrscheinlich durch eine Aeusserung von Wood, nämlich dass „in allen Fällen von Scharlach, in denen Symptome einer Kopf- oder Brustaffektion zugleich mit Oedem vorhanden waren, allgemeine fieberhafte Erregung, ungewöhnliche Häufigkeit des Pulses und tumultuarisches Herzpochen zu bemerken gewesen".

Auch in der (in demselben Bande desselben Journals befindlichen) Abhandlung von G. Hamilton in Falkirk über die in seiner Gegend herrschend gewesene Scharlachepidemie findet sich kein Wort über Perikarditis als Komplikation. Eben so finden wir in Hope's Abhandlung über Perikarditis in der *Cyclopaedia of practical medicine,* so wie in seinem Werke über Herzkrankheiten, unter den Ursachen der Perikarditis das Scharlach nicht angeführt. Eben so wenig sprechen davon Tweedie in seiner Abhandlung über Scharlach in derselben Cyclopaedia, oder Watson in seinen vor Kurzem erschienenen Vorlesungen über spezielle Therapie; Letzterer meint sogar, dass die im Gefolge des Scharlachs vorkommenden Gelenkaffektionen vom Rheumatismus dadurch sich unterscheiden, dass das Herz bei ihnen nicht mit ergriffen sei.

Ich will nun zuvörderst einige Fälle erzählen, welche beweisen werden, wie wichtig die hier in Betracht gezogene Komplikation des Scharlachs ist.

Erster Fall. J. S., 4 Jahre alt, ein hübscher gesunder Knabe, wurde Anfangs Juni vorigen Jahres vom Scharlach ergriffen. Die Krankheit war intensiv, mit lebhaftem Fieber verbunden; Hals sehr entzündet und angeschwollen; der Ausschlag allgemein und sehr stark; Abschuppung trat reichlich ein, und es begann die Genesung. Der Knabe ging aus, als ödematöse Anschwellung des Hodensackes wahrgenommen wurde; dieses Oedem verbreitete sich bis zu vollständiger und allgemeiner Hautwassersucht. In Folge der eingeleiteten Behandlung verlor sich die Wassersucht, obwohl das Kind fort und fort kränker erschien.

Am 26. August bekam ich das Kind zur Behandlung; ich fand nur noch wenig Oedem; der linke Hode war angeschwollen und fluktuirte, und dumpfer Perkussionston, Fehlen des Athmungsgeräusches und Zunahme der rechten Brusthälfte deuteten auf eine Ergiessung in den rechten Pleurasack. Herzschlag schnell, heftig und tumultuös; dabei grosse Dyspnoe, fast Orthopnoe, grosse Unruhe, so dass eine genaue Untersuchung mit dem Stethoskop nicht gut möglich war. Der Puls 140 in der Minute, klein und erregt; Respiration 60; Urin nicht albuminös. Auf dem Antlitze Ausdruck grosser Angst; Gesichtszüge scharf, Gesichtsfarbe bleich, Augen glänzend und lebhaft. Der Kranke war dabei sehr schwach und im Sterben. Ich hatte nur noch Kardiaka und Aetherea zu verordnen; unter zunehmender Unruhe, Uebelkeit und Angst starb der Knabe am 21. September.

Leichenschau. Der Herzbeutel, an der Rippenpleura fest ansitzend, enthielt etwa 6 Unzen einer dicken, serös-eitrigen Flüssigkeit, welche beim ersten Einstiche herausquoll; beide Blätter des Herzbeutels sehr verdickt, und dasjenige, welches den Sack bildete, mit gelblicher, geronnener Lymphe hier und da bedeckt und von rosiger Farbe. Derjenige Theil des Herzbeutels, welcher das Herz und die Wurzeln der grossen Gefässstämme überzog, war mit einer dicken und rauhen Schicht geronnener Lymphe überzogen; ausserdem sah man einige pseudomembranöse Bänder oder Brücken zwischen der freien Fläche des Herzbeutels und dem Theile desselben, welcher die vordere Parthie des Herzens bekleidete. — Die linke Lungenpleura war mit der

Rippenpleura durch einige Adhäsionen verbunden. Der rechte Pleurasack war mit einer grünlichen, nicht stinkenden, serös-eitrigen Flüssigkeit angefüllt; die rechte Lunge war zusammengedrückt, hepatisirt und lag ganz hinten längs der Wirbelsäule; die Luftzellen waren in dieser Lunge gänzlich oblitrirt und einige Bronchialröhrchen verwachsen. — Der Bauchfellsack enthielt 4 Unzen einer grünen, serös-eitrigen Flüssigkeit von geringerer Konsistenz, als die im Thorax; Adhäsionen zwischen Leber und dem Bauchfelle; die Leber bedeckt mit Lympheschichten, gross, voll, strotzend, mit vollgefüllter Gallenblase. Magen und Dünndärme ausgedehnt, das Kolon dagegen erschien sehr verengert; Milz normal. Nieren gross und fest, 3½ Zoll lang; ihre Oberfläche, in Folge von Entwickelung kleiner Gefässbündel, in der bleichen Rindensubstanz ein gefleckte Ansehen darbietend und hier und da Granulationen enthaltend; linke Niere war 2 Unzen 30 Gr., die rechte 2 Unzen 90 Gr. schwer. — Auch die linke Scheidenhaut war der Sitz einer Entzündung gewesen, mit Adhäsionen verwachsen; in einer kleinen Höhle dicht über dem Hoden fand sich eine kleine Menge eitrigen Serums; der Hoden selber war gesund.

Zweiter Fall. Fr. Cook, 6 Jahre alt, ein kräftiger Knabe, gesund, wurde im November 1844 von Scharlach ergriffen; Ausschlag schon am 2ten Tage kräftig, lebhaft, verschwand am 5ten. In der Nacht zum 6ten Tage stellte sich aber plötzlich ein heftiger Schmerz in der Herzgegend ein; dazu Unruhe, Aufregung, Angstgefühl; der Knabe strebt mit den Schultern hoch und auf der rechten Seite zu liegen. Heftiges Herzpochen, welches selbst der Mutter auffiel und sie trieb, mich zu rufen; ich kam 12 Stunden nach Beginn des Anfalles. Patient klagte über heftigen Schmerz in der Herzgegend, der durch Druck auf das Epigastrium und durch Husten vermehrt wurde. Bei jedem Herzschlage wurden die weichen Theile von der Herzspitze auffallend gehoben; der Puls des Herzens war über der ganzen vordern Fläche der linken Brustseite von der zweiten Rippe an abwärts fühlbar und so ungewöhnlich stark, dass die aufgelegte Hand in die Höhe gehoben und das Stethoskop so gelüftet wurde, dass es gegen das Ohr sich rieb und ein Reibungsgeräusch erzeugte, dessen Quelle jedoch nicht zu verkennen war. Im Herzen selber war kein abnormes Geräusch zu hören. Pat. hat einen kurzen, trockenen Husten; Puls regelmässig, voll, 120. Gesichtsausdruck ängstlich, Augen unruhig; Urin sparsam, hochgefärbt und ein Sediment von lithischsaurem Ammonium bildend. Verordnet: Aderlass von 2 Unzen; eine Mixtur von

Salpeter mit *Vinum stibiatum;* ausserdem 2 Gr. Kalomel alle 3 Stunden; drei Blutegel auf die Magengrube.

17. Nov. Blutklumpen des gelassenen Blutes etwas gebechert (vertieft), aber ohne Entzündungshaut; Serum strohfarbig, 1025 spezifische Schwere. Pat. befindet sich besser, hat gut geschlafen und weit weniger Schmerz; Herzklopfen nicht mehr so heftig, obwohl immer noch bedeutend; Puls 120, voll; Husten seltener; Antlitz weniger angstvoll; häufigere Darmentleerungen von grünlicher Farbe; Urin blässer, Lakmuspapier röthend und in der Hitze kein Sediment gebend. Verordnet: wie zuvor; ausserdem Blutegel auf die Präkordien.

Am 18. Pat. befindet sich besser; alle Symptome gemildert; Puls 112; Pat. klagt über Schmerz im Nacken und im rechten Handgelenke; über diesen Schmerz, der bei der Bewegung des Theiles sich steigert, schreit Pat. manchmal laut auf. Mehrere grüne Darmleerungen; Urin bloss Ammonium-Lithat ablagernd, röthet Lakmuspapier, 1020 spez. Schwere. Weder Hitze noch Salpetersäure giebt ein Präzipitat. Verordnet: wie vorher; ausserdem täglich 5 Gr. starke graue Quecksilbersalbe 2mal in Pillen.

Am 19. Kein Schmerz mehr in der Herzgegend; Palpitationen vermindert; Puls klein. Verordnet: wie früher; dazu noch ein Blasenpflaster auf die Magengrube.

Bis zum 22. ist Besserung im Zunehmen; alle Schmerzen verlieren sich, dagegen Merkurialaffektion des Mundes. Verordnet: die Arznei wegzulassen; nur eine *Mixtura Rhei cum Magnesia,* falls Verstopfung eintritt.

Nach Verlauf von 10 Tagen, während welcher Zeit der Kranke im Bette aufrecht sass, entwickelte sich Anasarka und eiweisshaltiger Urin. Dieser Zustand verschwand unter dem Gebrauche von Gentiana, *Spirit. nitrico-aether.,* warmen Bädern u. s. w. Jetzt ist der Kranke vollständig gesund und blühend, obwohl sein Herzschlag immer noch etwas stark zu sein scheint.

Dass dieser Kranke wirklich an Perikarditis gelitten hat, bestätigte auch Hr. Dalton, mein Kollege, der ihn früh genug sah und genau untersuchte; ferner auch der in Auskultation so geübte und so zuverlässige Dr. Taylor. Bemerkenswerth ist, dass Pat. während des Vorhandenseins des Hydrops sich mehrmals ohnmächtig fühlte, und dass der Pulsschlag am rechten Handgelenke viel schwächer war, als am linken, der aber auch bisweilen kaum merklich war. Ich werde noch Gelegenheit haben, wenn ich meine Ansichten über Wassersucht nach Scharlach veröffentliche, über diesen Fall zu sprechen.

Dritter Fall. John Jones, 9 Jahre alt, wohlgewachsen, bisher gesund, wurde von Scharlach ergriffen. Die Eruption war allgemein und dauerte 2—3 Tage; Hals nur in geringem Grade affizirt; aber während des Ausschlages klagte Pat. über Schmerz in der Brust und ein Stossen und Klopfen des Herzens. Dazu gesellten sich Schmerzen in allen Gliedern, besonders aber in den Knöcheln, die etwas geschwollen erschienen. Urin sparsam, dessen Entleerung schmerzhaft. Der Arzt hielt den Zustand für Pleuritis und setzte Blutegel; auf einen neuen Anfall wieder Blutegel. Pat. besserte sich, behielt aber ein ungewöhnliches Herzpochen mit etwas Schmerz in der linken Brust zurück. Etwa 9 Wochen nachher sah ich den Kranken; Antlitz etwas livid; Ausdruck angstvoll und furchtsam; Puls schwach; 100, schwächer und kleiner am rechten als am linken Handgelenke. Impuls des Herzens so sehr vermehrt und ausgedehnt, dass Hand und Stethoskop gehoben werden, jedoch kein abnormer Ton vernehmbar. Pat. fährt oft aus dem Schlafe auf; Zunge rein; gehörige Darmausleerungen; Appetit gut. Die äusseren Jugularvenen ungewöhnlich ausgedehnt; Pat. liegt auf der rechten Seite. Urin reichlich, hochgefärbt, 1025 spez. Schwere, kein Albumen enthaltend, das Lakmuspapier röthend. Verordnet: Gegenreiz, eine Mixtur von Bilsenkrauttinktur und kohlensaurem Natron, ausserdem einige Gaben *Hydrargyr. cum Creta*. Hr. Taylor, der den Kranken genau untersuchte, stellte die Diagnose auf Perikarditis. Nach und nach besserte sich der Zustand des Kranken, und der Gebrauch von Jodeisen brachte die völlige Genesung herbei; nur blieb noch lange Zeit ein ungewöhnlich starker Impuls des Herzens zurück.

Aus dem Vorkommen von drei ziemlich unzweifelhaften Fällen von Perikarditis nach Scharlach in der Praxis eines einzigen Arztes binnen wenigen Monaten lässt sich schliessen, dass diese Komplikation durchaus nicht selten ist, und dass sie, wenn von ihr bis jetzt wenig die Rede gewesen, meistens übersehen worden. Ein Grund mag für England wohl darin liegen, dass den Kinderkrankheiten in diesem Lande nicht diejenige Aufmerksamkeit gezollt worden, die sie bereits anderswo haben, und dass in die gewöhnlichen Hospitäler meistens nicht Kinder aufgenommen werden, eigentliche Kinderkrankenhäuser aber noch fehlen. Dazu kommt, dass die Ermittelung der Perikarditis, wenn sie noch nicht erkannt ist, mit Schwierigkeiten verbunden und es nicht jedes Praktikers Sache ist, sich viel mit Auskultation abzugeben. Rilliet und Barthez bezeugen dieses: „*Les symptomes de la péricardite ne sont pas faciles à constater chez les enfans. Le peu d'abondance des produits phlegmasiques, la coïncidence d'autres affections graves, qui détournent l'attention de l'observateur, ou masquent les principaux phénomènes, l'absence de la douleur, ou la difficulté que l'on éprouve à la constater, l'agitation, l'anxiété des petites malades, qui empêchent quelquefois l'application de l'oreille à la partie antérieure du thorax, sont autant de causes, qui s'opposent à ce que l'on puisse reconnaître facilement la phlegmasie.*"

Es ist gar nicht unwahrscheinlich, dass viele Herzkrankheiten Erwachsener ihren Ursprung einem in der Jugend stattgehabten Scharlach verdanken mögen, während andererseits viele durch Scharlach gebildete Fälle von Perikarditis wieder zur Heilung gekommen sein mögen, ohne dass Arzt und Kranke davon eine Ahnung hatten. Auch muss man nicht vergessen, dass eine genaue Diagnose der Perikarditis erst in unseren Tagen möglich geworden ist, und es ist keinem Zweifel unterworfen, dass, wenn man mehr auf diese Komplikation des Scharlachs achten, man sie auch öfter antreffen wird, zumal wenn man in jedem Falle danach sucht und der Warnung Puchelt's eingedenk ist: „*Nihil autem magis diagnosi justae veraeque obest quam praeconcepta de raritate morbi cujusdam sententia; qui enim rarissimus habetur morbus, raro quoque venit in mentem medici, et ubi adest, aut omnino non, aut justo serius cognoscitur.*"

Eintrittsperiode der Perikarditis im Scharlach. Die Zeit, wann die Perikarditis im Scharlach eintritt, ist genau anzugeben noch nicht möglich. Im ersten der von mir erzählten Fälle war dieser Eintritt nicht deutlich bestimmbar, und nach den Erscheinungen, die das Herz darbot, scheint sie schon lange bestanden zu haben. Im zweiten Falle traten die Symptome der Perikarditis am 7ten Tage nach Beginn des Ausschlages und zwei Tage nach dem Verschwinden desselben hervor. Im dritten Falle war das Herzpochen schon während des noch blühenden Ausschlages vorhanden. In zwei Fällen von den dreien also trat die Perikarditis schon während der ersten paar Tage des Ausschlages ein; im dritten Falle hat dieses wahrscheinlich auch stattgefunden.

Charakter des Scharlach, zu dem Perikarditis hinzutritt. In allen 3 Fällen war das Fieber sehr heftig, die Eruption lebhaft und längere Zeit dauernd. Die Fauces waren in allen Fällen mehr oder minder entzündet und geschwollen; der Urin sparsam, hochgefärbt, bisweilen albuminös. Die Schleimhäute waren meist geröthet, die Zunge roth mit erhabenen Papillen. Anasarka mehr oder minder in den drei Fällen vorhanden; Haut trocken; Abschuppung fast immer reichlich. — Gelenkschmerzen in zwei von den drei Fällen.

Die Autoren sagen fast gar nichts über den Charakter des Scharlachs, das mit Perikarditis komplizirt gewesen; nur Willis bemerkt, dass in allen den Fällen, in denen nach dem Tode die Spuren dagewesener Perikarditis gefunden worden, Anasarka das Scharlach komplizirt hatte. Vielleicht verdient es noch erwähnt zu werden, dass in meinen drei Fällen alle Subjekte männlichen Geschlechtes und unter 10 Jahren alt waren.

Ursachen der perikarditischen Komplikation. Aus einer genauern Beachtung aller Einzelnheiten der von mir erzählten drei Fälle, so wie der bis jetzt bekannten Pathologie des Scharlachs, lässt sich einigermaassen schliessen, dass die Perikarditis, wenn sie als Komplikation des Scharlachs eintritt, aus zwei verschiedenen Ursachen entspringen kann, nämlich aus der Gegenwart eines spezifischen Virus im Blute, so dass es als ein durch alle Texturen getragener örtlicher Reiz wirkt, und aus dem Vorhandensein von krystallisirbaren Verbindungen im Blute, welche mittelst der Nieren ausgeführt werden sollten, aber in Folge einer Erkrankung dieser Emunktorien nicht selten in der Zirkulation zurückgehalten werden.

Was nun das erste ursächliche Moment betrifft, nämlich die Gegenwart eines spezifischen Giftes im Blute, so deutet darauf die Analogie mit den in der Variole, den Masern, dem Typhus eintretenden Lokalentzündungen. Ist diese Ursache waltend, so ist auch erklärlich, warum die Perikarditis schon so früh eintritt, nämlich während der noch vorhandenen Eruption. — In Bezug auf das andere ursächliche Moment, nämlich dass wegen Affektion der Nieren, Stoffe, die durch dieselben ausgeführt werden sollten, im Blute verbleiben und Perikarditis erzeugen, braucht nur an alle diejenigen Fälle erinnert zu werden, in denen in Folge einer Störung der Nierenfunktion Herzübel eintraten. Dass aber solche Störung der Nierenthätigkeit im Scharlach gar nicht selten ist, weiss Jeder. Allerdings können wir nicht wissen, ob in den drei von mir erzählten Fällen die erste oder die zweite Ursache obgewaltet hat; für letztere spricht der Umstand, dass in allen drei Fällen Anasarka vorhanden gewesen. Für die erstere hingegen spricht der Umstand, dass die Herzaffektion dem Nierenleiden voranzugehen schien, obwohl Grund vorhanden ist, anzunehmen, dass schon in den ersten 2 Tagen nach Beginn des Ausschlages der Nieren affizirt sein können. Die rheumatischen Schmerzen mögen auch ein Beweis sein, dass die Nieren die Stoffe nicht gehörig ausführen, wie dieses auch in der Gicht der Fall ist.

Behandlung der perikarditischen Komplikation des Scharlach. Was zuvörderst die präventiven oder die diese Komplikation verhütenden Maassregeln betrifft, so müssen sie dahin wirken, die Heftigkeit der Eruption zu mässigen, ohne die Kräfte zu sehr herabzusetzen; man muss vielmehr suchen, die ganze krankhafte Thätigkeit auf die Haut hin abzuleiten, damit die inneren Organe frei bleiben. — Die kurative Behandlung muss vorzüglich die Mässigung der perikarditischen Entzündung zum Zwecke haben, jedoch darf nicht zu schwächend verfahren werden. Man muss immer im Auge behalten, dass ein Maass von Kräften dem Organismus verbleiben muss, um krankhafte Stoffe auszuscheiden. Allgemeine Blutentziehungen sehr mässig, dagegen passen Blutegel, Merkur, Gegenreize. Blasenpflaster und Anwendung von Terpenthinöl zu Gegenreizen fürchte ich wegen ihrer Wirkung auf die Nieren. Auf diese Organe muss durch Einreibungen, warme Bäder und Purganzen nach Umständen gewirkt werden. Zu vermeiden ist Alles, was auf eine Erregung der Herzthätigkeit wirkt. (*Lond. med. Gaz.*)

Aphoristische Bemerkungen über hydrokephalische Zustände, von Dr. Eduard Blackmore in Edinburg.

Formen.

Es muss in Bezug auf die Form und den Verlauf wohl zwischen **primärem** und **sekundärem** Hydrokephalus unterschieden werden.

1. **Primärer Hydrokephalus** zeigt folgende Haupterscheinungen:

a) Erbrechen und Verstopfung, gesellt mit Kopfschmerz, so dass man zur Annahme verleitet werden könnte, man habe es mit einer Unterleibsaffektion zu thun, wogegen nur eine genaue Erforschung der Anamnese, nämlich ob schon vor dem Erbrechen dumpfer Kopfschmerz, Abgespanntheit, Müdigkeit und Schläfrigkeit bei gelegentlichem Erbrechen vorhanden gewesen.

b) Klopfender Kopfschmerz, meist remittirend, dann aber sich verschlimmernd, allmälig zu Koma führend, mit Konvulsionen und dem Tode endigend.

c) Bei einem 5 Jahre alten Knaben wichen die vollständig vereinigten Suturen durch die ausdehnende Gewalt der Ergiessung aus einander, worauf eine Milderung des Koma und der Krämpfe sich einstellte.

d) Bisweilen nur ein Gefühl von Schwere des Kopfes und Ruhelosigkeit bei Nacht, durch die Dentition sich verschlimmernd und mit mehr oder minder deutlichen Zuckungen begleitet.

Bei jedem fieberhaften Krankheitszustande kleiner Kinder muss man den Zustand des Kopfes genau im Auge behalten; man muss immer daran denken, wenn man am Kinde Frostschauer, auffallendes Müdesein, ungewöhnliches Aufschreien, Zucken im Schlafe und Neigung zur Verstopfung bemerkt.

Konvulsionen fehlen bei hydrokephalischen Kindern fast niemals; wenn sie sehr heftig sind und mit dem Tode endigten, so fand ich die *Medulla oblongata* immer mehr oder minder affizirt.

In einigen Fällen von Hydrokephalus fand ich ein Fieber, das deutlich remittirte, und wohl das Hirnleiden maskiren und täuschen konnte, als habe man es wirklich nur mit einer *Febris intermittens* zu thun. Ein solcher Fall verläuft oft sehr schnell; es stellt sich Anfangs Erbrechen ein, hört dann auf, und auch der Darmkanal wird wieder thätig. Das Gehirnleiden schreitet trotz dessen vorwärts; Delirien, abwechselnd mit Stupor, sind hier die leitenden Symptome; der Puls wird klein und schwach, die Extremitäten kalt, und es erfolgt der Tod.

Bisweilen schleicht der Hydrokephalus noch tückischer heran, indem er sich nur durch einen intermittirenden Kopfschmerz und einoder zweimaliges Erbrechen des Tages kund giebt, und das Uebelbefinden nicht bedeutend genug erscheint, um das Kind von der Schule zurückzubehalten. Es folgt aber darauf bald Delirium, Stupor, Unregelmässigkeit des Pulses und der Tod. Kinder, namentlich solche, welche die Schule besuchen und geistig angestrengt werden, sollten daher sogleich als verdächtig gehütet werden, sobald sie über Kopfschmerz klagen, sich dann und wann erbrechen, abgespannt und müde aussehend erscheinen u. s. w.

2. Sekundärer Hydrokephalus. In einem Falle heftiger Entzündung des Herzbeutels und Zwerchfells im Verlaufe eines rheu-

matischen Fiebers war das erste Zeichen einer Affektion des Kopfes ein lebhaftes und dauerndes Delirium.

In einem anderen Falle von wiederholter Lungenentzündung traten als erste Symptome eines Kopfleidens gestörter Schlaf, Auffahren aus demselben, Appetitlosigkeit, Müdigkeit, Abspannung auf; diese Symptome dauerten an 14 Tage, und merkwürdigerweise verloren sich sogleich alle pneumonischen Symptome. Dann folgten Erbrechen, Kopfschmerz, hierauf erst eine Intermission des Pulses, Verstopfung, Konvulsionen, Abmagerung und der Tod.

Dass Symptome von Hydrokephalus bei Wurmleiden sich einstellen, weiss jeder Praktiker. Es giebt auch noch andere Fälle, wo im Verlaufe der Krankheit Hydrokephalus mehr oder minder deutlich heranschleicht und den Tod bringt.

Prognose.

In einigen Fällen gewahrt man eine unerwartete, aber entschiedene Remission der beunruhigenden Symptome, während das Sinken der Kräfte im Zunehmen ist; diese Erschöpfung ist jedoch nicht gleich tödtlich, wenn der Puls nicht intermittirend ist, und das Auge nicht einen Druck auf das Gehirn verkündet. Bisweilen lassen auch Koma und Konvulsionen nach, und es verbleibt allgemeine Paralyse, ohne dass die Funktionen des organischen Lebens unterbrochen werden. Fieber, Konvulsionen, Koma remittiren zwar, aber die Intermission des Pulses und die auffallend erweiterte Pupille zeigen, dass das Gehirn eine bedeutende und meist unheilbare Störung erlitten hat. Bisweilen wird sogar nach Darreichung eines Abführmittels der Puls wieder regelmässig, und doch verbleibt der Fall hoffnungslos.

Ein Nachlassen der Symptome in solchen Fällen von sekundärem Hydrokephalus darf niemals zu günstiger Prognose verleiten. Bisweilen erfolgt der Tod dann mitten in einem Delirium in der zweiten Woche der Krankheit, ohne dass Koma sich einstellte. Den Remissionen ist besonders dann nicht zu trauen, wenn die Zunge weiss und trocken verbleibt.

Tritt zu den hydrokephalischen Symptomen ein Hautausschlag hinzu, so ist das meist ein günstiges prognostisches Moment.

Man muss mit der Prognose immer sehr behutsam sein, denn in vielen Fällen hat Effusion schon begonnen, wenn die ersten beunruhigenden Symptome sich einstellen.

Unregelmässigkeit des Pulses, stetes Schwanken und Eingraben des Kopfes, Stierheit und Erweiterung einer Pupille, sind sehr übele Zeichen; andererseits endigte ein Fall, der sich mit den deutlichsten Zeichen der Gehirnergiessung zwei Monate hinschleppte, günstig.

Bisweilen jedoch ist das Höchste, was die Kunst auszurichten vermag, dass sie einen akuten Hydrokephalus in einen chronischen umgestaltet, obwohl damit noch nichts gewonnen ist, indem die fortschleichende Entzündung zuletzt zu Desorganisation des Gehirns führt, und oft gerade dann den Tod bringt, wenn eine anscheinende Besserung die schönsten Hoffnungen erregt.

Die Prognose beim Hydrokephalus muss sich vorzüglich auf die Heftigkeit und die Dauer der vorgängigen Symptome und auf die ihnen widerfahrene Behandlung stützen; war diese nicht gediegen und durchgreifend, so ist wenig Hoffnung auf Besserung, wenn auch die beunruhigenden Symptome eine Zeit lang gemildert erschienen.

Ein schlechtes Zeichen ist, wenn das Blut nicht die gewöhnlichen Merkmale der Entzündung darbietet, und der Puls an Schnelligkeit und Unregelmässigkeit zunimmt; bei einem 15 Jahre alten Subjekte war der Puls 206 kurz vor dem Tode.

Treten im letzten Stadium, bei vollständig ausgebildetem Hydrokephalus, Konvulsionen, und besonders tonische Krämpfe, von Neuem wieder auf, so ist der Fall als ein hoffnungsloser zu betrachten.

Eine vorher daseiende Krankheit eines Brust- oder Bauchorgans giebt selbst leichten Kopfsymptomen eine ernste Bedeutung.

Die eigentliche Gefahr wird nicht immer durch eine besondere oder bestimmte Reihe von Symptomen angedeutet; in manchen der übelsten Fälle von Hydrokephalus ist kein Erbrechen, ausser im Anfange, ferner bisweilen keine Verstopfung, kein Aufkreischen, kein Schwanken des Kopfes, keine Unregelmässigkeit des Pulses vorhanden, sondern es tritt sogleich Delirium ein, diesem folgen ohne Weiteres Konvulsionen oder Koma, und hierauf der Tod.

Hat man eine Woche vorübergehen lassen, ohne gegen die vorhandenen Symptome von Entzündung tüchtig und kräftig einzuschreiten, so ist der Kranke gewöhnlich dem Tode verfallen, mag auch in der zweiten Woche der Krankheit die Symptomenreihe sich anders gestalten.

Pathologie des Hydrokephalus.

Will man die Pathologie durch den anatomischen Befund erläutern, so muss man zuvörderst nicht vergessen, dass viele pathologische Vorgänge in der Substanz selber nicht für unsere Sinne vernehmbar sich bemerklich machen, dass ferner die Behandlung kurz vor dem Tode, so wie das Sterben selber, einen sehr grossen Einfluss auf die Art und Weise hat, wie die Texturen und Materien uns sich darstellen.

Entzündung jeder Portion des Gehirns kann zu Hydrokephalus führen oder wenigstens deren Erscheinungen veranlassen.

Es ist bis jetzt noch keine bestimmte Beziehung zwischen besondern pathologischen Veränderungen und einem gewissen Symptomenkomplex uns bekannt. Jedoch können wir wohl behaupten, dass Entzündung des Gipfels oder der Kuppe der Hemisphären mehr durch Kopfschmerz, Delirien und Fiebersymptome, — Entzündung der Gehirnbasis hingegen mehr durch Konvulsionen, Veränderungen der Pupille und des Pulses und durch schnellen Tod ohne vorhergehendes tiefes Koma sich bekundet.

Bisweilen giebt die Ursache Aufschluss über diejenige Parthie des Nervenzentrums, welche ergriffen ist; tritt der Hydrokephalus in Folge starker Muskelanstrengung oder in Folge von Sonnenstich ein, so ist das kleine Hirn und die *Medulla oblongata* der Sitz der Entzündung.

Dass meistens dem Hydrokephalus eine Entzündung skrophulösen Charakters zum Grunde liegt, ist anerkannt; sehr oft koexistirt die Krankheit mit skrophulösen Tuberkeln in anderen Theilen, und obwohl solche Entzündung vorzugsweise bei schwächlichen Konstitutionen vorkommt und einen trägen Verlauf darbietet, so wird sie doch bisweilen sehr akut, und führt schnell zu Kongestion und seröser Ergiessung; Eiterung, Verhärtung, Erweichung, Ulzeration.

In einigen Fällen hat die Krankheit mehr einen erysipelatösen Charakter, tritt schnell auf und folgt auf eine sogenannte Metastase eines äusseren Erysipelas. Dieser Umstand, so wie das Verhalten des Pulses und die Art des Fiebers giebt hierüber Auskunft.

Ergiessung in die Gehirnventrikeln ist bisweilen die direkte Wirkung einer Entzündung der diese Höhlen auskleidenden Membran; zu anderen Zeiten ist sie die Folge eines Blutandrangs nach dem Gehirn.

Ergiessung ins Gehirn ist nicht immer ein Beweis, dass die krankhafte Thätigkeit eine asthenische gewesen; eine Anfüllung der Arterien, grosse Gefässentwickelung, Festigkeit der Gehirnsubstanz erweist, dass die Krankheit einen sthenischen Charakter hatte.

In einem Falle akuter Entzündung des Gehirns bei einem 5 monatlichen Kinde, die in einen chronischen Zustand überging, fand sich Eiterung und Entzündung des unteren Theils des Gehirns.

Bei einem von skrophulösen Eltern stammenden Kinde, in welchem schon in der zweiten Woche die Krankheit schnell ihrem tödtlichen Ende zuging, deuteten weder der Puls noch das Fieber auf die drohende Gefahr; das Erbrechen war nicht stark, der Darmkanal wurde leicht in Thätigkeit gesetzt, und keine Konvulsionen hatten sich eingestellt; dennoch fand sich nach dem Tode bedeutende Gefässentwikkelung im Gehirn und seinen Hüllen, ohne bedeutende Ergiessung.

In einem Falle, in dem das Kind weder ein Aufkreischen, noch ein Umherschwanken des Kopfes, noch Unregelmässigkeit des Pulses, noch Erbrechen, sondern nur eine Müdigkeit zeigte, worauf Konvulsionen, Delirium und ein Sinken der Kräfte in der dritten Woche folgten, fanden wir die Spuren einer heftigen Entzündung der Hirnhaut, besonders um das *Tuber annulare*, ausserdem eine bedeutende Ergiessung. Hier war es klar, dass in dem Augenblicke, als die eigentlich beunruhigenden Symptome eintraten, die Ergiessung auch begonnen hat.

In einem Falle, wo heftiges Erbrechen und Verstopfung Wochen lang die Hauptsymptome waren, wozu zuletzt Koma hinzukam, fanden wir im unteren Theile des kleinen Gehirns einen skrophulösen Tumor.

In einem Falle, der durch heftigen, aber remittirenden Kopfschmerz, ohne Delirium, Konvulsionen oder Koma sich markirte, fand sich ein Abszess in den Hemisphären mit Verhärtung der umgebenden Gehirnsubstanz; während der Eiterungsprozess hier von Statten ging, war merkwürdigerweise eine auffallende Besserung eingetreten. — In einem anderen Falle fanden wir ausgedehnte Erweichung der zentralen und hinteren Parthieen der Hemisphäre, seröse Ergiessung, erweiterte Gefässe und die Gehirnhäute ausserordentlich vaskulös; die Krankheit war mit skrophulösen Tuberkeln in den Lungen verbunden; die Symptome waren anfänglich undeutlich, langsam in ihrem Verlaufe und erschienen am Ende nur als ein typhöses Fieber. — In einem Falle schien die plötzlich eintretende Lethargie und Synkope, der ein Torpor der Leber voranging, eine heftige ausgedehnte Kongestion des ganzen Enkephalon anzudeuten.

Es darf nicht vergessen werden, dass viele Symptome des Hydrokephalus, als Delirium, Konvulsionen und Koma, aus demselben Zustande des Organismus entspringen; sie können verschiedener Art in verschiedenen Fällen sein, und zu verschiedenen Zeiten in demselben Falle auftreten; sie zeigen sich in Zuständen von Erschöpfung sowohl wie in plethorischen und entzündlichen Zuständen; sie werden deshalb zu Zeiten Nervensymptome, zu Zeiten Entzündungssymptome genannt. In Zuständen, wo sie weder dem durch Kongestion bewirkten Drucke des Gehirns noch einer Entzündung desselben zugeschrieben werden können, hat man sie gewöhnlich von einer Anämie des Gehirns hergeleitet; aber es ist wahrscheinlich, dass Kongestion und langsame oder verhinderte Blutzirkulation in den dilatirten Gefässen des Theils dadurch die Ursache der genannten Nervensymptome wird, dass diese verlangsamte Zirkulation eine Trägheit in der Zuführung des oxygenirten Blutes bewirkt.

Behandlung des Hydrokephalus.

Eine Uebersicht einer grossen Anzahl von Fällen gab mir die Ueberzeugung, dass einer Vernachlässigung der ersten Symptome, nämlich der Zeit, in welcher nur die Symptome einer Gehirnoppression sich kund gaben, meistens die tödtlichen Symptome zuzuschreiben waren; war die erste Woche ohne eine eingreifende Behandlung vergangen, so wurde der Fall ein hoffnungsloser.

Dass die Behandlung im Anfange streng antiphlogistisch sein müsse, ist überall anerkannt; dennoch trifft man auf viele Fälle, wo die Aerzte mit einigen Blutegeln sich begnügt hatten, während eine kräftige Blutentziehung angezeigt gewesen. Jeder beschäftigte Arzt wird Fälle von Hydrokephalus erlebt haben, in denen er höchlich bedauern musste, im ersten Anfange der Krankheit nicht recht tüchtig Blut gelassen zu haben. Ich habe einem 18 Monate alten Kinde zur Ader gelassen und zwar 1½ Unze Blut aus einer Vene auf dem Rükken der Hand, wo allein eine Ader gefunden werden konnte; der Erfolg war ganz wünschenswerth. In einem Falle, ebenfalls bei einem jugendlichen Subjekte, sah ich Stupor und die heftigen Fiebersymptome, gegen die die kräftigsten Mittel vergeblich angewendet worden sind, nach einem Aderlasse aus der Jugularvene sogleich verschwinden. Blutentziehung aus einer Arterie aber halte ich für sehr nachtheilig.

Der Blutentziehung in heilsamer Wirkung zunächst steht die kalte Uebergiessung, oder ein langanhaltender Strom kalten Wassers auf den Kopf. Ein stetes Befeuchten des Kopfes mittelst eines grossen, in kaltes Wasser getauchten, Stubenmalerpinsels halte ich für viel besser, als das Auflegen von getränkten Servietten oder Kompressen. Statt des kalten Wassers empfehle ich eine Mischung von Weinessig, etwas Salz und Wasser, weil diese Mischung schneller verdunstet und die Verdunstungskälte gerade das ist, was man zu wünschen hat. Bähungen von Alkohol widerrathe ich; es schien mir der Alkoholgeruch das Delirium zu steigern.

Was die eigentlichen, auf die Zirkulation wirkenden Sedativmittel betrifft, so gebe ich dem Colchicum den Vorzug vor der Digitalis. Mehrere Fälle haben nämlich gezeigt, dass die Digitalis nicht ohne Gefahr ist; sie führte bisweilen Symptome herbei, welche zu dem Irrthume verleiten konnten, dass bereits seröse Ergiessung vorhanden ist. Weder Kindern noch schwächlichen Erwachsenen, zumal wenn ein chronischen Leiden in irgend einem anderen Organe vorhanden ist, darf man die *Tinct. Digitalis* geben. Narkotika sind sicherlich in vielen Kinderkrankheiten von grossem Nutzen, aber im Anfange einer entzündlichen Krankheit, während der Höhe der Entzündung und vor angemessener Blutentziehung sind sie durchaus nachtheilig. Selbst die in England so beliebte Verbindung von Kalomel mit Opium, wozu man gleich zu greifen pflegt, ist nicht immer rathsam. Antimonium mit einem Purgans und steter kalter Uebergiessung sind die besten Mittel, einen harten, schnellen, scharfen Puls bei Kindern zu bessern, falls man zu weiterer Blutentziehung sich nicht verstehen will.

In den letzteren Stadien der Krankheit, wenn man Merkur gegeben hat, und der Kranke sehr reizbar ist, passt Bilsenkraut oder salzsaures Morphium; man hüte sich, wegen eines intermittirenden Kopfschmerzes Opium zu geben; dessen Anwendung ist hier immer bedauert worden.

Anwendung von Brechweinsteinsalbe auf den Kopf zur Erzeugung von Pusteln daselbst hat sich mir immer als ein sehr wirksames Mittel erwiesen, den Stupor zu verringern; aber es hat andererseits der dadurch bewirkte grosse Reiz auch geschienen, Delirien herbeizuführen.

Merkur, so gereicht, dass der Organismus davon affizirt wird, hat sich, falls nicht Blutentziehungen vorausgeschickt worden, nicht wirksam erwiesen. Mehr noch that Einreibung von Quecksilbersalbe, in Verbindung mit innerlicher Darreichung von Kalomel in kleinen Dosen.

Verstopfung, welche bei Affektionen des Gehirns vorhanden zu sein pflegt, ist vergeblich durch drastische Abführmittel bekämpft worden; wiederholte kleine Gaben von Kalomel mit Gummigutt, oder Kalomel in Rizinusöl, dazu ein Klystier von Sennaaufguss und kalte Begiessung der Wirbelsäule, wirken besser noch, wie die hitzigen Drastika.

Die Heftigkeit des Erbrechens hat zu dem Versuche geführt, dasselbe durch Mineralsäuren oder gar durch Blausäure zu beschwichtigen, gewöhnlich ohne allen Erfolg. Das Erbrechen ist ein nützliches Kriterium für den Zustand des Gehirns, und schien die entzündliche Spannung des Gefässsystems zu vermindern. Will man dem Erbrechen etwas Einhalt thun, so ist Aether auf die Magengrube gestrichen sicherer und wirksamer.

Die Krämpfe im letzteren Stadium der Krankheiten werden durch etwas Ammoniakspiritus und ein Opiat, während zu gleicher Zeit ein in lauwarmen Weinessig getauchtes Tuch auf die Wirbelsäule aufgelegt wird, oder durch Auftropfen von *Aq. Sambuci* auf den Kopf und Anwendung eines Terpenthinölklystiers beschwichtigt.

Zur Herabsetzung der Zirkulation ist Anwendung von Kälte auf den Kopf und ein reizendes Fussbad am besten. Ein Zustand von Erschöpfung tritt auch bisweilen im Verlaufe der Krankheit ein und ein schnelles Sinken der Kräfte droht den Tod herbeizuführen. In solchem Falle gebe man schnell belebende Mittel; die dringende Gefahr lässt jede andere Rücksicht ausser Augen setzen; einem 7 Jahre alten Knaben gab ich in wenigen Stunden an ¼ Pinte Xereswein (Sherry), — mit Erfolg! Man gebe unter solchen Umständen das belebende Mittel in kleinen Dosen, aber in kurzen Pausen.

In einem Falle, wo die unzweifelhaften Symptome von Ergiessung jede Hoffnung zur Genesung zu beseitigen schien, wurde das Kind durch Anwendung von Purganzen, nebst Merkurialien, Gegenreizen und narkotischen Mitteln im Verlaufe von 2 Monaten wieder hergestellt.

Interessante Fälle.

1. Ein Kind, 2½ Jahre alt, erschien (21. April) wie mit einem schweren Kopfe, und hatte ruhelose Nächte; man schrieb dieses der Dentition zu, weil das Kind daran schon gelitten hatte. Mitte Mai wurde das Kind kränker, bekam bald heftiges Erbrechen, hatte Verstopfung, Fieber, Neigung zu Stupor und eine gewisse Unduldsamkeit des Lichts. Am 31. Mai war noch Erbrechen vorhanden und kam noch Lethargie hinzu. Verordnet: Abführende Klystiere, Kalomel und Stramonium. — Am nächsten Tage erschien das Kind sehr schwach

und zusammengefallen; hierauf folgte ein Koma, das 4 Tage anhielt, und in welchem das Kind nach einigen Konvulsionen starb.

Leichenschau. Hirnhäute fest ansitzend; Fibrin auf der Arachnoidea, über den Hemisphären abgelagert; Gehirn sehr weich; Serum in den Ventrikeln, deren Boden sehr verdünnt, gleichsam absorbirt zu sein scheint. In den Sehhügeln und in der Kortikalsubstanz des kleinen Gehirns fänden sich skrophulöse Geschwülste.

2. Ein kleines Kind bekam im September 1821 Frostschauer, Aufkreischen, Fieber; bald folgten gelegentliche Konvulsionen; diese Symptome dauerten 14 Tage, und es trat dann Erbrechen, Verstopfung, abwechselnd mit Diarrhoe, fliegende Röthung des Antlitzes, Anschwellung des Kopfes und Krampf der Gliedmaassen hinzu. Das Kind war nicht im Zahnen und saugte gut. Verordnet: Blutegel, Kalomel und Magnesia. — Am 4ten Tage traten Krämpfe der Augäpfel und Stupor hinzu; der Puls verhältnissmässig stark. Verordnet: Blutegel, Blasenpflaster, Kalomel und Purganzen. — Am nächsten Tage entschiedenere Konvulsionen; Kräfte sinken, Stupor kommt hinzu. Verordnet: Merkur, warmes Bad, etwas Wein. — Am 6ten Tage Kopf heiss, Koma, das nach kalter Begiessung sich verminderte. Verordnet: Blutegel, Merkur und Kälte. Hierauf etwas Krämpfe und Erbrechen; verordnet: ein Blasenpflaster auf den Kopf. — Am 10ten Tage: Unbeweglichkeit der erweiterten Pupillen, Puls unregelmässig; Weinmolken werden gegeben; darauf folgte sogleich Fieber und Erbrechen. Verordnet: Blasenpflaster und Purganzen. — Am 14ten auffallende Besserung; alle Funktionen gut, das Kind kann wieder sehen und nimmt die Brust; aber einige Tage darauf, gegen die Mitte der 5ten Woche vom ersten Anfalle an, tritt ein Sinken der Kräfte ein, und unter Konvulsionen erfolgte der Tod. — Die Untersuchung ergab: die Suturen fest; sechs Unzen Serum in den Ventrikeln; grosse Verdickung der Hirnhäute; Eiter am unteren Theil des kleinen Gehirns und eine beginnende Ulzeration an der Basis.

(Mit Uebergehung eines Falles gelangen wir zu Folgendem:)

3. Ein Knabe, 6 Jahre alt, klagte Anfangs Dezember über Kopfschmerz, Appetitmangel, sah übel aus, wurde aber nichtsdestoweniger in die Schule gesendet. Etwa 10 Tage später bekam er Erbrechen, Leibschmerzen und Diarrhoe, und entleerte einige Würmer. Am 14ten Fieber, Husten, Seitenschmerz. (Kalomel und Antimon, Salze und Digitalis.) — Am 15ten: Kopfschmerz und Fieber sich steigernd, keine Diarrhoe mehr, aber Erbrechen noch andauernd (Blutegel, Abführmit-

tel). — In den nächsten 3 Tagen Remission aller Symptome, nur das Erbrechen verbleibt; der Kranke sass bereits auf; gegen den 16ten Abends schon heftiger Kopfschmerz, Delirium, Schlaflosigkeit, Erbrechen und Diarrhoe, dabei aber geringes Fieber (Blutegel, Kalomel mit Opium in kleinen Dosen). Diese Delirien wechselten mit Stupor, der am 20sten besonders auffallend wurde; dabei Verstopfung, langsamer und unregelmässiger Puls, Haut kühl (Blasenpflaster auf den Kopf, warmes Bad, Senfteige an die Füsse, Skammonium und Kalomel in wiederholten Dosen). — Am 21sten: bei geringerem Stupor ein Sinken der Kräfte (Blasenpflaster im Nacken, reizendes Klystier). Am 22sten: mehrere Darmausleerungen, ruhiger Schlaf, weniger Aufregung, aber sehr unregelmässiger Puls (Merkurialsalbe auf den Kopf, Klystiere, Kalomel und Skammonium). Am 23sten: Diarrhoe, Puls regelmässiger, Hautwärme natürlich; der Kranke kann schlucken; gegen Abend aber mehr Stupor; die Kräfte beginnen zu sinken; dazu konvulsivisches Zittern, Erweiterung der Pupillen; am 24sten erfolgt der Tod.

Leichenschau. Duramater sehr gefässreich; Arachnoidea missfarbig und trübe auf dem Scheitel und der Basis des Gehirns; die Piamater sehr gefässreich und mit Fibrin bedeckt. Etwa 4 Unzen Serum in den Ventrikeln; die Gehirnsubstanz verdichtet und gefässreich; ebenso die Hüllen des oberen Theils des Rückenmarks.

(Verschiedene andere hieher gehörige Fälle, die theils glücklich, theils unglücklich abliefen, werden wir weglassen, um den Raum dieses Journals nicht zu sehr in Anspruch zu nehmen.) *Lond. med. Gaz.*

II. Analysen und Kritiken.

Ueber das *Asthma thymicum*, das Millar'sche Asthma, den spasmodischen Krup, den Stimmritzenkrampf und das sogenannte krähende Einathmen der Kinder.

(Das *Asthma thymicum* oder *Spasmus glottidis*, — eine physiologisch-pathologische Abhandlung von Ph. Nieberding, Dr. med., Halle bei Lippert und Schmidt, 1844, 8.)

(Analyse von Dr. Behrend.)

Diese kleine Schrift scheint nichts weiter als eine Inauguraldissertation zu sein, obwohl der Titel es nicht besagt; jedenfalls ist sie die Abhandlung eines Tironen. Denn sie ist mangelhaft durch und durch, und wir würden sie nicht vor die Augen unserer Leser geführt haben, hätten wir nicht die Absicht, daran einige Bemerkungen über den hier erörterten wichtigen Gegenstand zu knüpfen. Wir werden demgemäss nur den Schritten des Verfassers, welche die breitgetretene Bahn aller Wanderer gewöhnlichen Schlages im Bereiche der Medizin verfolgen, nachgehen, sonst aber mit unseren Augen schauen und nur einen Seitenblick auf das werfen, was der Verf. angegeben.

Zuerst spricht der Verf. über die Synonyme dieser Krankheit: *Asthma thymicum, Spasmus glottidis, Asthma laryngeum;* er fügt noch die Trivialbenennungen hinzu: deutsch: Jachhusten; italienisch: *Gallicinio;* englisch: *Crowing inspiration* oder *Crowing disease.* Das italienische *Gallicinio,* so wie das englische *Crowing* (Krähen), entspricht dem alten deutschen Hühnerweh, welches aber mehr für ächten Krup als für das sogenannte Millar'sche Asthma, von dem alsbald gesprochen werden soll, gebraucht wird.

Es fehlen hier indessen noch eine ganze Menge älterer und neuerer Benennungen, und da der ächte Krup so wie das zweifelhafte *Asthma Millari* entweder mehr oder minder mit der hier in Rede stehenden Krankheit identisch oder von ihr streng zu scheiden sein wird und die Benennungen von vielen Autoren in grösster Verwirrung der Begriffe und zu vielfachem Unheile in der Wissenschaft beliebig bald so, bald so gebraucht worden, so wird es gut sein, alle Ausdrücke, so weit wir deren habhaft werden konnten, ohne Weiteres vorerst zusammenzustellen: *Angina s. Cynanche maligna, Catarrhus suffocativus nervosus, Asthma acutum, Asthma siccum, Asthma convulsivum, Tussis sicca* (verschiedener Autoren), *Thymos* (Hippokrates), *Affectio orthopnoica* (Baillou), *Suffocatio s. Angina stridula* (Home), *Angina strepitosa strangulans* (Ghisi), *Cynanche suffocatoria stridula* (Crawford), *Angina laryngea* (Hufeland), *Asthma laryngeum* (neuere Autoren); deutsch: Hühnerweh, pfeifende Bräune, Stickbräune, Krup (*Croup*, ein ursprünglich schottisches Wort, Beklemmung des Athems bedeutend), — alle diese Ausdrücke sind verschiedenartig benutzt worden, und zwar sowohl für die hier in Rede stehende Krankheit, als auch für die scheinbar nahe verwandten. Nachdem jedoch im Jahre 1769 Millar zuerst mit der Beschreibung des nach ihm genannten Asthma, und fast zu gleicher Zeit Home mit einer schärfern Darstellung und Scheidung des eigentlichen entzündlichen oder exsudativen Krups hervorgetreten war, wurden zwar die Ausdrücke mehr geschieden und ihnen auch durch Beiwörter ein etwas engerer Sinn gegeben, aber die Verwirrung wurde darum nicht geringer.

Für die eigentliche exsudative Entzündung des Kehlkopfes und Luftröhrengezweiges galten nunmehr die Ausdrücke: *Angina polyposa s. Ang. membranacea* (Michaëlis), *Tracheitis infantum exsudativa* (Albers), *Angina laryngea exsudatoria* (Hufeland); deutsch: wahrer, ächter Krup, häutige Bräune, Hautbräune; englisch und französisch: *croup κατ' ἐξοχήν*. Für das von Millar beschriebene Asthma blieben die Ausdrücke: *Asthma spasmodicum, Asthma acutum periodicum, Asthma suffocativum, Catarrhus suffocativus nervosus infantum*, deutsch: Krampfbräune, Krampfasthma, Engbrüstigkeit der Kinder. Aber als in Folge der trefflichen Arbeiten von Michaëlis, Jurine, Albers, Vieusseux, Royer-Collard, Löbenstein-Löbel, Double u. A. die Begriffe: falscher Krup, Pseudo-Krup, spasmodischer Krup, Krampfkrup aufkamen und ihnen besondere Darstellungen gewidmet wurden, ohne dass man versuchte, das, was man darunter verstand, mit dem Millar'schen Asthma streng und vorurtheilslos zu vergleichen; als nun endlich sogar in unseren Tagen noch Kopp sein *Asthma thymicum* in die Welt brachte, Clarke und Marsh über *Spasmus glottidis* und Hugh Ley über pfeifendes, krupähnliches, krähendes Einathmen (*crowing inspiration*) Bericht abstatteten, wurde die Verwirrung wieder erneuert, wenn auch in anderer Art, das heisst in solcher Art, dass wenigstens der ächte Krup oder die wahre häutige Bräune geschieden blieb, und die Verwirrung nur die Begriffe: *Asthma Millari*, falschen Krup, Krampfkrup, nervösen Krup, *Asthma thymicum*, Stimmritzenkrampf und das sogenannte krähende oder krupähnliche Einathmen (*Laryngismus stridulus*) betraf.

Der Verf. der hier eingeführten, durchaus unbedeutenden Schrift scheint nur das *Asthma thymicum* oder Kopp'sche Asthma vor Augen stellen gewollt zu haben; denn nach der Einleitung und nach einer höchst mangelhaften, ohne alle Kritik zusammengestellten Literatur über das genannte Asthma bringt er eine sehr dürftige Anatomie und Physiologie der Thymusdrüse, und giebt sich in den folgenden Abschnitten Mühe, die Diagnose zwischen dem *Asthma thymicum* und den ähnlichen Krankheiten, namentlich dem Millar'schen Asthma, zu begründen. Wie wenig ihm dieses jedoch gelungen und wie wenig er sich hier zu bewegen verstand, erfährt man alsbald, wenn man die paar Seiten (20—23) durchliest.

Die Frage dreht sich aber, wenn wir den Verf. nicht weiter beachten wollen, um folgende Punkte: „Sind das sogenannte Millar'sche Asthma, der spasmodische oder nervöse oder falsche Krup der Autoren, der Stimmritzenkrampf des Marsh und Clarke, das thymische Asthma Kopp's und das krähende Einathmen Hugh Ley's eine und dieselbe Krankheit? Sind sie nur der Form, dem Grade und den Ursachen, oder sind sie auch dem Wesen nach verschieden?"

Wir wollen versuchen, diese Frage zu lösen, und wir werden zu diesem Zwecke erst zusammenstellen, was nach den besten Quellen die genannten Krankheiten in der Erscheinung Aehnliches und was sie Verschiedenes haben, und dann werden wir auf das Wesen einzugehen und auf den eigentlichen Begriff zurückzukommen suchen.

In Bezug auf das Millar'sche Asthma gehen wir bis zu diesem Autor selber zurück (John Millar, Bemerkungen über die Engbrüstigkeit und das Hühnerweh, nebst einem Anhange von der stinkenden Asa; aus dem Englischen von C. G. Krause, 8., Leipzig 1769) und vergleichen damit: Home, *Inquiry into the nature and cure of the croup*, *Edinb.* 1765; ferner: Benj. Rush, *Diss. on the spasmodica asthma of children*, *London* 1770; — C. B. Fleisch, *Diss. de Asthmate Millari*, *Marburg.* 1799; — F. Fleischer, *Diss. de Asthm. Millari*, *Marburg.* 1800, und endlich: I. H. F. Autenrieth, Versuche der prakt. Heilkunde, Bd. I, Heft 1, S. 51, Tübingen 1807. Stellen wir nun noch hiergegen das, was die neueren Arbeiten über das angebliche thymische Asthma, von Kopp an bis auf Hrn. Nieberding, den Verf. der uns vorliegenden Schrift, ausgesagt haben, so wie ferner die Angaben über *Spasmus glottidis* von Marsh, Clarke, Kyll, Rösch u. A., über den sogenannten *Laryngismus stridulus* (krähendes Einathmen) von Hugh Ley, W. Kerr, Griffin, Hedding u. s. w. und über den spasmodischen, nervösen oder falschen Krup von Cullen, Vieusseux, Jurine, Double, Wichmann, Dreyssig, Underwood, Guersant, — so kommen wir zu folgenden Resultaten:

1) Millar stützt seine Angaben auf drei Krankengeschichten, wovon die eine ganz unbedeutend ist und nicht die geringste Berücksichtigung verdient; die anderen beiden sind auch höchst unvollkommen. In einem dieser beiden Fälle nämlich wird er zu einem 4jährigen Kinde hinzugerufen, findet dasselbe aber in Konvulsionen liegend und im Sterben begriffen; man erzählt ihm, dass es zwei Anfälle von plötzlichem strangulirenden Athmungsmangel gehabt, dass man ihm deshalb 14 (sage vierzehn) Unzen Blut entzogen, und dass darauf der jetzige Zustand (offenbar in Folge der unmässigen Blutentziehung) eingetreten. Im zweiten und dritten Falle, ebenfalls bei ganz kleinen Kindern, trat der Tod nach mehreren Erstickungsanfällen und etwas Husten ein. Noch dürftiger sind die Angaben über den Leichenbefund dieser Fälle; nur in zweien derselben geschah die Untersuchung, und zwar war Millar nur in einem Falle gegenwärtig; über den zweiten Fall hat er die Data nur durch Hörensagen; über die Beschaffenheit des Kehlkopfes und der Luftröhre wird fast gar nichts gesagt; die Lungen wurden auch nicht krank befunden; kurz, Millar's Angaben sind in jeder Beziehung so dürftig, die Symptomatologie ist so unvollständig durchgeführt, es ist so gar nichts über die Art und die Dauer des Erstickungsanfalles, ob er mit einem Kreischen begann oder endigte, wie oft und wann er sich wiederholte, ob das Kind lange vorher krank gewesen u. s. w., gesagt worden, dass man sich billig wundern muss, nicht — dass auf diesen mangelhaften Grund eine eigenthümliche Krankheit aufgebaut, sondern dass sie noch heute als solche von vielen Autoren vertheidigt und vom thymischen Asthma und dem Stimmritzenkrampfe unterschieden wird.

2) Die Nachfolger Millar's, das heisst Diejenigen, welche diese Krankheit als besondere Spezies angenommen haben und sie noch annehmen, sind durchaus nicht einig, was sie darunter zu verstehen haben. Underwood, Cullen, Albers und Autenrieth erklärten das, was nach Millar *Asthma acutum* genannt wurde, für nicht verschieden vom Krup, sondern nur für eine solche Form des Krups, bei dem das nervöse Element allein oder ganz besonders vorherrscht.

Es entstand dadurch die Bezeichnung: nervöser Krup, spasmodischer Krup, Krampfkrup, Krampfbräune. Was dieses Moment bedeutet, wird später noch angegeben werden. — Jurine dagegen erklärte das, was Millar angab, für identisch mit dem *Catarrhus suffocativus* Erwachsener; da aber der Husten ein nur geringes, meist ganz fehlendes Symptom ist, Auswurf auch in den nicht-komplizirten Fällen durchaus nicht stattfindet, so wollte er lieber den ältern, schon von Gardien und Lieutaud für denjenigen angreifenden, erstickenden Husten, der mit Auswurf einer zähen, gallertartigen Materie begleitet ist, gebrauchten Ausdruck: *Catarrhus suffocativus nervosus* gelten lassen. Es ist ganz deutlich, dass Jurine entweder etwas ganz Anderes oder einen sehr komplizirten Zustand von *Asthma infantum* im Sinne gehabt hat. — Die Angaben von Wichmann, Double, Dreyssig, Hase sind sehr mangelhaft und scheinen alle fast blindlings dem Millar'schen Berichte entnommen zu sein.

3) Ganz ähnlich geht es mit dem sogenannten nervösen und spasmodischen Krup. Nach Jurine wurde von Mehreren, so auch von Guersant (s. Enkyklopädie der mediz. Wissenschaften von Fr. Ludw. Meissner, Bd. III, Leipzig 1830, 8., — Art.: *Croup*), zwischen ächtem und unächtem Krup (wobei keine Bildung von Pseudo-Membranen stattfindet) unterschieden, und der ächte Krup wird je nach den vorherrschenden Symptomen von ihnen ein entzündlicher, schleimiger, adynamischer und spasmodischer Krup genannt; der letztere ist nach ihnen ein Krup, welcher sich besonders bei sehr reizbaren, cholerischen, mit sehr nervösem Temperamente versehenen Kindern findet, durch kleinen, häufigen, zusammengezogenen, manchmal unregelmässigen Puls, grosse Unruhe des Kindes, häufige Veränderung der Gesichtsfarbe und ausnehmend heftige Erstickungszufälle sich charakterisirt; in den daran Gestorbenen findet man meistens sehr unbedeutende, manchmal aber gar keine Konkretionen im Kehlkopfe und Luftröhrengezweige. — Aehnliches wird von den meisten Schriftstellern, die einen Krampfkrup unterscheiden, ausgesagt. — Jurine spricht sogar noch von einem intermittirenden Krup; eben so Guersant mit mehr oder minder deutlichen Intermissionen, während deren dem Kinde gar nichts fehlt, wogegen die zu unbestimmten Zeiten kommenden häufigen Paroxysmen wahrhaft suffokatorisch sind. — Vieusseux und Guersant berichten über nervösen Krup oder Krup mit nervösen Symptomen mancherlei, welches Dasjenige, was man unter den Eingangs dieses Aufsatzes

angeführten Namen zu verstehen hat, immer mehr verwirrt; es soll dieser nervöse Krup ein solcher sein, bei dem sich auch nach dem Tode keine Pseudo-Membranbildung irgendwo in den Luftwegen findet, dessen Paroxysmen aber mit höchst ängstlichen Erstickungszufällen, die manchmal heftiger als im gewöhnlichen Krup und zwischen denen die Intermissionen vollständig sind, indem man nicht die Athmungsbeschwerden, die Stimmlosigkeit und das Trachealzischen des gewöhnlichen ächten Krups wahrnimmt, begleitet sind; Guersant meint selber, dass Millar's Asthma damit vollkommen identisch sei, und wir vermeinen, wie wir später noch genauer darzuthun versuchen werden, dass auch der sogenannte spasmodische Krup damit gänzlich zusammenfalle. Es kommt nun darauf an, zu sehen, wo Kopp's thymisches Asthma, Marsh's Stimmritzenkrampf und Hugh Ley's sogenannter *Laryngismus stridulus* verbleibt.

4) Was das *Asthma thymicum* Kopp's betrifft, so ist längst erwiesen, dass während des Lebens die Vergrösserung der Thymusdrüse, welche Kopp als die eigentliche Ursache der Anfälle von Erstickungs- oder von Athmungskrampf betrachtet, aus den vorhandenen Symptomen nicht diagnostizirt werden kann. Denn einerseits ist in Kinderleichen häufig eine vergrösserte oder hypertrophische Thymusdrüse angetroffen worden, ohne dass im Leben die angegebenen Zufälle vorhanden waren, und andererseits fand man in den Leichen derjenigen Kinder, welche an Zufällen gestorben waren, die das von Kopp geschilderte *Asthma thymicum* vollkommen darstellten, die Thymusdrüse vollständig normal und entweder gar keine auffallenden Veränderungen in der Brusthöhle oder in den Athmungsorganen, oder man fand Störungen ganz anderer Art. Vergleicht man das, was Hugh Ley über den von ihm so genannten *Laryngismus stridulus* (krähendes, pfeifendes oder krupähnliches Einathmen) und Marsh und Clarke über *Spasmus glottidis* angeben, so erkennt man, dass die Erscheinungen sich vollkommen gleichen, obgleich Ley nicht die Thymusdrüse, sondern die tieferen Halsdrüsen vergrössert fand und dem Drucke derselben auf die Zweige des Vagus die Anfälle beimass, Clarke hingegen eine Affektion des Gehirns und besonders der *Medulla oblongata* als Ursache erkannte. Es wird auf der Stelle einleuchtend, dass Alle dieselbe Krankheit meinten, der sie nur verschiedene Ursachen beilegten, und es ist wahrscheinlich, dass diese verschiedenen Ursachen auch in der That, wie wir noch zeigen werden, ihre Geltung finden können. Wir werden diese von Allen gemeinte Krankheit am

besten mit *Spasmus glottidis* bezeichnen, weil dieser Ausdruck nicht nur dem Wesen der Krankheit am nächsten kommt und am besten verstanden wird, sondern weil er auch von den meisten Autoren, die über das Kopp'sche Asthma, den Ley'schen Laryngismus und den Clarke'schen Stimmritzenkrampf geschrieben haben, angenommen ist.

5). Es wird sich aber alsbald zeigen, dass auch das Millar'sche Asthma und meistens das, was verschiedene Autoren unter spasmodischem und nervösem Krup verstanden hatten, durchaus nichts Anderes ist, als *Spasmus glottidis*, und dass alle Unterschiede nur in der durch Alter des Kindes, Dauer, Intensität, Komplikation, Ursachen und stattgehabte Behandlung bewirkten Modifikation beruhen.

In der sehr armseligen Diagnose, die der Verf. des vor uns liegenden Büchleins aufstellt, sucht er das *Asthma thymicum* von dem ächten Krup, dem Keuchhusten, der Blausucht und dem chronischen Hydrokephalus zu differenziren. Man sieht schon hieraus, dass die Arbeit die eines Schülers ist; denn mit Keuchhusten und Kyanose, wenn bei letzterer auch asthmatische Zufälle eintreten, wird sicherlich Niemand die hier in Rede stehende Krankheit zu verwechseln in Gefahr gerathen. Wenn der chronische Hydrokephalus allerdings auch, gleich vielen anderen Gehirnleiden, Anfälle von Konvulsionen zeigt, welche einen Stimmritzenkrampf mit in sich fassen, der als ein Hauptglied zur Kette dieser Nervenzufälle gehört, so giebt er sich doch durch so viele andere Symptome kund, dass man ihn sicherlich, wenn er vorhanden ist, nicht übersehen wird. Dagegen hat der Verf. die Vergleichung des *Asthma thymicum* mit dem Millar'schen Asthma und dem spasmodischen Krup auf so miserable Weise abgefertigt, dass wir seiner hier nur gedenken, um einen Anlass zu finden, unsern eigenen Weg einzuschlagen. Wir wollen zuerst diejenigen Phänomene in allen hier genannten Krankheiten hervorheben, die uns pathognomonisch erscheinen und allen, so weit die Angaben der Autoren reichen, gemeinsam sind:

a) Heftige Erstickungsanfälle und zwischen den Anfällen deutliche Intermissionen von verhältnissmässigem Wohlbefinden.

b) Die Erstickungsanfälle kommen plötzlich, meist ohne alle Vorbereitung, anfänglich gewöhnlich des Nachts, dann aber auch bei Tage, einmal oder mehrmals.

c) Kein Fieber, keine ungewöhnliche Hautwärme, wenn nicht katarrhalische oder anderartige Komplikationen vorhanden sind.

d) Die Anfälle sind von kurzer Dauer, meist kaum eine Minute, bisweilen mehrere Minuten anhaltend, und dann immer mit heftigen Konvulsionen verbunden.

e) In den Intermissionen ist Athem und Puls ruhig, normal, letzterer wohl etwas klein, und Appetit und Schlaf gut, sobald nicht besondere Komplikationen vorhanden sind.

f) Der Tod erfolgt plötzlich in einem der Anfälle durch Suffokation, und zwar gewöhnlich, nachdem eine Anzahl von milderen Anfällen vorausgegangen ist.

g) Blutentziehungen, strenge Antiphlogistika, Merkurialien und Brechmittel bringen gewöhnlich Nachtheil; dagegen zeigen sich Antispasmodika und Roborantia, neben milden und leichten Abführmitteln, von Nutzen, wenn Komplikationen, z. B. vorhandenes Gehirnleiden, gastrische Beschwerden u. s. w., nicht ein anderes Verfahren erheischen.

h) Die Krankheit ergreift Kinder im Alter von noch nicht einem Monate bis zu 5—6 Jahren.

i) In den Leichen der an dieser Krankheit Gestorbenen findet man keine plastischen Exsudationen im Kehlkopfe oder im Luftröhrengezweige, sonst aber ganz verschiedene Veränderungen, bisweilen aber auch ganz und gar nichts.

Um uns ganz deutlich zu machen, dass das *Asthma Millari*, das *Asthma thymicum Koppii*, der *Spasmus glottidis* des Marsh und Clarke und der *Laryngismus stridulus* (krähendes, pfeifendes Einathmen) des Hugh Ley nichts weiter sind, als eine und dieselbe Krankheit, nur auf verschiedenen Ursachen beruhend und in verschiedener Art aufgefasst, thun wir wohl am besten, wenn wir die für jede Krankheit angegebenen Symptome und sonstigen Momente analysiren und diejenigen, die sie gemeinsam haben oder nicht, gegen einander stellen. Wir wählen für das *Asthma Millari* den 2. Theil von Hasse's Handbuch der chron. Krankheiten (2. Aufl., Leipz. 1820, 8., S. 75 u. ff.), weil dieses Werk vor der Erhebung des angeblichen *Asthma thymicum* und des *Laryng. stridulus*, so wie des Marsh'schen *Spasm. glottidis*, zu besonderen Krankheiten geschrieben ist und wir es gerade zur Hand haben. Für das *A. thymic.* wenden wir uns zu Kopp's Denkwürdigkeiten und dem Hrn. Nieberding, dem Verf. des hier vor uns liegenden Büchleins; für den *Laryng. strid.* zu d. Abhandlung von Hugh Ley (s. Behrend, Neueste mediz. Journalist. d. Ausl., April 1834, S. 401) und für den *Spasm. glott.* zu Clarke (*Comment. on some of the most important diseas. of childr.*, *Lond.* 1831, 8.) u. Marsh (s. Behrend u. Moldenhawer, Neueste med.-chir. Journalist. d. Ausl., Bd. V., H. 3, 1831, S. 315).

Asthma Millari. Haase, Chron. Krankh., Th. II.	*Asthma thymicum.* Kopp, Nieberding.
1) Die Anfälle treten plötzlich ein, ohne auffallende Vorboten. Höchstens hustet das Kind am Tage einigemal katarrhalisch.	1) Die Anfälle treten plötzlich ein; bei einigen Kindern schien etwas Schleimrasseln vorherzugehen und den Anfall vorher anzudeuten. Meistens fehlten alle Vorboten.
2) Der Anfall erscheint meistens des Nachts, nachdem das Kind sich gesund niedergelegt und bereits schon geschlafen hat; nur sehr selten bei Tage.	2) Der Anfall erscheint gewöhnlich im Schlafe, das heisst, das Kind erwacht plötzlich aus dem Schlafe in Folge des Anfalles. Später kommt er auch während des Wachens.
3) Das Kind nämlich wacht plötzlich mit einem sehr ängstlichen Geschrei auf, ist höchst unruhig, fährt in die Höhe und leidet auch augenblicklich schon an Oppression und gehemmtem, gleichsam gepresstem Athemholen. Die Respiration ist sehr erschwert, schnell, klein und mit einem eigenen, dumpfen, hohlen, krächzenden (*crowing*), bellenden Tone verbunden, den man schon in ziemlicher Entfernung hören kann.	3) Der Anfall besteht darin, dass das Kind, plötzlich aus dem Schlafe fahrend, nach Athem ringt. Der Athem fehlt einige Sekunden; das Kind kämpft gegen das Gefühl der Erstickung, bis der Athem mit einem rauhen, kreischenden, gellenden Tone wiederkehrt. Bisweilen ist schon die erste Inspiration mit solchem heisern, pfeifenden Tone begleitet; es folgen auf solche Inspiration 3—4 mühsame Athemzüge, bis der Athem wieder regelmässig wird.
4) In Folge der gehemmten Blutzirkulation erscheinen die Kopfgefässe strotzend und angeschwollen, das Gesicht abwechselnd aufgetrieben, roth, blass oder bläulich. Das Kind ist dabei im höchsten Grade unruhig, sucht sich durch allerlei Lagen und Stellungen des Körpers Erleichterung zu verschaffen	4) Die Anfälle sind oft mit Konvulsionen verbunden und gleichen dann wahrhaft epileptischen Anfällen. Bisweilen scheinen die Konvulsionen nur mit den asthmatischen Anfällen zu wechseln, bisweilen mit ihnen zusammenzutreten, und es erfolgt hierbei oft der Tod. Dabei zeigen sich alle die Symptome, welche die

Laryngismus stridulus (krähendes Einathmen). Hugh Ley.	*Spasmus glottidis infantum.* Clarke, Marsh.
1) Die Anfälle treten plötzlich ein; bisweilen etwas Husten und Schleimrasseln vorhergehend, das aber nur katarrhalisch zu sein schien.	1) Anfälle plötzlich bei anscheinend ganz gesunden Kindern.
2) Die Kinder erwachen plötzlich aus einem scheinbar gesunden Schlafe, besonders des Nachts; bisweilen kommen diese Anfälle auch bei Tage.	2) Die Erstickungsanfälle kamen vorzüglich des Nachts im Schlafe.
3) Der Anfall bestand in den beobachteten Fällen in einem plötzlich eintretenden Ringen nach Athem, und es schien, dass die Kinder durch den Mangel an Athem aus dem Schlafe geweckt wurden. Denn nach einigem mit Krächzen und rauhem Tone begleiteten Kampfe blieb der Athem ganz aus und kam nach einigen Sekunden oder etwa einer halben Minute wieder, und zwar mittelst einer tiefen, mit krähendem oder pfeifendem Tone begleiteten Inspiration; nach und nach wird der Athem wieder regelmässig.	3) Das Kind fuhr plötzlich aus dem Schlafe und schnappte angstvoll nach Luft; die Stimme wurde dabei tönend, der Athem keuchend, kämpfend, und der Anfall endigte sich jedesmal durch eine lange, laut tönende Einathmung. Bald darauf ist die Athmung wieder regelmässig.
4) Die Kinder waren während der Anfälle mehr bleich als roth im Antlitz, bisweilen aber roth bis zur Lividität. Sie zeigten krampfige Starrheit in allen Muskeln; die Glieder waren steif, ausgedehnt, die Hände eingekniffen, die Wirbelsäule oft beträchtlich nach hinten übergezogen, die Augen stier, gebrochen	4) Während des Anfalles war der Kampf heftig, denn es schwoll das Gesicht dabei an und wurde bald purpurroth, bald blass. Die Krämpfe wurden allgemein und boten das Bild eines in vollständige und allgemeine Konvulsionen verfallenen Kindes dar; man konnte glauben, es mit Epilepsie zu thun

Asthma Millari.	*Asthma thymicum.*
Haase, Chron. Krankh., Th. II.	Kopp, Nieberding.
Dabei ist der Anfall von keinem Husten, nur selten von einem gelinden Hüsteln begleitet. Unter diesen Umständen tritt nun, je nachdem der Krampf einen höhern oder niederern Grad erreicht, die Erstickungsgefahr mehr oder weniger ein, so dass die Krankheit schon im ersten Anfalle durch Suffokation tödten kann. Dieses ist der seltenere Fall. Meistens erfolgt, nachdem der Paroxysmus 5, 10 — 15 Minuten und länger angedauert hat, unter Niesen, Rülpsen, Erbrechen oder einem lebhaften Husten und mit Eintritt des Schweisses eine bedeutende Remission, die sogar in völlige Intermission übergeht; das Kind wird wiederum ruhig, das Athmen wieder natürlich, und häufig schlafen die Kinder wieder ruhig ein. Der Puls ist im Anfalle sehr schnell, klein, zusammengezogen, unordentlich, die Haut kalt, zusammengezogen, der Urin blass, wässerig.	Konvulsionen und eine androhende Suffokation zu begleiten pflegen. Sobald der Athem stockt, wird das Gesicht aufgetrieben; zuweilen bleibt es auch ganz blass und kalt; in der geöffneten Mundhöhle sieht man die Zungenspitze nach oben gekrümpt, das Antlitz wird verzerrt, die Augen sind verdreht; die Venen an Hals und Kopf sind strotzend, die Extremitäten konvulsivisch bewegt oder steif, der Kopf hinten über gebogen; der gleich Anfangs beschleunigte, kleine, zusammengezogene Puls wird intermittirend; der Paroxysmus endet unter 3- bis 4maliger keuchender, schrillender, krächzender Inspiration, starkem Gepolter im Leibe, unfreiwilligem Abgange von Urin, Flatus, schaumig. Speichel vor dem Munde. Das Schreien und Kämpfen dauert noch eine Weile; dann athmet das Kind schwer und stöhnend, ist verdriesslich, hat einen kaum zählbar. Puls, trinkt begierig u. versinkt unter wässerigem, starkem Schweiss wieder in einen ruh. Schlaf.
5) Der nächste Anfall bleibt in der Regel nicht lange aus. Er erscheint meistens in der nächstfolgenden Nacht, bisweilen auch noch früher, bisweilen nach 12, 16, 18 Stunden. Er beginnt wie der vorhergehende, hat alle dieselben Erscheinungen, pflegt aber noch weit	5) Die Anfälle kommen Anfangs selten, sind mild und von kurzer Dauer, so dass sie leicht übersehen werden; allmälig aber nehmen sie zu, kommen in kürzeren Zwischenräumen, alle 6, 4, 2 Stunden, nicht nur des Nachts, sondern auch bei Tage, und werden immer heftiger.

Laryngismus stridulus (krähendes Einathmen). Hugh Ley.	*Spasmus glottidis infantum.* Clarke, Marsh.
und häufig nach aufwärts gerollt und das Antlitz mit dem Ausdrucke der Agonie. Den Anfall beendigte eine tiefe, mit pfeifendem Tone begleitete Inspiration. Während der Anfälle war der Puls kaum zählbar, unregelmässig; dazu kamen unwillkürlicher Harn- und Kothabgang, Angstschweisse u. s. w. Wenn der Anfall gänzlich vorüber war, blieben die Kinder noch eine Zeit lang unruhig und fielen dann erschöpft und angegriffen von Neuem wieder in Schlaf. Diese Anfälle waren offenbar mit der grössten Lebensgefahr verknüpft und konnten sogleich den Tod bewirken.	zu haben. Die Anfälle endigten, wie alle diese Krämpfe, unter heftigen Angstschweissen, Aufstossen, Abgang von Blähungen, gellendem Schrei, unfreiwilligem Harn- und Kothabgange. Nach dem Anfalle blieb bedeutende Erschöpfung zurück, und es erfolgte nun ein ruhiger Schlaf. Die Anfälle waren mit der grössten Gefahr verbunden; in einem Falle erfolgte der Tod plötzlich während des Paroxysmus.
5) Die Anfälle sind bei manchen Kindern gleich im Anfange so heftig, dass sie bei der Umgebung Schrecken und Angst erregen. Bisweilen sind sie aber auch so mild und von so kurzer Dauer, dass sie leicht übersehen werden; ein kurzes, einige wenige Sekunden dauerndes	5) Anfänglich kamen die Anfälle nur beim plötzlichen Erwachen aus dem Schlafe, bisweilen ohne alle Ursache, dauerten nur kurze Zeit und waren milde. Mit der Zeit kamen sie schneller hinter einander und wurden heftiger.

Asthma Millari.

Haase, Chron. Krankh., Th. II.

heftiger zu sein... Hat das Kind einige Anfälle überstanden, so erscheinen die Paroxysmen mit grösserer Heftigkeit und in kürzeren Zwischenzeiten, doch meistens des Nachts, später auch wohl bei Tage, aber auch dann gewöhnlich im Schlaf. Auf diese Weise kann die Krankheit 4—10 Tage dauern, aber auch schon in den ersten Anfällen tödten. Der Tod erfolgt, selbst wenn er später eintritt, auch in Form v. Suffokation.

6) In den Zwischenzeiten zwischen den Anfällen befinden sich die Kinder, doch nur scheinbar, wohl; die meisten laufen herum, ohne über etwas zu klagen, essen mit Appetit; manche aber vermeiden, zu trinken, legen sich nicht gern und suchen sich immer aufrecht zu halten. Allein bei genauerer Untersuchung findet man den Puls schnell, klein, unterdrückt, krampfhaft, d. Haut trocken, den Urin blass, hell, zwar oft, aber stets nur in kleinen Quantitäten abgehend, seinen Abgang sogar bisweilen mit krampfhaft. Beschwerden verbund., d. Stuhlg. verstopft; überdies allgem. Unruhe, Aengstlichk., ein niedergeschlag., furchtsam., schreckhaftes Wesen; bei manchen übertrieb. Lebhaftigk. u. Agilität; dabei bisweil. auch leichtere konvuls. Bewegungen d. Muskeln, leichtes Sehnenhüpfen, in anderen Fällen Neigung zum Erbrechen, Würgen und Erbrechen selbst.

Asthma thymicum.

Kopp, Nieberding.

Die Reaktion des Kindes wird, wenn nichts gethan wird, immer schwächer, und es erfolgt der Tod, wenn nicht in den ersten Anfällen, doch später, anscheinend suffokatorisch. Die Krankheit kann demnach kurze Zeit, sie kann aber auch Monate dauern.

6) Sieht man das Kind in der Zwischenzeit, so sollte man gar nicht glauben, dass dasselbe von so bösen Anfällen heimgesucht sei. Es ist ziemlich wohlgenährt, anscheinend munter, hat einen ziemlich guten Appetit. Bei näherer Untersuchung aber findet man ein leukophlegmatisches Kind mit zarter, von blauem Venennetze durchzogener Haut und weit offenstehenden Fontanellen. Athmung u. Schlucken gehen gehörig von Statten, doch wird es beim Versuche, zu trinken, namentl. nach kaltem Wasser, darin gestört. — Bisweilen, wenn Katarrh, Dentition, Saburren oder Gehirnaffektion die Krankheit kompliziren, findet man die Kinder auch in der Zwischenzeit verdriesslich, mürrisch, ärgerlich, aufgeregt, zusammenfahrend und bleich aussehend.

Laryngismus stridulus. (krähendes Einathmen). Hugh Ley.	*Spasmus glottidis infantum.* Clarke, Marsh.
Ringen oder Schnappen nach Luft, eine unbedeutende konvulsivische Bewegung und ein kreischender Ton bei tiefer Einathmung ist Alles, was gewahrt wird und was Ammen und Wärterinnen für Bosheit und Eigensinn d. Kindes zu halten leicht geneigt sind. Das geht oft so Wochen lang; dann kommen aber die Anfälle immer häufiger, werden immer heftiger und gestalten sich zu allgem. Konvulsionen, innerhalb deren das Kind stirbt.	
6) Zwischen den Anfällen erscheinen die Kinder zwar frei von jeder Athemnoth, aber sie sehen doch blass, mürrisch und kränklich aus. Selten haben sie guten Appetit; meistens sind sie skrophulös, haben katarrhalisch-gastrische Beschwerden, werden mit der Zeit welk und abgemagert, haben eine kühle, fröstelnde Haut, kalte Extremität u. s. w. Bisweilen aber sehen die Kinder wohlgenährt und fett aus, obwohl immer etwas leukophlegmatisch.	6) In der Zwischenzeit zwischen den Anfällen liess sich nichts denken, was diese erklären konnte. Puls und Athmung waren natürlich, Haut kühl und weich, Zunge rein, Athem ganz gehörig, Appetit und Verdauung regelmässig, Darmkanal thätig. Das Kind war munter, lebhaft, lustig, wurde aber durch ein Geräusch schnell stutzig; es war in der Dentition begriffen. — Ein anderes Kind aber sah bleich und ungesund aus; die Haut war bleich und welk, die Zunge belegt; bald Durchfall, bald Verstopfung; Darmstoffe grün und gehackt; das Kind sehr erregbar, nervös, schien am Zahnen zu leiden.

Aus der Zusammenstellung dieser Symptome schon geht hervor, dass *Asthma Millari*, Kopp's thymisches Asthma, Marsh's und Clarke's *Spasmus glottidis* und Hugh Ley's *Laryngismus stridulus* eine und dieselbe Krankheit sind, und dass auch der nervöse oder spasmodische Krup der Autoren nichts Anderes ist. Bis zur Evidenz fast wird aber diese Identität gesteigert, wenn man die Angaben der Autoren über den anatomischen Befund in den an dieser unter verschiedener Benennung vorgebrachten Krankheit Gestorbenen vernimmt. Es geht nämlich aus diesen Angaben hervor, dass sich Bestimmtes gar nicht für diese Krankheit erweisen lässt. Behauptet Kopp, die Thymusdrüse vergrössert gefunden zu haben, so wird ihm, wie schon früher angedeutet, erwiesen, dass in mehreren an dieser Krankheit unter ganz gleichen Zufällen Verstorbenen die Thymus nicht vergrössert gewesen ist, und dass umgekehrt in vielen Kinderleichen die Thymusdrüse hypertrophisch befunden worden, ohne dass während des Lebens irgend einer der hier erwähnten Anfälle stattgefunden. Millar sagt geradezu, in den zwei Leichen, von denen er spricht, sei nichts Besonderes, was Aufschluss geben könnte, gefunden worden; auch Rush (B. Rush, *Diss. on the spasmodic asthma of children*, 1770) sagt, er habe in den Leichen nichts gefunden, als etwas Schleim in dem Luftröhrengezweige, nie aber polypöse Exkreszenzen; wir haben gesehen, dass das, was in dieser Beziehung über den sogenannten spasmodischen, nervösen, adynamischen, intermittirenden Krup ausgesagt ist, damit vollkommen übereinstimmt. Hugh Ley hat bekanntlich die Ansicht aufgestellt, dass von einem Drucke vergrösserter innerer Halsdrüsen auf die Nerven der Stimmritze, namentlich auf den *N. recurrens*, die Krankheit, welche er für nichts Anderes hält, als für eine krampfhafte Verschliessung der Stimmritze, herzuleiten sei; indessen ist ihm erwiesen worden, dass nicht in allen Fällen die Halsdrüsen vergrössert gewesen, dass da, wo sie vergrössert waren, sie doch keinen Druck auf die genannten Nerven auszuüben vermochten und dass bei vielen Kindern die inneren Halsdrüsen vergrössert gefunden worden sind, ohne dass sie an solchen Anfällen, wie sie hier beschrieben worden, litten. — Aehnliches lässt sich von der Behauptung von Marsh und Clarke sagen, dass die Anfälle von einer Affektion des Gehirns herzuleiten seien; eine solche ist wenigstens nicht bestimmt nachweisbar.

Aus dem bisher Gesagten lassen sich also mit Fug und Recht folgende Schlüsse ziehen:

1) Das Millar'sche Asthma, der spasmodische oder nervöse oder adynamische oder intermittirende Krup verschiedener Autoren, das Kopp'sche *Asthma thymicum*, der Hugh Ley'sche *Laryngismus stridulus* und Clarke's *Spasmus glottidis infantum* sind eine und dieselbe Krankheit.

2) Diese Krankheit besteht in einer krampfhaften Verschliessung der Stimmritze und dadurch bewirkten Athemnoth und in allgemeinen Krämpfen.

3) Der geeignetste Name ist daher *Spasmus musculorum glottidis*, oder *Constrictio glottidis spastica*, oder *Asthma laryngeum*, sofern nämlich an krampfhafte Verschliessung der Stimmritze bei letzterm Ausdrucke gedacht wird.

4) Hr. Kopp, wie Hr. Clarke und Hr. Hugh Ley haben daher Unrecht, die von ihnen beschriebene Krankheit für eine neue auszugeben, da schon, wie wir gesehen, seit Home und Millar mehrfach darüber, wenn auch unter anderer Benennung, gesprochen worden.

Kleine Verschiedenheiten in den Angaben sind ohne allen Belang. So sagt Haase, das *Asthma Millari* habe das Eigenthümliche, dass es nur Kinder und zwar nach der Entwöhnungsperiode bis höchstens zum 12ten, 13ten Jahre befälle; dagegen ergreift nach Kopp die Krankheit vorzugsweise Kinder vom 4ten bis zum 10ten Monate. Diese Differenz fällt aber weg, wenn man bedenkt, dass schon Weigand (Hamburg. Magazin für die Geburtshülfe von Gumprecht u. Weigand, Bd. I, Heft 1) das *Asthma Millari* bei Säuglingen wahrgenommen, und dass die Fälle, welche Hugh Ley, Marsh u. Clarke anführen, Kinder von 6 Monaten bis zu 3—4 Jahren betrafen. Wenn ferner von einigen Autoren behauptet wird, das *Asthma Millari* unterscheide sich dadurch, dass es periodisch auftrete und schon nach wenigen Anfällen tödte, so ist, was das Periodische betrifft, darunter, wie erwiesen worden, nichts Typisch-Wiederkehrendes, sondern lediglich etwas Intermittirendes zu verstehen, und was das Akute des Verlaufes betrifft, so kann das auch keinen Unterschied begründen, denn entweder sind die früheren milderen Anfälle übersehen, oder es hat bloss der Stimmritzenkrampf von Anfang an gleich mit grösserer Intensität sich eingestellt.

Wollen wir die Diagnose des Stimmritzenkrampfes näher begründen, so hätten wir nur den ächten Krup, den Keuchhusten und die von Herzleiden abhängigen asthmatischen Anfälle davon zu unterscheiden. Es muss hier zuvörderst darauf aufmerksam gemacht werden, dass fast alle im kindlichen Alter vorkommenden Affektionen der Athmungskanäle (des Kehlkopfes, der Luftröhre, der Bronchien) zu einer krampfhaften Thätigkeit der Muskeln — der Stimmritze — tendiren, sei es wegen der grössern Reizbarkeit des Vagus oder des verlängerten Markes oder wegen der geringern Ausbildung der festeren Theile des Kehlkopfes und der Luftröhre, genug, der eigenthümliche pfeifende, krähende, bellende Ton, den man Krupton zu nennen pflegt, findet sich, mehr oder minder modifizirt, im ächten Krup, beim Keuchhusten, im Anfange des Bronchio-Trachealkatarrhs und bei der hier in Rede stehenden Krankheit. — Aber bei den Katarrhen kleiner Kinder wandelt sich der Krupton sehr bald in das bekannte Schleimrasseln und den katarrhalischen Husten um; beim Keuchhusten sind die mit dem pfeifenden Tone begleiteten Hustenanfälle so charakteristisch, dass Derjenige nie eine Verwechselung begehen wird, der den Keuchhusten auch nur einmal beobachtet hat. — Was den ächten Krup betrifft, so unterscheiden das heftige Fieber, der zischende, beengende Athem, die heisere, bisweilen fehlende Stimme, die grosse Angst und Unruhe, verbunden mit Schlafsucht und Traurigkeit zwischen den Anfällen, ihn hinlänglich von der hier in Rede stehenden Krankheit, die, wie gezeigt worden, ganz vollkommen fieberfreie Intermissionen zeigt, in denen das Kind verhältnissmässig sich wohl befindet.

Wie urtheilslos Hr. Nieberding, der Verf. der kleinen im Eingange erwähnten Schrift, ist, geht daraus hervor, dass er in dem höchst dürftigen kleinen Abschnitte über Diagnose, wo er das *Asthma Millari* und den spasmodischen Krup für gleichbedeutend erklärt, behauptet, bei dem spasmodischen Krup sei mehr Husten, Fieber stets, und die Krankheit ende rasch, wogegen das *Asthma thymicum* sich in die Länge ziehe und kein Fieber zeige, wenn nicht Komplikationen vorhanden sind... Es sollte doch Jeder, besonders aber der Schüler, bevor er es wagt, mit einer Abhandlung in die Oeffentlichkeit zu treten, vor der Lesewelt wenigstens so viel Achtung haben, dass er sich über den Gegenstand, über welchen er schreiben will, erst genau unterrichtet; es würden dann nicht so viele unreife Früchte in die Welt gefördert werden.

Etwas besser bearbeitet ist der Abschnitt über Aetiologie der Krankheit, obwohl auch hier viel Mangelhaftes und Unrichtiges ist. Kopp, Hirsch, Brunn, Wutzer, Fingerhuth, Graf u. A. meinen, die Krankheit entstehe durch Druck der vergrösserten Thymus; Landsberg scheint eine Hypertrophie des Gehirns und der Thymus als

Ursache zu betrachten. Hachmann nennt die Krankheit ein krampfhaftes Entwickelungsleiden, das bald protopathisch, bald deuteropathisch auftrete. Marsh, Clarke, Kyll halten die Krankheit für ein Symptom eines Kongestiv- oder Reizungszustandes des Gehirns, Corrigan dagegen für die Folge eines Reizungszustandes des Rückenmarkes; Gölis betrachtet die Krankheit als ein charakteristisches Merkmal des innern chronischen Wasserkopfes; Hugh Ley leitet, wie schon gesagt worden, die Krankheit von einem Drucke der tieferen Halsdrüsen auf die *Nervi recurrentes* her; Keitel setzt den Grund der Krankheit in den fortwährenden Druck der hypertrophischen Thymus auf die Herzkammern, die Jugularvenen und die obere Hohlvene, so dass durch den verhinderten Rückfluss des Blutes eine Kongestion im Gehirn entstehe und die Krampfanfälle zur Folge habe. — Ebers ist der Ansicht, dass das Uebel nicht eigentlich als wirkliche Krankheit zu betrachten sei, sondern als Modifikation oder blosses Phänomen eines gemeinsamen Krankseins des Drüsensystemes und der Ernährung bei gleichzeitiger Affektion des Gehirns und Rückenmarkes. — Kerr hielt die Krankheit immer für Folge von Erkältung, North für eine Begleiterin der Dentition.

Erst durch Marshall Hall's Entdeckung der Reflexthätigkeit des eigentlichen Rückenmarkes sind wir zu klarer Einsicht gekommen. Wir wissen, dass die die Stimmritze bildenden und ihre Bewegung bewirkenden Theile vom Vagus versorgt werden, der exzitorische und motorische Nerv zugleich ist; der eine der hierher gehörigen Zweige dieses Nerven ist der *N. laryngeus superior*, der andere der *N. laryngeus inferior*, welcher letztere durch den Rekurrens mit ersterm sich verbindet. Bedenken wir nun ferner, dass der Vagus aus der *Medulla oblongata* entspringt und zuletzt die verschiedenen Plexus, namentlich den *Plexus coeliacus*, bilden hilft, so werden wir alsbald erkennen, dass die krampfhafte Konstriktion der Stimmritze, wovon wir hier sprechen, ganz verschiedene Ursachen haben kann, die aber alle auf erregte Thätigkeit der motorischen Nervenfasern der Muskeln der Stimmritze hinausgehen.

Der *Spasmus glottidis* kann demnach sein:

1) zentrischen Ursprungs: die *Medulla oblongata* ist direkt affizirt, entweder durch Ueberreizung, Kongestion, Wasserergiessung, Tuberkelbildung, oder durch Druck oder Entzündungsreiz vom Gehirn aus. Hierher würden also die Fälle von Gölis, Marsh, Corrigan

und denen gehören, welche in den an *Spasmus glottidis* Gestorbenen nichts Anderes gefunden haben;

2) **exzentrischen Ursprungs:** der Reiz hat nicht seinen Sitz im Rückenmarke oder Gehirne selber, sondern ausserhalb dieser Zentraltheile, und zwar:

a) **entweder in der Reflexsphäre:** hierher gehören vielleicht die Fälle, wo der *Spasmus glottidis* in Folge von Saburren, Skrophulosis, schlechter Blutbereitung, vorherrschender Venosität, ferner in Folge von Erkältung, Dentition u. s. w. beobachtet worden;

b) **oder in der motorischen Sphäre:** hierher gehören die Fälle, wo vielleicht wirklich von vergrösserten inneren Halsdrüsen oder von hypertrophischer Thymus ein Druck auf die motorischen Zweige des *N. laryngeus* ausgeübt wird. Letzterer Umstand würde jedoch eher Lähmung als Krampf bewirken.

Aus dieser kurzen Exposition geht auch die Verwandtschaft zwischen dem *Spasmus glottidis* und den allgemeinen Konvulsionen hervor, die auch nichts weiter sind, als eine immer mehr gesteigerte Reflexthätigkeit des wahren Rückenmarkes.

Wir übergehen das, was über Behandlung zu sagen ist. Es ergiebt sich dem praktischen Arzte von selber, dass Auflösung des Reizes und Entfernung desselben die eigentliche Kur ausmachen. Nach Entfernung des Reizes wird ein tonisirendes Verfahren gewöhnlich nothwendig. Ein treffliches Mittel pflegt Veränderung der Luft zu sein; die metallischen Tonika, namentlich das Kupfer, der Zink, Wismuth, das salpetersaure Silber, unter Umständen auch das *Chinin*, bei guter Diät, pflegen hier gebraucht zu werden. Die Alten empfahlen beim *Asthma Millari* und dem spasmodischen Krup Moschus, Asaföțida, Baldrian u. dergl. Während des Anfalles Anspritzen des Antlitzes und des Körpers mit kaltem Wasser, gelindes Reiben des Bauches, Kitzeln des Schlundes u. s. w. u. s. w.

III. Klinische Mittheilungen.

A. Poliklinik der Universität in Berlin (Prof. Romberg).

Mittheilungen aus derselben von Dr. Henoch, Assistenzarzte der genannten Klinik.

Ueber Syphilis im kindlichen Alter.

Die häufigste Form, unter welcher Syphilis bei neugeborenen Kindern auftrat, war die eines makulösen Exanthems. Diese Form erhielt sich indess nur selten in ihrer ganzen Reinheit, ging vielmehr im weitern Verlaufe mannigfache Veränderungen ein, wodurch sie sich zur squamösen oder gar zur ulzerösen umgestaltete. Die Flecke selbst waren in der Regel rund, von einer dunkelrothen, ins Gelbliche spielenden Farbe, standen an den Gliedmaassen auf den Wangen, der Stirn, dem Rumpfe mehr isolirt, flossen aber in der Gegend der Genitalien, des Afters, der Lippen und Gelenkbiegungen zu grösseren erythemartigen Ausschlägen zusammen. Auf den isolirt stehenden Flecken sieht man sehr häufig eine mässige kleienförmige Abschilferung, die erste Andeutung eines Ueberganges dieser Form in die *Psoriasis syphilitica*: in diesem Falle erheben sich die Flecke gewöhnlich über das Niveau der umgebenden Haut, fangen an, zu nässen, und werden, vorzugsweise an den der äussern Luft ausgesetzten Stellen, schuppig, während sich in den Hautfalten, am After, an den Genitalien, in den Weichen u. s. w. durch die stete gegenseitige Reibung der nässenden Stellen Geschwüre, nicht selten auch kondylomatöse Exkreszenzen entwickeln. Diese *Psoriasis syphilitica*, wie sie bei Neugeborenen vorkommt, unterscheidet sich schon durch ihre fahlrothe, blässere Farbe, durch die feinen blätterigen, mehr gelblichen Schuppen wesentlich von der aus anderen Ursachen stammenden Psoriasis, abgesehen davon, dass letztere in einem so zarten Alter fast niemals beobachtet wird.

Unter diesen beiden Formen wurde die Syphilis bei Weitem am häufigsten im kindlichen Lebensalter beobachtet; seltener kamen andere Exantheme vor, wofür folgender Fall als Beispiel dienen mag:

Bei einem 9 Monate alten Kinde hatte sich seit 6 Wochen ein Ausschlag entwickelt und unter verschiedenen Formen über den ganzen Körper verbreitet. Auf dem behaarten Theile des Kopfes sah man auf geröthetem Grunde gelblich-grüne, feuchte, weiche Grinde, die einen dem Katzenurin ähnlichen Geruch verbreiteten. Nase und Oberlippe waren erodirt, das linke Ohr erythematös, die Muschel desselben Sitz eines kleinen runden Geschwüres mit gelbem, speckigem Grunde. Ein papulöser Ausschlag, dem *Lichen lividus* ähnlich, zeigte sich auf dem Rücken der Hände und Füsse, während die Haut der Sexualtheile dunkel geröthet, mit kleinen Bläschen besetzt und die grossen Schaamlippen bedeutend angeschwollen waren. Auf den unteren Extremitäten sah man zahlreiche, mit Papeln untermischte, dunkelrothe Flecke, hier und da abschilfernd, an einzelnen Stellen tiefe, runde, scharf abgeschnittene Geschwüre mit speckigem Grunde und lebhaft gerötheten, stark verhärteten Rändern. Zwei dieser Geschwüre zeigten sich auch am Daumen und in der Vola der rechten Hand. Das ganze Ansehen des Ausschlages, die Anamnese, so wie der schnelle günstige Erfolg der eingeleiteten spezifischen Behandlung, setzten die syphilitische Natur desselben ausser Zweifel.

Bei einem andern, 10 Wochen alten Kinde gab sich die syphilitische Affektion der Haut nur durch drei runde Geschwüre mit speckigem Grunde und rothen kallösen Rändern kund, die an der hintern Fläche des rechten Oberschenkels ihren Sitz hatten.

Ausser den bisher genannten Exanthemen bietet nun die Haut der syphilitischen Kinder noch eine Veränderung dar, die ganz charakteristisch und für die Diagnose von grosser Bedeutung ist. Man findet nämlich in solchen Fällen die Haut der Ober- und Unterlippe eigenthümlich gespannt, roth, sehr oft rissig und gespalten; die Fusssohlen zeigen eine glänzende Röthe mit Spannung der Haut, wie sie auch am Perinäum, Skrotum und an der innern Fläche der Oberschenkel vorkommt und schon von Goelis unter dem Namen: *Cutis tensa chronica* beschrieben wurde.

Nächstdem richte man seine Aufmerksamkeit auf die Nase des Kindes; man beobachtet dann fast in allen Fällen ein eigenthümliches Schnüffeln, als ob die Nase verstopft wäre, Folge einer *Coryza syphilitica,* die nicht selten sogar das erste Symptom der drohenden Syphilis bei Neugeborenen ist und sich erst nach 8- oder 14tägigem Bestehen mit Hautaffektionen verbindet. Gewöhnlich ist dabei die Nasenwurzel eingesunken, was im Vereine mit der oben erwähnten Spannung und rissigen Beschaffenheit der Lippen der Physiognomie des Kindes einen ganz eigenthümlichen Ausdruck giebt.

Neugeborene Kinder, die an Syphilis leiden, sind fast immer bedeutend abgemagert: ihre Haut ist welk, schlaff, von blassem, kachektischem Ansehen, wenn sich auch sonst keine beunruhigenden Symptome, auf welche man diese Atrophie beziehen könnte, auffinden lassen. Die letztere ist vielmehr als eine natürliche Folge der Blutentmischung, die bei sekundärer Syphilis immer vorhanden ist, zu betrachten; in neuerer Zeit hat Ricord sogar auf eine besondere Art von Anämie und Chlorose, die bei Syphilitischen vorkommt, aufmerksam gemacht. Die sorgfältige Beachtung dieser Neigung zu Atrophie, die sich bei allen syphilitischen Kindern ausspricht, ist um so wichtiger, als die therapeutische Berücksichtigung derselben unerlässlich ist.

Die Ansicht einer Infektion des Kindes bei der Geburt, d. h. beim Durchgange durch die an Syphilis leidenden Genitalien der Mutter, hat heutzutage nur wenig Anhänger. Man hat diese Form unter dem Namen *Syphilis congenita, adnata* von der ungleich häufigern *Syphilis hereditaria* unterschieden: allein, wenn man sie auch nicht ganz ableugnen kann, scheint sie doch ausserordentlich selten zu sein. Maunsell in Dublin verwirft eine solche Entstehungweise gänzlich und sucht in der *Vernix caseosa,* welche den Körper des Kindes bei der Geburt umgiebt, ein wirksames Schutzmittel gegen die syphilitische Infektion.

Diese angeborene Syphilis musste sich natürlich durch primäre Geschwüre zu erkennen geben, und wenn auch einige Beobachter dergleichen an den Augen, den Lippen und Wangen gesehen haben wollen, so wurde doch in der Poliklinik trotz der grossen Anzahl syphilitischer Kinder nicht ein einziger Fall dieser Art beobachtet, vielmehr liess sich, wo Geschwüre vorkamen, die Entwickelung derselben aus den oben beschriebenen Exanthemen deutlich verfolgen. Der Verf. des neuesten französischen Werkes über Kinderkrankheiten, Hr. Bouchut, macht nicht mit Unrecht darauf aufmerksam, dass primäre syphilitische Geschwüre, die bei Neugeborenen überhaupt äusserst selten seien, auch durch eine ähnliche Affektion der Wärterin, selbst der Hebamme bedingt sein können, und beruft sich dabei auf die Erfahrungen seines Freundes, des Dr. Deville, Arztes am *Hôpital de l'Ourcine.* Am häufigsten wird noch die unmittelbare Ansteckung durch die Amme vermittelt: das Saugen des Kindes an einer schankrösen Brustwarze muss natürlich Geschwüre im Munde und in deren Folge sekundäre Symptome hervorbringen; allein auch diese Entstehungsweise ist im Allgemeinen selten; in der Klinik wurde sie nur einmal beobachtet.

Alle übrigen Fälle gehörten der *Syphilis hereditaria* an. Primäre Syphilis ist niemals erblich; nur kann die Krankheit, wenn sie bei den Eltern in sekundärer Form auftritt, auf den Fötus übertragen werden, — ein Beweis, dass primäre Geschwüre eben nur als Lokalaffektion zu betrachten sind. Die ererbte Syphilis erscheint gewöhnlich im 2ten, 3ten Monate nach der Geburt, nicht selten auch früher, und es fehlen selbst die Beispiele nicht, wo die Kinder mit syphilitischen Exanthemen bedeckt zur Welt kamen. Am häufigsten ist dies dann der Fall, wenn Abortus erfolgt, wozu sekundär-syphilitische Mütter überhaupt die grösste Neigung haben. Eine Frau, von welcher Herbert Mayo in seiner Abhandlung über Syphilis erzählt, litt, durch ihren Mann angesteckt, an einem Ausflusse und an Geschwüren, welche die Anwendung der Merkurialien erforderten. Kurz nach ihrer Entlassung aus dem London Hospital wurde sie schwanger und gebar im 7ten Monate ein todtes Kind; als sie dasselbe zu sehen wünschte, gab man ihr zu verstehen, dass es sehr entstellt sei und sie es lieber nicht sehen möge. Auch Bouchut führt in seinem Werke einen Fall an, wo das Kind mit einem über den ganzen Körper verbreiteten und wohl charakterisirten syphilitischen Exanthem, freilich todt, zur Welt kam. Ich selbst habe ein Kind beobachtet, welches von Geburt an auf der hintern Fläche des rechten Oberschenkels ein Konvolut von dunkelrothen, etwas erhabenen Flecken zeigte, die sich im Anfange des 3ten Monats allmälig in Schankergeschwüre verwandelten. Viel seltener tritt die ererbte Syphilis erst zur Zeit der zweiten Dentition auf, am seltensten aber in der Pubertätsperiode. Beobachtungen dieser Art sind immer sehr zweifelhaft, da unter solchen Umständen eine neue Infektion sehr leicht stattfinden konnte. Ich glaube, dass Letzteres in der Regel der Fall ist, wenn man auch Ausnahmen davon zugeben muss. Im vergangenen Winter untersuchte ich ein 8jähriges Mädchen, welches seit einigen Wochen über schmerzhafte Empfindungen im Munde, namentlich beim Schlucken, klagte. Auf der Schleimhaut des harten Gaumens sass ein breites, oberflächlich exulzerirtes Kondylom von der Grösse eines halben Silbergroschens; ein zweites kleineres fand sich an der vordern Fläche des Gaumensegels oberhalb der Uvula. Uebrigens liess sich am ganzen Körper kein syphilitisches Symptom wahrnehmen. Dieser Fall musste um so mehr zur Annahme einer hereditären Syphilis führen, als auch die Mutter vor einem halben Jahre an syphilitischen Ansteckungen des Stirn- und Schienbeines in der Klinik behandelt worden war. Die primäre Affektion der Mutter lag wohl an 10 Jahre zurück, und aus ihren Aussagen ging hervor, dass sie gerade während der Schwangerschaft an sekundären Symptomen gelitten hatte. Hätte das Kind Geschwüre im Munde gehabt, so würde man noch eher versucht gewesen sein, eine neue unmittelbare Infektion anzunehmen: allein Kondylome pflegen nur der Ausdruck der Lues zu sein, und so blieb die Annahme einer ererbten Syphilis, die hier erst im 8ten Lebensjahre auftrat, immer noch das Wahrscheinlichste.

Obwohl die ererbte Syphilis gewöhnlich die Folge einer Krankheit der Mutter ist, kommen doch auch Fälle vor, wo die letztere ganz gesund und nur der Vater der schuldige Theil ist. Ein interessantes Beispiel dieser Art hat Mayo mitgetheilt. Ein junger Mann hatte kurz vor seiner Verheirathung an venerischen Affektionen gelitten. Da er sich indess für vollständig geheilt hielt, heirathete er eine schöne Frau, die nach 10 Monaten einen gesunden Knaben gebar. Während ihrer zweiten Schwangerschaft fing der Mann an, zu kränkeln, und 5 Monate nach der zweiten Entbindung bekam er eine entschieden syphilitische Augenentzündung und eine verdächtige Exkreszenz am After. Auch hatte er schon während der Schwangerschaft seiner Frau ein Geschwür auf der hintern Fläche des Gaumensegels gehabt. Er unterwarf sich nun einer Merkurialkur mit gutem Erfolge. Währenddessen aber erregte der Zustand des Kindes Aufmerksamkeit: dasselbe wurde ganz mit Ausschlägen bedeckt, schilferte am ganzen Körper ab und schien nur mit grossen Schwierigkeiten zu schlucken. An der Mutter liess sich nicht die geringste syphilitische Affektion entdecken. Auch das Kind wurde durch eine merkurielle Behandlung wiederhergestellt.

Wir kommen nun zur Behandlung der *Syphilis neonatorum*, die gewöhnlich nicht schwer ist, schnellen Erfolg hat, aber leider nicht selten von Neuem begonnen werden muss, da Rezidive zu den gewöhnlichen Erscheinungen gehören. Wenn irgendwo die merkurielle Behandlung angewendet werden muss, so ist es bei der Syphilis der Kinder der Fall. Wer würde in der That wagen, neugeborene Kinder einer Hungerkur zu unterwerfen und mit Abführmitteln zu behandeln, zumal in allen Fällen, wie bereits oben angedeutet wurde, eine Neigung zur Atrophie unverkennbar ist!

In Frankreich pflegt man in solchen Fällen die Mutter oder Amme einer Merkurialkur zu unterwerfen, um auf diese Weise dem Kinde das Medikament durch die Milch zuzuführen. Man bedient sich dazu gewöhnlich der Einreibungen der grauen Salbe, und einige Aerzte haben sogar, wenn der Gesundheitszustand der Säugenden oder andere Umstände diese Methode kontraindizirten, eine Ziege dazu benutzt und das Kind dann mit der Milch derselben ernährt. Unter Anderen haben auch Cazenave und Schedel glückliche Erfolge dieser im *Hôpital St. Louis* gemachten Versuche gerühmt. Auch Dr. Deville im *Hôpital de l'Ourcine* verordnet der Mutter oder Amme Pillen aus Jodquecksilber zu $\frac{1}{4}$ bis $\frac{1}{2}$ Gran 2—3mal täglich und behauptet, durch dieses Verfahren in vielen Fällen, ohne dass die sorgfältigste Analyse in der Milch eine Spur des Mittels entdecken liess, schnelle Heilung erzielt zu haben. Wenn man indess erwägt, wie gut kleine Kinder die Merkurialpräparate vertragen, wie fast niemals schädliche Folgen danach beobachtet werden, so sieht man in der That nicht ein, weshalb man gesunde Personen den Einflüssen eines Mittels aussetzen soll, welches nach aller Erfahrung auf Erwachsene einen weit tiefern, nachhaltigern Eindruck hervorbringt, als auf Kinder. Die in der Poliklinik übliche Methode bestand in der direkten Darreichung der milderen Merkurialien, namentlich des Kalomels zu $\frac{1}{6}$—$\frac{1}{4}$ Gran oder des *Mercurius solubilis Hahnemanni* in derselben Dosis, Morgens und Abends genommen. Nur in einem Falle sah ich nach jeder Dosis des letztern Erbrechen eintreten, jedoch ohne alle schädlichen Folgen. Gleichzeitig wurden, um der Atrophie zu begegnen, tonisirende Mittel, namentlich ein Dekokt der Chinarinde, und lauwarme Bäder, mit aromatischen Kräutern oder Malz bereitet, verordnet. In einigen Fällen, wo Abmagerung und Erschöpfung bereits einen sehr hohen Grad erreicht hatten, bediente man sich mit dem glücklichsten Erfolge des ächten Tokayerweines, welchen Prof. Romberg überhaupt bei atrophischen Zuständen kleiner Kinder ausserordentlich wirksam fand und worüber an einer andern Stelle ausführlicher berichtet werden soll. Durch eine so geleitete Behandlung gelang es fast immer, schon nach wenigen Wochen die Krankheit zu heben. Rezidive erforderten eine Wiederholung derselben. Ich habe noch jetzt ein 5 Monate altes Kind vor Augen, welches vor 4 Monaten in der Klinik durch Merkurialien anscheinend hergestellt worden war. Im Mai suchte die Mutter von Neuem Hülfe, da der Ausschlag wieder hervorgebrochen und die Atrophie einen höchst bedenklichen Grad erreicht hatte. Die Behandlung wurde sogleich von Neuem begonnen und gleichzeitig das *Vinum tokayense* zu 4—5 Tropfen, 3mal täglich zu nehmen, verordnet. Schon nach 4 Wochen war das Exanthem wieder vollständig verschwunden, die Reproduktion hat sichtbar zugenommen, das Fleisch hat an Festigkeit, die Haut an Turgor bedeutend gewonnen, so dass bei fortgesetzter Behandlung eine baldige Wiederherstellung sicher zu erwarten ist. *)

B. *Hôpital de la Pitié* (Klinik von Bérard).

Ueber das Pott'sche Leiden der Wirbelbeine.

„Meine Herren! Da sich mehrere Kranke mit Krankheiten der Wirbel in unseren Sälen befinden, so nehme ich die Gelegenheit wahr, Ihnen Einiges über diese so wichtige Affektion, deren Pathologie in den letzten Jahren durch fleissige Studien vielfach bereichert worden, mitzutheilen."

„Die Symptome, die das Leiden hervorruft, und besonders die Deformität, die Sie in einer grossen Anzahl von Fällen wahrnehmen, haben frühzeitig die Aufmerksamkeit der Aerzte in Anspruch genommen; daher sehen wir auch, dass die Krankheit schon von den ältesten Schriftsteller ausführlich beschrieben und auf eine mehr oder weniger angemessene Weise behandelt worden. Von Einigen *Gibbositas*, von Anderen Lähmung der unteren Extremitäten genannt, wird sie heutigen Tages gewöhnlich mit dem Namen *Malum Pottii* belegt, indem Pott zuerst sie einem gründlichen Studium unterwarf."

„Die Krankheit besteht in der Ablagerung und Entwickelung von Tuberkeln in den Wirbelkörpern und in den *Cartilagines intervertebrales*. Dieser krankhafte Prozess verläuft wie in anderen Knochen, d. h. die Tuberkeln treten unter zwei ganz verschiedenen Formen auf, entweder als Granulationen, die später die eingekapselten Tuberkeln bilden, oder im Zustande reiner und einfacher Infiltration."

„Ich beginne mit dem eingekapselten Tuberkel. Derselbe entsteht aus einer oder mehreren nahe an einander liegenden Granulationen, die blos einen Wirbelkörper oder mehrere zugleich einnehmen, aber auch im Zwischenknorpel ihren Sitz haben können. Allmälig nehmen diese Granulationen an Umfang zu, nähern sich einander und vereinigen sich nach einiger Zeit. Dann ist die Bildung des Tuberkels vollendet."

---

*) Ein ausgezeichnetes Mittel ist in solchen Fällen ein weiniges Dekokt der Sarsaparille, oder vielmehr ein Wein, in dem Sarsaparille 10 Stunden lang digerirt war; dazu wird Jodsyrup gesetzt. Bei etwas grösseren Kindern wird neben dem weinigen Sarsaparillenthee Jodkalium gegeben. Dr. Behrend.

„Spalten Sie um diese Zeit den Wirbelkörper, so finden Sie, dass er einen aus einer graulichen, unelastischen, zusammendrückbaren, dem Fensterkitte ähnlichen Masse bestehenden Kern enthält, die in Wasser unlöslich ist, und in jeder Hinsicht der gleicht, die sich in den Lungen und anderen Organen entwickelt."

„Dieses Tuberkel bietet in Hinsicht auf Grösse und Gestalt nichts Bestimmtes dar; es kann so gross wie eine Erbse sein, in der Folge aber den Umfang einer Nuss annehmen und noch viel bedeutender wachsen, so dass zuletzt die Körper mehrerer Wirbel und die Zwischenknorpel in den Desorganisationsprozess hineingezogen werden. Die Kaverne hat bald eine runde, bald eine zackige und winklige Gestalt, je nach der Form des Tuberkels; sie ist im Allgemeinen regelmässiger, wenn nur ein Wirbel ergriffen ist. Die Dicke ihrer Wandungen steht in umgekehrtem Verhältnisse mit der Menge der Tuberkelmaterie. Dieser ihn einschliessende Theil erleidet fast gar keine Veränderung; man bemerkt nur an der inneren Fläche eine leichte Injektion. Was den Theil des Knochens anbelangt, an dessen Stelle sich das Tuberkel befindet, so ist er völlig verschwunden; man findet keine Spur davon weder in der Tuberkelmaterie, noch in dem verdichteten Knochengewebe, welches dieselbe einschliesst. Derselbe Prozess zerstört auf gleiche Weise den Zwischenknorpel, ohne dass ein Rückstand übrig bleibt."

„Während diese Veränderungen vor sich gehen, bildet sich zwischen dem Tuberkel und den ihn umgebenden Theilen eine neue Membran, deren äussere Fläche mit den Gefässen der Diploe, deren innere mit dem Tuberkel durch zellulöse Fortsätze eng verbunden ist. Auf diese Weise geht die Einkapselung des Tuberkels vor sich."

„Was ich Ihnen so eben auseinandergesetzt habe, umfasst das erste Stadium der Krankheit. Dasselbe bietet fast gar keine auffallenden Symptome dar; an der Wirbelsäule ist nichts Abweichendes zu bemerken. Der Kranke hat keine Ahnung, an einer so wichtigen Affektion zu leiden; er empfindet höchstens einige vage Schmerzen an einer Stelle, und oft tritt das zweite Stadium der Erweichung ein, ohne dass sich das erste auf irgend eine Weise zu erkennen gegeben hätte."

„Der Uebergang des Tuberkels in Erweichung ist von einem entzündlichen Prozess, der sich durch dumpfe Schmerzen äussert, begleitet. Das Tuberkel dehnt sich hierbei aus, die Wandungen des Sackes verdünnen sich, und die Materie ergiesst sich nach aussen. Indessen stellt sich jetzt ein eigenthümlicher Prozess ein, in dessen Folge sich zwischen dem Knochen und dem Periosteum eine neu secernirte knorplige Masse ablagert, die bald verknöchert und eine Art Exostose hervorbringt. Dieser Prozess findet in allen Fällen statt, ist allen eingekapselten Knochentuberkeln eigen und nur ihrer Form und ihrem Umfange nach verschieden. Ein höchst merkwürdiger Vorgang! Scheint es nicht, als wollte die Natur den durch den Wirbelkörper erlittenen Verlust wiederersetzen, und allen Regeln zuwider den zum fremden Körper gewordenen Tuberkel mehr und mehr einschliessen und verhindern, dass er sich nach aussen einen Weg bahne?"

„Doch der Desorganisationsprozess, die Bildung der neuen Materie gehen nicht mit gleicher Kraft von Statten; der erstere trägt den Sieg davon, und es tritt ein Zeitpunkt ein, wo das Tuberkel, das fortwährend einen Ausgang zu erstreben sucht, nur ein Hinderniss in dem verdickten Periosteum findet. Dies leistet ihm Widerstand; indem aber immer neuer Tuberkelstoff sich bildet, wird es allmälig in die Höhe gehoben, dehnt sich aus, verlängert sich, und da es von dem *Ligamentum vertebrale anterius* nach vorn gestützt wird, so bildet sich die Geschwulst auf der linken oder rechten Seite, oft auf beiden zugleich, und dann ist ein Abscess vorhanden."

„So folgen beim eingekapselten Tuberkel in dem Wirbelkörper die Erscheinungen auf einander. Bisweilen schreitet das Uebel nicht weiter fort, und es bilden sich keine Kongestionsabscesse. Dies beruht auf folgenden Vorgängen:"

„Der Abscess enthält Eiter, bestehend aus der erweichten Tuberkelmaterie und aus noch kruden Massen. Die Sekretion des Tuberkelstoffs hört auf, und die Wände der Kyste absorbiren den schon vorhandenen; da nun aber der Eiter nicht von der Art ist, dass er wie der phlegmonöser oder sogar kalter Abscesse einen entzündlichen Prozess hervorrufen kann, wodurch die Wandungen in Geschwüre übergehen und bersten, so werden allmälig die flüssigen Bestandtheile von den Wandungen der Höhle absorbirt, und es bleibt nur eine kreidige Materie zurück, wie man sie in allen verheilten Tuberkeln findet."

„Ehe dieser glückliche Ausgang stattfindet, können zwei verschiedene Zustände eintreten: entweder die Wirbelsäule hat keine Veränderung in ihrer Form erlitten, oder es hat sich eine Verkrümmung gebildet."

„Nachdem die Tuberkelmaterie und der Eiter verschwunden ist, beginnt ein Regenerationsprozess; ist der Substanzverlust nicht zu beträchtlich, sind die Wandungen der Kaverne noch ziemlich dick, und die Wirbelsäule noch stark genug, um die für sie bestimmte Last zu tragen, so entwickeln sich Fleischwärzchen, die nach und nach den leeren Raum ausfüllen, und nach einer im Allgemeinen langen Zeit, nachdem sich Knochenmaterie in ihnen abgelagert hat, der Wirbelsäule ihre frühere Stärke wieder verleihen."

„Ist hingegen der Substanzverlust sehr bedeutend gewesen, so tritt ein Zeitpunkt ein, wo trotz der neuen zwischen Knochen und Periosteum gebildeten Masse, der kranke Theil nicht Widerstand genug leistet und einsinkt. Die Wirbelsäule fällt in sich zusammen. Der obere Wirbel, vorn seiner Stütze beraubt, aber hinten durch die nicht erweichten Schichten des kranken Wirbels in seiner Lage erhalten, kippt nach vorn über; hierdurch steigt sein *Processus spinosus* in die Höhe, und bildet einen bedeutenden Vorsprung unter der Haut. Die Wirbelsäule beschreibt einen stumpfen, nach hinten hervorspringenden Winkel. Der Mechanismus bleibt derselbe, wie gross auch die Zahl der erkrankten Wirbel sein mag, und doch hat sie auf die Stärke der Kyphosis Einfluss."

„Bei dieser Form der Tuberkeln tritt das Einsinken immer schnell ein; spätestens nach einigen Wochen, oft schon nach wenigen Tagen, hat sich jene Deformität gebildet, und bisweilen macht sie reissende Fortschritte. Man führt Fälle an, wo mit einem Male eine Verkürzung der Wirbelsäule von 4, 5, 6 Centimeter und mehr eintrat. Nach dem Einsinken entwickeln sich in allen den Fällen, wo die Sekretion des Tuberkelstoffs aufhört, Granulationen, und zuletzt entsteht eine feste Narbe."

„Sie sehen leicht ein, dass diese Verkrümmung, nachdem die Bildung der Tuberkelmaterie aufgehört hat, sich einstellen kann, und zwar wird sie dann gleich im Anfang sehr bedeutend sein, später aber nur allmälig zunehmen."

„Lassen Sie uns jetzt betrachten, welche Erscheinungen eintreten, wenn der Tuberkelstoff infiltrirt ist. Im ersten Stadium, das bald kürzere, bald längere Zeit dauert, verräth sich die Krankheit durch kein einziges Symptom. Sägt man den Wirbel durch, so sieht man die tuberkulöse, gallertartige, das Parenchym des Knochens ausfüllende Masse, jedoch mehr in der dichten als in der spongiösen Knochensubstanz. Auf dieses erste Stadium folgt das der Erweichung. Das krude Tuberkel wird flüssig, purulent, und erfüllt die Zellen des Knochengewebes. Es findet mithin ein eigener Prozess in diesem infiltrirten Theile statt; er nimmt durch Bildung einer interstitiellen Knochenmasse an Dichtigkeit zu, während die Gefässe an Umfang abnehmen und verschwinden. In dem Maasse nämlich, als die Knochenzellen hypertrophisch werden, verdicken sich ihre Wandungen, aber blos von innen her, so dass sie ohne Zunahme des Umfangs beträchtlich an Dichtigkeit gewinnen. Indem dieser Prozess fortschreitet, tritt endlich ein Zeitpunkt ein, wo die Gefässe und zugleich die Höhlen der Zellen vollkommen verschwunden sind."

„Sie sehen, dass hier, wie beim eingekapselten Tuberkel, neue Bildungen stattfinden; im ersteren Falle nimmt die Masse aber nach aussen hin zu, indem sich gleichsam eine Exostose zu bilden scheint, während sie hier weder durch das Gefühl noch durch das Auge wahrzunehmen ist. Das spongiöse Gewebe hat sich in dichtes umgewandelt, und der Knochen hat in seiner Textur, aber keineswegs in seinem Volumen eine Veränderung erlitten."

„Der seiner Gefässe beraubte Knochen stirbt ab, wie alle anderen Gebilde, in denen das Blut zu zirkuliren aufgehört hat."

„Es kann wie bei den eingekapselten Tuberkeln vorkommen, dass der Tuberkelstoff aufhört, sich zu erzeugen, oder seine Bildung dauert fort."

„Im ersteren Falle werden folgende Erscheinungen beobachtet."

„Der gesunde Theil des Knochens, sagt Nélaton, durch die Berührung des Sequesters in einen Reizzustand versetzt, entzündet sich an allen Stellen, die an die abgestorbene Masse anliegen; sie röthet sie und wird von kleinen Kanälen durchzogen, von denen jeder in der Mitte ein kleines Gefäss führt. Diese kleinen Kanäle nehmen an Zahl zu, und entwickeln sich um so mehr, je höher die Entzündung steigt; später entstehen sie sogar auf den Flächen des abgestorbenen Knochenstücks, und indem sie sich erweitern, mindert sich der Raum, der sie von einander trennt; allmälig berühren sich die nach und nach dünner gewordenen Wandungen, gehen in einander über und verschwinden. Während die festen Bestandtheile des Knochens auf diese Weise resorbirt werden, nehmen die allmälig freigelegten Gefässe einen grösseren Umfang ein. Plastische Lymphe ergiesst sich zwischen sie und auf ihre Oberfläche, verdickt sich, und es bilden sich Gefässe, welche sich mit den zuerst vorhandenen vereinigen. So entstehen die Granulationen, die an ihrer Basis sich mit einander verbinden und eine körnige Membran bilden, welche die Fläche des gesunden Knochens überzieht und schützt, während sie zugleich den Sequester zurückdrängt, dessen letzte Adhäsionen bald getrennt sind."

„Diese aus Granulationen bestehende Membran, eine wahre Eiter bildende, sondert Eiter ab; derselbe häuft sich immer mehr an, durchbohrt die Wandung des Wirbelkörpers, und so entsteht zuletzt ein Kongestionsabszess. Ist der Sequester während dieser Eiterung beweglich und von geringer Grösse, und hat die Oeffnung, durch welche derselbe nach aussen hervortreten kann, eine günstige Lage, so wird er von dem ausfliessenden Eiter mit hinweggeführt; sitzt er fest, so dauert die Eitersekretion fort, und die Oeffnung bleibt so lange offen, bis der nekrotische Knochen in den zu seiner Ausstossung vorbereiteten Gang eintreten kann."

„Ist die tuberkulöse Zerstörung nicht zu weit fortgeschritten, so kann die Wirbelsäule noch haltbar genug sein, und das Einsinken tritt nicht ein, und indem die Eitersekretion sogleich nach Ausstossung des Sequesters aufhört, kann die Höhle mit der Zeit vernarben; ist dagegen die Desorganisation sehr beträchtlich, so erleidet die Wirbelsäule dieselben Veränderungen, die ich Ihnen beim eingekapselten Tuberkel angeführt habe."

„In beiden Fällen kann der Kongestionsabszess fortbestehen; darauf werde ich später zurückkommen."

„Lassen Sie uns jetzt betrachten, was für Erscheinungen eintreten, wenn die Sekretion der Tuberkelmaterie fortdauert."

„Indem die Infiltration andauert, kann die granulöse Membran nicht sezerniren; der Ausstossungsprozess kann folglich nicht stattfinden, und die Nekrose breitet sich immer mehr aus. Da die Gefässe in dem ganzen kranken Theile obliterirt sind, so tritt ein Zeitpunkt ein, wo jeder Zusammenhang zwischen Periosteum und Knochen aufhört, und sich zwischen ihnen Eiter ansammelt. Der Zwischenknorpel, der keine anderen Gefässe erhält, als die sich von der unteren Fläche des über ihm liegenden Wirbels aus in ihm verbreiten, wird brandig und stirbt ab. Das Eiterdepot nimmt immer mehr zu, dehnt das Periosteum immer stärker aus, so dass dies endlich zerreisst, und der Bildung eines Kongestionsabszesses nichts mehr entgegensteht."

„Sägt man bei der Sektion den erkrankten Wirbel durch, so hat das abgestorbene Stück ein elfenbeinernes Aussehen, und steht ohne Unterbrechung mit den noch lebenden Theilen in Verbindung."

„Das Periosteum ist, wie schon gesagt, abgelöst; in der ersten Zeit, zumal des Stadiums, von dem wir hier sprechen, scheinen die

Wirbel beim ersten Anblick nicht krank zu sein, und der vollständige Mangel des Zwischenknorpels könnte zu der Annahme verleiten, dass dies die alleinigen Folgen der Krankheit wären, wenn es nicht bekannt wäre, dass dieses Verschwinden nothwendig mit der Entwickelung des eingekapselten Tuberkels in den Wirbelkörpern, zwischen denen er liegt, zusammenhängt. Diese Zerstörung wird immer im Beginn der Krankheit beobachtet."

„Welche Folgen hat nun aber eine solche Veränderung? Zwei an einander stehende Wirbel seien z. B. erkrankt, der Zwischenknorpel ist verschwunden, und in Folge dessen hat die Wirbelsäule sich verkürzt, aber so unbedeutend, dass es in den meisten Fällen gar nicht bemerkt wird, und um so weniger, als selten wichtige Symptome damit verbunden sind. Der Kranke, der durch nichts beunruhigt wird, setzt mithin seine Geschäfte fort, und macht sich täglich Bewegung. Da nun zwei Wirbelkörper in unmittelbarer Berührung stehen, deren harte Flächen sich gegen einander reiben, so wird zuletzt, wenn dies lange Zeit fortdauert, ein beträchtlicher Substanzverlust hervorgerufen, und zuweilen verschwinden die Wirbelkörper ganz und gar. In diesen Fällen wird, wie Sie einsehen werden, Kyphosis entstehen, doch langsam, allmälig und der Zerstörung der Wirbel proportionell."

„Eine der häufigsten und bedeutendsten Folgen jener Ansammlung von Tuberkelstoff in den Körpern oder Zwischenknorpeln, von der ich vorher gesprochen habe, sind die Kongestionsabscesse. Die Art, wie sie sich entwickeln, und welchen Verlauf sie nehmen, soll der Gegenstand unseres jetzigen Vortrages sein."

„Die Kongestionsabscesse bieten in ihrem Verlaufe drei getrennte Stadien dar. Das erste belege ich mit dem Namen Bildungsstadium, es währt so lange, als der Eiter noch nicht die Stelle verlassen hat, wo er sich bildete; das zweite nenne ich Wanderungsstadium, und das dritte Stillstands- oder Endstadium, wo nämlich der Eiter, wenn er bis zur Haut gelangt ist, dort stehen bleibt, um sich früher oder später einen Ausweg nach aussen zu bahnen."

„Erstes Stadium. Der tuberkulöse Eiter erhebt nach einem gewissen Zeitpunkt das Periosteum, bald aber drängt er, durch das *Ligamentum longitudinale anterius* zurückgehalten, gegen die Seitenwandungen, die er um so leichter ausdehnt, weil dort zwischen Periosteum und Knochen grosse Venen verlaufen; endlich wird er auf der linken oder rechten Seite sichtbar, je nachdem er in der Nähe der einen oder der andern sich gebildet hatte; da er zuweilen in der Mitte des Wirbels seinen Sitz hat, so kommt es auch vor, dass zwei Heerde entstehen, der eine auf der rechten, der andere auf der linken Seite, die durch einen quer vor der Wirbelsäule verlaufenden Kanal mit einander kommuniziren. Dieses Eiterdepot dehnt das Periosteum immer mehr und mehr aus, ohne jedoch eine bedeutende Geschwulst zu bilden, und bleibt dort eine Zeitlang unverändert liegen, ehe der einschliessende Sack berstet. Ich habe übrigens Fälle gesehen, wo dies Letztere nicht eintrat, sondern nach Resorption der tuberkulösen Materie und der flüssigen Bestandtheile des Eiters, die Heilung begonnen hatte, ehe der Abszess in das zweite Stadium übergegangen war. Doch kann man nur bei eingekapselten Tuberkeln auf einen solchen Ausgang hoffen."

„Zweites Stadium. Der Sack reisst nach einer längere Zeit andauernden und immer stärker werdenden Ausdehnung, der Eiter fliesst aus und bildet sich, sei es durch seine eigene Schwere oder von den fortwährend neu erzeugten Massen fortgetrieben, verschiedene Wege, je nach der Höhe, in der sich der Sitz der Krankheit befindet."

„Ich will Sie nur auf die ungewöhnlicheren Fälle aufmerksam machen. Der Eiter kann sich von vorn nach hinten einen Weg bahnen. Die Gefässe und Nerven, die zwischen den *Processus transversi* hindurchgehen, sind in eine Zellgewebsscheide eingeschlossen, die dem Durchgange des Eiters leicht nachgiebt. Ist derselbe hinter der Wirbelsäule angelangt, so kann der Abszess sogleich die Haut zerstören, und dann kommunizirt die äussere Oeffnung direkt mit dem primären Sitze des Leidens. Sehr oft aber setzen die Muskel- und fibrösen Schichten am Rücken dem Eiter ein Hinderniss entgegen, der dann zwischen dem *M. sacrospinalis* und dem *multifidus spinae* und den anderen kleineren Muskeln sich zuerst nach der Dorsalgegend, dann nach der Lumbalgegend hinuntersenkt. Dies sind die selteneren Fälle."

„Wir wollen uns zuerst mit den häufiger vorkommenden Fällen beschäftigen, wo der Eiter hinter der Wirbelsäule sich ansammelt, und den Weg verfolgen, den er durchläuft, je nach den verschiedenen Stellen, von denen er ausgeht."

„Am oberen Theil des Halses häuft sich der Eiter zwischen der Wirbelsäule und dem Pharynx an; es erhebt sich eine Geschwulst, die die hintere Wand des Pharynx vor sich hertreibt, und sich nach der Nasenhöhle, nach dem *Isthmus faucium* oder nach dem Larynx erstreckt, eine Art von Pharynx-Abszess, der Erstickung durch Kompression auf die Luftwege herbeiführen kann."

„Bisweilen fliesst der Eiter zur Seite längs der Querfortsätze herab und hebt den *M. sternocleidomastoideus* in die Höhe; bald begiebt er sich hinter diesen und gelangt am Schlüsselbein unter die Haut. Geht er von dem unteren Theile aus, so fliesst er zwischen den *M. scaleni* herab, dem Verlaufe des *Plexus brachialis* folgend, bildet über dem Schlüsselbein eine Geschwulst, indem er tiefer liegt als im vorhergehenden Falle, und steigt dann hinter dem Schlüsselbein in die Achselhöhle herab."

„In der Dorsalgegend stösst der Eiter oben auf die vorderen Aeste der *N.* und *A. intercostales*, senkt sich zwischen den beiden Schichten der Interkostalmuskeln herab, gelangt dann zum *M. serratus anticus major*, wo die Arterien die Muskeln durchbohren, um sich in die Haut zu verzweigen; er kann dann unter der Haut zu liegen kommen. Gewöhnlicher setzt er aber seinen Lauf längs der vorderen Aeste der Arterien fort und kommt zur Seite des Brustbeins zum Vorschein."

„Kömmt er von dem mittleren Theile des Rückens, so hat er nicht mehr diese Neigung, dem Laufe der *A.* und *N. intercostales* zu folgen; er trennt die Bündel des Zwerchfells, dann die Scheide des Psoas, und bildet eine Geschwulst im Becken. Wir werden sogleich sehen, bis wie weit er in dieser Richtung fortgehen kann."

„Am unteren Theile dieser Gegend und in der Höhe der vier obersten Lendenwirbel bewirkt die ganz eigenthümliche Insertionsweise des *M. psoas*, dass der Eiter leicht einen Weg findet. Er fliesst zuerst zwischen den Aponeurosen, die den Bündeln, aus denen dieser Muskel entspringt, zum Schutze dienen, herab, und indem er längs der ihn einhüllenden Scheide seinen Weg fortsetzt, gelangt er bis zum Schenkelbogen. Doch verweilt er einige Zeit, und häuft sich in der *Fossa iliaca* über der *Fascia lata* an, wo er eine zylinderförmige Geschwulst bildet, die deutlich zu fühlen ist, wenn sie eine gewisse Grösse erreicht hat. Hat der Eiter längere Zeit hindurch hier gelegen, so nimmt seine Menge nach und nach so zu, dass die Scheide ihn nicht mehr zu fassen vermag, und indem er hinter dem Schenkelbogen sich herabsenkt, bildet er an der vorderen Fläche des Schenkels eine Erhabenheit, die sich bis zum kleinen Trochanter ausdehnt. Hier wird seinem weitern Fortschreiten durch das tiefe Blatt der *Fascia lata* Einhalt gethan."

„Sehr oft hört an dieser Stelle die Senkung auf, bisweilen setzt er jedoch seinen Weg noch weiter gegen die hintere äussere Seite des Oberschenkels fort. Der Abszess bildet sich in diesem Falle nach aussen vom grossen Trochanter, er kann sogar bis zum Knie herabsteigen."

„Ist der untere Theil der Wirbelsäule erkrankt, so steigt der Eiter zwischen der *Fascia lata* und dem Peritonäum herab und sammelt sich somit in der *Fossa iliaca interna* an, wo er sich, da er kein Hinderniss findet, nach allen Richtungen hin ausbreiten kann und in grossen Massen anhäuft. Nach längerer oder kürzerer Zeit kann er sich von hier aus neue Wege bahnen, auf denen wir ihm folgen wollen:

1) „Er kann dem Laufe des *N. sacrolumbalis* längs der *Crista ossis ilei* folgen, und indem er nach aussen von der *Spina anterior superior* zum Vorschein kommt, in der *Fossa iliaca externa* sich anhäufen; es bilden sich dann zwei Geschwülste, eine in der *Fossa iliaca interna*, die andere in der *Fossa iliaca externa*, die mit einander kommuniziren."

2) „Er kann der Richtung des Leistenkanals folgend in den grossen Schaamlippen bei Frauen, im Hodensacke bei Männern einen Abszess bilden."

3) „Am häufigsten fliesst er aus der *Fossa iliaca interna* durch den *Canalis cruralis* mit den Schenkelgefässen hinunter, und sammelt sich ein wenig unterhalb der Schaambuge unter der *Fascia cribrosa* an. Es können sich also in der Leistengegend zwei Arten von Abszessen bilden, oberflächliche und tiefe, je nachdem der Eiter von einer mehr oder weniger beträchtlichen Höhe herabkömmt."

„Bisweilen geht er nun nicht weiter; manchmal senkt er sich jedoch in der Scheide der *Vasa femoralia* herab und gelangt mit diesen bis zur Kniekehle."

4) „Es kommen Fälle vor, wo der Eiter von den Lendenwirbeln aus mit den tiefen Schenkelgefässen und den Aesten des *Plexus sacralis* in die Beckenhöhle herabsteigt und dort einen Heerd bildet. Von da kann er sich auf verschiedene Weise weiter verbreiten; bald folgt er den Gefässen, die sich in den *Glutaeus maximus* verzweigen und bildet zwischen den Schichten dieses Muskels einen Abszess, bald begleitet er den *N. ischiadicus*, erzeugt an der äusseren Seite des Schenkels eine Geschwulst, steigt zwischen den Adduktoren herab und sammelt sich in der Kniekehle an."

„Nicht selten beobachtet man Kongestionsabszesse, die von einem Leiden der Wirbel abhängen, in der Nähe des Afters, und viele Perinealfisteln rühren davon her."

„Zuweilen öffnen sich diese Abszesse in die Lungen, in den Oesophagus, in die Scheide, Blase oder in den Wirbelkanal selbst durch die *Foramina intervertebralia,* doch sind solche Fälle höchst selten."

„Ich habe, als ich von der Bildung der Abszesse sprach, darauf aufmerksam gemacht, dass der sich zuerst zwischen dem Wirbelkörper und dem *Ligamentum longitudinale anterius* ansammelnde Eiter zugleich nach rechts und links seinen Weg nehmen könnte. In diesen Fällen bilden sich zwei Kongestionsabszesse, auf jeder Seite der Wirbelsäule einer. Diese beiden Abszesse nehmen eine ganz gleiche Richtung; sie können z. B. alle beide bis zum Schenkel herabsteigen, und wenn der primäre Heerd nicht vernarbt ist, wenn die Fistelgänge in ihrer ganzen Länge permeabel bleiben, kann man eine bald mehr, bald weniger deutliche Fluktuation in der einen oder anderen Geschwulst fühlen."

„Hier ist der passende Ort, von den Ursachen, die auf den Weg, den der Eiter nimmt, Einfluss haben, zu sprechen. Die vornehmlichste und wichtigste von allen ist natürlich die Schwerkraft; ihr am nächsten stehen die Muskelkontraktionen. So wirken z. B. die Bewegungen des Zwerchfells während der Respiration auf das Fortschreiten des Eiters ein. Der Widerstand, den die fibrösen Häute und Muskelschichten leisten, ist keineswegs zu übersehen, indem er oft der Schwerkraft entgegenwirkt, und dem Eiter eine ganz andere Richtung, als man hätte erwarten sollen, giebt. Eine vierte und höchst wichtige Ursache liefern die zellulösen Nerven- und Gefässscheiden, die am häufigsten dem Eiter den Weg, den er nehmen soll, anweisen. Man hat hierauf soviel Gewicht gelegt, dass Bourjot Saint-Hilaire sogar geglaubt hat, es finde ein bestimmter Konnex zwischen den erkrankten Stellen der Wirbelsäule und den Theilen, die von den Nerven versorgt werden, welche daselbst entspringen, statt."

„Drittes Stadium. Das Endstadium bietet nicht so viel Interesse dar, als die beiden vorhergehenden. Während desselben geschieht nichts weiter, als dass der Sack nach und nach immer mehr an Umfang zunimmt; diese Vergrösserung ist verschieden, wenn die Stelle von nachgiebigen Theilen umgeben ist, und nach der Behandlung, die man instituirt. Gewöhnlich erreicht die Geschwulst eine bedeutende Grösse. Dies hat seinen Grund darin, dass der Sack, frei von jedem entzündlichen Prozesse, wie er bei anderen Abszessen stattfindet, einer wirklichen Kyste gleicht, die mit Zunahme ihres Inhalts sich ausdehnt. Obgleich diese Abszesse lange Zeit in diesem Zustande verharren können, so öffnen sie sich doch früher oder später, indem sich die Haut entweder immer mehr verdünnt und zuletzt berstet, oder indem sie durch das Aufliegen brandig wird und nach Abfall des Schorfes eine Oeffnung, durch welche der Eiter ausfliesst, zurückbleibt; es bleiben dann Fisteln zurück. Manchmal ist es erforderlich, dass der Wundarzt solche Abszesse öffnet."

„Es bleibt uns noch zur Vervollständigung der pathologischen Anatomie der Kongestionsabszesse übrig, von der sie auskleidenden Membran und von der Flüssigkeit, die sie enthalten, zu sprechen."

„Nach dem Tode findet man in der Höhle des Abszesses und in dem ganzen Fistelgange zwischen dem Eiter und den benachbarten Theilen eine Membran neuer Bildung, der man den Namen der eitererzeugenden (*pyogénique*) gegeben hat und die sich aus der plastischen Lymphe bildet, deren Sekretion eine Folge der Reizung ist, die der als fremder Körper auf die gesunden Theile wirkende Eiter ausübt. Diese Membran geht ohne Unterbrechung von dem primären Heerde des Abszesses bis zur äussern Fistelöffnung. So lange der Sack noch geschlossen ist, hat seine innere Fläche mehr das Ansehen einer serösen als einer Schleimhaut; sie ist glänzend, weiss, mehr oder weniger dick, bald leichter, bald schwerer trennbar und von einer den serösen Häuten analogen Textur. Ist aber eine Fistel entstanden, so bietet sie nicht mehr dieselben Charaktere dar; sie verdickt sich, wird dichter und runzlig; sie nimmt mit einem Worte alle Charaktere der Schleimhäute an, nur fehlen ihr die Schleimbälge. Wie alle lebenden Theile, resorbirt und exhalirt sie; findet Ersteres in bedeutendem Maasse statt, so verkleinert sich der Abszess allmälig und verschwindet bisweilen vollständig."

„Dieser Ausgang ist selten, doch sind Beispiele der Art vorgekommen. Willemothe berichtet, dass bei einem Kranken die Flüssigkeit nach und nach verschwand und Gase ihre Stelle einnahmen, die später resorbirt wurden; der Abszess erschien nicht wieder."

„Der Inhalt dieser Art von Geschwülsten ist verschieden, je nachdem die Tuberkelmaterie eingekapselt oder infiltrirt war. In dem Abszesse, dem ein eingekapseltes Tuberkel zu Grunde liegt, findet man erweichte Tuberkelmaterie, von der Konsistenz und dem Aussehen des Käses, und ferner eine wässerige, halb durchsichtige Flüssigkeit, die wie Molken aussieht. War aber die Tuberkelmaterie infiltrirt, so nimmt man im Eiter kleine Knochenpartikeln wahr, die sich durch das Reiben der Flächen der Wirbelkörper gegen einander abgelöst haben. Man hat in diesen Knochenpartikeln ein diagnostisches Zeichen auffinden wollen, um die Abszesse, denen Karies der Wirbel- oder anderer Knochen zu Grunde liegt, von denen, die das Produkt von Tuberkeln sind, zu unterscheiden, indem sie im erstern Falle im Eiter sich vorfinden, im letztern fehlen sollen."

„Sie sehen aber, wie wenig man sich auf ein solches diagnostisches Hülfsmittel verlassen kann, weil beim eingekapselten Tuberkel zwar die Knochen verschwinden, ohne Spuren zurückzulassen, beim infiltrirten aber stets Knochenfragmente im Eiter gefunden werden."

„Hiermit schliesse ich die pathologische Anatomie des *Malum Pottii* und werde in einer der nächsten Vorlesungen zur Symptomatologie übergehen."

(Schluss im folgenden Hefte.)

IV. Das Wissenswertheste aus den neuesten Zeitschriften und Werken.

1. Ueber das Vorkommen von Gries in den Harnkanälchen der Nieren neugeborener Kinder, von Dr. Schlossberger.

Steine sind in den Nierenkelchen, den Nierenbecken, in der Blase und Urethra bei Kindern sehr häufig gefunden worden, während der Stein- oder Griesbildung in den *Tubuli uriniferi* weder in der Literatur der pathologischen Anatomie, noch in den chemischen Untersuchungen gesunder und erkrankter Theile irgendwo Erwähnung geschieht. Trotz dessen ist dieselbe eine Thatsache, die so häufig bei Neugeborenen vorkommt, dass sie Engel in Wien für einen normalen Zustand erklärt. Eine normale Urolithiasis würde indessen, wenn sie wirklich vorkommt, nicht weniger beachtenswerth sein, als ihr Auftreten als pathologische Erscheinung.

Billard war, so weit es dem Verf. bekannt ist, der Erste, der in seinem berühmten Werke die Griesbildung in den *Tubuli uriniferi* bei Neugeborenen erwähnt. Das Parenchym der Nieren ist nach seiner Beschreibung mit gelben Streifen versehen, die er mit dem *Icterus neonatorum* in Verbindung bringt. Auch Denis will oft Gries in den Nieren von Kindern gefunden haben, während Bertin, Rayer und Valleix seiner kaum Erwähnung thun. Andererseits theilt Charcelay in der *Gazette médicale* vom 25. September 1841 zahlreiche Fälle mit, wo Gries in den Nierenkanälchen, verbunden mit *Nephritis albuminosa* und *Oedema neonatorum*, abgelagert war.

Der Verf. beschreibt das Aussehen der Nieren folgendermaassen. Wird die Niere eines neugeborenen Kindes quer durchschnitten, so sieht man, dass die gestreckten Harnkanälchen (*Tubuli Belliniani*) von den Papillen bis zur Kortikalsubstanz sehr schön mit einem feinen Pulver, das vom Rothen bis zum Hellgelben variirt, injizirt sind. Drückt man auf die Röhrchen, so kann man das Pulver nebst einer Flüssigkeit, die feine Körnchen enthält, in das Nierenbecken herausdrücken. Unter dem Mikroskop zeigt dieses Pulver nur selten eine krystallinische Form. Die Partikeln bestehen gewöhnlich aus kleinen und dünnen Körnern, wie man sie in manchen Urinsedimenten, wo sie von harnsaurem Ammoniak gebildet werden, findet. Die chemische Untersuchung ergiebt: 1) dass sich die Zusammensetzung des gelben Pulvers nicht immer gleich bleibt, 2) dass Harnsäure und Harnpigmente in demselben immer vorhanden sind. Wird es mit Salpetersäure erhitzt (besonders wenn einige Tropfen Ammonium hinzugefügt worden), so nimmt es eine schöne rothe Farbe an. In Wasser oder Alkohol ist das Pulver fast unlöslich, leicht löslich aber in Alkalien. In einigen Fällen geht die gelbe Farbe, wenn man kalte Salpetersäure auf den Objektträger des Mikroskops tropft, in eine eigenthümliche grüne über, doch ist dies höchst selten. Wird es geglüht, so bleiben bisweilen Spuren fester Salze zurück. Diese Resultate stimmen mit der Ansicht Rokitansky's überein, dass nämlich Niederschläge von Harnsäure in den Harnkanälchen keineswegs selten sind.

Der Verf. hat 49 Kinder in den Jahren 1841 und 1842 im Katharinen-Hospital in Stuttgart obduzirt und bei 18 die gelbe Infektion der Nieren gefunden. Ueber die Krankheiten, an denen diese Kinder starben, ist wenig zu bemerken. Indessen sind diese eigenthümlichen Ablagerungen von keiner spezifischen Krankheit abhängig. In keinem Falle wurde eine mechanische Verschliessung der Ureteren gefunden. In der grössern Anzahl der Fälle befanden sich die Nieren augenscheinlich in einem Zustande von Anämie, waren sonst aber vollkommen normal.

Was die Ursache dieser Ablagerungen anbelangt, so scheint

Charcelay der Ansicht zu sein, dass eine Entzündung ihnen zu Grunde liege und sie ein konstantes Symptom der *Nephritis albuminosa* bei Neugeborenen seien. Die von dem Verf. hier aufgeführten Fälle sprechen aber dagegen; denn sie zeigten sich mit den verschiedenartigsten Krankheiten komplizirt, ohne eine Spur von Entzündung und bei völlig blutleeren Nieren. Billard sieht diese Erscheinung als eine Folge des Ikterus an und glaubt irrthümlich, dass sie von Färbung des Serums mit Galle herrühre. Der Verf. hat den Farbestoff der Galle manchmal in der Ablagerung gefunden, während Harnsäure fast nie fehlte. Er führt auch mehrere Fälle an, wo die Ablagerungen vorhanden waren und kein Ikterus stattfand, und andere, wo bedeutende Gelbsucht sich zeigte, ohne dass irgend eine Spur einer Ablagerung aufzufinden war.

Unser Verf. glaubt, dass die Griesbildung bei Neugeborenen aus zwei Ursachen entstehe, nämlich: 1) durch das relative oder absolute Vorherrschen der Harnsäure oder harnsauren Salze und des Farbestoffes des Urins — und 2) durch eine nicht hinlängliche Erzeugung der thierischen Wärme bei manchen Neugeborenen. Die erstere Ursache leitet er wieder von einer bedeutenden Störung in den Digestionsorganen her, wie sie sich in der Atrophie der Kinder kundgiebt. Der Assimilationsprozess hat einen mächtigen Einfluss auf die Athemfunktion, und diese unterstützt dagegen wieder die Digestion, und Harnsäure erscheint im Uebermaasse als Produkt der unvollkommen verändertèn Elemente. Die Bildung von freier Harnsäure im Darmkanal wird von vielen Aerzten angenommen, und wenn sie wirklich stattfindet, so spielt sie eine grosse Rolle in der Hervorrufung der Krankheit. Zum Beweise der Wirkung der letztern Ursache — der veränderten Temperatur des Körpers — führt der Verfasser Fälle von Billard, Trousseau u. A. an, wo die Atelektasie der Lungen und *Tetanus neonatorum* aus dieser Ursache entstanden. Magendie nimmt ebenfalls eine Abnahme der Temperatur bei alten Leuten als Ursache des häufigen Vorkommens von Steinen an.

Schliesslich spricht der Verf. darüber, warum der Gries in den Harnkanälchen Neugeborener so häufig vorkomme, bei Erwachsenen aber so selten gefunden werde. Die Grösse der Tubuli kann nicht als genügende Erklärung dienen, eben so wenig Krampf der Papillen oder Kompression durch einen fremdartigen Stoff oder Stagnation des Urins während der Geburt. Bekannt ist, dass bei manchen Thieren, besonders Schlangen, eine ganz ähnliche Ablagerung von Harnsäure stattfindet. (Wunderlich's Archiv für physiologische Heilkunde.)

---

2. Entfernung eines Stückes Fensterglas aus dem Larynx eines indianischen Knaben auf operativem Wege.

Dr. Cumming erzählt im *London and Edinburgh monthly Journal* folgenden Fall, wo er durch Operation ein Stück Fensterglas aus dem Larynx eines 11 Jahre alten Knaben entfernen musste. Derselbe klagte über bedeutende Schmerzen; die Respiration war höchst mühsam, dem Geräusche einer Säge ähnlich und so laut, dass sie in einer Entfernung von mehreren Fuss ganz deutlich gehört werden konnte; Anfälle von Suffokation traten ein. Die den Knaben begleitenden Männer erzählten, er habe sich am Tage vorher, während er mit einem Stücke Glas im Munde spielte, von einer Kuh verfolgt geglaubt, und indem er mit einem Steine nach dem Thiere warf und zu gleicher Zeit um Hülfe gerufen hätte, sei ihm das Glas in den Mund hinabgeglitten; er fiel sogleich besinnungslos hin, seine Qualen hätten sich seitdem aber immer mehr gesteigert. Fragte man den Knaben, der nicht im Stande war, zu sprechen, wo er den Schmerz empfinde, so zeigte er auf eine Stelle gerade in der Mitte zwischen der *Cartilago thyreoidea* und *cricoidea*. Diese Angabe wiederholte er immer, so oft man auch diese Frage an ihn stellte; da das Glas aber nach der Beschreibung sehr gross und mit scharfen Rändern versehen war, so konnte ich nicht annehmen, dass es sich im Larynx befinde. Einen Augenblick war ich der Meinung, es läge im Oesophagus, doch nach der Art der Respiration zu schliessen, musste es sich in den Luftwegen befinden, und da die vorhandenen Symptome schnelle Hülfe erforderten, so schritt ich zur Tracheotomie. Der Kranke ward auf einen Tisch gelegt und zuerst eine Inzision, die einige Linien unterhalb der *Cartilago cricoidea* begann und $1\frac{1}{4}''$ lang fast bis zum *Manubrium sterni* fortgeführt wurde und nur die Haut und das Zellgewebe trennte, gemacht. Nachdem diese Theile aus einander gezogen, wurden die *Mm. sternohyoidei* und *sternothyreoidei* mit dem Skalpellgriffe von einander gesondert und die Trachea blossgelegt, hierauf zwei Ringe derselben longitudinal durchschnitten. Diese Oeffnung war jedoch zuerst nicht gross genug, indem die fortwährenden Anstrengungen, welche der Knabe machte, das Fixiren der Trachea erschwerten. Endlich gelang es, den Einschnitt zu vergrössern, und ich ging mit der Sonde ein, um den fremden Körper zu entdecken, jedoch vergeblich. Ein- oder zweimal glaubte ich, indem ich die Sonde nach oben führte, das Glas gefühlt zu haben; da der Knabe sich fortwährend aufrichten wollte und fast nach jeder Untersuchung in Erstickungsgefahr gerieth, so konnte ich auf mein Gefühl nicht viel geben. Führte ich die Sonde nach unten, so waren die Qualen noch grösser. In aufrechter Stellung spie der Knabe immer Blut. Nachdem er so fast drei Viertelstunden auf dem Tische gelegen, verzweifelte ich an jedem Erfolge, und in der Hoffnung, am nächsten Tage glücklicher zu sein, führte ich die Kanüle ein, um die Inzision zum Athmen offen zu erhalten. Indem ich sie nach oben bewegte, sprang der Knabe sogleich auf, als wenn er sich erbrechen wollte, und indem er die Hand an den Mund legte, brachte er das Glas hervor. Wie glücklich ich bei einem so unerwarteten Erfolge war, kann ich nicht beschreiben.

Der Knabe fühlte sich sogleich erleichtert, indessen entleerte er gleich darauf eine Menge schaumigen Blutes. Die Respiration war nur hauptsächlich von einem zischenden Geräusche begleitet, in Folge der Oeffnung in der Trachea. Die Wundränder wurden mit Heftpflaster vereinigt und der Knabe, welcher 12 Tropfen Laudanum erhielt, zu Bett gebracht.

Am nächsten Morgen fühlte er sich verhältnissmässig wohl. Am dritten Tage ward die Respiration normal. Die Wunde heilte in drei Wochen.

V. Verhandlungen gelehrter Vereine und Gesellschaften.

A. *Société de chirurgie* in Paris.

Bedeutendes Osteosarkom der Beckenknochen. — Steinschnitt. — Operation der Hasenscharte.

Dr. Michon zeigte in der Sitzung vom 26. Februar 1845 ein Osteosarkom der Beckenknochen und des obern Theiles des linken Oberschenkelbeines von ungeheurer Grösse vor. Dieses Präparat ist von einem 15jährigen Knaben, der im Hospitale Cochin starb. Es-

zeichnet sich nicht nur durch sein bedeutendes Volumen aus, denn es hat nicht weniger als 84 Centimeter im Umfange, sondern auch dadurch, dass die Gelenkknorpel des Hüftgelenkes und der Zwischenknorpel der *Symphysis pubis* vollkommen erhalten sind und sich mitten in dem neugebildeten Gewebe deutlich erkennen lassen. Die die Geschwulst während des Lebens bedeckende Haut war gesund, mit Ausnahme einer Stelle, wo eine exploratorische Punktion gemacht worden; diese wurde zuletzt der Sitz eines Geschwüres von der Grösse eines Fünffrankenstückes, aus dessen Grunde fungöse, bei der geringsten Berührung blutende Granulationen hervorwucherten. —

Dr. Guersant zeigte in der Sitzung vom 5. März d. J. die Blase eines 6jährigen Kindes vor, wo er die *Sectio bilateralis* vorgenommen hatte, und das 44 Tage nach der Operation, als die Wunde im Perinaeum schon seit einiger Zeit vernarbt zu sein schien, dem mit *Pneumonia duplex* komplizirten Masern unterlag. Guersant macht auf die Spuren der doppelten Inzision, die den Blasenhals in einem Halbkreise theilt, aufmerksam und weis't nach, dass der *Folliculus seminalis* und die *Ductus ejaculatorii* auf keine Weise verletzt worden seien. Da dieses Präparat deutlich darthut, auf welche Weise die in Folge der Operation sich bildende Narbe entsteht, so beschliesst die Gesellschaft, eine Zeichnung davon veranstalten zu lassen. —

Dr. Maisonneuve legt seine Gründe dar, weshalb er die *Sectio bilateralis* der *Sectio lateralis* vorziehe, indem letztere viel gefährlichere Folgen haben könne. Er führt an, an Kadavern, wo er den Seitensteinschnitt ausführte, oft Zerreissungen des *Veru montanum* beobachtet zu haben, und fügt hinzu, dass häufig in Folge dieser Operation *Incontinentia urinae* oder Impotenz und oft beide Uebel zusammen zurückblieben.

Dr. Malgaigne behauptet, diese Zufälle nach dem Seitensteinschnitte nur einmal beobachtet zu haben.

Dr. Deguise, Vater, meint, dass *Incontinentia urinae* eben so oft nach dem Seitensteinschnitte, wie nach der *Sectio bilateralis*, vorkomme und im letztern Falle wenigstens zwei Drittheile der Operirten daran leiden.

Dr. Lenoir zeigt der Gesellschaft an, dass er die Gelegenheit gehabt habe, im Hôpital Necker zwei Steinschnitte an Kindern an einem Tage auszuführen. Bei dem einen wendete er die *Sectio alta* an, wegen der Grösse und Härte des Steines, bei dem andern die *Sectio lateralis* mit dem Lithotom von Frère Côme.

Das letztere starb einige Tage nach der Operation, und bei der Sektion zeigten sich folgende Veränderungen:

1) Eine bedeutende Desorganisation der Nieren, Ureteren und Blase, hauptsächlich in einer Verdickung der Schleimhaut dieser Organe, mit schwarzer Färbung und Bildung von Pseudomembranen bestehend. L. macht darauf aufmerksam, dass während des Lebens kein Symptom vorhanden war, welches auf diesen Zustand hindeutete. Der Kranke klagte nie über Schmerzen in der Nierengegend, so oft er auch danach gefragt wurde, und der Urin war wie mit Schleim versehen.

2) Ein anderer, noch grösserer Stein, als der ausgezogen worden, war in einer Tasche des rechten Harnleiters vorhanden, die keinesweges in die Höhle der Blase hineinragte. L. hatte diesen zweiten Stein weder vor noch während der Operation vermuthet.

3) Dasselbe Präparat zeigt, wenn man den ganzen Ureter seiner Länge nach durchgeschnitten hat, dass, der Meinung Maisonneuve's zuwider, das *veru montanum* und die *canales ejaculatorii* vollkommen unverletzt sind und die mit dem Lithotom gemachte Inzision über die Prostata nicht hinausgegangen ist. —

Dr. Malgaigne berichtet in der Sitzung vom 12. März über eine Operation der Hasenscharte, die er vor einigen Tagen an einem 8 Stunden alten Kinde, das zugleich mit Spaltung des harten und weichen Gaumens behaftet war, vorgenommen hatte. Es sind nun 11 Tage verstrichen: die Nadeln sind ausgezogen, und die Narbe scheint fest zu sein.

Dr. Lenoir bemerkt, dass die seit der Operation verflossene Zeit noch zu kurz sei, um mit Sicherheit annehmen zu können, dass eine Narbe sich gebildet habe, und besonders, dass sie hinlänglich fest sei. Er führt zum Beweise zwei Fälle an, wo er unter fast ähnlichen Umständen, wie hier, operirte und die Narbe das eine Mal theilweise, das andere Mal ganz und gar nach 8 Tagen zerstört war. Er bittet Malgaigne, das Kind ferner zu beobachten und der Gesellschaft in einer der nächsten Sitzungen das Resultat mitzutheilen. Zuletzt stellt er in diesen komplizirten Fällen von Hasenscharten die ungleiche Dicke der beiden Lappen an der Stelle, wo sie an den Nasenlöchern zusammenstossen, als Hinderniss der Vereinigung der Wunde in ihrer ganzen Ausdehnung auf.

Dr. Maisonneuve bestätigt durch zwei Fälle die Beobachtung Lenoir's. Er sah einmal unter andern die Wunde wieder nach 14

Tagen bei einem Kinde, das er 8 Tage nach der Geburt operirt hatte, aufbrechen. M. schreibt diesen Umstand der Ulzeration der Narbe selbst zu, die nach ihm in der entziehenden Methode, die man bei den Kindern nach der Operation anwendet, ihren Grund finden soll.

Dr. Guersant hat auch mehrere Fälle gesehen, wo die Narbe wieder aufbrach. Aber er glaubt nicht, dass in allen diesen Fällen eine Ulzeration daran Schuld sei; denn einmal ist er so glücklich gewesen, eine sekundäre Vereinigung der Wundränder zu erzielen.

Auch Malgaigne meint, dass dieser Zufall sehr selten auftritt. Uebrigens wird er in diesem Falle sein Augenmerk darauf richten und der Gesellschaft das, was er beobachtet, berichten.

B. *Royal Medical and Chirurgical Society* in London.

Ueber angeborene Gaumenspalte und über Staphylorhaphie

hielt Hr. W. Fergusson, Prof. der Chirurgie am King's College in London, einen Vortrag. Nach einer geschichtlichen Darstellung der bisherigen Operationsweisen gegen die Gaumenspalte geht er zur Anatomie dieses Zustandes über und verbreitet sich besonders über das Verhalten der Muskeln des weichen Gaumens. Er hatte Gelegenheit, dieses an einem Subjekte, das mit einer angeborenen Spalte des harten und weichen Gaumens gestorben war, genau zu untersuchen. Er hatte ferner Gelegenheit, das Verhalten des gespaltenen Gaumensegels während des Schlingens, Sprechens, Athmens u. s. w. bei einigen Lebenden zu beobachten; es ist ihm auch gestattet worden, das gespaltene Gaumensegel durch künstliche Reize zur Zusammenziehung zu bringen, und auf allen diesen Wegen kam er zu folgenden Schlüssen: 1) Dass die Lappen des gespaltenen Gaumens etwas aufwärts und nach der Seite, wo der *Levator palati* sich kontrahirt, hin gezogen werden. 2) Dass, wenn der *Levator palati* und der *Pharyngo-Palatinus* kräftig und gleichzeitig wirken, die Lappen von der Mittelspalte so kräftig rückwärts und abwärts gezogen werden, dass sie von den Seitenwänden des Pharynx kaum unterschieden werden können. 3) Dass, wenn der obere *M. constrictor* während des Aktes der Deglutition sich zusammenzieht, die Lappen an einander getrieben werden, so dass deren Ränder sich berühren. 4) Dass der *M. circumflexus palati* auf die Lappen nur eine schwach wirkende Kraft hat. 5) In dem anatomisch untersuchten Falle waren die Fasern des *Glosso-Palatinus* nur sehr schwach entwickelt. Die Hauptabsicht seiner Abhandlung war aber, einen neuen Plan zur Staphylorhaphie mitzutheilen, den er auf Grund seiner Untersuchungen entworfen und den er in zwei Fällen während der letzten 12 Monate mit dem besten Erfolge ausgeführt. Das erste Prinzip seines neuen Verfahrens besteht darin, diejenigen Muskeln der Gaumensegellappen zu durchschneiden, welche die Wirkung haben, diese Lappen von einander zu ziehen und durch ihre Kontraktion die Gaumenspalte noch zu erweitern; sind diese Muskeln durchschnitten, so verbleibt das Gaumensegel in einem Zustande von Ruhe, und die erfrischten Spaltränder können, ungestört von einer etwa konvulsivischen Thätigkeit dieser Muskeln, zusammenwachsen. Die Durchschneidung des *Levator palati,* des *Pharyngo-Palatinus* und, wenn es sein muss, auch des *Glosso-Pharyngeus* ist ein sehr wichtiger Akt der Staphylorhaphie. Die Erfrischung der Spaltränder, die Zusammenheftung derselben durch Insektennadeln oder feine Silberdrähte u. s. w. ist dann der zweite Akt der Operation.

Auf die Frage des Hrn. Hawkins, welches Alter das beste für die Operation des gespaltenen Gaumens sei, antwortete F., dass seiner Ansicht nach es besser sei, das kindliche Alter und auch die Entwickelung der Pubertät erst vorübergehen zu lassen, ehe man operirt. Freilich habe er nur solche Fälle vorgehabt, wo der harte Gaumen an der Spaltung nicht so sehr vielen Antheil hatte, indessen scheine ihm dieses auch keinen grossen Unterschied zu machen; denn da das harte Gaumensegel nicht unter der Wirkung der Muskeln steht, und da die Erfahrung gelehrt, dass die Spalte des harten Gaumens nach und nach, wenn die des weichen geschlossen ist, sich von selber schliesst, so finde das aufgestellte Prinzip, die Retraktion der Muskeln zu verhindern, stets seine volle Geltung. — Ist Heilung geschehen, so bleibe oft noch lange Zeit oberhalb der Vereinigung eine kleine Oeffnung; diese muss man wie eine Fistel betrachten und behandeln; meist heilt sie von selber, oder man kauterisirt sie ein wenig. — Auf die Frage mehrerer Anwesenden, ob durch die Heilung der Spalte das Sprechen bedeutend verbessert worden, antwortete F., dass auf Sprache und Stimme die Heilung nur wenig Einfluss zu haben schien, dass jedoch ein fortwährendes Ueben endlich eine bedeutende Verbesserung herbeigeführt; die Bewegung des Gaumensegels beim Schlingen und Sprechen stellte sich in den geheilten Fällen auch allmälig wieder ein.

C. *Medical Society* in London.

1. Ueber Keuchhusten, dessen Natur, Wirkungen und Behandlung sprach Hr. Robarts. Er sagt, er müsse eine in früherer Sitzung stattgehabte Diskussion, betreffend den spasmodischen, von Dilatation der Bronchien abhängigen Husten, wieder aufnehmen, da er auf eine diesem Husten sehr nahestehende Krankheit, nämlich den Keuchhusten, zu kommen wünsche. Zuvörderst müsse er behufs der Diagnose bemerken, dass die Dilatation der Bronchialäste bei Kindern oder jugendlichen Subjekten nie angetroffen werde; sie ist nur die Folge lange bestehender chronischer Bronchitis oder alten Katarrhes oder sogenannten Winterhustens. Findet sich also ein spasmodischer Husten bei jugendlichen Subjekten, so könne er nur Keuchhusten sein, und findet sich Brustsprechen (Pektoriloquie) bei ihm, so könne diese nur auf Lungenkavernen deuten.

Hr. G. Bird: „Ich muss gegen diesen Ausspruch opponiren; ich habe gar nicht selten Dilatation von Bronchialröhren gerade bei Kindern gefunden, und zwar besonders bei denen, die an sehr lange dauerndem Keuchhusten gelitten haben; ich habe Bronchialdilatation in allen Altern von der Dentitionsperiode an angetroffen."

Hr. Willshire: „Ich bin ganz der Ansicht des Hrn. Bird, und ich glaube, dass die grössere Anzahl von Fällen, die alle Zeichen und Symptome einer milden Phthisis darbieten, in der That nichts Anderes sind, als Bronchialdilatation."

Hr. Crisp: „Meinen Erfahrungen zufolge muss ich mich ganz so aussprechen, wie Hr. Robarts; ich habe mehrere am Keuchhusten gestorbene Kinder, die noch nicht 3 Jahre alt waren, untersucht, aber in keinem Bronchialdilatation angetroffen." — Er verbreitet sich dann darüber, dass auch der Verlauf und die Resultate der Behandlung das Nichtdasein dieser Dilatation darthun können. Wäre Dilatation der Bronchialröhren beim Keuchhusten vorhanden, so würde die Krankheit Jahre lang dauern. Der Keuchhusten aber, so hartnäckig er auch ist, legt sich doch früher und ist auch viel traktabler. Der Redner fragt, ob von den Anwesenden Einer ein kräftig wirkendes Mittel gegen den Keuchhusten kenne?

Hierauf antwortet Hr. Waller, dass er vor Kurzem der Belladonna sich bedient habe; er gab das Extrakt zu $\frac{1}{12}$ Gran 3mal täglich, aber nur in Fällen, wo der spasmodische Husten ganz einfach ist und nichts das Vorhandensein einer Entzündung andeutet. Blausäure und Schierling haben ihm das nicht geleistet.

Hr. Crisp: „Im ersten Stadium finde ich in den meisten Fällen das antiphlogistische Verfahren am nützlichsten; bei robusten und gesunden Kindern setze ich Blutegel, lege Blasenpflaster und gebe Brechweinstein; denn ich gestehe, dass ich die Krankheit für wesentlich kongestiv und entzündlich halte. Im Allgemeinen kann ich sagen, dass ich mit diesem Verfahren weiter gekommen bin, als mit jedem andern. Blausäure bringt nur geringe Erleichterung, höchstens auf 1 oder 2 Tage."

Hr. Willshire fand nach allen möglichen Heilversuchen im Kinderspitale (*Infirmary for Children*) am besten 2—3 Brechpulver von Ipekakuanha, einen Tag um den andern gereicht, darauf übelmachende Dosen Antimonium in dem ersten Stadium des Keuchhustens; später giebt er Schierling mit Ipekakuanha. Die Belladonna anzuwenden habe er sich immer gefürchtet, denn dieses Mittel steigere die Gefässthätigkeit des Gehirnes und somit auch die Tendenz zu Hydrokephalus.

Hr. Chowne sagt, dass auch er die Ipekakuanha, jedoch nicht in brechenerregenden, sondern nur in übelmachenden Dosen, um eine fortwährende Nausea zu unterhalten, gegen den Keuchhusten besonders empfehlen könne; jedoch müsse man Sorge tragen, den Kranken fortwährend in gleichmässiger Temperatur zu erhalten.

Hr. Clutterbuck macht zuvörderst darauf aufmerksam, dass, da der Keuchhusten eine spezifische Krankheit ist und einen rein spezifischen Verlauf macht, er zwar auch einer spezifischen Behandlung bedürfe, dass aber, da im Anfange die Krankheit einen vorwaltend entzündlichen Charakter hat und an dieser Entzündung leicht wichtige Organe Theil nehmen, die antiphlogistische Methode am meisten indizirt sei. Diese Behandlung habe hauptsächlich das Gehirn und die Athmungsorgane ins Auge zu fassen; ein spezifisches Verfahren von Wirksamkeit gegen den Keuchhusten kennen wir aber nicht, weshalb die gegen die Komplikationen gerichtete noch die einzig anwendbare ist.

Hr. Golding Bird: „Wenn auch der Keuchhusten, eine spezifische Krankheit, im Anfange besonders inflammatorisch auftritt, so ist dieses doch nicht seine eigentliche Natur; viele von einem animalischen Gifte abhängige Krankheiten treten anfänglich inflammatorisch auf, obwohl eine Affektion des Blut- und Nervensystemes gleichzeitig das Wesen ausmacht. Beim Keuchhusten scheint der Vagus am meisten affizirt zu sein." Anfänglich werden auch von ihm Brechmittel, diaphoretische Mittel, warme Bäder und warme Zimmerluft verordnet; später aber bedient er sich des Schierlings in Verbindung mit kohlensaurem Kali, des Bilsenkrautes, der Blausäure. Embrokationen auf Brust und Wirbelsäule sind sehr nützlich. Tritt Bronchorrhoe ein und wird dieselbe beunruhigender Art, so verordnet er kleine Gaben Alauns, mit Sedativen verbunden. Hat die Bronchorrhoe aufgehört, so lässt er Tonika folgen.

Der Vorsitzende (Th. Thompson) bemerkt, indem er die Debatte zusammenfasst, dass, was die Belladonna betrifft, er davon nur Nachtheiliges gesehen, nämlich immer nur die giftige, aber niemals die angeblich heilsame Wirkung. Was endlich die vermuthliche Affektion des Vagus betreffe, so könne er einen interessanten Fall erzählen, der darauf hinweist: In einem Falle nämlich hatte sich eine bedeutende und tiefgehende Eiterhöhle am Halse gebildet; durch dieselbe wurde der Vagus blossgelegt, und es war interessant, dass jedesmal, wenn der Nerv der Luft ausgesetzt wurde, ein Hustenanfall genau wie im Keuchhusten eintrat. Erst als die Stelle wieder mit einer Narbe bedeckt war, verlor sich diese Erscheinung für immer.

---

2. Blasenpflaster bei Kindern.

Es erhob sich eine Diskussion über die Wirksamkeit dieses Mittels im kindlichen Alter. Die meisten Anwesenden erklärten dasselbe in dem zarten Alter für durchaus verwerflich; sie hatten sich hier sogar tödtlich erwiesen. — Der Vorsitzende bemerkt beiläufig, dass, wenn eine vom Blasenpflaster bewirkte offene Stelle schwer heile, man sie nur mit einer ganz schwachen Opiatsalbe zu verbinden brauche.

D. *Pathological Society* in Dublin.

Lunge im Keuchhusten. — Allgemeine Tuberkulosis. — Verschliessung der Harnröhre, Dilatation der Blase und Harnleiter. — *Morbus coxae.*

Dr. Lees zeigte die Lunge eines Kindes vor, das am Keuchhusten gestorben war. Zehn Monate vorher war dasselbe vom Dr. Croker wegen wiederholter Anfälle von Konvulsionen, und Symptome, die auf Hydrokephalus schliessen liessen, behandelt worden. Von dieser Affektion genas es und befand sich bis Ende November vollkommen wohl, als sich Symptome von Bronchitis einstellten. Es befand sich schon in der Rekonvaleszenz, als es ungefähr vor 6 Wochen von Keuchhusten befallen wurde. Nachdem dieser 10 Tage gedauert, verschlimmerte sich der Zustand bedeutend, und das Kind starb am 26. März. — Die rechte Lunge war hauptsächlich erkrankt. Sie füllte nicht nur die Höhle des Thorax vollständig aus, sondern hatte auch die linke ganz nach hinten zurückgedrängt. Unter der Pleura nahm man eine Blase wahr und andere Erscheinungen von Emphysem; besonders merkwürdig war aber die Entzündung, die nicht das Zentrum der Lunge ergriffen hatte, sondern rein auf die Ränder beschränkt war, die sich deutlich verhärtet zeigten. —

Dr. Smith legte ein Präparat von einem Kinde von 9 Jahren vor, das vor 2 Tagen gestorben war. Die Krankheitsgeschichte war sehr unvollkommen, da Niemand vorhanden war, der genaue Auskunft hätte geben können. Man wusste nur, dass es vor einiger Zeit von Skarlatina befallen worden, jedoch ohne Affektion des Halses, die regelmässig verlief. Darauf ward es auf's Land geschickt und blieb dort 6 Wochen, wo ihm eine sehr schlechte Behandlung zu Theil wurde und es auf einem kalten und feuchten Fussboden schlafen musste. Mit Anasarka behaftet, kam es ins Hospital; zugleich war Schmerz in der rechten Seite des Thorax vorhanden, die in ihrer ganzen Ausdehnung einen dumpfen Ton bei der Perkussion ergab. Der Puls war sehr frequent und klein, die Respiration sehr beschleunigt und erschwert. Das Kind starb am dritten Tage nach der Aufnahme unter komatösen Erscheinungen. — Bei der Sektion zeigte sich das Gehirn gesund, mit Ausnahme eines geringen Ergusses in die Seitenventrikel; die Mesenterialdrüsen waren tuberkulös, und eben so waren im Zellgewebe unter dem Peritonaeum Tuberkeln vorhanden. Das Omentum sah eigenthümlich aus; es war ganz mit Tuberkelmasse angefüllt und in eine harte Masse zusammengeschrumpft. Ferner fanden sich Tuberkeln in der das Herz überziehenden serösen Haut und im Perikardium, und eben so waren beide Blätter der Pleura ganz damit besetzt. Die untere Fläche des Zwerchfelles war ebenfalls mit Tuberkeln besäet und adhärirte an die konvexe Fläche der Leber; einige befanden sich auf dem Theile des Peritonaeums, das den Magen überzieht. Die Lungen waren verhältnissmässig frei von der Affektion, indem nur im untern Lappen der rechten Lunge einige Tuberkeln vorhanden waren. — „Dieser Fall", sagte Dr. Smith, „ist in doppelter Hinsicht bemerkenswerth: erstlich, weil der Kranke kein einzigas von den Symptomen, die gewöhnlich bei solchen tuberkulösen Ablagerungen beobachtet werden, darbot; zweitens, weil die Lungen fast ganz verschont geblieben. Auch die Beschaffenheit des Omentums ist nicht zu übersehen. —

Dr. Kennedy zeigte ein Präparat von einem neugeborenen Kinde vor, wo eine ungeheure Erweiterung der Blase und Ureteren mit Verschliessung der Urethra vorhanden war. Die Ureteren waren 1 Zoll breit und vielfach gewunden, die Blase bedeutend vergrössert und die linke Niere dilatirt, indem die Vergrösserung durch Ausdehnung des Beckens und der Nierenkelche erzeugt wurde, während die Nierensubstanz durch Absorption beträchtlich verkleinert war. Bei der Untersuchung der in der Blase und in den Ureteren vorhandenen Flüssigkeit fand man keinen Harnstoff. — Dieser Fall erweckte in mancher Hinsicht Interesse, besonders hinsichtlich einiger wichtigen, das fötale Leben betreffenden physiologischen Fragen. Er spricht besonders für die Meinung Derer, die versichern, im fötalen Leben finde die Urinsekretion auf dieselbe Weise wie nach der Geburt statt. Denn wie liesse sich sonst die Beschaffenheit der Blase und Ureteren hier erklären? Offenbar hatte die Verschliessung der Harnröhre die Ansammlung des Urins in der Blase und deren Ausdehnung, so wie die Dilatation der Ureteren und Nieren, veranlasst. —

Dr. Ferrall sagte, er wünsche der Gesellschaft den Fall von einer Krankheit des Hüftgelenkes mitzutheilen, die einige nicht uninteressante Erscheinungen darbiete. Der Kranke, ein Knabe von 8 Jahren, wurde in das St. Vincent-Hospital aufgenommen, als er schon 1 Jahr lang gelitten hatte. Die hauptsächlichsten Symptome der Krankheit waren: bedeutende Geschwulst fast des ganzen Schenkels, besonders des obern Theiles, deutlich wahrnehmbare Fluktuation an allen Stellen und eine beträchtliche Geschwulst auf dem Rücken des Darmbeines. Zuerst vermuthete er, die Geschwulst hänge mit einer Krankheit des Rückgrathes zusammen; doch dies zeigte sich bei genauerer Untersuchung als nicht annehmbar. Stand der Kranke aufrecht, so war das Becken auf der kranken Seite herabgesunken, die Zehen berührten den Boden, während die Ferse in die Höhe gehoben war. Der Knabe war von schlechter Konstitution, litt an einer Anschwellung der Leber, chronischer Diarrhoe und Ulzeration des Darmkanals, an der er zuletzt starb. — Ferrall meinte, es wäre auffallend, wie gering die Verkürzung des Schenkels gewesen sei — sie habe nur einen halben Zoll betragen — und dass die Bewegung des Schenkels besser von Statten gegangen sei, als er es je im vorgerückten Stadium von Hüftgelenkleiden beobachtet habe; er konnte ihn frei bei unbedeutender Schmerzhaftigkeit nach allen Richtungen bewegen. — Bei der Sektion zeigte sich folgender Zustand: Der Kopf des Knochens war zerstört, und die Karies hatte auch die Pfanne ergriffen. Das Kapselligament war unversehrt, nur an seinem untern Theile enthielt es eine Oeffnung, durch die es mit dem ungeheuren Abszesse am obern Theile des Schenkels kommunizirte. Der Kopf des Knochens hatte sich vom Körper losgetrennt, und die geringste Traktion war hinreichend, sie von einander zu entfernen. Doch hingen beide Stücke noch durch Streifen der Synovialhaut zusammen, während in einem von Carlile vorgezeigten Präparate der Kopf durch eine Oeffnung in den Hautdecken hervorgetreten war.

Der Fall ist der Erwähnung werth, erstens wegen der abweichenden Stellung des Schenkels, die sonst nicht in diesen Fällen beobachtet wird. Brodie hat gefunden, dass der Kranke zuweilen auf den Zehen ruht und nicht auf der Ferse; in den meisten Fällen stand das Becken auf der kranken Seite höher, als auf der gesunden. Hier fand das Gegentheil statt. Zweitens ist die ungewhönliche Lostrennung des Schenkelkopfes etwas Ausserordentliches.

VI. Miszellen und Notizen.

Zur Aetiologie und Behandlung des akuten und chronischen Hydrokephalus, von Dr. Melion, prakt. Arzte in Freudenthal. — Dieser Aufsatz, welcher in der Oesterr. med. Wochenschrift No. 16, April 1845, sich befindet, konzentrirt sich auf folgende Punkte:

1) Skrophulosis und Hydrokephalus stehen mit einander in ursächlichem Konnexe; beide werden durch dieselben ätiologischen Momente bedingt, die Skrophulosis geht in Hydrokephalus über, und beide kombiniren sich mit einander.

2) Kinder mit skrophulösem Baue, deren Fontanellen bis zum 2ten Lebensjahre noch nicht verwachsen waren oder deren Schädel im Querdurchmesser eine grössere Breite als normal gebaute Köpfe darboten, und die früher an Fraisen oder Krämpfen litten, sind besonders zu Hydrokephalus prädisponirt.

3) Skrophulöse Haut- und Kopfausschläge oder Drüsenanschwellungen treten meist als treue Begleiter des Hydrokephalus auf oder gehen demselben voran.

4) Bei solcher Prädisposition werden erethisch-skrophulöse Kinder plötzlich von akutem, torpid-skrophulöse hingegen von chronischem Hydrokephalus ergriffen.

5) Den Hydrokephalus leitete man, da man ihn als eine rein örtliche Krankheit betrachtete, meist von direkt auf den Kopf einwirkenden Schädlichkeiten ab; namentlich maass man dem Gebrauche des Opiums die Schuld bei und proskribirte dieses Mittel in der Kinderpraxis fast ganz.

6) Bei Gehirnaffektionen wagte auch der Verf. nicht, das Opium und seine Präparate anzuwenden, aber bei verschiedenen anderen Krankheiten hat er davon vielfach in der Kinderpraxis Gebrauch gemacht, jedoch ohne alle nachtheilige Einwirkung auf das Gehirn.

7) Von verschiedenen anderen Ursachen, denen man Hydrokephalus zugeschrieben hat, wie Sonnenstich, geistige Anstrengung und dergl., ist es sehr zweifelhaft, ob dieses wirklich der Fall sei.

8) Dentition, Exanthemfieber (Scharlach), die bisweilen Hydrokephalus im Gefolge haben, wirken nur exzitirend; die eigentliche Grundlage bildet aber die Skropheldiathese.

9) Beim akuten Hydrokephalus, welcher plötzlich nach einer Erkältung auftritt, ohne dass andere Krankheiten als Vorläufer dagewesen wären, zeigen sich örtliche Blutentziehungen von geringem oder gar keinem —, Eisumschläge, Auflegen kaltgetränkter Kompressen auf den Kopf, Vesikantien in den Nacken, Senfteige auf die Fussohlen, Waden und Oberschenkel, kühlende Abführmittel meistens von bestem Erfolge. Eben so bei Hydrokephalus *ex dentitione.*

10) Bei akutem Hydrokephalus in Folge zurückgetretener akuter Exantheme sind Reizmittel auf die Haut, Blasenpflaster, Senfteige, Waschungen mit warmem Wasser stets ohne Erfolg geblieben.

11) Bei der akuten Form, welche aus der chronischen meist ohne Ursache sich entwickelt, haben die von Romberg vorgeschriebenen warmen Fomentationen auf den Kopf durchaus nichts geleistet.

12) Bei chronischem Wasserkopfe schien die antiskrophulöse Behandlung in der That etwas zu leisten.

JOURNAL

FÜR

KINDERKRANKHEITEN.

Jedes Jahr erscheinen 12 Hefte in 2 Bänden. — Gute Original-Aufsätze über Kinderkrankh. werden erbeten und am Schlusse jedes Bandes gut honorirt.

Aufsätze, Abhandlungen, Schriften, Werke, Journale etc. für die Redaktion dieses Journals beliebe man kostenfrei an den Verleger einzusenden.

BAND V.] BERLIN, AUGUST 1845. [HEFT 2.

I. *Abhandlungen und Originalaufsätze.*

Bemerkungen über den Stimmritzenkrampf der Kinder und über dessen Unterschied vom falschen Krup, von R. H. Meade, Wundarzt in Bradford.

Erster Fall. T—, 9 Monate alt, immer an Hartleibigkeit leidend, obwohl sonst ein gesunder Knabe, wurde kurz nach dem Entwöhnen, im April 1841, von den Varizellen befallen. Seit dieser Zeit war der Knabe etwas kränkelnd, und bald wurde er auffallend mager, bleich und verdriesslich. Hartnäckige Verstopfung stellte sich ein; Darmausleerung erfolgte nur durch tüchtige Purganzen; die ausgeleerten Stoffe sahen schlecht aus, hatten ein gekörntes, gehacktes Ansehen, als wenn die Nahrung unverdaut abginge, und sahen schmutzig aus. Dabei hatte das Kind einen gefrässigen Appetit; die Zunge war rein, die Haut kühl und der Puls natürlich; der Bauch war fast platt. Einige Halsdrüsen waren etwas geschwollen.

Nachdem dieser Zustand etwa 14 Tage angedauert hatte, bemerkte die Mutter an ihrem Kinde dann und wann ein kurzes Innehalten des Athems. Anfangs war dieses kaum bemerkbar, aber es nahm schnell an Intensität zu und stellte sich besonders ein beim Erwachen aus dem Schlafe, beim Schlucken oder Schreien. Bei solcher Gelegenheit blieb der Athem plötzlich aus, und das Kind erschien einige Sekunden wie strangulirt, indem es nach Luft rang und ganz blau im Gesichte wurde. Dann folgte eine eigenthümlich schrille, krupähnliche Einathmung, darauf eine Ausathmung und lautes Geschrei, womit der Anfall beendigt war. Binnen 14 Tage nahmen die Anfälle an Häufigkeit und Heftigkeit zu, kamen mehrmals des Tages und des Nachts bei den geringsten Ursachen und droheten oft mit Erstickung.

Während des heftigen Ringens nach Athem wurden die inspiratorischen Muskeln in heftige Bewegung versetzt; die Venen an Kopf und Hals wurden strotzend, die Flexoren der Finger, Zehen u. s. w. auf eigenthümliche Weise kontrahirt und die Daumen eingeschlagen, welches von mehreren Autoren als ein eigenthümliches Symptom beschrieben worden ist. In den Zeiten zwischen den Anfällen athmete das Kind natürlich und war ganz frei von Fieber und Entzündungssymptomen; Verstopfung sehr hartnäckig.

Die Behandlung bestand vorzüglich in Abführmitteln und tonischen Mitteln, besonders Eisen; unter deren Gebrauche wurde das Kind immer besser; die Anfälle wurden seltener, milder, und die Purganzen wirkten immer besser. So wie man die Verstopfung kurze Zeit bestehen liess, wurden die Krampfanfälle sogleich wieder heftiger und häufiger. Nachdem aber das genannte Verfahren 4—5 Wochen fortgesetzt war, verschwanden die laryngeischen Krämpfe, und etwa 3 Monate nach dem Anfalle von Varizellen hatte das Kind seine Gesundheit vollständig wieder erlangt. Während dieses krankhaften Zustandes war wohl auch dann und wann Husten eingetreten, aber er hatte nicht das Bellende des Krups und begleitete auch die Erstickungsanfälle nicht. Es schien das Leiden aus einer Reizung der vergrösserten Bronchialdrüsen offenbar (?) hervorgegangen zu sein.

Zweiter Fall. Während der Zeit, dass ich diesen Fall behandelte, kam mir ein anderer, ganz ähnlicher vor. Es war ein kleiner Knabe, der beim ersten Anfalle ungefähr 1 Jahr alt war. Bei diesem, wie beim erstern Patienten, konnte man deutlich einen skrophulösen Habitus erkennen; die Mutter des Kindes war von zartem Körperbaue, und ein älteres Kind hatte schon an Rhachitis gelitten. Ich sah das Kind nicht im Anfange der Krankheit, sondern erst, nachdem die eigenthümliche Affektion des Athems schon einige Tage vorhanden gewesen war. Zu dieser Zeit litt das Kind an sehr häufigen suffokatorischen Zufällen, wie sie im ersten Falle angegeben sind; auch hier endeten die Anfälle mit einem kreischenden, gellenden Tone, worauf der Athem wieder eintrat. Es war ein starkes, beleibtes Kind, scheinbar ganz wohl zwischen den Anfällen, und hatte eine gute Verdauung. Keine andere Ursache von Reizung war vorhanden, als die Dentition, woran das Kind lange Zeit gelitten hatte, ehe noch die Athmungsaffektion eintrat. Diese Affektion dauerte mehrere Monate, ehe etwas dagegen unternommen wurde; zuletzt wurden aber die Anfälle so heftig, dass sie mit Konvulsionen sich verbanden, die zu Gehirnkongestion führten. — Die Behandlung bestand in Ansatz von Blutegeln auf das Zahnfleisch, Skarifikation desselben, Gegenreizung, Anwendung von Eisen, Jodine u. s. w. Die Krampfanfälle wurden immer milder und verloren sich endlich nach einem Luftwechsel ganz und gar. — In diesem Falle war weder Husten noch irgend eine wahrnehmbare Veränderung der Halsdrüsen vorhanden.

Dritter Fall. Das Kind, welches dieser Fall betrifft, war schwächlich bei der Geburt und musste, wegen der wunden Brustwarzen der Mutter, 2 Monate alt, entwöhnt werden. Es hatte stets Neigung zu Durchfällen, während im vorigen Falle stets Neigung zur Verstopfung vorhanden war. Dabei nahm das Kind ganz gut zu und war auch sonst sehr munter. — Schon vor dem Entwöhnen hatte die Mutter mehrmals bemerkt, dass das Kind bisweilen plötzlich seinen Athem anhielt; indessen war dieses so unbedeutend, dass sie es nicht weiter beachtete. Das Kind war 4 Monate alt, als ich zu ihm gerufen wurde; die Mutter war nämlich dadurch erschreckt, dass das Kind plötzlich aus dem Schlafe auffuhr, nach Athem kämpfte und diesen erst unter einem kreischenden, pfeifenden Tone wieder gewann. Als ich das Kind untersuchte, fand ich den Athem ganz natürlich und regelmässig, ohne Husten. Es war dieses am 15. November, und bis zum 23. nahm dieser Zufall an Heftigkeit und Häufigkeit zu; hierzu kam Durchfall, gegen welchen ich ein Adstringens verschrieb. Am 25. sah ich das Kind wieder und erfuhr, dass mehrere sehr heftige Erstickungsanfälle eingetreten waren. Das Kind fand ich elend aussehend, die Augenlider geschwollen, Kopf und Antlitz kühl, Puls und Athem natürlich. Die Aeltern des Kindes wünschten eine Konsultation, aber noch ehe diese zu Stande kam, bekam das Kind einen Anfall, in welchem es asphyktisch wurde und starb. — Leichenschau. Der durchaus nicht abgemagerte Körper zeigte wenig Krankhaftes; die Schleimhaut der Luftwege war gesund, ohne alle Spur von Kongestion und Entzündung. Eine etwas schaumige, mit Blut gefärbte Flüssigkeit floss aus den kleineren Bronchialästen aus; die Lungen waren in einem etwas kongestiven Zustande, aber durchaus gesund und krepitirten nicht beim Durchschnitte. Die obere Hohlvene und deren Aeste waren voll schwarzen Blutes. Der Vagus wurde an beiden Seiten genau untersucht, eben so die beiden Rekurrens, aber weder in diesen Nerven noch in den tiefliegenden Halsdrüsen wurde irgend etwas Krankhaftes wahrgenommen; nur ein Paar ganz kleine Halsdrüsen erschien etwas röthlich und weich. Die Thymus hatte einen beträchtlichen Umfang, erstreckte sich von der Schilddrüse bis zum Zwerchfelle, aber sie schien mir nicht ungewöhnlich gross für dieses Alter; sie war weich und blass und zeigte sich beim Durchschnitte angefüllt mit guter milchiger Flüssigkeit. Gewogen habe ich die Schilddrüse nicht. Alle übrigen Organe gesund. Gehirn und Rückenmark wurden nicht untersucht. —

An diese Fälle knüpfe ich einige Bemerkungen. Die hier beobachtete Krankheit hat sehr verschiedene Namen erhalten und ist mit anderen Krankheiten, die etwas Aehnlichkeit in den Symptomen haben, meist verwechselt worden. Man hat die Krankheit *Spasmus glottidis, Spasmus laryngis, Laryngismus stridulus, Asthma spasmodicum infantum, Asthma thymicum*, das Kinderkrähen (*the child crowing*) u. s. w. genannt und sie besonders verwechselt mit spasmodischer Laryngitis oder spasmodischem Krup, wie er gewöhnlich genannt wird.

Beide Krankheiten, welche die Alten und selbst neuere Autoren unter einander gemischt haben [1]), unterscheiden sich auf folgende Weise von einander:

1) Der *Spasmus glottidis* kommt fast ausschliesslich im frühesten Kindesalter vor, und zwar von der Geburt an bis zum Alter von 12 bis 18 Monaten. Spasmodischer Krup dagegen ist bei Kindern unter dem 12ten Monate äusserst selten.

2) Beim *Spasmus glottidis* ist weder Schnupfen noch irgend ein Fieber vorhanden, während dem spasmodischen Krup fast immer etwas Katarrh und ein wenig, wenn auch nur sehr schwaches, Fieber vorausgeht.

3) Der erste Anfall des *Spasmus glottidis* kommt meistens bei Nacht im Schlafe, aber auch bei Tage, und von einem Kinde weiss ich, dass wohl zwanzig Anfälle an einem und demselben Tage kommen; der spasmodische Krup kommt jedoch immer zuerst des Nachts (??),

---

1) Ich selber, ich habe sie nicht unter einander gemischt, aber ich halte sie nach dem, was ich beobachtet und was das Studium mir ergeben hat, ungeachtet der vom Verf. angegebenen Differenzen, für eine und dieselbe Krankheit, nämlich für eine krampfhafte Konstriktion der Stimmritze, hervorgehend aus einer abnorm gesteigerten motorischen Thätigkeit der betreffenden Nervenparthieen des Rückenmarkes und abhängig von Reizen, die diese spinale Thätigkeit unterhalten. Ich bitte die Leser, einen Blick auf meinen im vorigen Hefte dieses Journals enthaltenen Aufsatz über diesen Gegenstand zu werfen. Dr. Behrend.

und das Kind hat nie mehr als 5—6 Paroxysmen von Athmungskampf während des Anfalles.[1])

4) Beim *Spasmus glottidis* ist kein Husten, und während eines jeden Anfalles kommen selten mehr als eine bis zwei stridulöse Inspirationen vor, während beim spasmodischen Krup immer ein heiserer Husten vorhanden ist und das schwierige und geräuschvolle Athmen noch einige Zeit dauert.[2])

5) Zum *Spasmus glottidis* treten, wenn die Krankheit eine Zeit lang gedauert hat, endlich auch Konvulsionen hinzu. Beim spasmodischen Krup hingegen sind, so viel ich glaube, eigentliche Krämpfe der Gliedmaassen nie beobachtet worden.[3])

6) Der *Spasmus glottidis* ist fast immer eine chronische, der spasmodische Krup dagegen eine wesentlich akute Krankheit.[4])

Gölis hat es zuerst ausgesprochen, dass während des Verlaufes des chronischen Hydrokephalus die Kinder beim Erwachen aus dem Schlafe oder beim Schreien plötzlich steif, im Gesichte blau werden, eine halbe Minute ohne Athem verbleiben und dann endlich unter

---

1) Alle diese Unterschiede sind ohne Bedeutung und auch wohl ohne Begründung. Die letzten Worte sind nicht recht begreiflich. Was heisst das: 5—6 Paroxysmen während des ganzen Anfalles? — Die englischen Worte lauten: *the child will never have more than five or six paroxysms of difficult breatking during the whole attack.* Behrend.

2) Kommt zu einem bronchitischen oder katarrhalischen Zustande, wie es gar nicht selten ist, eine krampfhafte Konstriktion der Stimmritze hinzu, oder tritt umgekehrt zu der krampfhaften Affektion der Stimmritzmuskeln eine Bronchitis hinzu, so giebt es das, was der Verf. hier als spasmodischen Krup betrachtet und vom *Spasmus glottidis* unterschieden wissen will. Dieses ist aber, wie man leicht begreift, falsch; denn die Komplikation kann das Wesen des Krampfes nicht ändern, und es kommt also dabei nur darauf an, ob man den *Spasmus glottidis* oder die bronchitische Affektion als Hauptleiden und als die am meisten zu berücksichtigende Krankheit betrachten will. Behrend.

3) Dieses scheint mir auch eine falsche Auffassung. Ist Krampf der Stimmritzmuskeln so intensiv, dass die Glottis geschlossen wird und der Athem fehlt, so muss einestheils der Kampf und das Ringen nach Athem, anderntheils die Fortpflanzung der Reizung auf das übrige exzito-motorische System Konvulsionen herbeiführen. Es wird dieses nicht geschehen, wenn der Stimmritzenkrampf gering ist. Das ist der ganze Unterschied. — Kleinere Kinder sind reizbarer und mehr zu Krämpfen geneigt, als ältere, und daraus ist wohl erklärlich, — wenn es übrigens wahr ist, — warum bei dem, was der Verf. spasmodischen Krup nennt, die Krämpfe nicht so heftig und allgemein sind. Behrend.

4) Hätte der Verf., wie ich, Fälle gesehen, wo schon nach wenigen Anfällen das Kind starb, so würde er diesen Unterschied haben fallen lassen. Der Unterschied ist ganz nichtig. Denn eben so, wie erst der sechste, achte, zehnte, zwanzigste, vierzigste Erstickungsanfall tödten kann, so kann es der dritte, zweite, erste, wenn er heftig und von Dauer ist. Denn die Ursache des Todes ist und bleibt dieselbe: Mangel an Luft in Folge von krampfhafter Verschliessung der Stimmritze, folglich Suffokation. Behrend.

Ausstossung eines schrillen, gellenden Tones Athem wieder gewinnen. In solchem Anfalle sterben die Kinder bisweilen, aber die Krankheit ist dem Wesen nach dieselbe, wie die hier beschriebene, nur dass sie nicht idiopathisch, sondern symptomatisch auftritt.

Es giebt noch eine andere Krankheit, die wegen ihrer Aehnlichkeit mit dem *Spasmus glottidis* Erwähnung verdient. Es ist dieses eine kurze Unterbrechung des Athems, die eintritt, wenn ein Kind im Aerger und Zorne heftig geschrieen hat. Das Kind hält seinen Athem an, wird livide im Gesichte, wirft sich hinten über, wird *steif*, starr, kommt aber nach einigen Schlägen auf den Hintern alsbald wieder zu sich. Es ist dieses auch eine krampfhafte Konstriktion der Stimmritze, aber eine temporäre, und sie darf nicht als krankhaft, sondern muss nur als zufällig betrachtet werden.

Was das Wesen der Krankheit betrifft, so braucht nicht weiter gesagt zu werden, dass sie aus einer plötzlichen Verengerung oder Verschliessung der Glottis besteht, und es ist nur die Frage, ob diese Konstriktion in einem Krampfe der Muskeln, welche die Glottis schliessen, oder in einer Lähmung der Muskeln, die sie öffnen, besteht. Hugh Ley, der bekanntlich dem Drucke der tieferen Halsdrüsen auf den Rekurrens die Schuld beimisst, muss die letztere Theorie annehmen. Diese Ansicht ist übrigens nicht neu; schon Burns sagte da, wo er vom spasmodischen Krup spricht (*Principles of Midwifery,* 8. *Edit., London* 1832, 8.): „Es scheint, dass der Rekurrens vorzugsweise hierbei affizirt ist, und wenn wir die Krankheit spasmodisch nennen, so sind wir sicherlich oft im Irrthume, da es in vielen Fällen wohl mehr ein temporärparalytischer Zustand dieses Nerven oder vielmehr ein Zustand desselben ist, wodurch er unfähig wird, seine Funktion gehörig zu versehen." — Reid (*Edinb. medic. and surgic. Journ., Vol.* 49) ist in seinen Versuchen zu dem Entschlusse gekommen, dass der *N. laryngeus superior* besonders ein sensorischer Nerv ist und dass der *N. recurrens* sowohl die Konstriktoren als Dilatoren des Larynx mit motorischer Kraft versieht, so dass die auf diesen Nerven etwa drückenden vergrösserten Drüsen höchst wahrscheinlich eben sowohl eine krampfhafte Thätigkeit, als eine Paralyse hervorrufen werden. Wie mein dritter Fall gezeigt hat, dass man nichts fand, was solchen Druck auf die genannten Nerven ausübte, eben so wenig kann ich eine vergrösserte Thymus, wie Hood (*Edinb. Journ. of medic. Science,* 1827), Kopp, Hirsch u. A. m. glauben, als wahre Ursache betrachten. — Im Allgemeinen findet man die Krankheit mehr bei Kindern von skrophulösem Habitus und scheint auch erblich zu sein; Knaben scheinen mehr daran zu leiden, als Mädchen.

Die Behandlung lässt sich nicht bestimmt angeben; sie ist verschieden nach den Ursachen und den übrigen Umständen. Man muss gegen die Skrophulosis wirken, aber auch zugleich die Schwächlichkeit des Kindes berücksichtigen. Gute Ammenmilch, gesunde Luft, Beseitigung jedes Reizes, Stärkung der Kräfte bilden die Grundzüge der Kur. Im Augenblicke des Erstickens Reiben der Fussohlen und der Brust, Ansprengen mit kaltem Wasser, Kitzeln der Nase, und damit der Anfall nicht des Nachts oft komme, muss das Kind von Zeit zu Zeit aufgeweckt werden.

Vorlesungen über das Scharlachgift, dessen Natur, Wirkung und über Behandlung des von ihm erzeugten Krankheitszustandes, von Sir Georg Lefevre, M. Dr., London.

[Aus den *Lumleian-Lectures.*[1])]

Erste Vorlesung.

Es ist der innern Medizin oft der Vorwurf gemacht worden, dass sie nicht mit anderen Disziplinen, ja, nicht einmal mit der Chirurgie gleichen Schritt halte. Es ist dieses aber nur zum Theile wahr, und am allerwenigsten gilt die Anschuldigung in Bezug auf die Chirurgie, von der, wenn diese nicht ein blosses Handwerk sein soll, die Therapie heutigen Tages nicht mehr geschieden wird.

Da, wo das Mechanische an sich in Wirksamkeit tritt oder erfordert wird, ist allerdings der Fortschritt gegen frühere Zeiten sichtbar; wo es aber das blosse Wissen gilt, da sind wir in der Medizin ziemlich eben so weit vorgerückt, wie in den anderen Naturwissenschaften, schon deshalb, weil die Medizin zu ihnen gehört, sich ihrer bedient, auf sie fusst, von ihnen mit fortgerissen wird und sie ergänzt.

Die ursächlichen Schwierigkeiten, welche sich der Entdeckung von Wahrheiten in der Natur entgegenstellen, zeigen sich in der

---

1) Die Lumlei'schen Vorlesungen werden in Folge einer Stiftung über einen beliebten medizinischen Gegenstand im *College of Surgeons* in London von einem dazu sich meldenden Mitgliede vor den übrigen Mitgliedern gehalten. Lefevre, früher lange Jahre Arzt der englischen Gesandtschaft in Petersburg, hielt sie für 1845, wie sie uns zugesendet wurden und wir sie hier deutsch wiedergeben. D. Red.

Medizin ganz besonders, und zwar hier noch in höherm Grade, als anderswo, da der Weg des Experimentirens, wo wir es mit dem Menschen zu thun haben, verschlossen ist und nur der Weg der Induktion und Analogie verbleibt. Die Krankheit, das eigentliche Objekt der Medizin, ist dem gesunden Zustande gegenüber ein Abnormes oder ein von dem, was nach unsäglichen Mühen als Regel erkannt werden, Abweichendes, und obwohl dieses Abweichende auch seine Regel haben muss, so liegt darin doch ein Beweis mehr, dass das *Zurückbleiben*, welches man der Medizin schuldgiebt, nicht einer Trägheit *in der* Forschung zuzuschreiben ist.

Um dieses darzuthun, giebt es keinen geeignetern Gegenstand, als das Scharlachfieber, in dessen Kenntniss und Behandlung wir, *aller* Mühe und Anstrengung ungeachtet, nicht weit vom Flecke gekommen sind, und ich habe die Absicht, darüber Sie in diesen Vorlesungen zu unterhalten.

Es ist keinesweges mein Vornehmen, in alle die Einzelnheiten, von denen ich voraussetzen darf, dass sie Männern wie Ihnen vollkommen bekannt sind, einzugehen; eben so wenig brauche ich aller der vielen Autoren zu gedenken, die sich um das Scharlachfieber bemüht haben. Ich will nur bei solchen Punkten verweilen, welche einer Divergenz der Ansichten anheimgegeben sind. Es wird meine Betrachtung des Scharlachs ganz besonders dazu dienen, Ihnen meine Ansichten über morbifische Gifte und deren Einfluss auf den Organismus vorzulegen.

Sowohl in Bezug auf das Auftreten, die Verbreitung, den Verlauf, die Formverschiendenheit, als auch hinsichtlich der Folgen, ist keine Krankheit so geeignet, die Lehre von den morbifischen Giften zu beleuchten, wie das Scharlach.

Es giebt wohl kaum eine gefährlichere und bösartigere Krankheit, als das Scharlach, und obwohl ich es in den höheren nördlichen Breiten beobachtet habe, wo es oft ganze Dörfer dezimirt hat und weder Alter noch Geschlecht sparte, so wird man mir eingestehen müssen, dass es im gemässigtern Klima nicht minder furchtbar auftritt. Wie Currie behauptet, hat die Krankheit in den letzteren Jahren mehr zu- als abgenommen, sowohl an Extensität wie an Intensität.

Ein Blick auf die Symptome der Scharlachkrankheit lehrt uns, dass noch immer folgender Ausspruch Heberden's seine Gültigkeit hat: *„Febris modo descripta saepe quidem mortifera est, saepius vacat periculo, et interdum adeo mitis est, ut haud ultra* *paucas horas duret et forsitan inobservata praeteriret, nisi brevis quidam languor et nonnullus cutis rubor et alii in eadem domo hoc morbo impliciti.*"

Wohl ist es jedem beschäftigten Praktiker begegnet, die Krankheit, zu der er gerufen worden, nicht eher für Scharlach erkannt zu haben, als bis gewisse allgemeine Symptome darauf deutlich hinwiesen. Wie oft kommen nicht Fälle vor, wo das Fieber so gering, dass es übersehen, die Halsaffektion so unbedeutend, dass sie mit Hausmitteln behandelt, und die Röthe so unbedeutend ist, dass sie nicht berücksichtigt wird und dass man den Fall nicht für Scharlach halten würde, wenn nicht die lange andauernde Genesung und das fortbestehende Kränkeln nach Beseitigung der eben genannten, anscheinend so unbedeutenden Lokalleiden einen Verdacht aufkommen liesse, dass zwischen diesen und jenen ein inniger Zusammenhang sei, und wenn nicht die Kunde von gleichzeitigem Vorhandensein vieler anderen Fälle von Scharlach den Verdacht auf diese Krankheit hinwiese? Betrübend ist es allerdings, dass eine so mörderische Krankheit sich heranschleichen und heimtückisch von Einem auf den Andern sich verbreiten kann, ohne dass sie mit Bestimmtheit sich ausprägt und kundgiebt, zumal da nicht immer die undeutlich und wie verwischt hervortretenden Formen am schnellsten der Genesung entgegengehen. Das sekundäre Fieber entspricht nicht immer den anscheinend milden Lokalerscheinungen; die Genesung wird in den leichten Fällen oft gerade am längsten verzögert, und die Prostration ist hier oft grösser, als in den Fällen, wo gleich im Anfange ein sehr lebhaftes Exanthem und akute Lokalleiden hervortraten.

Was die Formen des Scharlachs betrifft, so haben sie, wie verschieden sie auch sein mögen, eine und dieselbe spezifische Ursache: sie sind alle nur mehr oder minder modifizirte Ursachen eines spezifischen, in den Organismus gedrungenen Giftes. Es ist dieses wohl nicht zu bezweifeln und erweist sich auch leicht durch den Uebergang der einen Form in die andere.

Alle Formen haben bestimmte Züge gemeinsam; so ist bei allen die Epidermis oder das Epithelium zuerst ergriffen; bei allen geht dem Ausbruche ein Fieber voran; bei allen ist das Zellgewebe zu Entzündung und Infiltration geneigt; alle Formen werden durch Kontagion fortgepflanzt. Dieser Umstand lässt viele Streitigkeiten zu, und die Lösung wird bei manchen Fragen schwer zu finden sein.

Was nun zuvörderst die Inkubation von der Aufnahme des Ansteckungsstoffes bis zum Ausbruche der Krankheit betrifft, so findet man darüber bei den Autoren eben so wenig etwas Bestimmtes, als über die Zeit, wie lange die Krankheit, wenn sie da ist, Ansteckungskraft besitzt. Gewiss ist, dass der kontagiöse Einfluss nicht auf die von Heberden angedeutete Periode beschränkt werden kann: „*Memini tamen sanam puellam accessisse ad puerum hoc morbo implicitum, quae quinto post die ipsa coepit aegrotare, et fieri potest ut idem ubique spatium intercedat inter contagionem et febris initium.*" Indessen ist die Inkubationszeit des aufgenommenen Ansteckungsstoffes bis jetzt noch nicht ermittelt. Billing berichtet, Fälle erlebt zu haben, wo vom Momente der Ansteckung an bis zur vollständigen Abwickelung der ausgebrochenen Krankheiten nur 72 Stunden vergingen, wenn man nicht die Desquamation hinzurechnete, die bis zum 5ten Tage dauerte.

Woher kommt es, dass, wenn mehrere Mitglieder einer Familie zu einer und derselben Zeit dem Ansteckungsstoffe ausgesetzt sind, bei einigen die Krankheit früher, bei anderen später ausbricht? Trat bei letzteren erst später die Empfänglichkeit für das Gift ein, oder ist es wahrscheinlicher, dass bei ersteren durch besondere Einflüsse die Keimung des aufgenommenen Giftes gezeitigt und somit die Inkubationsperiode abgekürzt wurde? Wenn irgendwo ein Same gelegt wird, so bedarf er zu seiner Keimung und zum Wachsen des Zusammenwirkens gewisser Einflüsse; es kann daher wohl dieser Analogie zufolge angenommen werden, dass die Verkürzung oder Verzögerung der Inkubation von der Günstigkeit oder Ungünstigkeit der in der Organisation, der Lebensweise und den Verhältnissen des Individuums liegenden Einflüsse abhängig ist. Das Scharlach macht hier keine Ausnahme von allen übrigen, von einem morbifischen Gifte abhängigen Krankheiten.

Eben so schwierig und vielleicht noch schwieriger ist die Frage zu beantworten, wodurch es bewirkt werde, dass dasselbe Gift in verschiedenen Konstitutionen so ganz verschiedene Wirkungen oder vielmehr so bedeutende und auffallende Modifikationen der Krankheitserscheinungen hervorruft? Denn wenn auch jede Epidemie allerdings einen bestimmten Charakter im Allgemeinen oder das, was man den Genius der Epidemie nennt, hat, so treten doch die verschiedensten Formen in einer und derselben Epidemie auf, Formen, die sowohl in ihrer Intensität wie in ihren Komplikationen ungewöhnlich modifizirt erscheinen. Wir wollen in einige dieser Formen näher eingehen.

Scarlatina anginosa. Gregory hat bemerkt, dass, da die einfache Form des Scharlachs keinen ärztlichen Beistand erfordert und die sogenannte malignöse Form (*Scarlatina malignosa*) ausserhalb des Bereiches der ärztlichen Hülfe liegt, die ärztliche Thätigkeit lediglich auf die sogenannte anginöse Form oder das, was die Autoren *Scarlatina anginosa* genannt haben, konzentrirt werden müsse. Indem ich mich dieser Form des Scharlachs zuwende, werde ich natürlich alles das übergehen, was als vollständig bekannt bei Ihnen vorausgesetzt werden muss. Ich werde nur bei einigen wenigen Punkten stehen bleiben. Von Wichtigkeit scheint mir die grosse Steigerung der körperlichen Wärme im Scharlach. Currie hat erwiesen und zwar durch sorgfältige Messung, dass die Wärme im Scharlach um 2° höher steigt, als in jeder andern Krankheit; er behauptet, sie in einem Falle bis auf 112° F. (113° F. = 36° R.) gefunden zu haben.

Von der thierischen Wärme wissen wir, dass sie, wenn ich mich so ausdrücken darf, unter der Kontrole des Nervensystemes steht; die thierische Wärme steigt oder fällt *pari passu* mit der vermehrten oder verminderten Energie der Nerventhätigkeit. Wir wissen, dass im gesunden Zustande durch diese Thätigkeit die thierische Wärme gegen die äussere Wärme im Gleichgewichte erhalten wird. Ist das umgebende Medium von der Art, dass die Wärme gesteigert wird, so wird dieser Steigerung durch Verdunstung und Erregung von Schweiss begegnet. Ist das umgebende Medium erkältend oder wärmeentziehend, so wird mehr thierische Wärme erzeugt, um den Verlust zu ersetzen, so dass in allen Klimaten, in der arktischen wie in der heissen Zone, das unter die Zunge gebrachte Thermometer beim gesunden Menschen einen gleichen Wärmegrad darbietet. Es sind dieses allgemein bekannte Wahrheiten, die aber ins Auge gefasst werden müssen, um die Erscheinungen, welche in Bezug auf die thierische Wärme das Scharlach darbietet, gehörig zu würdigen.

Im Anfange dieser Krankheit ist die Nervenaufregung sehr gross, und mit ihr zugleich steigert sich die thierische Wärme; diese nimmt ab, wie jene sich vermindert, möge die Nervenaufregung durch künstliche Einwirkung beschwichtigt werden, oder möge sie von selber sich vermindern. In denjenigen malignösen Fällen, wo die Nerventhätigkeit durch die Aktion des aufgenommenen Giftes erschöpft darniederliegt, vermindert sich die körperliche Wärme unter den gewöhnlichen Standpunkt. Wir haben zwischen der Wirkung der durch krankhafte Thätigkeit und der durch äussere Einflüsse bewirkten Steigerung der

Wärme zu unterscheiden. Künstlich gesteigerter Wärme, und erreiche sie auch den hohen Standpunkt, den das Scharlach darbietet, wird durch die Thätigkeit der Nervenheerde, so lange diese ihre Energie behaupten, begegnet. Durch krankhafte Thätigkeit gesteigerte Wärme hingegen findet keine Entgegenwirkung in den Nervenzentraltheilen, denn diese selbst sind es, welche für sie in Anspruch genommen werden oder sie erzeugen.

Die Nervenzentraltheile, besonders das Gehirn, sind im Scharlach primär und sekundär affizirt. Das Delirium, das in dem Maasse zunimmt, wie die Temperatur des Kranken sich steigert, ist als Folge der gesteigerten Körperwärme betrachtet worden; aber es ist nicht eigentlich die Folge derselben, sondern nur ein Symptom derjenigen Erregtheit des Gehirns, welche für die Erzeugung eines so hohen Temperaturgrades nothwendig war. Schon Heberden wies auf das frühe Eintreten des hohen Temperaturgrades im Scharlach hin, während eine so bedeutende Körperwärme bei anderen Krankheiten erst später einzutreten pflegte. In den Fällen, wo von Anfang bis zu Ende des Scharlachs Delirium vorhanden gewesen, fand sich keine wahrnehmbare Veränderung im Gehirne. Dr. Bright erzählt von einem 7 Jahre alten Kinde, das an Scharlach starb, nachdem es fortwährend von Anfang bis zu Ende der Krankheit (3 Tage und 2 Nächte) in heftigen Delirien gelegen und nichts weiter im Gehirne darbot, als etwas Vaskularität, und in den Ventrikeln und unter der Arachnoidea weit weniger Serum, als gewöhnlich gefunden wird.

Scarlatina purpurata. Es war Dr. Currie, welcher zuerst (?) auf eine Form des Scharlachs aufmerksam machte, der er den Namen *Scarlatina purpurata* vindizirte, weil die Effloreszenz nicht eine Scharlach-, sondern eine tiefrothe Farbe hat. Bei dieser Form, die ich auch gesehen, erscheint die Mund- und Rachenschleimhaut zwar tief geröthet und mit Geschwüren bedeckt, aber der Kranke empfindet einen verhältnissmässig nur geringen Schmerz und wenig Beschwerde beim Schlucken, denn Anschwellung ist nicht vorhanden, und die Sensibilität der Theile ist durch die gangräneszirende Entzündung abgestumpft.

In solchen Fällen erscheint schon im Anfange der Krankheit ausserordentliche Schwäche, grosse Schnelligkeit des Pulses und ein sehr stinkender Geruch aus dem Munde. Die Körperwärme steigt nicht über den Standpunkt des gesunden Zustandes. Prostration, Gefühl von Druck, Kopfschmerz, Schmerz im Rücken, Erbrechen und bisweilen

Durchfall begleiten diesen Zustand; der Kranke versinkt in murrende Delirien und stirbt am 2ten, 3ten oder 4ten Tage.

Dieses sogenannte Purpurscharlach gleicht an Schnelligkeit und Bösartigkeit der mit Purpura verbundenen konfluirenden Variole. „Glücklicherweise", sagt Dr. Currie, „kommt diese Form des Scharlachs selten vor; in meiner 20jährigen Praxis habe ich sie höchstens 2- bis 3mal gesehen." — Ich habe auch nur ein einziges Mal den Verlauf dieser bösartigen Form des Scharlachs von Anfang bis zu Ende zu beobachten Gelegenheit gehabt. Analog solchem Vorgange, wie ihn Dr. Currie als *Scarlatina purpurata* beschrieben hat, jedoch modifizirt durch den Einfluss des Klima's, war ein Fall von bösartigem Scharlach, den ich beobachtet habe. Ein Kind klagt über Kopfschmerz und Unwohlsein und wünscht zu Bett gebracht zu werden. Es bekommt ein Hausmittel, welches es aber wegbricht und über Halsschmerz klagt; die Nacht ist schlaflos; von Anfang an etwas Stupor. Am folgenden Tage oder etwa 24 Stunden nachher bemerkt man einige Flecke auf der Stirn, den Nasenflügeln, den Wangen und der Beugseite der Vorderarme, wenig auf Brust und Bauch. Die Eruption ist nicht diffus, aber erhaben, hirsekornförmig, mit röthlicher Spitze und livider Basis. Es hat den lokalen Charakter der Masern, obwohl alle konstitutionellen Symptome fehlen; nur etwas Dyspnoe ist vorhanden. Das Auge hat einen eigenen Glanz; die Pupille ist dilatirt, und der kleine Patient hat einen ängstlichen Blick; er scheint gleichsam sein Sckicksal zu fühlen und nach Hülfe sich umzuschauen. Die Mandeln findet man livid aussehend, besonders in ihrer Mitte; sie sind nur wenig vergrössert und nicht bis zu dem Grade, wie es in der anginösen Form der Fall ist. Die Schleimhaut des Gaumens und Rachens zeigt sich in einem Zustande von Kongestion; das Schlingen ist schwierig, aber nicht schmerzhaft; der Kranke ist abgeneigt, einen Akt des Willens zu verrichten, jedoch erbricht er, und zwar ohne grosse Anstrengung, jede in den Magen gelangte Flüssigkeit. Die Zunge zeigt nichts Auffallendes; der Kranke streckt sie nur mit Widerwillen vor. Man bemerkt keine Affektion der Luftwege, und die Athmungsbeschwerde scheint mehr von einem Mangel an Kraft, die Rippen zu heben, abhängig zu sein; die Muskelaktion nähert sich einem paralytischen Zustande, und beim geringsten Versuche, sich aufzurichten, sinkt das Kind kraftlos ins Bett zurück. Die Harnsekretion ist sparsam, vielleicht ganz unterbrochen; Finger und Hände haben ein eigenthümliches Ansehen, sie sind dunkelfarbig, und die Fingerenden sind geschwollen, die Nägel vollkommen schwarz. Der Puls, im Anfange vielleicht etwas voll, ist immer beeilt, verliert an Kraft, nimmt aber an Schnelligkeit zu. Kein eigentlicher Frostschauer, aber der Kranke klagt über Kälte und verlangt mehr Bedeckung; die Füsse sind stets kalt, und bald zeigen sich auf den Waden Flecke, die den schon erwähnten gleich sind. Diese Flecke verbreiten sich immer weiter über den Körper, und das Erbrechen mehrt sich, wobei für den Kranken die grösste Pein die ist, dass er den Kopf aufheben muss. Tritt Diarrhoe ein, so beschleunigt sie die Katastrophe. Das Sensorium ist nur wenig affizirt, aber dennoch spricht der Kranke ungern und unzusammenhängend. — Diese Form des Scharlachs macht ihren Verlauf oft in 48 Stunden und bisweilen in noch kürzerer Zeit durch.

Nach deutschen Autoren steht diese Scharlachform zwischen Masern und Scharlach, ohne weder das Eine noch das Andere zu sein. Sie ist nicht immer tödtlich. Erholt sich das Kind vom ersten Anfalle, so werden als Folgekrankheit die serösen Häute weit mehr affizirt, als die mukösen. Es bildet sich Ergiessung ins Bauchfell, in den Herzbeutel und den Pleurasack; Anasarka ist stets die Folge. In einigen Fällen bildet sich Ergiessung in die Gehirnhöhlen, und zwar kann dies langsam und allmälig, aber auch sehr schnell geschehen, und zwar gerade dann, wenn der Kranke der Genesung entgegenzugehen scheint.

Tritt die Abschuppung ein, welche meist erst nach Wochen seit Beginn der Krankheit erfolgt, so geht die Haut ab, wie ein lederner Handschuh. Die Finger sind noch einige Zeit nachher äusserst empfindlich; Nägel und Haare fallen ab. Das Drüsensystem fand ich nicht affizirt, wie bei der *Scarlatina anginosa;* auch habe ich weder die Augen, noch die Ohren, noch den Rachen von Entzündung befallen gesehen. Die Nieren sind eine lange Zeit krankhaft ergriffen oder in ihrer Funktion gestört.

Scarlatina sine eruptione. Diese Spezies beruht wahrscheinlich auf einem Irrthume. Williams giebt an, dass die Eruption auf die Schleimhaut des Rachens und Mundes begränzt sei und auf der Haut fast gar kein Exanthem bemerkt werde. Tweedie sagt, dass man an den genannten Theilen immer Flecke von erythematöser Röthe finde. Dr. Armstrong hat behauptet, dass, wenn die Krankheit epidemisch herrscht, Kinder und selbst Erwachsene einige Zeit nach der Ansteckung plötzlich sterben, und zwar unter allgemeinen Symptomen, die denen des Scharlachs gleichen, aber nicht unter den kutanen Erscheinungen desselben. Wahrscheinlich war hier die Eruption auf die Schleimhaut beschränkt, deren Epithelium sich abgestossen haben mochte, ohne dass man es gewahrte.

Sitz der Krankheit. Die Schleimhaut, die Zellhaut und die seröse Haut sind die Strukturen, welche vorzugsweise im Scharlach ergriffen werden und dieses meistens in einer gewissen Reihenfolge. Die eigentlichen oder parenchymatösen Eingeweide werden nicht mit affizirt, wenigstens zeigen sie sich dem Auge des Untersuchenden nicht krankhaft verändert. Was die Viszeralaffektionen betrifft, so wollen wir sie spezieller durchnehmen.

1) Muköse Häute. Die Konjunktiva wird der Sitz einer suppurativen Entzündung, und obwohl Desorganisation dieser Membran nur selten ist, so gedenkt doch Gregory eines Mannes, der beide Augen in Folge der sehr heftigen Entzündung verlor. Die Meibom'schen Drüsen sind sehr gereizt, die Thränenpunkte und der zur Nase führende Thränenkanal sind durch Verdickung der sie auskleidenden Haut verstopft, so dass die Thränen über die Wangen fliessen und ein entstellendes Ektropium erzeugt wird. Die Eustach'sche Röhre wird ebenfalls von Entzündung ergriffen, durch Verdickung der auskleidenden Membran geschlossen und für einige Zeit und manchmal für immer Taubheit bewirkt, besonders wenn das Trommelfell ergriffen und ulzerirt, die krankhafte Thätigkeit bis in die Paukenhöhle sich erstreckt und die Gehörknöchelchen blosslegt. Stinkende Ausflüsse aus Ohr und Nase sind nicht selten die Folge dieses Zustandes und vermehren noch die Leiden. Bisweilen bildet sich eine wahre Ozäna aus, die eine solche Bösartigkeit erlangt, dass man auf Menschen übertragenen Pferderotz zu sehen glaubt, und vielleicht würde gar die abfliessende Materie, in die Nase eines Pferdes gebracht, daselbst Rotz erzeugen. Alle die von Schleimhäuten ausgekleideten Knochenhöhlen sind in dieser Krankheit der Entblössung und der Exfoliation ausgesetzt.

Das Erbrechen, welches das Scharlach so häufig begleitet, hat im Anfange seinen Grund vermuthlich nur in einem Reflexreize; später beruht es wirklich auf einer Entzündung der Schleimhaut des Oesophagus und Magens und noch später vielleicht auf dem mechanischen Reize abgestossener Epitheliumfetzen. In der That werden bisweilen grosse Stücke, röhrenförmige Portionen, ausgestossen, und da dasselbe auch im untern Theile des Darmkanals vorgeht, so folgt auch bisweilen Dysenterie oder mit Koliken verknüpfte Diarrhoe.

Von der skarlatinösen Affektion der Schleimhäute, besonders der der Schleimhaut des Mundes und des Rachens, muss die sogenannte

Diphtheritis Bretonneau's unterschieden werden. Die Scharlachinfektion äussert sich durch eine Kommotion des Gefässsystemes, gleichwie sie nach dem Bisse einer Schlange eintritt; es tritt Aufregung ein, Fieber, und die Athmungsbewegungen werden ebenfalls affizirt; die Digestion ist gestört, und Erbrechen und Diarrhoe, nebst grosser Depression der Nerventhätigkeit, sind vorhanden. Die Diphtheritis hingegen markirt sich nicht durch diese allgemeine Fieberbewegung und eben so wenig durch bestimmte Perioden oder Stadien der Entwickelung, wie das Scharlach; sie wird im Gegentheile meistens chronisch und verbreitet sich von einem Punkte der Schleimhaut allmälig über eine immer grössere Strecke derselben, strebt auch, in die Luftwege sich hinabzuziehen. Beim Scharlach hingegen ergreift die Entzündung schnell die ganze Schleimhautfläche und hat keine Neigung, in die Luftröhre und deren Aeste hinabzusteigen. Die Diphtheritis ist rein örtlich, und wenn es gelingt, ihrer durch lokale Mittel Herr zu werden, so ist die Krankheit gänzlich gehoben. Das Scharlach dagegen ist eine allgemeine Krankheit, und die Beseitigung der Lokalübel hebt nicht die Krankheit, sondern entfernt nur die daraus hervorgehenden Gefahren.

Zweite Vorlesung.

2) Seröse Häute. Von den serösen Häuten verdient in Bezug auf die Wirkung des Scharlachgiftes die Arachnoidea die meiste Rücksicht. Bei den am Scharlach Gestorbenen findet man bedeutende Gefässentwickelung in der Arachnoidea, meist auch etwas Ergiessung in die Höhlung dieser Membran und eitrige oder lymphartige Ablagerungen auf die subseröse Textur oder das Zellgewebe zwischen Arachnoidea und Piamater. Das Ergriffensein der Arachnoidea giebt sich durch mehr oder minder heftige Delirien mit darauf folgendem Stupor oder Koma kund. Ein geringer Grad von Delirium ist in den meisten Fällen von Scharlach während der Fieberaufregung vorhanden; so wie es sich aber steigert, muss man auf diese Ercheinung Acht geben und ihr mit aller Kraft begegnen, weil entweder schnell der Tod darauf folgt, oder weil sich ein innerer Hydrokephalus, der später den Tod herbeiführt, ausbildet. Nach Williams hängt es von der Intensität und vielleicht auch von dem Quantum des eingedrungenen Scharlachgiftes ab, ob diese Affektion der Arachnoidea und der die Gehirnhöhlen auskleidenden serösen Membran so akut und bösartig verlaufe oder nicht. In einigen Fällen zeigen sich schon am 3ten Tage Kopfschmerz und heftiges Delirium, abwechselnd mit Konvulsionen; in anderen Fällen

beginnen die enkephalischen Erscheinungen viel später, etwa am 20sten bis 30sten Tage nach Eintritt der Krankheit; plötzlich und unerwartet, während man das Kind der Genesung entgegengehend glaubt, stellen sich Krämpfe ein, Delirien, dilatirte Pupille, und in kurzer Zeit erfolgt der Tod, natürlich in Folge von seröser Ergiessung ins Gehirn.

Der Arachnoidea zunächst kommt die Pleura. Die Ergiessung in die Pleura kann plötzlich und kann langsam eintreten, wie bei der Arachnoidea; in letzterm Falle bildet sich gleichsam ein chronischer Hydrokephalus. — Entzündung der Pleura ist sehr häufig im Scharlach, und oft liegt diese Komplikation im Genius der Epidemie, so dass man gezwungen ist, der Lanzette sich häufig zu bedienen, während man in den anderen Epidemieen, wo diese Komplikation nicht so vorherrschend ist, die Lanzette gar nicht in Anspruch zu nehmen braucht. Im Allgemeinen ist diejenige Komplikation, die den Gebrauch der Lanzette erheischt, eine sehr unglückliche; denn selten überwindet das Subjekt den Blutverlust; es versinkt gewöhnlich in grosse Schwäche und verliert alle Kraft zur Reaktion gegen das eingedrungene Gift. Man muss deshalb mit grosser Vorsicht und mit ganz besonderer Erwägung aller Umstände Blut lassen.

Man muss die Ergiessung überhaupt weder als das Resultat einer Entzündung, noch umgekehrt als das Resultat der Schwäche betrachten, sondern sie ist die tertiäre Wirkung des eingedrungenen spezifischen Giftes; sie kommt in der mildesten Form vor, wo lokale Entzündung durch nichts deutlich hervortrat und wo Blutentziehung nicht vorgenommen wurde. Analoges sehen wir bei anderen thierischen Giften. Das Gift von Reptilien, in den Magen gelangt, bewirkt keine Hauteruption, aber wohl wässerige Ergiessung. Folgende Erzählung von Dr. Stevens verdient mitgetheilt zu werden: „Ein Hr. Wallace in Virginien nahm alles Gift aus den Fangzähnen einer grossen und kräftigen Klapperschlange und machte es sammt dem Giftsacke zu Pillen; diese nahm er ein, und zwar zu 4 Stück des Tages. Er that es aus keinem andern Grunde, als weil, wie er angiebt, der Genuss dieser Pillen wahrhaft himmlische Empfindungen errege und das Gemüth in eine unsägliche Wonne versetze; aber allmälig folgte dieser Beseeligung eine Wassersucht, welche eine lange Zeit anhielt."

Das Bauchfell findet man schon im Anfange der Krankheit häufig empfindlich; diese Empfindlichkeit steigert sich oft noch im Laufe der Krankheit und endigt endlich in Askites.

Auch der Herzbeutel wird im Scharlach affizirt; es erzeugt sich Perikarditis und bildet sich Ergiessung in den Sack.

Dass die Synovialhäute ebenfalls im Scharlach mit ergriffen werden, ist bekannt. Wasserergiessung und Eiterablagerung in die Gelenke, Verdickung des fibrösen Gelenkapparates, heftige arthritische Schmerzen u. s. w. werden nicht selten als Folgeübel des Scharlachs beobachtet.

Was die Zellgewebswassersucht betrifft, so ist darüber wenig zu bemerken. Die Entzündung des subkutanen Zellgewebes und die Ergiessung in dasselbe sind eine von den häufigsten Wirkungen des Scharlachgiftes. Ist die Ergiessung eine seröse, so bilden sich Oedem und in hohem Grade Anasarka; das Oedem zeigt sich gewöhnlich zuerst am Kopfe und verbreitet sich allmälig über den ganzen Körper; es ist gewöhnlich mit grossem Schmerze verbunden. Ist die Ergiessung mehr lymphartig, was die Folge eines höhern Grades von Entzündung des Zellgewebes zu sein pflegt, so erscheinen die Weichtheile hart, verdickt, prall und schmerzhaft; es bilden sich Abszesse, die, aufbrechend oder geöffnet, einen üblen Eiter sezerniren, oder es bildet sich das, was man phlegmonöses (falsches) Erysipelas zu nennen pflegt, nämlich eine Verjauchung des Zellgewebes.

Auch die Drüsen werden krankhaft ergriffen. Die Speicheldrüsen werden gereizt, und Salivation wird nicht selten, besonders während der Genesung, beobachtet. Entzündung und Anschwellung der Parotis, der Submaxillardrüsen und der Halsdrüsen sind bei Scharlachkranken sehr häufig. Die Mesenterialdrüsen bleiben auch nicht frei; eben so werden die Achsel- und Leistendrüsen ergriffen, und es bilden sich wirkliche Bubonen.

Ich komme jetzt zur Wirkung des Scharlachgiftes auf die inneren Organe, und zwar gedenke ich nur der Nieren. Die Funktion der Nieren erleidet im Scharlach eine auffallende Störung; nicht nur die Quantität des Urins vermindert sich, sondern auch die Qualität derselben wird verändert. Der Urin ist sparsam und, wenn eine Wasserergiessung irgendwo beginnt, fast ganz unterdrückt. In vielen Fällen ist der Urin eiweisshaltig; aber der Gehalt an Eiweiss erweist, wie ich mich überzeugt habe, keinesweges immer eine organische Veränderung der Nieren, und ich glaube sogar, dass, wo bei den an Scharlach Gestorbenen ein granulöser Zustand der Nieren gefunden worden ist, schon vor Eintritt des Scharlachs diese Desorganisation der Nieren vorhanden gewesen.

Der plötzliche Tod, der bisweilen während des Scharlachs eintritt, kann nur der Intensität des in den Organismus eingedrungenen Giftes zugeschrieben werden. Der Organismus wird so energisch durch das Virus vergiftet, dass die Wirkung so schnell erfolgt, wie bei anderen energischen Giften. Die kürzeste Periode, in der, von dem Augenblicke der Infektion an gerechnet, der Tod erfolgt, kann nicht genau bestimmt werden, da man den Moment der Infektion nicht immer ermitteln kann; ich glaube, dass 18 Stunden die kürzeste Zeit sind, in welcher der Tod erfolgt. In dieser höchst intensiven Scharlachvergiftung tritt gar keine Reaktion ein, sondern der Beginn der Krankheit ist auch zugleich der Beginn des Sterbens. Bei den Gestorbenen findet man durchaus keine Strukturveränderung, welche als Ursache des Todes betrachtet werden könnte. — Eine andere Ursache des plötzlichen Todes im Scharlach ist die Ergiessung in die Gehirnhöhlen, von der schon die Rede gewesen; ich meine hier nicht die langsam sich bildende, sondern die plötzlich eintretende, die Gölis Wasserschlag genannt hat und die gleichsam ohne alle auf Arachnitis oder Enkephalitis hinweisende Erscheinungen eintritt; der Tod erfolgt unerwartet, unvorhergesehen, wie durch Schlagfluss, oder nach einem kurzen, wenige Stunden dauernden Todeskampfe. Im Gehirne findet man die Höhlen mit Serum angefüllt.

Ueber den innern Gebrauch des Bärlappsaamens oder Hexenmehles (*Semina Lycopodii*) und über die Anwendung desselben in Klystieren gegen die dysenterischen Diarrhoeen der Kinder, von Dr. Fr. J. Behrend, Mitherausgeber dieser Zeitschrift.

Der Bärlappsaame oder das Hexenmehl, ***Semina Lycopodii*** (***Lycopode, Pied de Loup***), ist bekanntlich nicht der Saame, sondern das Pollen von ***Lycopodium clavatum*** und wird jetzt fast nur äusserlich gegen Intertrigo gebraucht. Früher wurde es auch innerlich angewendet, und zwar gegen Strangurie und spasmodische Dysurie der Kinder (Jawondt und Hufeland, s. dessen Journal II, 163; ferner Rademacher, ebendas. IV, 584; Busser, ebendas. XXXVI, 2, S. 106, und Tode's Journal Bd. V, 2, S. 73). Gegen Dysenterie oder gegen die Diarrhoeen der Kinder, wie sie bei der grossen Sommerhitze sich einzustellen pflegen und auch in diesem Sommer hier in Berlin häufig gewesen sind, ist das Mittel, so viel ich weiss, noch nicht benutzt worden, und doch verdiente es längst hier wegen der Analogie seiner bereits erprobten Wirkung gegen Strangurie und Dysenterie und wegen seiner nahen Verwandtschaft zu den zuckerigen, emulsiven Mitteln benutzt zu werden. — Mir sind nur zwei Analysen bekannt, eine von Cadet und eine von Bucholz. Nach Cadet (*Bulletin de Pharmac.* III, 31) enthält das reine Pollen Zucker, Wachs, Schleim, einen eigenen Extraktivstoff, etwas Alumin, wie es scheint, mit Schwefelsäure verbunden, etwas Eisen und einige Salze. Bucholz (Gehlen's Journal VI, 573) erhielt als Bestandtheile: fettes Oel 6,0, Zucker 3,0, schleimiges Extrakt 1,5 und einen eigenen Stoff, den er Pollenin nennt, 89,5. Dieses Pollenin ist ein gelbes, leichtes, zartes, geruch- und geschmackloses, sehr brennbares Pulver, welches bei der trockenen Destillation ausser den gewöhnlichen Gasen (kohlensauren und Kohlenwasserstoff-Gasen) brenzliches und ammoniakhaltiges Oel, Wasser und eine schwer einzuäschernde Kohle giebt (s. Dulk, *Pharmac. borussica*, 1. Ausg., I, S. 654). Nach Fritsche besteht das Pollenin lediglich aus Schleim, Oel und Stärkemehl (siehe Winckler über Lykopodium in Buchner's Repertor. der Pharmaz. Bd. XXXIV, S. 58).

Wie dem auch sei, so geht aus diesen Analysen hervor, dass das Lykopodienmehl ein vortreffliches und natürliches emulsives Mittel ist, und dass man Unrecht gethan hat, den Gebrauch desselben ganz zu vernachlässigen. Ich bin auf die Anwendung und den Nutzen des Lykopodienmehles gegen Dysenterieen und dysenterische Durchfälle der Kinder von einem Wundarzte aus Schlesien aufmerkam gemacht worden. Derselbe erzählte mir, als wir von den hier in Berlin in diesem Sommer so sehr herrschend gewesenen ruhrartigen Durchfällen der Kinder sprachen, dass es in seiner Gegend in Schlesien ein ganz gewöhnliches Volksmittel sei, den an solchen Durchfällen leidenden Kindern das Lykopodienmehl, angerührt mit Eigelb und Zucker, des Tages über zu geben, und dass die Wirkung, wie er sich selber überzeugt, eine vortreffliche sei.

Ich habe darauf Gelegenheit genommen, das Mittel in fünf Fällen zu versuchen, und auf mein Ersuchen hat ein Kollege, der eine sehr ausgedehnte Kinderpraxis hat, es ebenfalls anzuwenden sich viel bemüht.

In allen den Fällen, welche Kinder von etwa 1 Jahr bis zu 5 Jahren betrafen, waren die Durchfälle mit Leibschmerzen, mehr oder minder heftigem Tenesmus verknüpft, wässerig und erschöpfend. In einigen waren der Tenesmus und die Kolik, die den Durchfall begleitete, so heftig, dass man den Zustand eher Dysenterie nennen konnte, und in anderen Fällen war wirklich Dysenterie, nämlich blutig-schleimige Ausleerungen, heftigster Tenesmus, Empfindlichkeit beim Drucke auf die hypogastrische Gegend, Dysurie und etwas Fieber, vorhanden.

Das Lykopodienmehl wurde gleich von Anfang an, so wie die kleinen Kranken zur Behandlung kamen, gegeben; eine eigentliche Kontraindikation ist gegen die milden, emulsiven Mittel nicht vorhanden. Es wurde immer gut vertragen und hatte eine auffallend beruhigende und besänftigende Wirkung; die Kolikschmerzen und der Tenesmus liessen bald nach dem Gebrauche des Mittels nach; die Durchfälle kamen seltener und wurden konsistenter. — Wir gaben es nach Umständen bald mit, bald ohne Opium.

Es ist freilich die Erfahrung über den innern Gebrauch des Lykopodienmehles gegen dysenterische Durchfälle der Kinder (vermuthlich auch der Erwachsenen) nicht gross, aber nach dem, was ich gesehen und von meinem Freunde erfahren habe, darf ich wohl den Herren Kollegen das Mittel dringend zu ähnlichem Versuche empfehlen.

Wir haben das Lykopodienmehl auch in Klystieren angewendet, und zwar in den Fällen, wo uns ein emulsives, beruhigendes Enema nothwendig erschien, namentlich da, wo eine wirkliche Ruhr mit heftigem Tenesmus, sehr schmerzhaften, blutigen, sparsamen, dünnen Ausleerungen sich ausgebildet hatte.

Ich schliesse mit der Mittheilung einiger Formeln:

1) Volksmittel gegen die schmerzhaften Diarrhoeen der Kinder: Zwei Eigelb werden mit 4 Theelöffeln voll Hexenmehl (Lykopodienmehl) sauber und sorgfältig abgerieben und dazu so viel weisser Syrup und etwas Wasser gesetzt, dass man eine dünnflüssige Gallerte erlangt. Davon giebt man einem etwa 2jährigen Kinde stündlich 2 Theelöffel voll.

2) Hufeland's Mittel, gegen Strangurie, auch gegen schmerzhafte Durchfälle der Kinder zu empfehlen:

℞ Semin. Lycopodii ʒij,
Syr. Althaeae ℥iß,
Aq. Foenicul. ℥ij.
MDS. Alle Stunden 2 Theelöffel voll.

3) Unsere Formeln:

℞ *Semin. Lycopodii* ℨij,
Gumm. Mimos. q. s.
ut fiat lege artis mixtura cum
Aq. Foenicul. ℥iv,
Syr. Sacchar. q. s. ad gratiam.
S. Nach Umständen alle Stunden 2 Theelöffel voll.

Ganz kleinen Kindern (Säuglingen) gaben wir:

℞ *Semin. Lycopodii*
Gumm. Mimos. āā ℨij,
Syr. Amygdalar. q. s.
ut fiat Linctus.
S. Theelöffelweise.

Allen diesen Mischungen kann, wenn der Durchfall durchaus sich nicht stillen will, mit grossem Erfolge Opium zugesetzt werden, und zwar am besten die *Tinctura Opii.*

Zum Klystiere muss der Lykopodiensaame mit Eigelb und Wasser gemischt werden; nach Umständen wird auch Opium zugesetzt.

Man muss aber, wenn man dieses Mittel anzuwenden versucht, dafür sorgen, dass man es auch ächt bekommt. Bekanntlich ist der Lykopodiensaame im Handel sehr verfälscht, und zwar mit dem Pollen von anderen Pflanzen, dem Nussbaume, von Tannen und Fichten, mit Puder, mit gelbgefärbten anderen Pulvern, mit zerfallenem Kalk oder Talk, mit Schwefel und sogenanntem Wurmmehle (dem Mehle von wurmstichigem, altem Holze). Durch chemische Reagentien und durch mikroskopische Untersuchung lassen sich diese Verfälschungen bald erkennen.

II. Analysen und Kritiken.

Ueber die Natur und Behandlung des Keuchhustens.

(*A Treatise on the Nature and Treatment of Hooping-Cough and its Complications, illustrated by Cases with an Appendix containing Hints on the Management of Children, by* Geo. Hamilton Roe, *London*, 8., 1844.)

(Analyse von Dr. H.)

Abermals ein Werk über den Keuchhusten! Die Literatur dieser Krankheit mehrt sich auf bedenkliche Weise von Tag zu Tag, und doch sind wir in Bezug auf die Pathologie und namentlich auf die Behandlung derselben noch um keinen Schritt vorwärts gekommen. Bei keiner Krankheit erkennt man den Einfluss der Zeitrichtungen, wobei man allerdings den herrschenden *Genius epidemicus* nicht übersehen darf, so deutlich, als gerade in der *Tussis convulsiva.* Gegen Ende des vorigen Jahrhunderts, wo mit dem Eintritte des *Genius biliosus* die derivative Methode nach oben und unten die allgemein gebräuchliche war, wendete man dieselbe auch auf die Behandlung der Pertussis an. Später, als Marcus das Panier der Entzündung entfaltete und seine Anhänger sich um dasselbe schaarten, wurde mit der Annahme einer Bronchialentzündung sofort die antiphlogistische Behandlung heraufbeschworen. Jetzt, wo man eingesehen hat, dass weder der eine noch der andere Weg der richtige ist, dass aber auch diejenigen Mittel, welche gegen die Krankheit als reine Neurose gegeben wurden, nicht zum Ziele führten, thut man in der Regel, und das mit vollem Rechte, gar nichts: man überlässt die Krankheit der Natur, sucht den etwa eintretenden Komplikationen durch geeignete Mittel zu begegnen und befindet sich in der That dabei am besten. Man schlage nur die Werke über *Materia medica* auf und blicke hin auf die Haufen von Mitteln, die im Laufe der Zeit gegen den Keuchhusten gerühmt worden sind: sie leisten alle nichts, und es ist nur zu bedauern, dass man sie wieder in das Kehrichtfass der *Materia medica* hineingesteckt hat, anstatt sie gänzlich der Vergessenheit zu übergeben.

Der Verf. des vorliegenden Werkes, Arzt am *Surrey Dispensary* und am *Westminster Hospital,* hatte mit der Blausäure einige Versuche zur Heilung dieser hartnäckigen Krankheit gemacht; diese Versuche gelangen ihm, er wiederholte dieselben mit gleich glücklichem Erfolge, und dies bestimmte ihn, eine ausführlichere Abhandlung über Pathologie und Behandlung der Pertussis zu veröffentlichen.

Nach einer kurzen Einleitung geht der Verf. sogleich zur Beschreibung der Krankheit über. Er macht hier die richtige Bemerkung, dass Kinder recht wohl am Keuchhusten leiden können, wenn auch der charakteristische pfeifende Ton in den Anfällen nicht gehört wird. Namentlich ist dies in der ersten Zeit der Krankheit gar nicht selten der Fall, was auch schon Cullen, Burns und Watt bemerkt hatten. Daher kommt es, dass Eltern so oft den Husten, wenn er auch schon lange gedauert hat, nicht beachten und erst dann ärztliche Hülfe nachsuchen, wenn das Pfeifen eintritt, wo aber die Zeit der wirksamen Anwendung von Arzneimitteln leider schon vorüber ist.

Starke Bewegungen, namentlich respiratorische, wie Lachen, Weinen, Niesen, rufen den Anfall leicht hervor, eben so wie eine reichliche Mahlzeit, die aus vielen festen Speisen besteht, die Frequenz der Paroxysmen, ihre schnellere Sukzession bedeutend steigert. Die heftigsten Anfälle enden mit völliger Erschöpfung, nicht selten aber auch mit Ohnmacht und selbst mit Konvulsionen.

Der Appetit ist, bei Mangel des Fiebers, gewöhnlich stärker als im gesunden Zustande, so dass sich die Kinder, wenn man sie nicht genau bewacht, gar leicht den Magen überladen. Neigung zu Verstopfung und Flatulenz wird gewöhnlich beobachtet.

Der Verf. theilt die Meinung der meisten Autoren, dass der wirkliche Keuchhusten nur einmal ein Individuum befällt. Dass er in den verschiedensten Lebensaltern vorkommt, ist bekannt, und Verf. beobachtete ihn selbst bei einer 65jährigen Dame.

Die Erfahrungen von Watt, nach denen die Krankheit am häufigsten von den Masern unterbrochen wird, stimmen mit denen des Verfassers nicht überein; doch bemerkt er, dass beim Eintritte von Hydrokephalus oder heftiger Lungenentzündung der pfeifende Ton sofort verschwindet und erst nach der Beseitigung dieser Komplikationen wiederkehrt.

Die physikalischen Symptome werden mit den Worten Laennec's beschrieben, der wohl erkannte, dass die lange pfeifende Inspiration, die einen Hauptzug der Krankheit bildet, nicht in der Brust, sondern im Larynx ihren Sitz hat. Mit Recht empfiehlt aber der Verf., gerade in den Intervallen zwischen den einzelnen Paroxysmen die Brust recht sorgfältig zu untersuchen, um die ersten Spuren einer sich entwickelnden Pneumonie oder Bronchitis sogleich entdecken und demgemäss verfahren zu können.

Die Dauer der Krankheit variirt von 3, 4 Monaten bis zu einem halben Jahre, doch hat der Verf. auch Fälle von jährigem Bestehen beobachtet. Rückfälle werden durch Erkältung sehr leicht bedingt.

Der Keuchhusten endet nur durch seine Komplikationen tödtlich, am gewöhnlichsten durch Pneumonie oder Bronchitis, seltener durch Eklampsie, die übrigens nicht bloss bei sehr heftigen Paroxysmen, sondern auch bei sehr milden, kaum die Aufmerksamkeit erregenden eintreten kann. Der Verf. glaubt, dass ein erfahrener Blick immer im Stande sei, schon mehrere Stunden vorher den drohenden Anfall zu erkennen und durch passende Mittel zu verhüten. Wir möchten dies bezweifeln, so wie auch die gleich darauf folgende Bemerkung, dass in solchen Fällen entweder Kongestion oder Entzündung im Gehirne, die bei längerer Dauer Hydrokephalus herbeigeführt haben würde, die Ursache des Todes sei, nicht in allen Punkten richtig zu sein scheint. Ref. hat in zwei Fällen, wo Kinder während der *Tussis convulsiva* von Krämpfen befallen wurden und in einem dieser Paroxysmen starben, das Gehirn auf's Genaueste untersucht, ohne eine Spur von Entzündung oder Kongestion zu entdecken. Im Gegentheile, die Gefässe der Hirnhäute und die Hirnsubstanz selbst erschienen blutleerer, als man sie sonst anzutreffen pflegt.

Zu allgemein scheint sich der Verf. ferner auszudrücken, wenn er pag. 15 sagt: „Diejenigen, welche in ihrer Kindheit vom Keuchhusten verschont bleiben, werden gewöhnlich in späteren Lebensjahren von demselben befallen, wo er weit mehr Beschwerden verursacht." Kann man auch nicht läugnen, dass erwachsene Personen zuweilen an der Pertussis leiden, dass namentlich schwangere Frauen derselben mitunter unterworfen sind, so lässt sich doch eine solche Verbreitung, wie der Verf. behauptet, nicht wohl annehmen.

Um nun die pathologische Anatomie der Krankheit zu veranschaulichen, wählt der Verf. eilf Krankengeschichten mit beigefügten Sektionsresultaten, die von Watt, Laennec, Alderson, Blache und ihm selbst beobachtet worden sind. Die Hauptbefunde in diesen Fällen sind, mit wenigen Worten angegeben, folgende:

Fall 1: Oberflächliche Entzündung der Trachea und Bronchien.

Fall 2: Entzündung der Lungensubstanz.

Fall 3: *Bronchitis capillaris.*

Fall 4: Pneumonie, *Bronchitis capillaris,* Dilatation der kleineren Bronchien.

Fall 5: Tuberkeln in beiden Lungen, ein Abszess in der rechten.

Fall 6: Dilatation der Bronchien.

Fall 7: Tuberkeln, Pneumonie und Bronchitis.

Fall 8: Pneumonie und Bronchitis, Tuberkulose der Bronchialdrüsen, Enteritis.

Fall 9: Dilatation der kleinen Bronchien, Tuberkulose der Bronchialdrüsen, Pneumonie in beiden Lungen.

Fall 10: Pneumonie und Tuberkeln.

Fall 11: *Hepatisatio lobularis,* Kongestion zum Gehirne.

Zu bedauern ist, dass in den von Blache beobachteten Fällen, wo die Bronchialdrüsen tuberkulös entartet und sehr angeschwollen waren, die Beziehung derselben zum *N. vagus* nicht genauer untersucht wurde. In dem einen Falle giebt er ausdrücklich an, dass am Ursprunge des Vagus in der Schädelhöhle durchaus keine Abnormität zu bemerken gewesen sei; allein der fernere Verlauf des Nerven scheint keiner Untersuchung gewürdigt worden zu sein.

In dem nächsten Kapitel beschäftigt sich der Verf. weitläufiger mit den Symptomen des Keuchhustens. Was zuerst den Husten betrifft, so unterscheidet sich derselbe durch die starken, lauten Exspirationen hinlänglich von dem einfach katarrhalischen. Charakteristisch sind vorzugsweise die wiederholten exspiratorischen Stösse, die schnell auf einander folgen und erst nach längerer Zeit von einer pfeifenden Inspiration unterbrochen werden. Der Verf. glaubt, dass bei diesem exspiratorischen Akte auch diejenigen Muskelfasern mitwirken, welche nach Reisseisen's Beobachtungen die Ringe der Trachea und der Bronchien mit einander verbinden, indem sie vermöge spastischer Kontraktionen die Luft aus den Lungen austreiben und sympathisch die willkürlichen Respirationsmuskeln mit in Thätigkeit setzen.

Die Ursache, dass nach dem Essen der Husten leichter und intensiver auftritt, setzt der Verf. in den Umstand, dass im Magen eine Gasentwickelung stattfindet, welche das Zwerchfell aufwärts drängt, die Brusthöhle beengt und dann Dyspnoe erregt. Diese Aufblähung des Magens scheint dem Verf. überhaupt ein wichtiges Moment für die Hervorbringung von Respirationsbeschwerden, namentlich bei Personen, die bereits an Lungenaffektionen leiden. So will er in vielen Fällen dieser Art den Magen dergestalt ausgedehnt gefunden haben, dass er unter dem Rande der Rippen durch einen tympanitischen Perkussionston deutlich zu erkennen war. (Kann auch das ausgedehnte Kolon gewesen sein. Ref.)

Die Zunahme des Hustens durch Bewegungen, namentlich respiratorischer Art, z. B. Lachen, Weinen, Schreien u. s. w., erklärt sich durch den starken Blutandrang, der in solchen Fällen zu den Lungen stattfindet und grössern Hustenreiz erregt.

Was den eigenthümlichen pfeifenden Ton anlangt, welcher der Krankheit den Namen gegeben, so entsteht derselbe durch das Eindringen eines starken Luftstromes durch die verengte Glottis. Diese Verengerung kann, als eine temporäre und nur in den Anfällen bestehende, keine entzündliche sein, da nach dem Anfalle auch die stärksten Inspirationen keinen ähnlichen Ton zu erzeugen vermögen. Somit ist ihre spastische Natur unzweifelhaft. Sobald sich eine wichtige Lungen- oder Gehirnaffektion ausbildet, verschwindet der pfeifende Ton. Der Verf. erklärt dies daraus, dass im ersten Falle die Kapazität der Lungen vermöge ihrer Solidifikation so verringert wird, dass die Luft nicht mit hinreichender Kraft eindringen kann, um ein Pfeifen hervorzubringen, dass aber im zweiten Falle die Gehirnaffektion die Funktionen der respiratorischen Nerven wesentlich beeinträchtigt. Müssen wir auch die letztere Erklärung zugeben, so können wir uns doch mit der ersten durchaus nicht einverstanden erklären. Uns scheint das in der spastisch verengten Glottis erzeugte Pfeifen weniger von der Luftmenge, als vielmehr von der Kraft abzuhängen, mit welcher dieselbe in die Lungen hineingezogen wird. Je mehr aber die Lunge entartet, d. h. je weniger Luft sie dem durchströmenden Blute zur Oxydation darbieten kann, um so gewaltiger werden die Anstrengungen, womit die Kranken inspiriren; sie suchen die verminderte Quantität der Luft durch gesteigerte Frequenz und Stärke der Athembewegungen zu ersetzen, und daher musste, wenn sich Strukturveränderungen der Lungen zur *Tussis convulsiva* hinzugesellten, der pfeifende Ton noch verstärkt, nicht, wie der Verf. glaubt, suspendirt werden. Die Ursache, weshalb dies geschieht, scheint uns eine ganz andere zu sein. Es ist nämlich eine Eigenthümlichkeit aller Neurosen, bei der Entwikkelung wichtiger organischer Krankheiten in den Hintergrund zu treten: wir sehen dies bei der Hysterie, der Epilepsie und auch in der *Tussis convulsiva,* die doch entschieden zu den Neurosen gehört. Daher tritt auch, nach der Heilung der komplizirenden Lungenkrankheit, der pfeifende Ton im Hustenanfalle von Neuem auf.

Die Sekretion der Bronchialschleimhaut ist immer krankhaft gesteigert. Der Auswurf derselben erfolgt leicht, so lange die Muskelfasern der Bronchien kräftig agiren; sobald aber Dilatation derselben eintritt, werden diese Muskeln geschwächt und die Expektoration mit grossen Anstrengungen aller willkürlichen Respirationsmuskeln verknüpft, vorzugsweise wenn eine Komplikation mit Bronchitis stattfindet.

Die Pulsfrequenz im Paroxysmus ist eine natürliche Folge der gewaltsamen Muskelanstrengungen, woraus sich auch die Anschwellung und Röthung des Gesichtes erklären. Die zuweilen eintretenden Konvulsionen werden entweder durch einfache Blutkongestion oder durch wirkliche Arachnitis hervorgebracht. Allein man findet in der Leiche oft gar keine Spuren von Entzündung und nur eine Ueberfüllung der Venen mit Blut.

Das 5te Kapitel beschäftigt sich mit der Aetiologie und dem eigentlichen Sitze des Keuchhustens. Der Verf. führt zuerst die verschiedenen über die Natur dieser Krankheit herrschenden Ansichten an. Alcock, Watt, Marcus, Broussais, Guersant u. A. betrachten eine Entzündung der Lungenschleimhaut als Hauptursache; der Erstere will sogar in mehreren Fällen Laryngitis und mechanische Verschliessung der Glottis beobachtet haben. Dr. Watt scheint sich die Krankheit als eine Art von Eruption auf der respiratorischen Schleimhaut vorzustellen, welche eine entzündliche Thätigkeit derselben hervorruft. Der Verf. bemerkt aber mit Recht, dass selbst dann, wenn man in allen Leichen der an *Tussis convulsiva* gestorbenen Kinder Entzündungserscheinungen fände, dieser Befund doch nicht hinreiche, um die Phlogose gleich als Ursache betrachten zu können, da letztere bei längerer Dauer und grösserer Intensität des Keuchhustens sehr oft als Komplikation hinzutritt. Andere Autoren nehmen, um die Erscheinungen zu erklären, zu einer Entzündung des Gehirns ihre Zuflucht. Zu diesen gehört besonders Dr. Webster, der sich noch darauf beruft, dass in 111 Fällen die Applikation von Blutegeln an den Kopf fast augenblicklich Erfolg hatte. Allein auch die Zerebralsymptome sind nur als Komplikationen zu betrachten und fehlen im Allgemeinen weit häufiger, als sie vorkommen, und mit demselben Rechte könnte man andere zufällige Leichenbefunde, wie Pleuritis, Perikarditis, Oedem und Emphysem der Lungen, Alterationen des Magens und Darmkanals, als Ursache des Keuchhustens betrachten.

Bekanntlich haben Breschet, Autenrieth, Kilian eine Entzündung des *N. vagus* für ätiologisch bedeutsam gehalten, doch wird ihrer Ansicht von hohen Autoritäten, wie Guersant, Baron, Billard und Albers, widersprochen.

Einige Schriftsteller, wie z. B. Desruelles, haben gleichsam den Mittelweg eingeschlagen und eine Komplikation entzündlicher und nervöser Zustände angenommen. Laennec scheint sich für einen spastischen Zustand der Bronchien zu entscheiden, während Albers und Pinel die Krankheit zu den reinen Pulmonarneurosen rechnen. Der Verf. vermeidet mit Recht, die schon grosse Zahl der Hypothesen über den Ursprung des Keuchhustens durch neue, eben so unfruchtbare zu vermehren, sondern erklärt ohne Scheu, dass die nächste Ursache der Krankheit ihm unbekannt sei und er es deshalb vorziehe, die Zeit nicht länger mit dergleichen Spekulationen hinzubringen. Vielmehr geht er sogleich zu einer ätiologischen Erörterung in Betreff der einzelnen Symptome über.

Die Art der Inspiration in den Anfällen der *Tussis convulsiva* hat einen entschieden spastischen Charakter, und der sie begleitende eigenthümliche Ton kann durch keine willkürliche Anstrengung der Respirationsmuskeln hervorgebracht werden. Aehnlich ist der Husten, der durch das Eindringen eines fremden Körpers in die Luftwege bedingt wird, und wahrscheinlich liegt diesem auch die gleiche Ursache zu Grunde. Eine krampfhafte Affektion der respiratorischen Muskeln und eine gelinde Entzündung der Schleimhaut sind die ersten Folgen des einwirkenden Kausalmomentes der Krankheit, welcher Art dasselbe auch sein möge; und aus diesem Grunde liegt es dem Arzte zuerst ob, dem nervösen Leiden ein Ziel zu setzen und auf diese Weise die ganze Krankheit zu kupiren (wenn es möglich ist! Ref.). Diese Grundsätze, verbunden mit einer sorgsamen Bewachung der etwa eintretenden Komplikationen, bilden die Methode, deren sich der Verf. in der Behandlung dieser Krankheit mit dem meisten Erfolge bedient haben will. Dieselbe Ansicht von der Natur des Keuchhustens hat auch Blache (*Arch. gén. de Méd.*, 1833, II. *Serie, Tome* III) aufgestellt: er erklärt die Krankheit „für eine Neurose, die ihren Sitz theils in der Schleimhaut der Bronchien, theils in den pneumogastrischen Nerven habe, sich häufig mit Bronchitis und Pneumonie komplizire, aber auch ohne dieselben bestehen könne und, übereinstimmend mit allen Krankheiten ähnlicher Art, durchaus keine wichtigen anatomischen Merkmale darbiete".

Was die Kontagiosität des Keuchhustens betrifft, so ist dieselbe schon längst anerkannt. Dr. Hamilton berichtet, dass neugeborene Kinder von der Pertussis befallen wurden, weil sie Wärterinnen anvertraut waren, die bisher in einem Hause, in welchem der Keuchhusten herrschte, beschäftigt gewesen. Auch Rostan hat in seiner *Méd. clinique, Vol.* 11, *pag.* 552, ein merkwürdiges Beispiel dieser Art angeführt. Allein mit Recht hält der Verf. die *Tussis convulsiva* nicht bloss für eine kontagiöse, sondern auch für eine epidemische Krankheit, wofür schon der Umstand spricht, dass sie zu gewissen Zeiten weit intensiver auftritt, als zu anderen.

Im 7ten Kapitel giebt der Verf. eine gedrängte Uebersicht über die hauptsächlichsten, gegen die Krankheit empfohlenen Mittel. Von vorn herein läugnet er die Möglichkeit einer spezifischen Behandlung, da die Symptome so verschiedenartig, die Komplikationen so mannigfach sind. Aus diesem Grunde darf man sich auch nicht wundern, dass einander ganz entgegengesetzte Mittel von verschiedenen Seiten her angepriesen worden sind.

1) Opium, bereits von Cullen empfohlen. Jede entzündliche Beimischung kontraindizirt seine Anwendung. Bei rein nervösem Leiden kann man es, in Verbindung mit Antimonialien, Rheum, Kalomel, vorsichtig geben, oder auch die *Tinctura thebaica* 2mal täglich in den Unterleib, vorzugsweise in die Herzgrube, einreiben lassen.

2) *Extract. Lactucae virosae*, von Dr. Gumprecht empfohlen, besonders im *Stad. convulsivum*, zu ¼ Gran 3mal täglich.

3) Emetika, schon von Astruc, Cullen, Hamilton und Burns vielfach angewendet. Der Verf. hält die Brechmittel indess in dem ersten Stadium der Krankheit nicht allein für nutzlos, sondern sogar für nachtheilig; nur wenn Dyspnoe durch Ansammlung von Schleim in den Bronchien bedingt wird, sind dieselben zu empfehlen. Die erste Formel ist (nach Watt): 5 Gran *Pulv. Rad. Ipecacuanh.* und 1 Gran *Tartar. emeticus.* Man achte indess wohl darauf, dass nicht allein die Magenkontenta, sondern auch die in den Bronchien angehäuften Schleimmassen ausgeworfen werden, weil, falls dies nicht geschieht, das Mittel ohne Erfolg bleibt.

4) *Plumbum aceticum* (Dr. Reece). Formel für ein 4jähriges Kind:

℞ *Plumb. acet.* gr. v,
Syr. Violar. ʒij,
Aq. Rosar. ℥ij.

MDS. Alle 6 Stunden 1 Theelöffel voll zu nehmen.

Dem Verf. stehen keine Erfahrungen über den Werth oder den Unwerth dieses Mittels zu Gebote.

5) Konium. Die Meinungen der Aerzte in Betreff dieses Mittels sind sehr getheilt. Bulter, Armstrong und Hamilton sprechen sehr zu seinen Gunsten, und der Verf. selbst fand es oft, zu 1 Gran

mit 5 Tropfen *Vinum Ipecacuanhae*, alle 4 Stunden gereicht, äusserst wirksam.

6) *Tinctura Cantharidum.* Watt empfiehlt dieselbe in Verbindung mit China und Kampher. Burton verschreibt:

℞ *Cantharidum*
Camphorae āā ℈j,
Extr. Chinae ℥iij.

Davon lässt er 3- bis 4stündlich 8 oder 10 Gran in einem Theelöffel voll Wasser nehmen, in welchem einige Tropfen *Balsam. Copaivae* aufgelöst sind. In einer andern Form verordnet es Sutliffe:

℞ *Elixir. paregoric.*
Tinctur. Chinae āā ℥β,
Tinctur. Cantharid. ʒβ—ʒj.

Drei- bis viermal täglich zu 4—6 Tropfen in steigender Dosis zu geben, bis ein gelinder Grad von Strangurie entsteht, worauf man mit der Dose wieder fällt. Nach einem 6tägigen Gebrauche dieses Mittels soll die Krankheit bereits verschwunden sein. Der Verf. hat es in mehreren Fällen, jedoch ohne Erfolg, versucht.

7) Arsenik wird von Dr. Ferrier als das einzige wirksame Mittel in dieser Krankheit betrachtet. Auch der Verf. glaubt es nach seinen Erfahrungen empfehlen zu dürfen. Er beginnt mit 1 Tropfen der Solution *pro die* bei kleinen Kindern, bei älteren mit 2 Tropfen, lässt das Mittel von Zeit zu Zeit auf 1—2 Tage aussetzen und während dieser Zeit Abführmittel nehmen.

8) Belladonna, frisch, gepulvert oder im Extrakt zu $\frac{1}{8}$—$\frac{1}{4}$ Gran Abends und Morgens gegeben, wird vom Verf. nicht gerühmt.

9) Narcissus, wie die Belladonna von Laennec empfohlen, leistet nichts.

10) *Kali sulphuratum*, zuerst von Blaud angewendet. Der unangenehme Geschmack desselben hat den Verf. bisher abgeschreckt, es zu verordnen.

11) *Aqua Laurocerasi*, besonders von Carron du Villards mit Erfolg angewendet.

12) *Acidum hydrocyanicum* wurde von Dr. Edwin Altée während einer Keuchhustenepidemie zu Philadelphia im Jahre 1824 mit entschiedenem Erfolge in Gebrauch gezogen. Die übliche Formel war:

℞ *Acid. hydrocyan.* gutt. vj,
Syr. simpl. ℥ij.
MDS. Morgens und Abends 1 kleiner Theelöffel voll zu nehmen.

Bis zum Jahre 1832 will er damit 200 Kranke, und zwar alle in einem Zeitraume von 14 Tagen, vollständig hergestellt haben.

13) Einreibungen, bekanntlich schon von Autenrieth empfohlen. Goodwin giebt eine Methode an, um den Pockenausschlag schneller und reichlicher, als es durch die gewöhnliche Einreibung zu geschehen pflegt, hervorzubringen. Zu ℥j *Tart. emet.* setzt er ½ ℥ Kampherspiritus und 1 ℔ warmes Wasser, lässt in diese Mischung Leinwandstückchen eintauchen und diese mehrmals täglich auflegen.

14) Theerdämpfe. Auch diese hat der Verf. nie versucht.

Nach diesen bisher mehr allgemeinen Betrachtungen geht nun der Verf. zu den einzelnen Formen des Keuchhustens über und beginnt im 8ten Kapitel mit der Darstellung der einfachen reinen *Tussis convulsiva,* die mit keiner andern Krankheit, als höchstens mit einem leichten Katarrh, komplizirt ist. Sie beginnt gewöhnlich in Form eines Schnupfens; nach einigen Tagen gesellt sich Husten, der bald den charakteristischen Ton annimmt, hinzu und zeichnet sich vorzugsweise durch die vollkommene Freiheit der Intervalle aus. Uebrigens ist zu bemerken, dass der pfeifende Ton auch während des ganzen Verlaufes der Krankheit fehlen kann, worüber der Verf. schon an einer frühern Stelle gesprochen hat. Die gewöhnliche Dauer dieser Form beträgt 2—4 Monate. Die physikalische Untersuchung der Brust ergiebt durchaus nichts Anomales. Was nun die Behandlung anbetrifft, so richtet sich diese vorzugsweise nach der epidemischen Konstitution und erleidet danach Modifikationen. Im Allgemeinen empfiehlt der Verf. im ersten Stadium warme schleimige Getränke und eine Verbindung von *Extr. Conii* mit *Vinum Ipecacuanhae* zur Linderung der katarrhalischen Symptome. Der Verlauf der Krankheit wird indess dadurch nicht abgekürzt, sondern zu diesem Zwecke eignet sich nach des Verfassers Erfahrung vor Allem die Blausäure in Verbindung mit Ipekakuanha oder Brechweinstein. Der Verf. giebt die Blausäure nach Scheele's Bereitungsart zu ¼ Gran, allmälig auf 1 Gran steigend, alle 4 Stunden; bei älteren Kindern kann man auch wohl auf 1½, ja, auf 2 Gr. steigen. Es ist sicherer, kleine Dosen in kürzeren Intervallen zu verordnen, als Gefahr zu laufen, durch eine starke Dosis eine plötzliche Depression hervorzubringen. Bei begleitendem Fieber kann man ohne

Scheele grössere Dosen und in kleineren Pausen geben; so verordnete der Verf. einem 10jährigen Mädchen, welches einen Puls von 120 Schlägen und eine sehr heisse Haut hatte, 1½ Gran der Blausäure jede Viertelstunde zu nehmen, und setzte diese Behandlung 12 Stunden lang fort, worauf das Fieber vollständig wich und nicht die geringste nachtheilige Wirkung beobachtet wurde. Bei vorwiegenden katarrhalischen Symptomen räth der Verf., einige Tropfen *Vinum Antimonii* oder *Ipecacuanhae*, jedoch ohne dass dadurch Uebelkeit erregt wird, hinzuzusetzen. Ueber die Anwendung der Brechmittel in dieser Krankheit ist schon oben gesprochen worden. In solchen Fällen, wo die lange Dauer der *Tussis convulsiva*, namentlich bei zarten, schwächlichen Kindern, bereits grosse Erschöpfung und Depression zu Wege gebracht hat, darf man die Blausäure nicht anwenden; hier eignen sich vielmehr gelinde Reizmittel, Ammonium mit Opium und eine nährende Diät. Der Verf. verordnet dann 3 gutt. *Liq. Ammonii succ.* oder *anisat.* mit ¼ gutt. *Tinct. thebaica pro dosi*, lässt dabei gute Fleischbrühe, älteren Kindern selbst etwas Wein reichen und will davon treffliche Erfolge gesehen haben.

Veränderung der Luft ist schon von den älteren Aerzten empfohlen worden, allein der Verf. kann derselben nicht das Wort reden; sie erweist sich höchstens bei sehr heruntergekommenen Kindern in Verbindung mit anderen passenden Mitteln zur Herstellung des allgemeinen Gesundheitszustandes wirksam.

Rückfälle des Keuchhustens sind zwar häufig, kommen aber nach einer schnellen Kur desselben durch Blausäure seltener vor, als nach einer längern Dauer.

Uebrigens gesteht der Verf. selbst, dass die Blausäure keineswegs ein unfehlbares Mittel sei, dass sie vielmehr in manchen Fällen gar nichts geleistet habe. Indess die Mehrzahl derselben wird durch das *Acid. hydrocyniacum*, besonders das Scheele'sche, und wenn der Gebrauch frühzeitig begonnen wird, geheilt, während bei längerer Dauer der Krankheit die günstige Wirkung nicht so schnell eintritt. Eine Auswahl von Fällen, in denen die Blausäure schnelle und dauernde Heilung bewirkt hat, beschliesst diesen Abschnitt.

In dem nächstfolgenden (dem 9ten) Kapitel beschäftigt sich der Verf. mit der Komplikation des Keuchhustens mit Bronchitis. Diese Komplikation charakterisirt sich schon durch die gestörte Integrität der Intervalle. Auch wenn der Anfall schon vorübergegangen ist, bleibt der Athem noch kurz, beschwerlich, der Puls schnell und voll, die

Haut wärmer als im Normalzustande. Die Auskultation ergiebt laute sonore Rasselgeräusche in grosser Ausdehnung, während bei der Perkussion keine Abnahme der Resonanz beobachtet wird. Der Verf. schreibt die Häufigkeit dieser Komplikation dem Umstande zu, dass man Hals und Arme der am Keuchhusten leidenden Kinder so oft unbedeckt lässt. Je mehr die Krankheit fortschreitet, um so häufiger werden die Paroxysmen, die in sehr intensiven Fällen selbst alle Viertelstunden wiederkehren können. Der pfeifende Ton verschwindet, der Anfall endet ohne Auswurf, die Dyspnoe steigt, eine livide Blässe bedeckt das Antlitz, alle Respirationsmuskeln sind in angestrengter Thätigkeit, das Rasseln kann schon in einiger Entfernung vom Kranken gehört werden, und so erfolgt unter Erschöpfung aller Lebenskräfte der Tod. Bei der Leichenöffnung findet man dann alle Erscheinungen der Bronchitis.

Gewöhnlich betrifft diese Komplikation Kinder von kräftigem, plethorischem Habitus. Daher räth der Verf., in solchen Fällen jedenfalls eine Blutentleerung anzustellen. Bei 1jährigen Kindern sind 1½ ℥, bei 3jährigen 3—4 ℥, bei 10jährigen 8—10 ℥ Blut genügend, die am besten aus der Armvene entzogen werden, und zwar in horizontaler Lage.

Die Oeffnung in der Vene darf nur klein sein und muss beim ersten Zeichen eintretender Ohnmacht geschlossen werden. Der Verf. zieht den Aderlass der Applikation von Blutegeln vor, welche nach seiner Meinung unsicher und bei Kindern durch die zuweilen profuse Nachblutung sogar gefährlich ist. (Ref. war oft in dem Falle, Blutentleerungen in der mit Bronchitis komplizirten *Tussis convulsiva* anwenden zu müssen, ist aber bei jüngeren Kindern mit der Applikation von Blutegeln auf die Brust immer recht gut ausgekommen. Die übertriebene Gefahr der Verblutung lässt sich durch sorgsame Ueberwachung wohl immer vermeiden.) Nach der Blutentleerung empfiehlt der Verf. den Gebrauch beruhigender Mittel, namentlich der Digitalis; vorsichtig anfangend und nur sehr allmälig steigend. Am liebsten giebt er sie in folgender Verbindung:

℞ *Calomel.* gr. j,
Pulv. Rad. Squillae gr. ij,
Pulv. Hb. Digital. gr. ß.
M. f. pulvis. Alle 4 Stunden 1 Pulver (für ein Kind unter 2 Jahren).

Nächstdem eignet sich der Gebrauch des Kolchikums und der Ipekakuanha. Man giebt 2—3 Gran des erstern mit 1—1½ Gran Brechwurzel alle 4 Stunden, bis die Dyspnoe nachlässt und der Puls sinkt. Uebelkeit und Erbrechen dürfen jedoch nicht erregt werden, und aus diesem Grunde ist auch der Verf. kein Freund des Brechweinsteins in dieser Krankheit. (Ref. kann dieser Ansicht nicht beistimmen. Eigene Erfahrung hat ihn gelehrt, dass es in der Bronchitis kleiner Kinder nach den Blutentleerungen kein sichereres Mittel giebt, als den *Tart. emeticus,* wenn auch die ersten Dosen desselben starkes Erbrechen erregen sollten. Nur in den Fällen, wo die Dentition mit im Spiele ist, möchte die bereits von Stokes empfohlene Verbindung des Kalomels mit der Ipekakuanha den Vorzug verdienen.)

Nach der Beseitigung der bronchitischen Symptome beobachtet man nicht selten ein bedeutendes Ergriffensein des Nervensystemes und eine stark vermehrte Sekretion der Bronchialschleimhaut, die sich durch weit verbreitete, schleimige Rasselgeräusche zu erkennen giebt. (Ref. hat diesen Zustand nicht selten in Folge einer zu energischen Antiphlogose in solchen Fällen beobachtet. Die Bronchitis der Kinder verträgt weit weniger starke Blutentleerungen, als die Pneumonie, — ein Umstand, der sich auf zweifache Weise deuten lässt. Erstens folgt auf ein solches Verfahren leicht eine exzessive Sekretion der Bronchialschleimhaut mit drohender Suffokation; zweitens wird das Gehirn dadurch nicht selten affizirt. Die Oxygenisation des Blutes ist in der Bronchitis weit mehr beeinträchtigt, als in der Pneumonie, was schon die livide Blässe des Antlitzes, der Lippen zu erkennen giebt. Wird nun noch übermässig Blut entzogen, so muss das Gehirn den Mangel seiner normalen ernährenden Flüssigkeit noch in weit stärkerm Maasse empfinden, und so entwickelt sich leicht eine von Marshall Hall als Hydrenkephaloid beschriebene Krankheit.) Der Verf. empfiehlt in solchen Fällen Ammonium mit kleinen Dosen des Opiums. (Ref. hat über die Wirksamkeit des letztern in dieser Affektion keine Erfahrung, kann aber die Senega als ein vortreffliches Mittel empfehlen. Am besten giebt man sie im Aufgusse mit kleinen Dosen der Ammoniumpräparate, z. B. *Liq. C. C. succinici,* und unterstützt ihre Wirkung durch ein auf die Brust applizirtes Blasenpflaster, welches man eine Zeit lang in Eiterung erhält.)

Sieben Krankengeschichten dienen zur praktischen Veranschaulichung dieser wichtigen Komplikation:

(Schluss im folgenden Hefte.)

III. Klinische Mittheilungen.

A. Hôpital de la Pitié (Klinik von Bérard).

Ueber das Pott'sche Leiden der Wirbelbeine.

(Schluss, s. voriges Heft S. 65.)

„Die Symptome, meine Herren! sind, eben so wie die anatomisch-pathologischen Veränderungen, verschieden, je nachdem das Tuberkel eingekapselt oder infiltrirt ist. Die erste Form tritt oft von Anfang an ohne irgend ein wahrnehmbares Symptom auf. Wie oft werden nicht Sektionen von Individuen, die an akuten oder zufälligen Krankheiten gestorben sind, gemacht, wo sich in den Wirbelkörpern Tuberkeln befinden, ohne dass man ihre Gegenwart während des Lebens geahnt hätte?"

„Bei manchen Kindern beginnt die Krankheit mit einem Gefühle von Schwäche in den unteren Extremitäten; sie fürchten sich, zu gehen, oder gehen unsicher oder gar nicht. Andere klagen über dumpfe Schmerzen an einigen Stellen der Wirbelsäule, die gar nicht remittiren und dadurch bei Weitem lästiger sind, als durch ihre Heftigkeit. Bei anderen treten diese Schmerzen zu gleicher Zeit im Rücken und in den Wandungen der Brust und des Unterleibes auf, mit einem Gefühle von Druck im Magen und Beschwerde bei der Respiration. Bald dehnen sich diese Schmerzen von der Wirbelsäule aus längs den Rippen nach vorn und schnüren den Körper gleichsam wie mit einem Gürtel in der epigastrischen Gegend zusammen. Zuweilen klagen die Kranken über Hitze und über ein Gefühl wie von Aufwallen im Unterleibe. Durch diese Symptome giebt sich manchmal die Krankheit im Entstehen kund; in den meisten Fällen jedoch ist das erste Zeichen ihres Auftretens die Kyphosis, die immer schnell, oft plötzlich entsteht. Später treten noch andere, bedeutendere Symptome hinzu, wie vollständige oder unvollkommene Lähmung der unteren Extremitäten, ein Gefühl von Erstarrung oder Formikation in denselben. Beim Gehen halten sich die Kranken nach vorn über gebogen; ihr Gang hat etwas Eigenthümliches, Zauderndes, Schwankendes. Die Lähmung ist gewöhnlich in den Extensoren deutlicher ausgedrückt, als in den Lungenmuskeln; die Spitze des Fusses ist etwas nach unten und innen gekehrt, so dass, trotz aller Vorsicht beim Gehen, die Kranken dennoch oft sich fest halten und straucheln; daher müssen sie sich schon früh eines Stockes zur Stütze bedienen."

„Würde die Verkrümmung der Wirbelsäule allein von der Zerstörung des vordern Theiles der kranken Wirbelkörper abhängig sein, so würden die Kranken immer zusammengekrümmt gehen, indem der Schwerpunkt dann jenseits der unterstützenden Fläche fällt. Dies ist aber nicht der Fall. Es offenbart sich bald in der Wirbelsäule eine doppelte Veränderung in der Richtung, die dies verhinderte. Das ganze über der Kyphosis gelegene Stück der Wirbelsäule nimmt eine solche Wölbung an, dass ihr oberer Theil und der Kopf sich etwas nach hinten neigen, während das untere Stück sich so krümmt, dass der Leib mehr oder weniger stark hervortritt. Diese doppelte Krümmung, die (je nach dem Grade der Kyphosis) bald bedeutender, bald geringer ist, bewirkt, dass der Schwerpunkt in die normale Richtung fällt."

„Gewisse Stellungen und Bewegungen der Kranken sind besonders auffallend. Wollen sie z. B. einen Gegenstand von der Erde aufheben, so müssen sie besondere Vorsichtsmaassregeln gebrauchen; sie bücken sich nicht, wie gesunde Personen, sondern stellen sich mit ausgebreiteten Schenkeln hin, den einen Fuss nach vorn, den andern nach hinten gesetzt, beugen die Gelenke, kauern sich nieder, und indem sie sich mit der einen Hand auf die Hüfte oder das Knie stützen, ergreifen sie mit der andern den Gegenstand. Alle nehmen sie bei dieser Gelegenheit unveränderlich dieselbe Stellung ein."

„Die Lähmung macht nun immer grössere Fortschritte; zuweilen ist sie, wie in der Myelitis, von Abnahme der Temperatur, Schlaffheit und Atrophie des Muskelgewebes begleitet; selbst wenn sie schon einen hohen Grad erreicht hat, stellen sich noch tetanische Kontraktionen ein, besonders wenn die Kranken sich anstrengen, um mit den unteren Extremitäten Bewegungen auszuführen, die ganz unmöglich geworden sind. Wenn auch die Motilität mehr oder weniger vollständig zu Grunde gegangen ist, so dauert doch oft die Sensibilität noch fort. Zuletzt erstreckt sich die Paralyse auf die Harnblase und den Mastdarm."

„Diese Erscheinungen folgen schnell auf einander; sie treten aber nicht immer nach der Kyphosis auf, sondern die Lähmung geht zuweilen der Verkrümmung der Wirbelsäule vorher, und in diesen Fällen ist es oft schwer, die Ursache derselben aufzufinden; manchmal wird die Lähmung beseitigt, und die Kyphosis dauert fort und verschlimmert sich sogar. Die Paralyse ist daher nicht, wie man geglaubt hat, von dem Drucke oder der Zerrung des Rückenmarkes, die in Folge der Verkrümmung eintreten sollen, abhängig."

„Einige Chirurgen haben die Lähmung von Anschwellung der umgebenden, stark mit Blut überfüllten Weichtheile, die auf das Rückenmark drücken, hergeleitet. Sie stützen ihre Ansicht auf die guten Wirkungen der Kauterien."

„Eine andere, vielleicht gegründetere Erklärung wäre folgende: Das Tuberkel würde sich im Augenblicke des Einsinkens der Wirbelsäule oder kurz vorher mehr und mehr gegen den hintern Theil der Wirbelkörper ausdehnen und das Rückenmark von vorn nach hinten komprimiren. Dieser Umstand würde in gewisser Hinsicht darüber Aufschluss geben, warum in manchen Fällen die Paraplegie der Kyphosis vorhergeht und warum manche Kyphotische gelähmt sind, während bei Anderen keine Lähmung eintritt."

„Nachdem ich Sie nun mit den Symptomen, die das eingekapselte Tuberkel in seiner Entwickelung hervorruft, bekannt gemacht, gehe ich jetzt zum Verlaufe und zu den Erscheinungen des infiltrirten Tuberkels über."

„In diesen Fällen tritt niemals die Lähmung früher ein, als die Kyphosis. Da die Wirbelsäule selten langsam und allmälig einsinkt, so ist oft sehr lange Zeit hindurch kein pathognomonisches Zeichen vorhanden, und die Krankheit giebt sich gewissermaassen erst durch das Auftreten von Kongestionsabszessen zu erkennen. In den bei Weitem meisten Fällen klagen die Kranken über dumpfe Schmerzen im Rücken, die aber nicht von der Art sind, dass sie nicht ihre Geschäfte dabei fortsetzen könnten. Nach einiger Zeit hören dieselben auf, und ohne irgend einen andern Uebergang bildet sich ein Kongestionsabszess. Neue Zufälle entwickeln sich dann, welche im Allgemeinen von Kongestionsabszessen herrühren und bei beiden Formen der Tuberkeln dieselben sind; daher werde ich sie gemeinschaftlich beschreiben."

„Die Kongestionsabszesse kommen an einer der bereits oben angegebenen Stellen zum Vorscheine. Es sind schmerzlose, weiche, fluktuirende Geschwülste, die, ohne dass Schmerz vorhergegangen ist und die Haut ihre Farbe verändert hat, auftreten. Die ersten Stadien verlaufen oft unbemerkt, zumal wenn ein infiltrirtes Tuberkel dazu Veranlassung giebt, und dann hat man, wenn keine Kyphosis vorhanden ist, keinen Grund, eine Krankheit der Wirbelkörper anzunehmen. So zeigt sich nicht selten der Abszess unter den Hautdecken, ohne dass man sein Vorhandensein nur geahnt hätte. Es giebt indessen einige

Symptome, die diese Abszesse in ihrem Stadium der Wanderung hervorrufen. Diese bestehen in einer sukzessiven Bildung mehrerer fluktuirenden Geschwülste in einer bestimmten Richtung. Die erste Geschwulst, die sich zeigt, vergrössert sich, breitet sich eine Zeit lang aus; dann bildet sich durch Weiterverbreitung des Eiters in geringerer oder weiterer Entfernung eine zweite Geschwulst, die mit der ersten kommunizirt. In dem Maasse, als diese zweite an Umfang zunimmt, verkleinert sich die erste und bildet zuletzt nur einen Kanal. Auf die zweite folgt bisweilen eine dritte. Diese sukzessiven Erweiterungen können sich zwei-, drei-, viermal wiederholen. Bisweilen sind die ersten Abszesse noch nicht ganz verschwunden, wenn die letzten sich entwickeln, so dass zugleich eine Reihe von Geschwülsten, die durch einen kanalförmigen Gang mit einander in Verbindung stehen und wie ein Paternoster aussehen, vorhanden sein können. Zuweilen kommt es vor, dass, indem sich der Eiter sehr weit herabsenkt, der Zwischengang mit der Länge der Zeit ganz obliterirt und der Abszess somit von seiner Quelle getrennt und vollständig isolirt ist, derselbe für einen wirklichen kalten Abszess gehalten wird."

„Ehe ich weiter gehe, will ich Sie mit einigen besonderen Symptomen nach dem Sitze der Abszesse bekannt machen."

„Senkt sich der Eiter in die Scheide des *M. psoas*, so stellen sich zuweilen höchst heftige Schmerzen in der entsprechenden untern Extremität wie an der vordern und äussern Seite des Schenkels ein; diese Schmerzen rühren von der Reizung her, welche die in der Scheide des *M. psoas* verlaufenden Aeste des *N. cruralis* durch die Berührung des Eiters erleiden."

„Eine andere charakteristische Folge des Vorhandenseins von Eiter an dieser Stelle ist eine eigenthümliche Beschwerde der Kranken beim Gehen. Sie halten den Schenkel unwillkürlich flektirt, gegen den Leib angezogen, was gleichfalls in der fortdauernden Reizung der Fasern des Psoas seinen Grund hat."

„Andere eigenthümliche Symptome treten auf, wenn der Abszess zwischen dem Peritonäum und der *Fascia lata* liegt. Der Abszess bildet dann am Schenkel eine Hervorragung, wenn der Kranke aufrecht steht, verschwindet hingegen und tritt in die Bauchhöhle zurück beim Liegen."

„In den meisten Fällen erscheint der Eiter unter der Haut, ohne dass wichtige Symptome vorhergegangen sind. Nach kürzerer oder längerer Dauer dehnt er dieselbe übermässig aus, verdünnt sie, ohne dass sie sich entzündet; bald bildet sich eine Vereinigung zwischen ihr und der Wandung des Sackes; die Verdünnung nimmt immer mehr zu, und zuletzt berstet sie. Gewöhnlich ist die Oeffnung grösser, als man es nach der anscheinenden Grösse der Geschwulst hätte erwarten sollen; sie steht immer im Verhältnisse zu der Menge des Eiters, die ausfliessen soll. Oft ist dieselbe viel beträchtlicher, als man nach der Grösse der Geschwulst und des Fistelganges hätte annehmen müssen; zuweilen ist derselbe mit zahlreichen und bedeutenden Ausbuchtungen versehen. Ist einmal der Abszess geöffnet, so treten neue, weit wichtigere Symptome ein, als die eben besprochenen. Die Eiter absondernde Membran entzündet sich; diese Entzündung, die mit der Ausdehnung des Heerdes im Verhältnisse steht, kündigt sich zuerst durch Frösteln an, dann steigert sich die Temperatur der Haut, und ein eben so heftiges Fieber, wie in Folge von traumatischen Verletzungen, tritt ein. Nach Verlauf von ungefähr 10 Tagen lassen diese Zufälle gewöhnlich nach; sie richten sich, wie schon gesagt, nach der Grösse des Eiterheerdes. Es ist merkwürdig, wie die Entzündung, wenn ein doppelter Fistelgang und zwei Abszesse, einer auf der rechten, der andere auf der linken Seite, vorhanden sind, allmälig von dem zuerst geöffneten Abszesse gegen den primären Sitz der Krankheit fortschreitet, dann durch den andern Fistelgang wieder hinabsteigt und im zweiten Abszesse, der sich dann öffnet, ausbricht. Man sieht auf diese Weise einen akuten Zustand sich auf einen chronischen pfropfen. Wenn z. B. nur einer dieser Abszesse äusserlich sichtbar ist, der andere aber noch in der *Fossa iliaca* verborgen liegt, so stellen sich an dieser Stelle Schmerzen ein, die das Vorhandensein von Eiter verrathen, den man sonst vielleicht nicht vermuthet hätte."

„Nach ungefähr 10 Tagen lässt, wie schon gesagt, die Entzündung nach; der Eiter, der sich angesammelt hatte, wird nach und nach entleert, und es bleibt eine Fistel zurück. Die Oeffnung schliesst sich dann entweder von selbst, um nach einiger Zeit von Neuem aufzubrechen, wenn sich der Eiter wieder in bedeutender Menge angesammelt hat, oder bleibt offen und ergiesst fortwährend Eiter in grösserer oder geringerer Menge, in dem Maasse, als er sich bildet. Kommt dieser Eiter aus eingekapselten Tuberkeln, so ist er geruchlos und führt keine Knochenpartikelchen mit sich; ist er aber von einem infiltrirten Tuberkel abhängig, dann ist er im Gegentheile saniös, fötide, blutig und etwas dick; er lässt auf der Leinwand eine charakteristische Färbung zurück;

der Geruch, den er verbreitet, ist dem ähnlich, den Wasser exhalirt, in dem organische Substanzen macerirt worden."

„Diese erste Reihe von Erscheinungen führt selten den Tod herbei, aber früher oder später verschlimmert sich der Gesundheitszustand auf merkliche Weise. Der Kranke hat sich, mit Ausnahme der Lähmung, bis dahin ziemlich wohl befunden; er konnte einige Geschäfte verrichten; der Appetit war gut; alle Funktionen gingen regelmässig von Statten. Jetzt aber verändert sich das Bild: hektisches Fieber tritt ein; der Puls wird viel frequenter; es treten Fieberanfälle, manchmal typisch, manchmal unregelmässig, auf; die Haut wird trocken und fühlt sich unangenehm heiss an. Auf diese Trockenheit und Hitze folgen abwechselnd nächtliche kolliquative Schweisse, die den Kranken bedeutend schwächen; die Haut hat ein schmutziges, erdfahles Aussehen."

„Bald treten wichtigere Symptome auf: die Funktionen des Magens gerathen in Unordnung; es tritt Appetitlosigkeit ein; die Chylifikation geht nicht mehr auf gehörige Weise von Statten; es stellen sich hartnäckiger Durchfall, ohne Schmerzen, und Koliken ein. Diese häufig sich wiederholenden Diarrhoeen, die keinem Mittel weichen, verbunden mit kolliquativen Schweissen, reiben schnell die Kräfte der Kranken auf. Ehe der Tod eintritt, bilden sich Aphthen im Munde; die unteren Extremitäten schwellen ödematös an; dieses Oedem ergreift auch später die übrigen Theile des Körpers; zu gleicher Zeit bildet sich Brand an allen Stellen, wo ein Druck stattfindet."

„Diese Erscheinungen stellen sich ein, wenn der Abszess in eine Fistel übergegangen ist; für die Praxis ist dieser Umstand von Wichtigkeit. Die Ursachen sind aber noch aufzufinden. Einige Schriftsteller haben sie aus der Einwirkung der Luft auf die Eiter absondernde Membran erklären wollen. Sieht man aber nicht täglich, wie grosse Geschwüre mit der Luft in Berührung stehen und dennoch heilen, ohne hektisches Fieber zu erzeugen? Andere behaupteten, diese Zufälle entständen durch den verschiedenen, auf die Wandungen ausgeübten Druck; aber Nichts spricht für eine solche Erklärung. Ich für mein Theil glaube, dass diese Zufälle von den ganz neuen Beziehungen, in denen sich der Eiter nach Oeffnung des Abszesses befindet, abhängig sind; er erleidet eigenthümliche Veränderungen und chemische Dekompositionen; es bildet sich unter Anderm Schwefelwasserstoffgas. Wahrscheinlich werden einige dieser septischen Bestandtheile absorbirt und in die Zirkulation aufgenommen, und daraus entsteht eine langsame

Vergiftung, die man nicht mit der purulenten in Folge von Phlebitis verwechseln darf. Das hektische Fieber, das hier auftritt, gleicht keinesweges demjenigen, welches eine Folge der Eiterresorption ist; die Symptome sind ganz von einander verschieden. Das erstere hat einen chronischen Verlauf, während letzteres die Kranken in wenigen Tagen dahinrafft. Das eine hängt von einer chronischen Eiterung ab, das andere folgt auf die Eiterung frischer Wunden."

„Zur Vervollständigung des Bildes der Krankheit ist es nöthig, die differentiellen diagnostischen Charaktere aufzusuchen, damit eine Verwechselung mit anderen Krankheiten, die sehr leicht möglich ist, verhütet werde. Dergleichen giebt es aber viele, wie: Rheumatismus, Lumbago, Nephritis, Neuralgie der Bauchmuskeln, Paralyse in Folge von Krankheiten des Rückenmarkes, Hernien und Kysten."

„Ein Kranker z. B. kommt zu Ihnen, über dumpfe Schmerzen im Rücken klagend. Da diesen nun aber, wenn sie von keinem andern Symptome begleitet sind, verschiedene Ursachen zu Grunde liegen können, wie Rheumatismus, bedeutende Körperanstrengung, so ist es schwer, nach diesem einzigen Symptome eine sichere Diagnose zu stellen. Sie dürfen daher keinen bestimmten Ausspruch thun und müssen auf Ihrer Hut sein. Aehnliche Schmerzen können von Krankheiten der Harnwerkzeuge abhängig sein; in Nierenkrankheiten z. B. geht der Schmerz ebenfalls vom Rücken aus und strahlt nach den Schenkeln hin aus. Zum Unterschiede dient aber der Umstand, dass die Krankheiten der Harnwerkzeuge gewöhnlich nur Leute in vorgerückteren Jahren befallen, das *Malum Pottii* hingegen Kinder und junge *Leute* heimsucht; es tritt im Allgemeinen nie nach dem 30sten Jahre auf; dann sind aber auch die Nierenkrankheiten fast immer von Alterationen des Blutes begleitet, die zur Diagnose der Krankheit beitragen. Die *Neuralgia intercostalis*, manche Krankheiten der Leber und des Magens können den Wundarzt ebenfalls in grosse Verlegenheit bringen, zumal wenn der Kranke über die spannenden Schmerzen in der epigastrischen Gegend klagt. Ferner können Lähmungen, von Rückenmarkskrankheiten abhängig, die Diagnose erschweren; dann muss man die einzelnen Symptome dieser Krankheiten mit einander vergleichen. Das sicherste Mittel in zweifelhaften Fällen ist die Untersuchung der Wirbelsäule. Diese wird am besten auf folgende Weise vorgenommen: man fährt mit dem Finger, indem man einen Druck ausübt, über die *Processus spinosi* vom Hinterhaupte bis zum Kreuzbeine herab; ist eine Krankheit der Wirbel vorhanden, so wird der Kranke höchst wahrscheinlich Schmerz äussern. Es giebt übrigens noch ein vortreffliches Explorationsmittel, das noch sicherer als das erste ist, nämlich die Perkussion der seitlichen Theile der Wirbelsäule, die seit einiger Zeit von Piorry vorgeschlagen und ausgeführt worden. Der Abszess liegt zur Seite der Wirbelsäule, ehe er äusserlich wahrnehmbar ist; die Perkussion giebt darüber Aufschluss."

„Ich habe Ihnen bis jetzt die Krankheiten angeführt, mit denen man das *Malum Pottii* verwechseln kann, wenn es noch nicht von Abszessen der Kyphosis begleitet ist. Ist letztere Deformität vorhanden, selbst ohne Kongestionsabszess, so wird die Diagnose leichter; dann ist vielleicht nur eine Verwechselung mit Rhachitis oder einfacher Verkrümmung der Wirbelsäule möglich. Nimmt man aber auf die übrigen Knochen des Skeletts, auf deren Anschwellung und auf den ganzen Habitus rhachitischer Kinder Rücksicht, so wird ein Irrthum der Diagnose nicht leicht möglich sein. Die Verkrümmung des Rückgraths kommt fast nur bei jungen Mädchen von 10—20 Jahren vor und besteht immer in einer seitlichen Abweichung der Wirbelsäule (Skoliosis), nie in einer Hervorragung nach hinten (Kyphosis); auch die sekundären Abweichungen ober- und unterhalb der primären Krümmung, durch die Veränderung des Schwerpunktes bedingt, sind seitliche nach der entgegengesetzten Richtung. Uebrigens fehlen die vorhergehenden Symptome, die eine Verwechselung der Skoliosis mit Tuberkulosis der Wirbelkörper nicht zulassen."

„Ich muss zuletzt noch über die differentielle Diagnose der Abszesse etwas hinzufügen. Ist Kyphosis vorhanden, dann ist die Diagnose leicht; wenigstens ist es sehr wahrscheinlich, dass der Abszess ein Kongestionsabszess sei; aber es giebt doch Fälle von infiltrirter Tuberkelmaterie, wo keine Deformität stattfindet. Man ist dann allein auf die Charaktere, welche die Geschwulst darbietet, angewiesen. Die Geschwulst bei Kongestionsabszessen ist weich, fluktuirend, schmerzlos und die Färbung der Haut unverändert. Wie Sie wissen, gehören aber diese Charaktere jedem kalten Abszesse an; da also die Unterscheidung sehr schwierig ist, so muss man sich an die begleitenden Symptome halten. Der kalte Abszess ist beim Entstehen zuerst hart, erweicht sich dann in der Mitte und später in seiner ganzen Ausdehnung. Andererseits klagen die Kranken im ersten Stadium des Kongestionsabszesses über dumpfe Schmerzen, welche aufhören, sobald der Abszess äusserlich sichtbar wird. Hat man diese Aufeinanderfolge der Symptome beobachtet, so kann man sicher sein, dass man es mit einem Kongestionsabszesse zu thun hat. Fehlen aber diese Licht verbreitenden Symptome, so befindet man sich in derselben Ungewissheit. Ein Umstand könnte wohl, wie mir scheint, zur Diagnose der Krankheit beitragen. Die Entstehung der Kongestionsabszesse und ihre Kommunikation durch lange Fistelgänge mit dem Heerde der Krankheit liesse wohl die Möglichkeit zu, durch Druck die Geschwulst mehr oder weniger vollständig zu beseitigen, indem man den Eiter von aussen nach innen treibt, und hierdurch wäre es wohl möglich, einen Kongestionsabszess von einem kalten, dessen Volumen beim Drucke nicht merklich abnimmt, zu unterscheiden. Dies findet in der That bisweilen statt, man muss sich jedoch hüten, aus dem Mangel dieses Symptoms einen Schluss zu ziehen; denn aus mehrfachen Gründen kann dieser Rückfluss des Eiters verhindert werden. Es kommt z. B. zuweilen vor, und besonders bei sehr alten Abszessen, dass der Fistelgang sich später schliesst und in einen fibrös-zellulösen Strang umwandelt, so dass der Abszess dann vollständig von dem Heerde, von dem er ausging, getrennt ist und gewissermaassen alle Charaktere eines örtlichen Abszesses darbietet. In anderen Fällen, wo diese Obliteration nicht vorhanden ist, findet der Rückfluss des Eiters beim Drucke der Geschwulst dennoch nicht statt. Dies rührt sehr oft davon her, dass der Sack nicht in gerader Richtung mit dem Kanal kommunizirt, sondern in schiefer, wodurch beim Drucke die eine Wand des Kanals gegen die andere gepresst und die Oeffnung nach Art einer Klappe verschlossen wird."

„Diese Erscheinung lässt sich am besten mit der, die bei ganz gefüllter Blase stattfindet, vergleichen; man kann noch so sehr auf dieselbe drücken, der Urin wird nicht durch die Ureteren zurückfliessen."

„Wir wollen jetzt die Geschwülste, die an den verschiedenen Gegenden des Körpers vorkommen und mit Kongestionsabszessen verwechselt werden können, durchnehmen."

„In der Lendengegend liesse die Hydrorrhachis wohl eine Verwechselung mit einem Kongestionsabszesse zu; doch ist diese nicht leicht möglich."

„Obwohl erstere mit denselben äusseren Symptomen, die der Kongestionsabszess darbietet, wie Fluktuation, Schmerzlosigkeit, unveränderter Farbe der Haut u. s. w. auftritt, so besitzt sie doch eine Durchsichtigkeit, die letzterm mangelt; jeder Irrthum wird eben dadurch beseitigt, dass sie immer angeboren ist."

„In der Weichengegend könnte der Abszess für eine Hernie ge-

gehalten werden. Die Geschwulst vergrössert sich bei aufrechter Stellung und wird kleiner beim Liegen; beim Husten schlägt die Geschwulst gegen den aufgelegten Finger. Diese Symptome gehören dem Kongestionsabszesse und der Hernie an. Dennoch sieht man oft Missgriffe begehen, und nicht selten trifft man Kinder mit Bruchbändern an, während sie an einem verkannten Kongestionsabszesse leiden. Indessen ist es genügend zur Vermeidung eines solchen Irrthumes, den Kranken in der Rückenlage zu untersuchen. Untersucht man dann abwechselnd die Inguinalgegend und die Weichen, so wird man deutliche Fluktuation fühlen."

„Man kann auch einen Kongestionsabszess in dieser Gegend für ein Aneurysma halten und umgekehrt. Der in die Scheide der *Mm. psoas* und *iliacus internus* sich herabsenkende Eiter treibt die Arterie vor sich her; diese liegt an seiner vordern und innern Seite. Legt man die Hand auf die Geschwulst, so fühlt man Pulsationen, und wenn man nicht sehr vorsichtig ist, kann man es mit einem Aneurysma zu thun zu haben glauben, während ein Abszess vorhanden ist."

„Ich will noch einige Worte darüber hinzufügen, auf welche Weise man erkennen kann, ob die Krankheit der einen oder der andern der beiden Formen von Tuberkeln, von denen ich oben gesprochen, angehört. Aus dem, was ich bis jetzt beobachtet, bin ich in einer grossen Anzahl von Fällen im Stande, die eine Form von der andern zu unterscheiden."

„Wenn plötzlich, nachdem einige dumpfe Schmerzen vorhergegangen sind, eine bedeutende Kyphosis entsteht, so kann man annehmen, dass man es mit einem eingekapselten Tuberkel zu thun hat. Bildet sich hingegen die Kyphosis allmälig aus, vergehen Monate und Jahre darüber, so ist gewöhnlich Infiltration von Tuberkelmaterie vorhanden."

„Auch die Bildung der Kongestionsabszesse kann darüber Aufschluss geben. Tritt Kyphosis schnell ohne Kongestionsabszess auf, so deutet dies auf ein eingekapseltes Tuberkel hin; das Auftreten von Abszessen spricht hingegen für infiltrirte Tuberkeln. Unglücklicherweise sind sehr oft beide Formen vereinigt."

„Hat sich der Abszess geöffnet, so kann man mit Leichtigkeit aus der Beschaffenheit des Eiters bestimmen, welcher Form von Tuberkeln er angehört. Ist das Tuberkel eingebalgt, so ist der Eiter geruchlos und enthält Stücke von erweichter Tuberkelmaterie; ist es infiltrirt, dann ist der Eiter saniös, von durchdringendem Geruche und vermischt mit käsichten Massen und kleinen, sehr harten Knochenpartikeln."

„Was die Aetiologie anbetrifft, so gehören zu den entfernten Ursachen des Pott'schen Leidens alle diejenigen, welche gewöhnlich zur Erzeugung von Tuberkeln Veranlassung geben, wie skrophulöse, lymphatische Konstitution. Boyer hält die Onanie für eine sehr häufige Ursache. Jetzt neigt man sich weniger zu dieser Ansicht hin; die meisten Kranken werden zwar eingestehen, diesem Laster ergeben gewesen zu sein, wenn man aber bedenkt, dass die meisten jungen Leute Onanie treiben und unter Hunderten nur Einer an einer Krankheit der Wirbelsäule leidet, so lässt sich kein hinreichender Grund für diese Annahme auffinden. Boyer führt auch die syphilitischen Krankheiten als eine ziemlich häufige Ursache des Pott'schen Uebels auf; Sie wissen jedoch, dass besonders die dichten Knochen, wie die des Gesichts, der Extremitäten, und von denen des Rumpfes eher die Rippen von dieser Affektion befallen werden. Diese Ursache muss daher verworfen werden. Dasselbe gilt von dem rheumatischen Prozesse, den derselbe Schriftsteller anführt. Die einzigen Ursachen, welche man als prädisponirende gelten lassen kann, sind erbliche Anlage, feuchte Wohnung und alle diejenigen Momente, die der Skrophulosis günstig sind. In Folge traumatischer Ursachen allein entwickelt sich die Krankheit niemals."

„Ich komme jetzt zur Behandlung. Ich habe die Symptome in zweifacher Hinsicht abgehandelt, je nachdem sie sich auf die Krankheit der Wirbelsäule beziehen oder auf deren Folgen. Auf dieselbe Weise werde ich nun auch hier zu Werke gehen, indem ich das allgemeine oder konstitutionelle Heilverfahren und das lokale von einander sondere."

„Die allgemeine Behandlung hat die Beseitigung des konstitutionellen Leidens zur Aufgabe; man muss Antiskrophulosa anwenden und dabei eine gehörige Diät vorschreiben. Unter den inneren Mitteln ist besonders das *Kali hydrojodicum* zu empfehlen. Man verordnet es, aufgelöst mit einem bittern Mittel, einem Kinde zu gr. vijj *pro dosi,* allmälig steigend. Ferner ist das *Ol. Jecoris Aselli* ein vortreffliches Mittel. Uebrigens muss man mit der Darreichung dieser Mittel variiren, und eine Modifikation der Behandlung nach Verlauf von drei Monaten zeigt sich gewöhnlich nützlich."

„Ist ein Kind mit Kyphosis behaftet, die fortwährend immer mehr zunimmt, so fragt es sich: Soll man dasselbe in einen Streckapparat einspannen? Soll man die Tenotomie verrichten? Keineswegs. Soll man den Kranken eine horizontale Rückenlage annehmen lassen, bei welcher natürlich das Fortschreiten der Kyphosis aufgehalten werden muss? Dennoch ist Bewegung in freier Luft der Ruhe und horizontalen Rückenlage vorzuziehen."

„Zu den lokalen Mitteln gehört das allgemein angenommene, von Pott empfohlene, nämlich Applikation von Kauterien rings um die Kyphosis. Pott, so wie alle Chirurgen, die über die Krankheit geschrieben, halten diese Methode für eine sehr wirksame; englische Wundärzte wollen grossen Nutzen davon gesehen haben, und selbst Boyer, der später dafür die Abbrennung von Moxen einführte, spricht sich lobend darüber aus. Man muss somit glauben, dass sie wirklich von sehr grossem Nutzen seien, und dennoch sieht man täglich, dass Kranke Monate hindurch Kauterien tragen ohne irgend eine wahrnehmbare Besserung; aber Pott sagt auch, dass hierzu Monate, selbst Jahre nöthig seien. Zuweilen begegnet man Kranken, die nach kürzerer oder längerer Zeit ohne Behandlung genasen. Die Anhänger obiger Methode behaupten, dass, wenn die Kauterien von keiner Wirkung sind, sie nicht gehörig angewendet worden, entweder nicht tief genug oder nicht breit genug waren, oder in zu grosser Entfernung von den Dornfortsätzen applizirt wurden. Bei dem Standpunkte, den die Wissenschaft jetzt einnimmt, wäre es sehr wünschenswerth, wenn man sich über die Wirkung der Kauterien Rechenschaft geben könnte. Alles, was wir hierüber wissen, ist, dass wir in manchen Fällen heilsame Wirkungen haben erfolgen sehen und dass grosse Kauterien in Gebrauch gezogen werden müssen."

„Es giebt mehrere Arten, die Kauterisationen vorzunehmen. Pott und Boyer wendeten das *Kali causticum* an; jetzt zieht man allgemein die Wiener Aetzpaste vor."

„Ein anderes, nicht minder kräftiges Mittel ist die Moxe. Man muss immer mehrere Exutorien zu gleicher Zeit eröffnen, so nahe als möglich an den Dornfortsätzen, doch mit der Vorsicht, dass diese nicht nach Abfall der Schorfe blossgelegt werden. Man applizire sie nicht in einer Ebene zu beiden Seiten, sondern abwechselnd zwischen zwei Dornfortsätzen. Das Exutorium muss mindestens 3 Centimeter im Durchmesser haben. Ist der Schorf abgefallen, so legt man 2 bis 3 Erbsen in die Wunde und hält sie 2 oder 3 Monate offen."

„Was die Behandlung der Kongestionsabszesse anbelangt, so ist man, sobald man eines Kongestionsabszesses ansichtig wird, zur Entleerung des Eiters geneigt. Derselbe wirkt hier als fremder Körper; also Nichts ist natürlicher, als demselben einen Ausgang zu verschaffen. Zu Ende des vorigen Jahrhunderts und im Anfange des jetzigen hat indessen eine ganz entgegengesetzte Ansicht geherrscht. Die bedeutendsten Chirurgen jener Zeit haben gemeint, die Kongestionsabszesse müssten eine Ausnahme von der allgemeinen Regel machen, und haben sie daher nicht geöffnet. Der Grund, weshalb sie so verfuhren, ist, wie Sie Alle wissen, folgender: Die Erfahrung hat nämlich gelehrt, dass, wenn Abszesse einmal geöffnet sind und sich in Fisteln umgewandelt haben, eine Reihe von Erscheinungen eintritt, von denen die einen, entzündlicher Natur, im Allgemeinen geringe Besorgniss erregen, die anderen, konsekutiver, von grosser Wichtigkeit sind und fast in jedem Falle hektisches Fieber und Tod zur Folge haben."

„Seit dieser Zeit bildeten sich andere Ansichten über diesen Gegenstand, und neue Methoden wurden vorgeschlagen; es wird genügen, die hauptsächlichsten derselben kurz mitzutheilen. Boyer erhob sich als der Erste gegen die herrschenden Ansichten seiner Zeit. Er beobachtete, dass die Intensität des hektischen Fiebers im Verhältnisse stände mit der Grösse des Eiterheerdes und gleichfalls mit der Oeffnung. Um diesen Zufällen vorzubeugen, räth er, nicht zu warten, bis diese Abszesse die Grösse, zu der sie fähig wären, erreicht hätten, sondern sie, wenn sie noch klein seien, zu öffnen, dann aber nur einen kleinen Einstich zu machen. Er wollte auf diese Weise eine bedeutende Grösse des Abszesses verhindern und zugleich den Eiter der Einwirkung der Luft entziehen. Er hatte gefunden, dass, wenn man diese Abszesse sich selbst überlässt, der Kranke, wenn sie einmal einen gewissen Grad erreicht haben, sicher dem Tode entgegengeht. Zwei oder 3 Tage nach der ersten Entleerung, wo sich der Sack gewöhnlich von Neuem angefüllt hat, machte er eine zweite Punktion und wiederholte dieselbe, je nachdem sich der Eiter wieder erzeugte. Boyer suchte so das Uebel radikal zu heilen; da aber die primäre Krankheitsursache fortdauerte, so trat ein Zeitpunkt ein, wo sich die punktirte Stelle nicht mehr schloss und der Abszess in eine Fistel umgewandelt war. Boyer wendete seine Methode nur auf Abszesse an, die sich erst vor Kurzem gebildet hatten, indem er sie nur hier für erfolgreich hielt. Geht man aber auf die Fälle, die er berichtet, genauer ein, so findet man, dass der Eiter schon nach den ersten Punktionen nicht mehr dieselben Charaktere besass, sondern saniös und höchst fötide wurde. Boyer räumt dies selbst ein, und dieses Geständniss ist von Wichtigkeit, dass schon nach der zweiten Punktion, so viel Mühe er sich auch gab, eine Vernarbung gleich nachher zu erzielen, der Eiter eine Veränderung erlitten hatte."

„Die Methode Boyer's, einige Zeit hindurch vergessen, wurde wieder hervorgesucht und vor Kurzem von Neuem von Guerin angelegentlichst empfohlen. Guerin nahm viel weniger, als Boyer, auf die Grösse der Geschwulst und die Dauer der Krankheit Rücksicht, sondern fügte den Prinzipien, wonach sich Boyer richtete, ein neues, worauf er seine Methode basirt, hinzu; er beabsichtigte nämlich, die Abszesse auf indirektem Wege zu öffnen, indem er einen sehr langen und gekrümmten Fistelgang bildete, um so dem Eiter, ohne dass die Luft Zutritt hätte, einen Ausweg zu verschaffen. Guerin hat auf diese Weise selbst in schon veralteten Fällen günstige Resultate erzielt."

„Ein Wundarzt, der schon einen ziemlich grossen Ruf erlangt hat, hat ein Verfahren vorgeschlagen, das sicher Niemand nachahmen wird und das zu den Utopieen gezählt werden muss. Um die Zufälle, die aus der Einwirkung der Luft auf die eiterabsondernde Membran entstehen, zu verhüten, will dieser Chirurg den Abszess in seiner ganzen Ausdehnung spalten, die Membran, die, wie Sie wissen, den Eiter von den umgebenden Theilen trennt, öffnen und ganz und gar entfernen und so an der Stelle dieser isolirenden Membran eine grosse Wunde bilden. Sie werden Alle die Gefahr und Nutzlosigkeit eines solchen Verfahrens einsehen."

„Man hat auch angerathen, den Abszess mittelst einer grossen Inzision zu öffnen und gleich darauf eine grosse Anzahl von Blutegeln um den Heerd zu appliziren, mit einem Worte: zugleich ein kräftiges antiphlogistisches Verfahren in Gebrauch zu ziehen."

„Diese Methode hat den Zweck, den entzündlichen Zufällen, die in Folge dieser Operation sich einstellen könnten, zu begegnen; sie kann sich in einigen dieser Fälle nützlich erweisen, wo auf die Oeffnung des Abszesses eine heftige entzündliche Reaktion folgt; aber meiner Beobachtung zufolge sind diese primären Zufälle selten unmittelbar nachher von Bedeutung. Man hätte übrigens immer noch Zeit, dazu zu schreiten, wenn diese Zufälle eintreten sollten; unnöthig ist es, sie vorher in Anwendung zu ziehen, um so mehr, als man es vermeiden muss, die Kranken, die schon durch die Krankheit sehr geschwächt sind, ohne Grund zu entkräften."

„In der Absicht, den Zutritt der Luft zu verhindern, — denn diese fürchten Alle, — hat Recamier empfohlen, den Heerd fortwährend mit einer Flüssigkeit, die eingespritzt wird, angefüllt zu erhalten. Er sagte sich: Wenn die Geschwulst immer ganz und gar mit Wasser angefüllt ist, wird die Luft nicht eindringen können und somit der Veränderung des Eiters vorgebeugt werden. Zu den Injektionen nimmt er entweder reines Wasser oder solches, welches Arzneistoffe aufgelöst enthält. Diese Heilmethode ist ohne Zweifel sehr rationell und geistreich, denn sie verhütet wirklich die Zersetzung des Eiters und daher das hektische Fieber; aber sie ist sehr schwer ausführbar. Das Wasser muss bis zum Sitze des Eiterheerdes eindringen; daher ist es nöthig, eine Sonde von Kautschuk so tief als möglich einzuführen; denn besonders in den ganz in der Tiefe gelegenen Parthieen zersetzt sich der Eiter am leichtesten, und bleibt er lange liegen, so ruft er grosse Gefahr hervor. Ausserdem muss das injizirte Wasser beständig nach unten wieder abfliessen können. Wie soll man aber einen solchen Wasserstrom hervorbringen, ohne dass das Bett beständig beschmutzt wird? Dieses Verfahren erfordert endlich, dass der Kranke beständig im Bette liege, während Bewegung und Aufenthalt in freier Luft ihm zuträglicher sind. Bedeutende Unannehmlichkeiten sind also, wie Sie einsehen, mit dieser Methode verbunden."

„Nachdem ich Sie somit mit den verschiedenen vorgeschlagenen Methoden bekannt gemacht, will ich nun die meinige auseinandersetzen; hierzu ist aber nöthig, etwas zurückzugehen."

„Ich habe gesagt, dass die mit Kongestionsabszessen behafteten Kranken lange leben und ihr Gesundheitszustand selbst vortrefflich sein kann, und dass die Gefahr erst im Augenblicke der Bildung der Fistel beginne. Welche Methode hat man dann einzuschlagen? Boyer hatte beobachtet, dass der Abszess, wenn er sich selbst überlassen wird und sich später öffnet, eine grosse Oeffnung zurücklasse, die sich in der Folge noch vergrössere, wenn die Haut in weiter Ausdehnung affizirt sei. Daher wäre es seiner Ansicht nach vorzuziehen, so früh als möglich zu punktiren, ehe nämlich die Haut Zeit gehabt hätte, sich zu verändern. Die Stichwunde schliesse sich auf diese Weise sogleich, und wenn sich eine Fistel bilde, so wären ihre Dimensionen nur gering. Diese Gründe scheinen zwar sehr annehmbar zu sein, beruhen aber auf einem Irrthume, wie ich Ihnen aus den Resultaten seines eigenen Verfahrens zeigen werde. Angenommen, Boyer hätte einen Kranken mit einer Geschwulst von der Grösse eines Hühnereies zu behandeln; er macht heute eine Punktion, nach einigen Tagen eine zweite, dann eine dritte, vierte, fünfte u. s. f. Er macht eben so drei oder vier im Zwischenraume von 2 oder 3 Monaten; nach Ablauf dieser Zeit bildet sich die Fistel, hektisches Fieber beginnt, — die weiteren Folgen kennen Sie. Wenn wir nun bei einem Kranken, der sich unter denselben Umständen befindet, gar nichts thun und die Krankheit sich selbst überlassen, was wird geschehen? Der Abszess wird sich von selbst öffnen, es werden aber 3, 4, 6, 8 Monate, 1 Jahr und darüber vergehen, ehe dies eintritt, und während dieser Zeit wird sich der Kranke ziemlich wohl befinden, indess der frühzeitig Operirte schon längst dem hektischen Fieber erlegen ist. Offenbar würde also dieses exspektative Verfahren Vortheile vor dem Boyer'schen gewähren. Indessen hat auch jenes seine unangenehmen Folgen, und ich will es nicht als unumstösslich heilsam gelten lassen. Der Abszess möge künstlich geöffnet werden oder von selbst aufbrechen, in beiden Fällen wird sich eine Fistel bilden; im letztern Falle wird dieselbe aber gross und die Haut in weiter Ausdehnung zerstört sein, während sie im erstern eng ist, was sicherlich ein Vorzug ist. Meine Methode ist, den Aufbruch des Abszesses so lange als möglich zu verhindern, ohne indessen zu warten, bis die Haut eine Veränderung erlitten hat; wenn sich die Haut verdünnt, ist der geeignete Zeitpunkt für Ausführung der Punktionen erschienen. Wir vereinigen so gewissermaassen die beiden Methoden: die exspektative und diejenige, die den spontanen Aufbruch zu verhüten sucht."

„Nach Guerin's Angabe mache ich eine ganz kleine schiefe Punktion nach den Prinzipien der subkutanen Methode. Die Oeffnung muss an einer gesunden Stelle der Haut sitzen und der Weg durch die fleischigsten Theile gehen. Der Verband muss einfach und zweckmässig sein und den Ausfluss und das Auffangen des Eiters erleichtern. Fliesst der Eiter schwer aus, so muss man eine lange Kanüle von Kautschuk anwenden."

B. *Hôpital des Enfans malades* in Paris (Klinik von Guersant dem Sohne).

1. Angeborene Hydrokele. — Schwierigkeit in der Diagnose. — Praktische Bemerkungen über diese Affektion und ihre Behandlung.

„Dieser Knabe von 13 Jahren, meine Herren! hat sich wegen einer Affektion aufnehmen lassen, die nach Aussage der Eltern erst 5 Jahre bestehen soll. Indess ist es aus mehreren Gründen, wie ich Ihnen nachher näher auseinandersetzen werde, weit wahrscheinlicher, dass die Krankheit schon viel länger besteht, die Eltern sie aber später erst entweder zufällig bemerkt haben, oder weil die Geschwulst an Grösse bedeutend zugenommen hat. Um diese Zeit nahmen sie zuerst eine Geschwulst auf der linken Seite des Skrotums wahr. Im Anfange beunruhigten sie sich nicht darüber; später fragten sie einen Arzt um Rath, der, nachdem er die Geschwulst genau untersucht hatte, sie zum Theile reponirte und den Knaben 2 Jahre lang ein Bruchband tragen liess. Erst vor 2 Monaten hat er dasselbe abgelegt."

„Als er vor einigen Tagen hier aufgenommen wurde, war der Zustand, wie noch jetzt, folgender: Auf der linken Seite des Skrotums war eine ziemlich umfangreiche, gesperrte, resistirende Geschwulst vorhanden. Am ersten Tage, wo er untersucht ward, war diese Geschwulst beim Drucke, ja, selbst bei der geringsten Berührung schmerzhaft. Bei der leisesten Berührung stiess der Kranke ein lautes Geschrei aus, so dass eine genaue Exploration nicht möglich war. Ein Bad und emollirende Kataplasmata, Tag und Nacht über die Geschwulst gelegt, verminderten die Empfindlichkeit so weit, dass man, ohne den geringsten Schmerz zu erregen, ein genaueres Examen vornehmen konnte."

„Die Geschwulst ist länglich, von der Grösse eines Truthuhneies, fluktuirend, obwohl die Haut ziemlich stark gespannt ist. Stellt man ein Licht hinter die Geschwulst, so zeigt sie sich vollkommen durchsichtig; der Hode liegt an ihrem untern Theile und etwas mehr nach hinten, als es sonst bei der Hydrokele der Fall zu sein pflegt. Diese Grösse, Form und Konsistenz hat die Geschwulst bei aufrechter Stellung des Kranken; in der horizontalen Rückenlage hingegen zeigen sich andere Charaktere, deren Beachtung von Wichtigkeit ist und mit denen ich Sie der Reihe nach bekannt machen werde."

„Umfasst man die Geschwulst mit der Hand und sucht sie gleichmässig zurückzudrängen, wie bei der Reposition einer Hernie, und drückt sie zusammen, indem man den Athem anhalten lässt, so kann man den Inhalt vollständig entleeren und die Geschwulst ganz und gar beseitigen. Legt man den Finger auf den Leistenring, während man das Kind husten lässt, so tritt nichts hervor; entfernt man aber den Finger, so erscheint während des Hustens die Geschwulst in ihrer ganzen Grösse wieder."

„Welche Diagnose können Sie in einem solchen Falle stellen? Offenbar, höre ich Sie sagen, sind hier Symptome einer Hernie vorhanden. Andererseits aber zeigt die Durchsichtigkeit der Geschwulst, wenn man ein Licht dahinter stellt, ganz deutlich und unumstösslich, dass sie eine Flüssigkeit enthält. Wenn Sie ferner bedenken, dass, wenn die Geschwulst zurückgebracht ist, der auf den Leistenring gelegte Finger ihre Wiederentstehung verhindert, so müssen Sie die Geschwulst für eine Hydrokele erklären, die mit der Peritonealhöhle kommunizirt, — eine nicht sehr häufig vorkommende Form, über die ich noch einige Bemerkungen hinzufügen muss."

„Die Hydrokele, wo eine Kommunikation der Höhle der *Tunica vaginalis* mit der des Peritonäums stattfindet, ist häufiger in den ersten Lebensjahren als bei Knaben von 13 oder 14 Jahren und selten bei Erwachsenen. Der Grund hiervon ist ein einfacher und leicht begreiflicher; diese Form von Hydrokele ist immer eine angeborene. Hier muss ich aber eine wichtige Bemerkung einschalten: Wenn diese Art von Hydrokele immer angeboren ist, so darf man nicht umgekehrt den Schluss daraus ziehen, dass bei der angeborenen Hydrokele die Höhle der *Tunica vaginalis* immer offen bleibt, wie einige neuere Chirurgen und einige Schriftsteller, die zu gern generalisiren wollen, geglaubt haben. Wenn ich auch eine grosse Zahl von Fällen beobachtet habe, wo bei angeborener Hydrokele diese Kommunikation stattfand, so kamen doch auch einige vor, wo der Hydrops der *Tunica vaginalis* ganz isolirt und vom Peritonäum abgeschlossen war. Ich habe mich noch nicht bemüht, statistische Untersuchungen darüber anzustellen, um annäherungsweise das zwischen diesen verschiedenen Formen stattfindende Verhältniss aufzufinden."

„Ist nun bei unserm Kranken hier, trotz seines Alters (13 Jahre), die Hydrokele eine angeborene? Angenommen, — und mir scheint es keines Beweises zu bedürfen, — dies sei der Fall: auf welche Weise erklärt man diese Kommunikation der Hydrokele mit der Peritonealhöhle? Die Theorie giebt eine hinreichende Erklärung. Wenn der

Hode während des Fötallebens in den Hodensack hinabsteigt, so kann es leicht geschehen, dass Flüssigkeit, die in der Peritonealhöhle enthalten ist, dieses Organ begleitet und mit ihm in den von der *Tunica vaginalis* gebildeten Sack eindringt. Diese Flüssigkeit verhindert dann, dass sich die Kommunikationsöffnung zwischen den beiden Höhlen schliesst; aber, ich wiederhole es, dieser Erguss in die Scheidenhaut muss mit dem Herabsteigen des Hodens während der Schwangerschaft stattfinden. Letzteres geht, beiläufig gesagt, gegen den 7ten Monat vor sich. Andererseits kann sich aber auch diese physiologische Erscheinung auf normale Weise entwickeln: die Scheidenhaut kann sich ganz und gar schliessen und der Erguss erst nachher eintreten. Dann kommunizirt die Hydrokele nicht mit der Peritonealhöhle, und die angeborene gleicht ganz und gar der in späteren Lebensjahren vorkommenden."

„Nach dem so eben Mitgetheilten muss ich mich, trotz des Alters des Kranken, gegen die Annahme, dass die Hydrokele erst später sich gebildet habe, erklären, denn die Flüssigkeit lässt sich in die Unterleibshöhle zurückdrücken. Hier haben wir es im Gegentheile mit einer angeborenen Hydrokele zu thun, die in den ersten Lebensjahren, sei es, dass die Geschwulst nicht so gross war, wie jetzt, sei es aus irgend einem andern Grunde, von den Eltern des Kindes nicht bemerkt wurde, die ihr Auftreten erst vom 5ten Jahre her datiren."

„Eine andere, nicht minder wichtige Frage bleibt hier noch in Bezug auf die Diagnose zu beantworten. Leidet das Kind nicht an einer Hernie, wo der Bruchsack mit Flüssigkeit angefüllt *ist?* Ich habe die Geschwulst mit der grössten Genauigkeit untersucht, und die Durchsichtigkeit war so überzeugend, dass es mir unmöglich scheint, anzunehmen, es liege eine Darmschlinge im Skrotum. Es ist keine seltene Erscheinung, dass die angeborene Hydrokele mit einer Hernie komplizirt ist; in unserm Falle hat wohl zu der Zeit, wo dem Kranken von dem ihn zunächst behandelnden Arzte ein Bruchband empfohlen wurde, diese Komplikation vorhanden sein können. Wenn jetzt der Bruch nicht mehr herabtritt, so ist das nicht auffallend; denn während der langen Zeit, wo das Bruchband dort lag, hat eine solche Vereinigung der Oeffnung des Leistenringes eintreten können, dass ein Herabsteigen einer Darmschlinge nicht mehr möglich ist, während Flüssigkeit noch ohne Hinderniss zwischen beiden Höhlen kommuniziren kann."

„Welche Ursache auch dieser Kommunikation der beiden Höhlen hier zu Grunde liegen mag, so findet sie doch statt. Es fragt sich nun, welche Behandlung wir einschlagen werden. Dies führt uns zu einer kurzen und summarischen Besprechung über die verschiedenen therapeutischen Methoden, die vorgeschlagen worden, und über ihre Ausführung im kindlichen Alter."

„Wenn die Hydrokele die Kystenform hat, also nicht mit der Peritonealhöhle kommunizirt, so schreite ich nicht sogleich zur Radikalkur nach dem gewöhnlichen Verfahren, sondern schlage den Weg des berühmten Professors Ant. Dubois ein. Ich mache zuerst eine Punktion, um die Flüssigkeit zu entleeren, und umgebe dann, ohne Injektionen zu machen, das Skrotum mit in Wein oder andere spirituöse Mittel getauchten Kompressen. Unter allen so behandelten Fällen habe ich nur 5- bis 6mal vollständige Heilung eintreten sehen. In Bezug auf die Menge der operirten Kinder ist dieses Verhältniss ein sehr ungünstiges."

„Wenn die einfache Punktion und der darauf folgende Verband keine hinreichende Entzündung, wie sie zur vollkommenen Adhäsion der beiden Blätter der serösen Haut nöthig ist, erzeugen, so mache ich nach Verlauf eines, zweier oder dreier Monate eine zweite Operation und wende alsdann die Injektion an. Bei Kindern bediene ich mich entweder des Weines oder der *Tinct. Jodi*, die in der letzten Zeit von Velpeau empfohlen worden und bei Kindern gewöhnlich schneller Heilung hervorruft, als die früher gebräuchlichen Injektionen mit Wein. Die entzündliche Anschwellung des Hodens, die natürlich eintritt, dauert höchstens 14 Tage. Nach Einspritzungen mit Wein währt sie oft 3 und selbst 4—5 Wochen. Wollen Sie also schnelle Heilung erzielen, so wenden Sie die *Tinct. Jodi* an."

„Ich habe noch in keinem der zahlreichen Fälle, wo ich Injektionen machte, dieselben, welcher Flüssigkeit ich mich auch bedienen mochte, zu beklagen gehabt; doch müssen sie mit der gehörigen Vorsicht angestellt werden: darunter verstehe ich ein sanftes Einspritzen, eine gehörig warme Temperatur der Flüssigkeit und keine übermässige Ausdehnung der *Tunica vaginalis.*"

„In zwei oder drei Fällen hatte ich ziemlich heftige Zufälle zu bekämpfen; Abszesse bildeten sich, und ich muss gestehen, ich war sehr besorgt. Wovon hingen dieselben aber ab? Offenheit ist eine der ersten Pflichten des Arztes. Ich bin keinesweges geneigt, wie viele Theoretiker, diese Erscheinungen den Einspritzungen zuzuschreiben und deshalb für die Aufführung anderer Mittel zur Beseitigung der Hydrokele zu stimmen. Diese Zufälle muss ich der Unachtsamkeit von meiner Seite zuschreiben. Es kann wohl sein, dass, trotz aller Vorsicht, die Flüssigkeit etwas zu heiss oder mit zu grosser Kraft injizirt wurde. Vielleicht hatte ich die Kanüle zu tief eingeführt. Unter anderen Beispielen erinnere ich mich, in einem dieser Fälle die Kanüle zu tief eingeführt zu haben, worauf sich entzündliche Erscheinungen einstellten, die meiner Ansicht nach sicherlich keiner andern Ursache zugeschrieben werden konnten."

„Was ich von der Operation im kindlichen Alter gesagt, gilt auch bei Erwachsenen, wo von dem Operatör und der Art, wie er die Operation vollzieht, und nicht von der Methode selbst der glückliche oder unglückliche Erfolg abhängt. Ist die Flüssigkeit nicht warm genug, so geschieht es oft, dass die Entzündung nicht heftig genug ist und die Hydrokele wieder erscheint. Hier darf man also der Methode keinen Vorwurf machen."

„Einige Schriftsteller haben als ein allgemeines Operationsverfahren das Durchziehen eines Haarseiles durch die Haut und die Membranen des Skrotums empfohlen. Zwei- oder 3mal habe ich mich desselben bedient. Ich wandte einen doppelten Faden von einer bestimmten Dicke an; in einigen Fällen trat Heilung ein. In einem Falle, den ich am Ende des vorigen Jahres beobachtete, habe ich gleich zwei Fäden durchgezogen; es trat aber eine so heftige Entzündung ein, dass ich am nächsten Tage die Fäden wieder ausziehen und das Skrotum mit Kataplasmen bedecken musste. In den Hautdecken des Hodensackes bildeten sich Abszesse, die ich öffnen musste und die mir grosse Besorgniss einflössten. Die Möglichkeit dieser Zufälle, die nicht sehr selten sind, muss uns in der Anwendung des Haarseiles als allgemeiner Operationsmethode bei Kindern in einfachen Fällen, d. h. wo nur ein einfacher Sack vorhanden, zur Vorsichtigkeit auffordern. Man müsste nur in den Fällen, wo die Flüssigkeit in mehreren Höhlen enthalten ist und wo die Injektionen erfolglos sind, dazu schreiten."

„Wie soll der Wundarzt verfahren, wenn bei einer angeborenen Hydrokele die seröse Höhle mit dem Peritonealsacke kommunizirt? Ich muss hier im Voraus bemerken, dass mit zunehmendem Alter diese Affektion oft von selbst verschwindet. Den Beweis liefert ihr seltenes Vorkommen bei älteren Subjekten. Ich behandle sie im Anfange, wie viele andere Aerzte, indem ich über die Hoden in eine reizende Flüssigkeit getauchte Kompressen überschlage, wie Wein, *Spir. camphorat.* Bisweilen liess ich ein Bruchband tragen, dessen Pelotte genau auf dem Leistenringe lag und jede Kommunikation zwischen der Höhle der *Tunica vaginalis* und dem Peritonäum aufhob. Wenden Sie diese Methode an, so müssen Sie vor Anlegung des Bandes die Flüssigkeit in die Bauchhöhle zurückfliessen lassen. Unumgänglich nöthig ist es auch, dass die Pelotte gross sei und der Ring genau schliesse; denn ist sie zu klein, so würde sie in die Oeffnung hineintreten und dieselbe erweitern, anstatt ihre Obliteration zu begünstigen. Diese Methode führt zuweilen zum Ziele; die Natur befördert die Schliessung des Leistenringes, und das Uebel wird somit beseitigt."

„Jedoch giebt es Fälle, wo diese örtlichen Mittel nicht ausreichen, und man hat nach anderen zur Heilung der Krankheit sich umsehen müssen. Einige Aerzte haben die Inzision angerathen und davon gute Erfolge gesehen. Fast alle haben die Injektion verworfen, aus Furcht, durch die Flüssigkeit eine Peritonitis zu erzeugen. Indessen ist Velpeau der Ansicht, dass, wenn man einen methodischen starken Druck auf den Leistenkanal ausübte, man ohne Furcht die Injektion vollziehen kann."

„Sehr wichtig und nicht zu übersehen ist der Umstand, dass man sich in der Behandlung der *Hydrocele congenita* nicht auf die örtlichen Mittel beschränken darf. Ein allgemeines Heilverfahren wird von dem grössten Nutzen sein. Die meisten der Kinder, die zu uns gebracht werden, sind elend, schwächlich, abgemagert, und bei diesen ist die angesammelte Flüssigkeit oft Folge des allgemeinen Schwächezustandes. Nach einer tonisirenden, stärkenden Behandlung sieht man oft schnell Resorption eintreten und die Hydrokele verschwinden."

„Was ist nun in unserm speziellen Falle zu thun? Ich sagte Ihnen, dass das Kind bei seiner Aufnahme viel Schmerzen äusserte. Ich wage es nicht, die Injektion vorzunehmen, selbst mit der Vorsicht, von der ich oben gesprochen. Bis jetzt habe ich mich noch nicht dazu entschliessen können, obgleich ich sie von Dupuytren ohne nachtheilige Folgen habe ausführen sehen. Ich werde mich darauf beschränken, die Geschwulst zu punktiren, und nach Entleerung der Flüssigkeit ein Bruchband anlegen; es ist möglich, und ich hoffe, dass dieses einfache Verfahren Heilung herbeiführt."

---

2. *Tumor albus* des Kniegelenkes.

„Meine Herren! Bei diesem an *Tumor albus* des Kniegelenkes leidenden Mädchen wollen wir heute die Amputation vornehmen. Gewöhnlich nehmen die Amputationen bei Kindern einen glücklichen

Ausgang; man kann sagen, dass dies die Regel und misslungene Heilungen Ausnahmen sind. Nach grossen Amputationen, wie des Ober- und Vorderarmes, des Ober- und Unterschenkels, stirbt von sechs Kindern nur eines. Dieses Verhältniss hat sich mir, so lange ich dem Kinderhospitale vorstehe, als das richtige erwiesen."

„Auf diese glücklichen Erfolge kann zum Theile das Alter der Individuen einen günstigen Einfluss haben; doch darf auch nicht die Natur der Krankheiten selbst, welche die Amputation erfordern, ihr chronischer Zustand und der rein lokale Charakter des Leidens übersehen werden. Was mir aber von der grössten Wichtigkeit zu sein scheint und worauf ich ganz vorzüglich meine Aufmerksamkeit richte, ist die gute Pflege, die ich den Operirten angedeihen lasse. Ich halte die operative Fertigkeit nicht für die Hauptsache in der Chirurgie; der Chirurg muss auch, ausser dass er ein gewandter Operatör ist, ein guter Arzt sein, und die Behandlung der nach der Operation eintretenden Zufälle trägt vielleicht mehr zur Heilung bei, als die Operationsmethode."

„Im Allgemeinen verschiebe ich gern, so weit es angeht, und wenn keine dringenden Zufälle die Amputation erfordern, die grossen Operationen bis auf die mildere Jahreszeit, besonders auf den Frühling und den Beginn des Sommers. Ich habe die Beobachtung gemacht, dass dann die Aussicht auf einen glücklichen Erfolg sich noch steigerte. Trotz der Unannehmlichkeiten, die eine zu hohe Temperatur zur Folge haben kann, ziehe ich dennoch grosse Hitze einer strengen Kälte vor. Eine Erkältung der Kranken um diese Zeit, während der Anlegung des Verbandes, ist immer zu befürchten; diese giebt zu heftigen interkurrenten Entzündungen Veranlassung, welche die Operirten in die grösste Gefahr stürzen."

„Das Kind, in Betreff dessen ich Sie mit diesen praktischen Bemerkungen bekannt gemacht habe, leidet, wie schon gesagt, an einem *Tumor albus* des linken Kniegelenkes mit Anschwellung des untern Theiles des Oberschenkels und des obern der Tibia. Es sind rings um das Gelenk Fistelgänge vorhanden; wegen dieser ungünstigen Umstände habe ich mich entschlossen, so bald als möglich zu operiren. Die strenge Kälte (20. Februar) nöthigte mich nun, die Operation noch aufzuschieben; doch hielt ich es für nöthig, Sie mit den Gründen, die mich dazu bewegen, bekannt zu machen."

3. Fall vom sechsten Stockwerke herab. Fraktur des Schädels.

„Hier ist ein Fall, der zu den interessantesten gehört. Das junge Mädchen wurde am 14. Februar aufgenommen. Am Abend vorher lehnte sie sich über das Treppengeländer des Hauses, wo sie im sechsten Stockwerke wohnte, verlor das Gleichgewicht und fiel auf den Flur, nachdem sie mit dem Kopfe gegen die Pfeiler des Treppengeländers geworfen worden. Als man sie völlig bewusstlos aufhob, waren zwei Wunden an der Stirn wahrzunehmen, von denen ich sogleich sprechen werde. Es wurde sofort ein Aderlass gemacht und Blutegel hinter die Ohren gesetzt. Am nächsten Morgen ward das Kind hierher gebracht. Einige Symptome von Koma waren vorhanden; der Puls war kräftig, voll. Obgleich sie nur langsam und schwer antwortete, so brachte sie doch einige Worte hervor. Es wurden von Neuem 5 Blutegel hinter jedes Ohr gesetzt und auf die Waden und Schenkel einen Theil der Nacht hindurch Kataplasmata mit Senf gelegt."

„Als ich sie am nächsten Tage zum ersten Male sah, zeigte sich nicht das geringste Symptom von Stupor. Sie antwortete schnell auf die ihr vorgelegten Fragen, hatte aber ganz und gar vergessen, was mit ihr vorgegangen war und weshalb sie sich im Hospitale befand. So eigenthümlich dieser Umstand auch sein mag, so häufig und fast in jedem Falle kommt er nach solchen Fällen vor. Vor Kurzem habe ich einen jungen Mann behandelt, der vom Pferde gestürzt war und sich eine Fraktur des Schädels zugezogen hatte. Als der Kranke nach einiger Zeit sprechen konnte, war der ganze Vorfall gänzlich aus seinem Gedächtnisse entschwunden. Seitdem er geheilt ist, kann er sich auf keine Weise an die einzelnen Details seines Sturzes erinnern."

„Bei der genauern Untersuchung unserer Kranken zeigte sich, dass die psychischen Fähigkeiten vollständig wieder hergestellt waren; auch die Bewegung der Extremitäten war nicht behindert, nur klagte das Kind über allgemeine Schmerzen."

„An der Stirn waren zwei Wunden: die eine oben rechts bestand nur in einer Trennung der Haut und war unbedeutend; die andere auf der linken Seite befand sich gerade über der Augenbraue; sie war 5 Centimeter lang, und die Knochen lagen im Grunde der Wunde bloss. Ich schloss aus der geringen Depression, die vorhanden war, dass hier eine Fraktur stattgefunden habe. Bei so unbedeutenden Depressionen stellen sich keine Symptome, die auf Druck schliessen lassen, ein."

„Jetzt fragt sich: wie weit erstreckt sich die Fraktur? Es ist unmöglich, dies annähernd anzugeben, ja, selbst eine Vermuthung aufzustellen; was vorhanden ist, ist eine Ekchymose des Auges und Augenlides, woraus wir wohl mit einiger Sicherheit schliessen könnten, dass die Fraktur sich auf die obere Wand der Augenhöhle und vielleicht weiter auf die *Basis cranii* ausdehnt. Ich habe mich bis jetzt auf ableitende Mittel auf die Haut und den Darmkanal beschränkt. Abführende Klystiere, *Ol. Ricini,* eine Flasche Sedlitzer-Wasser; zum Getränke Molken mit *Tart. stibiatus.* Trotz des nicht guten Aussehens der Wunde auf der linken Seite, deren klaffende Ränder die entblössten Knochen wahrnehmen lassen, ist der Zustand der Kranken so befriedigend als möglich. Der Puls macht nur 92 Schläge in der Minute. Die Ekchymosen im Gesichte sind nicht von grosser Bedeutung und Frakturen der Gesichtsknochen nicht vorhanden. Berücksichtigen wir alle diese Umstände, so lässt sich eine ziemlich günstige Prognose stellen; wir haben noch, es ist nicht zu läugnen, die Entwickelung einer Meningitis, die eine sehr häufige Komplikation ist und sich oft erst nach langer Zeit einstellt, zu fürchten. Um derselben aber, so viel in unserer Macht steht, vorzubeugen, werden wir in der ausleerenden Methode fortfahren, während das Kind seit einigen Tagen leichte Fleischbrühe erhält."

„Wie ich erwartet, ist bis jetzt kein übler Zufall eingetreten, was ebenfalls dafür spricht, dass, wie ich Ihnen schon früher einmal, als ich von den Frakturen bei Kindern sprach, angeführt, ein Fall bei ihnen nicht so nachtheilige Folgen hat, wie bei Erwachsenen. Welchen Ausgang die Krankheit hier nehmen werde, ist von nicht geringerm Interesse."

---

4. Kalter Abszess bei einem skrophulösen Kinde nach einer Amputation.

„Bei diesem Mädchen hier habe ich vor Kurzem einen Finger amputirt. In Bezug auf die lokale Affektion hat diese Krankheit nichts Besonderes dargeboten. Ich muss Sie aber auf einen Umstand aufmerksam machen, von dem die Schriftsteller gewöhnlich meinen, dass er sehr häufig vorkomme, der aber, meiner Erfahrung zufolge, als ein sehr seltener betrachtet werden muss. Die Vernarbung geht langsam, aber regelmässig von Statten; einige Tage nach der Operation ereignete sich Folgendes:"

„Am äussern Ende des linken Auges hatte sich eine kleine fluktuirende Geschwulst, die sich verschieben liess, gebildet; diese Beweglichkeit ist, obwohl in geringerm Grade, der ähnlich, die man bei gewissen Kysten der Augenlider wahrnimmt. Ich habe eine ziemlich grosse Zahl von Geschwülsten beider Art gesehen, um mit Leichtigkeit eine Balggeschwulst von einem Abszesse des Augenlides unterscheiden zu können. Die Balggeschwulst sitzt näher am Rande der Augenhöhle; sie ist auch viel beweglicher; endlich entwickelt sie sich nie so schnell. Beim Abszesse ist immer der Knochen schmerzhaft beim Drucke, wie es auch hier der Fall ist, was noch mehr für meine Ansicht spricht. Ich glaube, dass das Kind an einem kalten Abszesse leidet, der von einer schon seit längerer Zeit bestehenden Karies eines Knochens abhängig ist. Der Abszess hat sich erst nach der Operation entwickelt. Ohne dass diese symptomatischen kalten Abszesse bei skrophulösen Individuen nach Operationen sehr selten sind, so kommen sie doch nicht so häufig vor, wie die Schriftsteller allgemein glauben."

---

5. *Sectio bilateralis.* Heilung.

„Dieses Kind hier, bei dem ich die *Sectio bilateralis* vollzogen habe, entlassen wir heute vollständig geheilt. Dieser Fall verdient um so mehr Ihre Aufmerksamkeit, als der Kranke sich unter den übelsten Verhältnissen befand. Einige Tage nach seiner Aufnahme ward er von den Pocken ergriffen, und während der Konvaleszenz, sobald es seine Kräfte erlaubten, operirten wir ihn. — Ich muss hier nochmals auf den streitigen Punkt: ob die *Sectio bilateralis* zu verwerfen sei, zurückkommen. Einer unserer geschicktesten Operatöre verwirft sie ganz und gar und vollzieht immer die *Sectio alta,* weil er meint, dass in Folge der erstern Impotenz zurückbleibe. Ein glücklicher Zufall wollte, dass ich neulich dem Kranken begegnete, bei dem ich zum ersten Male vor 15 Jahren die *Sectio bilateralis* machte. Derselbe ist jetzt 23 Jahre alt, und die geschlechtlichen Funktionen gehen vollkommen zu seiner Zufriedenheit von Statten. Wenn nur die Operation mit der nöthigen Vorsicht vollzogen wird, so hat man niemals eine Verletzung der *Ductus ejaculatorii* und eine nachfolgende Impotenz zu befürchten."

C. *Hôtel-Dieu* in Paris (Klinik von Chassaignac).

1. Partielle Erfrierung beider Füsse.

Am 9. Dezember 1844 kam ein 15jähriger Knabe ins Hospital. Er hatte bei der bedeutenden Kälte, die in den ersten Tagen des Dezembers herrschte, 3 Nächte in einem Hausflur geschlafen. An der Artikulation zwischen dem Metatarsalknochen, der grossen Zehe und der ersten Phalanx hatte sich an beiden Füssen Brand durch Erfrierung gebildet; der vordere Theil beider Füsse war geschwollen, von bläulicher Farbe und mit einer Menge grosser Phlyktänen bedeckt. Dieselben wurden sogleich geöffnet. Nachdem sich ein Schorf gebildet hatte, begann der Eliminationsprozess; erst am 22. Dezember hatte sich das Brandige vollständig abgestossen.

Chassaignac bemerkte Folgendes über diesen Fall:

„Ich hatte, wie Sie Sich erinnern werden, gleich die Vermuthung ausgesprochen, dass das Gelenk selbst, so wie auch der Kopf des Metatarsalknochens der grossen Zehe, mitergriffen sei. In der That entleerten sich während der Eiterung Stücke des Gelenkknorpels, die auffallenderweise, trotz dessen, dass sie lange Zeit im Eiter gelegen, fast alle Charaktere des Knorpelgewebes beibehalten hatten, und dass auch der Kopf des Metatarsalknochens ergriffen sei, unterlag keinem Zweifel, da man mit der Sonde auf eine nekrotische Fläche stiess. Dennoch erfolgte die Heilung ohne Beeinträchtigung der Bewegungen der grossen Zehe, und der Kranke verliess das Hospital im befriedigendsten Zustande. Das einzige örtliche Mittel, das ich anwenden liess, war ein Pflaster aus Styrax mit Wachs, dessen ich mich oft während des Eliminationsprozesses brandiger Theile bediene."

„Erst als die Entleerungen einzelner Fragmente des Knorpels mich überzeugten, dass das Gelenk geöffnet sei, wagte ich es, mit einer Sonde die Wunde in der Tiefe zu untersuchen, weil ich befürchtete, vielleicht die verdünnte Gelenkkapsel zu zerreissen. Erst nach Ausstossung des Knorpels konnte man die Nekrosis des Knochens wahrnehmen."

„Auf zwei Erscheinungen muss ich Sie noch besonders aufmerksam machen. Erstens ist es auffallend, wie langsam die Trennung des Brandschorfes vor sich ging: es waren mehr als 14 Tage hierzu nöthig; zweitens zeigten sich fast gar keine Reaktionserscheinungen; kaum dass eine geringe fieberhafte Reizung wahrnehmbar war, und doch war die Wunde gross genug, um auf ein bedeutendes Allgemeinleiden schliessen zu lassen. Es fragt sich nun, ob beim Brande durch Erfrierung dieser fieberlose Zustand eine gewöhnliche Erscheinung ist und ob der Eliminationsprozess in solchen Fällen langsamer von Statten geht, als da, wo der Brand aus anderen Ursachen entstanden ist."

---

2. *Keratitis ulcerosa.*

Am 14. Dezember lag im Saale ein 12jähriger, an *Keratitis ulcerosa* beider Augen leidender Knabe. Chassaignac hielt folgenden Vortrag darüber:

„Bei den meisten akuten und sehr heftigen Augenentzündungen muss man durch ein energisches und den Kräften des Kranken entsprechendes antiphlogistisches Heilverfahren, durch ableitende Mittel und durch gewisse Präparate, die man mit dem Namen Alterantia belegt hat, über die Entzündung Herr zu werden suchen."

„Nachdem ich in solchen Fällen 1- oder 2mal allgemeine Blutentleerungen vorgenommen habe, verordne ich täglich 2 blutige Schröpfköpfe hinter jedes Ohr, gerade am Winkel des Unterkiefers. Zugleich wende ich innerlich das Kalomel an zu gr. ij—iij täglich. Ausserdem bediene ich mich der Einreibungen von Quecksilber mit Belladonna, wozu ich aber eine bis jetzt noch nicht benutzte Stelle ausgewählt habe. Ich habe die glücklichsten Erfolge dadurch erzielt und hoffe, dass andere Aerzte dieselben bestätigen werden, weshalb ich zu Versuchen der Art dringend auffordere. Ich habe nämlich gefunden, dass der obere Theil des Schädels vom Scheitel bis zum Hinterhaupte in einem Raume von 3 Finger Breite sich durch eine bedeutende Resorptionskraft auszeichnet; die Haut scheint hier noch leichter zu resorbiren, als in den Achselhöhlen und der Weichengegend. An dieser vorher abrasirten Stelle des Schädels lasse ich 2mal täglich merkurielle Einreibungen machen. Bei dieser Behandlungsweise hatte sich der Kranke bedeutend und auffallend schnell gebessert."

„Dieselbe Methode habe ich bei einem an Chemosis mit Hydrophthalmus und Exophthalmus leidenden Kranken und bei einem andern mit Entzündung aller Gebilde des Auges Behafteten angewendet. Bei dem Letztern trat nach 4 Tagen eine heftige *Stomatitis mercurialis* ein, die mich zwang, das Verfahren auszusetzen. Das Sehvermögen, obgleich nicht in dem Grade gestört, als bei der Aufnahme, geht noch immer nicht auf die normale Weise von Statten. Beiläufig mache ich Sie darauf aufmerksam, dass bei jenem Kranken, der zugleich alle Symptome der Iritis darbot, die Pupille nicht verzogen war, wie es oft der Fall ist, sondern vollkommen rund erschien."

IV. Das Wissenswertheste aus den neuesten Zeitschriften und Werken.

1. Ueber Pyaemie der Neugeborenen.

In der Prager Vierteljahrschrift für die prakt. Heilkunde (II. Jahrgang 1845, dritter Band) befindet sich über den erwähnten Gegenstand ein interessanter Aufsatz von Dr. Mildner, Sekundararzt an der Siechen- und Findelanstalt zu Wien, — aus welchem Aufsatze wir Folgendes entnehmen.

Die Pyaemie, jene krankhafte Mischung des Bluts, die durch Aufnahme von Eiter in dasselbe entsteht und sekundäre Prozesse im Kapillargefässsysteme erzeugt, kömmt gar nicht selten bei Neugeborenen vor, dennoch findet man in keiner der bekannteren Schriften über Kinderkrankheiten etwas darüber erwähnt.

Die Pyaemie entsteht entweder durch primäre Eiterheerde an irgend einer Körperstelle, — so trat sie nach Vereiterung der Submaxillardrüse, nach Verjauchung des eröffneten Kephalämatoms, und nach akuten Abszessen, welche Folge mechanischer Verletzungen während des Geburtsaktes waren, auf, — oder die Entstehung der sekundären Prozesse konnte nur der vorangehenden Phlebitis der *Vena umbilicalis* mit ihren Produkten zugeschrieben werden. Die erste Form ist der bei Erwachsenen vorkommenden analog, daher wird hier nur die zweite abgehandelt.

Die anatomisch-pathologischen Untersuchungen lieferten folgende Resultate. Schon äusserlich fand man die Nabelvene schmutzig grau, gewulstet, strotzend; die innere Haut bis zu der Theilungsstelle der Quergrube der Leber entweder an einzelnen Stellen, oder, was seltener der Fall war, in grösserer Ausdehnung mehr oder weniger geröthet, sukkulenter, aufgelockert, häufiger missfarbig, grauweiss, ins Grüne spielend, leicht zerreisslich, wie zernagt und entweder mit grüngelblichem, dünnflüssigem Eiter, oder mit missfarbiger, schmutzig-grauweisser Jauche angefüllt. Diese Kontenta reichten von dem mehr oder weniger exulzerirten Nabel entweder bis zur Quergrube oder bis in dieselbe und den Verbindungsast der *Vena portarum*, oder bis in den *Ductus venosus Arantii;* ja in 2 Fällen erstreckten sich diese Exsudate bis in die kleineren Pfortaderäste der Leber, und theilten diesem Organe beim Durchschnitte das Aussehen mit, als ob eine Menge kleiner Abszesshöhlen in die Substanz eingebettet wären. Die *Arteriae umbilicales* waren fast immer von der nämlichen krankhaften Veränderung wie die Vene ergriffen, und gewöhnlich bis in die Blasengegend mit Jauche, seltener mit Eiter angefüllt. In den meisten Fällen zeigte sich die Leber etwas vergrössert, blutreicher, selten etwas weicher und mürber, gewöhnlich schwarz- und braunroth. Die Milz war in allen Fällen etwas grösser, blutreicher, ihre Substanz aufgelockert, mürbe, dunkel braunroth. In 2 Fällen fand eine ziemlich ausgebreitete Peritonitis mit Bildung eines schmutzig-gelben, trüben, mit Lymphflocken gemischten Exsudates; in zwei anderen ein sehr entwickelter und ziemlich ausgebreiteter Intestinalkatarrh, mit theilweiser Erweichung der Schleimhaut, und in einem eitrige Infiltration des Zellgewebes in der Umgebung der Harnblase statt. In der Hälfte der Fälle zeigten sich mehr oder weniger ausgebreitete lobuläre Hepatisationen in den unteren und hinteren Lungenparthieen; in einem derselben zugleich seröses, mit Lymphflocken gemischtes Exsudat im Pleurasacke; bei einem Individuum war nicht nur die Thymusdrüse mit einer Menge kleiner Abszesshöhlen versehen, sondern auch das *Mediastinum anticum* und die äussere Fläche des Perikardiums mit eitrigem Exsudate bedeckt. In 3 Fällen war das kleine Gehirn durch seröse Infiltration in eine schmutzigrothe, fast zerfliessende Sulze verwandelt, die Gehirnhäute durch schmutziggelbe, sulzartige Infiltration gewulstet, die Seitenventrikel erweitert, mit trübem Serum gefüllt, und die Wandungen derselben erweicht. Der Körper war bedeutend abgemagert, die Haut gelblich gefärbt, mit blauen Flecken an einzelnen Stellen besetzt, der Unterleib aufgetrieben, der Nabel exulzerirt, mit Eiter oder Jauche bedeckt, die man durch den Druck herausdrücken konnte, und von einem rothen, serös infiltrirten Entzündungshofe umgeben. „Ausserdem war in allen Fällen eine grössere oder geringere Anzahl von Eiter- oder Jauchheerden in den Gelenken vorhanden, das Periosteum und Perichondrium aufgelockert, schmutzig-grauroth, die Umgebung serös infiltrirt. An anderen Stellen des Körpers fand man linsen- bis haselnussgrosse, scharfbegränzte Abszesse, die gewöhnlich einen grüngelben, dünnflüssigen Eiter oder braune Jauche enthielten. Das Blut war dünnflüssig, dunkelroth.

Die Symptome werden schon von älteren Autoren als einer Art bösartigen Erysipelas angehörend geschildert. Die Krankheit war ihnen also nicht unbekannt, obwohl sie von dem Wesen derselben keine Ahnung hatten. Berndt z. B. erwähnt, dass unter den falschen erysipelatösen Entzündungen die von der Nabelvene ausgehenden die schlimmsten seien. Andere machen die Bemerkung, dass in der Regel die bösartigen Fälle von phlegmonösem Erysipelas nur in den ersten Tagen nach der Geburt auftreten. Diese Beobachtungen stimmen mit den hier gemachten überein. Die Pyaemie zeigte sich nur zwischen dem dritten und zehnten Tage nach der Geburt; die Kinder hatten entweder schon eine ikterische Färbung der Haut, oder diese trat erst mit den folgenden Symptomen auf. Unter Fieberbewegungen und Unruhe des Kindes wurde der Unterleib immer mehr aufgetrieben, gespannt, empfindlich, in den untersten Parthieen, besonders in der Schaamgegend, ödematös; das Oedem fast glänzend, gespannt, erysipelatös geröthet, die Haut ziemlich heiss. Hierzu gesellten sich schnell Symptome gestörter Verdauung, eine mehr oder weniger trockene, dunkelrothe, meist belegte, zuweilen mit krupösem Exsudate bedeckte Zunge, heftiger Durst, durch gieriges Saugen sich äussernd, kopiöse Diarrhoe von dünnflüssigen, grünen oder braunrothen Massen, die die Umgebung des Afters exkoriirten; selten trat Erbrechen ein.

Die Diagnose der Krankheit stellte sich erst durch die auftretende Pyaemie, zu deren Annahme die Metastasen berechtigten, sicher heraus. Diese bilden sich entweder in den äusseren Theilen, wie in den Gelenken und im Unterhautzellgewebe, wobei die Kinder lebhafte Schmerzen äussern, die sich durch immerwährendes klägliches Schreien und Wimmern, durch den leidenden Gesichtsausdruck, durch Unruhe, Schlaflosigkeit, Unbeweglichkeit der affizirten Gliedmaassen kund geben. Am häufigsten entsteht in der Gegend der Finger-, Hand- und Fussgelenke eine ödematöse Anschwellung, die sich schnell ausbreitet, nur selten die ganze Extremität einnimmt, um das Gelenk eine rothe oder dunkelblaue bis schwarzblaue Färbung erhält, ziemlich fest, gespannt, glänzend, heiss wird, und endlich durch eine in der Tiefe wahrnehmbare Fluktuation den gebildeten Eiterheerd andeutet. Sitzt der Abszess nur im Unterhautzellgewebe, so erreicht er nur die Grösse einer Linse oder kleinen Nuss, und giebt sich äusserlich blos durch einen dunkelblaurothen Fleck mit etwas hervorgewölbter Haut zu erkennen. Eröffnet man ihn, so entleert sich ein dünnflüssiger, grüngelber Eiter. Zu den Metastasen in inneren Organen gehören die Arachnitis, die lobuläre Pneumonie, die Bildung der Abszesse in der Thymusdrüse, die Eiterdepots im *Mediastinum anticum* und auf der Oberfläche des Herzbeutels, die Peritonitis, die Infiltration des Zellgewebes um die Harnblase, endlich die krupöse Entzündung des Rachens und Kehlkopfs.

Der Tod erfolgte unter Kolliquationssymptomen, nämlich: bedeutender Abmagerung, Eingefallensein des Gesichts mit tiefliegenden Augen, kopiösem Durchfall und Schweissen, worauf Koma eintrat.

Der Verf. reiht an diese Symptomengruppe zwei Fragen an, deren Lösung jedoch so bedeutenden Schwierigkeiten unterliegt, dass nur einige Andeutungen darüber gegeben werden können.

Die erste Frage: welche quantitativen und qualitativen Anomalieen zeigt das Blut und seine Bestandtheile in der Pyaemie? würde durch chemische Untersuchungen sich leicht lösen lassen, wenn dieselben mehr positive Resultate liefern würden, daher können wir uns nur an die physikalischen Kennzeichen halten. Nach diesen scheint das Blut eines grossen Theils seines Faserstoffs beraubt und flüssiger zu sein, hierfür sprechen ausser dem anatomischen Befunde die sich bildenden Exsudate. Dieselben ergeben ein mehr oder weniger, natürlich nur relatives Ueberwiegen des Albumens im Blute; sie können keine höhere Organisationsstufe erreichen als die zum Zellenkern oder höchstens zur Zelle, haben aber die Tendenz, sich bald langsamer, bald schneller in Eiter umzuwandeln oder jauchig zu zerfliessen, und die umgebenden Theile in den Zerstörungsprozess hineinzuziehen. Die mikroskopische Untersuchung liess ausser den Blutkörperchen noch andere farblose grössere Zellen auffinden, welche mit Eiterzellen die grösste Aehnlichkeit haben. Doch zweifeln glaubwürdige Beobachter, wie Henle, an der mikroskopischen Nachweisung des Eiters im Blute, weil dessen Zellen von den sogenannten Lymphkügelchen, die auch im normalen Blute sich befinden, nicht zu unterscheiden wären.

Die zweite Frage: wodurch diese verderbliche Erkrankung des Blutes herbeigeführt sei? ist nicht so schwierig zu entscheiden: Entzündung der Nabelvene geht derselben und den durch sie bedingten Metastasen voran; der im Harne erzeugte Eiter wird dem Blute unmittelbar beigemischt und ruft eine Erkrankung der gesammten Blutmasse hervor. Dennoch beobachtet man häufig Fälle, wo die Nabelvene mit frischen oder älteren Entzündungsprodukten angefüllt ist, ohne dass es zur Pyaemie kömmt, und dies erklärt der Verf. daraus, dass dort der Eiter nicht die Vene bis zur *Fossa transversa* der Leber ausfüllte, oder sogar, wie in den von ihm beobachteten Fällen, bis in den *Ductus Arantii* und die Pfortaderäste der Leber reichte. Die Entstehung der Pyaemie scheint somit von der Ausbreitung des Eiters in diesen Gefässen, so wie von der Bildung eines sequestrirenden Blutpfropfes, wie bei anderen Venenentzündungen, abzuhängen. Diese Gefässe stehen nämlich bei Neugeborenen in unmittelbarer Verbindung mit der unteren Hohlvene, und es ist daher die *Mittheilung* des Eiters an das in dieser zirkulirende Blut leicht zu erklären.

Von der Therapie ist wenig Hülfe zu erwarten. Durch Verhinderung der Entzündung der Nabelvene könnte man nur dem Uebel vorbeugen. Dem Verf. gelang es einige Male, bei etwas mageren Bauchdecken und einer nicht sehr stark hervorragenden Nabelwunde, 1—1½ Linien lange Eiterpfröpfe aus den Nabelgefässen auszudrücken. Gegen die Entzündung wurden lokale Blutentziehungen, Kataplasmen, Bäder, Fomente mit *Inf. Chamom.* und innerlich Kalomel angewandt, oder bei vorhandener Diarrhoe eine Mixtur, der bei grossen Schmerzen etwas *Aq. Laurocerasi* hinzugesetzt wurde. Die Metastasenbildung in den Gelenken kam so schnell zu Stande, dass selten Kataplasmen nöthig waren. War die Fluktuation deutlich, so wurde der Abscess künstlich eröffnet, und es trat immer Nachlass der Schmerzen ein. Um den Luftzutritt zu verhindern, wurde der Einstich nur sehr klein gemacht und ein Verband angelegt. Traten Symptome von Pneumonie ein, so wurden lokale Blutentleerungen und innerlich Mucilaginosa versucht, da wegen der Diarrhoe andere Mittel nicht anwendbar waren. Bei Eintritt der kolliquativen Zufälle wurde ein *Inf. Caryophyllatae* mit *Syr. Diacod.* verordnet, dabei wurde für Reinigung der jauchenden Stellen gesorgt und die Kinder mit Milch und Salep genährt.

---

2. Merkwürdiger Fall von Missbildung des Herzens, wo nur ein Vorhof und ein Ventrikel vorhanden waren.

Folgender Fall bietet mehrere Eigenthümlichkeiten dar, die in Zukunft über manche noch nicht aufgehellte Punkte in der Pathologie der Missbildungen des Herzens einiges Licht verbreiten könnten.

Julie R. ward wohlgestaltet geboren, und war sechs Wochen hindurch vollkommen gesund; mit einem Male fing sie an mühsam zu athmen, und zu gleicher Zeit nahm die Haut eine deutlich wahrnehmbare blaue Farbe an.

Im sechsten Monate stellten sich Konvulsionen ein, die eine Hemiplegie der rechten Seite zurückliessen. Die Paralyse verschwand, allmälig, und wurde endlich fast vollständig beseitigt. Im fünften Jahre konnte sie die Extremitäten ziemlich gut bewegen, und nachdem Scoutetten die Achillessehne wegen eines Klumpfusses durchschnitten hatte, war sie im Stande, ohne Beschwerde zu gehen. Indessen gingen die Bewegungen auf der rechten Seite nie mit der Freiheit von Statten, wie auf der linken.

Die Kyanose dauerte während des ganzen Lebens fort, indem die blaue Färbung nach jeder anstrengenden oder raschen Bewegung zunahm. Bemerkenswerth war, dass dieselbe auf der rechten Seite, die gelähmt war, dunkler war, als auf der linken. Diese Erscheinung blieb konstant, und entging auch den Eltern nicht. Die Dyspnoe dauerte fast ununterbrochen fort. Bei der Auskultation hörte man ein doppeltes Blasebalggeräusch über der Präkordialgegend. Trotz dieser Symptome wuchs das Mädchen und wurde sogar stark. Ihre Intelligenz bot nichts Aussergewöhnliches dar.

Im November vorigen Jahres ward sie nach einer Erkältung von Bronchitis befallen. Die Respiration ward sogleich höchst mühsam, und Symptome einer Ueberfüllung der Lungen traten so schnell und mit solcher Intensität auf, dass sie bald den Geist aufgab. Sie war damals 6 Jahre alt.

Sektion. Das Herz hatte seine normale Lage; im Herzbeutel befand sich fast ein Esslöffel klaren Serums ergossen. Der vertikale Durchmesser des Herzens betrug 4″, der horizontale $2\frac{1}{4}$″.

Die Dicke der Wandungen der beiden Ventrikel war fast dieselbe. Zwischen ihnen fand eine bedeutende Kommunikation statt; nur im unteren Theile war die Scheidewand vorhanden, deren Höhe höchstens 4‴ betrug, so dass man den Daumen leicht durch die Oeffnung, deren Umfang glatt und rund war, hindurchführen konnte. Die Mündung der Pulmonar-Arterie befand sich am oberen inneren Theile des rechten Ventrikels, so dass es von der Aortenmündung nur durch eine kleine Anschwellung, die als Rudiment des oberen Theils der Scheidewand zwischen den Ventrikeln angesehen werden konnte, geschieden war. Die *Arteria pulmonalis* war nur halb so gross als die Aorta.

Es war nur ein *Orificium auriculo-ventriculare* vorhanden, dasselbe lag an der Basis des Ventrikels hinter der Aorta und Lungen arterie, und zwar so, dass das kleine Stück der Ventrikelscheidewand, nach oben verlängert, es in fast zwei gleiche Theile getheilt haben würde. Sah man durch diese Oeffnung hindurch, so konnte man die Vorhöfe deutlich wahrnehmen; sie waren durch eine dünne Wand, die aber nicht bis zum Orificium reichte, getrennt.

Die Mündung zwischen Vorhof und Kammer war mit einer grossen dreizipfligen Klappe versehen, deren Basis an die drei vorderen Viertheile jener Mündung angeheftet war, und deren Spitzen mittelst kleiner *Columnae carneae* an die hintere Wand der Ventrikel befestigt waren.

Die Scheidewand zwischen den Vorhöfen war ausser dem offen gebliebenen *Foramen ovale* mit einer grossen Oeffnung versehen, in die man den kleinen Finger bequem einführen konnte.

Hieraus ergiebt sich, dass in diesem Falle, obwohl die Spuren von vier Höhlen aufgefunden werden konnten, dennoch nur ein Vorhof und eine Kammer, wie bei den Batrachiern, vorhanden waren. Das Vorhandensein einer einzigen Oeffnung zwischen Vorhof und Ventrikel bestätigt dies.

Es ist kaum nöthig zu bemerken, dass hier eine Vermischung des venösen und arteriellen Bluts zuerst in den Vorhöfen und dann in den Ventrikeln stattfand; die Kyanose und die unregelmässige Respiration sind eine natürliche Folge davon. Das Mädchen lebte sehr lange, da in diesen Fällen der Tod in den ersten Tagen oder Monaten einzutreten pflegt. Eigenthümlich war es, dass die Kyanose auf der rechten gelähmten Seite stärker war als auf der linken. Diese Erscheinung lässt sich aus der geschwächten Kapillarzirkulation auf dieser Seite erklären, und wenn dies die richtige Deutung ist, so ergiebt sich wieder daraus, dass die Kyanose nicht durch eine Vermischung des arteriellen mit dem venösen Blute stattfindet, sondern vielmehr durch Stockung des letzteren. (*Gazette médicale,* Februar 1845.)

---

3. Interessante Fälle aus dem Bericht über die unter Rokitansky's Leitung stehende pathologisch-anatomische Anstalt des allgemeinen Krankenhauses zu Wien. (September bis Dezember 1844.)

Meningitis tuberculosa bei einem zwölfjährigen Kinde. Blutreichthum der Piamater an der Konvexität des grossen

Gehirns, serös-sulziges Exsudat an der Basis und in den Sylvischen Spalten, grünlichgelbes purulentes über der Konvexität der rechten Hemisphäre; in dem Gewebe der Piamater allenthalben graue und gelbliche mohnsamen- bis hanfsamengrosse Tuberkeln; an der Spitze der rechten Hemisphäre des grossen Gehirns ein etwa erbsengrosses Tuberkel in die Gehirnsubstanz eingebettet; dieselbe in der nächsten Umgebung desselben im Zustande rother und gelber Erweichung. Hydrokephalische Schwellung und Erweichung, trübes mit Hirnflocken untermischtes Serum in den Seitenventrikeln.

Miliartuberkeln in den Lungen, der Leber, Milz und den Nieren auf dem Peritonäum, tuberkulöse Infiltration in den Lymphdrüsen der Bronchien und des Mesenteriums.

Blennorrhoea cum Lithiasi, Kystotomia sanata bei einem 5 Jahre alten Knaben. Die Nierenkelche, das Becken und die Harnleiter, besonders der linke, fingerweit ausgedehnt, in ihren Häuten verdickt, livid.

In der Höhle dieser Wege rechts eine graue, trübe, molkige, links eine dünne, eitrige Flüssigkeit angesammelt. Der linke Ureter nächst der Blase von einem haselnussgrossen, schmutzig-weissen, pulverig zerfallenden Steine obturirt. Die Nierensubstanz rechterseits blassröthlich, links zwischen den Pyramiden zu einem derben, weissen, fibroiden Gewebe verödet. — Die Harnblase etwa enteneigross, dickhäutig, ihre Schleimhaut gewulstet; linkerseits am Blasenhalse eine von der *Pars prostatica urethrae* schräg innen gegen die Basis des Trigonum lagernde, nach vorn schmale, nach hinten gegen 3''' breite, von einem weissen, glänzenden Narbengewebe bekleidete Stelle, über welche eine bindfadendicke, lose Schleimhautbrücke schräg hinlief. Die *Pars prostatica urethrae* so weit, wie der kleine Finger, und buchtig.

Rhachitis sic dicta congenita, Zwergwuchs. Der Körper 15½'' lang, der Kopf gross, der gerade Durchmesser 3'' 8''', der quere 3'' 6''', der Hals kurz, Brustkorb schmal, die beiden Seiten grubig vertieft, im Querdurchmesser 2'' 4''' betragend. Die oberen Extremitäten vom Akromion bis an die Spitze des Daumens 3'' 6''' die unteren von der Gegend des oberen Darmbeinhöckers bis zur Ferse 4'' 6'''; der Rumpf von der *Incisura sigmoidea* des Brustbeins bis an die *Symphysis pubis* 6'' lang. Das Stirnbein beinahe senkrecht heraufsteigend, von der *Tubera frontalia* an nach hinten zu sich umbiegend, gross, so dass es die vordere Hälfte des ganzen Schädelgewölbes darstellt, seine Hälften durch eine 1'' 3''' betragende, ein sehr gestrecktes Dreieck darstellende Fontanelle getrennt. Die Scheitelbeine in der Pfeilnaht zu einem nach rückwärts kielförmig vorspringenden Wulste verschmolzen, wobei sie eine sehr rasch sich abdachende Knochenfläche darstellen; das Hinterhauptbein in seiner Schüppe von herzförmiger Gestalt, zum grossen Theile sehr dünn, pergamentähnlich; das Gesichtsgerüste klein, die Augenhöhlen sehr geräumig, ihre obere Wand platt hereingedrängt, so dass die Orbitalöffnungen nach aufwärts gerichtet erschienen. Das Gehirn gross, weich, die Hirnhöhlen erweitert, über eine Unze Serum enthaltend.

Inversio vesicae urinariae bei einem drei Tage alten Kinde. Auf der vorderen Bauchwand, und zwar vom Nabel bis zur Schaamfugengegend herab, zeigte sich eine rothe, von zum Theil vertrocknetem Eiter bekleidete, schleimhäutige, derb und fleischig anzufühlende, rundliche, an ihrer von der muskulösen Bauchwand umfassten Basis halsähnlich verjüngte Geschwulst, auf der nach abwärts beide Ureteren frei ausmündeten. Die allgemeinen Decken waren von ihr und der Bauchwand etwa 2''' weit losgeschält, missfarbig geröthet, die Epidermis in der Umgebung ablösbar. Unten stiess die Geschwulst an einen etwa 5—6''' langen, platten, seicht gerinnten, eine *Glans epispadica* darstellenden Körper, welcher nur von unten her von einem Rudiment der Vorhaut umfasst wurde. Unterhalb fand sich ein mit einer starken Rhaphe versehenes, zu unterst seicht, etwa 1½''' tief gespaltenes Skrotum, in dem die beiden Hoden lagerten. Die *Symphysis pubis* fehlte, und die Schaambeine endigten bereits in geringer Entfernung neben dem Rudimente des Penis in Form rundlicher Stümpfe. Von der Bauchhöhle aus gesehen erscheint die genannte Geschwulst als eine von dem Peritonäum ausgekleidete Hernie der hinteren Harnblasenwand. (Zeitschrift der Gesellschaft der Aerzte zu Wien.)

V. Verhandlungen gelehrter Vereine und Gesellschaften.

A. *Société médicale du Temple* in Paris.

1. Schwierigkeit, bei Missbildung der Genitalien das Geschlecht der Kinder zu unterscheiden. Die Mittel der Kunst gegen solche Missbildungen.

Hr. F. Legros stellt ein 9 Monate altes Kind vor, das, als ein Hypospadias geboren, für ein Mädchen gehalten und als solches auch einregistrirt worden; es ist aber offenbar ein Knabe, denn man fühlt deutlich den linken Testikel in dem linken rudimentösen Theile des Hodensackes. Der rechte Testikel befindet sich vermuthlich in einer an dieser Seite befindlichen Inguinalhernie. An der Basis eines kleinen, kurzen, rudimentösen Penis, der einer Klitoris gleicht, befindet sich die Harnröhrenmündung; nur bei oberflächlichem Anblicke war es möglich, hier eine Vagina zu erblicken. Er spricht schliesslich darüber, dass die Kunst in solchen Fällen nichts zu thun vermag.

Hr. Segalas: „In diesem Viertel von Paris wohnt ein Schlosser, dessen Kind bis fast zum 12ten Jahre als Mädchen gekleidet ging. Als einstmals etwas Harnbeschwerde eintrat, wurde ich gerufen, und ich fand, dass ich nicht ein Mädchen, sondern einen Knaben vor mir hatte. Ich habe mir gedacht, dass man später versuchen könnte, dieser Deformität mittelst der Urethroplastik zu begegnen. Seitdem ist das Kind zu Hrn. Roux geführt worden, der dieselbe Idee hatte; er nahm das Kind in seine Klinik und operirte es in meiner Gegenwart; er machte nämlich im Damme einen künstlichen Weg und zwar nach einem von mir vorgeschlagenen Verfahren. Die Operation hatte aber nicht den gewünschten Erfolg; indessen war wohl der Hospitalluft viel beizumessen, und ich glaube, dass später die Operation besser gelingen werde. Denn es hat sich als ein Erforderniss herausgestellt, dass das Subjekt, wenn solche Operation an ihm gemacht werden soll, ein reiferes Alter haben müsse."

Hr. F. Legros fragt, ob das Kind, das er hier der Akademie vorstellt, wohl einstmals werde zeugungsfähig sein? Ihm scheine es nicht unmöglich. Viele Hypospadiäen, sagt er, von ziemlich gleicher Bildung, sind Väter mehrerer Kinder geworden, unter Anderen der berühmte Sabatier. In der That ist zur Zeugung die Ejakulation nicht immer nothwendig, und es ist bisweilen hinreichend für die Befruchtung, wenn der Saame am Scheideneingange abgelagert wird. Der Uterus zieht den Saamen durch eine ihm eigenthümliche Saugekraft an sich.

Hr. Gery erinnert, zum Beweise der Befruchtung ohne Intromission des Penis in die Vagina, an zwei junge Mädchen, die schwanger wurden, ohne deflorirt worden zu sein; ja, er gedenkt eines kürzlich in der Maternité vorgekommenen Falles von einer Frau, welche, trotz einer vollkommenen Atresie der Vulva, dennoch schwanger geworden war. Die Schleimhaut der Vagina muss die Thätigkeit haben, den Saamen zum Muttermunde hinzubringen. (Von der Valentin'schen Flimmerbewegung, die gerade in dieser Schleimhaut sehr gross ist, spricht Hr. G. nicht. Ref.)

Hr. Benet-Deperraut: Er kenne einen Mann mit einem äusserst kurzen, durch Brand grösstentheils zerstörten Penis. Dieser Mann hat sich vor einigen Monaten verheirathet, und schon jetzt ist die Frau schwanger.

---

2. *Spina bifida*, deren Natur.

Hr. Gery: „In einer frühern, an die Gesellschaft gerichteten Reklamation legt Hr. Baraduc mir bei, dass ich gesagt habe, die *Spina bifida* sei nichts als eine *Hernia medullae spinalis*. Dieses würde glauben lassen, als meinte ich, dass das Mark frei und gleichsam beweglich im Innern des Tumors sich befinde. Dieses ist aber nicht der Sinn, den ich mit meinen Worten verband. Ich habe gesagt und bin der Meinung, dass in der *Spina bifida* im Anfange ihrer Bildung eine Adhäsion des Markes und seiner Hüllen mit den Wandungen des Tumors stattfinde, — eine Adhäsion, welche während der Entwickelung dieses Tumors noch fortdauert, in dessen Wandungen man das Mark mehr oder minder entartet und die dieser Parthie des Markes angehörigen Nerven findet. Ich stütze mich in dieser meiner Behauptung auf folgende Autoritäten: Tulpius, der das Wort *Spina bifida* zuerst aufgebracht hat, hat schon diese in den Wandungen des Tumors verbreiteten Nerven angemerkt. Burgius vergleicht das Ansehen des geöffneten Tumors mit dem der Herzkammern, nämlich wegen der sie quer durchziehenden Nervenkolumnen. Die Verschiebung des Markes und seine Adhäsion an die Wandungen des Tumors sind ziemlich deutlich und klar von Brew und besonders von Morgagni angegeben worden, bei dem man folgende Worte findet: „„*Medullae ipsum corpus, non ad primas lumborum subsistens vertebras, sed ad os usque sacrum propemodum.*"" Morgagni fragt sich bei dieser Gelegenheit, ob diese Verlängerung des Markes nicht darin beruhe, dass es durch ungewöhnliche Adhäsionen mit den Wandungen des Tumors verbunden sei; denn falls solche Adhäsionen vorhanden, muss das Mark der Entwickelung und Ausdehnung des Tumors folgen. (Morgagn. *Epistol.* 13, *Sect.* 26, *p.* 628.) — Endlich habe ich noch Hrn. Cruveilhier anzuführen, welcher in seinem grossen Werke über pathologische Anatomie des Menschen (Liefer. 16, Taf. 4, Art.: *Spina bifida*) folgende Auskunft giebt: „„Nachdem ich"", sagt er, „„über die Besonderheiten nachgedacht, welche der Durchschnitt der Lumbargeschwülste darbietet, überzeugte ich mich, dass man die Bildung dieser Geschwülste und besonders die Lage der Nerven und des Markes auf der Höhe der Geschwulst nicht würde erklären können, ohne eine vorgängig stattgefundene Adhäsion des Markes und seiner Hüllen mit den Integumenten anzunehmen. Die aufmerksamste Untersuchung von vier Subjekten hat mir gezeigt, dass bei allen das Rückenmark nebst seinen Hüllen in der Substanz der Wandungen des Tumors sich verliert und dass aus dieser bisweilen gesunden, bisweilen atrophischen oder erweichten und den Tumor ausbildenden Rückenmarksparthie die Nerven entspringen, die ich bisweilen entwickelter als gewöhnlich gesehen habe.""

„In der Erklärung der durch Hrn. Chazal's Pinsel so vortrefflich dargestellten Figuren sagt Hr. Cruveilhier in Bezug auf Fig. 5: „„In diesem Falle senkt sich das Mark bis in die Substanz der Wandungen des Tumors, wo es sich verliert. Aus eben diesem Tumor gehen die Nervenwurzeln hervor, welche die Sakralnerven und deren Ganglien bilden.""

„Nach dieser Darlegung halte ich mich, trotz der Einwürfe des Hrn. Baraduc, für berechtigt, die von mir ausgesprochene Meinung fest zu behaupten und bei der Ansicht zu bleiben, die mein Lehrer und Freund ausgesprochen: dass eine mässige und graduirte Kompression das einzige Mittel sei, welches die Klugheit gegen *Spina bifida* anzuwenden erlaube."

B. *Westminster medical Society* in London.

1. Ueber Ergiessung in die Gehirnhöhlen und Eiterablagerung in die Substanz des Gehirns bei einem Kinde.

Hr. Dunn erzählte folgenden Fall: Ein etwa 4 Jahre alter Knabe hatte noch acht Geschwister, von denen fünf vor dem 7ten Jahre gestorben waren. Alle schienen einen skrophulösen Habitus gehabt und an Gehirnergiessung gestorben zu sein; einige von ihnen hatten ausserdem Abszesse an verschiedenen Theilen des Körpers einige Zeit vor dem Tode. Alle waren gesund geboren, hübsche Kinder und verblieben so bis zum Eintritte der Dentition. Die ältesten drei der neun Geschwister sind noch am Leben und scheinen ihrer frühern Kränklichkeit nunmehr entwachsen zu sein; nur der älteste Sohn, jetzt 17 Jahre alt, hat noch das Ansehen eines kaum 12jährigen Knaben; er lernte nicht eher gehen, als in seinem 6ten Jahre, und musste eine Zeit lang wegen der Schwäche seines Knochensystems eiserne Stützen tragen. Die Eltern sehen übrigens durchaus nicht kränklich aus; der Vater, obwohl nicht das, was man einen kräftigen Mann nennt, hat sich immer einer guten Gesundheit erfreut; Vater und Mutter hatten sich früh verheirathet: die Mutter war nämlich zur Zeit der Heirath 16—17 Jahre alt, und jetzt ist sie von den vielen Schwangerschaften, häuslichen Sorgen und Anstrengungen sehr herunter. Den hier in Rede stehenden Knaben hat D. selber entbunden; er war bei der Geburt ein hübsches, kräftiges Kind, entwickelte sich trefflich bis zum 2ten Jahre, als er die Masern bekam. Beim Eintritt dieser Krankheit war er ganz wohl, und obwohl die Masern sehr mild verliefen und er die Krankheit ohne alle entzündliche Komplikationen durchmachte, so folgte hierauf doch ein sehr kachektischer Zustand. Von dieser Zeit an wurde der Knabe in seinem Wachsthume zurückgehalten und ist nie wieder so kräftig und gesund wie früher gewesen. Er wurde dem zufolge 1—2 Monate auf's Land geschickt und dann zu D. zurückgebracht; er hatte jetzt Porrigopusteln an verschiedenen Stellen des Körpers und zeigte eine bedeutende allgemeine Störung. Die Porrigo erwies sich sehr hartnäckig, und es bedurfte mehrerer Monate, um sie zu beseitigen. Im Anfange des Jahres (1844) wurde er in die Schule gesendet, konnte aber die Unruhe und das Geräusch der anderen Kinder nicht ertragen und klagte so sehr über Kopfschmerz, dass er aus der Schule bleiben musste. Im August litt er an Pocken;

dem Anfalle derselben ging so bedeutende Nervenaufregung und Kopfschmerz voraus, dass 3—4 Blutegel an die Schläfen gesetzt werden mussten, ehe die Eruption erschien; er war in Folge eines Vorurtheils der Eltern gegen die Kuhpocken nicht vakzinirt gewesen, dennoch war der Variolanfall nur ein sehr milder, und der Knabe litt wenig daran. Anfangs Oktober, als er in bester Genesung sich zu befinden schien, wurde er plötzlich von einer diffusen Anschwellung des rechten Kniees und Oberschenkels befallen, welche nach wenigen Tagen in einen umschriebenen Tumor dicht über dem Kniegelenke an der Aussenseite des Oberschenkels sich umwandelte. Dieser Tumor ging, aller angewendeten Mittel ungeachtet, in Eiterung über; es bildete sich ein Abszess. Bald darauf wurde das bis dahin ganz fieberfreie, mit guter Digestion versehene Kind plötzlich von Schwindel, Kopfschmerz, Uebelkeit und Appetitmangel befallen. Grosse Prostration folgte; Puls wurde schnell, aber sehr schwach; wiederholte Frostschauer; dabei stetes Frösteln und grosse Empfindlichkeit gegen Geräusch und starkes Licht. In diesem Zustande verblieb der Knabe 10 Tage lang, als alle Zeichen der Gehirnergiessung eintraten und das Kind starb. Kurz vor dem Tode war merkwürdigerweise der Tumor am Oberschenkel verschwunden. — Bei der Eröffnung des Kopfes — nur dieser wurde zu öffnen erlaubt — flossen 5—6 Unzen Flüssigkeit aus dem linken Seitenventrikel heraus. Die Substanz des Gehirns war weich und welk, und am hintern Theile des linken Lappens, etwas über die Gränze der Höhle hinaus, sah man eine erweichte Stelle, wie sie in Folge von Skrophulosis vorzukommen pflegt. Nach rechts hin schien der *Thalamus opticus* grösser zu sein, als nach links hin, und beim Einschnitte in die Substanz desselben sah man eine kleine, erbsengrosse, mit Eiter gefüllte Höhle. Ganz dasselbe fand man in den Seitenlappen des kleinen Gehirns und auf dem Boden des dritten Ventrikels.

Die eigentlich wichtige Frage, sagt D., die er in Bezug auf diesen Fall der Gesellschaft vorzulegen habe, sei die: ob wohl die Eiterablagerung im Gehirne als in irgend einer Weise abhängig von der Absorption des Eiters aus dem Abszesse am Oberschenkel betrachtet werden müsse?

Diese Frage gab zu einer lebhaften Diskussion Anlass, deren Resultat für die gestellte Frage verneinend ausfiel; die Eiterablagerungen im Gehirne wurden für die Folge einer subakuten Entzündung erklärt

2. Variole und Vakzine.

Aus einer Diskussion über die Schutzkraft der Vakzine waren nur folgende Notizen bemerkenswerth. Hr. Curtis erzählte, dass er 2mal Kinder mit Variole behaftet habe zur Welt kommen sehen; dagegen habe er auch erlebt, dass ein 83 Jahre alter Mann an Variole verstarb. — Hr. Sayer berichtete, zum Beweise der Schutzkraft der Vakzine, dass eine Dame etwa 4 Tage, nachdem ihr Kind, welches sie säugte, vakzinirt worden war, von der ächten Variole befallen, diese Krankheit, obwohl sie konfluirend war und obwohl sie das Kind zu säugen fortfuhr, doch nicht auf das Kind übertrug. — Hr. Merriman erzählt von einem Knaben, welcher 3—4 Tage, nachdem er die ersten Zeichen eines Variolanfalles dargeboten, vakzinirt worden war, zwar von der Variole nicht frei blieb, sie aber ausserordentlich modifizirt und milde darbot.

C. *Pathological Society* in Dublin.

Plastische Entzündung des Kolons bei einem Kinde. — Allgemeine Tuberkulosis mit Krankheit der Thymusdrüse.

Dr. Kennedy legte der Gesellschaft ein grosses Stück vom Dickdarme eines 8 Monate alten Kindes vor. Die ganze Schleimhaut, hauptsächlich die des Mastdarmes, war bedeutend entzündet und mit einer Schicht Lymphe, die an einigen Stellen nur fleckweise abgelagert war, bedeckt. Spuren einer ähnlichen Beschaffenheit der Schleimhaut waren in dem Theile des Darmkanals, wo die Peyer'schen Drüsen angehäuft sind, wahrzunehmen, doch konnte K. keine Ulzeration entdecken. Das unter dem Peritonäum gelegene Zellgewebe war durch eine gallertartige Flüssigkeit infiltrit und die Wandungen des Darmes verdickt. Die Mesenterialdrüsen waren vergrössert und geröthet, enthielten aber keine krankhafte Ablagerung. Das Kind hatte ungefähr 2 Monate an Durchfall gelitten, doch war während dieser ganzen Zeit in den Stuhlentleerungen nichts zu entdecken, was auf den Zustand des Darmkanals hätte schliessen lassen können. Das Kind hatte fortwährend Heisshunger, aber kein Erbrechen.

Dr. Lees zeigte zwei Präparate vor, die einen Beweis von der Entwickelung der Tuberkeln schon in einer frühen Periode des Lebens geben. Das eine gehörte einem 4 Monate alten, bei seiner Aufnahme scheinbar gesunden Kinde an; kurz darauf fing es an, abzumagern, bekam eine bleiche, ungesunde Gesichtsfarbe, einen kurzen Husten, wässerige Diarrhoe und starb nach ungefähr 3 Monaten. Bei der Sektion zeigte sich das Gehirn gesund; die Lungen waren von hellrother Farbe und fast vollständig mit gelben Tuberkeln angefüllt. Die Thymusdrüse war mit Tuberkelstoff infiltrirt, so dass sie eine grosse verhärtete Masse bildete; eben so war die Milz mit Tuberkeln besäet. Die Leber war nicht hypertrophisch, aber bleich, als wenn die gelbe Substanz vorherrschend wäre; sie war granulirt, fühlte sich teigig an und war eher fettig, der Fettleber der Gänse ähnlich. Die Schleimhaut des untern Theiles des Dünndarmes zeigte Exulzerationen. — Das zweite Präparat war von einem 7 Monate alten Kinde, das, immer von ungesundem Aussehen, besonders im Gesichte sehr abgezehrt war und einen dicken Leib, Husten und Durchfall hatte. Das Gehirn war weich, die Ventrikel mit einer bedeutenden Menge Flüssigkeit angefüllt und Exsudat unter der Arachnoidea. Die Lungen waren sehr blass, fast weiss und mit kleinen, harten, durchscheinenden Tuberkeln versehen; an einzelnen Stellen lobuläre Pneumonie. Die Thymusdrüse war mit Tuberkelstoff infiltrirt, sehr fest, und eben so die Bronchialdrüsen. Auch die Milz, Mesenterialdrüsen und das untere Drittheil des Ileums waren mit Tuberkeln angefüllt. — In beiden Fällen beobachtete man fortwährend eine bedeutende Pulsfrequenz.

VI. Miszellen und Notizen.

Keuchhusten; Moschus dagegen. „Ich muss hier", sagt Sir Lefevre (*An Apology for the Nerves, on their influence and importance, London* 1844, 8.), „der Behandlung gedenken, die in den nordischen Klimaten sich sehr nützlich erweist. In Petersburg hat man nicht Gelegenheit, eine längere Zeit hindurch die Kinder auf's Land zu senden. Wenn also der Keuchhusten eingetreten, so pflegt er furchtbar lange zu dauern; sobald aber das Fieberstadium vorüber ist, welches gewöhnlich gegen Ende der 3ten Woche eintritt, wird Moschus gegeben, und dieses Mittel scheint wirklich grossen Einfluss auf die Krankheit auszuüben. Ich habe vom

Gebrauche desselben eine sehr gute Wirkung sowohl in meiner eigenen Praxis in Petersburg als in der meiner Kollegen daselbst gesehen. Ein Gran Moschus 3- bis 4mal täglich wird in wenigen Tagen die heftigste Art von Keuchhusten bedeutend mildern. Im Anfange der Krankheit rathe ich jedoch zu einigen Blutegeln an die Schläfen."

Gegen Chorea hat Dr. Depp in Petersburg, Arzt am Findlingsspitale daselbst, durch die glücklichen Resultate seiner Behandlung sich einen Ruf erworben. Sein Verfahren besteht hauptsächlich in der Anwendung von Sturz- und Schauerbädern, ohne Unterschied in jeder Jahreszeit; so wie es nur das Wetter gestattet, schickt er seine Patienten auf's Land, und zwar auf einen möglichst hoch gelegenen Landstrich, um ihnen eine möglichst frische und bewegte Atmosphäre zu verschaffen. Das Haar lässt er stets kurz abschneiden und den Kopf mehrmals des Tages mit kaltem Wasser und Weinessig waschen; die Patienten müssen auf harten Matratzen schlafen und bekommen ein Schauerbad, wie sie des Morgens aufstehen. Arznei giebt Hr. Depp wenig, nur hält er durch milde Purganzen den Leib offen.

VII. Bibliographie.

Von Lugol's neuestem Werke über die Skrophelkrankheit (*Recherches et observ. sur les Scrophules*) ist eine englische Uebersetzung mit Noten von Dr. Ranking erschienen.

Scoutetten, Dr., *De la Trachéotomie dans la période extrême du Croup, avec une observation d'opération faite avec succès sur sa fille âgée de six semaines.* 8. *Paris* 1844.

Tilgen, Hen. Guil., *Diss. de similitudine et dissimilitudine Scarlatinae, Rubeolarum, Morbillorum, Typhi. Bonnae* 1844.

Bienaymé, Dr., *Gymnastique appliquée à l'éducation physique des jeunes filles. Paris* 1844. *pp.* 16.

Geertsema (Marcus Busch), *Specimen medicum inaugur. de affinitate Morbillorum cum Scarlatina.* 8. (2¼ Bog.) *Groningae* (Emden, Rakebrand) 1844. — ¼ Thlr.

JOURNAL

FÜR

KINDERKRANKHEITEN.

Jedes Jahr erscheinen 12 Hefte in 2 Bänden. — Gute Original-Aufsätze über Kinderkrankh. werden erbeten und am Schlusse jedes Bandes gut honorirt.

Aufsätze, Abhandlungen, Schriften, Werke, Journale etc. für die Redaktion dieses Journals beliebe man kostenfrei an den Verleger einzusenden.

BAND V.] BERLIN, SEPTEMBER 1845. [HEFT 3.

I. *Abhandlungen und Originalaufsätze.*

Ueber Erkenntniss, Verlauf und Behandlung der Wechselfieber ganz kleiner Kinder, von Dr. H. Petzold, prakt. Arzte und Distriktschirurg in Föhrenberg.

Wirft man einen Blick in die Lehrbücher, Abhandlungen und schriftstellerischen Sammlungen über Kinderkrankheiten, so wird man von einem Mangel betroffen, von dem auch die besten nicht frei sind. Man findet nämlich das, was man eigentlich Kinderkrankheit zu nennen pflegt, so weit die Wissenschaft reicht, wohl ganz vortrefflich abgehandelt, aber man findet nirgend genau und sorgfältig angegeben, auf welche Weise die auch bei Erwachsenen vorkommenden Krankheiten im Kindesalter sich gestalten, und welche Modifikationen ihre Behandlung zu erleiden hat. Das vortreffliche Handbuch von Rilliet und Barthez, die sehr brauchbaren Sammelwerke von Meissner, ferner von Schnitzer und Wolff, geben viel Dankenswerthes über die Entzündungen verschiedener Organe, und bei Rilliet und Barthez finden wir auch eine ganz hübsche Darstellung des Auftretens der remittirenden und typhösen Fieber bei Kindern, aber über viele andere höchst wichtige Krankheiten finden wir auch ganz und gar nichts.

Was mich zu dieser kleinen Diatribe veranlasst, ist die Verlegenheit, in die ich gerieth, als ich bei den in dieser Gegend sehr häufigen Wechselfiebern auch ganz kleine Kinder zu behandeln bekam, die mir an dieser Krankheit zu leiden schienen. Ich sage „zu leiden schienen", denn in der That waren die Züge, durch welche in dem zarten Alter die Wechselfieber sich zu erkennen gaben, so verwischt oder vielmehr so in einander gezogen, dass ich in der That grosse Mühe hatte, mich zurecht zu finden. Liessen mich in dieser Beziehung fast alle Werke uber Kinderkrankheiten im Stiche, so war es eben so der Fall bei den Autoren, die über Intermittens geschrieben haben. Denn so viel auch für das Wechselfieber bis in die neueste Zeit hinein gethan worden, so fand ich doch nirgends eine Angabe, wie diese Krankheit im zarteren Kindesalter sich manifestirt, wie sie dort zu erkennen und zu behandeln sei.

Wenn das Journal für Kinderkrankheiten, dem ich diesen Aufsatz einsende, seine Aufgabe recht versteht, so wird es nicht blos diejenigen Krankheiten, die man *κατ᾽ ἐξοχήν* Kinderkrankheiten zu nennen pflegt, in sein Bereich ziehen, sondern es wird auch allen übrigen Krankheiten, die zugleich auch bei Erwachsenen vorkommen, seine Kolumnen öffnen. Denn eingestehen wird und muss jeder praktische Arzt, dass es nicht eine Krankheit giebt, die im kindlichen Alter vorkommend durch dasselbe nicht ein eigenthümliches Gepräge erlangt, eine eigene Beurtheilung begründet und eine bedeutende Modifikation der Behandlung erheischt.

Wenn ich hier zur Betrachtung der Wechselfieber im Kindesalter mich zurückwende, so arrogire ich allerdings nicht, eine vollständige und umfassende Abhandlung darüber zu liefern, aber ich hoffe den Dank der Leser dieses Journals zu verdienen, wenn ich das, was die Erfahrung mich gelehrt hat, hier kurz und übersichtlich zusammenzustellen mich bestrebe.

Das zarte Kindesalter ist keinesweges frei von Wechselfiebern. Wenn hier und da das Gegentheil behauptet worden, so mag diese Behauptung wohl darin ihren Grund haben, dass man die Krankheit für ganz etwas Anderes gehalten hat, was sehr leicht möglich ist, wie die Data zeigen werden, die ich mitzutheilen habe. Auch mir ist es so ergangen, und nur nach und nach, durch ein Zusammentreffen mehrerer günstigen Umstände gelang es mir, eine klarere Einsicht zu gewinnen.

Es wird jedoch besser sein, wenn ich systematisch vorschreite, bevor ich ein paar Fälle aus meiner Praxis mittheile.

1. Symptome. Die bekannten Symptome des Wechselfiebers: Frost, Hitze, Schweiss, vollständige Intermission und periodische Wiederkehr, — diese Symptome treten im Kindesalter, je jünger das Individuum ist, desto undeutlicher hervor. a) Was zuvörderst die Intermission betrifft, so ist sie selten so vollständig, dass sie so prägnant vor Augen tritt, wie bei Erwachsenen. Die Kinder sind fortwährend verdrüsslich, mürrisch, haben ein kränkliches, bleiches Aussehen;

schlafen unruhig, haben keinen Appetit, eine etwas belegte Zunge, und leiden an Unregelmässigkeit der Darmfunktion. b) Was den Frost anlangt, mit dem der Anfall bei Erwachsenen gewöhnlich beginnt, so macht sich derselbe bei kleinen Kindern auch keineswegs so bemerklich, wie im späteren Alter, theils wohl weil die Kinder über das Frostgefühl nicht Auskunft geben können, theils auch weil überhaupt die den Frost bedingende Akkumulation der Blutmasse nach den inneren Organen in Folge der grösseren Regsamkeit der Kutis nicht so andauernd und so intensiv sich ausbildet, wie bei den mit einer grösseren Blutmenge und einer kräftigeren und nachhaltigeren Energie der inneren Organe begabten Erwachsenen. c) Dem Froste ganz analog verhält sich die Hitze und der Schweiss. Denn schon dadurch, dass der Frost nicht so prägnant und kräftig, wie bei Erwachsenen, hervortritt, muss die darauf folgende Hitze weniger bemerklich werden, und wenn diese auch allerdings in fast allen Fällen und selbst bei den kleinsten am Wechselfieber leidenden Kindern sehr deutlich und oft sehr intensiv vorhanden ist, so erscheint sie doch dem Beobachter weniger charakteristisch, da die Intermission nicht ganz frei ist, sondern die Kinder in der ganzen Zwischenzeit zwischen dem einen Anfall und dem anderen fast beständig kränkeln. Der Schweiss, der den am Wechselfieber leidenden kleinen Kindern keinesweges fehlt, ist durchaus nicht deutlich und entschieden genug. Kleine Kinder schwitzen, theils weil sie sich fortwährend aufdecken, theils auch wohl in Folge der durch die grössere Thätigkeit der Kutis stets vorhandenen Perspiration, nicht auf einmal so kräftig und so allgemein wie Erwachsene. Sie haben wohl kräftige Schweisse, aber sie sind partiell, und unterscheiden sich meist ganz und gar nicht von den Schweissen in anderen Krankheiten. — d) Endlich kommen wir zur Periodizität der Anfälle; diese würde charakteristisch sein, wenn die Intermission frei wäre, und wenn der Anfall nicht durch die Komplikation mit Nebenerscheinungen so verdeckt und eigenthümlich gestaltet würde, dass ganz etwas Anderes als ein Wechselfieber vorhanden zu sein scheint und man gar nicht auf den Gedanken kommt, der Periodizität in den vorangegangenen Tagen nachzuforschen, und entweder die genaue Wiederkehr oder ein regelmässiges Antizipiren oder Postponiren der Verschlimmerung zu erfahren.

2. Vorkommen und Verlauf. Das Wechselfieber kommt bei ganz kleinen Kindern vor; ich habe es zweimal bei erst zweimonatlichen Säuglingen deutlich erkannt, dreimal bei Kindern zwischen 6—9

Monaten, einmal bei einem 10 Monate alten Kinde, dreimal bei Kindern von 1 — 1½ Jahren und dreimal bei Kindern zwischen 1½ — 3 Jahren. Bei noch älteren habe ich das Wechselfieber auch mehrmals gesehen.

Es ist schwer, vom Wechselfieber bei ganz kleinen Kindern ein allgemeines Bild zu zeichnen. Man beobachtet es nur dann, wenn unter den Erwachsenen die Wechselfieber in der Gegend häufig geworden sind. Im Allgemeinen zeigt sich die Krankheit auf folgende Weise: Das Kind wird plötzlich, nachdem es bis dahin ganz gesund und munter gewesen, scheinbar ohne allen Anlass, eines Morgens, Mittags oder Abends sehr unruhig, ungewöhnlich bleich, und bekömmt ein eigenthümliches Aussehen. Die Augen sinken ihm nämlich tief in den Kopf, die Gesichtszüge bekommen etwas Scharfes, Zusammengekniffenes; Hände und Füsse werden eiskalt, zusammengezogen, wie im Krampfe; das Kind wimmert auf die ängstlichste Weise, krümmt sich, wird steif, und das Antlitz wie die Extremitäten bedecken sich mit kalten, zähen Schweissen. Der Puls nicht fühlbar. Das Kind erscheint sterbend, und die ausser sich gebrachten Angehörigen, wie auch vielleicht der in grösster Angst herbeigerufene Arzt, finden sich gewöhnlich veranlasst, das Kind zu reiben, mit erwärmten Kissen zu bedecken, ihm Wärmflaschen unterzulegen und warmen Thee einzuflössen.

Nachdem dieser Zustand 5 — 10 Minuten ungefähr gedauert hat, tritt allmälig eine Veränderung ein: Hände und Füsse fangen an warm zu werden, das Antlitz färbt sich etwas, das Wimmern lässt nach, die Glieder dehnen sich. Allmälig steigert sich die Hautwärme; der Puls hebt sich, wird hart und voll; die Füsse werden heiss, und man ist gezwungen, die Wärmflaschen wegzunehmen. Besonders grosse Hitze zeigt der Kopf; die Stirn wird brennend, die Temporalarterie klopft heftig, und eben so pulsiren die Fontanellen, wenn solche noch vorhanden sind, sehr stark. Die Pupillen sind erweitert, die Augen stier; das Kind, das bis dahin unruhig sich hin- und hergeworfen, bohrt sich mit dem Kopf tief in das Kissen und erscheint bewusstlos. Man glaubt nun, es mit einer wahren Meningo-Enkephalitis zu thun zu haben, und gewöhnlich bereitet sich der Arzt zu kalten Umschlägen und verordnet Blutegel und Kalomel. Aber bevor noch letztere Mittel angewendet werden, schliesst das Kind die Augen und versinkt unter einigem Gähnen ermattet in einen tiefen, ruhigen Schlaf. Der Arzt, beunruhigt von diesem Schlafe, fasst den Puls und fühlt ihn ruhiger und weicher als wenige Minuten vorher; er horcht auf den Athem und erkennt eine ruhige, regelmässige Respiration; er zieht das Augenlid in die Höhe, um die Pupille anzusehen, aber das Kind stösst die Hand fort oder wendet unwillig den Kopf weg, um nicht gestört zu sein. Kurz, der Arzt erkennt endlich einen ruhigen, gesunden Schlaf; er weist die Blutegel und das Kalomel zurück, um das Erwachen aus diesem Schlafe abzuwarten. Er beobachtet das Kind; er sieht, wie Perlen des Schweisses zuerst die Nase, dann die Wangen, dann die Stirn bedecken, wie endlich der Hals so wie der ganze Körper von Schweiss duften und wie inmitten dieses Schweisses das Kind ruhig und bisweilen tief einathmend behaglich fortschläft. Nachdem das Kind 1—3 Stunden, auch wohl länger, geschlafen hat, erwacht es und, wie man deutlich erkennen kann, mit vollem Bewusstsein. Kann es sprechen, so verlangt es zu trinken, oder es lechzt mit den Lippen und nimmt begierig das ihm dargereichte Getränk, wenn es mild und kühlend ist. Der Arzt hält sich nun nicht mehr für bewogen, etwas anzuwenden; er verordnet gar nichts oder eine Saturation oder etwas *Infusum Sennae*, lässt das Kind in trockene Wäsche und Kleider legen und nimmt sich vor, es noch fernerhin zu beobachten.

Das Kind befindet sich hierauf zwar besser, aber es ist doch nicht so frisch und munter, wie zuvor; es ist verdrüsslich, mürrisch, hat eine belegte Zunge, etwas erweiterte Pupillen, pflückt sich an den Lippen, gräbt mit dem Finger in die Nase, hat einen etwas aufgetriebenen Leib, und der Arzt könnte nun glauben, zumal wenn der Fall ein schon etwas reiferes Kind betrifft, dass dasselbe an Würmern leidet. Er verordnet dann gewöhnlich milde Abführmittel, Salmiak, weinsteinsaures Kali, essigsaures Kali u. s. w., dabei Wurmmittel; das Kind nimmt nicht gern Nahrung zu sich und schläft unruhig. So verhält sich das Kind etwas kränkelnd bis zum nächstfolgenden Tage oder über den nächstfolgenden Tag hinaus, bis es wieder schlimmer wird; es bekommt wieder heftiges Fieber, meistens jedoch gleich im Anfange mit grosser Hitze, beschleunigtem Athem, erweiterten Pupillen, wozu sich Konvulsionen gesellen, so dass der Arzt wieder eilig herbeigerufen wird, mit der Angabe, dass das Kind von Neuem erkrankt sei oder dass es plötzlich einen Rückfall bekommen habe. Hat der Arzt nicht den ersten Anfall im Gedächtnisse oder hat er gar nichts davon erfahren, so kann er diese zweite plötzliche Verschlimmerung nicht für einen Paroxysmus des Wechselfiebers halten, zumal da nun Frost gar nicht eingetreten und da bei Kindern die Anfälle des Wechselfiebers gewöhnlich antizipiren, somit das so charakteristische Eintreffen des

Anfalles genau auf dieselbe Stunde, das den Beobachter aufmerksam machen konnte, fehlt. Der zweite Anfall endigt auch mit Schlaf, in den das Kind verfällt, wenn es nicht durch ein unzweckmässiges, aus Missverstehen des Zustandes hervorgegangenes Thun darin gestört wird. Das aus dem Schlafe erwachte Kind ist wieder etwas munterer als zuvor, trinkt begierig und hat sogar etwas Appetit.

So kommt der dritte, der vierte, der fünfte Anfall, nur dass die Intermissionen immer undeutlicher, ja, meist auch immer kürzer werden; das Kind kränkelt sichtbarlich auch zwischen den Anfällen, es wird welk, bleich, mürrisch, anämisch; es bekommt einen etwas aufgetriebenen Leib, magere Beine, angeschwollene Drüsen, und da es nun auch in der Zwischenzeit etwas fiebert, so bietet es das Bild des Mesenterialfiebers oder der *Febris remittens infantum,* in das es auch in der That übergeht, wenn die Krankheit sich in die Länge schleppt.

Bisweilen sind die einzelnen Anfälle so heftig, dass der Tod auch früher eintritt. Es tritt nämlich gleich bei dem ersten oder zweiten Anfalle eine so heftige Kongestion nach dem Kopfe ein, dass eine wirkliche Meningitis, die tödtlich endigte, sich daraus entwickelte. Bei einem ganz kleinen Kinde war der erste Anfall wirklich cholerahänlich; es trat nämlich zugleich mit der Kälte des Antlitzes und der Extremitäten ein solcher Kollapsus ein und mit diesem Kollapsus ein so heftiges, mit Krämpfen und Koliken begleitetes Erbrechen ein, dass ich wirklich glaubte, einen tödtlichen Fall von Cholera vor mir zu sehen, wenn nicht die darauf folgende Hitze und die später wiederholten Anfälle mich eines Andern belehrt hätten. In zwei Fällen waren die Paroxysmen mit sehr starkem Nasenbluten begleitet, und in einem Falle zeigte das Kind so heftige Dyspnoe und klagte so sehr über Stiche in der Brust, dass ich eine Pleuritis diagnostizirt hätte, wenn ich nicht durch den zweiten und dritten Anfall auf die eigentliche Spur geführt worden wäre.

3. **Aetiologie.** In Bezug auf die Aetiologie habe ich wenig zu sagen. Das eigentliche Wesen des Wechselfiebers ist uns unbekannt; man kann nur vermuthen, dass es eine Vergiftungskrankheit ist, hervorgerufen durch Sumpfeffluvien oder faulige Miasmen, die eingeathmet oder auf sonstige Weise ins Blut gedrungen sind. Ich glaube es auch, kann es aber nicht erweisen, eben so wenig, wie von Anderen dafür Beweise aufgestellt worden sind. — Was die prädisponirenden Ursachen betrifft, so scheint mir allerdings das Alter etwas dazu beizutragen;

das Kindes- und Greisenalter wird vom Wechselfieber nicht so viel heimgesucht, wie die anderen Alter, vermuthlich weil Kinder und Greise mehr zu Hause sind und der Einwirkung des Miasma daher nicht so ausgesetzt werden, wie Erwachsene. Frei von der Krankheit, ganz vor ihr geschützt sind aber weder Greise noch Kinder. Ich habe ganz alte Leute am Wechselfieber behandelt, und in unserer Gegend ist es nicht so etwas Seltenes, dass oft drei Generationen: Grossvater, Sohn und Enkel, zu gleicher Zeit am Wechselfieber leiden.

Prognose. Im Allgemeinen ist die Prognose für das Greisenalter und das Kindesalter in Bezug auf das Wechselfieber gleich schlecht, schlechter als für die anderen Alter. Wenn ein in sehr hohen Jahren befindlicher Greis vom Wechselfieber befallen wird, so erlebt er selten den vierten oder fünften Anfall; schon beim dritten Anfalle pflegt das Fieber aus einer Intermittens sich in eine *Febris continua* umgewandelt zu haben, das bald einen typhösen Charakter annimmt und einen Kollapsus herbeiführt, aus dem der Kranke nicht wieder herauskommt. Es scheint, dass grosse Lebensenergie dazu gehört, um über das eingedrungene miasmatische Gift Herr zu werden und diejenigen kleinen Krisen herbeizuführen, womit jeder einzelne Anfall nothwendigerweise sich endigt, und dass, wenn solche Lebensenergie nicht vorhanden, entweder ein wirklicher Typhus bei akutem Verlaufe oder eine mit Anämie begleitete Kachexie bei chronischem Verlaufe sich herausbildet. Im Kindesalter ist es in dieser Beziehung fast ganz so, wie im Greisenalter. Bekommt ein Kind das Wechselfieber, so ist die Prognose desto übler, je jünger das Kind ist; selten kommt es bis zum vierten Anfalle. Der vierte Anfall, häufig schon der dritte, endigt mit Konvulsionen und mit plötzlichem Tode, worauf man Ergiessung in den Gehirnventrikeln findet, oder es folgt Meningo-Enkephalitis darauf, die ebenfalls durch Ergiessung zum Tode führt. Hat das Kind etwas mehr Reaktivität, so verläuft die Krankheit nicht so akut, sondern es entwickelt sich *Febris continua remittens* oder eine mit wahrer Chlorose verbundene Kachexie. Was also im Greisenalter bei akutem Verlaufe der miasmatischen Vergiftung zu typhösem Zustande sich gestaltet, das kommt im Kindesalter unter der Form von Enkephalitis zu Ende, — möglich und wahrscheinlich, weil dasjenige Organensystem, das die Hauptrolle spielt, im Greisenalter der Darmkanal, im Kindesalter das Gehirn, auch der Hauptheerd für die Wirkung des eingedrungenen miasmatischen Virus wird. — Ob bei Kindern sich auch wirklicher Typhus aus der Intermittens entwickelt, habe ich zu beobachten nicht Gelegenheit gehabt.

Diagnose. Die Diagnose der Intermittens bei ganz kleinen Kindern ist durchaus nicht leicht. Aus meiner kurzen Darstellung der Symptome und des Verlaufes erhellt schon, wie leicht die Krankheit verkannt und mit anderen verwechselt werden kann. Das einzige Zeichen, welches mit grosser Sicherheit Auskunft geben könnte, ist die Periodizität der Anfälle. Da aber meist schon nach dem vierten Anfalle die Krankheit, wie erwähnt, entweder einen ganz andern Charakter annimmt oder selbst schnell zu tödtlichem Ende führt, so hat man nicht Zeit und Gelegenheit, das Typische und Periodische der Wiederkehr der Anfälle bei Kindern so genau zu ermitteln, wie bei Erwachsenen. Es giebt folgende Momente, welche ins Auge gefasst werden müssen, um zu richtiger Diagnose zu führen, nämlich: 1) das Dasein und Vorherrschen von Wechselfiebern in demselben Distrikte bei Erwachsenen; 2) die Aussage der Angehörigen über die Art und Weise, wie das Kind vorher sich befunden, auf welche Weise der Anfall sich eingestellt, wie lange er gedauert und wie er geendigt hat; 3) das Befinden des Kindes vor und nach dem Anfalle; 4) ob Erkrankung irgend eines besondern Organes zu entdecken, welche über das bleiche, kränkelnde, welke Aussehen und die sich bisweilen einstellende Verschlimmerung Auskunft geben könnte; 5) wenn mehrere Anfälle oder Verschlimmerungen vorhanden gewesen, genau die Zeit ihres Eintrittes zu ermitteln, woraus sich ergeben würde, dass die Anfälle entweder regelmässig zu derselben Zeit eintreten oder regelmässig antizipiren oder regelmässig postponiren. — Alle diese Momente zusammengenommen werden die Diagnose begründen und werden vor dem Irrthume schützen, das, was die einzelnen Anfälle komplizirt, namentlich die Kongestion nach dem Kopfe, nach den Lungen und dem Herzen, für die wesentliche Krankheit zu halten und unnützerweise mit Kalomel oder Blutentziehungen dazwischen zu fahren. Ich habe, ich gestehe es, in dieser Beziehung manchen Missgriff begangen, den ich beklage, der aber dazu gedient hat, mich zu belehren.

Behandlung. Ist die Diagnose gesichert, so sind auch die Prinzipien für die Behandlung gegeben. Man muss jedenfalls suchen, die Wiederkehr der Anfälle zu verhüten, das heisst, man muss, wie man sich sonst auszudrücken pflegte, suchen, das Fieber so schnell wie möglich zu kupiren. Man darf unter keinen Umständen mit den fiebervertreibenden Mitteln bei Kindern so lange warten, wie bei Erwachsenen. Schon bei Erwachsenen würde ich es nicht gut heissen, wie Manche angerathen haben, erst 5—6 Anfälle vorübergehen zu lassen, ehe die Präparate der Chinarinde gereicht werden, aus Furcht, es könnten in Folge zu schneller Beseitigung des Fiebers Physkonien im Unterleibe oder andere bedenkliche Zustände sich bilden. Wäre uns die Art und Weise, wie und wodurch die eigentlichen Febrifuga, namentlich die peruvianische Rinde und deren Präparate, wirken, bekannt; so würden wir allerdings über den Grund oder Ungrund dieser Befürchtung besser urtheilen können. So aber müssen wir uns auf die Erfahrung verlassen, und die Erfahrung lehrt, dass die peruvianische Rinde mit ihren Präparaten das beste Mittel ist, das Wechselfieber zu heilen, dass, je länger das Wechselfieber angedauert hat, also je grösser die Zahl der Anfälle gewesen ist, desto schwieriger es zu heilen ist, und dass gar kein Grund vorhanden ist, wenn nicht ganz besondere Komplikationen eingetreten sind, mit der Darreichung der Febrifuga zu warten, zumal bei Kindern, bei denen, wie ich gezeigt habe, die Wiederholung der Anfälle so überaus gefährlich ist.

Die übelsten Momente für die Behandlung der Wechselfieber bei kleinen Kindern sind: 1) die Komplikationen genau zu ermitteln und sie richtig zu fassen; 2) die fieberfreie Zeit, in der das Febrifugum gereicht werden muss, richtig zu erkennen und nicht zu übersehen, und 3) dem Kinde das Febrifugum auch in guter Form und zureichender Dosis beizubringen.

1. Die Komplikationen. Während der Anfälle ist nur dann eine Behandlung nöthig, wenn Komplikationen sich einstellen, die Bedenken erregen. So namentlich der bisweilen sich einstellende ungemeine Kollapsus, welcher die Darreichung von erregenden Mitteln verlangt; ich habe gewöhnlich etwas erwärmten Wein, bei armen Leuten etwas erwärmten Branntwein in Kamillenthee geben lassen; zu gleicher Zeit liess ich das Kind in erwärmte Tücher einhüllen. Zeigte sich bei eintretender Hitze sehr bedeutende Kongestion nach dem Kopfe, zu der sich Delirien, Dilatation der Pupillen, ein sehr klopfender Puls u. dgl. gesellten, so liess ich sogleich kalte Umschläge oder Eis, wenn es zu haben war, auf den Kopf legen; ich hörte aber damit sogleich auf, sobald das Kind in Schlaf verfallen zu wollen schien, weil mit diesem Schlafe gewöhnlich auch der so sehr wohlthätige Schweiss kam. Ich hütete mich aber, Blutegel anzuwenden, wie ich überhaupt nicht nur im Wechselfieber, sondern in allen anderen Vergiftungskrankheiten, mag das eingedrungene Virus animalischen (Kontagium)

oder vegetabilischen (Miasma) Ursprungs sein, gegen alle Blutentziehungen sehr eingenommen bin, falls nicht etwa ganz besondere Umstände sie unumgänglich erheischen. Der Kampf gegen das eingedrungene Gift erfordert einen bedeutenden Aufwand von Lebenskraft, und es unterliegen in diesem Kampfe zumeist Diejenigen, welche die die Vergiftung beseitigenden Krisen (seien es nun Ausschläge, Schweisse, Darmausleerungen, Harnsedimente, Drüsenvereiterungen, Furunkeln und dergl.) nicht herzustellen im Stande sind. Blutentziehungen wirken aber in hohem Grade schwächend und die Reaktivität vermindernd, und ich habe immer gefunden, nicht nur im Wechselfieber, sondern auch im eigentlichen Typhus, ferner bei Pocken, Masern, Scharlach, dass Blutentziehungen im Allgemeinen einen sehr bedeutenden Nachtheil haben. — Die Komplikationen zwischen den Anfällen des Wechselfiebers bei Kindern sind gewöhnlich von der Art, dass sie keiner grossen Rücksicht bedürfen; könnte man noch viele Zeit vergehen lassen, bevor man zur Darreichung der Febrifuga schritte, so würde wohl bisweilen ein Brechmittel oder ein mildes Purgans angezeigt sein; aber man kann damit die kostbare Zeit nicht hingeben lassen, sondern man muss eilen, die Intermission zu benutzen, um dem Kinde das Febrifugum in genügend grosser und genügend wiederholter Quantität beizubringen.

2. Benutzung der fieberfreien Zeit. Man muss beginnen, gegen das Fieber anzukämpfen, wie das Kind aus dem Ermattungsschlafe erwacht ist. Man muss sich nicht daran kehren, dass die Zunge belegt ist, das Kind Aufstossen hat u. s. w.; allenfalls kann man zugleich mit dem Febrifugum Klystiere verordnen, Selterwasser mit Zucker, eine Saturation, eine Auflösung von *Kali tartaricum* oder dergl. geben lassen.

3. Darreichung des Febrifugums bei Kindern. Das beste Mittel natürlich sind die Alkaloide der peruvianischen Rinde, das Chinin und Cinchonin. Wie ist aber das Chinin kleineren Kindern beizubringen? Die *Tinctura chininica*, aus Alkohol, etwas Schwefelsäure und schwefelsaurem Chinin bereitet, ist zu erhitzend, schmeckt sehr unangenehm und wirkt auch nicht sicher genug. Die endermatische Anwendung des Chinins so wie die Chinin-Klystiere haben viel Unangenehmes und sind, wenn überhaupt, von viel zu langsamer Wirkung, als dass man davon Gebrauch machen könnte. Das Chinin muss auch bei Kindern durch den Mund eingeführt werden, weil es nur auf diese Weise in hinreichend grosser Dosis in den Organismus gelangt. Das

Cinchonin schmeckt etwas weniger bitter, aber es müsste in grösserer Quantität gegeben werden, als das Chinin, und in Pulver und Pillen kann weder Chinin noch Cinchonin den Kindern beigebracht werden. Ich habe gewöhnlich verordnet:

℞ *Mellis despumat.* ℥jß,
Chinini sulphurici gran. quindecim,
Mixtur. sulphuric. acid. ʒj.
M. exacte. DS. Umgerührt stündlich oder 2stündlich 1 Theelöffel voll zu geben.

Dieser Honig schmeckte auch etwas bitter, aber die Kinder nahmen ihn doch im Allgemeinen nicht ungern. Ganz kleinen Kindern, z. B. Säuglingen, liess ich diesen Honig ohne Säure, aber etwas mit Wasser verdünnt, reichen.

Man muss möglichst alle Stunden 1 Theelöffel voll, älteren Kindern auch wohl 2 Theelöffel voll geben und auch die Nacht damit fortfahren. Gewöhnlich bleibt der nächste Anfall dann schon aus; das Kind ist munter, fröhlich, und man sieht ihm sein nunmehriges Wohlbefinden deutlich an. Man muss jedoch dann noch etwa 2 Tage mit dem Gebrauche des Mittels fortfahren. Nebenbei kann man nach Umständen Abführmittel reichen.

Kommt wieder ein Anfall, so muss man denselben natürlich abwarten und nach demselben, wie oben angegeben, das Mittel wieder reichen. Geht die Intermittens in ein kontinuirliches, remittirendes oder ataktisches (typhöses) Fieber über, so hat das Chinin keine Wirkung mehr, und man muss alsdann nach anderen Indikationen verfahren.

F ä l l e.

1. Das 2jährige Kind eines Ackerbürgers, ein bis dahin ganz gesunder, kräftiger Knabe, schrie um 3 Uhr Nachmittags plötzlich über den Kopf, fing an, sich zu erbrechen, bekam eiskalte Hände und Füsse, ein mit kaltem Schweisse bedecktes Gesicht und gewährte einen so eigenthümlichen Anblick, dass die Mutter ihn in Folge des Genusses giftiger Beeren — von denen, welche in den benachbarten Feldern stehen sollten — sterbend glaubte. Sie hatte, um den Knaben noch mehr zum Erbrechen zu reizen, alles Mögliche angewendet: Butterwasser (zerlassene Butter in warmem Wasser), Kamillenthee, Fliederthee u. s. w. Als sie mich vorbeigehen sah, rief sie mich weinend und händeringend herbei; in der That gewährte das Kind den Anblick eines Vergifteten oder eines Cholerakranken; zwar erbrach es nicht mehr, aber Hände und Füsse waren noch kalt, die Augen waren

eingesunken, blaue Ränder um die Augen, und die Züge hatten etwas eigenthümlich Scharfes, Zusammengekniffenes. Da ich jedoch weder in den erbrochenen Stoffen Fremdartiges antraf noch sonst Beweise für stattgehabten Genuss von Gift hatte, so verordnete ich warme Steine unter die Füsse, erwärmte Tücher auf den Leib und liess ausserdem dem Kinde viel warmen Thee und sogar etwas gerade bereit stehenden aufgewärmten Kaffee einflössen. Nach Verlauf einer halben Stunde fingen Füsse und Hände an, warm zu werden; der Puls hob sich, wurde fühlbar, das Gesicht wurde warm, zuletzt glühend heiss, und das Kind fing an, die Mutter zu rufen und Wasser zu verlangen. Das Kind, das bis dahin zusammengekauert und wimmernd gelegen hatte, warf sich unruhig hin und her, knirschte mit den Zähnen, lechzte mit der Zunge, begann aber allmälig, zu schwitzen, und in dem Maasse, wie etwa eine Stunde später Schweiss sich einstellte, wurde das Kind ruhiger, schien sich behaglicher zu fühlen, streckte und dehnte sich und verfiel endlich in einen gesunden Schlaf, in dem es sehr stark schwitzte und aus dem es, anscheinend vollständig genesen, nach ungefähr 4 Stunden erwachte.

Dieser Fall war mir von grossem Interesse, weil er zuerst mich darauf brachte, dass ich es hier wohl mit einem Wechselfieberanfalle zu thun gehabt habe. Ich beobachtete daher das Kind sehr genau; ich verordnete ihm etwas *Infusum Sennae* mit *Tartarus natronatus,* weil Leibesöffnung nicht vorhanden war und die Zunge etwas belegt erschien; ausserdem schrieb ich eine eigene Diät vor. Gegen Abend desselben Tages spät war das Kind durchaus fieberfrei, aber etwas matt, spielte jedoch mit seinen Sachen. Des Nachts soll das Kind etwas unruhig geschlafen haben, aber es war auch durch zwei Darmausleerungen gestört worden; am Morgen des andern Tages um 8 Uhr fand ich das Kind munter, obwohl etwas blass, jedoch fieberfrei, und die Zunge nicht ganz rein. Das Kind war auf und trollte sich in der Stube umher. Ich glaubte nun fast, ich habe mich geirrt und es sei der gestrige Anfall irgend etwas Anderes gewesen; aber um 12 Uhr werde ich eiligst wieder herbeigerufen, mit der Angabe, das Kind habe einen Rückfall bekommen und sei noch schlechter als Tages zuvor. Ich fand das Kind in einem Zustande, der viel Aehnlichkeit mit dem der Insolation hatte; Kopf und Antlitz waren glühend heiss und trocken; auch die Hände waren heiss; das Kind hatte die Finger eingekniffen, lag mit dem Kopfe hinten über tief in das Kissen gedrückt; die Augen waren geschlossen. Hob man das Augenlid in die

Höhe, so sah man die Pupille stier und unbeweglich; einzelne Zuckungen durchfuhren dann und wann das Kind. Es verschluckte langsam, was man ihm in den Mund schob, jedoch nur Flüssigkeiten; sonst aber lag es wie im Koma. Ich liess sogleich kalte Umschläge auf den Kopf machen, die Fusssohlen mit Bürsten reiben und einen Senfteig auf die Magengegend legen. Die Mutter erzählte mir, das Kind habe gerade so angefangen, wie gestern; es habe nämlich plötzlich geschrieen, wollte sich übergeben, kam aber nicht zum Erbrechen, krümmte sich hin und her und verfiel, als es ins Bett gebracht worden, schnell in den gegenwärtigen Zustand. Unter der Einwirkung der kalten Umschläge und der Senfteige wurde das Kind ruhiger und schlief schon, während der Senfteig abgenommen wurde, ein; ich liess nun auch die kalten Umschläge weg, und in der That lag das Kind sehr bald in einem ruhigen Schlafe, während dessen sich ein sehr reichlicher Schweiss einstellte. Nach etwa 3 Stunden fand ich das Kind erwacht, zwar matt und angegriffen, aber ohne alles Fieber und anscheinend ohne alle Krankheit. Die Augen waren etwas trübe, die Zunge etwas belegt, und um Mund und Nase herum spielte ein eigenthümlicher verdrüsslicher Zug. Ich ging nun mit mir zu Rathe, ob ich meiner Vermuthung folgen, das heisst, aus diesen beiden Anfällen auf ein vorhandenes Wechselfieber schliessen und sogleich Chinin geben dürfe. Ich hätte gern noch einen dritten Anfall abgewartet, um mich zu überzeugen, allein ich fand das Kind nach diesem zweiten Anfalle sehr angegriffen und musste einen wiederholten Anfall derselben Art für gefahrbringend erachten. Da wirklich die beiden Anfälle kaum eine andere Krankheit andeuten konnten, als ein Wechselfieber, da eine Kontraindikation gegen das Chinin nur in der kephalischen Kongestion liegen konnte, selbige aber nun gänzlich vorüber war, so gab ich das Chinin, wie oben angegeben, in einem säuerlichen Honig, jedoch — ich gestehe es —, von meiner Furcht befangen, in sehr schwacher Dosis. Das Kind bekam nur 3mal des Tages 1 Teelöffel voll und in der Nacht höchstens 2mal.

Am nächstfolgenden Morgen wurde das Kind um 5 Uhr munter, trank etwas Milch mit Wasser, wurde gegen 7 Uhr angekleidet, aber schrie gegen 8 Uhr plötzlich wieder nach der Mutter, legte sich hin, wurde glühend heiss, bekam einige Zuckungen, verfiel aber bald in Schweiss und Schlaf, aus dem es munter, aber matt, etwa gegen 11 Uhr, als ich gerade hinzukam, erwachte. Ich konnte nun nicht länger an einer *Febris intermittens quotidiana* mit 4stündiger Antizipation zweifeln, und ich liess nur von dem mit Chinin versetzten Honig dem Kinde alle Stunden 2 Teelöffel voll geben, des Nachts aber 2stündlich, zu welcher Zeit es regelmässig geweckt werden musste; am andern Tage bekam es wieder stündlich. Es kamen keine Anfälle mehr; das Kind erholte sich zusehends; ich liess, obwohl in selteneren Dosen, das Mittel noch 3 Tage lang fortgebrauchen. Im Ganzen hatte das Kind an 30 Gran Chinin bekommen.

2. Ein kleines Mädchen, 15 Monate alt, das eine etwas schwierige Dentition gehabt hat, aber jetzt munter und kräftig war und schon zu laufen anfing, bekam plötzlich Abends gegen 7 Uhr, als man es zu Bett bringen wollte, ein Zucken und Zittern in allen Gliedern, so dass die Grossmutter, welche das Kind pflegte, glaubte, das Kind wolle Scherz machen und spielen. Aber da sie die Hände und Füsse kalt fühlte, das Kind eigenthümlich wimmerte und, wie sie mir erzählte, einen sonderbar weinerlichen, ängstlichen Ausdruck im Gesichte bekam, so schickte sie nach mir. Als ich ankam, fand ich das Kind in grosser Hitze, mit gebrochenen Augen, erweiterten Pupillen, die Zähne zusammengekniffen, ängstlich stöhnend, den Puls kaum zählbar, die Temporalarterie jedoch stärker klopfend, als die Radialarterie, die Extremitäten zuckend, die Gesichtszüge oft verzerrt; kurz, ich fand einen Zustand, den ich wohl für Meningitis halten konnte. Indessen die Plötzlichkeit des Eintrittes, das vorangegangene eigenthümliche, mir von der Grossmutter so genau beschriebene Zittern machten mich stutzig. Ich verordnete jedenfalls kalte Umschläge auf den Kopf, einen Senfteig auf die Magengegend und zwei kleinere Senfteige auf die Waden. Das Kind wurde in der That besser; die Hitze liess nach, die Glieder streckten sich, und das Kind verfiel bald in einen tiefen, aber durchaus normalen Schlaf, aus dem es nach 2 Stunden erwachte, seine Umgebung vollkommen erkannte, begierig trank und genesen erschien. Indessen war es sehr matt und angegriffen, und charakteristisch war es, dass die Grossmutter behauptete, das Kind habe seinen Rausch ausgeschlafen, denn es sei, sagte sie, gerade gewesen, wie ein stark Betrunkener, der nach einiger Unruhe in tiefen Schlaf verfällt und aus demselben endlich mit wüstem Kopfe und trüben Augen erwacht. — Ich verordnete nichts, weil ich die Absicht hatte, einen zweiten Anfall abzuwarten; in der That zeigte sich am nächstfolgenden Tage gegen 4 Uhr ein ganz ähnlicher Anfall, nur dass das Kind schon 1 Stunde vorher den Kopf stets anlegte und mit den Zähnen knirschte. Es trat plötzlich ein heftiger Krampf ein,

der Kopf wurde glühend heiss, und das Kind verfiel nach einigen Zukkungen wieder in tiefen, 2stündigen Schlaf. Nun glaubte ich, mit dem Chinin nicht länger zögern zu dürfen; ich liess den damit versetzten Honig stündlich zu 1 Theelöffel voll reichen; des Nachts bekam das Kind alle 2 Stunden 2 Theelöffel voll, um nicht so oft geweckt werden zu müssen. Am nächsten Tage kein Anfall, und es stellte sich auch fernerhin kein Anfall weiter ein; das Kind, das noch einige Tage den Chininhonig fortgebrauchte, wurde gesund und munter.

3. Ich wurde schnell zu einem etwa 9 Monate alten, noch an der Brust befindlichen Kinde gegen 9 Uhr Morgens gerufen. Ich fand es in einem Zustande von Eklampsie; es war steif, kalt; dieser Zustand hatte sich plötzlich eingestellt. Das Kind war bis dahin gesund gewesen. Ich schrieb den Anfall der Dentition zu, verordnete abführende Klystiere, Reiben der Füsse mit Bürsten, Senfteig auf die Magengegend und, sobald das Kind werde schlucken können, ihm ein Laxans zu reichen. Die Eklampsie hörte bald auf; das Kind verfiel in Schlaf, und als es nach fast 2stündigem Schlafe erwachte, nahm es begierig die Brust und sah sich munter um, als wäre nichts vorgefallen. Da auch im Laufe des Tages mehrmals Ausleerung erfolgt war, so hatte ich keine Indikation weiter, etwas zu verordnen. Am Abend fand ich das Kind fieberfrei, ruhig, jedoch etwas bleich. Am andern Morgen gegen 9 Uhr wurde ich abermals hingerufen, mit der Angabe, das Kind liege wieder in den heftigsten Krämpfen. Ich fand das Kind in Konvulsionen, die bereits mehrere Minuten angedauert haben sollen; die Mittel von gestern wurden wieder angewendet; das Kind verfiel auch dieses Mal in Schlaf, in welchem es sehr stark schwitzte. Ich besann mich nicht einen Augenblick, ihm den Linktus mit Chinin reichen zu lassen. Von da an kam kein Anfall mehr. Das Kind wurde munter, lebhaft und kräftig.

Ich würde noch mehrere dergleichen Fälle erzählen, fürchtete ich nicht, die Leser zu ermüden. *Sapienti sat!* Das Gesagte wird hinreichen, die Herren Kollegen auf das Vorkommen von Wechselfiebern bei kleinen Kindern, bei denen es leicht übersehen werden kann, aufmerksam zu machen, und damit ist die Tendenz dieses Aufsatzes erfüllt. — Ich müsste freilich auch die paar Fälle erzählen, in denen ich die Krankheit verkannt und die Patienten bei einer unrichtigen Behandlung verloren habe. Aber wer sagt gern Unangenehmes von sich? Der Stoizismus, auch die Irrthümer und Missgriffe, weil daraus vielfache Belehrung zu schöpfen, öffentlich mitzutheilen, gehört eigentlich zum Kultus der wahren Wissenschaft, aber ich vermag es nicht, mich ihm hinzugeben. Ich erzähle lieber von mir die gelungenen Fälle. Nur einen dem letztgenannten ganz ähnlichen muss ich erwähnen, weil er mit einer Obduktion schloss. Das Kind war auch etwa 10 Monate alt, hatte an einem Montage Morgens 11 Uhr einen Anfall von Eklampsie, am Montag Abends um 9 Uhr einen zweiten, am Dienstag Morgens um 10 Uhr einen dritten und Abends um 8 Uhr einen vierten, endlich am Mittwoch Morgens um 9 Uhr ungefähr einen fünften, in welchem es starb. Angewendet wurden alle Mittel, welche die Schule vorschreibt; aber der Zustand wurde nicht für Wechselfieber erkannt. Ich kam auch nicht einmal auf die Vermuthung, und an Darreichung von Chinin dachte ich daher ganz und gar nicht. Die genaueste Untersuchung ergab, mit Ausnahme von einer sehr geringen Menge von Serum in den Ventrikeln, durchaus keine Veränderung.

Wäre das Kind gerettet worden, wenn nach dem zweiten Anfalle ihm gleich mit Energie Chinin gereicht worden wäre? Nach dem, was ich später erfahren habe, muss ich diese Frage mit Ja beantworten.

Wünschenswerth wäre es, wenn dieses Journal dazu benutzt würde, auch die Erfahrungen anderer Kollegen über diesen Gegenstand aufzunehmen; die löbliche Redaktion wird es gewiss gern sehen.[1])

Vorlesungen über das Scharlachgift, dessen Natur, Wirkung und über Behandlung des von ihm erzeugten Krankheitszustandes, von Sir Georg Lefevre, M. Dr., London.

(Aus den *Lumleian-Lectures.*)

Dritte Vorlesung.

Oedem der Glottis. Die Infiltration in das Zellgewebe der Stimmritzengegend kann mechanische Ursache des Todes werden. Die Fälle sind gar nicht selten, wo der plötzliche Tod im Scharlach dieser Ursache zugeschrieben werden muss. Man erkennt die beginnende Infiltration an dem krupähnlichen Tone, welcher beim Husten und beim tiefen Einathmen sich hören lässt und die Bildung von falschen Membranen in der Luftröhre glauben lassen könnte. Weder Erbrechen noch

---

1) Nicht nur gern sehen, sondern wir werden sie auch mit dem grössten Danke aufnehmen. D. Red.

Blutentziehungen, noch Gegenreize, noch die Darreichung von Kalomel sind im Stande, diesen Ton zu beseitigen, der immer zunimmt, je mehr die Anschwellung der Stimmritzentheile sich vermehrt. Der Hauptsitz dieser ödematösen Anschwellung sind die Stimmritzenbänder und die Epiglottis; Anhäufung von Serum und Ergiessung von Lymphe in das submuköse Zellgewebe bildet diese Anschwellung.

Sonderbar ist die folgende Bemerkung von Bretonneau: „Während einer ausgedehnten 20jährigen Praxis, in der ich häufig Scharlachepidemieen, in welchen eine grosse Zahl von Menschen hingerafft worden sind, durchzumachen Gelegenheit hatte, habe ich nicht ein einziges Mal den Tod dadurch entstehen gesehen, dass die Entzündung auf den Pharynx oder auf die Stimmritzentheile sich fortgepflanzt hat." — Ist Oedem der Glottis richtig diagnostizirt, ist sie nicht von grosser, etwa brandiger oder ulzerativer Verwüstung der Nachbartheile begleitet, so ist, falls das Oedem mit Suffokation droht, die Tracheotomie wohl gerechtfertigt. Ich brauche kaum auf die glücklichen Erfolge hinzuweisen, welche Wilson im 27sten Bande der *Medico-Chirurgical Transactions* bekannt gemacht hat: „Das Oedem der Glottis", sagt er, „ist nicht bloss dem Scharlach eigenthümlich, sondern es zeigt sich auch als Wirkung des Sumpfgiftes. Bei der Untersuchung Derer, die am bösartigen Fiebern zu Walcheren (Holland) gestorben waren, fand man sehr häufig das Zellgewebe rund um die Glottis angeschwollen, einen Tumor fast von der Grösse eines Hühnereies bildend, die Stimmritze gänzlich schliessend, so dass das Subjekt an Erstickung gestorben sein muss."

Es muss immer daran gedacht werden, dass es unter allen Krankheiten keine einzige giebt, in der so ernstlich jedes mögliche üble Symptom sich einstellen kann, als im Scharlach, und dass man nicht nur diesem Symptome entgegentreten muss, wenn es da ist, sondern dass man auch alles Mögliche thun muss, um das Eintreten desselben zu verhüten. Denn die Schnelligkeit, mit der diese bedenklichen Symptome im Scharlach sich entwickeln und einem tödtlichen Ausgange entgegengehen, ist oft so gross, dass man kaum Zeit hat, etwas Wirksames dagegen zu thun. Es giebt keine Krankheit, wo der Arzt so sehr auf seiner Hut und jeden Augenblick bereit sein muss, sein Verfahren zu ändern, wie im Scharlach.

Ergiessung in die Brusthöhle. Gregory giebt uns die Geschichte eines Herrn, bei dem, als er vom Scharlach genesen erschien, sehr schnell Hydrothorax sich ausbildete. Er war vom Scharlach befallen, das durchaus nicht bösartig war, aber langsam verlief. Als er sich genesen glaubte, ging er ins Klubhaus; bei der Rückkehr aber fiel er hin, starb bald darauf und wurde als Leiche nach Hause getragen. Seine Brust fand man voll von Wasser.

Ueber die Wiederkehr des Scharlachs. Es ist dies eine Frage von grosser Wichtigkeit. Man hat viel darüber gestritten, ob Jemand, der die Krankheit schon gehabt hat, noch einmal daran erkranken könne? Currie selber gesteht, dass er keine bestimmte Ansicht darüber habe; er sagt, er sei früher des Glaubens gewesen, dass das Scharlach 2- bis 3mal in einem und demselben Individuum vorkommen könne. Später habe er seine Meinung geändert. Seine Worte sind folgende: „Es ist wahr, dass Personen, die mit der Pflege von Scharlachkranken beschäftigt sind, von Angina befallen werden, obwohl sie früher selber schon die Krankheit durchgemacht haben; allein diese Angina ist nicht von Scharlachausschlag begleitet, und eben so wenig stellt sich die allgemeine Ergriffenheit ein, die beim Scharlach vorhanden zu sein pflegt. Das Halsleiden ist primär und bleibt örtlich, obwohl es bisweilen so heftig wird, dass zuletzt der ganze Organismus mit in Anspruch genommen wird. Es scheint durch Inhalation des Athems oder der Ausdünstung des Kranken erzeugt zu werden, und es ist wahrscheinlich denjenigen partiellen Varioleruptionen analog, die bisweilen bei Müttern oder Ammen sich zeigen, welche pockenkranke kleine Kinder stets an sich und bei sich haben."

Gewöhnlich wird gelehrt, dass das Scharlach binnen 8—30 Tagen seinen Verlauf durchmacht und dass damit die Empfänglichkeit des Individuums für fernere Ansteckung erschöpft sei. Da diese Frage von Wichtigkeit ist, so müssen zuvörderst die Gegner angeführt werden, unter denen wir sehr gewichtige Autoritäten antreffen. So sagt Heberden: *„Novi quos hic morbus bis tentaverit, quod tamen perpaucis accidit."* — Billing bemerkt: „Ich kann die jungen Praktiker nicht genug gegen die Behauptung der Pathologen warnen, da die Ausnahmen bei jeder von ihnen aufgestellten Regel endlos sind. So z. B. wird von ihnen gewöhnlich behauptet, das Scharlach befalle nur einmal im Leben; ich habe erlebt, dass es 3mal, und sehr häufig, dass es 2mal bei einem und demselben Individuum verkam; in einem Falle sah ich es binnen 10 Monaten 2mal mit allen seinen markirten Zügen: Entzündung der Mandeln, eigenthümlicher Beschaffenheit der Zunge und Eruption und Abschuppung der Haut." — Marsh. Hall, einer der jüngsten Autoren, erzählt: „Vor etwa 1—2 Jahren hatte ich die traurige Gelegenheit, einen Fall zu beobachten, wo das Scharlach, nachdem es seinen Verlauf vollständig durchgemacht hatte, von Neuem sich einstellte, mit Fieber, Angina, Ausschlag und vergrösserten Parotiden, und den Tod herbeiführte." Er hält es für unzweifelhaft, dass das Scharlach bei demselben Subjekte 2mal vorkommen könne.

Als ich im Jahre 1825 mich in Paris befand, sah ich einen Fall, wo nach 3wöchentlicher Dauer der Krankheit, als der Patient schon der Genesung entgegenzugehen schien, der Ausschlag wiederkehrte und dabei die rechte Parotis sich entzündete und in Eiterung überging.

Solche und mehrere ähnliche Fälle erweisen also, dass eine einmalige Injektion die Empfänglichkeit für das Scharlachgift nicht immer vollkommen vernichtet; wie es scheint, kann das Scharlach in einem Zeitraume von wenigen Monaten bis zu 30 Jahren wiederkommen.

Bösartigkeit der Epidemie. Kann man mit Recht annehmen, dass einmal eine Scharlachepidemie gutartig und ein anderes Mal bösartig eintritt? Ich denke, dass es keine einzige Epidemie giebt, in der nicht eine grosse Anzahl von Fällen bösartig und eine eben so grosse Anzahl von Fällen gutartig verläuft. Ich wenigstens habe Gelegenheit gehabt, fast bei jeder Epidemie in einer und derselben Familie Fälle von ganz verschiedenem Charakter zu beobachten.

Zwei Ursachen werden gewöhnlich angegeben, von denen die Bösartigkeit einer vorherrschenden Epidemie abhängen solle: einmal nämlich die Intensität des Giftes, von welchem angenommen wird, dass es, wenn es sich mehr verbreitet und ausdehnt, verdünnter wird und zuletzt sich erschöpft, und dann der Einfluss der klimatischen und lokalen Verhältnisse. Solche Ursachen, namentlich die erstere, müssen angenommen werden, weil man sich sonst nicht Rechenschaft geben kann, wie eine Epidemie, wenn sie einmal ausgebrochen, endlich wieder zum Stillstande kommt. Denn von den meisten kontagiösen Krankheiten weiss man, dass Jahreszeit, Witterung, Lokalität gar keinen Einfluss auf sie haben. Ich erinnere nur an die Cholera, die Pocken etc.

Vierte, fünfte und sechste Vorlesung.

(Diese Vorlesungen enthalten nichts als Betrachtungen über die Natur und die Entstehung der spezifischen Gifte; der Hr. Verf. muss uns entschuldigen, wenn wir sie als durchaus unfruchtbar, wenigstens für unsere Leser, übergehen.)

II. *Analysen und Kritiken.*

Ueber die Natur und Behandlung des Keuchhustens.

(*A Treatise on the Nature and Treatment of Hooping-Cough and its Complications, illustrated by Cases with an Appendix containing Hints on the Management of Children, by Geo. Hamilton Roe, London, 8., 1844.*)

(Analyse von Dr. H.)

(Schluss, s. voriges Heft S. 115.)

Das 10te Kapitel behandelt die Komplikation des Keuchhustens mit der Pneumonie. Sie befällt, wie die Bronchitis, gewöhnlich plethorische, kräftige Kinder und endet in der Mehrzahl der Fälle tödtlich, wenn nicht sehr frühzeitig eine zweckmässige Behandlung eingeleitet wird. Ohne hier auf die Entstehung dieser wichtigen Komplikation, zu deren Erklärung der Verf. ohne allen Grund eine venöse Plethora annimmt, tiefer einzugehen, sei hier nur bemerkt, dass die Symptome derselben im Allgemeinen denen der Bronchitis sehr ähnlich sind. Die Paroxysmen des Keuchhustens selbst werden sehr kurz, das Pfeifen verschwindet auch hier, der Auswurf (Ref. hat bei jüngeren, an Pneumonie leidenden Kindern fast nie Auswurfsstoffe gesehen, da sie immer niedergeschluckt werden) nimmt eine röthliche Farbe an, und der Urin lagert ein reichliches, ziegelmehlartiges Sediment ab. Im Beginne der Entzündung ergiebt die Auskultation ein krepitirendes Rasseln, welches die normale Respiration mehr und mehr verdeckt. Später treten die Zeichen der Hepatisation ein.

In der Behandlung ist grosse Energie nöthig. Der Verf. lässt, sobald er die ersten Spuren der Krepitation wahrnimmt, einen reichlichen Aderlass machen und nach Umständen selbst wiederholen. Nach demselben verordnet er beruhigende Mittel, wie Digitalis, und bei schwachem Pulse kleine Dosen des *Tartar. emeticus*. Wenn auch die ersten Gaben desselben Erbrechen erregen, so wirken die folgenden doch nur abführend und lindern die Dyspnoe ausserordentlich. Bei vollem, starkem Pulse aber ist eine Verbindung der Digitalis mit Kalomel und Squilla sehr zu empfehlen.

Die bedeutende Gefahr, welche die Komplikation des Keuchhustens mit der Pneumonie mit sich führt, sollte alle Eltern auffordern, ungesäumt ärztliche Hülfe in Anspruch zu nehmen; denn schon der Verzug weniger Stunden kann wichtige organische Veränderungen veranlassen und den Tod des Kindes unvermeidlich machen.

Die Komplikation der *Tussis convulsiva* mit Hydrokephalus ist im Allgemeinen nicht selten. Man sollte erwarten, dass sie vorzugsweise bei Kindern, die an sehr intensiven, einen starken Blutandrang nach dem Gehirne bedingenden Anfällen des Keuchhustens leiden, vorkommt; dies ist aber nicht der Fall, denn sie befällt eben sowohl diejenigen Kinder, die an einem ganz gelinden, kaum die Aufmerksamkeit erregenden Grade des Hustens leiden. Der Verf. nimmt daher eine besondere Disposition zu jener furchtbaren Krankheit im Gehirne an, — eine Disposition, die weniger hereditär als vielmehr Folge einer unpassenden Diät zu sein scheint. Wir glauben hier am besten zu thun, wenn wir die Bemerkungen des Verfassers wörtlich wiedergeben.

„Wenn aus irgend einem Grunde", sagt er Seite 174, „die Digestion unvollkommen von Statten geht, so wird das sich bildende Blut zum Zwecke der Ernährung untauglich. Alsdann werden die Knochen weich und unfähig, das Gewicht des Körpers zu tragen, das Gehirn entbehrt seiner natürlichen Festigkeit und Konsistenz, der ganze Körper zeigt eine mangelhafte Kraftentwickelung. Schon an dem Aeussern der Kinder erkennen oft die Eltern die Neigung derselben zum Hydrokephalus: der Kopf ist gross, die Stirn prominirend, das Antlitz blass, die Pupillen sind dilatirt, die Muskeln weich und welk. Ein so geartetes Kind kann an einer sehr milden Form des Keuchhustens leiden und dennoch plötzlich nach einem heftigen Hustenanfalle in Konvulsionen verfallen. Sind diese auch vorüber, so bleiben die Augen doch matt und trübe, die Pupillen zusammengezogen, der Puls beschleunigt, die Temporalarterien klopfen heftig, und das Kind verräth grosse Neigung zum Schlafe. Nach jedem heftigen Hustenanfalle kehren die Konvulsionen zurück, die Pupillen erweitern sich allmälig, das Kind verfällt in einen komatösen Zustand, aus welchem es nur durch die Krämpfe geweckt wird, und stirbt unter Konvulsionen."

Die Behandlung des Verfassers weicht von der gewöhnlich unter solchen Umständen empfohlenen nicht ab, weshalb wir auch nicht länger bei derselben verweilen werden. Nur darauf sei noch hingewiesen, dass auch während des Keuchhustens eintretende Krampfanfälle nicht immer einen Blutandrang zum Gehirne andeuten und demgemäss eine entleerende Behandlung erfordern, sondern auch durch den entgegengesetzten Zustand, Anämie, bedingt sein können und dann nur der reizenden Heilmethode weichen. Der Verf. führt mehrere Fälle dieser Art in seinem Werke an.

Nach einigen Bemerkungen über die Komplikation des Keuchhustens mit der *Febris remittens,* die ihm nur einmal, und auch da nicht ganz rein, vorgekommen, geht der Verf. im 12ten Kapitel zur Aufstellung der allgemeinen Regeln für die Behandlung der *Tussis convulsiva* über.

Die erste Rücksicht betrifft die Atmosphäre. Bei kaltem Wetter muss man die kranken Kinder im Zimmer, ja, selbst im Bette halten. Wenn auch Lüftung des Zimmers nöthig ist, hat man sie doch vor Zugwind vorzugsweise in Acht zu nehmen. Auch warme Bekleidung wird dringend erfordert; vor Allem vermeide man die Entblössung der Brust und Arme, die jetzt leider bei Kindern in der Mode ist. Wollene Strümpfe, dicke Schuhe dienen zum Warmhalten der Füsse. Zur Winterszeit sind auch warme Bäder, 2—3mal wöchentlich, sehr zu empfehlen. (Ref. glaubt indess, die warmen Bäder schon aus dem Grunde nicht anwenden zu dürfen, weil sie leicht Anlass zur Erkältung und mithin zur Entwickelung einer Bronchitis geben können.) In denjenigen Fällen, wo der Keuchhusten sehr lange gedauert hat, die Erschöpfung des kleinen Patienten sehr bedeutend ist, werden auch Seebäder mit Nutzen gebraucht. Die grösste Aufmerksamkeit erfordert aber die Diät. Gestattet man nämlich einem Kinde, sehr viel zu essen, so wird der Husten konstant gesteigert, wenn auch die genossenen Speisen selbst leicht verdaulich sind. Dasselbe geschieht, wenn die Quantität der Nahrungsmittel nur klein, aber ihre Qualität nicht zuträglich ist. Zuweilen tritt dann selbst Fieber mit allgemeiner Aufregung ein. Bei akuten Affektionen der Bronchien kann eine unzweckmässige Diät schon dadurch die Dyspnoe u. s. w. steigern, dass der Magen übermässig von Gas ausgedehnt wird, das Zwerchfell in die Höhe drängt und auf diese Weise die Beschwerden vermehrt. Solche Fälle sind gar nicht selten, und die dabei stattfindende Dyspnoe, der Schmerz unter den Rippen beim tiefen Einathmen veranlassen dann leicht eine Verwechselung mit Pleuritis und die Anwendung der antiphlogistischen Heilmethode. Diese hat nun allerdings temporären Erfolg; allein bald kehren alle Zufälle mit neuer Heftigkeit wieder, und so kann man die Blutentleerungen bis zur Erschöpfung der Lebenskräfte, aber ohne allen Erfolg, fortsetzen. Der Verf. bemerkte in solchen Fällen eine *Crusta phlogistica,* die mit jedem Aderlass zunahm (eine natürliche Folge der Anämie nach den neuesten Untersuchungen). Endlich wurde der Schmerz durch *Ol. Ricini, Natrum carbonicum* u. dgl. m. beseitigt, weil diese Mittel gegen die Ursache desselben — Säurebildung und Flatulenz — gerichtet waren.

In den ersten Stadien des Keuchhustens darf den Kindern nur eine leichte vegetabilische Kost gestattet werden; nur in Zwischenräumen von 3 Stunden sollte man Speise einnehmen lassen, was auch für Säuglinge in Bezug auf den Genuss der Muttermilch gilt. Thee und Kaffee mit etwas Weissbrod ohne Butter sind Morgens und Abends zu erlauben. Die Hauptsache bleibt aber die, dass die auf einmal genossene Nahrungsquantität nie 3 Unzen, bei älteren Kindern nie 4 Unzen übersteige. Befolgt man diese Regel, so wird das allgemeine Befinden nicht gestört und keine Ausdehnung des Magens durch Gas zu befürchten sein.

Bei sehr hartnäckigem Husten kann man Fleischbrühen verstatten, ja, wenn die Kräfte erschöpft sind, muss man sogar zur Fleischkost seine Zuflucht nehmen. Der Verf. räth aber, einen Tag um den andern damit abzuwechseln, nie vegetabilische und animalische Diät zugleich zu verordnen, weil dann die Quantität der Speisen wieder leicht das Maass übersteigt.

Als einen Anhang zu seinem Werke giebt der Verf. nun noch einige die Erziehung der Kinder im Allgemeinen betreffende Winke, theils um manche irrige Ansicht zu beseitigen, theils um den Eltern und Wärterinnen einen praktischen Fingerzeig für die Erfüllung ihrer Pflichten zu geben.

Er beginnt mit der Behandlung eines Kindes unmittelbar nach der Geburt.

Das neugeborene Kind findet sich aus einer Temperatur von 100° F. plötzlich in eine ganz fremde, weit niedrigere, höchstens von 40 bis 50° F. versetzt. Dieser schnelle Wechsel müsste höchst verderblich werden, wenn nicht unmittelbar nach der Geburt der Eintritt des Athmungsprozesses durch das Erzeugen innerer Wärme den Mangel der äussern kompensirte. Aber auch diese äussere müssen wir hier so viel als möglich zu ersetzen suchen. Sobald der Nabelstrang durchschnitten ist, wickle man das Kind in Flanell, wobei man für Freiheit des Athmens Sorge trägt, und lege es in eine erwärmte Wiege. Alsdann reinige man den Körper mit Seife und Flanell, Gesicht und Augen bloss mit warmem Wasser. Der Verf. empfiehlt, im Falle dass die *Vernix caseosa* der Haut sehr fest adhärirt, lieber allmälig dieselbe abzuwaschen, als durch zu starkes Reiben die zarte Haut des Neugeborenen zu verletzen. Nachdem derselbe gehörig abgetrocknet ist, umwickle man den Nabelstrang mit einem weichen Linnenstreifen, lege ihn auf die Magengegend und befestige ihn mittelst einer lockern, weichen Binde.

Mit Recht eifert der Verf. gegen das allgemein übliche komplizirte Einwickeln der Kinder und schlägt eine einfachere, rascher anzulegende Bekleidung vor. Das Kind ist dabei nicht so lange der Luft ausgesetzt und geräth auch nicht in so grosse Unruhe, wie bei der gewöhnlichen Art des Einwickelns, wo das wiederholte Umdrehen immer heftiges Geschrei erregt. Nach dem Ankleiden bringt man das Kind in ein erwärmtes Bett.

Man pflegt dem Neugeborenen sehr bald Nahrung und Arznei zu geben; Beides ist weder nothwendig noch in der Natur begründet. Letztere bezweckt bekanntlich die Ausleerung des Mekoniums, allein das beste Mittel hierzu ist eben die Muttermilch, wie man dies am klarsten bei den Thieren beobachten kann. Man lege deshalb das neugeborene Kind so bald als möglich an die Mutterbrust, und in demselben Verhältnisse, wie sich der Darmkanal mit Milch anfüllt, wird man den Abgang des Mekoniums erfolgen sehen. Auch das Füttern des Neugeborenen mit einem Brei verwirft der Verf., da der Magen noch nicht im Stande sei, andere Nahrung als die von der Natur vorgeschriebene zu ertragen. Sollte die Milch nicht in hinreichender Quantität in die Brüste strömen, so räth er, das Kind wiederholt anzulegen, da schon eine geringe Menge Nahrung zu dieser Zeit genügt. Nur wenn dies nicht der Fall ist, soll man den Neugeborenen mit etwas warmer Milch und Zuckerwasser füttern. Das späte Anlegen des Kindes schadet sowohl diesem selbst als auch der Mutter, indem bei letzterer dadurch nicht selten Entzündung und Abszessbildung in der Brustdrüse bedingt wird.

Dass die Muttermilch die geeignetste Nahrung für neugeborene Kinder ist, bedarf keiner weitern Erörterung, mögen auch Einige dagegen anführen, dass sehr kräftige und gesunde Kinder künstlich ernährt worden sind. Eben so gewiss ist es, dass die Milch der eigenen Mutter dem Kinde am zuträglichsten sein wird. Nur wenn ein schwankender Gesundheitszustand der Mutter das Säugen verbietet, sollte sie es einer fremden Amme überlassen. Beim weiblichen Geschlechte ist die Laktation ohne hinreichende Körperkräfte eine der fruchtbarsten Quellen der Phthisis und wird auch dem Kinde selbst gefährlich. Die Säuglinge geben in solchen Fällen durch ihre Unruhe, lebhaftes Schreien u. s. w. selbst hinreichend zu erkennen, dass sie nicht befriedigt sind; sie magern ab, werden atrophisch und können nur durch die Milch einer gesunden Amme wieder zu Fleisch und Kräften gebracht werden. Der Verf. sah Kinder in Konvulsionen verfallen, die augenscheinlich nur auf einer mangelhaften Beschaffenheit der Milch beruhten und durch die Darreichung einer gesunden, normalen geheilt wurden. Jede gesunde Frau sollte sich indess durch keinen Umstand abhalten lassen, ihr Kind selbst zu säugen. Wir hören zwar nicht selten wohlbeleibte, anscheinend gesunde Mütter über Mangel an Milch und über Unvermögen, selbst zu stillen, klagen; allein in solchen Fällen liegt oft nicht sowohl Schwäche der Konstitution, als vielmehr luxuriöse Lebensweise, zu reichliche Nahrung u. s. w. zu Grunde. Uebrigens bedenke man wohl, dass die Anhäufung von Fett keinesweges ein Zeichen von Gesundheit ist; es ist wohlbekannt, dass säugende Thiere, sobald sie fett werden, ihre Milch verlieren, und dasselbe zeigt sich auch beim menschlichen Weibe. Diesem Uebelstande lässt sich jedoch durch mässige Diät, Bewegung in freier Luft und kurze Nachtruhe vorbeugen. Auch darf das Kind nicht zu oft angelegt werden: wie jedem andern Theile des Körpers, muss auch der Brustdrüse Ruhe gestattet werden, um ihrer Sekretion in angemessener Weise vorstehen zu können.

Was nun die Wahl einer Amme anbetrifft, so muss die Zeit der Entbindung derselben so viel als möglich mit derjenigen der Mutter des Kindes übereinstimmen; nur wenn das Kind schon kräftig, über 2 Monate alt ist, hat man sich an diese Rücksicht nicht so streng zu binden. Das beste Lebensalter einer Amme ist zwischen 20 und 30 Jahren; sie muss aus einer gesunden Familie und noch nicht menstruirt sein; sobald die Katamenien wieder eintreten, muss sie das Säugen aussetzen.

Allgemein ist man der Ansicht, dass Ammen gut leben müssen, und man giebt ihnen demgemäss reichlich zu essen und zu trinken, wobei sie gewöhnlich nur sehr unbedeutende körperliche Arbeiten zu verrichten haben. Diese Lebensweise bekommt sehr vielen schlecht; sie leiden dann gar nicht selten an Brustbeklemmungen und anderen auf Plethora hindeutenden Symptomen. Auch die Gesundheit des Kindes wird dadurch beeinträchtigt; namentlich wird die Haut der Sitz verschiedener Ausschläge, die nur durch Diätbeschränkung der Amme geheilt werden können.

Im Allgemeinen gilt als Regel, dass die Lebensweise der Amme nicht wesentlich von der gewohnten abweiche. Zum Frühstück bestimmt der Verf. Thee oder Kaffee mit etwas Butterbrod. Zweimal am Tage lässt er die Amme Fleischspeisen geniessen und dazu Wasser mit Wein oder gutes Bier trinken. Alle starken Getränke aber, namentlich Porter, Ale, sind zu vermeiden. Dasselbe gilt von allen vegetabilischen Säuren, welche der Milch leicht die Eigenschaft geben, dem Kinde Kolikschmerzen zu veranlassen; dagegen lässt sich wider einen mässigen Genuss leichter Gemüse nichts einwenden.

Nicht sehr kräftige Ammen können Morgens und Abends 1 Pfund Milch trinken, — ein Verfahren, welches nährt, ohne aufzuregen, und neues Material für die Milchsekretion hergiebt. Was die Menge des Getränkes überhaupt anbetrifft, die einer Amme zuträglich ist, so darf dieselbe die Menge der vom Kinde ihr entzogenen Milch nicht viel übersteigen. Gehörige Nachtruhe, mässige Bewegung in frischer Luft sind durchaus nothwendig, um die gesunde Beschaffenheit der Milch zu erhalten.

Eine andere, nicht minder wichtige Frage ist: Wie oft soll das Kind an die Brust gelegt werden? Gewöhnlich pflegt man dies so oft zu thun, als es schreit, allein ganz mit Unrecht; denn der Magen wird leicht auf diese Weise überladen, Säure und Flatulenz bilden sich aus, erregen Erbrechen, stören den Schlaf u. s. w. Der Unerfahrene lässt sich dann leicht täuschen und hält das Geschrei des Kindes für ein Zeichen des Hungers, während es nur durch die Digestionsstörungen hervorgerufen wird. Dennoch lässt sich nicht läugnen, dass manche Kinder, die sehr kräftige Digestionsorgane besitzen, bei dieser Methode fett werden; aber dieses Fettwerden ist bekanntlich kein Zeichen der Gesundheit. Ein Säugling braucht nicht öfter als alle 3 oder 4 Stunden die Brust zu bekommen; giebt er aber bald nach dem Anlegen seine Nichtbefriedigung zu erkennen, so ist dies fast immer ein Zeichen, dass die Milch der Säugenden eine mehr oder minder mangelhafte Beschaffenheit hat. Dem Kinde auch zur Nachtzeit die Brust zu geben, verwirft der Verf. gänzlich, als der Natur zuwider, wenn auch manche Mütter dafür anführen, dass die Kinder Nachts unruhig sind und nach Nahrung schreien.

Noch mehr Tadel verdient die Gewohnheit mancher Ammen, die Kinder auf einmal sehr reichlich saugen zu lassen. Am besten verfährt man, das Kind, nachdem es gewaschen und die Brust bekommen, um 7 Uhr Abends in die Wiege zu legen. Meist schläft es dann bis gegen 11 Uhr; dann nimmt man es auf und giebt ihm von Neuem die Brust. In den meisten Fällen wird es nun bis zum Morgen ruhig schlafen; allein sollte es auch aufwachen und schreien, so thut man doch wohl, ihm die Nahrung zu versagen. Schon dieser eine Grund reicht hin, um zu beweisen, dass es besser ist, das Kind in einer kleinen Wiege neben dem Bette der Säugenden, als mit letzterer in einem Bette schlafen zu lassen.

Wenn besondere Umstände das künstliche Aufffüttern des Säuglings gebieten, so gelten dafür fast dieselben Regeln, wie für das Säugungsgeschäft. Die auf einmal gegebene Quantität darf 3 Unzen nicht überschreiten und muss sich so viel als möglich der Beschaffenheit der Muttermilch nähern. Am besten eignet sich Eselinnmilch mit etwas Wasser; doch lässt sich hier keine bestimmte Regel aufstellen, da manche Kinder schwache Kalbfleischbrühe oder andere Nahrungsmittel besser vertragen.

Was den Schlaf betrifft, so muss man auch hier die Säuglinge regelmässig gewöhnen, was sehr leicht ist. Wenn auch eine gewisse Zeit des Tages mit Schlaf ausgefüllt wird, muss das Kind doch noch müde genug sein, um in der Nacht 6 Stunden schlafen zu können. Geschieht dies nicht, ist es wach und unruhig, so hat man gewöhnlich Krankheit zu besorgen. Die Kinderstube muss luftig, geräumig, wo möglich gegen Süden gelegen und den Sonnenstrahlen zugänglich sein; denn Wärme ist in den ersten Monaten durchaus erforderlich. Allein vor dem Uebermaasse derselben hat man besorgte Mütter eben so sehr zu warnen. Man darf ein gesundes Kind bei trockenem Wetter dreist täglich austragen, wenn es nur zweckmässig bekleidet ist. Die kalte Luft trägt dann zur Stärkung der Konstitution nicht wenig bei.

Ohne ein unterliegendes Kissen sollte man ein Kind nie auf die Knieen oder in die Arme der Wärterin legen, weil die zarte Haut leicht dadurch beeinträchtigt wird. Ueberdies hat diese Gewohnheit den Nachtheil, die Kinder vom Bette zu entwöhnen, so dass man selbst in Krankheiten Mühe hat, die nöthige Ruhe in der gleichmässigen Temperatur des Bettes zu erlangen. Auch das Tragen des Kindes in aufrechter Stellung ist nicht zu empfehlen; nur in horizontaler Lage sollte man dasselbe austragen. Das ganze Knochensystem hat noch eine mehr knorplige Beschaffenheit, namentlich aber die Wirbelsäule, deren Muskeln noch schlaff und schwach sind und das Gewicht des Kopfes nicht tragen können. Daher entstehen dann so leicht Krümmungen der Extremitätenknochen, der Wirbelsäule. Nur wenn der Instinkt den Kindern selbst eingiebt, die aufrechte Stellung und das Gehen zu versuchen, soll man sie in ihren Bemühungen unterstützen, weil die Kinder selbst am besten über ihre Kräfte zu urtheilen vermögen.

Eine besondere Rücksicht erfordert noch die Beschaffenheit der Haut. Man muss die Kinder 2mal täglich mit warmem Wasser waschen und dann die Haut mit einem weichen wollenen Lappen vollkommen trocken reiben. Je älter die Kinder werden, um so niedriger darf die Temperatur des Wassers sein, bis man endlich ganz kaltes Wasser zum Waschen benutzt. Durch Mangel an Reinlichkeit entstehen nicht selten Exkoriationen der Haut, besonders in den Falten, und werden durch tägliches Baden und Waschen im warmen Wasser ohne Schwierigkeit beseitigt.

Die Sorge für die Reinlichkeit erstreckt sich auch darauf, dass die Kinder so oft als möglich trocken gelegt werden. Uebrigens lässt sich auch schon sehr frühzeitig eine regelmässige Exkretion des Urins und der Exkremente angewöhnen, wovon sich der Verf. selbst mehrfach überzeugt hat; man erreicht diesen Zweck am besten durch das sogenannte Abhalten der Kinder.

Was die künstliche Ernährung solcher Kinder betrifft, denen aus einem oder dem andern Grunde die Mutterbrust versagt ist, so giebt man ihnen bald nach der Geburt ein mildes Abführmittel, am besten *Ol. Ricini*, weil das von der Natur bestimmte Purgans (das Kolostrum) hier fehlt. Die Nahrung darf natürlich nur eine flüssige sein; alle Breie und derben Substanzen sind als nachtheilig zu vermeiden. Der beste Ersatz für die Mutterbrust ist Eselinnmilch, allein diese lässt sich in grossen Städten nicht immer leicht und von guter Qualität beschaffen, und man muss daher zu anderen Nahrungsmitteln seine Zuflucht nehmen. Dünne Abkochungen von Gerste, Hafergrütze, mit Kuhmilch vermischt, oder eine einfache Verbindung von 2 Theilen Kuhmilch mit 1 Theil Wasser und etwas Zucker entsprechen vollkommen dem Zwecke. Zarte Kinder brechen dies Gemenge in einem geronnenen Zustande leicht wieder aus, allein wenn man nicht zu viel mit einem Male trinken lässt, kann man dies durch den Zusatz von etwas Salz vermeiden. Dr. Hugh Smith hat nämlich durch Experimente gefunden, dass Salz das schnelle Gerinnen der Milch verhindert. Werden die Kinder älter, erscheinen die ersten Zähne, so darf man auch konsistentere Nahrungsmittel, wie Arrow-root, geriebenen Biskuit, ohne üble Folgen zu befürchten, verstatten. Schwache Kinder vertragen dann sehr gut dünne Fleischbrühen oder eine Verbindung von Milch mit Bouillon. Allgemeine, für alle Fälle passende Regeln lassen sich indess nicht feststellen, sondern täglich muss das Kind in Bezug auf die Wirkung der eingenommenen Nahrungsmittel genau beobachtet werden. Sobald sich Digestionsstörungen kundgeben, Erbrechen oder Purgiren eintritt, muss man die Diät sogleich ändern, aber nie früher feste Speisen gestatten, als bis Zähne hervorgebrochen sind.

Wichtig ist es auch, dem Kinde nicht zu schnell die Nahrungsmittel einzuflössen, sondern langsam und allmälig, was man am besten durch eine Saugflasche erreicht. Die Temperatur der Nahrungsmittel muss derjenigen frischer Milch gleichen.

Gegen das Ende des 6ten oder 7ten Monats nach der Geburt beginnt in der Regel die von den meisten Eltern so gefürchtete Dentition. Zuerst erscheinen bekanntlich die unteren Schneidezähne, denen die oberen folgen; aber erst nach 2 Jahren pflegen alle 20 Milchzähne vollständig hervorgebrochen zu sein. Nur bei schwächlichen Kindern kann die Dentitionsperiode Befürchtungen erregen, bei starken, gesunden, zweckmässig behandelten niemals.

Wenn die Zähne hervorkommen, so verliert das Kind in der Regel den Appetit, wird unruhig, schlaflos, heiss, beisst sich auf die Finger; die Mundhöhle ist heiss, das Zahnfleisch angeschwollen und schmerzhaft. Im Allgemeinen bemerkt man Störungen im Darmkanale und Fieber. Das letztere erreicht zuweilen einen hohen Grad und kann sich dann mit Zerebralsymptomen verbinden. In solchen Fällen lässt man das Kind seltener an die Brust anlegen und verordnet Purgantien und kühlende, beruhigende Mittel, *Vinum stibiatum, Vinum Ipecacuanhae* u. s. w. Oft findet aber schon Durchfall statt, den man durch Abführmittel nicht steigern darf. Ist das Fieber sehr bedeutend, das Zahnfleisch stark geschwollen, der Mund sehr heiss, so kann man durch einen Schnitt in der Form eines X das Zahnfleisch inzidiren, worauf der Zahn schneller hervorbrechen wird.

Das sogenannte Entwöhnen der Kinder, d. h. das Vertauschen der Mutterbrust mit anderen, festen Nahrungsmitteln, erfordert die grösste Vorsicht. Zahllose Fälle von Atrophie sind die unglücklichen Folgen einer unvorsichtigen Veränderung der Diät. Die beste Zeit zu diesem Zwecke ist dann, wenn die 8 Schneidezähne hervorgebrochen sind.

Der Verf. schliesst das Werk mit einigen Bemerkungen über die Pflege der Kinder in vorgerückterm Lebensalter, die jedoch nichts enthalten, was besonders der Mittheilung werth wäre.

Ueber die gefährlichsten und tödtlichsten Kinderkrankheiten, praktische Notizen, aus der Erfahrung entnommen.

(*Practical Observations on the diseases most fatal to children, with reference to the propriety of treating them as proceeding from irritation and not from inflammation by P. Hood. London 1848.*)

Diese 15 Bogen starke Schrift hat, wie schon aus dem Titel erhellt, nur diejenigen Krankheiten des kindlichen Lebensalters zum Gegenstande, welche leicht einen tödtlichen Ausgang nehmen. Der Verf. hatte dabei vorzugsweise den praktischen Zweck im Auge. Seiner Ansicht nach ist die bisher übliche energische Antiphlogose, welche in den meisten jener Krankheiten ihre Anwendung findet, keinesweges die allein zweckmässige Behandlungsweise, da nicht immer, wie man anzunehmen geneigt ist, wahre Entzündung zu Grunde liegt. Im Allgemeinen pflegt man es als ein in der Natur begründetes Recht zu betrachten, dass das Mortalitätsverhältniss im frühesten Kindesalter so sehr gross ist. Der Verf, wirft nun die Frage auf: Wozu nützt unter solchen Umständen der Arzt? Soll er das von der Natur vorgeschriebene Gesetz mit zur Ausführung bringen, oder vermag er dasselbe zu beschränken? Soll er gegen heilbare Uebel ankämpfen oder die Eltern mit trügerischen Hoffnungen bloss hinhalten, bis der Tod endlich dieselben zu Schanden macht? Der Verf. glaubt an ein solches Gesetz durchaus nicht, welches seiner Meinung nach aus einer irrigen Deutung der Thatsachen hervorgegangen ist. Jahreszeit, Lokalität, Lebensverhältnisse haben bekanntlich auf das Mortalitätsverhältniss einen nicht zu übersehenden Einfluss, wie aus den Sterbelisten zu ersehen ist. Der Verfasser giebt in der Vorrede einige statistische Nachweisungen, deren Resultate im Allgemeinen folgende sind:

1) Das Mortalitätsverhältniss vor zurückgelegtem 1sten Lebensjahre ist bei Knaben grösser als bei Mädchen. Nach dem 1sten Jahre wird das Verhältniss bei beiden Geschlechtern ziemlich gleich, während zwischen dem 15ten und 25sten Jahre im Allgemeinen mehr Frauen als Männer sterben.

2) Kinderkrankheiten geben in Städten eine bei Weitem ungünstigere Prognose als auf dem Lande.

3) Das Mortalitätsverhältniss ist bei den Kindern der Arbeiter viel grösser als bei denen der Gewerbtreibenden und bei letzteren wieder bedeutender als in den höheren Klassen der Gesellschaft.

Zu den Hauptursachen der Kinderkrankheiten in den ärmeren

Familien gehören vorzugsweise unreine Luft, ungesunde, mangelhafte Nahrung, dürftige Bekleidung, zu grosse Ermüdung, oder im entgegengesetzten Falle eine sitzende Lebensweise. Eines der wichtigsten Krankheitsmomente im Allgemeinen giebt jedoch die Entwöhnung ab, und gleichzeitig die mit dem Zahnen gewöhnlich verbundene Irritation.

Im ersten Kapitel beschäftigt sich der Verf. mit der Entzündung im Allgemeinen. Er macht darauf aufmerksam, wie tief die Entzündungstheorie in den Ansichten der Praktiker Wurzel geschlagen habe und wie nachtheilige Behandlungsweisen aus derselben hervorgegangen seien. Schon die Erklärung, die man von der Phlogose überhaupt giebt, passt nicht in allen Beziehungen auf das kindliche Lebensalter. Die Muskulatur des Kindes ist nur sehr schwach entwickelt; Fett und Zellgewebe sind die Hauptbestandtheile seines Körpers. Die dadurch bedingte Fülle hat nun zu dem Glauben verleitet, dass der kindliche Körper Ueberfluss an Blut habe und den Verlust desselben leichter ertrage als der der Erwachsenen. Diese Annahme ist falsch. Alle Physiologen sind darüber einig, dass die Muskeln am reichlichsten mit Blut versorgt sind, und eben so fest steht die Thatsache, dass Erwachsene mit kräftig entwickeltem Muskelsysteme Blutentleerungen am besten vertragen. Wie stimmt nun dies mit jener allgemein verbreiteten Annahme in Bezug auf das kindliche Alter, wo doch die Muskulatur nur sehr schwach entwickelt ist? Man erinnere sich, dass Leute, die wenig arbeiten und dabei luxuriös leben, wohl sehr korpulent werden, dennoch aber Mangel an Blut leiden, dass ihre Muskeln schlaff und welk werden, Anstrengungen unmöglich sind und unvorsichtig angestellte Blutentleerungen leicht hydropische Affektionen zur Folge haben.

Dazu kommt noch, dass das Blut im kindlichen Alter weniger Faserstoff enthält als bei Erwachsenen, weshalb es auch nicht so leicht koagulirt. Auch in quantitativer Hinsicht herrscht eine bedeutende Verschiedenheit; der Verf. sah ein Kind nach der Applikation von 2 Blutegeln, wobei die Nachblutung während einer ganzen Nacht anhielt, verbluten. Wenn auch die Kraft, mit der das Herz agirt, bei Kindern geringer ist als im vorgerücktern Alter, so wird dies doch durch die grössere Schnelligkeit zum Theile kompensirt.

In jeder Kinderkrankheit (mit Ausnahme deren, die in einer Depression der Lebenskräfte ihren Grund haben) zeigt sich eine grössere oder geringere nervöse Reizbarkeit. Diese charakterisirt sich durch Schreien, Unruhe, Beschleunigung des Pulses u. s. w., — Symptome, die auf einen lokalen Schmerz hindeuten. Dieser Schmerz ist nach der Ansicht des Verfassers das Primäre, eine gesteigerte Sensibilität des ergriffenen Theiles; je länger dieselbe aber dauert, um so mehr tritt eine Depression der Kräfte ein, und, dieser entsprechend, nimmt auch die Sensibilität des kranken Theiles allmälig ab. Die Kapillargefässe dehnen sich aus, und die Entzündung ist fertig. Findet man nun nach dem Tode Strukturveränderungen, so hält man diese für Folgen der Entzündung. Fast alle diese Alterationen deuten auf eine unvollkommene Zirkulation des Blutes hin; so findet man im Gehirne, in der Brusthöhle Exsudate, die man wohl als Todesursachen betrachten kann, die aber durchaus keiner entzündlichen Thätigkeit in den betreffenden Organen ihren Ursprung verdanken.

Nächst diesen Exsudaten findet man am häufigsten Kongestionen in verschiedenen Organen, meist in den Lungen. In den letzteren entsteht durch Absorption der wässerigen Theile und durch Verdichtung des stagnirenden Blutes leicht der unter dem Namen Hepatisation bekannte Zustand, den man gewöhnlich als Folge der sogenannten Lungenentzündung betrachtet. (Man sieht, dass es sich hier eigentlich nur darum handelt, ob man die vom Nervensysteme oder die vom Blute ausgehenden krankhaften Erscheinungen als die primären in der Entzündung betrachten muss. Der Verf. setzt darein den Unterschied der Entzündung im kindlichen Alter von der des Erwachsenen, dass bei ersterer das nervöse Element die Hauptrolle spielt. Er vergleicht die Hepatisation der Lungen bei Kindern mit demselben Zustande, der nicht selten bei Säufern vorkommt. Auch hier ist die Aktion des Herzens durch den fortgesetzten deprimirenden Einfluss des Alkohols geschwächt, und Blutentleerungen vermehren daher die Zufälle in beunruhigender Weise, während Stimulantien sich äusserst wirksam erweisen. Ref.)

Der Verf. macht darauf aufmerksam, dass im Allgemeinen Entzündungen der Schleimhäute leichter durch sedative, emollirende, als durch schwächende Mittel bekämpft werden, während das Entgegengesetzte bei Entzündungen der serösen Membranen der Fall ist. Auch findet man letztere im kindlichen Alter nur sehr selten entzündet. (Diese Behauptung des Verfassers möchten wir nicht unterschreiben. Eine der häufigsten Kinderkrankheiten ist ohne Zweifel die Meningitis, und der Verf. wird doch wohl die Arachnoidea als seröse Membran gelten lassen. Auch die Peritonitis ist nach neueren Untersuchungen bei Kindern keineswegs so selten, als man früher anzunehmen geneigt war. Ref.)

In den folgenden Bemerkungen des Verfassers, betreffend die übliche antiphlogistische Behandlung der entzündlichen Kinderkrankheiten, liegt allerdings viel Wahres, und jeder Arzt wird dem Verf. Recht geben, wenn er behauptet, dass nach den Blutentleerungen die krankhaften Erscheinungen nicht selten an Intensität zunehmen. Allein der Verf. geht offenbar zu weit. S. 13 bemerkt er z. B., dass Entzündungen der Lungen und Pleura im kindlichen Alter eben so selten seien, als Entzündungen der Nieren und Prostata. Ich will mich hier nicht auf eine weitläufige Polemik einlassen, zumal man nach der Ansicht des Verfassers immer einwenden könnte, dass selbst die nach dem Tode gefundene Hepatisation nicht Folge einer wahren Pneumonie sei; allein ich appellire an das Urtheil eines jeden beschäftigten Praktikers, ob nicht Blutentziehungen in unzähligen Fällen, die wir als entzündliche Brustleiden anzusehen gewohnt sind, entschieden wirksam waren.

Darin muss man freilich dem Verf. Recht geben, dass er den von den Autoren so oft gebrauchten Ausdruck „asthenische Entzündung" ganz unpassend findet, da er leicht zu Fehlgriffen in der Behandlung Anlass geben kann. Allein glücklicherweise fangen wir jetzt an, aus der Zeit herauszutreten, wo man die Behandlung nach dem Namen der Krankheit einrichten zu müssen glaubte. Das ist der grosse Vorzug des neuern klinischen Unterrichtes, dass das Individualisiren der Behandlung vorzugsweise Berücksichtigung findet.

Aus diesem Grunde sehe ich auch keinen praktischen Nutzen von dem Vorschlage des Verfassers, den Namen „Entzündung" in solchen Fällen mit dem der Reizung: „Irritation", zu vertauschen, obwohl der Verf. viel darauf zu geben scheint.

Er bezeichnet mit dem Ausdrucke „Irritation" im Allgemeinen eine organische oder funktionelle Störung, die weder Folge der Entzündung noch von dieser begleitet ist. Seiner Ansicht nach bedenken die Aerzte viel zu wenig, dass die Mehrzahl der Kinderkrankheiten durch Irritation bedingt werde. Wenn Einige behaupten, dass die Irritation in Entzündung übergehen könne, so giebt der Verf. dies zwar für die Krankheiten Erwachsener, aber nicht für die der Kinder zu. Er bezieht sich nun auf den Artikel: *„Irritation"* im *Dictionary of Practical Medicine*, in welchen Dr. Copland Alles, was man bisher über diesen Gegenstand weiss, niedergelegt hat. Es giebt keine Funktion im Organismus, die nicht durch den Einfluss einer Irritation, mag sie nun im Zirkulationsapparate, in den Respirationsorganen, im Nervensysteme u. s. w. ihren Sitz haben, Störungen erleiden könnte. Zum Beweise führt er die Gehirnzufälle von Zahnreiz, von der Gegenwart von Helminthen im Darmkanale an, übersieht aber hier die physiologische Bedingung, die vielen solchen Zufällen zu Grunde liegt (Reflexaktion, Mitempfindungen u. s. w.). Dasselbe gilt von allen übrigen Beispielen, die der Verfasser später anführt, z. B. Seite 24, wo er bemerkt, dass er durch einen Abszess im Ohre die grössten Störungen in den respiratorischen Funktionen entstehen sah. Der Verfasser scheint mit der Nervenlehre nicht recht vertraut zu sein, sonst würde er den Konnex, welchen der *Ramus auricularis* des Vagus zwischen dem äussern Gehörgange und den Respirationsorganen vermittelt, wohl kennen und sich zur Erklärung dieser Thatsache nicht bloss mit den vagen Ausdrücken „Irritation" und „Sympathie" begnügen, die heutigen Tages so viel als möglich zu beschränken sind. — Die Folgekrankheiten der Irritation werden seltener, wenn die Kinder das 3te Lebensjahr zurückgelegt haben. Wie in der ersten Kindheit die Respirationsorgane, so leidet jetzt das Gehirn am häufigsten, an den Folgen einer gesteigerten nervösen Aufregung, wobei sich ein Vorwiegen des weiblichen Geschlechtes kundgiebt. Diese Exzitation kann, was nicht selten geschieht, bis zur wahren Hirnentzündung sich steigern. Vorzugsweise trägt auch hierzu das Bestreben der Eltern bei, ihre Kinder frühzeitig geistig auszubilden, mit Vernachlässigung der physischen Entwickelung. Allein dies ist nicht die einzige Ursache der Hirnreizung. Auch zu schnelles Wachsthum schwächt mit der ganzen Konstitution auch den Blutumlauf innerhalb des Gehirns; dies Organ empfängt eine zur normalen Vollziehung seiner Funktionen ungenügende Quantität Blut, und daraus entwickeln sich dann Symptome der Irritation.

Auffallend ist es, dass der Verf. auch gegen die gymnastischen Uebungen eifert, in so fern diese den Zweck haben sollen, die naturgemässe Uebung durch Bewegungen in freier Luft zu ersetzen. Der Verf. stützt sich nämlich darauf, dass beim Turnen doch immer nur ein bestimmtes Muskelsystem, z. B. das der Arme oder der unteren Extremitäten, allein in Gebrauch gezogen und dadurch eine ungleichmässige Entwickelung bedingt würde. Er erzählt darauf einige Krankheitsfälle, die, mit allen Symptomen einer beginnenden Entzündung im Gehirne und in den Respirationsorganen auftretend, durch das Einschneiden des geschwollenen Zahnfleisches vollkommen geheilt wurden, ohne dass es nöthig war, Blutentleerungen vorzunehmen. Wollen wir dies auch zugeben, so möchten wir doch die Verabsäumung der Blutentleerungen nicht in allen Fällen empfehlen, weil wir durch die vollständige Entwickelung einer Bronchitis oder Meningitis leicht für unsere Sorglosigkeit bestraft werden könnten.

Die folgenden Bemerkungen, betreffend den Gesichtsausdruck und das Aeussere des Kindes überhaupt in diagnostischer Hinsicht, enthalten manches Bemerkenswerthe. Trübe, schwere Augen, Blässe, stetes Hin- und Herrollen des Kopfes mit Geschrei deuten auf Kephalalgie, starke Lichtscheu auf Hemmungen der Blutzirkulation im Gehirne; verzerrte Gesichtszüge, bläuliche Färbung um die Nasenflügel und Lippen, angezogene Schenkel, Schreien zeigen Leibschmerzen, Flatulenz und Säurebildung an. Anämische Kinder sterben sehr oft an plötzlichen Anfällen des *Laryngismus stridulus*, den der Verf. überhaupt grösstentheils einer krankhaften Veränderung des Blutes zuzuschreiben scheint. Der diagnostische Werth des Auges ist bekannt, wenn ich auch der Bemerkung des Verfassers, dass Kontraktion der Pupille auf Lichtreiz eine Hirnreizung anzeige, nicht beitreten möchte. Welche gesunde Pupille zieht sich auf solche Veranlassung nicht zusammen? — Ueber den Puls erfahren wir hier nichts Neues, doch ist zu loben, dass der Verf. auf die Beschaffenheit der Haut grossen Werth legt, die in Kinderkrankheiten so wichtig ist und dennoch so sehr vernachlässigt wird. Eine rauhe, trockene Haut deutet auf Irritation in irgend einem wichtigen Organe, vorzugsweise dem Magen, der Leber, dem Darmkanale. Schreien darf nie beunruhigen; so lange die Kinder schreien, kann man noch Hoffnung hegen.

Auch die Lage des Kindes verdient in diagnostischer und prognostischer Hinsicht Berücksichtigung. Wenn ein Kind unbeweglich auf dem Rücken liegt, mit ausgestreckten Beinen und Armen, in die Hohlhand eingeschlagenen Daumen, so hat man allen Grund zu ernsten Befürchtungen. Rigidität irgend einer Muskelgruppe des Körpers deutet immer auf das Vorhandensein mächtiger irritirender Einflüsse hin.

Ich übergehe die folgenden weitläufigen Erörterungen in Betreff der unzweckmässigen Anwendung der Antiphlogose in Kinderkrankheiten, eigentlich nur weiter ausgeführte Wiederholungen des früher Gesagten. Erwähnt sei nur noch, dass der Verf. in allen Krankheiten der Kinder, die ihre Quelle in der Irritation haben, ohne Scheu Opium verordnet, wobei natürlich der Zustand des Darmkanals berücksichtigt werden muss. Ist das Fieber bedeutend, die Hauttemperatur beträchtlich erhöht, so räth er, die Opiate oder andere Sedativa mit kühlenden Mitteln zu verbinden. Bei starkem, vollem Pulse verordnet er zu diesem Zwecke eine Auflösung von kohlensaurem Kali, mit Zitronensaft gesättigt, z. B.:

> ℞ *Kali carbon. acidul.* gr. x,
> *Succi Citr. rec.* ℨij,
> *Liq. Opii sedativ.* gutt. iij,
> *Syr. Tolutani* ℨβ,
> *Aq. destill.* ℨvj.

Bei schwachem, kleinem Pulse bedient er sich des *Liquor Ammonii acetici.*

Im 3ten Kapitel beschäftigt sich der Verf. mit der Dentition, die er als eine der fruchtbarsten Quellen von Krankheiten des kindlichen Lebensalters betrachtet. Hierfür spricht schon der Umstand, dass zwischen dem 1sten und 2ten Jahre das grösste Mortalitätsverhältniss stattfindet. Gehirn, Lungen, Magen und Darmkanal werden am häufigsten zu dieser Zeit affizirt. Von dem schmerzhaften Drucke des Zahnes auf die Dentalnerven leitet der Verf. die grössere Kraft und Frequenz der Herzschläge ab (betrachtet sie demnach als Reflexbewegung); hierdurch soll eine ungleichmässige Vertheilung der Blutmenge und eine unvollkommene Oxygenisation veranlasst werden, welche letztere wieder verderblich auf die Zentralorgane des Nervensystems einwirkt und dann eine Reihe beunruhigender Symptome hervorbringt. Weniger hat man zu befürchten, wenn der Darmkanal Sitz der Reizung wird, da die gleichzeitig stattfindende Diarrhoe gewöhnlich schon reizmildernd wirkt. Allein auch hier hat man sich vor dem Uebermaasse zu schützen, da zu reichliche Säfteverluste auf das Gehirn eine in Bezug auf die Symptome ähnliche Wirkung hervorbringen, wie eine Hyperämie dieses Organs.

Konvulsionen sind eine der häufigsten Erscheinungen während des Zahnens. Einschneiden des Zahnfleisches ist nach dem Verf. das beste Mittel, in solchen Fällen ihre Wiederkehr zu verhüten.

Eben so oft beobachtet man krampfhafte Affektionen der Luftwege (*Spasmus glottidis*), die nicht selten tödtlich enden. Der Verf. will diese Krankheit nie bei Kindern beobachtet haben, die bereits über das Alter der Dentition hinaus sind.

Auch die respiratorischen Funktionen werden mehr oder weniger beeinträchtigt. Schmerz beschleunigt immer die Respiration, und diese einfache Reizung kann fortschreitend zu allen Symptomen Anlass geben, die man gewöhnlich als Zeichen der Bronchitis oder Pneumonie zu betrachten pflegt. Der Verf. spricht auch an dieser Stelle über das sogenannte „Vollsein auf der Brust", was die Eltern zahnender Kinder so oft beunruhigt, wobei aber die Respiration nicht im Mindesten beeinträchtigt ist. Eine besondere Behandlung ist hier nicht nöthig; es genügt, dem Kinde allabendlich 1 Gran gepulverter Ipekakuanha zu reichen.

Der Verf. widerlegt sodann die Einwürfe, die man gegen das Skarifiziren des Zahnfleisches erhoben hat. Niemals will er schädliche Wirkungen von dieser kleinen Operation beobachtet haben. Er wendet sie selbst dann noch an, wenn die Spitzen der Zähne bereits durchgebrochen sind, sobald nur die Zufälle es erheischen. Vorzugsweise gilt dies von den Augenzähnen, deren Hervorbrechen in der Regel schwerer von Statten geht, als das der anderen Zähne. Bei dieser Gelegenheit erwähnt er den Fall eines Kindes, welches plötzlich von Paraplegie befallen wurde und erst nach 4 Tagen durch Skarifikation des Zahnfleisches den Gebrauch seiner Glieder wieder erhielt.

Nicht selten schwellen während des Zahnens die Submaxillardrüsen an und können bei Vernachlässigung in Suppuration übergehen oder sich induriren. Das beste Mittel in solchen Fällen ist ein Emetikum, was man einen um den andern Tag wiederholen kann. Wird der Zustand mehr chronisch, so sind Jodeinreibungen in der Umgegend der Drüse zu empfehlen.

Eine mässige Diarrhoe ist zwar während der Dentition wohlthätig, muss aber sogleich berücksichtigt werden, wenn sie das Maass überschreitet, das Kind welkes, schlaffes Fleisch bekommt und ungewöhnlichen Durst verräth.

Der Verf. wendet sich darauf zu den Konvulsionen, die einer Wasserergiessung in die Hirnventrikel ihren Ursprung verdanken, — eine Krankheit, die man wegen der scheinbaren Plötzlichkeit ihres Eintrittes mit dem Namen *„Water-stroke"* (Wasserschlag nach Gölis) bezeichnet hat. Der Verf. hält diesen Ausdruck für ganz unpassend, da in Wirklichkeit die Krankheit sehr insidiös auftritt und nur sehr langsame Fortschritte macht. Sie bleibt nur bei nicht aufmerksamer Behandlung unbemerkt, bis ein plötzlicher Anfall von Konvulsionen ihr Dasein verräth, wo es dann freilich meist zu spät ist.

Gegen die heftigen Diarrhoeen während der Dentition empfiehlt der Verf. das Opium. Einem 18 Monate alten Kinde giebt er ohne Nachtheil 2 Tropfen *Tinctura thebaica* alle 3—4 Stunden und glaubt, dass durch die anhaltenden wässerigen Entleerungen die Neigung des Gehirns zur Oppression, die beim Gebrauche des Opiums im kindlichen Alter so leicht einzutreten pflegt, vermindert wird.

Die Bronchitis und Pneumonie der Kinder unterscheidet sich in mehreren Punkten wesentlich von der der Erwachsenen. Bei ersteren fehlen die rostfarbenen, bräunlichen Sputa, die, wenn sie überhaupt vorhanden sind, nur im letzten Stadium der Krankheit eine gelbliche Färbung annehmen; die Respirationsbewegungen sind beschleunigt, wie die eines angestrengten Thieres. Die Haut, bei Erwachsenen immer heiss und trocken, ist bei Kindern in der Regel, vielleicht nur mit Ausnahme der ersten Stunden, feucht und während des Tages nicht erheblich warm; nur zur Nachtzeit pflegen Fieber und Hitze bedeutend zuzunehmen.

In therapeutischer Hinsicht kann die Unterscheidung zwischen einfacher Kongestion und entwickelter Entzündung nicht genug eingeschärft werden. Schon Billard bemerkt in seinem Werke über die Krankheiten der Neugeborenen, dass bei ihnen die Pneumonie offenbar die Folge einer Stagnation des Blutes in den Lungen sei, welches nun, wie ein fremder Körper auf das umgebende Parenchym einwirkend, Entzündung in demselben hervorruft. Seine Behandlung beruht hauptsächlich auf Blutentleerungen. Wir kennen bereits die Ansichten des Verfassers über diesen Punkt, die er hier nochmals zu entwickeln Gelegenheit nimmt. Die von ihm vorgeschlagene Behandlung ist nun folgende: Im ersten Stadium, so lange die Bronchialreizung allein besteht, die Bronchien mit Schleim überladen sind, giebt er ein Brechmittel, bei schwächlichen Kindern nur aus Ipekakuanha, bei robusten in Verbindung mit dem *Tartar. emeticus*. Die Anwendung des letztern soll jedoch grosse Vorsicht erfordern, da nach des Verfassers Beobachtung viele Kinder in Folge derselben zu Grunde gegangen sind (!). Sobald daher auffallende Blässe, Ohnmacht, Seufzen u. s. w. eintreten, lässt er stimulirende Mittel, insbesondere Ammoniumpräparate, einnehmen, um die Kraft der Zirkulation wieder herzustellen.

Die Brechmittel verdanken ihren günstigen Erfolg theils der Befreiung der Bronchien von Schleim und der dadurch bedingten Purifikation des Blutes, theils ihrer Wirkung auf die Haut, theils endlich ihrer purgirenden Eigenschaft, indem sie den Einfluss der Galle in den Darmkanal befördern und auf diese Weise zugleich die Anschoppung der Leber, die sich so leicht bei Störungen der Respiration herausbildet, vermindern.

Bei starker Dyspnoe und sehr erhöhter Temperatur der Haut räth der Verf., das Kind jeden Abend 10 Minuten lang in einem warmen Bade zu halten. Morgens und Abends lässt er die Brust mit folgendem Linimente einreiben:

℞ *Liniment. camphorat.* ℥j,
Tinct. Cantharid. ʒij,
Spirit. camphorat. ʒvj.

Zur Linderung des quälenden Reizhustens empfiehlt er von Zeit zu Zeit 1 Theelöffel voll von folgender Mixtur (für ein Kind von 6 Monaten):

℞ *Vin. Antim. Huxh.* ʒj,
Oxym. Scillae ℥iij,
Tinct. Camph. comp. ʒiiß,
Syr. Papav. ʒiv,
Aq. commun. ℥v.

Sind Abführmittel indizirt, so eignet sich am besten der Gebrauch des Kalomels mit Rheum, Jalappa, Skammonium. Hat er indess nicht nöthig, diese speziellen Heilverfahren zu erfüllen, so verordnet der Verf. schwächlichen Kindern:

℞ *Liq. Ammon. acet.* ʒiv,
Syr. Papaver. ʒij,
Vini Ipecacuanh. gutt. xx—xxx,
Tinct. Camphor. comp. ʒj,
Mixt. Amygdal. ℥v.

MDS. Alle 4 Stunden den 4ten Theil zu nehmen.

Bei robusten Kindern mit kräftiger Zirkulation aber vertauscht er diese Formel mit:

℞ *Natri bicarbon.* ʒß,
Succi Citri ℥vj,
Vini stibiati gutt. xx,
Syr. Papav. ʒij,
Tinct. Camphor. comp. ʒj,
Mixt. Amygdal. ℥vij.

Billard und andere Gelehrte haben gerathen, die kranken Kinder 24—28 Stunden von der Brust abzusetzen. Dieses Verfahren wird vom Verf. nicht gebilligt. Man lasse das Kind saugen, so oft es will; die verschluckte Milch wird das Brechen erleichtern.

Findet man, wenn die dringendsten Symptome beseitigt sind, bei einer genauen Untersuchung, dass eine oder die andere Lungenparthie noch nicht zu ihrem Normalzustande zurückgekehrt ist, so thut man wohl, ein kleines Blasenpflaster auf die entsprechende Stelle der Brust zu appliziren, welches indess nur etwa 4 Stunden liegen bleiben darf. Die zu grosse Intensität seiner Einwirkung verhütet man am besten dadurch, dass man zwischen Haut und Blasenpflaster ein Stück Seidenpapier legt. Niemals aber sollten Vesikatorien gelegt werden, so lange die Fieberhitze fortbesteht, weil sie dann nur die allgemeine Aufregung noch steigern.

Als Residuen einer beseitigten heftigen Lungenkongestion beobachtet man bei Kindern zuweilen ödematöse Anschwellungen, Dilatation der Lungenzellen, die sich bis zur Hervortreibung der Rippen steigern kann (Emphysema). Die gewöhnlichste Folgekrankheit ist aber die sogenannte chronische Bronchitis, die indess, bei sorgsamer Behandlung, nicht zu Befürchtungen Anlass geben kann.

Bleibt Lungenödem zurück, so darf man nur leichte Nahrungsmittel, am besten Eselinnmilch, gestatten. In der Behandlung der chronischen Bronchitis hat man ein doppeltes Ziel zu verfolgen: 1) den Reizhusten zu mildern und 2) die Konstitution im Allgemeinen zu roboriren. Der Verfasser verordnet zu diesem Endzwecke folgende Mischung:

℞ *Infus. Rosar.* ℥j,
Syr. Papav. ʒj,
Acid. sulphur. dilut. gutt. v.
MDS. Die Hälfte davon 2mal täglich zu nehmen.

oder: ℞ *Infus. Gentian. comp.* ʒj,
Extr. Conii gr. j—ij,
Acid. sulphur. dilut. gutt. v,
Syr. Papav. ʒj,
Ferri sulphurici gr. ß—j.
M.

Dabei leichte, nährende Kost, Flanellbekleidung. Der Verf. bemerkt schliesslich, dass auch ein anderer Arzt, Dr. Bow, die akute Bronchitis der Kinder durch die einfache Applikation eines Opiatliniments auf die Brust erfolgreich behandelt, ohne Blutentleerungen und andere gepriesene Mittel in Gebrauch zu ziehen. Er betrachtet dies als einen neuen Beweis, dass die Krankheit keine eigentliche Entzündung, sondern nur die Folge einer Irritation ist.

Im 5ten Kapitel handelt der Verf. vom Keuchhusten. In Betreff des Einflusses der Jahreszeiten macht er darauf aufmerksam, dass die Epidemieen, die am Ende des Herbstes oder gar im Winter auftreten, in der Regel weit stürmischer und mit drohenderen Symptomen auftreten, als die vernalen; dass auch Erwachsene von der Krankheit nicht verschont bleiben, ist bekannt. In einem Falle sah der Verf. ein Mädchen 3mal vom Keuchhusten befallen werden.

Im Allgemeinen stimmt der Verf. denjenigen Aerzten bei, welche die Krankheit für eine kontagiöse halten. Diese Ansicht stützt sich auf eine Beobachtung, wo der Vater von seinem eigenen Kinde angesteckt wurde und während einer Fahrt auf der Eisenbahn die Krankheit seinem Reisegefährten mittheilte.

Auch hier lässt sich der Verf. wieder über das verderbliche Verfahren, die Krankheit als eine entzündliche zu behandeln, aus. Alle Symptome deuten nur auf einen Zustand der Irritation hin und sind ihrem Wesen nach spastischer Natur. In keiner andern Kinderkrankheit hat man sich daher mehr vor Blutentleerungen in Acht zu nehmen, denn ein schneller Kollapsus wird die Folge derselben sein; die Luftwege werden von Schleim verstopft, und bei mangelnder Kraft zum Erbrechen stirbt das Kind suffokatorisch.

Dennoch ist es nöthig, wenn man zu einem Kinde mit starkem fieberhaften Husten, wie er gewöhnlich im ersten Stadium der Krankheit aufzutreten pflegt, gerufen wird, Arzneimittel zu verordnen. Zunächst überzeuge man sich von dem Charakter des Hustens, der schon im Anfange immer sonorer und spastischer ist als der einfache katarrhalische. Man erregt denselben leicht, wenn man die Trachea zwischen Daumen und Zeigefinger mässig komprimirt. Gewöhnlich wird auch die Konjunktiva mehr injizirt, das Erbrechen nach dem Genusse von Nahrungsmitteln tritt leichter ein, als in Fällen eines einfachen Katarrhs.

Kinder, die so eben Masern und Scharlachfieber überstanden haben, neigen vorzugsweise zur Ansteckung. Das jüngste Kind, welches der Verf. am Keuchhusten leiden sah, war erst 14 Tage alt, und hier war offenbar Ansteckung im Spiele; denn drei Kinder derselben Familie hatten zur Zeit seiner Geburt die Krankheit gehabt. Der Verf. stellte den Neugeborenen durch den 3wöchentlichen Gebrauch folgender Formel wieder her:

℞ *Acidi hydrocyan. dilut.* gutt. j,
Syr. Papav. ℥j,
Aq. commun. ℥ix.
MDS. Den 4ten Theil 2mal täglich zu nehmen.

Bei dieser Gelegenheit erwähnt der Verf. eines 3jährigen Mädchens, welches schon früher an Epilepsie gelitten hatte und nun den Keuchhusten bekam. Auch hier verordnete er die Blausäure, und zwar mit so trefflichem Erfolge, dass nicht allein die *Tussis convulsiva* verschwand, sondern auch die epileptischen Anfälle nie wiederkehrten.

Was die Behandlung des ersten katarrhalischen Stadiums anbetrifft, dessen Kürze immer eine günstige Prognose stellen lässt, so muss hier das Kind in warmer Zimmerluft gehalten werden und nur milde, kühlende Mittel erhalten. Im zweiten Stadium ist jedoch die Blausäure allen übrigen Medikamenten bei Weitem vorzuziehen. Schädliche Wirkungen kommen bei vorsichtiger Anwendung derselben nicht vor, wohl aber kürzt sie den Verlauf der Krankheit wesentlich ab und mildert ihre Symptome auf eine merkliche Weise. Am besten verbindet man sie, besonders wenn gleichzeitig saures Erbrechen vorhanden ist, mit dem Bikarbonat des Natrons, etwa in folgender Art:

℞ *Mixt. Amygdal.* ℥xβ,
Syr. Papav. ʒiβ,
Acidi hydrocyan. dilut. gutt. iij—vj,
Natr. bicarbon. gr. vj.
MDs. Die Hälfte 2mal täglich zu nehmen (für ein 3jähriges Kind).

Gegen die nach der *Tussis convulsiva* zurückbleibende chronische Bronchitis empfiehlt der Verf. vorzugsweise die verdünnte Schwefelsäure in Verbindung mit Adstringentien, z. B.:

℞ *Aluminis* gr. iv,
Acid. sulphur. dilut. gutt. v,
Tinct. Opii camphor. gutt. xx,
Syr. Papav. ʒj,
Infus. Rosar. ℥ix.
MDS. Die Hälfte 2mal täglich zu nehmen.

Mit der Dosis des Alauns kann man bis auf 4 Gran, 2mal täglich zu nehmen, allmälig steigern.

Das zurückbleibende Seufzen, welches auf eine Schwäche der Respirationsorgane hindeutet, beseitigt man am besten durch eine Verbindung von Chinin gr. j—iβ mit gutt. v diluirter Schwefelsäure, in 1 Unze Wasser aufgelöst. Diese Mixtur lässt man 2mal täglich einnehmen und Brust und Arme mit lauem Wasser, dessen Temperatur man allmälig erniedrigt, waschen.

Im zweiten Stadium ist Veränderung des Klima's eines der wirksamsten Beförderungsmittel der Kur. In der Mehrzahl der Fälle verdient die Luft des Binnenlandes vor der der Seeküste den Vorzug.

Zum Schlusse dieses Kapitels theilt der Verf. einen Brief des Dr. James Gregory mit, in welchem dieser treffliche Arzt einem in London wohnenden Freunde, dessen Frau und Tochter am Keuchhusten litten, seinen Rath ertheilt. Auch dieser Arzt spricht sich dahin aus, dass Mittel gegen diese Krankheit nicht existiren und die Behandlung sich nur auf Linderung der Symptome und Verhütung beunruhigender Komplikationen beschränken müsse.

(Schluss im folgenden Hefte.)

III. Klinische Mittheilungen.

A. *Hôpital des Enfans malades* in Paris (Klinik von Guersant dem Vater).

1. Chronische Meningo-Kephalitis; Tuberkeln der Meningen; akuter Hydrokephalus, Tod.

Am 26. April 1845 wurde in die Klinik ein 3½ Jahr altes Kind gebracht, das ohne Bewusstsein war. Schon vor 15 Monaten hatte dieser Knabe Konvulsionen und in Folge derselben eine Paralyse des rechten Armes und Beines. Nach Aussage der Eltern war er seit 12 Tagen ernstlich krank geworden und hatte 4 Tage lang ein galliges Erbrechen und Fieber gehabt. Seit den letzten 8 Tagen hatte er sich nicht mehr erbrochen und litt an Verstopfung, gegen welche Klystiere wenig auszurichten vermochten. Uebrigens hatte der Knabe fortwährend Zuckungen im linken Arme und Beine. Abends im Hospitale gab man ihm 2 tüchtige Dosen Kalomel. Morgens fand man ihn in folgendem Zustande: Antlitz ruhig, etwas geröthet; tiefe Schlafsucht; von Zeit zu Zeit öffnet der Knabe die Augen und wirft scharfe Blicke umher; Pupillen erweitert und unbeweglich; linker Arm kontrahirt; Steifheit des rechten Armes; Puls 132, ziemlich entwickelt; Respiration seufzend; Kopf nach hinten über gezogen. Abends vorher war verstärktes Fieber vorhanden. —

Hr. Guersant diagnostizirte eine Meningo-Kephalitis und verordnete: 4 Blutegel hinter die Ohren, Kalomel.

Der Tod erfolgte in der Nacht.

Leichenschau. Körper gut beleibt; Kopf gross, aber keine Missgestalt darbietend; die Duramater fest um das Gehirn liegend und bei der Durchschneidung nicht blutend; die Höhlung der Arachnoidea ohne Ansammlung von Serum, aber diese Membran war an der Oberfläche klebrig (*poisseuse*, pechartig?), und man sah durch die Hirnhäute hindurch die sehr stark aneinandergedrängten Hirnwindungen. Uebrigens gewährte das Gehirn an beiden Seiten nicht denselben Anblick; die linke Gehirnseite zeigte ein sehr entwickeltes Gefässnetz; die rechte war dagegen mit einer trüben Schicht eitrigen Serums bedeckt, welches die Maschen des unter der Arachnoidea befindlichen Zellgewebes erfüllte. Als man das Gehirn loslösen wollte, um es besser durchsehen zu können, zerriss das fibröse Blatt, welches den Boden des vierten Ventrikels bildet, und es flossen ungefähr 4 Unzen vollkommen durchsichtigen, wasserklaren Serums aus. Das herausgenommene und auf seine Konvexität gelegte Gehirn zeigte an der Basis dieselbe Verschiedenheit in den beiden Gehirnhälften, die man an der konvexen Seite gesehen hatte; nur schienen die Veränderungen tiefer eingedrungen zu sein. Die ganze untere Portion des rechten Lappens war an seiner Fläche mit einer gelblichen gallertartigen Flüssigkeit infiltrirt, welche in dem sub-arachnoidischen Zellgewebe sich zu befinden schien; in der Mitte dieser Fläche bemerkte man einen deutlichen Eindruck, der fluktuirte und eine grosse Verdünnung der Ventrikelwand bildete. Durch einen Querschnitt, der mit einiger Mühe ein 2—3 Linien dickes, etwas härtliches, gelbes Gewebe durchschnitt, wurde der Seitenventrikel geöffnet; dieser Ventrikel war nach allen Richtungen hin sehr ausgedehnt, so dass er wohl ein Hühnerei aufnehmen konnte; auch enthielt er noch etwa ½ Unze Serum. Die Basis des Ventrikels schien aber von der Ausdehnung am meisten gelitten zu haben, denn diese war in der grössten Parthie sehr verdünnt, so dass hier die Gehirnmasse aus einer dünnen, gelb-röthlichen, mit dunkelgelben Flecken wie marmorirt erscheinenden Schicht bestand. Die Hüllen liessen sich hier nur mit Mühe von der Gehirnsubstanz trennen, und nachdem sie losgelöst waren, sah man aneinandergedrängte gelbliche Windungen, die sich auf der grauen Gehirnsubstanz deutlich abhoben. Die Substanz dieser Windungen war verhärtet und fühlte sich an wie Kautschuk. Die den Ventrikel auskleidende seröse Membran war erweicht und mit Serum infiltrirt; auch die zunächst befindliche, die Wand ausmachende Hirnsubstanz war erweicht, von Gefässen durchzogen und in einen weisslichen Brei umgewandelt, durch den das Wasser leicht durchfuhr. Indessen war die durchsichtige Scheidewand nicht krankhaft. Der linke Seitenventrikel, der auch etwas dilatirt war, enthielt ebenfalls klares und durchsichtiges Serum; seine Wandungen waren erweicht, jedoch nicht in dem Grade, wie die des Seitenventrikels. Die mittlere Hirnhöhle und die Höhle des kleinen Gehirns erschienen auch etwas vergrössert. Zahlreiche, halbdurchsichtige Miliartuberkeln in Gruppen, von denen schon einige anfingen, sich zu vergrössern und die Farbe zu verändern, fanden sich auf der konvexen Fläche und den Seitentheilen des linken Hirnlappens. — Ausserdem zeigten die beiden Lungen an der Basis nach hinten zu eine hypostatische Anschoppung; zahlreiche Miliartuberkeln hier und da in der Textur zerstreut; tuberkulöse Infiltration der Bronchialdrüsen und der Gekrösdrüsen.

---

2. Enteritis im Gefolge eines typhösen Fiebers; Urtikaria mit darauf folgender Parotitis.

„Im Saale St. Jean unseres Hospitals befand sich am 29. März ein 12½ Jahr alter Knabe. Seit 4 Jahren zu Paris, sich gut ernährend und in einem gesunden, wohlgelüfteten Zimmer befindlich, wurde dieser Knabe vor 4 Monaten krank und kam in denselben Saal, wo er wegen eines ernstlichen typhösen Fiebers behandelt worden war. Dieses Fieber bot die mannigfachsten Erscheinungen dar, und Delirium und Bewusstlosigkeit dauerten 8 Tage; er war noch nicht vollständig geheilt, als er auf seinen Wunsch aus dem Hospitale entlassen wurde. Er war etwas schwach, obgleich er schon ziemlich gut gehen konnte, und hatte auch keine Diarrhoe. Aus dem Hospitale entlassen, ging er zu seiner Familie, die in einer feuchten und ungesunden Wohnung lebte. Hier bekam er bald wieder Fieber, Kopfschmerz und Durchfall und wurde abermals zu uns gebracht. Er befand sich nun in folgendem Zustande: Bedeutende Abmagerung; erdfahles Antlitz, Zunge trocken, Durst lebhaft, Bauch heiss bei der Berührung und sehr empfindlich beim Drucke; einiges Erbrechen; zwei wässerige Darmausleerungen; etwas Husten. (Versüsstes Malvendekokt zum Getränke; Emulsion; erweichendes Klystier; Kataplasmen und gekamphertes Kamillenöl zu Einreibungen auf den Bauch; Diät.)"

„Während 2—3 Tage keine merkliche Veränderung, am 4ten Tage aber heftiger Frostschauer mit Erbrechen und Fieberexaserbation.

Man konnte das Herannahen eines akuten Ausschlages vermuthen, und am folgenden Morgen fanden wir den Kranken in einem heftigen Fieber, mit hochrothgefärbten Wangen, den Körper mit bläulichrothen Erhabenheiten, die man alsbald für Nesselausschlag erkannte, bedeckt."

„Am 7. April war die Urtikaria gänzlich verschwunden, aber Pat. klagte über einen heftigen Schmerz hinter dem linken Aste des Unterkiefers. Die Parotis war geschwollen und schmerzhaft, aber die Bauchschmerzen hatten sich vermindert; Durchfall nicht vorhanden. (Merkurialsalbe auf die Parotis einzureiben; versüsstes Gummiwasser zum Getränke; Kataplasmen; 2 opiumhaltige Viertelklystiere; Diät.)"

„Am 9. war der Puls 112, der Bauch fast unempfindlich. Am 10. Parotis nicht mehr so schmerzhaft, aber dunkel fluktuirend. Die Fluktuation von Tage zu Tage deutlicher, und am 13. wurde ein Einstich gemacht. Es flossen etwa 4 Unzen dicken, gelblichen, etwas grützigen Eiters aus. Noch am nächsten Tage war die Eiterung reichlich, aber gut; Pat. fühlte sich gebessert und ging nun der Genesung mit raschen Schritten entgegen."

B. *Hôpital des Enfans malades* in Paris (Klinik von Guersant dem Sohne).

1. Weiteres über den Fall vom sechsten Stocke herab. Fraktur des Schädels. Tod. (S. voriges Heft S. 139.)

„In einer der früheren Stunden habe ich Ihnen, meine Herren! ein junges Mädchen zwischen 13 und 14 Jahren vorgestellt, das am 14. Februar hier aufgenommen worden. Dies Kind, dessen Geschichte ich Ihnen ganz kurz noch einmal mittheilen will, war vom sechsten Stocke die Treppe auf den steinernen Flur hinuntergefallen. Bewusstlos brachte man sie am nächsten Morgen hierher. Ein Aderlass war kurz nach dem Falle gemacht und darauf Blutegel hinter die Ohren gesetzt worden. Bei ihrer Aufnahme war ein leichter komatöser Zustand vorhanden, und sie antwortete nur langsam und schwer auf die ihr vorgelegten Fragen. Es wurden von Neuem Blutegel applizirt, worauf eine so bedeutende Besserung folgte, dass, trotz dem, dass wir es sicher mit einer Fraktur des Schädels zu thun hatten, kein Zeichen von Erguss oder Entzündung auftrat; nach 8 Tagen hätten wir eine ganz günstige Prognose stellen können."

„Die Ansicht, dass wir Nichts zu befürchten hätten, machte sich mit jedem Tage, wo wir die Kranke sahen, geltender. Vor ungefähr 10 Tagen, 4 Wochen nach dem Falle, befand sie sich noch ziemlich gut, und Alles liess auf einen günstigen Ausgang schliessen, als wir bemerkten, dass sie trübsinnig und niedergeschlagen wurde, — sehr ungünstige Symptome in dergleichen Fällen. Indessen klagte sie nicht über Kopfschmerzen, sondern nur über grosse Mattigkeit; Appetit war fast gar nicht vorhanden. Dieser Zustand von Abgeschlagenheit und Hinfälligkeit nahm in den nächsten 8 Tagen immer mehr zu, ohne dass jedoch sehr wichtige Symptome auftraten."

„So fand kein Delirium, kein Stupor, kein beträchtliches Fieber statt. Der Puls machte in diesen letzten Tagen nicht mehr als 58 Schläge. Worauf deuteten nun diese Symptome von Hinfälligkeit und Schwäche hin? Man glaubte bemerkt zu haben, dass diese Erscheinungen mit der Entwickelung von Granulationen zwischen den beiden Stücken des Stirnbeines auftraten. Als aber diese Granulationen entstanden, dauerte die Eiterung in demselben Grade fort, und ich würde mich auch sehr schwer zu der Annahme bekennen, dass eine Verminderung der Suppuration die später aufgetretenen Zufälle, die den Tod herbeiführten, erzeugt hätten."

„Kataplasmen mit Senf auf die unteren Extremitäten, ein Vesikatorium im Nacken waren die in Gebrauch gezogenen Mittel. Bald trat Bewusstlosigkeit ein; der Puls wurde sehr frequent, und einige Stunden darauf erfolgte der Tod ohne Konvulsionen."

„Sektion. Wir fanden die Fraktur, die sich schon während des des Lebens zu erkennen gegeben hatte. Es waren eine grosse Menge von Splittern vorhanden, wenigstens sieben oder acht. Sie können an diesem Stücke hier sehen [1]), dass das Stirnbein auf der linken Seite Seite frakturirt ist; die *Sinus frontales* sind gebrochen; die Fraktur erstreckt sich aber nicht bis auf die Augenhöhlen, eben so wenig bis auf die *Basis cranii*. Es zeigten sich keine Spuren von Entzündung der Gehirnhäute. Eine ziemlich beträchtliche Adhäsion zwischen der Duramater und einem der Splitter hatte sich gebildet."

„Am untern Theile der linken Hemisphäre fanden wir einen Abszess von unregelmässiger Gestalt, der ein Ei enthalten konnte, mit gutem Eiter gefüllt war und auf der Gränze zwischen der grauen und der weissen Substanz sich zu befinden schien, jedoch mehr in der erstern

---

1) Guersant zeigte das Präparat vor.

seinen Sitz hatte. An einigen Stellen war der Abszess in eine Kyste eingeschlossen, an anderen war die weisse Substanz krank. Aus diesen Verletzungen muss ich folgern, dass an der Stelle, wo der Abszess sass, eine Kontusion des Gehirns stattgefunden, deren nachtheilige Folgen momentan durch die energisch angewandten Mittel aufgehalten worden, die aber mit grösserer Heftigkeit, sei es spontan und ohne aufzufindende Ursache, sei es durch irgend einen von der Kranken begangenen Fehler, wieder auftraten."

„Dieser Fall ist in der Hinsicht bemerkenswerth und auffallend, dass die anderen Parthieen des Gehirns gesund waren. Ich mache Sie nur auf die Symptome aufmerksam, die wir in einem solchen Falle hätten beobachten können und die nicht vorhanden waren. So fand z. B. keine Paralyse irgend eines Theiles statt."

„Es ist nicht das erste Mal, dass sich Gehirnabszesse auf diese Weise, ohne deutlich ausgesprochene Symptome, entwickelt hätten, und bei der Sektion ist man überrascht, auf solche zu stossen, die während des Lebens sich durch kein bedeutendes Leiden zu erkennen gegeben haben. Es scheint, dass, wenn sich das pathologische Gebilde allmälig entwickelt und fortschreitet, das Organ, in dem es seinen Sitz hat, sich daran gewöhnt und folglich die Funktionen, die es zu erfüllen hat, wenig gestört werden. Ich habe Kinder beobachtet mit Tuberkeln in der Gehirnsubstanz von der Grösse einer Nuss, bei denen sich die Bildung eines solchen Aftergebildes während des Lebens durch keine funktionelle Störung kund that. Uebrigens bin ich nicht der Einzige, der diese Beobachtung gemacht hat."

„Schliesslich bemerke ich ganz offen, dass ich nach dem Verlaufe der Krankheit bis zu den letzten Tagen eine günstige Prognose stellte. Ich hoffte, die Kranke würde hergestellt werden, und glaubte nicht, dass die Gehirnerschütterung nach einem so langen Zeitraume so wichtige Symptome und einen tödtlichen Ausgang herbeiführen würde. Ich wünsche, dass Sie Sich diesen Fall ordentlich einprägen."

---

2. Ophthalmie mit Bildung von Pseudomembranen.

„Die Sektion, deren Resultate ich Ihnen, meine Herren! sogleich mittheilen werde, gewährt vielleicht noch mehr Interesse als die eben besprochene, da die gefundenen Veränderungen sehr selten vorkommen."

„Vor Kurzem wurde ein Mädchen von 3 Jahren aufgenommen,

das nur mit einer nicht sehr bedeutenden Augenentzündung und einem mässigen eiterartigen Ausflusse behaftet war; die Augenlider waren kaum angeschwollen: mit einem Worte, es war kein wichtiger Fall. Die innere Fläche der Augenlider wurde 2mal kauterisirt, trotz ihrer geringen Anschwellung. Mittlerweile, am 2ten oder 3ten Tage nach ihrer Aufnahme, zeigten sich die Vorläufer des Scharlachs, und das Kind unterlag in wenigen Tagen dieser interkurrenten Affektion, in einem Zustande von Hinfälligkeit und bedeutendem Sopor, der den kräftigsten ableitenden Mitteln Trotz bot. Ich untersuchte die Rachenhöhle, konnte dort aber keine Spur von Pseudomembranen entdecken, die eine *Angina membranacea* hätten annehmen lassen können; die Stimme war nur etwas belegt. Bis zum Tage vor dem Tode war kein wichtiges Leiden irgend eines Organs aufzufinden gewesen."

„Bei der Sektion boten das Gehirn und die Respirationsorgane nichts Krankhaftes dar. Auf der innern Fläche der Tonsillen war aber eine Schicht nicht einer leicht lösbaren Haut, wie jene Pseudomembranen beschaffen sind, die sich z. B. im Beginne des Krups zu bilden pflegen, sondern gräulicher, pulpöser Massen vorhanden, welche die ganze hintere Parthie des Gaumensegels bedeckten. Dieses pathologische Sekret setzte sich in die Nasenhöhlen hinein fort, und ich glaube, dass es ziemlich weit auch den obern Theil des Pharynx und das Innere der Nasenhöhlen ergriffen hatte. Leider konnte ich die Gesichtsknochen nicht durchsägen."

„Aber eine äusserst seltene Erscheinung war eine ganz deutlich zu erkennende Pseudomembran auf der innern Fläche der Augenlider und auf der *Conjunctiva bulbi.* Dieselbe ist ziemlich dick, wenigstens 1½ Millimeter, und lässt sich leicht loslösen und mit einer Pinzette fast vollständig, ohne zu zerreissen, aufheben. Wir haben es hier also mit einer *Ophthalmia pseudomembranosa* zu thun, wie schon gesagt, ein höchst seltener Fall, den mein Vater nur erst 5- oder 6mal während seiner langjährigen Praxis beobachtet hat."

„Man könnte vielleicht einwenden, dass diese Membranen von der 2maligen Kauterisation der Schleimhaut mit *Argentum nitricum* herrührten und der dadurch gebildete Schorf seien. Jedoch haben die letzteren Membranen weder jene Konsistenz noch Kohäsion; sie sind weich, dünn und lassen sich leicht zerreissen. Offenbar hat bei diesem Kinde — und dafür sprechen die Pseudomembranen im Halse — eine Disposition zur Diphtheritis stattgefunden, wie sie sich in den ersten Lebensjahren so oft zu Entzündungen hinzugesellt. Mein Vater hat mir erzählt, er habe diese *Ophthalmia pseudomembranosa* bei Kindern beobachtet, die an weiter keinem Uebel als an Ausschwitzungen auf der Rachenschleimhaut litten."

Das in Spiritus aufbewahrte Präparat, das Guersant vorzeigte, glich einer Pseudomembran von ungefähr 1 Millimeter Dicke (diese geringere Dicke rührt von der Zusammenschrumpfung durch den Alkohol her) von weisser, ins Gelbliche spielender Farbe, welche die innere Fläche beider Augenlider, so wie die ganze *Conjunctiva bulbi*, vollständig bekleideten. Sie ging wie ein dicker, fester Vorhang über die Kornea hinweg und war so fest, dass sie nur bei starkem Ziehen zerriss.

---

3. Ueber Hypertrophie der Mandeln und deren Ausschneidung.

„Im St. Theresiensaale befindet sich ein 13jähriges Mädchen von ziemlich guter Konstitution, einem lymphatischen, aber nicht auffallend skrophulösen Temperamente. Die Kr. war vor 2 Jahren vom Scharlach heimgesucht, das mit Tonsillarangina begleitet war. Seit dieser Zeit ist sie mehreren Anfällen von Amygdalitis ausgesetzt gewesen, und in Folge dieser wiederholten Entzündung wurden die Mandeln hypertrophisch, und jetzt haben sie, besonders an der rechten Seite, eine ungewöhnliche Grösse. Wahrscheinlich in Folge dieser grossen Anschwellung der Mandeln schnarcht das Kind sehr stark, sehr geräuschvoll, und seit den wenigen Tagen, seitdem es im Saale sich befindet, beklagen sich alle Nachbarinnen, dass sie bei diesem posaunenartigen Schnarchen nicht schlafen könnten."

„Das äussere Ansehen des Mädchens ist eigenthümlich: das Antlitz ist stark geröthet, von einer Farbe, als wenn es stark von der Sonne verbrannt wäre; eben so ist die Haut der Arme auffallend roth und zwar desto röther, je näher man den Händen kommt. Es ist, als ob die Kapillarzirkulation nicht vollständig und frei genug stattfinden könne; diese Erscheinung kann man natürlich durch den hypertrophischen Zustand der Mandeln allein nicht erklären. Es fehlt bei dieser Kranken ein Symptom, das sonst immer bei Hemmungen und Beschwerden in der Respiration im jugendlichen Alter vorhanden zu sein pflegt; die Kranke nämlich athmet immer mit wohlgeschlossenem Munde, während die an Athmungshinderniss irgend einer Art leidenden Kinder stets mit offenem Munde zu athmen pflegen."

Das geräuschvolle Schnarchen ist also zur Zeit die einzige Beschwerde, woran das kleine Mädchen leidet. Obwohl kein Symptom von Bedeutung, keine eigentliche Gefahr der Erstickung vorhanden ist, so glaubte Hr. Guersant doch, die hypertrophischen Mandeln entfernen zu müssen, weil sie späterhin noch mehr anschwellen und dadurch oder durch Degeneration Gefahr bringen könnten. In Bezug auf die Entfernung hypertrophischer Mandeln, welche Operation in der That nicht so einfach ist, als sie erscheint, glaubte Hr. Guersant Einiges bemerken zu müssen.

„Zur Entfernung hypertrophischer oder verhärteter Mandeln bedienten sich sehr viele Wundärzte des einfachen Doppelhakens; damit ergriffen sie das Organ und hielten es nach der Seite hin vorgezogen, während das Messer wirkte. Andere bedienten sich der Museux'schen Hakenzange, die bekanntlich nur eine mit Doppelhaken versehene Pinzette ist. Beide, sowohl der einfache Haken als die Museux'sche Hakenzange, haben einen grossen Nachtheil: ist nämlich das Gewebe der Mandeln erweicht, — und in der That bewirkt oft die Entzündung eine solche Erweichung, — so reissen die genannten Instrumente durch. Was das schneidende Werkzeug betrifft, so haben Einige das Bisturi, Andere die Scheere vorgezogen; das Bisturi muss ein geknöpftes und die Klinge desselben eine Strecke weit umwickelt sein."

„Erst in letzterer Zeit hat man zur Ausschneidung der Mandeln, besonders bei Kindern, ein Instrument erdacht, das nicht ohne Vortheil ist: ich meine das Fahnestock'sche Instrument, das dazu bestimmt ist, die Mandel zu fassen und in einem Drucke zu entfernen. Anfänglich hat dieses Instrument nicht viele Anhänger gefunden; es geht in der Chirurgie mit neuen Mitteln, wie in der Medizin: man misstraut ihnen, und wenn man zu ihnen erst Vertrauen gefasst hat, so weiss man sie nicht genug zu loben. Kommt ein neues, etwas komplizirtes Instrument auf, so wird man natürlich nicht eher Vertrauen dazu haben, als bis man damit umzugehen weiss."

Hr. Guersant bedient sich des genannten Instrumentes in fast allen Fällen. Einige Wundärzte bedienen sich, um zur Einführung des Instrumentes und zum Erfassen der Mandel Raum zu gewinnen, des Spatels, womit sie bei Kindern die Zunge niederdrücken. Guersant verwirft dieses Mittel, weil der Spatel mehr im Wege ist als hilft. Er drückt die Zunge mit dem Stiele des Instrumentes selber hinab; ist damit die Zunge niedergedrückt und sind die Mandeln gehörig vor Augen getreten, so sucht man die voluminöseste Mandel zu erfassen.

Man stösst die Nadel, die dazu bestimmt ist, den kranken Theil aufzuspiessen, vor, und indem man nun den Ast, welcher die schneidende Portion des Instrumentes trägt, aufhebt, schneidet man mittelst eines einzigen Druckes ziemlich schnell die Mandel ab. „Seitdem ich den Spatel weglasse und mich lediglich dieses Instrumentes bediene, ist es mir stets gelungen, mit Leichtigkeit und Sicherheit und mit dem besten Erfolge die Mandel zu entfernen. Ich habe gesagt, dass man stets mit der voluminösesten Mandel den Anfang machen müsse. Der Grund hiervon ist sehr einfach. Es ist möglich, dass nach der ersten Operation, die gewissermaassen durch Ueberraschung geschieht, das Kind durchaus verweigert, einer zweiten Operation sich hinzugeben. Hat man die voluminöseste Parthie entfernt, so hat man, wenn auch nicht Alles, doch das Meiste gethan; hat man aber die kleinste Mandel zuerst weggenommen, so bleibt das Meiste zu thun übrig."

„Was nun unsern jetzigen Fall betrifft, so haben wir es mit einem reifern Kinde zu thun, das vernünftig genug ist, keinen Widerstand zu leisten. Die voluminöseste Mandel ist die rechte; sie erscheint wie in mehrere Lappen gefurcht; ihre Dicke und ihre lappige Struktur lassen fürchten, dass sie nur schwer in die Oeffnung des Instrumentes hineinzubringen sein wird. Je kugeliger die Mandel ist, desto leichter geht sie in das Instrument, zumal wenn sie nicht von gar zu grossem Durchmesser ist. Was die Hämorrhagie betrifft, die nach der Ausschneidung der Mandel eintreten könnte, so ist sie nicht gar zu sehr zu fürchten, zumal bei sehr jungen Kindern. Bei älteren Subjekten fliesst gewöhnlich eine grössere Menge Blut aus, und zwar desto mehr, je älter das Subjekt ist. Nie habe ich, obgleich ich die Operation unzählige Male gemacht habe, bei einem Kinde eine beunruhigende Blutung nachkommen gesehen. Ein einziges Mal hat bei einem Erwachsenen die Blutung etwas lange gedauert und war so reichlich, dass eine Kauterisation der Wunde mit dem Glüheisen nothwendig wurde."

„Was nun unsere Kranke betrifft, — was wird der Erfolg der Operation sein? Wahrscheinlich wird sie nach derselben nicht mehr so laut schnarchen, und es wird der Möglichkeit vorgebeugt, dass die Degeneration der Mandeln zunimmt und zu anderen Uebeln führt. Weiter aber werden wir nichts erreichen. In der Respiration ist durchaus kein Hinderniss vorhanden. Die Kr. spricht durch die Nase; vielleicht wird durch die Operation auch die Sprache besser. Was die bläuliche Röthe der Hände und Arme und die eigenthümliche Gesichtsfärbung betrifft, so glaube ich kaum, dass die Operation darauf Einfluss haben wird."

4. *Pes equinus varus;* Sehnendurchschneidung, wann sie zu machen; Anwendung von Halbstiefeln.

„In demselben Saale befindet sich ein kleines, 2 Jahre altes Mädchen, das am rechten Beine diejenige angeborene Missbildung hat, die man *Pes equinus varus* genannt hat. Das Kind geht noch nicht; es wäre gut, wüssten wir, ob das Kind vielleicht schon eine Zeit lang gegangen ist, — Etwas, das man sehr leicht erfahren kann. Das Kind ist zart und hat nur magere Gliedmaassen; das linke Bein ist durchaus normal und wohlgestaltet. Der rechte Fuss dagegen steht mit der Fussohle stark nach innen, mit dem äussern Rande nach unten; die Ferse ist durch die Achillessehne nach oben gezogen. Der einfache Pferdefuss (*Pes equinus simplex*) ist viel seltener als der mit Varus komplizirte. Beim einfachen Pferdefusse ist die Ferse durch durch Verkürzung der Achillessehne stark in die Höhe gezogen, so dass nur die Fusspitze auf der Erde ruht. Beim Varus ist aber der Fuss nach aussen oder vielmehr die Fussohle nach innen gedreht, so dass der äussere Fussrand auf der Erde ruht. Diese Komplikation von *Pes equinus* und Varus ist es, mit der wir es hier zu thun haben."

„Was die Tenotomie betrifft, so dürfen wir wohl sagen, dass, wenn sie zu Etwas gut gewesen, wenn sie glückliche Erfolge gebracht hat, so war es bei Klumpfüssen der Kinder, beim Schiefhalse, abhängig von Verkürzung des Sternokleidomastoideus, und allenfalls beim Strabismus. Wir haben in Bezug auf unsere kleine Patientin zuvörderst zu erörtern, bei welchen Kindern man von der Tenotomie am meisten zu erwarten habe und ob man sie operiren müsse, bevor sie zu laufen anfangen, oder erst, wenn sie einige Schritte gehen können. Was diese Frage betrifft, so glaube ich die Beobachtung gemacht zu haben, dass bei sehr jungen Kindern, die noch nicht gehen, die Heilung oder wenigstens der Erfolg der Tenotomie viel langsamer und mit weniger Sicherheit eintritt. Die Kinder, die schon Gelegenheit gehabt haben, ihre Muskeln zu üben, und die schon zu gehen gewohnt waren, gewähren im Allgemeinen befriedigendere Resultate. Ich operire demnach jetzt Klumpfüsse nicht früher, als bis die Kinder zu gehen angefangen, so dass die Muskeln und unteren Gliedmaassen mehr Energie und Aktivität erlangt haben."

„Unsere kleine Patientin befindet sich gerade so, wie wir es wünschen; sie ist kräftig genug zum Gehen, und vielleicht ist sie auch schon gegangen. Man muss aber nicht gleich in allen Fällen ohne

Weiteres auf die Operation losgehen; man muss zuerst untersuchen, ob die Missgestalt angeboren war oder nicht, und wie im letztern Falle das Glied vorher beschaffen gewesen. Es giebt Klumpfüsse, welche die Folge von Lähmung eines oder mehrerer Muskeln des Fusses sind; bei solchen ist offenbar jede Operation unnütz. Es giebt ferner Kinder, die, so lange sie die Brust nahmen, an Konvulsionen litten und dann in Folge von Hemiplegie oder Paralyse eine Muskelverkürzung, die Klumpfuss bewirkte, erlitten. Dass hier die Sehnendurchschneidung, wie überhaupt jede mechanische Einwirkung, nutzlos sein muss, brauche ich nicht zu sagen. Es würde hier vielmehr darauf ankommen, den paralysirten Muskeln ihre Kontraktilität wiederzugeben und das normale Gleichgewicht zwischen den antagonistischen Muskeln wiederherzustellen. In allen diesen Fällen hat man es nicht mit angeborenem, sondern mit später nach der Geburt entstandenem Klumpfusse zu thun."

„Operirt man an einem Gliede, an dem ein Theil der Muskeln paralysirt ist, so ist man verpflichtet, auf die Muskeln zu wirken, die ihre kontraktile Thätigkeit noch besitzen. Ein *Pes equinus* z. B., der durch Retraktion der Wadenmuskeln in Folge des durch Lähmung aufgehobenen Antagonismus derselben bewirkt worden, wird und kann durch die Durchschneidung der Achillessehne nicht geheilt werden. Man wird zwar durch diese Operation den Fuss in eine richtige Lage bringen, aber er wird, da die vorderen Muskeln nicht wirken, nicht in dieser Lage verbleiben, sondern durch die nach der Vernarbung wieder aktiv gewordenen Zwillingsmuskeln und den Soleus abermals in einen Pferdefuss hinaufgezogen werden."

„Demnach sind bei der Operation des Klumpfusses viele Umstände zu bedenken. Zuerst ist das Alter des Subjektes in Betracht zu ziehen, dann die Art der Entstehung des Klumpfusses. Was unsere kleine Kranke betrifft, so giebt es Nichts, was uns berechtigt, anzunehmen, dass einige Muskeln gelähmt sind; es ist kaum zu bezweifeln, dass die Achillessehne allein verkürzt ist und dass ihre Durchschneidung hinreichen wird, die Deformität dauernd zu beseitigen."

„Noch ein Wort, ehe ich diesen Gegenstand verlasse. Die Operation allein ist nicht ausreichend; die richtige Nachbehandlung vollendet sie erst. Hierher gehören besonders die Mittel, den Fuss in der Lage zu erhalten, in die er nach der Operation gebracht worden, und zwar geschieht dies bekanntlich durch passende Pantoffel oder Halbstiefel."

5. Harninfiltration bei einem Knaben in Folge von Berstung der Harnröhre durch Urinverhaltung.

„Im Saale St. Côme befindet sich ein 2 Jahre alter Knabe, der am 31. März zu uns gebracht wurde. Es ist dies ein kräftiger, grosser, fetter, munterer Junge. Nach Aussage seiner Eltern bekam er 14 Tage vorher plötzlich eine Harnverhaltung. Bei der ersten Besichtigung fanden wir den Hodensack enorm ausgedehnt, von der Grösse eines Strausseneies. Auch der Penis war geschwollen, die Vorhaut lang und infiltrirt, jedoch schien keineswegs eine Gangräneszenz im Anzuge, indem weder livide noch schwarze Flecke zu sehen waren. Vergeblich suchte man nach der Harnröhrenmündung; es war vollständige Phimose vorhanden, und es wurde kein Anstand genommen, die Vorhaut zu spalten, worauf die Urethralmündung sogleich vor Augen trat. Am untern Theile des Unterleibes bildete die Blase eine kugelige, schmerzlich anzufühlende Geschwulst. Eine in die Harnröhre geführte Sonde gab der Hand eine eigene Empfindung; denn nachdem ich die Sonde etwa 5—6 Centimeter vorgeschoben hatte, hatte ich das Gefühl, als ob das Instrument in eine Höhlung eindringt und dann erst wieder in einen engen Kanal gelangt, um endlich in die Blase zu kommen. Es trat eine grosse Menge Urin aus, und das Kind schien sich erleichtert zu fühlen."

„Ich machte in den Hodensack einige tiefe Einschnitte, aus denen eine ganze Menge Serum, das aber nicht mit Urin gemischt war, ausfloss. Dadurch wurde der Knabe sehr erleichtert; die Spannung der Genitalien hörte auf, und bald hatten sie ihr natürliches Volumen wieder. Am Morgen darauf bekam der Knabe ein Bad, und da er wieder nicht Urin lassen konnte, die Blase aber sehr ausgedehnt war, so wurde der Katheter abermals eingebracht, wobei die operirende Hand dieselbe Empfindung hatte, wie früher. Ausserdem schien der Katheter über etwas Runzeliges und Hartes in der Harnröhre hinüberzufahren. Nach dieser zweiten Einführung des Katheters scheint der Knabe den Urin gut lassen zu können und bessert sich zusehends."

„Ich glaube," sagt der Prof., „dass wir es hier mit einer von einem in der Harnröhre sitzenden Steine bewirkten Urinverhaltung und darauf folgender Zerreissung des Kanals zu thun haben. Die Höhlung, wohin dem Gefühle nach der Katheter gedrungen ist, halte ich für das Resultat dieser Zerreissung, und ich erkläre mir so die Infiltration des Skrotalzellgewebes."

„Es geschieht oft, dass bei Kindern, deren Blase eine sehr grosse

Kontraktionskraft besitzt, kleine Harnsteine in die Harnröhre gedrängt werden; bisweilen gelangen sie bis zum Meatus, wo sie fest sitzen bleiben und von wo sie mittelst eines kleinen Einschnittes entfernt werden müssen. Manchmal bleiben aber die Steine innerhalb der Harnröhre selber haften; sie bewirken alsdann eine Urinverhaltung, eine konsekutive Verbrandung, wovon wir im vorigen Jahre in demselben Saale ein Beispiel hatten."

„Zwar bin ich dessen bei unserm kleinen Patienten noch nicht gewiss, aber ich glaube, dass bei ihm ein Stein in der Harnröhre steckt; vielleicht fühlen wir ihn darum nicht deutlich genug, weil er in die durch Zerreissung bewirkte Höhle gelangt sein kann. Was aber bei diesem Falle merkwürdig ist, ist die Abwesenheit einer allgemeinen und grossen Harninfiltration, die in diesem Falle nur sehr beschränkt gewesen ist. Jetzt ist Alles zur Norm so ziemlich wieder zurückgebracht; die aus den Einschnitten aussickernde Flüssigkeit hat einen etwas fötiden Geruch, aber eine Gangräneszenz ist nicht zu besorgen."

IV. Das Wissenswertheste aus den neuesten Zeitschriften und Werken.

1. Einige Bemerkungen über die Tuberkelsucht und besonders über die Lungentuberkeln der Kinder, von P. Hennes Green.

Wir kommen noch einmal auf diesen in den *Medico-Chirurgical Transactions, Vol.* XXVII, 1844, enthaltenen Aufsatz, von dem wir bereits (s. dieses Journal Bd. III, Heft 1, S. 72, Juli 1844) Erwähnung gethan, zurück. Wir führen noch Einiges daraus etwas vollständiger an.

Der Hauptcharakter, welcher die Lungensucht der Kinder von der Erwachsener unterscheidet, besteht darin, dass bei jenen die Tuberkelablagerung eine grössere Fläche einnimmt, schneller sezernirt wird und weit häufiger mit Tuberkelablagerung in anderen Theilen komplizirt ist. Daher sterben Kinder oft an Phthisis, bevor das Uebel das dritte Stadium erreicht hat, während andererseits die ausgedehnte Verbreitung der Tuberkelmaterie die Diagnose der Krankheit bei Kindern sehr dunkel und schwer macht. Noch mehr wird die Phthisis bei Kindern durch häufig vorkommende Tuberkelentartung in den Bronchialdrüsen charakterisirt, wodurch sich die Bronchialphthisis bildet, eine lediglich der Kindheit zukommende Form.

Was die Diagnose der Kavernen betrifft, wenn solche vorhanden sind, so wird sie dadurch erleichtert, dass sie gewöhnlich im untern und mittlern Lappen ihren Sitz haben und fast immer nur auf eine Lunge beschränkt sind.

Der Beweis, dass die Tuberkelsucht der Lungen bei Kindern viel häufiger mit Tuberkelbildung in anderen Theilen komplizirt ist, als bei Erwachsenen, geht aus der Vergleichung der von Louis angegebenen Data mit denen des Verfassers hervor. Nach Louis fanden sich in 358 Fällen von tuberkulöser Lungensucht noch Tuberkeln im Gehirne 1mal, in den Bronchialdrüsen in $\frac{1}{8}$ der Fälle, in den Gekrösdrüsen in $\frac{1}{3}$ der Fälle, in der Leber in 2 Fällen, in den Nieren 2mal in 170 Fällen; andererseits fand sich Ulzeration des Kehlkopfes in $\frac{1}{4}$ der Fälle, Ulzeration des Darmkanals in $\frac{4}{5}$ der Fälle. — Bei Kindern aber fanden sich Tuberkeln in den Bronchialdrüsen 110mal in 112 Fällen, in den Gekrösdrüsen in der Hälfte der Fälle, in der Leber in $\frac{1}{5}$ der Fälle, in den Nieren in $\frac{1}{11}$ der Fälle; aber Ulzeration des Kehlkopfes fand sich nur 1mal und Ulzeration des Darmkanals 16mal in 112 Fällen.

Die physikalischen Zeichen sind, wie sich denken lässt, selten so wohl markirt, wie bei Erwachsenen, und die kleinen Kinder sterben, bevor der Arzt im Stande ist, zu entscheiden, ob in der Lunge Kavernen sich befinden oder nicht. Die Ursache hiervon liegt darin, dass die auch in anderen Organen abgelagerten Tuberkeln Erscheinungen hervorrufen können, welche die Lungenaffektion vollständig maskiren; im Gehirne sitzend, bewirken sie Hydrokephalus oder Meningitis, unter dem Brustfelle Pleuritis, im Unterleibe Peritonitis oder Intestinalulzeration. Diese Komplikationen unterminiren die Kräfte des kleinen Patienten, und der Tod erfolgt lange vorher, ehe er dem Lungenleiden gemäss eingetreten sein würde.

Die Schwierigkeit der Diagnose wird noch dadurch vermehrt, dass Kinder unter 5 Jahren fast niemals auswerfen; sie schlucken Alles nieder, und Hämoptoe ist ein äusserst seltenes Symptom. Die Symptome, welche beim Erwachsenen das hektische Fieber ausmachen, sind bei Kindern selten so beisammen, um dasselbe Bild zu gewähren.

Was die Tuberkelentartung der Bronchialdrüsen betrifft, so waren diese in einigen Fällen so geschwollen und vergrössert, dass sie schon durch ihre mechanische Wirkung gewisse Symptome hervorrufen mussten; in vielen Fällen hingen sie mit Kavernen in den Lungen und Bronchien zusammen, und diese Fälle sind es, die allein den Namen Bronchialphthisis verdienen. Versteht man die Bezeichnung Bronchialphthisis so, wie eben angegeben, so ist diese Form allein auf das Kindesalter beschränkt; sie ist hier, wie bereits angegeben, nicht selten. Führen wir hier den Verf. wörtlich an:

„Die vergrösserten Bronchialdrüsen können durch ihren blossen Druck auf die zunächst gelegenen Gebilde oder durch Perforation derselben eigenthümliche Symptome, die man kennen muss, um sie richtig zu beurtheilen, hervorrufen. Ist es die Aorta und die Pulmonararterie, die Hohlvene, oder sind es die Lungenvenen, welche von den tuberkelartig entarteten Drüsen komprimirt werden, so muss der Blutlauf mehr oder minder gehemmt werden. Tonellé hat einen Fall erzählt, in dem die obere Hohlvene vollständig durch eine komprimirende Bronchialdrüse verstopft war, und ich habe einen Fall gesehen, wo die Pulmonararterie zwischen zwei ungeheuern Drüsen gänzlich abgeplattet war. Aus solcher Kompression der grossen Blutgefässe können Pulmonarapoplexie, tödtliche Blutung, seröse Ergiessungen oder Symptome, die denen einer Herzaffektion vollkommen gleichen, entspringen. Sind es die Luftröhre, die Luftröhräste oder die Lungen, welche die Kompression von den Drüsen erleiden, so müssen die Symptome wieder anderer Art sein. Drücken die Drüsen auf die untere Portion der Luftröhre, so erzeugt sich, wie Rilliet und Barthez gefunden haben, ein lauter, sonorer Rhonchus, der eine beträchtlich lange Zeit anhält. Der Druck auf die Luftröhräste bewirkt mehr oder weniger Schwächung des Athmungsgeräusches, welche dadurch merkwürdig ist, dass sie intermittirt, das heisst, dass das Athmungsgeräusch bisweilen kaum vernehmbar, bisweilen aber wieder vollkommen deutlich wird. — Ist es der Vagus oder dessen Aeste, die von den vergrösserten Bronchialdrüsen komprimirt werden, so giebt sich dieses durch eigenthümliche Modifikationen der Stimme und des Hustens kund; die Stimme ist heiser, bisweilen ganz fehlend, oder sie wechselt zwischen Heiserkeit und Aphonie; der Husten ist ebenfalls häufig rauh oder kommt in Anfällen, die denen des Keuchhustens vollkommen gleichen, nur dass nicht Erbrechen folgt; oder die Hustenanfälle gleichen dem Asthma, bestehend in vollständiger Oppression des Athems, Angst, Aufregung, Kongestion nach dem Kopfe und kalten, zähen Schweissen."

„Bewirken die tuberkulösen Bronchialdrüsen Perforation in den benachbarten Gebilden, so sind die Symptome wieder anders; sie sind verschieden nach der Art des perforirten Theiles. Ist die Pulmonararterie perforirt worden, so tritt eine tödtliche Blutung ein; ist es die Lunge, so folgt Pneumothorax; ist es der Oesophagus, so tritt erschwertes und mit Husten begleitetes Schlingen ein. Freilich sind diese Erscheinungen nicht pathognomonisch, d. h. sie können auch einem ganz andern Zustande angehören, aber sie sind doch charakteristisch, namentlich in Verbindung mit allen übrigen Erscheinungen."

In Bezug auf die Diagnose der Bronchialphthisis der Kinder bemerkt der Verf.:

„Zeigt ein Kind eine Reihe von Erscheinungen, welche Schwindsucht andeuten, ohne dass wir im Stande sind, physikalische Zeichen der Gegenwart von Tuberkeln in den Lungen oder im Bauche zu entdecken, so haben wir Grund, zu vermuthen, dass die Bronchialdrüsen tuberkulös geworden sind. Die Vermuthung wird aber zur Gewissheit, sobald die Bronchialdrüsen, was durchaus nicht lange ausbleiben kann, durch Druck oder Eiterung auf die umgebenden Gewebe wirken. Da diese nur nach und nach affizirt werden, so tritt uns eine Reihe von Symptomen entgegen, die wir auf keine andere Quelle als auf diese zurückführen können. Die Augenlider werden ödematös, und im Verhältnisse zum Drucke der Hohlvene erstreckt sich das Oedem über das ganze Antlitz, welches bisweilen bleich, bisweilen venös gefärbt erscheint. Das Oedem kommt und verschwindet mehrmals während der Krankheit. Der Husten verändert plötzlich seinen Charakter und kommt in Anfällen, wie der Keuchhusten; die Stimme wird heiser und kann eine Zeit lang ganz fehlen; Anfälle von Asthma oder Erstickung, als wenn eine Herzkrankheit da wäre. Bei der Untersuchung der Brust hört man einen lauten, tönenden Rhonchus, der eine Zeit lang anhält, dann verschwindet und anderartigem Rasseln Platz macht. Rechnet man diese Erscheinung zu den rationellen Zeichen der Phthisis hinzu, so kann man ziemlich bestimmt eine tuberkulöse Vergrösserung der Bronchialdrüsen diagnostiziren."

---

2. Ueber die Periodizität mancher Krampfformen bei Kindern und über die gute Wirkung des Strychnins dagegen.

In der *Lancet* vom 26. Juli 1845 findet sich ein kleiner, nicht uninteressanter Aufsatz über diesen Gegenstand von Dr. Pedduck in

London. Die periodische Wiederkehr gewisser Krampfformen ist an und für sich schon von grossem Interesse, aber auch in Bezug auf Behandlung, denn diese wird eine zwiefache, nämlich ein Verfahren während und ein Verfahren zwischen den Anfällen begreifend. Miss H., ein 14 Jahre altes Mädchen, noch nicht menstruirt, wurde vor 6 Jahren aus einer Schaukel geschleudert, und zwar mit dem Kopfe gegen einen Stein. Es folgte heftiger Kopfschmerz der Stirngegend, der 14 Tage anhielt; dann wurde die rechte Hand kontrahirt, und der Kopfschmerz hörte auf. Drei Wochen blieb die Hand geschlossen, dann öffnete sie sich von selber, und nun kam der Kopfschmerz wieder. Die Hand blieb offen, und die Miss konnte sie beliebig gebrauchen; der Kopfschmerz blieb aber anhaltend. Abermals nach 3 Wochen schloss sich die Hand wieder, und zwar ebenfalls unter Aufhören des Kopfschmerzes. Ausserdem, dass die Kranke keinen Kopfschmerz hatte, so lange die Hand geschlossen war, befand sie sich auch während der Zeit besser, als während die Hand offen war. So dauerte der Zustand bis jetzt, also 6 Jahre lang, nämlich ein regelmässiger, 3wöchentlicher Wechsel zwischen Schliessen und Oeffnen der Hand mit Fehlen und Dasein des charakteristischen Kopfschmerzes. Nur im letzten Sommer schienen die Anfälle sich etwas zu verlängern; einmal nämlich blieb die Hand 2 Monate lang offen bei beständigem Stirnschmerze.

Diese höchst merkwürdigen Erscheinungen schreibt Hr. P. einer durch Gegenstoss (*contre-coup*) bewirkten Kompression oder Konkussion des obern Theiles des Rückenmarkes zu. Er weiss aber nicht, wie er den sonderbaren Wechsel zwischen Schliessung der Hand und dem Kopfschmerze und das periodische Auftreten erklären soll.

Es sind ihm noch zwei andere Fälle vorgekommen, die wenigstens beweisen, dass bei Erschütterung des Rückenmarkes Stirnschmerz vorhanden ist. So bei einem Knaben, welcher mit dem Kopfe auf das Pflaster niederstürzte; nachdem er sich erbrochen hatte, bekam er einen heftigen, andauernden Stirnschmerz; der Magen konnte Nichts bei sich behalten; Druck auf die oberen Halswirbel war sehr empfindlich. Stirnschmerz, Erbrechen und Empfindlichkeit wurden durch Applikation von Blutegeln auf die oberen Halswirbel und durch horizontale Lage beseitigt.

Zu bemerken ist noch, dass bei der Miss H. jede Bemühung, die Hand, wenn sie geschlossen war, zu öffnen, unmöglich war, dass der Schweiss eigenthümlich sauer roch und dass sie über Empfindlichkeit längs der Wirbelsäule klagte. Sie bekam 3mal täglich $\frac{1}{12}$ Gran

Strychnin in Pillen, ausserdem wandernde Senfteige längs der Wirbelsäule, Waschungen der Hand mit Seifenwasser, säuretilgende Diät. — Diese Mittel nur, wenn die Hand geschlossen war.

War die Hand offen, so wurden Dampfbäder gegeben, innerlich die Senega mit schwefelsaurer Magnesia. Die Heilung war vollständig.

---

3. Ueber den *Hydrocephalus lentus infantum* und *Hydrocephalus ex inanitione*, von Dr. Joh. Rechitz, prakt. Arzte in Pesth.

Dieser Aufsatz, der sich auch in den Pesther Jahrbüchern (*Magyar orvos-sebészi etc.*), August 1844, befindet, wurde vom Verf. in der medizinischen Gesellschaft von Pesth und Ofen vorgelesen.

Nach einer kurzen Darstellung des heutigen Standpunktes der Lehre von den Gehirnkrankheiten geht Verf. zu seinem Gegenstande über. Abgerechnet den Wasserschlag (*Hydrocephalus hyperacutus*) nach Gölis, der die am schnellsten verlaufende Form darstellt, steht der gewöhnliche akute Hydrokephalus der Kinder auf dem einen und der chronische Wasserkopf auf dem andern Ende. Zwischen beiden Extremen in Bezug auf den Verlauf giebt es bei Kindern noch zwei Formen, von denen der Verf. hier sprechen will.

Diese beiden Formen sind ebenfalls gefährlich, und es wird sich bald zeigen, dass sie nicht ohne Wichtigkeit für den praktischen Arzt sind. Beide Formen haben etwas Heimtückisches in ihrem Verlaufe; sie sind schleichend, bilden sich aus ohne bemerkbare Symptome und sind gerade deshalb desto tödtlicher. Im Leben ahnt man in vielen Fällen ihr Dasein ganz und gar nicht, und erst die Leichenöffnung giebt davon Kunde.

Die eine dieser beiden Formen nennt der Verf. *Hydrocephalus lentus infantum* zum Unterschiede von dem *Hydrocephalus acutus* auf der einen und dem *Hydrocephalus chronicus* auf der andern Seite. Die zweite Form nennt Verf. *Hydrocephalus ex inanitione*, und es geht aus seiner Schilderung hervor, dass sie nichts weiter ist, als die in unserm Journale für Kinderkrankheiten mehrmals beschriebene, von Marshall Hall so genannte Hydrenkephaloid-Krankheit.

Wir haben uns hier mit der erstern Form zu beschäftigen, weil wir darin vielleicht etwas Neues sehen.

Der *Hydrocephalus lentus* befällt gewöhnlich Kinder von 1 bis

2 Jahren und ist gewöhnlich die Folge vorangegangener ernster Krankheiten, der Gastrosen, Katarrhe, Masern, Fieber u. s. w. Hat das Kind eine dieser Krankheiten überstanden, so folgt keine rechte Genesung; es bleibt mürrisch, verdrüsslich, apathisch, hat keinen rechten Appetit, schwitzt häufig, besonders des Morgens, ist hartleibig, verstopft. Es vergehen Wochen, und man wartet vergeblich, dass das Kind wieder frisch und munter werde und zu seinen Spielen zurückkehre. Die Angehörigen so wie der Arzt fühlen, dass dem Kinde noch etwas fehle, aber es findet sich keine Hindeutung auf eine bestimmte Krankheit. Bald aber treten ernstere Erscheinungen ein; das Kind verfällt ohne irgend eine aufzufindende Ursache in Krämpfe; die Krämpfe sind nicht von Bedeutung, gehen bald vorüber, hinterlassen nur eine grosse Schwäche, aber im Uebrigen befindet sich das Kind wieder wie früher. Bald jedoch stellen sich die Krämpfe wieder ein, und so geht es eine Zeit lang fort. Die Pausen zwischen den Krämpfen werden kürzer, und sie haben bisweilen einen vollständig intermittirenden Typus, indem sie sich regelmässig wiederholen, mit blauer Färbung des Antlitzes, kalten Extremitäten, allgemeinem Zittern beginnen, und in diesen hat wirklich das Chinin sich sehr wirksam gezeigt. (Sollten dies nicht Fälle von wirklichem Wechselfieber gewesen sein, wie Ref. ganz ähnliche bei kleinen Kindern gesehen hat? Wenn bei unrichtiger Behandlung durch ein Verkennen eines solchen Wechselfiebers die Kinder gestorben sind, so findet man allerdings etwas Serum in den Gehirnhöhlen, aber es folgt daraus noch nicht, dass die Krankheit ursprünglich Hydrokephalus gewesen war. Ref.) In anderen Fällen kamen die Krampfanfälle nicht typisch, und hier half auch das Chinin nichts, sondern nach Umständen Reizmittel oder, wo Kongestion vorhanden war, Blutegel und Ableitungsmittel.

Werden diese und ähnliche Mittel nicht konsequent angewendet, so verfallen die Kinder bald wieder in den frühern und wohl noch in einen ärgern Zustand. Die Kinder werden verdrüsslich, mürrisch, schlafen unruhig, seufzen tief und zucken im Schlafe, haben auch bei Tage leichte Konvulsionen der Extremitäten und Verzerrungen des Gesichts, das überhaupt den Ausdruck tiefen Leidens hat. Sonst ist aber weder der Puls noch die Hautwärme, noch der Zustand der Pupillen verändert; nur der Urin ist sparsam und die Darmausleerung träge. Bei diesem Zustande fangen die Kinder an, abzumagern; die Augen liegen tief in der Augenhöhle, sind trübe, etwas geröthet und während des Schlafes halb geschlossen, so dass man das Weisse des Auges sieht.

Der Schlaf ist unruhig, nicht erquickend; die Kinder zeigen jedoch noch volles Bewusstsein; sie erkennen geliebte Personen, wünschen das Bett zu verlassen und befinden sich aufrecht nicht schlimmer als in liegender Stellung. Allmälig aber stellt sich ein lähmungsartiger, schlafsüchtiger, torpider Zustand ein; die Kinder wollen immer schlafen; sie öffnen nur dann und wann die kleinen röthlichen Augen; die Pupille ist erweitert, der Puls klein und frequent; die Gesichtszüge erscheinen ganz verändert, und unter leichten Zuckungen erfolgt der Tod.

In allen Fällen fand der Verf. seröse Ergiessung in den Gehirnhöhlen.

Offenbar ist diese Krankheit, wenn der Symptomenkomplex wirklich so ist und wenn die in den Hirnhöhlen vorgefundene Ergiessung wirklich als Ursache dieses Symptomenkomplexes zu betrachten, vom grössten Interesse für den praktischen Arzt. Denn gerade, weil keine stürmischen Erscheinungen eintreten, die den Arzt auf ein Hirnleiden aufmerksam machen, wird das Studium derselben eine ganz besondere Nothwendigkeit. Ref. fürchtet aber, dass dem nicht ganz so sei, wie Verf. angenommen hat; Ref. glaubt nämlich, dass die in den Leichen vorgefundene Ergiessung in den Gehirnhöhlen — in vielen Fällen wenigstens — nicht die eigentliche Krankheit ist, sondern eine spätere Wirkung der Krankheit, wie man bei sehr vielen verschiedenen Kinderkrankheiten diese Ergiessung findet, ohne dass der Zustand eigentlich Hydrokephalus gewesen. Die eigentliche Krankheit bei dem vom Verf. so schön zusammengestellten Symptomenkomplexe scheint dem Ref. sehr verschiedener Art zu sein: zuerst und vor Allem schlechte Digestion und Assimilation entweder in Folge schlechter Nahrungsmittel oder schlechter Verdauungsthätigkeit und ein daraus hervorgehender chlorotischer Zustand; zweitens Wechselfieber, die bei Kindern viel häufiger sind, als man annimmt, sich bei ihnen meist mit ganz anderen Symptomen zeigen, als bei Erwachsenen, und daher leicht verkannt werden; drittens vielleicht verkannte Helminthiasis. Ref. will und kann allerdings nicht behaupten, dass es nicht eine chronische Affektion der Arachnoidea und des Gehirns selber geben könne, die zu einer allmäligen Ergiessung führt und somit des Verfassers Annahme vollkommen rechtfertigt; Ref. meint nur, dass, da eine anhaltende Ueberfüllung der Blutgefässe des Gehirns, sei sie aktiver oder passiver Art, auch zuletzt Ergiessung bewirkt und solche Kongestion in sehr vielen krankhaften Zuständen bei Kindern sich erzeugt, der Verf. nicht berechtigt ist, die hier geschilderten Symptome Hydrokephalus zu nennen. Denn der Hydrokephalus ist hier nur der Ausgang des krankhaften Zustandes, nicht die Krankheit selber.

Indessen verdient der Verf. unsern besten Dank dafür, dass er den Gegenstand zur Sprache gebracht, und wir müssen ihm deshalb auch in den anderen Abschnitten getreu folgen.

Differentielle Diagnose. Der Verf. stellt die Krankheiten zusammen, mit denen der von ihm so genannte *Hydrocephalus lentus* seiner Ansicht nach verwechselt werden könnte; diese sind: chronische Meningitis, Gehirnerweichung, Hirntuberkeln. Die chronische Meningitis ist bei Kindern seltener; ferner ist sie mit heftigem Kopfschmerze begleitet, der besonders bei der Bewegung sich vermehrt und gewöhnlich auf eine Stelle beschränkt ist; ferner ist Erbrechen, ungewöhnliche Empfindlichkeit der Augen und Ohren vorhanden, — alles dieses fehlt in dem vom Verf. geschilderten Zustande. — Die Gehirnerweichung, auch langsam und allmälig sich bildend, ist gleich Anfangs mit Paralysen, Torpor eines oder des andern Sinnesorganes, Verlust der Sprache, Abnahme der Seelenfunktion, Hemiplegie u. s. w. begleitet. — Die Hirntuberkeln geben selber nicht immer durch bestimmte diagnostische Merkmale sich kund, und es ist daher sehr schwierig, wenn sie vorhanden sind, den hier genannten Zustand davon zu unterscheiden; nur der Umstand, dass die Gehirntuberkeln vorzugsweise bei skrophulösen Subjekten vorkommen, giebt einigen Anhalt.

Wir übergehen das Meiste von dem, was der Verf. über Aetiologie seines *Hydrocephalus lentus* sagt. Was die nächste Ursache betrifft, so finden wir beim Verf. nichts Neues; er lässt es ziemlich unentschieden, ob die Ergiessung stets die Folge von Entzündung ist oder in Folge blosser Exsudation durch Schwäche der Gefässe oder in Folge von Exosmose eintritt. Wahrscheinlich geschieht die Ergiessung sowohl auf eine wie auf die andere Weise; wir wissen noch sehr wenig darüber, alles dessen ungeachtet, was die Autoren gesagt haben.

Als veranlassende Ursachen giebt der Verf. an: 1) einen subakuten Reizungs- oder Entzündungszustand der Gehirnhäute, sekundär durch Zahnreiz, durch organische Gehirnleiden u. dgl. bewirkt; 2) bestimmte Krankheitsprozesse, namentlich rheumatische Entzündungen, Erysipelas; 3) Epidemieen, die zu Exsudationen tendiren; 4) Inanition oder Erschöpfung der Lebenskraft durch deprimirende Einwirkungen und sehr erschöpfende Behandlung.

Die Prognose ist im Allgemeinen schlecht, schon deshalb, weil die Krankheit nicht immer gleich erkannt wird, und dann, weil geringe Reaktivität vorhanden ist. Tritt Reaktion ein, wird die Haut wärmer, hebt und beeilt sich der Puls, wird der Schlaf ruhiger, das Kind etwas lebhafter, so wird die Prognose besser.

Die Behandlung besteht vorzugsweise in Hebung der Reaktion und in milder Ableitung vom Gehirne; er räth zu milderen, öffnenden Mitteln und zu gelinden Hautreizen. Seine Mittel sind: *Kali aceticum* mit *Oxym. Squillae* in einem *Dec. Althaeae,* später Kampher in kleinen Dosen mit Digitalis, Ipekakuanha in kleinen Dosen, Senfteige, Blasenpflaster, warme Senfumschläge auf die Füsse; bei spröder, trockener Haut Waschungen mit Weinessig; bei starkem Sinken der Kräfte Arnika, Kalamus, Kampher, selbst Moschus. Die Diät muss leicht, aber nahrhaft sein; frische, gesunde Luft. Ref. meint, dass letztere, nämlich eine frische, gesunde Luft, namentlich Seeluft, leichte Abführmittel und — Chinin die beste Medikation bilden.

V. Verhandlungen gelehrter Vereine und Gesellschaften.

Académie de médecine in Paris.

Ueber angeborene Hasenscharte und wann und wie operirt werden muss.

In der Sitzung vom 25. Mai hält Hr. Paul Dubois, indem er drei von ihm operirte Kinder vorstellt, über diesen Gegenstand folgenden Vortrag: „Ich habe das Wort verlangt, um der Akademie eine Mittheilung zu machen, von der ich wohl hoffe, dass sie sie nicht ohne Interesse finden werde. Sie betrifft eine Krankheit, gegen welche die Kunst sehr viel vermag, und bezieht sich auf einen Streitpunkt, dessen Lösung noch immer zu Partheiungen Anlass giebt. Die Krankheit, welche ich meine, ist die angeborene Hasenscharte, und der Streitpunkt die Frage: wie früh darf und muss operirt werden? Es ist sicherlich nicht nöthig, hier im Schoosse der Akademie auseinanderzusetzen, wie es mit unserer Wissenschaft und Kunst in dieser Beziehung steht; übrigens werde ich im Laufe meines Vortrages wohl hier und da, wenn ich auf die Einwürfe komme, die meinen Behauptungen entgegengestellt worden sind, die Geschichte dieser Krankheit und des erwähnten Meinungskampfes berühren müssen."

„Zuerst werde ich der Akademie, so kurz wie es nur möglich, mehrere Thatsachen mittheilen, die ich recht aufmerksam anzuhören ersuchen muss, weil sie dem Schlusse, den ich daraus ziehen und den Folgen, die ich daran knüpfen will, zur Basis dienen."

„Vor etwa 4 Jahren bat mich ein junger Arzt, Sohn eines alten Schülers und Freundes meines Vaters, sein eben geborenes Kind anzusehen, das eine Hasenscharte habe. Die einfache Lippenspalte fand ich mehr links. Das Gaumengewölbe war gut, aber das Gaumensegel war gespalten. Der Vater des Kindes, der erwähnte Arzt, war sehr von dieser Missgestalt ergriffen und wünschte sie so schnell als möglich beseitigt. Wir erinnerten uns, dass mein Vater, nachdem er während seiner ganzen langen Laufbahn durchaus dagegen war, die Operation der Hasenscharte an ganz jungen Kindern vorzunehmen, sich doch dazu zweimal entschieden hatte. Demnach beschloss auch ich am folgenden Tage die Operation vorzunehmen, aber an diesem Tage gerade am Arme leidend, entschied ich mich, unsern gemeinschaftlichen Freund, Hrn. Jobert, um die Vollführung der Operation zu ersuchen. Er willigte darein, die Operation wurde gut vollzogen, schnell und geschickt, und hatte einen Erfolg, wie wir ihn nicht besser wünschen könnten. Die beiden Wundränder der Lippenscharte verwuchsen schnell und fest; einige Tage nachher wurde das Kind über Land zu einer säuenden Bäuerin gegeben, wo es sechs Monate später an einer akuten Krankheit starb. Die Lippe war übrigens vortrefflich geheilt."

„Ein Jahr nachher wurde ich von einer Hebamme, einer ehemaligen Schülerin der Maternité, ersucht, ein Kind zu besichtigen, das sie an demselben Tage früh zur Welt gefördert und das, wie das vorgenannte Kind, eine einfache Hasenscharte an der linken Seite hatte. Bei diesem Kinde waren sowohl Gaumengewölbe als Gaumensegel unberührt. Ich rieth, die Operation gleich vornehmen zu lassen, und da die Eltern darein willigten, so machte ich sie am folgenden Tage. Sie geschah leicht und schnell, und hatte ebenfalls den besten Erfolg. Einige Tage darauf wurde dieses Kind aufs Land geschickt, wo man es wider meinen Rath zu päppeln begann; es war ein zartes Kind, und starb zwei Monate später an einer Entzündung der Verdauungsorgane. Die Spalte war vortrefflich geheilt und die Narbe blieb fest."

„Einige Monate später brachte man mir aus der Nähe von Paris ein den Abend zuvor geborenes Kind, das, wie das vorige, eine einfache Hasenscharte hatte. Auch bei diesem Kinde waren Gaumengewölbe und Gaumensegel unversehrt. Ich rieth zur Operation, die von den Eltern angenommen wurde, und ich operirte das Kind am nächstfolgenden Tage, also am 3ten Tage nach der Geburt, und zwar auch diesesmal mit dem schönsten Erfolge. Der kleine Patient blieb auf meine Bitte in Paris, und als er nach einigen Tagen zu den Seinigen zurückgebracht wurde, war die Spalte fest und vollkommen vereinigt und die Narbe kaum sichtbar. Das Kind ist seitdem kräftig und munter."

„Am 8. April d. J. wurde mir ein sehr entwickeltes Kind gebracht, das, gleich den vorigen, eine einfache Hasenscharte nach links hin hatte. Auch bei diesem Kinde waren Gaumengewölbe und Gaumensegel unversehrt. Die Kollegen, Hr. Jadioux und Hr. Michon, welche Aerzte der Familie waren, gingen mit mir über die Zeit der Operation zu Rathe. Auf meine Vorstellung wurde beschlossen, die Operation sogleich zu machen. Ich vollführte sie am nächstfolgenden Tage, etwa 30 Stunden nach der Geburt, in Gegenwart der eben genannten Kollegen. Die Operation war wie in den früheren Fällen leicht, sicher und glücklich. Das Kind ist jetzt das älteste von denen, die ich der Akademie vorzustellen habe."

„Am 5ten dieses Monats (Mai) sendete mir Hr. Sestier ein Kind, das 13 Tage alt war und eine Hasenscharte links hatte; die Spalte war einfach, aber mit Spaltung des Gaumengewölbes und Gaumensegels komplizirt; selbst der Alveolarrand hatte einen geringen Grad von Spaltung. Ich zögerte jedoch nicht mit der Operation, die ich am folgenden Tage, als das Kind 15 Tage alt war, vornahm. Die Heilung war trefflich und gut, und das Kind ist jetzt dem Alter nach das zweite der von mir vorgestellten."

„Endlich am 18ten d. wurde ein Kind in der Maternité geboren, welches, wie noch an der Narbe zu sehen, eine einfache Hasenscharte, ebenfalls nach links hin (auf welchen sonderbaren Umstand ich noch zurückkommen werde) hatte; das Gaumengewölbe war seiner grössten Strecke nach unversehrt, aber nach hinten zeigte es, wie das Gaumensegel, eine sehr deutliche Theilung. Da mir die Operation nicht kontraindizirt erschien, so machte ich sie gestern; die Resultate waren ganz wie in den vorigen Fällen. Es ist dieses das jüngste der Ihnen vorgestellten drei Kinder."

„Ich will nur noch bemerken, bevor ich weiter gehe, dass einer meiner früheren Kliniker, Hr. Dr. Dupaul, durch meine ersten glücklichen Erfolge aufmerksam gemacht, selbst vor 18 Monaten bei einem

Neugeborenen die Operation der Hasenscharte vollzogen hat, und zwar mit dem besten Erfolge."

„Ich denke, m. H., dass diese Thatsachen mich zu dem Schlusse berechtigen, dass es möglich sei, die Hasenscharte bei ganz jungen Kindern mit Erfolg und ohne sie im Geringsten zu gefährden, zu operiren. Aber ich verhehle mir nicht, dass, wenn ich bei diesem Punkte stehen bliebe, ich die erste Frage, die ich angeregt habe, nur sehr unvollständig gelöst, und dass ich folglich das vor Ihren Augen mir vorgesetzte Ziel nicht gehörig erreicht haben würde. Ich fühle, dass der Unterschied zwischen der Möglichkeit und der äussersten Wahrscheinlichkeit des Erfolges oder zwischen einem erlaubten Versuche und einer gehörig nach Recht und Gebühr vorzunehmenden Operation sehr gross ist. Wenn aber die grosse Zahl von Fällen, die die Wissenschaft aufgezeichnet hat, und die denen analog sind, die ich mitgetheilt habe, diese Berechtigung zu der in so früher Alter vorzunehmenden Operation dennoch nicht begründet haben, so liegt es wohl daran, dass sie nur als glückliche Ausnahmen betrachtet worden sind, und dass sie die Einwendungen, welche man gegen die Operation in so zartem Alter geltend gemacht hat, anscheinend keineswegs beseitigt haben."

„Ich muss demnach die Akademie um Erlaubniss bitten, dass ich zu dem, was ich gesagt habe, Einiges hinzufügen dürfe, um die Einwendungen und vorgefassten Meinungen gegen die Früh-Operation der Hasenscharte ernstlich zurückzuweisen, damit dieser mein Vortrag nicht das Schicksal aller der früheren habe. Ich werde damit beginnen, Einiges über die Operation selber zu sagen."

„Das von mir angewendete Operationsverfahren ist dasjenige, welches jetzt alle Wundärzte benutzen, das heisst, ich habe die Spaltränder wund gemacht und sie durch eine Nath vereinigt, und zwar durch die umwundene Nath. Zu dieser Nath habe ich mich sehr feiner Insektennadeln und gewöhnlicher gewichster Fäden bedient. In Betreff der Nadeln habe ich eine Bemerkung zu machen; ich nehme sie sehr fein, wogegen die feinen Nadeln, wie man sie bei den Instrumentenmachern findet, für ihre Feinheit zu lang sind und deshalb nicht Widerstandskraft genug haben, so dass sie beim Durchstechen durch die Gewebe, wenn diese auch nicht so bedeutenden Widerstand bieten, doch sehr leicht sich verbiegen. So unbedeutend es auch erscheint, so muss ich doch rathen, nicht zu vergessen, dass die Nadeln vor ihrem Gebrauche verkürzt werden müssen."

„Ich habe mich nicht des von Clemot zu Rochefort angerathenen und von Hrn. Roux bisweilen geübten Verfahrens, dessen Kenntniss jedoch wir Hrn. Malgaigne verdanken, bedient. Dieses Verfahren, dessen eigentlicher Zweck darin besteht, den mittleren Lappen der Oberlippe wieder herzustellen, schien mir in den Fällen, von denen ich die Ehre hatte, die Akademie zu unterhalten, durchaus nicht an seiner Stelle zu sein, und ich fürchtete überdies, dass diese Methode eine Blutung bewirken würde, welche sehr leicht zu einem Misslingen Anlass geben könnte. Der gute Erfolg bei ganz kleinen Kindern schien mir besonders von der Schnelligkeit, Leichtigkeit, Einfachheit und dem geringen Blutverluste bei der Operation abhängig zu sein. — In keinem Falle habe ich eine vereinigende Binde zur Sutur hinzugefügt. Hierin bin ich meinem Vater gefolgt, der weder bei Erwachsenen noch bei Kindern nach der Operation der Hasenscharte eine Bandage anlegte. Auch habe ich mich keineswegs des Verfahrens des Hrn. Bonfils von Nancy bedient, welcher will, dass auf die Wangen des kleinen Operirten von einer nebenstehenden Person stets ein Druck ausgeübt werde, um so gleichsam die vereinigende Binde zu ersetzen. Ich halte die Vorsicht des Hrn. Bonfils für unnütz, ja für nachtheilig, weil sie eine Ursache der Belästigung und Aufregung für den kleinen Kranken sein kann. Eine vereinigende Binde muss aber denselben Nachtheil haben; sie wird sich bei der Unruhe und den Bewegungen des kleinen Kindes verschieben, und es ist besser, lieber gar keine anzuwenden."

„Den Schmerz, den die Kleinen ausstehen sollen, hat man nach dem furchtbaren Geschrei berechnet, das sie ausstossen; allein man thut darin Unrecht, denn die Kleinen schreien eben so heftig bei einem viel geringeren Eingriffe. Aber wenn ich auch zugestehe, dass die Operation Schmerz macht, so kann er, da das Kind die Vorbereitung zur Operation nicht begreift, und da dasselbe doch sicherlich viel dunkler empfindet als Erwachsenere, nicht so heftig bei ihnen sein, wie bei diesen. Ich will damit sagen, dass ein Schmerz, der mit grösserem Bewusstsein verbunden ist, viel lebhafter sein muss, als ein Schmerz, dem das Bewusstsein fehlt oder dunkel ist. Es ist dieses auch für die Nachbehandlung von Wichtigkeit, da die Kinder, wenn sie einmal operirt sind und der Schmerz vorüber ist, nicht mehr wissen, dass sie operirt worden. Ich werde auf die Wichtigkeit dieses Umstandes wohl noch zurückkommen. Uebrigens kann der Schmerz bei den ganz kleinen Kindern nicht gross sein, denn bei allen erfolgte Schlaf unmittelbar nach der Operation; zwei Kinder waren eingeschlafen, gleich nachdem die letzte Nadel durchgestochen und mit dem Faden kaum die erste Windung um dieselbe gemacht war. Der übrige Verband geschah während des Schlafes, und die Kinder sind gewöhnlich vom Operationstische in die Wiege gebracht worden, ohne dass sie erwachten."

„Die mit der Durchschneidung der Texturen fast immer verbundene Blutung ist bei allen von mir Operirten nur sehr gering gewesen; nur bei einem Kinde trat in Folge der Blutung Bleichheit ein, jedoch ohne grosse Schwäche. Bei zwei Kindern war das Blut in den Mund gedrungen, ungeachtet aller meiner Vorsicht; die Kinder schluckten, wie man deutlich hören konnte, das Blut nieder. Bei dem einen Kinde wurde das Blut eine halbe Stunde darauf ausgebrochen; beim anderen Kinde ging es am folgenden Tage mit der Darmausleerung ab. Dieser Zufall hat weder die Anstrengungen noch die Koliken zuwege gebracht, die einige Chirurgen angegeben und als einen der Umstände hervorgehoben haben, welche ein Misslingen der Operation bei ganz kleinen Kindern verschulden. Bei allen Kindern geschah der fernere Verband sehr leicht."

Hr. Berard: „Möchte Hr. Dubois wohl sagen, worin der Verband bestand?"

Hr. Dubois: „Das wollte ich eben thun. Bei allen Kindern habe ich die ersten Fäden 20 — 24 Stunden nach der Operation fortgenommen, und dafür andere, weniger festschnürende um die Nadeln gelegt. So habe ich täglich die Fäden bis zu gänzlicher Wegnahme der Nadeln erneuert, indem ich, wie gesagt, die Zusammenschnürung gradweise verminderte. Mich unterstützte dabei ein Gehülfe, der den Kopf des Kindes hielt und der die Wangen mässig zusammendrückte, wenn das Kind losschreien wollte. Diese Art zu verfahren hat allerdings einige der kleinen Patienten zu Klagen veranlasst, besonders das Ablösen der festgequollenen Fäden behufs der Anlegung frischer Fäden. Man brauchte aber nur der dadurch bewirkten Zerrung ein wenig Einhalt zu thun, um das Kind sogleich wieder zu beruhigen, und man konnte alsdann in der Ablösung der Fäden wieder fortfahren. Diese Ablösung der alten und Anlegung neuer Fäden geschah übrigens mehrmals während des Schlafs der Kinder, ohne dass dieser dadurch unterbrochen wurde, besonders dann, wenn die Mutter oder Wärterin, von der Zeit meines Besuchs in Kenntniss gesetzt, die Vorsicht hatten, vorher die angetrockneten Fäden mit etwas warmer Milch zu befeuchten. Ich liess zu der Befeuchtung deshalb warme

Milch nehmen, weil ein Theil davon bei diesem Akte in den Mund des Kindes drang und von ihm ohne Nachtheil verschluckt werden konnte."

„Die oberen Nadeln konnten gewöhnlich nach der 62sten Stunde ungefähr entfernt werden, die unteren nach 80 bis 96 Stunden. Die Festigkeit, welche mir die Narbe darbot, war für mich allein das Bestimmende für die Wegnahme der Nadeln. Die Akademie wird ohne Zweifel bemerken, dass die Wegnahme der Nadeln hier im Ganzen nicht früher geschehen ist, als bei mehr erwachsenen Subjekten; aber sie wird mir auch eingestehen, dass das allmälige Lockern der Fadenschlingen das Unangenehme des langen Liegens der Nadeln bedeutend vermindert, und dass das Verbleiben der letzteren ein sehr wichtiger Umstand ist, wenn man bedenkt, dass alle für die Zusammenhaltung der vereinigten Wundränder wirkenden Hülfsverbände hier fehlten."

„Nach der Wegnahme der Nadeln habe ich nur in einem einzigen Falle einen Streifen englischen Pflasters aufgelegt, habe ihn aber nach einigen Stunden wieder weggenommen, und ich glaube, dass er gar nicht nothwendig gewesen ist; ich hatte den Pflasterstreifen aus Vorsorge applizirt, weil ich in diesem Falle alle Nadeln auf einmal nach 62 Stunden weggenommen hatte; es betraf dieser Fall das jüngste der drei Ihnen vorgestellten Kinder, bei denen die Operation vor 5 Tagen gemacht worden, und wo die Nadeln erst vor 48 Stunden herausgezogen sind."

„Bei allen Kindern geschah die Vereinigung der Wunde schnell und sicher; bei keinem wurden die Texturen von den Nadeln oder Ligaturen durchschnitten, und ich bemerke diesen Umstand ganz besonders, weil er einen seit langer Zeit von einer grossen Zahl von Wundärzten und in neuerer Zeit noch von Dupuytren erhobenen Einwand gegen die Operation der Hasenscharte bei ganz jungen Kindern beseitigt, einen Einwand, der darin bestand, dass bei zarten Kindern die Texturen zu weich sind, um den Fäden oder Nadeln Widerstand genug zu leisten, von denen sie deshalb durchschnitten werden würden, und dass sie nicht Reaktion genug haben, um eine feste Adhäsion zu bilden. Dieser von bedeutenden Autoritäten gemachte Einwurf verdient um so mehr Erwägung, als die Prämissen, auf die er fusst, ganz richtig sind. In der That haben bei unlängst geborenen Kindern die Texturen eine auffallende Weichheit, allein diese Weichheit hängt, wie Busch ganz richtig bemerkt hat, von der ausserordentlich reichen Vaskularität ab, und diese ist nicht sowohl ein Hinderniss für die Vereinigung, sondern im Gegentheile ein ausserordentlich günstiger Umstand für dieselbe. Was die Durchschneidbarkeit oder den geringen Widerstand der Texturen betrifft, so ist sie meiner Ansicht nach in dem Sinne nicht wahr, dass die letzteren von den Nadeln oder Fäden im Augenblicke der Operation oder Konstriktion der Fäden durchschnitten werden könnten, sondern nur in dem Sinne ist sie wahr, dass der Ulzerationsprozess, durch welchen die in die Gewebe eingeführten fremden Körper ausgestossen werden, bei ganz jungen Kindern mit ausserordentlicher Schnelligkeit von Statten geht, und dass diese Schnelligkeit noch durch die Kompression der zwischen den Fäden liegenden Theile vermehrt wird. Dieser Umstand verliert aber dadurch wieder seine Bedeutung, dass die Adhäsion ebenfalls mit sehr grosser Schnelligkeit geschieht, und dass daher schon die Fäden 24 Stunden nach der Operation abgenommen und durch lockerer angelegte ersetzt werden können."

„Bei keinem der kleinen Operirten wurde die Ernährung einen Augenblick unterbrochen; alle sind auf eine Weise ernährt worden, die die Anstrengung des Saugens nothwendig machte; zwei bekamen die Säugeflasche, und die übrigen bekamen die Mutterbrust wie gewöhnlich; eins hatte nur während des Operationsaktes und während des darauf folgenden Schlafes aufgehört, die Brust zu nehmen; den anderen Kindern wurde die Brust nur während des ersten Tages entzogen und ihnen dagegen aus der Flasche geschenkt. Bei dieser Gelegenheit kann ich mittheilen, dass bei den beiden fast noch jüngeren Kindern, an denen mein Vater die Operation der Hasenscharte gemacht hat, das Säugen durchaus nicht unterbrochen worden ist."

„Die Akademie möge mir erlauben, bei den hieraus zu ziehenden Folgerungen mich noch einige Zeit aufhalten zu dürfen. Unter den Schwierigkeiten, mit denen man die Operation der Hasenscharte bei ganz jungen Kindern verknüpft glaubte, hat man keine so sehr herausgehoben, als die Nachtheile des entweder durch die Brustwarze, oder durch künstliche Saugapparate oder auch durch andere Umstände angeregten Saugeinstinkts. Es ist sehr leicht zu zeigen, dass diese darin gedachte Schwierigkeit fast Allen am meisten aufgelegen hat. Denn Einige verwarfen blos auf Grund dieser Schwierigkeit die Operation in der ersten Kindheit, und Andere setzten ihr übertriebene Vorsichtsmaassregeln entgegen, z. B. eine unzureichende Ernährung durch tropfenweises Einflössen von Milch, ja selbst ein für die erste Zeit dauerndes Fasten."

„Die von mir mitgetheilten Thatsachen erweisen, hoffe ich, dass die Furcht der Gegner sowohl als der Anhänger der Hasenschartoperation in frühester Kindheit übertrieben ist, und dass sie weder die Einwürfe der Ersteren noch die ungewöhnlichen Vorsichtsmaassregeln der Letzteren rechtfertigt. Ich glaube zwar nicht, dass knappe Diät während 2—3 Tage, wie man behauptet hat, grosse Abmagerung des Kindes und ein Wiederaufgehen der Adhäsion oder Vernarbung bewirken werde, aber ich bin der Meinung, dass so knappe Diät nicht gut von den Kindern ertragen wird, und dass die Kinder vor Hunger unruhig und häufig schreien werden, was vielleicht mehr zu fürchten sein dürfte, als das Saugen. So ist es wenigstens mit den Kindern gewesen, die man auf 1—2 Tage von der Mutterbrust wegzunehmen versucht hat, und die erst wieder zur Ruhe und in eine für die Erfolge der Operation günstige Lage kamen, als man sie wieder an die Brust legte. Eins der Kinder, bei dem dieser Versuch gemacht worden, ist das älteste der drei vorgestellten."

„Eins der kleinen Operirten hat in den ersten Tagen nach der Operation sehr heftig und lange geschrieen; ich werde sogleich darauf zurückkommen. Die anderen schrieen selten und kurze Zeit; Schlaf ist der gewöhnlichste Zustand der Kinder in den ersten Tagen nach der Geburt, und nur Hunger oder ein unbehagliches Empfinden bringt sie daraus. Ein gesundes Kind erwacht nur aus dem Schlafe, um ein Bedürfniss zu befriedigen. Nun habe ich aber gezeigt, und es kann auch leicht erkannt werden, dass, wenn der Schmerz mit dem Operationsakte vorüber ist, das Kind, sobald es gehörig ernährt wird, sogleich wieder in den Zustand von Ruhe und Schlaf zurückkehrt. Ich habe gesagt, dass eins der Kinder eine Ausnahme gemacht hat; es ist dieses dem Alter nach das zweite, das ich Ihnen vorstellte; sein anhaltendes, offenbar durch eine künstliche Nahrung, die ihm unangenehm war, erzeugtes Schreien hat bisweilen 2—3 Stunden hinter einander gedauert; dieser Umstand, der mir für das Gelingen der Operation so viele Besorgniss machte, hat indessen nicht den geringsten Nachtheil gehabt; im Gegentheile hat dieses Kind, wie ich die Akademie zu bemerken bitte, eine so feste, feine Narbe, dass man Mühe hat, sie zu entdecken, obwohl die Nadeln 15 Tage gelegen hatten. Es folgt also aus dem bisher Mitgetheilten, dass das Geschrei der kleinen wegen Hasenscharte operirten Kinder seltener eintritt, als wie man glaubt, und dass, wenn es eintritt, es heftig sein und lange dauern kann, ohne den Erfolg der Operation im Geringsten zu geführden, falls nur dabei die Wundränder gehörig im Kontakte gehalten werden."

„Man hat behauptet, dass die Operation, in so zartem Alter gemacht, eben so sichtbare und so beharrliche Spuren hinterlasse, als die im vorgerückteren Alter gemachte Operation; ich glaube nicht, dass ich meine Erfolge, von denen Sie Sich hier zum Theil überzeugen können, übertreibe, wenn ich diese Behauptung für unrichtig erkläre. Man darf nur den Veränderungen nachgehen, die die Narbe schon in den ersten Monaten zeigt, so wird man sich bald davon überzeugen, dass die Operation, in der frühesten Kindheit verübt, weit weniger Spuren hinterlässt, als wenn sie später gemacht wird."

„Noch einen anderen von Dupuytren in seinen Vorlesungen ausgesprochenen Einwand muss ich untersuchen, nämlich, dass, wenn man in so früher Kindheit operirt, man die Sterblichkeit, die ohnehin dieses zarte Alter in so hohem Grade trifft, noch steigert. Ich will die Wichtigkeit dieses Einwandes nicht in Abrede stellen; ich will nur bemerken, dass keins der Kinder, von denen ich die Akademie unterhalten habe, in Folge der Operation besonders viel gelitten hätte; etwas vermehrte Wärme der Haut und eine geringe Steigerung des Pulses war das Einzige, was wahrgenommen werden konnte. Auch von Anderen, so von Hrn. Bonfils in Nancy, ist die Operation der Hasenscharte bald nach der Geburt gemacht worden, und auch da hat sich die Operation als eine sehr wenig eingreifende erwiesen. Die Bemerkung von Dupuytren ist indessen doch von Belang, aber nur darum, weil die Sterblichkeit bei den mit Difformitäten geborenen Kindern überhaupt grösser ist, wie bei ganz wohlgestalteten, da sehr oft mit der sichtbaren Difformität auch noch nicht sichtbare oder verborgene verbunden sind, die das Leben gefährden. So mit der Hasenscharte der Wolfsrachen und vielleicht noch andere Missgestaltungen. Indessen kann solcher Verdacht auf nicht vor Augen tretende Bildungsfehler kein Grund sein, die Operation zu verschieben, sondern höchstens zur Vorsicht in der Prognose anzumahnen. Eigentliche Kontraindikationen gegen die Verübung der Hasenschartoperation kurz nach der Geburt würden meiner Ansicht nach nur sein: grosse Schwäche und Zartheit, zu frühe Geburt, Ikterus, Erysipelas, Krankheit anderer Art u. s. w."

„Wenn ich nun noch zu diesen Betrachtungen hinzufüge, dass bei ganz jungen Kindern die Operation sehr leicht ist, dass die Nachbehandlung ebenfalls wenig Umstände macht, dass die Vereinigung der

Wundränder sicher und schnell geschieht, und dass nach den bisher gemachten Erfahrungen die Narbe weit weniger Spuren hinterlässt, als bei der in späterer Zeit gemachten Operation, dass dann die Erziehung der Kinder keinen Eintrag erleidet, dass, wenn Knochenspalten vorhanden sind, diese viel leichter verwachsen; wenn ich — sage ich — Alles dieses erwäge, so, denke ich, ist es wohl keinem Zweifel unterworfen, dass die Operation der Hasenscharte, kurz nach der Geburt verübt, den Vorzug verdiene. Noch eine Bemerkung muss ich hinzufügen, an die sicherlich wohl wenige Aerzte denken, die aber alle Aerzte, die in achtbaren Kreisen zu thun haben, alsbald anerkennen werden: nämlich dass es für sehr viele Familien ein Unglück ist, wenn sie den besuchenden Verwandten und Freunden ein Kind mit einer so widrig in die Augen fallenden Difformität, als Hasenscharte und Wolfsrachen sind, vorzeigen, oder es gar dieserhalb verbergen müssen. Ist es auch nur ein Unglück für die Mutter, das Wesen, das sie lieb haben soll, fortwährend mit einer Missgestalt vor sich zu erblicken, so ist die Operation, wenn sie mit Erfolg gekrönt wird, schon etwas ausserordentlich Dankenswerthes."

„Man wird vielleicht überrascht sein, dass ich in verhältnissmässig so kurzer Zeit Gelegenheit gehabt habe, drei Kinder an Hasenscharte zu operiren. Es ist dieses allerdings ein sonderbares Zusammentreffen, das aber noch weiter geht. Seit dem 11ten d. M. (Mai) bis zum 19ten hatten wir in der Maternité, wo monatlich etwa 100 Geburten vorfallen, einen Fall von Hasenscharte, drei Fälle von Klumpfuss, einen Fall von fast gänzlichem Fehlen der Hand und einen Fall von überzähligem Finger."

Hr. Husson: „Hat Hr. Dubois nicht gesagt, er wolle uns die Häufigkeit der Hasenscharte nach links hin erklären?"

Hr. Dubois: „Erklären wollte ich diesen Umstand nicht, ich wollte ihn nur bemerken; ich glaube, dass Hr. Roux dieselbe Erfahrung gemacht haben wird."

Hr. Roux: „Ich habe Gelegenheit gehabt, eine grosse Anzahl von Hasenscharten zu sehen, und ich habe gefunden, dass der Fehler 10mal unter 12 an der linken Seite sitzt. Dieser merkwürdige Umstand gilt indessen nicht blos von der Hasenscharte, sondern von den meisten anderen Difformitäten, die alle mehr links als rechts vorkommen, vielleicht weil die linke Seite überhaupt eine schwächere Lebensenergie hat als die rechte."

„Die von Hrn. Dubois angeregte Frage betrifft nicht blos die einfache, sondern auch die doppelte Hasenscharte. Ich bedauère sehr, dass Hr. Dubois hierüber gar nichts gesagt hat. Was die Zeit der Operation betrifft, so war ich früher gegen Verübung derselben bald nach der Geburt; aber seit ungefähr 15 — 20 Jahren hat sich meine Ansicht hierüber sehr geändert, und zwar dadurch, dass ich mehrmals durch Umstände gezwungen worden war, die Operation so frühzeitig vorzunehmen, was ich Anfangs mit grosser Angst that; ich bemerkte aber bald, dass die Resultate viel günstiger waren, als ich mir vorgestellt hatte. Im vergangenen Jahre hatte ich Gelegenheit, 10mal die Operation der Hasenscharte zu machen, und durch ein eigenthümliches Zusammentreffen haben diese 10 Fälle alle möglichen Verschiedenheiten des Alters und der Komplikation dargeboten."

(Hr. Roux giebt hier eine ins Einzelne gehende Darstellung dieser zehn Fälle; es folgt aus dieser Darstellung, dass, wenn die gleich nach der Geburt vorgenommene Operation nicht die Uebelstände hat, die die Autoren von ihr befürchten, auch die Operation mehrere Monate, ja selbst mehrere Jahre nach der Geburt verübt, frei von jeglicher Gefahr und jeglichem Bedenken ist.)

„Die Bestimmung der Zeit", fährt Hr. Roux fort, „wann operirt werden muss, hängt nicht allein von der grösseren oder geringeren Gefahr ab, womit die Operation begleitet ist, sondern auch von dem Zwecke, den man durch die Operation erreichen will. Der Hauptzweck ist natürlich kein anderer, als die Difformität zu beseitigen; es giebt aber auch einen wichtigen Nebenzweck. Dieser Nebenzweck liegt in den verschiedenen Komplikationen und folglich in der Beseitigung der daraus hervorgehenden Uebelstände. Man hat immer nur den Hauptzweck vor Augen gehabt, aber an den Nebenzweck der Operation hat man wenig gedacht. Der Nebenzweck ergiebt sich nur aus der Art der Komplikation und kann in jedem einzelnen Falle verschieden sein. Ich will mich durch ein Beispiel deutlich machen. Welcher Unterschied ist nicht zwischen einer einfachen Hasenscharte und einer doppelten, welche letztere das Saugen unmöglich macht? Macht nun letztere die Operation zu einem dringenden, unaufschiebbaren Bedürfnisse, so giebt es bei der einfachen Hasenscharte eigentlich nichts, das so dringend zur Operation treibt."

„Was den unangenehmen und widrigen Eindruck betrifft, den das Vorhandensein der Hasenscharte bei einem Neugeborenen auf die Mutter und die nächsten Angehörigen macht, so muss ich darin Hrn. Dubois vollkommen beistimmen; indessen würde dieser Umstand streng genommen kein Motiv sein können, die Operation zu zeitigen, wenn sie zu so früher Zeit unternommen sonst Nachtheile hätte. Denn man kann am Ende die Familien, wenn man ihnen die Unbedeutendheit des Fehlers und die Leichtigkeit und Gewissheit, ihn zu beseitigen, darthut, bald beruhigen."

„Im Allgemeinen sehe ich, aufrichtig gestanden, gar keinen Grund, die Operation sehr frühzeitig, bald nach der Geburt, vornehmen zu müssen, und andererseits sehe ich aber auch keinen, sie noch für längere Zeit aufzuschieben. Nur wenn die Hasenscharte von der Art ist, dass sie die Aufnahme von Nahrung behindert, muss sie vorgenommen werden; sonst aber operire ich ohne Weiteres, wenn ein Kind mit Hasenscharte sich darstellt, mag das Alter, in welchem es sich befindet, sein welches es wolle. Eine allgemeine Regel giebt es hier wirklich nicht."

Hr. Dubois: „Ich danke unserm ehrenwerthen Kollegen, dass er mir Gelegenheit gegeben hat, einen Umstand zu erörtern, den ich ausgelassen hatte, weil ich fürchtete, die Akademie zu ermüden. Ich hatte in der That die Absicht, über die komplizirte Hasenscharte mich auszusprechen, und zwar in Bezug auf die dadurch bedingte Zeit für die Operation; ich entsprach aber dieser Absicht nicht, eines Theils wegen des schon angegebenen Grundes, und anderen Theils weil ich wohl begriff, dass die durch die Komplikation erzeugten Bedingungen nur durch Eingehen in jeden einzelnen Fall argumentirt werden können. Komplizirte Fälle konnte ich aber der Akademie nicht gerade vorweisen. Ich sprach deshalb nur von der einfachen Hasenscharte; ich betrachtete die Schnelligkeit der Ausführung und den Eintritt sehr geringer Blutung als die Hauptbedingungen eines guten Erfolges, und um dieses klar herauszustellen, wollte ich die Akademie durch Erörterung aller möglichen Komplikationen nicht verwirren. Was nun die möglichen Gefahren betrifft, so hat Hr. Roux einen Fall angeführt, wo die Nachblutung den Tod bewirkt hat, und einen zweiten, wo sie ihn beinahe bewirkt hätte; ich bin weit entfernt, die Möglichkeit eines solchen Unglücks selbst unter den geschicktesten Händen zu leugnen, aber ich muss in dieser Beziehung Folgendes bemerken: Ich kenne nur ein Mittel, das auf sichere Weise jede Nachblutung verhütet, nämlich ein ganz genauer Kontakt der beiden blutenden Flächen mit einander. Damit ein solcher vollständiger Kontakt möglich sei, darf man keinen Schnitt weiter machen, als der zur Wundmachung der Spaltränder nöthig ist. Ich löse demnach die obere Portion der Lippen oder die dem oberen Winkel der Spalte zunächst liegende Parthie derselben auch niemals vom Zahnfleische los, wie es oft geschieht, um die Annäherung der Spaltränder leichter zu machen. Ich brauchte dieses in keinem der Fälle zu thun, die ich heute angeführt habe; die natürliche Weichheit der Texturen reichte allein aus. Die aus der erwähnten Loslösung der Lippe vom Zahnfleische kann meines Erachtens sehr leicht die Quelle sehr starker Blutung werden, die, namentlich bei ganz kleinen Kindern, um so gefährlicher werden muss, als man gewöhnlich davon erst Kunde bekommt, wenn es zu spät ist. Es scheint mir nicht unmöglich, dass in den zwei von Hrn. Roux angeführten Fällen die Ursache der Verblutung keine andere gewesen ist."

Da es schon spät war, so wurde die sehr interessante Sitzung geschlossen.

VI. Miszellen und Notizen.

Ueber die Syphilis der Neugeborenen spricht sich Gibert in seinem Werke über Hautkrankheiten folgendermaassen aus:

„Das von der Mutter auf die Frucht übertragene Syphilisgift giebt sich in dem Neugeborenen immer durch eine Eruption kund. Sie zeigt sich gewöhnlich gegen das Ende des ersten oder am Anfange des zweiten Monats nach der Geburt, und hat ihren Sitz auf dem Perinäum, der inneren Fläche der Oberschenkel und der Parthie neben den Genitalien; sie hat die Form von flachen Tuberkeln oder syphilitischem Ekthym und verbreitet sich von da weiter über die Integumente. Etwas später werden die Schleimhäute, besonders der Mund und die Lippenkommissuren affizirt; wird ein solches Kind der Amme an die Brust gelegt, so werden die Brustwarzen der Letzteren geschwürig und ihr die Krankheit übertragen."

„Syphilis Neugeborener ist immer eine ernstliche Krankheit; selten überleben sie die Kinder, wenn sie etwas intensiv ist. Ihr entgegen wirken muss man durch eine Behandlung des Kindes und der Amme zugleich; nur dadurch wird noch ein günstiger Erfolg hervorgerufen. Solcher Erfolg ist besonders dann zu erwarten, wenn das Kind sekundär affizirt worden, ich meine, wenn es die Krankheit nach der Geburt bekommen hat; z. B. wenn eine Amme, die ein gesundes

Kind hat, dieses anlegt, nachdem sie durch einen syphilitischen Säugling, den sie gestillt hat, infizirt worden war."

„Bei Syphilis kleiner Kinder beschränke ich mich gewöhnlich auf die Anwendung örtlicher Mittel; so verordne ich folgende Salbe:

℞ *Ung. opiati* ℥j,
Hydrargyr. ammoniat. muriatic.
(*Mercur. praecip. alb.*) ʒj.
M. f. Unguent.

Diese wird eingerieben; dabei milde Bäder, Reinlichkeit. Ist das Kind ein Säugling, so ist es am besten, der Amme Sublimat zu geben; ich habe dazu folgende Pillen vortrefflich gefunden:

℞ *Extr. Aconiti* gr. xij,
Opii pulverat.,
Hydrarg. muriat. corrosiv. āā gr. ij.
M. fiant octo pilulae; S. Morgens zum Frühstück eine zu nehmen."

Behandlung der aus Erschütterung des Gehirns entspringenden Konvulsionen der Kinder durch Arteriotomie an den Schläfen und Darreichung von Kajeputöl. Diese kühne und eigenthümliche Behandlung wird von Dr. Morrell, Arzt der Kinderpflegeanstalt auf Long-Island, im Maiheft (1844) des *New-York Journal of Medicine* gerühmt. Welche Art von Konvulsionen Hr. Morrell meint, lässt sich nur aus den mitgetheilten Fällen entnehmen.

1) Ein 4 Jahre alter, gesunder Knabe, nur mit etwas grossem Kopfe, stürzte im Spielen von einem kleinen Schlitten auf die Erde; er erbrach sich bald darauf, erholte sich aber bald wieder, so dass man nicht weiter an den Fall dachte. Drei Tage nachher aber verfällt der Knabe in heftige Zuckungen, und 15 Minuten nach Beginn der Krämpfe sieht ihn Dr. M.; er eröffnet sogleich beide Temporalarterien und lässt sie bluten bis zur Ohnmacht. So wie diese eintritt, hören natürlich die Krämpfe auf; der Knabe bekömmt nun noch eine tüchtige Dosis Kalomel — und damit ist er geheilt. Dieses heroische Verfahren, dessen er sich in diesem Falle vor 8 Jahren bediente, rühmt Hr. M. ungemein; der Knabe lebt noch, ist jetzt also 12 Jahre alt, munter, und hatte seitdem keine Krämpfe wieder.

2) Ein Kind, 18 Monate alt, stürzt die Treppe herab auf den

Kopf. Einige Minuten darauf Erbrechen, worauf aber wieder Wohlsein eintritt. Am 3ten Tage Fieber, wogegen ein Arzt drei Tage lang die Ipekakuanha in kleinen Dosen reicht. Am 3ten Tage gegen Abend treten Konvulsionen ein. Nun wird Hr. M. gerufen, der das Kind im lauwarmen Bade antraf, nachdem es eben den dritten Anfall überstanden hatte. Puls beschleunigt, Schleimrasseln in der Luftröhre. Hr. M. eröffnet die Temporalarterie, aus der er drei Unzen Blut abfliessen lässt; darauf verordnet er 2 Tropfen Kajeputöl, und lässt die Ipekakuanha weiter gebrauchen. Am folgenden Tage war noch Fieber vorhanden, und Dr. M., in Konsultation mit dem früheren Arzte, verordnet, weil der Distrikt mit Malaria erfüllt war, sogleich Chinin und Salmiak. Dadurch ward das Kind vollständig geheilt; Konvulsionen kamen nicht wieder.

Reklamation des Hrn. Dr. Kronenberg in Moskau.

In den im Märzheft (1845) dieses Journals (Bd. V, Heft 3) befindlichen Aufsatz des Hrn. Dr. Kronenberg in Moskau haben sich zwei Fehler eingeschlichen, die wir, aufmerksam gemacht durch den Verfasser, hiermit berichtigen:

S. 165, Zeile 7 v. u. muss es heissen ℥β *Extract. Taraxaci*, aber nicht ℥j, wie da gedruckt steht.

S. 171, Zeile 21 v. o. stehen die Worte: „7 Blutegel applizirt". Hr. Dr. Kronenberg schreibt uns aber, dass er in diesem Falle weder Blutegel angewendet habe, noch dass er sie hätte anwenden können, da sie ganz und gar nicht indizirt waren, dass er also diese Worte nicht geschrieben haben konnte. In der That finden sich im Manuskripte die Worte: „7 Blutegel applizirt" mit blasserer Tinte und mit ganz anderer Handschrift randlich hinzugefügt. Wer sie unbefugterweise und eigenmächtig hinzugethan, lässt sich schwer ermitteln; wie es scheint, ist es aber in Moskau selber geschehen.

Die Redaktion.

JOURNAL

FÜR

KINDERKRANKHEITEN.

Jedes Jahr erscheinen 12 Hefte in 2 Bänden. — Gute Original-Aufsätze über Kinderkrankh. werden erbeten und am Schlusse jedes Bandes gut honorirt.

Aufsätze, Abhandlungen, Schriften, Werke, Journale etc. für die Redaktion dieses Journals beliebe man kostenfrei an den Verleger einzusenden.

BAND V.] BERLIN, OKTOBER 1845. [HEFT 4.

I. *Abhandlungen und Originalaufsätze.*

Ueber Stomatitis, Diphtheritis und Soor, aus Grisolle's neuesten Vorlesungen.

Stomatitis ist ein neugebildeter Ausdruck, der zur Bezeichnung der Schleimhautaffektionen des Mundes dient. Diese Affektionen der Mundschleimhaut kommen, mit Ausnahme der *Stomatitis mercurialis,* besonders bei Kindern vor. Ich will hier nur von drei Hauptarten sprechen: 1) der *Stomatitis erythematosa;* 2) der *Stomatitis pseudomembranosa,* und 3) der *Stomatitis eruptiva.* Letztere beide Arten können auch unter der Bezeichnung: „Stomatitis mit krankhaft alienirter Sekretion" zusammen begriffen werden.

1. *Stomatitis erythematosa,* einfache Mundschleimhautentzündung.

Diese Form beginnt im Allgemeinen ohne weitere Vorläufer und charakterisirt sich durch eine mehr oder weniger lebhafte, gleichmässige und in den meisten Fällen partielle Röthe der Backenschleimhaut. In manchen Fällen ist dieselbe mit einer leichten Anschwellung, mit einem mehr oder weniger lebhaften Schmerze und mit einem Brennen verbunden, welches durch den Zutritt der kalten Luft, durch Berührung Seitens der genossenen Speisen und selbst der Zunge vermehrt wird. Dies Brennen ist vornehmlich in solchen Fällen lebhaft, in denen das Epithelium bereits zerstört, und dem zufolge das *Corpus reticulare* blossgelegt ist, oder auch, wenn die Schleimhaut sehr leichten Erosionen zum Sitze dient. Ferner ist die Speichelsekretion verändert; im Beginn des Uebels ist nämlich Trockenheit vorhanden, und erst später stellt sich im Munde eine grössere Feuchtigkeit ein, die Kranken werfen eine wässerige, seröse oder sich ziehende Masse aus, und in manchen Fällen stellt sich selbst ein reichlicher Ptyalismus ein. Diese immer gutartige Krankheit wird fast niemals von Fieber begleitet, selbst wenn ganz junge Kinder von ihr befallen werden, und entscheidet sich nach Verlauf von wenigen Tagen durch Zertheilung. In manchen Fällen ist diese Art nur der erste Grad der anderen Formen von Stomatitis, welche wir später noch näher beschreiben werden. In der Mehrzahl der Fälle ist die *Stomatitis erythematosa* auf das Zahnfleisch oder das *Velum palatinum* beschränkt.

Es wird die *Stomatitis erythematosa* bei ganz jungen Kindern in der Regel von dem Prozesse der Dentition hervorgerufen, in späterem Alter aber entsteht dieselbe in der Regel durch Einbringen irgend einer irritirenden Flüssigkeit oder eines sehr heissen oder sehr kalten Körpers in den Mund. In einigen Fällen tritt die Krankheit auch ganz spontan auf; endlich haben wir bereits bemerkt, dass von der Roseola und der Skarlatina eine *Stomatitis erythematosa* veranlasst wird, in welcher dann die Röthe genau dieselben Charaktere bietet, die wir an der Hauteruption beobachten. Es ist dieselbe gleichmässig roth, oder in der Skarlatina aus regelmässigen Punktirungen bestehend, oder aber in der Roseola aus kleinen unregelmässigen und ungleichen Flecken gebildet. Diese Eruption verursacht im Allgemeinen keine irgend unangenehme Empfindung, ausser dass in manchen Fällen ein Gefühl von Hitze vorhanden ist.

Die Behandlung besteht in der Anwendung einiger erweichenden Gurgelwässer, welche die Kranken so lange, wie es irgend angeht, im Munde behalten müssen; gleichzeitig müssen dieselben des Genusses scharfer, reizender, erhitzender, gewürzhafter Speisen sich enthalten, und Stoffe zu sich nehmen, welche weich sind, die Schleimhaut nicht verletzen und nicht viel Anstrengungen beim Kauen erfordern.

2. Stomatitis mit krankhafter Veränderung der Sekretion.

Die hierher gehörigen Arten charakterisiren sich dadurch, dass auf der Oberfläche der entzündeten Schleimmembran eine krankhafte Konkretion sich bildet. Es müssen hier aber 2 Formen unterschieden werden, welche sowohl durch ihre Ursachen als auch durch ihre Symptome und die Behandlung, welche sie erfordern, so weit von einander verschieden sind, dass sie gar nicht in eine Beschreibung zusammengefasst werden können. Dies sind die *Stomatitis diphtheritica* und die *Stomatitis cremosa* (*Muguet, Blanchet* der Franzosen).

a) *Stomatitis diphtheritica* oder *Stomatitis pseudomembranacea.* Diphtheritis ist der *Angina membranacea* und dem Krup ganz analog. Eben so wie die beiden letztgenannten Krankheiten charakterisirt sich die *Stomatitis diphtheritica* besonders dadurch, dass auf der Schleimhaut des Mundes kleine, gewöhnlich sehr dünne Häutchen von einer ins Graue spielenden Farbe sich bilden, welche nach den Beobachtüngen von Bretonneau fast immer an dem sinuösen Rande des Zahnfleisches ihren Anfang nehmen, sodann anschwellen, blutend werden, und endlich in kurzer Zeit in Exulzeration übergehen. Hierauf bemerkt man sehr bald, dass auf dem entsprechenden Punkte der Wange eine der ersten ganz ähnliche falsche Membran sich bildet, welche in ganz kurzer Zeit auch auf alle übrigen Parthieen des Mundes sich erstreckt. Die Konkretionen adhäriren mehr oder weniger an der Schleimhaut, welche letztere roth, angeschwollen, bläulich ist, in manchen Fällen Ekchymosen zum Sitze dient, oder leicht exkoriirt oder exulzerirt erscheint und ihre natürliche Farbe behalten hat. Wenn diese Hautläppchen abfallen, so wird man bemerken, dass dieselben ungemein schnell sich wieder erneuern. In vielen Fällen nehmen dieselben dadurch, dass unter ihnen eine Exhalation einer geringen Quantität Blut stattgehabt, eine schwärzliche Farbe an, welcher Umstand, in Verbindung mit dem höchst üblen Geruche, der immer, wenn der Mund der Sitz einer Entzündung und vorzugsweise einer *Inflammatio exsudativa* ist, von dem Kranken ausgehaucht wird, in vielen Fällen zu der Ansicht verleitet hat, dass Gangrän vorhanden sei. Diese *Stomatitis diphtheritica* ist sehr oft nur auf eine sehr kleine Fläche beschränkt, wie z. B. auf die Kommissur der Lippen. Nach den Beobachtungen von Taupin soll das Uebel sehr oft auf eine Hälfte des Mundes beschränkt sein; in anderen Fällen nimmt sie hingegen wieder die ganze Mundhöhle ein. In solchen Fällen sind die Submaxillardrüsen angeschwollen und schmerzhaft; das ganze Gesicht ist aufgedunsen, der Mund ist von Speichel überfüllt; es ist Aengstlichkeit, Fieber vorhanden, und es stellen sich verschiedene Symptome ein, welche nach der Art des Ausganges sich richten. Im Allgemeinen zeigt das Uebel nur wenig Neigung, sich weiter auszudehnen, und es kommt nur in äusserst seltenen Fällen vor, dass die Krankheit über den Pharynx und vornehmlich über den Larynx hin sich erstreckt hat. In solchen Fällen werden alsdann jene der *Angina membranacea* und dem Krup angehörigen Symptome vorgefunden werden; jedoch ausser diesen und den ganz eben so seltenen Fällen, in denen unter dem Einfluss einer schlechten Prädisposition die Krankheit durch Gangrän des Mundes sich entscheidet, ist, wie man wohl dreist behaupten kann, die *Stomatitis pseudo-membranacea* eine gutartige Krankheit, welche immer einen glücklichen Ausgang nimmt, obgleich es andererseits nicht zu den seltenen Fällen gehört, dass das Uebel mit ungemeiner Hartnäckigkeit mehrere Monate hindurch ununterbrochen fortbesteht. Wenn die Krankheit weichen soll, so lösen sich die Flocken los und erzeugen sich nicht mehr wieder, andere werden auf ihrer Stelle, welche sie einnehmen, resorbirt, etwa vorhandene Geschwüre vernarben, und es bleibt nur noch für einige Zeit auf deren Oberfläche eine leichte Verdickung zurück, welche mit Härte der Schleimhaut oder der darunter gelegenen Gewebe verbunden ist, und ein gedrucktes Ansehen an den grossen Alveolen zeigt. Die Diagnose dieses Leidens ist immer sehr leicht; wie wir jedoch später zeigen werden, kann dasselbe aber leicht mit *Stomatitis mercurialis* verwechselt werden, in welchem letzteren Uebel ebenfalls sehr häufig membranöse Konkretionen sich bilden.

Die *Stomatitis diphtheritica* ist ein Uebel, von welchem vorzugsweise Kinder befallen werden; es wird die Krankheit in Waisenhäusern, Pensionsanstalten, und im Allgemeinen bei Kindern beobachtet werden, welche in niedrig gelegenen, feuchten Oertern in Menge zusammenleben und in enge Räume eingeschlossen sind. Demzufolge findet man bisweilen, dass dies Uebel in Kasernen in fast epidemischer Art vorkommt, wie Bretonneau beobachtet hat; in solchem Falle hat man allen Grund anzunehmen, dass dasselbe kontagiös sei. Im sporadischen Zustande tritt das Uebel bisweilen unter dem Einflusse einer örtlichen Irritation auf, wie z. B. Karies, oder das Vorstehen eines Zahnes als Veranlassung dienen kann.

Es muss die *Stomatitis diphtheritica* durch dasselbe Verfahren bekämpft werden, welches wir gegen *Angina membranacea* einschlagen, und welches wir, wenn wir von letzterem Uebel handeln werden, auch näher angeben wollen, und wir werden daher hier nur ganz kurz sagen, dass im Kinderhospital zu Paris Dr. Bouneau gegen *Stomatitis membranacea* den Chlorkalk, *Chloretum calcariae* (*chlorure de chaux*) trocken anzuwenden sehr empfiehlt; er bringt diesen Stoff mehrere Mal täglich, wenn es irgend die Umstände erlauben, sogar alle zwei Stunden auf die kranken Parthieen. Um diese unbedeutende Operation auszuführen, befeuchte man einen Finger, tauche denselben sodann in ein Fläschchen, in welchem das Pulver des trockenen Chlorkalks enthalten ist, bringe auf diese Weise die Substanz auf die leidenden Parthieen und reibe sodann dieselben heftig. Taupin hat dies Verfahren versucht und zum Partheigänger desselben sich erklärt.

b) *Stomatitis eruptiva,* Soor; *Muguet, Blanchet* der Franzosen. Die Ausdrücke Soor, oder *Muguet* oder *Blanchet* der Franzosen, bezeichnen eine Krankheit der Schleimhaut der Digestionswege, und zwar *in specie* eine Form von Stomatitis, welche durch Eruption oder Exsudation kleiner weisslicher Konkretionen sich charakterisirt, und welche letztere zerstreut oder konfluent sein können.

Diese Form von Stomatitis, welche von vielen und sogar neueren Aerzten irriger Weise mit den geschwürigen Aphthen verwechselt worden, ist erst durch unsere Zeitgenossen, und zwar vorzugsweise durch die Doktoren Lélut, Guersant, Billard und Valleix, mit Sorgfalt und Aufmerksamkeit untersucht und beobachtet worden.

In Bezug auf die Extensität der Eruption ist diese Form in eine *discreta* und eine *confluens* eingetheilt worden, welche letztere Form auch wegen der Intensität der sie begleitenden allgemeinen Symptome den Beinamen *maligna* erhalten hat. Eine bei weitem wichtigere Eintheilung ist diejenige, durch welche diese Form von Stomatitis in eine *St. idiopathica* und eine *symptomatica* zerfällt. Von der ersteren Form, welche ein rein örtliches Leiden ausmacht, werden ganz gesunde, sich wohl befindende Individuen befallen; die zweite Form hingegen tritt in der Regel bei Individuen hervor, welche schon geschwächt, bereits in einem späten Stadium einer akuten und vornehmlich einer chronischen Krankheit sich befinden. Die idiopathische Form gehört speziell der Kindheit an, die sogenannte symptomatische aber wird in jedem Alter beobachtet.

Von den anatomischen Veränderungen, welche bei der Oeffnung der Leichen beobachtet werden, gehört die eine Reihe der Krankheit, die andere Reihe derselben den Komplikationen an. Die der ersteren Reihe zeigen sich überall, wo die Exsudation stattgefunden, also im Munde, wo dieselbe konstant ist, im Pharynx, im Oesophagus, wo dieselbe ebenfalls sehr häufig angetroffen wird; im Magen, in welchem man dieselbe ungefähr bei jedem zehnten Falle beobachtet, und endlich im Intestinalkanal, in welchem sie schon bei weitem seltener ist. Diese Exsudation wird durch kleine weissliche Punkte gebildet, welche die Grösse eines Reiskornes ungefähr haben und einander mehr oder weniger nahe stehen; in anderen ist wieder das ganze Innere des Mundes mit einer gleichmässigen und warzenförmig erhabenen Hautlage ausgekleidet. Diese weiche, zähe, geruchlose Exsudation, auf welche die chemischen Reagentien, wie z. B. der Schleim, ihre erwarteten Wirkungen äussern, adhärirt nur schwach an der Schleimhaut, welche in vielen Fällen bläulich-roth, trockener als gewöhnlich, und bisweilen erweicht ist. Unendlich häufig, ja fast in der Hälfte der Fälle, zeigen sich Exulzerationen am *Velum palatinum*. Durch eine von Guersant äusserst sorgfältig und mit der grössten Aufmerksamkeit angestellte Sektion ist nachgewiesen, dass im Munde, und vornehmlich an der inneren Fläche der Lippen und Wangen, die Exsudation unter dem Epithelium gelagert ist, welches man, um zur Konkretion zu gelangen, zu zerstören genöthigt ist. Wenn indess dieselbe schon einige Tage alt ist, so ist diese Lage, wahrscheinlich in Folge der spontanen Zerstörung des Epitheliums, nicht mehr deutlich zu erkennen. Fast bei allen Individuen, welche daran sterben, und zwar vornehmlich in Hospitälern diesem Uebel erliegen, finden wir die Schleimhaut des Intestinalkanals roth, injizirt, erweicht, bisweilen exulzerirt, welche Veränderungen dem eigentlichen Uebel bald vorausgehen, bald auch demselben folgen. Seltener findet man Röthe der Bronchien und verschiedene Form von Hepatisation.

Nach den von Valleix mitgetheilten Beobachtungen soll dieser Form von Stomatitis fast immer (nämlich Valleix hat dies unter 23 Fällen bei 17 gefunden) ein Erythem der Hinterbacken und der hinteren Parthie der Schenkel vorangehen. Die meisten Schriftsteller hingegen beschreiben die Krankheit als eine solche, welche ohne weitere Vorläufer mit Zufällen beginnt und auftritt, die gleich den Mund beanspruchen; es wird z. B. die Zunge theilweise roth, oder nimmt in ihrer ganzen Ausdehnung diese Farbe an, und ihre Papillen treten mehr hervor; eine gleiche Röthe entwickelt sich hierauf sehr bald an mehreren anderen Stellen, und erstreckt sich oft über die ganze hintere Parthie des Mundes; die Schleimhaut, von welcher diese Parthieen ausgekleidet werden, ist trocken, glänzend und der Sitz einer brennenden Röthe. Das Saugen verursacht Schmerzen, und selbst das Schlingen wird erschwert, sobald die erythematöse Entzündung erst bis auf den Pharynx hin sich ausgebreitet hat. Indess nach Ablauf eines oder von drei Tagen wird man bemerken, dass an den Seiten des Bändchens der Zunge, an den Rändern desselben Organes, auf der inneren Fläche der Wangen und der Lippen, so wie auch auf dem Zahnfleisch, eine rahmartige, ihrem äusseren Ansehen nach dem Käse sehr ähnliche Masse erscheint, welche, wie wir bereits oben bemerkt haben, aus kleinen, den Nudeln oder Reiskörnern ähnlichen, diskret stehenden oder konfluenten Pünktchen zusammengesetzt ist und die ganze Schleimhaut bedeckt, und auf dieser eine gleichmässige Hautlage oder warzenförmige Flecke bildet.

Wenn diese Form von Stomatitis einfach ist und sehr diskret steht, so kann sie kein anderes Leiden auf sympathischen Wege erwecken; jedoch ist fast immer in solchen Fällen der Puls beschleunigt, die Hitze der Haut steigt, es stellen sich Diarrhoe, Meteorismus und flüssige, anfangs gelbe, später aber grünliche Stühle ein, zu welchen Erscheinungen im weiteren Verlaufe auch noch Erbrechen grünlicher Massen sich hinzugesellt. In den Stuhlausleerungen bemerkt man sehr häufig eine rahmartige zähe Masse, welche ein sicheres Zeichen ist, dass die im Munde stattfindende Exsudation auch eben so im Intestinalkanal sich gebildet hat. In Fällen dieser Art sind die Symptome intensiver; es ist ein unlöschbarer Durst vorhanden; die im Munde vorhandene Exsudation ist braun oder schwärzlich; es stellt sich eine bedeutende Diarrhoe ein, und demzufolge ein so schnelles Abmagern, dass die Kinder in wenigen Tagen hohle, matte Augen bekommen, das Gesicht wird unansehnlich, zusammengefallen und runzelig, wie das eines Greises, die Stimme wird schwach, erlischt, es stellt sich ein komatöser Zustand ein, der Puls der Kranken verschwindet, ist wenigstens nicht zu fühlen, die Hitze hört auf, an verschiedenen Stellen bilden sich Exulzerationen der Haut, und zwar, wie Valleix beobachtet hat, vornehmlich an den Fussknöcheln und der Ferse, und endlich erfolgt der Tod bei einem Zustande der furchtbarsten Erschöpfung.

Dieser Ausgang ist in allen Fällen, in denen das Uebel bis in den Darmkanal sich erstreckt hat, oder in welchen einige der bereits genannten schweren Komplikationen Seitens der Brust- oder Digestionsorgane vorhanden sind, fast konstant. Es kann die Krankheit in solchen Fällen in drei oder fünf Tagen sich entscheiden. In der Mehrzahl der Fälle jedoch erfolgt der Tod weniger schnell, aber Heilung, Genesung tritt fast niemals ein; denn das Uebel wählt diesen Ausgang nur in den Fällen, in welchen es von Anfang an als gutartig sich zeigte und gar kein oder doch nur ein sehr geringes Fieber hervorrief. In solchem Falle fällt dann nach Verlauf von einiger Zeit die Exsudation ab, ohne sich wieder zu erzeugen, oder bildet sich nur an einigen Punkten wieder von Neuem. In sehr seltenen Fällen endlich scheint das Uebel in den chronischen Zustand überzugehen, in welchem Falle dann einen oder mehrere Monate hindurch von Zeit zu Zeit an verschiedenen Parthieen des Mundes einige kleine Theilchen solchen Exsudats bemerkt werden, wobei aber in der Regel in der Hauptfunktion keine irgend bemerkbare Störung angetroffen wird.

Die Diagnose dieser Form von Stomatitis ist mit keinen Schwierigkeiten verbunden. Die Prognosis des Uebels ist nur dann eine günstige, wenn das Uebel ein sonst gesundes, kräftiges Individuum befallen, und weder ein bedeutendes Fieber noch Diarrhoe hervorgerufen hat; im entgegengesetzten Falle ist die Prognose immer eine schlimme, und wird mit um so grösserem Rechte sich als *mala* herausstellen, wenn schon vorher irgend ein schweres Viszeralleiden vorhanden ist. Das Erscheinen dieses Uebels bei einem schon kranken Individuum, von welchem Alter auch dasselbe sein mag, ist ein Umstand, welcher die Prognosis immer sehr verschlechtert; denn es nimmt, wie Chomel sehr richtig bemerkt, das Auftreten dieses Uebels im Verlaufe von chronischen Krankheiten uns fast alle Hoffnung auf einen glücklichen Ausgang, und ist fast immer der Vorläufer eines sehr nahen Todes. Tritt dies Uebel zu akuten Krankheiten hinzu, ohne denselben Grad von Intensität zu zeigen, so vermehrt es ebenfalls immer nur die Erscheinungen des akuten Leidens, welche für den Ausgang besorgt machen können.

Es kommt diese Form von Stomatitis in allen Lebensaltern vor, wird jedoch bei Kindern, welche noch die Brust bekommen, häufiger und am häufigsten bei solchen beobachtet, welche noch in den ersten Lebensmonaten sich befinden. Nur in diesem Alter kommt das Uebel idiopathisch vor; denn später, und vornehmlich bei Erwachsenen und bei Greisen, bildet dies Uebel immer die sekundäre Krankheit, welche nur bei Individuen beobachtet wird, die an irgend einem schweren Leiden danieder liegen. Ueber den Einfluss, welchen die individuelle Konstitution auf das Entstehen dieses Uebels ausübt, ist bis jetzt noch nichts Feststehendes bekannt; Manche theilen Valleix's Ansicht, und glauben, die Krankheit komme häufiger bei starken, kräftigen Individuen vor; die meisten Aerzte hingegen behaupten, und zwar mit scheinbarem Rechte, dass eine schlechte, schwache Konstitution zu dieser Krankheitsform prädisponire. Ueber den Einfluss, welchen die Jahreszeiten und klimatischen Verhältnisse auf die Krankheit ausüben, ist ebenfalls noch nichts bekannt. Allgemein bekannt aber ist, dass ungünstige hygieinische Verhältnisse, wie feuchte, unsaubere Wohnung, thierische Ausdünstungen, das Einsperren der Kinder in wenig gelüfteten Zimmern u. s. w. als sehr aktive Ursachen dieses Uebels sich herausstellen, und dass lediglich in Folge dieser Ursachen die Krankheit so unendlich häufig sowohl endemisch, als auch epidemisch in den meisten Waisenhäusern herrscht, und eben so ist es auch nur diesen Ursachen zuzuschreiben, dass das Uebel verhältnissmässig bei Kindern aus den ärmeren Klassen bei weitem häufiger als bei den reichen Leuten beobachtet wird. Bei letzteren Fällen liegt dem Uebel fast immer eine rein örtliche Ursache zum Grunde, wie z. B. künstliches Säugen, oder Anstrengungen beim Saugen, welche durch eine zu kurze, oder zu grosse oder aufgesprungene Brustwarze nothwendig gemacht werden, oder endlich noch eine durch eine unebene oder zu harte Brustwarze veranlasste Irritation, oft das Uebel nach sich ziehen. In keinem Falle aber ist diese Form von Stomatitis kontagiös.

Die Behandlung dieses Uebels besteht vornehmlich aus der Anwendung örtlicher Mittel. So müssten z. B. gleich im ersten Stadium den Kranken erweichende Gurgelwässer verordnet werden. Da aber die Kinder noch nicht gurgeln können, so müssen die leidenden Parthieen mit einem in eben solche erweichende, muzilaginöse Flüssigkeiten getauchten Pinsel betupft werden. Später, wenn der Mund bereits mit einem dicken, konsistenten Exsudat bedeckt ist, so setze man dieser Flüssigkeit ein Viertheil des *Liquor Labarraque* (*Natrum chloratum liquidum s. Liquor Natri chlorosi*) oder irgend eine vegetabilische Säure hinzu, wie Essigsäure, Zitronensäure, welche den Mineralsäuren, so wie auch dem *Natrum boracicum*, vorzuziehen sind, welches letztere so sehr und allgemein angepriesen worden ist. Guersant empfiehlt auch mehr oder weniger konzentrirte Auflösungen von Alaun. Es dürfen diese Pseudomembranen niemals, etwa um um sie loszulösen, gezerrt werden, weil diese Manipulationen Schmerzen veranlassen und die Irritation vermehren. Die anzuwendenden allgemeinen Mittel müssen nach dem konstitutionellen Zustande des Kranken und dem Stadium der Krankheit ausgewählt werden. Im Anfange, wenn kein Fieber vorhanden ist, beschränke man sich auf erweichende Waschungen, auf den Gebrauch von *Decoctum Hordei*, und lasse das Kind weniger saugen. Ist aber Fieber vorhanden, zeigen sich entzündliche Symptome im Unterleibe, so müssen einige Blutegel auf den Unterleib oder an den After applizirt, und laue Bäder, Kataplasmen, Klystiere und eine mehr oder weniger strenge Diät verordnet werden. Sind endlich Symptome von Adynamie vorhanden, so wird die Anwendung der Tonika nothwendig, wie *Cortex Chinae, Aurantiorum* u. dergl., jedoch werden auch diese fast immer ohne Hoffnung auf Erfolg gegeben werden. Die den Intestinalkanal betreffenden Komplikationen, welche so unendlich häufig beobachtet werden, lassen immer die Anwendung der Emetika und Purgantia fürchten, welche von vielen Schriftstellern für das erste Stadium der Krankheit so sehr gepriesen worden sind.

Diese so höchst eigenthümliche Form der Stomatitis ist in manchen Fällen eine rein örtliche und primäre Krankheit, welche aber, wie dies vornehmlich bei armen Kindern und ganz besonders bei denen in Waisenhäusern befindlichen der Fall ist, die Neigung in sich trägt, sich bis auf den Intestinalkanal weiter zu verbreiten und mit irgend einem schweren Leiden der Digestionsorgane sich zu verbinden. Bei diesen letzteren findet man es vorzugsweise, dass auch die Krankheit als ein sekundäres Uebel auftritt; jedoch liegt hierin durchaus kein Grund, dieses nach Valleix's Ansicht als eine Nacherscheinung oder eine Krankheit zu betrachten, welche bei jugendlichem Alter auf Enteritis zu folgen pflegt, denn die Erfahrungen in der Zivilpraxis widersprechen dieser Ansicht gänzlich. Richtig ist es aber, wenn man zugesteht, dass diese Form von Stomatitis bei jungen Kindern bei weitem häufiger als bei Erwachsenen im Verlaufe eines schweren Leidens des Digestionskanals und *in specie* der Entzündung desselben als Komplikation vorkommt.

Bemerkungen über Masern und Scharlach, aus den Vorlesungen von D. J. Corrigan, M. D., Arzt am Whitworth-, Hardwick- und Richmond-Hospitale in Dublin.

1. **Masern.** Die Masern sind eine von den Kinderkrankheiten, über die nicht genug gesprochen werden kann. Willan und Bateman, welche bekanntlich von der blossen Form in der Akme sich leiten liessen, nahmen drei Varietäten an: *Rubeola vulgaris, R. nigra* und *R. sine catarrho.* Diese Unterscheidung hat Manches für sich, da sie auch auf den Verlauf in gewissem Betrachte Bezug hat.

Die gewöhnlichen Masern, oder mit anderen Worten, die Masern in ihrem gewöhnlichen Verlaufe, haben drei Stadien, das Stadium der Inkubation, das der Vorboten (*Stadium prodromorum*) und das der vollen Ausbildung (*St. acmes*).

Was die Inkubation betrifft, welche die Periode von der muthmasslichen Zeit der Infektion bis zum Beginne des Erkrankens umfasst, so dauert sie, meiner ausgedehnten und vielfachen Erfahrung zufolge, wenigstens 14 Tage; ob sie länger dauert, kann ich nicht sagen, aber kürzer sicherlich nicht, oder wenigstens höchst selten. Ich rechne die Inkubationszeit von dem Tage an, wo allem Vermuthen nach das Subjekt der Ansteckung ausgesetzt worden ist. Diese sich mindestens auf 14 Tage hin erstreckende Inkubationszeit ist ein Umstand, welcher wohl dazu dienen muss, jeden Arzt in seinem Ausspruche, ob Kinder aus einem Hause, wo Masern vorhanden waren oder noch sind, von dieser Krankheit frei bleiben werden, zu bestimmen. Wenn nicht wenigstens 14 oder, ich möchte sagen, 20 Tage vergangen sind, darf man die Kinder nicht für frei und geschützt erklären.

Das zweite oder Vorboten-Stadium beginnt mit einem allgemeinen Frösteln, das mit Frostschauern endigt; diese Frostschauer verlieren sich bald; es folgt darauf Reaktion. Es tritt nämlich Fieber ein, das sich Anfangs wie ein katarrhalisches kund thut, mit Schnupfen, Ausflüssen aus Nase und Augen, und Schmerz in den Stirnhöhlen begleitet ist. Dazu gesellt sich Husten, welcher durch Verbreitung der Reizung auf die Bronchialverzweigungen entsteht, und den Charakter eines broncho-pneumonischen Hustens hat.

Etwa 2—3 Tagen darauf beginnen diejenigen Erscheinungen, welche man pathognomonische nennen muss; es zeigen sich nämlich auf dem Antlitze und dem Halse kleine rothe Punkte, die sich von Flohstichen nur dadurch unterscheiden, dass sie in der Mitte nicht den Stichpunkt gewahren lassen, den erstere haben. Die erste Stelle, wo diese Stigmata sich finden, ist der untere Theil des Halses, wo man sie oft 12 Stunden früher sieht, als auf den anderen Parthieen des Körpers. Dann zeigen sie sich auf dem Antlitze; von Hals und Antlitz verbreiten sie sich über die übrigen Theile; sie bilden unregelmässige Flecke, welche meistens in einen Bogen gestellt sind. Diese Bogen stehen aber gegen einander nicht regelmässig, sondern so, als wenn Jemand eine Anzahl aus aneinander gereiheten kleinen rothen Tinteklecksen bestehender Bogen bildet, die bald sich kreuzen, bald übereinander, bald ineinander laufen, und zwischen denen die Haut ihr natürliches Aussehen hat. Diese Eigenthümlichkeit ist der charakteristische Unterschied zwischen Masern und Scharlach, welche sonst einander sehr ähnlich sind.

Der Husten, welcher den Masernausbruch begleitet, hat auch meist einen eigenthümlichen Charakter; er hat nämlich einen klingenden, bellenden Ton wie im Krup. Bisweilen ist die Aehnlichkeit mit Krup so gross, dass schon mancher Praktiker verleitet worden ist, den Masernhusten als Krup zu behandeln. Dass hier die Diagnose von grosser Wichtigkeit ist, ist klar, selbst nur, wenn es darauf ankömmt, die Angehörigen des kranken Kindes zu beruhigen oder sich nicht um das Zutrauen derselben zu bringen, falls der Arzt die Krankheit für Krup ausgegeben und sie sich hinterher als Masern erwiese. Im Verfahren selber wäre der Missgriff nicht so gross, nur dass die Mittel, die der Arzt irrthümlich gegen den vermeintlichen Krup angewendet, gegen die Masern nicht in solcher Energie angewendet zu werden brauchten. Eine Ermittelung der vorangegangenen Zufälle und eine Untersuchung der Geschichte des Falles begründet hier am besten die Diagnose. Dem bellenden Kruphusten ist gewöhnlich ein Fieber, das 2—3 Tage gedauert hat, vorausgegangen, und selten ist dabei die Koryza und der wässerige Ausfluss aus Nase und Augen vorhanden, die die Masern gewöhnlich begleiten. Ist erst die Eruption gebildet, so ist in Bezug auf den Husten die Diagnose gar nicht mehr zweifelhaft, denn der Krupton des Hustens verliert sich sogleich, sobald der Ausschlag hervorkommt. Beim ächten Krup verliert sich der bellende Ton des Hustens niemals, so lange die Krankheit dauert; er nimmt vielmehr noch zu, wenn nicht der Krankheit entgegengewirkt wird. In jedem Falle also, wo man während einer Maserepidemie zu einem Kinde hinzugerufen wird, das an Krup zu leiden scheint, so sei man mit seinen Aussprüchen vorsichtig und suche sie bis zum folgenden Tage zu verschieben, wo dann die Eruption alsbald jeden Irrthum unmöglich macht.

In neuerer Zeit sind viele Albernheiten und Vorurtheile geschwunden, die in Bezug auf Masern sonst gäng und gäbe waren. So wurde früher überall bei den Laien und auch wohl bei manchen Aerzten es für rathsam erachtet, die Masern „recht herauszutreiben". Zu diesem Zwecke wurden reizende, erregende Mittel gegeben; die Kranken wurden mit dicken Kissen bedeckt, das Zimmer wurde sehr heiss gehalten, und der frischen Luft überall der Eingang verwehrt; es wurde also Alles gethan, um das Fieber recht lebhaft zu steigern. In neuerer Zeit hat sich hierin, wie gesagt, Vieles gebessert; doch ist noch nicht Alles so, wie es sein sollte. Bekannt ist, dass jeder Volksglaube irgend etwas Vernünftiges zum Grunde hat; auch hier ist es so, denn einmal ist wirklich eine gute Effloreszenz der Masern auf der Haut in den meisten Fällen mit einer Milderung der allgemeinen urgirenden Symptome begleitet, und dann giebt es auch in der That Fälle von Masern, wo ein reizendes Verfahren und bedeutende Wärme nothwendig wird. Diese Nothwendigkeit tritt besonders bei zarten, schwächlichen Kindern ein, die nicht Lebensenergie genug besitzen, um gegen den Angriff, den das in den Organismus eingedrungene Gift bewirkt hat, gehörig zu reagiren. Diese Reaktion würde nicht eintreten, oder mit anderen Worten das Fieber, welches zur Elimination des Giftes durchaus erforderlich ist, würde nicht eintreten; das Kind würde in einen tödtlichen Kollapsus verfallen. Solche Fälle sind vorgekommen, und besonders bei den schwächlichen, abgezehrten, elenden Kindern niederer Klassen; diese Kinder verfallen, wenn sie von den Masern ergriffen werden, in Folge des Blutandrangs nach dem Gehirne, dessen Gefässe nicht die Kraft haben, ihrer Ueberfüllung entgegenzuwirken, in Krämpfe. Hier werden Reizmittel eben so nothwendig und eben so indizirt, wie im Beginne des Typhus oder der Perikarditis in manchen Fällen, wo zuerst die Schwäche überwunden und eine Reaktion erzielt werden muss, wenn der Kranke nicht sogleich dem Tode verfallen sein soll. Bei solchen schwächlichen Kindern also wird, wenn der Masernausbruch beginnt, die Anwendung trockener Wärme durch Einhüllung in warmen Flanell, ferner die Darreichung milder Reizmittel, sich von grossem Nutzen erweisen. Zu diesem Zwecke sind die Ammoniakalien (der *Spiritus Ammonii aromaticus* zu einigen Tropfen) am besten. Damit muss fortgefahren werden, bis die Haut warm wird und der Puls sich hebt, kurz bis die Zirkulation eine grössere Energie zeigt. Die Idee aber, einen recht reichlichen Ausschlag durch Anwendung von Reizmitteln und äusserer Wärme zu erzeugen, ist eine absurde und meist zum Nachtheil führende. Von der Variole wissen wir, dass, wenn auch nur wenige Pusteln erscheinen, der Schutz, den die überstandene Krankheit gewährt, ein eben so grosser ist, als wenn der ganze Körper mit Pusteln bedeckt gewesen war. Bei den Masern ist es eben so; allein wenn auch kein Grund vorhanden ist, irgend ein Verfahren anzurathen, um, wenn es anginge, einen recht reichlichen und bedeutenden Ausbruch des Exanthems zu bewirken, so müssen wir doch Sorge tragen, dass der Ausschlag, wenn er einmal vorhanden ist, nicht zurückgetrieben werde. Ist dieses zu befürchten, glaubt man vermuthen zu dürfen, dass der Ausschlag vor seinem gehörigen Ablauf plötzlich von der Haut weggetrieben worden, so verordne man schnell ein warmes Bad und gebe Reizmittel und Diaphoretika, welche darauf berechnet sind, die Kapillargefässthätigkeit der Haut zu erregen. Es ist dieses das beste Verfahren, den Ausschlag wieder hervorzurufen.

Einige Autoren haben vorgeschlagen, im Beginne des Masernausbruchs kalte Uebergiessungen anzuwenden, wie es im Anfange des Scharlachfiebers geschehen ist; ich muss mich jedoch dagegen erheben. Ich halte dieses Verfahren für nachtheilig. Man muss nicht den bedeutenden Unterschied vergessen, welcher in Bezug auf die Hautpartheien, die in den beiden genannten Krankheiten vorzugsweise ergriffen sind, obwaltet. Beim Scharlach ist ausser den serösen Häuten besonders die Schleimhaut des Verdauungskanals, bei den Masern dagegen die Schleimhaut der Luftwege vorzugsweise ergriffen. Während die Anwendung äusserer Kälte beim Scharlach sich gewöhnlich sehr wohlthätig erweist, hat sie bei den Masern immer höchst übel gewirkt.

Die Masern sind eine Krankheit, die nie durch sich selber tödtet, sondern es sind die Komplikationen, welche entweder während der Eruption oder nach deren Verschwinden den Tod herbeiführen. Eine der häufigsten Komplikationen der Masern ist Ophthalmie, die meist einen skrophulösen Boden hat, und die ich hier nur beiläufig erwähne. Eine viel wichtigere und viel bedenklichere Komplikation ist Bronchitis und diejenige Form von Pneumonie, die man Broncho-Pneumonie zu nennen pflegt. Diese letztere Komplikation muss, wie überhaupt jede andere ernste Komplikation, ohne Rücksicht auf die Masern selber, nach den Regeln der Therapie behandelt werden.

Gegen die Masern selber hat man weiter nichts zu thun, als milde Abführmittel zu reichen, um den Darmkanal von allen Stoffanhäufungen zu reinigen; dann gebe man das Antimon in kleinen Gaben, um die Zirkulation zu mässigen und durch Erschlaffung der Haut Diaphorese zu bewirken. Die Wirkung des Antimons unterstützt man am besten durch Abschwämmen des Körpers mit lauwarmem verdünnten Weinessig, was unter der Bettdecke geschehen muss, und dem Kranken gewöhnlich sehr angenehm ist, da es das Jucken mildert, das beim Ausbruche der Krankheit meist sehr lästig zu sein pflegt.

Noch muss ich einer Eigenthümlichkeit gedenken, die vielleicht manchem Arzte schon auffallend gewesen sein mag. Es kommt vor, dass man 20 Fälle von Masern zu behandeln hat, von denen 19 nichts Besonderes haben; der 20ste Fall aber hat das Eigenthümliche, dass man am Kranken quer über den Lumbargegenden eine Unzahl ganz kleiner, weisser Knötchen bemerkt, die sich rauh anfühlen. Untersucht man diese anscheinenden weissen Papeln mit einer Lupe, so erkennt man, dass sie kleine mit Serum gefüllte Bläschen sind; diese Bläschen werden etwas grösser; das Serum wird trübe, nach 1 — 2 Tagen absorbirt, und die Epidermis schuppt sich ab. Diese Sudamina, die man bisweilen auch in den Achselgruben findet, haben wenig zu bedeuten und erfordern keine besondere Behandlung; sie scheinen mehr die Folge einer Reizung oder eines Druckes der Kleidungsstücke, Tücher, des Aufliegens u. s. w. zu sein.

Ueber die Bateman'schen Varietäten, nämlich *Rubeola nigra* und *R. sine catarrho,* habe ich wenig zu sagen. Die *R. nigra* ist eine Zumischung von *Purpura haemorrhagica* zum Masernausschlage; das begleitende Fieber hat gewöhnlich einen typhösen Charakter; die Purpuraflecke verschwinden gewöhnlich langsamer als die Masernflecke. — Was die *R. sine catarrho* betrifft, so halte ich sie gar nicht für Masern; ich halte sie für einfache Rötheln, und ich glaube nicht, dass das davon befallen gewesene Individuum vor den wirklichen Masern geschützt ist.

2. Scharlach. Die schon genannten Dermato-Nosologen haben drei Varietäten des Scharlachs angenommen: *Scarlatina simplex, Scarl. anginosa* und *Scarl. maligna.* Ich halte diese Unterscheidung für eine sehr wichtige, besonders in praktischer Hinsicht. Bei der *Scarlatina simplex* ist die Haut stellenweise von einer rothen Farbe wie übergossen.

Dieses einfache Scharlach ist durch diese diffuse Hautröthe so markirt, dass es mit keiner anderen Krankheit verwechselt werden kann. Man hat das Scharlach wie die Masern in drei Stadien getheilt. Was das Inkubationsstadium betrifft, so glaube ich, dass es so lange dauert, wie das der Masern; jedoch habe ich darüber keine Beweise. Husten, Niesen, Thränen der Augen, leichter Halsschmerz, sind die bekannten Vorboten; bei den Masern dauern die Vorboten, ehe der Ausbruch erscheint, wenigstens 3 Tage; beim Scharlach aber höchstens 24 Stunden. Die bogenförmige Anordnung der kleinen rothen Flecke, die jedoch, wenn die Eruption sehr reichlich ist, schwer zu erkennen sind, ist ein anderes Merkmal, wodurch die Masern vom Scharlach sich unterscheiden. Beim einfachen Scharlach ist die Röthe meist nur in einzelnen Stellen sichtbar, zwischen denen die Haut ihre gewöhnliche Farbe zeigt; bisweilen aber ist die Röthe so vollständig über den ganzen Körper verbreitet und so kräftig, dass das Subjekt die Farbe eines gekochten Krebses hat. In anderen Fällen dagegen ist die Röthe blasser, mehr der Rosenfarbe oder dem rosenrothen Granite gleichend.

Das einfache Scharlach steht gewöhnlich 3 — 4 Tage in Blüthe; es erscheint zuerst auf Antlitz und Hals, erstreckt sich von da über Rumpf und Glieder, und endet zuletzt mit Abschuppung. Während des Bestehens des Ausschlags in der einfachen Form ist die Konstitution fast gar nicht affizirt, und der Kranke bedarf auch weiter keiner Behandlung, als ihn im Bette zu behalten und ihm einige milde Laxanzen und diluirende Getränke zu reichen.

Es giebt eine Form von einfachem Scharlach, die ich *Scarlatina fugax* nennen möchte. In dieser ist nämlich die Eruption von so kurzer Dauer und so flüchtig, dass sie meistens übersehen wird, und dass man nicht glauben würde, mit Scharlach zu thun gehabt zu haben, wenn nicht etwa 8 — 10 Tage darauf das gewöhnliche Oedem einträte, wie es nach Scharlach so häufig ist. Dieses flüchtige Scharlach ist gefährlicher, wie irgend eine der anderen Varietäten, da Ergiessung ins Gehirn häufiger zu folgen pflegt, als bei diesen.

Was die *Scarlatina anginosa* betrifft, so stellt sie sich uns in drei Varietäten dar, je nach dem Zustande, den Rachen und Hals darbieten. In der ersten Varietät sind die Mandeln nur wenig entzündet, und es bietet sich Nichts dar, das eine besondere Aufmerksamkeit Seitens des Arztes erfordert; es ist dieses eine einfache *Angina tonsillaris* von geringem Belange. — In der 2ten Varietät der *Scarlatina anginosa* hat die Angina einen diphtheritischen Charakter; der Kranke klagt am 3ten oder 4ten Tage der Krankheit über Halsschmerz; untersucht man ihn, so findet man den Rachen, das Gaumensegel, die Hinterwand des Schlundes mit Lymphschichten bedeckt, die man dem ersten Anscheine nach für Ulzerationen zu halten geneigt ist, die man aber mit einem Spatel oder einer Sonde abwischen kann; unter diesen Lymphschichten findet man die Schleimhaut gefässreich und geröthet, jedoch nicht ulzerirt. Dieser Zustand der Schleimhaut erstreckt sich leicht vom Gaumensegel nieder zur Wangenschleimhaut, von da zur Zungenwurzel, von da abwärts zum Larynx, worauf Symptome sich einstellen, die genau denen des Krups gleichen. Dieselbe Ablagerung plastischer Lymphe erstreckt sich aber auch längs der Luftröhre bis in die Bronchien, und wird dann fast immer tödtlich. Bretonneau und einige Andere haben, irregeleitet von den nach dem Tode gefundenen Erscheinungen, diese diphtheritische Form des Scharlachs für vollkommen identisch mit dem Krup gehalten. Es ist dieses aber falsch. Wenn auch die nach dem Tode gefundenen Erscheinungen in beiden Zuständen gleich sind, so müssen wir uns doch hüten, die ihnen zum Grunde liegenden Krankheiten für identisch zu erachten. Identität des anatomisch-pathologischen Befundes erweist noch nicht Identität des pathologischen Vorganges. In 2 Fällen von Pneumonie zum Beispiel, welche in ungefähr demselben Stadium tödtlich endigten, finden wir die anatomisch-pathologischen Veränderungen vollkommen gleich; dennoch war es in dem einen Falle vielleicht eine akute genuine Pneumonie, in dem anderen hingegen eine *Pneumonia typhodes*. In beiden Fällen zeigen die Lungen dieselben Erscheinungen; sie sehen dunkel aus, sind schwer, sinken im Wasser unter, und befinden sich in einem kongestiven Zustande; beim Einschnitte findet man die Zellen mit Blut gefüllt; die Substanz ist weich und krepitirt unter dem Finger. In beiden Fällen sind also, so weit wir bis jetzt wahrzunehmen vermögen, die anatomisch-pathologischen Veränderungen ganz gleich, und doch — wie verschieden die Zustände! Wie verschieden die aktive genuine Lungenentzündung von der typhösen, fast hypostatischen!

Wenn also Bretonneau und seine Anhänger die sich auf Larynx und Trachea verbreitende diphtheritische Entzündung im Scharlach für identisch mit Krup erachten, blos weil man nach dem Tode gleiche Veränderungen findet, so ist dieses sicherlich ein eben so grosser Irrthum. Können wir freilich den Unterschied nicht recht nachweisen, so wissen wir doch, dass, wenn die diphtheritische Entzündung einmal den Kehlkopf erreicht hat, sie tödtlich wird, und dass alsdann nichts mehr dagegen geschehen kann. So wie man also diese Lymphexsudation im hinteren Theile des Mundes wahrnimmt, muss man gleich mit aller Kraft dagegen wirken; man muss sogleich innen auf die Stellen selber, so wie aussen den Höllenstein in Substanz anwenden. Ich kenne in der That kein Mittel, das geeigneter wäre, die Verbreitung der falschen Membran zu verhüten. Wie der Höllenstein hier wirkt, ist nicht leicht zu erklären. Vielleicht werden die durch das Scharlachgift in einen der Entzündung nahen Reizungszustand versetzten Parthieen empfindlicher als gewöhnlich gegen die Thätigkeit des Aetzmittels. Genug, der Höllenstein hat die Wirkung, dass er nicht die Sekretion der diphtheritischen Schicht vermehrt, sondern dass er eine neue, durchaus verschiedene Sekretion erzeugt, nämlich den weisslichen Ueberzug, den dieses Aetzmittel immer auf Schleimhäuten bewirkt; unter dieser weisslichen Schicht kehrt die Schleimhaut alsbald zu ihrem normalen Zustande zurück und verbreitet sich auch nicht weiter.

Ausser der Mundschleimhaut werden auch andere Parthieen bisweilen der Sitz dieser diphtheritischen Thätigkeit der Kapillargefässe. Während des Vorherrschens einer Scharlachepidemie hier in Dublin erinnere ich mich deutlich, mehrere Fälle gesehen zu haben, wo die Kutis, die allerdings ihrer Natur nach den Schleimhäuten sehr nahe steht, diese Lymphe exsudirte, und so eine diphtheritische Schicht bildete. Das subkutane Zellgewebe wurde entzündet; von der Anhäufung des Serums erhob sich an einzelnen Stellen die Epidermis; die Blasen platzten, und die Stellen überzogen sich alsbald mit einer weisslichen Schicht, ungefähr wie nach einem länger fortgesetzten Kantharidenpflaster.

Diese diphtheritische Varietät der *Scarlatina anginosa* ist bisweilen mit grünem Erbrechen und mit Diarrhoe begleitet. Es sind dieses unangenehme und bedenkliche Symptome, da sie erweisen, dass die Diphtheritis nicht nur Rachen und Pharynx ergriffen, sondern dass sie auch bis in den Magen und Darmkanal hinabgestiegen ist. Dann muss man mit der Anwendung des Höllensteins im Rachen, so tief man damit reichen kann, zugleich auch Blutegel und Blasenpflaster auf die Magengrube und den Bauch anwenden. Ist die Zunge trocken, so gebe man Merkurialien, um die Sekretionen wieder herzustellen, und sobald die gastrischen Symptome beseitigt sind, gebe man die Chinarinde; denn das diese Form des Scharlachs begleitende Fieber hat gewöhnlich einen adynamischen Charakter. Bisweilen sind auch Säuren indizirt, namentlich die Salzsäure; bisweilen wiederum *Reizmittel.* Es versteht sich von selber, dass die verschiedenen Fälle sehr verschiedene Medikation erheischen können.

Es giebt noch eine dritte Varietät der *Scarlatina anginosa,* die, so viel ich weiss, noch von keinem Schriftsteller dargethan worden. Am 5ten, 6ten, 7ten, 9ten oder 12ten Tage, entweder noch während des Vorhandenseins der Eruption oder noch nach dem Verschwinden derselben, zeigt das Kind folgende Symptome: In den letzten Nächten kein Schlaf; grosse Reizbarkeit ist vorhanden; das Kind weint unaufhörlich; der Puls ist häufiger wie früher, aber schwächer. Die Parthieen unter dem Winkel des Unterkiefers fangen an zu schwellen. Die Anschwellung steigert sich schnell. Sieht man dem Kinde in den Rachen, so erblickt man nichts oder nur eine unbedeutende, nicht auffallende Röthung. Nach 12 Stunden ungefähr findet man die Anschwellung sehr bedeutend, sich wohl bis zum Ohre erstreckend. Die Anschwellung wird immer stärker, und zuletzt ist der Winkel des Unterkiefers an beiden Seiten so vollständig damit bedeckt, dass das Kind ein groteskes, pavianähnliches Ansehen bekommt. Giebt man bei diesem Zustande dem Kinde zu trinken, so tritt die Flüssigkeit wieder zur Nase heraus, vermuthlich in Folge der Anschwellung aller Theile um den Pharynx. Ein Druck auf die Geschwülste giebt das Gefühl einer Fluktuation; dieses Gefühl der Fluktuation ist aber nichts anders, als das bei Oedem, wenn man darauf mit dem Finger drückt, überhaupt wahrnehmbare. Auch hier ist nichts Anderes vorhanden, als Oedem, und zwar findet hier die seröse Infiltration nicht nur in dem ausserhalb der Fascia liegenden Zellgewebe, sondern auch in dem Intermuskular- und Submuskular-Zellgewebe statt. Die die Geschwülste bedeckende Haut ist bisweilen roth, aber auch sehr oft von natürlicher Farbe. Auf die Farbe der Haut ist kein Werth zu setzen.

Von Tage zu Tage wird der Zustand immer schlechter, bis das Kind stirbt; die Entzündung und Verjauchung des subkutanen Zellgewebes bewirkt den Tod. Wenn diese Verjauchung eintritt, so werden die subkutanen Muskeln vom Zellgewebe oft so entblösst, dass sie nackt und sauber, wie mit dem Messer, abgeputzt dem Auge erscheinen. Oder es kann das Kind auch ohne Verjauchung sterben, das heisst, es kann sterben durch den Druck der Geschwulst auf die Gefässe, wodurch eine Kongestion im Gehirne mit allen tödtlichen Folgen derselben bewirkt wird, oder es mag auch die blosse Reizung der grossen Geschwülste den Tod herbeiführen. Einem Athmungshindernisse kann hier der Tod nicht beigemessen werden; denn wenn die Infiltration auch das tiefliegende Zellgewebe anfüllt und ausdehnt, so wird diese Ausdehnung doch niemals im Stande sein, Kehlkopf und Luftröhre zu komprimiren und den Durchgang der Luft zu verhindern. [1])

Was die Behandlung dieser eigenthümlichen Varietät des Scharlachs betrifft, so möchte man durch das Gefühl von Fluktuation verleitet werden, den Tumor für einen beginnenden Abszess zu halten, Kataplasmen zu verordnen und Einschnitte zu machen. Macht man einen Einschnitt, so wird nichts ausfliessen, als etwas trübes Serum, und es wird dieser Einschnitt weit eher Nachtheil bringen, als Vortheil. Zuvörderst muss man bedenken, dass man es hier mit einer diffusen, serösen Infiltration des Zellgewebes bis in die tiefsten Muskelschichten hinein zu

1) Aber *Oedema glottidis*, wovon der Verf. kein Wort sagt, kann bei diesem Zustande durch Hemmung des Luftzuganges den Tod bewirken. Bd.

thun hat; ein Einschnitt würde also nicht im Stande sein, alles Serum wegzuschaffen, sondern es würde derselbe die Reizung nur noch vermehren und eine Wunde bewirken, gegen die die nothwendige gesunde Reaktion fehlt, und die daher bald einen übeln, brandigen Charakter annehmen würde. Man muss sich daher ja hüten, diese Geschwülste für Abszesse zu halten. Während der von mir erwähnten Scharlachepidemie machten wir es uns in dem Whitworth-Hospitale, wo wir eine ziemliche Zahl dieser Fälle zu behandeln hatten, zur Regel, niemals diese Geschwülste zu öffnen; denn wir hatten in den Fällen, wo Einschnitte gemacht worden sind, stets nur die traurigsten Folgen gesehen. Wir überliessen diese Geschwülste der Natur, obwohl die Natur höchst selten im Stande ist, den Fall zu einem glücklichen Ende zu führen. Auch die Kunst vermag nichts, und es ist also ganz gleich, ob man Etwas thut oder nicht. Ich weiss nur einen einzigen Fall, wo der Ausgang ein besserer war, und in diesem Falle war die Krankheit nicht vollständig ausgebildet. Wenn noch Etwas zu hoffen ist, so ist es vom Wenigthun; jedes irgend kräftige Eingreifen beschleunigt nur noch den Tod. Ich kann wohl sagen, dass von 100 Fällen dieser Art 99 mit dem Tode endigen. Mehrere haben mir ins Gesicht gesagt, dass sie wiederholentlich Kranke, die so litten, wie ich es eben beschrieben, geheilt haben. Wenn so, so sind sie glücklicher gewesen, als ich; denn ich, ich habe, wie schon gesagt, von einer grossen Anzahl solcher Fälle nur einen einzigen nicht zum Tode führen sehen. Ich glaube aber, dass Diejenigen, welche diese Art von Scharlach mehrmals geheilt zu haben behaupten, sich im Irrthume befinden, dass sie für die Varietät von Scharlach, die ich meine, eine andere genommen haben mögen; höchst wahrscheinlich haben sie die bei Scharlachkranken so häufige Entzündung der Drüsen unter dem Unterkiefer und um das Ohr dafür gehalten. Diese Drüsenentzündung heilt natürlich meistens, aber es ist das nicht die Anschwellung, welche ich meine; auch kann sie mit dieser meiner Ansicht nach nicht gut verwechselt werden. Bei der Drüsenentzündung nach Scharlach fühlen wir umschriebene Geschwülste, die wie Eier unter der Haut liegen, während die von mir beschriebene Anschwellung nicht umgränzt ist, sondern sich vom Ohre längs des aufsteigenden Astes des Unterkiefers bis zum Winkel desselben erstreckt und beide Seiten desselben ausfüllt, nur schmutziges Serum, nicht Eiter enthält und, wie gesagt, fast jedesmal einen tödtlichen Ausgang nimmt.

Können wir diese eigenthümliche Art von skarlatinöser Halsaffektion auch nicht heilen, so müssen wir Alles versuchen, sie zu verhindern. Ich will ein Verfahren angeben, das freilich auch nicht immer ein sicheres ist. So wie nur eine Spur von Anschwellung unter dem Unterkiefer sich zeigt, muss man sogleich Blutegel auf dieselbe setzen, und zwar nicht in grosser Zahl, sondern nur 3 — 4 auf einmal, die dann später wiederholt werden müssen, damit ein fortwährendes Blutaussickern unterhalten werde. Es ist dieses, wenn es gleich im Anfange angewendet wird, das einzige Mittel, von dem Etwas zu hoffen ist.

Es giebt noch eine andere Form von *Scarlatina anginosa,* wo eitrige Materie in grosser Menge aus Rachen, Pharynx und Nase abgesondert wird; wenigstens gleicht dieser reichliche und stinkende Ausfluss an Geruch, Farbe und Konsistenz dem reinen Eiter. Das Verfahren ist hier ganz wie in der diphtheritischen Varietät der *Scarlatina anginosa.*

Von der *Scarlatina anginosa* wende ich mich zur *Scarlatina maligna* oder *ulcerosa;* man kann sie auch *Scarlatina gangraenosa* nennen, denn es bilden sich Geschwüre im Rachen, die bisweilen einen brandigen oder phagedänischen Charakter haben, und bald den Tod herbeiführen.

Es giebt Fälle von Scharlach, wo der Tod 24 Stunden nach der Absorption des Giftes erfolgt, ohne dass bedeutende Veränderungen im Kranken wahrnehmbar sind. Was ist es, was hier den Tod bringt? Ist es der schwächende Eindruck, den das Gift auf den Organismus gemacht hat, und gegen welchen dieser nicht zu reagiren im Stande ist? Dass thierische und andere Gifte dieses vermögen, wissen wir, aber wir kennen nicht die Art und Weise, wie dieses geschieht. Das Scharlachgift kennen wir seiner Natur nach gar nicht; wir wissen sein Dasein nur aus seinen Wirkungen. Dringt das Gift mit grosser Intensität in den Organismus, oder ist dieser an sich schon geschwächt, so wird keine Reaktion eintreten; es bildet sich ein Kollapsus, der schnell in den Tod übergeht. Ich habe im Whitworth-Hospitale mehrere Fälle der Art gesehen; die Kranken, auf dem Rande ihres Bettes sitzend, sprachen in vollem Bewusstsein mit mir über ihren Zustand, und eine Stunde darauf waren sie todt. In solchen Fällen schwindet der Puls an den Handgelenken; er wird nicht mehr fühlbar, der Herzschlag wird immer schwächer und schwächer; die Haut wird kalt und klamm; kurz der Kranke geht mit schnellen Schritten dem Tode entgegen. Hier können wir oft viel Gutes erwirken. Das Erste, was man zu thun hat, ist, den Kranken in ein Bad von mindestens 100° F. (fast 30° R.) zu bringen; in diesem Bade lasse man den Kranken, bis die Haut geröthet und der Puls an den Handgelenken wieder kräftig fühlbar wird. Durch die äussere Wärme des Bades suchen wir die geschwächte Kapillarthätigkeit der Haut zu erregen und zu steigern, und dadurch die venöse Zirkulation überhaupt zu bethätigen. In diesen Fällen wird die Eruption eine unregelmässige; sie kommt stellenweise hervor, bleibt einen bis zwei Tage, verschwindet alsdann und zeigt sich vielleicht nach 6 bis 8 Tagen von Neuem. Die Eruption ist hier an Händen und Füssen am lebhaftesten und auf dem Antlitze oder dem Rumpfe fast gar nicht sichtbar. Was ist der Grund hiervon, und warum verhält die Eruption sich hier umgekehrt, als in dem einfachen Scharlach? Bei letzterem ist die Eruption am dicksten und intensivsten auf dem Antlitze und anderen Theilen des Körpers, welche, wie die Achselhöhlen, Lendengegenden, Kniebeugen und Ellenbogengelenke, am besten gegen die Kälte geschützt sind, während bei dem hier in Rede stehenden anomalen Scharlach die Eruption am kräftigsten an den Stellen hervortritt, welche der Kälte am meisten ausgesetzt sind. Den Grund dieser Sonderbarkeit finden wir in dem grösseren Grade von Kongestion in den Händen und Füssen. In dieser Form des Scharlachs finden wir die rothen Stellen oft mit Purpuraflecken untermischt; wir sehen sie ebenfalls auf der inneren Seite des Rachens, längs des weichen Gaumens, und auf der hinteren Parthie des Pharynx, aus welchen Stellen sich Blutungen bilden. Hat man nun die Zirkulation durch ein warmes Bad und andere Reizmittel gesteigert, so muss es unser nächstes Ziel sein, diese erhöhete Thätigkeit zu unterhalten. Zu diesem Zwecke gebe man Chinarinde mit Ammonium, Chinin mit Wein und kräftige, ernährende Fleischbrühen. Es ist dieses also eine Behandlung, der des genuinen einfachen Scharlachs geradezu entgegengesetzt, und wir entnehmen daraus wieder den Beweis, dass eine und dieselbe Krankheit so verschieden sich gestalten kann, dass sie die verschiedenste Behandlung erfordert.

II. Analysen und Kritiken.

Ueber die gefährlichsten und tödtlichsten Kinderkrankheiten, praktische Notizen, aus der Erfahrung entnommen.

(*Practical Observations on the diseases most fatal to children, with reference to the propriety of treating them as proceeding fran irritation and not fran inflammation by P. Hood. London* 1845.)

(Schluss, s. voriges Heft S. 203.)

Im 6ten Kapitel geht der Verf. zur Darstellung des Krups über, einer Krankheit, die bei Erwachsenen hauptsächlich aus dem Grunde so selten vorzukommen pflegt, weil der Kehlkopf und der obere Theil der Luftröhre nach dem Eintritt der Pubertät an Räumlichkeit bedeutend gewinnen. Am häufigsten erscheint der Krup bei Kindern zwischen dem 1sten und 5ten Lebensjahre. Seine gewöhnlichsten Ursachen sind Erkältung, Zahnreiz, zuweilen epidemische, nach einigen Aerzten auch kontagiöse Einflüsse. Der Verf. beschuldigt weniger ein eigentliches Kontagium, als vielmehr ein Miasma. Sehr selten ist der Krup an trockenen, warmen Orten, da der Einfluss einer feuchten, kalten Atmosphäre eine seiner Hauptursachen ist.

Die Neigung zu Rezidiven ist bemerkenswerth, indem die Respirationsorgane durch den Anfall bedeutend geschwächt werden, besonders, setzt der Verf., seinen Ansichten konsequent huldigend, hinzu, wenn man Blutentleerungen zur Bekämpfung der Krankheit angestellt hat.

Wir können es durchaus nicht billigen, dass der Verf. den sogenannten *Laryngismus stridulus* an dieser Stelle mit dem Krup zugleich abhandelt, da beide Krankheiten ihrer Natur nach wesentlich von einander verschieden sind. Die Benennungen entzündlicher und nervöser Krup sollten bei dem heutigen Stande der Wissenschaft aus der medizinischen Nomenklatur gänzlich gestrichen werden. Der Verf. scheint dies in der That nur seiner Theorie zu Liebe zu thun, um auch den Krup als eine auf Irritation, und nicht auf Entzündung beruhende Krankheit betrachten zu können, welche die Anwendung der Blutentleerungen verbietet. Seine Methode besteht in der Darreichung von Brechmitteln und Einreibungen des folgenden Liniments:

℞ *Linim. Camphor. comp.* ℥iß,
Tinct. Cantharid. ʒiv.
MDS. 3mal täglich 5 — 10 Minuten lang in den Hals, Brust und Rücken einzureiben.

Nach der Wirkung des Emetikums lässt er, um den Darmkanal zu entleeren, eine Dosis Kalomel nehmen, und verordnet dann antispasmodische Mittel, z. B.:

℞ *Acid. hydrocyan. dilut.* gutt. iß—ij,
Natri bicarbon. gr. iij,
Tinct. Opii gutt. ij,
Syr. Papaver. ʒj,
Aq. Anisi ℥vij.
MDS. Die Hälfte alle 4 — 6 Stunden zu nehmen (für ein 3jähriges Kind).

Seine Ansicht über den Werth der Tracheotomie in dieser Krankheit spricht der Verf. nicht bestimmt aus, scheint sich jedoch für dieselbe zu entscheiden. Wir dürfen uns darüber nicht wundern, da in dem ganzen Kapitel von der Bronchitis, die fast immer den Krup begleitet und so oft den Tod verursacht, kein Wort erwähnt wird.

Die Bemerkungen des Verfassers über die akuten Exantheme bringen nicht viel Neues. Was zuerst die Masern betrifft, so brechen dieselben in der Regel 14 Tage nach erfolgter Ansteckung hervor, doch sah auch der Verf. in einem Falle das Inkubationsstadium 4 Wochen dauern. Ein zweimaliges Befallenwerden von den wirklichen Masern hat er niemals beobachtet, auch glaubt er, dass in allen dafür angeführten Fällen eine Verwechselung mit anderen Ausschlägen stattgefunden habe, vorzugsweise mit der sogenannten *Rubeola sine catarrho*. In Betreff der Behandlung finden wir auch hier wieder die Warnungen vor Blutentziehung, die am Ende doch kein rationeller Arzt in der Ausdehnung, wie es der Verf. wünscht, beherzigen wird.

Aus der Abhandlung über das Scharlachfieber heben wir nur diejenigen Bemerkungen heraus, welche auf die maligne Form desselben Bezug haben. Den plötzlichen Tod, der in solchen Fällen nicht selten erfolgt, und den man in der Regel von einem gewaltigen Eindrucke auf das gesammte Nervensystem herzuleiten pflegt, bezieht der Verf. in manchen Fällen auf die enorme Anschwellung der Tonsillen, welche Suffokation hervorbringt und den Rückfluss des Blutes vom Gehirn verhindert. Bei allen Epidemieen des Scharlachfiebers zeigt sich eine Tendenz des begleitenden Fiebers, den asthenischen Charakter anzunehmen, namentlich wenn die Atmosphäre feucht und dumpfig ist. Man hat beobachtet, dass in solchen Fällen ein plötzlich eintretender Frost der Mortalität Schranken setzt.

Der Verf. bestätigt Evanson's und Maunsell's Beobachtungen über die Wirksamkeit eines Brechmittels im Beginn des bösartigen Scharlachfiebers, worauf man milde Abführmittel folgen lässt. Eine zu starke Wirkung der letzteren muss aber sogleich durch einige Tropfen Laudanum beschränkt werden.

Bei rother, trockener, rissiger Zunge, starkem Durst und Fieber hat der Verf. vom *Natrum carbon. acidul.* gute Wirkung gesehen, womit er allabendlich den Gebrauch von 3 Gran *Pulv. Doveri* (für ein Kind von 10 Jahren) verbindet. Wird jedoch die Zunge feucht und blass, so geht er sofort zu den Säuren und zum Chinin über.

Uebrigens warnt der Verf. auch im entzündlichen Scharlachfieber vor der unvorsichtigen und zu lange fortgesetzten Anwendung der Salze, insbesondere des Nitrum, weil sie gar leicht eine verderbliche deprimirende Wirkung hervorbringen können.

Im Anfange der Krankheit schwellen nicht selten die Halsdrüsen an, und man pflegt dann wohl Blutegel zur Minderung der Geschwulst zu appliziren. Der Verf. verwirft dies Verfahren; er lässt vielmehr reizende Einreibungen machen, oder überlässt auch die Anschwellung der Natur. Nicht selten verschwindet dieselbe nach der kräftigen Wirkung eines Brechmittels.

Wenn das Kind alt genug ist, um Gurgelwasser in Anwendung zu bringen, so benutzt der Verf. zu diesem Zwecke eine Mischung von *Acid. muriat.* ʒβ, *Mel rosat.* ℥j und *Infus. Rosar.* ℥vij, oder wenn dies Schmerzen erregt, das folgende: ℞ *Tinct. Myrrhae* ʒiv, *Mel rosat.* ℥j, *Decoct. Hordei* ℥viβ.

Gegen trockene Hitze der Haut bei normaler Farbe des Exanthems bedient er sich der Waschungen mit lauwarmem Essig und Wasser, wobei aber ein sehr sorgfältiges Abtrocknen der Theile nicht versäumt werden darf.

Das häufige Vorkommen von Zerebralsymptomen nach dem Scharlachfieber ist bekannt. Allein Koma, Konvulsionen u. s. w., die man gewöhnlich Kongestionen zum Gehirn zuschreibt und antiphlogistisch behandelt, betrachtet der Verf. nur als Folgen einer durch schlechte Blutbeschlaffenheit verminderten Hirnthätigkeit, als eine Art seröser Apoplexie, welche gerade den entgegengesetzten Heilapparat erfordert. Der Verf. lässt daher in solchen Fällen das Kind sogleich in ein warmes Bad bringen, welches, um den Hautreiz zu erhöhen, mit Senf oder Salz versetzt wird. Im Bade lässt er dann den Kopf des Kindes von einer gewissen Höhe herab anhaltend mit kaltem Wasser begiessen. Gleichzeitig verordnet er ein drastisches Abführmittel (Kalomel, Skammonium, Jalappe), und wenn dies nach 2 bis 3 Stunden noch nicht gewirkt hat, einen purgirenden Trank (*Inf. Sennae compos.*). Sobald Wirkung eingetreten ist, geht er zur Anwendung des Opiums, in Verbindung mit dem Kampher, über, um die Irritation zu beschwichtigen und die Wiederkehr der Konvulsionen zu verhüten.

Was die Schlundaffektion anbetrifft, so bemerkt der Verf., dass auch bei Erwachsenen und bei Tonsillaranginen, die unabhängig vom Scharlachfieber vorkommen, eine reizende tonisirende Behandlung der antiphlogistischen weit vorzuziehen sei, eine Behauptung, die allerdings viel Wahres hat. Diese Ansicht überträgt der Verf. nun auch auf die Angina, welche das Scharlachfieber begleitet. Zeigt sich eine Tendenz zur Eiterbildung in den Tonsillen, so verordnet er eine Auflösung des schwefelsauren Chinins in einem *Infus. Cascarillae,* oder in einer *Mixt. camphorata,* worauf entweder Rückbildung oder schnellere Reifung des Abszesses eintreten soll. Auch den Gebrauch der warmen Kataplasmen rühmt er, und hierin können wir ihm vollkommen beistimmen.

Tritt Hydrops als Nachkrankheit des Scharlachfiebers auf, ist der Urin eiweisshaltig, dunkelbraun, kaffeefarben, so sind Purgantien aus Kalomel und kühlende Arzneimittel indizirt.

Sehr ausführlich spricht der Verf. im 10ten Kapitel über die Konvulsionen und die Entzündung des Gehirns. Als ein den Konvulsionen vorhergehendes Symptom beobachtete er nicht selten reichliche Ablagerungen von Harnsäure im Urin, so dass die Eltern und Wärterinnen glaubten, der Urin enthielte Blut. Der Verf. leitet diese Erscheinung von Störungen der Digestion her, die namentlich in der Zahnungsperiode so häufig vorkommen. Er macht ferner auf den Zusammenhang der Konvulsionen mit der Anhäufung reizender Stoffe im Darmkanal aufmerksam, und will in solchen Fällen immer eine bläuliche Farbe der Zunge als ein charakteristisches Symptom beobachtet haben. Abführmittel (Kalomel und Jalappe) sind dann vorzugsweise indizirt.

Dass der Verf. seine therapeutischen Grundsätze auch auf die Behandlung der sogenannten Hirnentzündung der Kinder, die er aber nur als eine Folge der Irritation betrachtet, überträgt, darf wohl kaum erwähnt werden. Uebrigens nimmt auch er die bekannten 3 Stadien an, das der Irritation, der Exzitation und der Depression. Die Behandlung des ersten Stadiums ist sehr einfach und beschränkt sich hauptsächlich auf die Entfernung der irritirenden Ursache, Einschneidung des Zahnfleisches, Abführmittel, Veränderung der Diät u. s. w. Ist das zweite Stadium bereits eingetreten, so kommt es darauf an, die Aufregung zu beschwichtigen, ohne die Kräfte des Kindes zu erschöpfen. Der Verf. giebt daher sedativen Arzneien, Saturationen, dem Opium entschieden den Vorzug vor den seiner Ansicht nach zu oft gemissbrauchten örtlichen Blutentleerungen. Uebrigens giebt er doch zu, dass auch Abführmittel in diesem Stadium bei kräftigen Kindern wohlthätig wirken, so dass er sich selbst in Widersprüche verwickelt. Im dritten Stadium endlich, wenn bereits Erguss von Serum in die Ventrikel erfolgt ist, erwartet der Verf. vom versüssten Quecksilber keine Hülfe mehr; die Resorption der ergossenen Flüssigkeit kann seiner Ansicht nach nur durch die Heilkraft der Natur eingeleitet werden, die man aber nicht durch schwächende, vielmehr durch stärkende Mittel zu unterstützen bedacht sein muss.

Schliesslich macht der Verf. auf die zuerst von Gooch, später von Marshall Hall unter dem Namen Hydrenkephaloid beschriebene Krankheit aufmerksam, eine Affektion, die bereits so oft der Gegenstand der Untersuchung war, dass wir hier nicht länger bei derselben zu verweilen brauchen.

In der Behandlung der Skrophulosis weicht der Verf. von der allgemein üblichen in manchen Punkten ab. Roboriren, Verbesserung der Blutkrasis, muss der Hauptzweck bleiben. Skrophulöse Geschwüre räth er nur ganz einfach, nicht mit reizenden Salben, zu verbinden, weil sie bei der Besserung des Allgemeinbefindens von selbst heilen. Die Drüsenabszesse müssen durch einen senkrechten Einschnitt, am besten dann geöffnet werden, wenn die bedeckende Haut 3 bis 4 Tage lang eine gleichmässige Röthe gezeigt hat. Unter den tonisirenden Mitteln giebt der Verf. der diluirten Schwefelsäure vor allen anderen den Vorzug; er bezeichnet sie als das eigentliche „*infantile tonic*", da man sie auch Kindern von 6 Monaten ohne Scheu verordnen darf. Nächst derselben eignet sich vorzugsweise das schwefelsaure Eisen. Der Verf. warnt vor dem unvorsichtigen Gebrauch der Jodine. Nach der 14tägigen oder 3wöchentlichen Anwendung derselben beobachtete er nicht selten eine Anschwellung der Tonsillen und eine Relaxation der Weichtheile des Schlundes, womit sich eine allgemeine Mattigkeit und Muskelschwäche verband. In solchen Fällen wirkt eine Verbindung des Chinins mit diluirter Schwefelsäure sehr vortheilhaft. Merkurialien hält er in der Skrophelkrankheit für schädlich.

Bei dieser Gelegenheit erwähnt auch der Verf. seine Behandlungsweise der Struma; er lässt die angeschwollene Drüse Morgens und Abends 10 Minuten lang mit einer saturirten Auflösung von Kochsalz waschen, bis die bedeckende Haut sich runzelt, und dabei folgende Arznei nehmen:

℞ *Infusi Cascarill.* ℥iß,
Tinct. Cascarill. ʒj,
Magn. sulph. ʒß—j,
Acid. sulph. dil. gutt. x.
MS. haustus. DS. Täglich zwei solcher Portionen zu nehmen.

Der Verf. macht ferner auf das Vorkommen des *Diabetes mellitus* bei skrophulösen Kindern aufmerksam, gegen welchen in diesen Fällen die antiskrophulöse Heilmethode sich wirksam zeigt.

Im 12ten Kapitel finden wir einige Bemerkungen über die Stuhlverstopfung der Kinder. In manchen Fällen ist dieselbe ein natürlicher, gesunder Zustand, und erfordert dann nur die mildesten Abführmittel, z. B. ein paar Gran Magnesia in etwas warmer Milch, ein Theelöffel *Ol. Ricini*, milde Klystiere. Der Verf. empfiehlt zwei Mittel, diese Stuhlverstopfung radikal zu heben. Erstens soll man die Kinder täglich zu einer bestimmten Zeit auf den Nachtstuhl setzen, und gegen eine halbe Stunde auf demselben sitzen lassen. Zweitens empfiehlt er das Saugen an einem 2″ langen und etwa ½″ dicken Stück Speck. Man wird bei diesem Verfahren fast nie in die Nothwendigkeit kommen, zu Arzneimitteln seine Zuflucht zu nehmen.

Der unvorsichtige Gebrauch der Purgirmittel hat bei kleinen Kindern nicht selten nachtheilige Folgen. Hält der dadurch veranlasste Durchfall eine Zeitlang an, so werden die Kinder unruhig, fieberhaft, verlieren den Appetit, trinken sehr viel, mit einem Worte, es zeigen sich alle Symptome einer Irritation der Schleimhaut des Darmkanals. Die Zunge ist in diesem Zustande immer belegt, wenigstens in ihrem hinteren Theile, mit vorspringenden Papillen. Man lässt sich im Anfange der Praxis durch diese Beschaffenheit der Zunge leicht verleiten, die Abführmittel fortzubrauchen, allein nur zum Schaden der kleinen Patienten. Nur milde Tonika, Absorbentia und eine zweckmässige Diät sind dann an ihrer Stelle. Ist das Kind unruhig, schlaflos, so verordne man allabendlich gr. j *Pulv. rad. Ipecacuanhae,* und während des Tages eine *Potio Riveri.* Später geht man zum Gebrauche des *Inf. rad. Rhei, cort. Cascarillae,* der Rhabarbertinkturen über. Nie zwinge man das Kind zum Essen; der Appetit kehrt von selbst, und zwar ungewöhnlich stark zurück, so dass man eine Ueberladung des Magens sehr sorgfältig verhüten muss.

Schliesslich spricht der Verf. noch über die Wirkungen des Kalomels auf den kindlichen Organismus. Man nimmt in der Regel an, dass Kinder das erwähnte Mittel besser vertragen, als Erwachsene, und glaubt, dass die grössere Menge des Schleims im Darmkanale der ersteren die reizende Wirkung schwäche. Allein der Verf. hält diese Ansicht für ganz irrig. Die schützende Schleimdecke wird schon durch einige starke Kalomeldosen weggeschafft, und dann können sehr ernstliche Folgen entstehen, die nicht selten selbst das Leben des Kindes gefährden. Die in solchen Fällen beobachteten Symptome ähneln sehr denen des sogenannten Wurmfiebers. Im Allgemeinen giebt der Verf., obwohl er die trefflichen Wirkungen des Kalomels, wenn es mit Vorsicht gebraucht wird, anerkennt, den milderen Präparaten, namentlich dem *Hydrargyrum cum Creta,* den Vorzug, weil seine Wirkung die nämliche ist, und dabei besser kontrolirt werden kann. Wenn ein Kind an den Folgen der reizenden Wirkung des Kalomels leidet, so verordnet der Verf. mit dem besten Erfolge eine *Potio Riveri* und gleichzeitig kleine Dosen des Doverschen Pulvers.

Die kurze Analyse, die wir von dem vorliegenden Werke zu geben versucht haben, wird, wie wir hoffen, die geneigten Leser auffordern, die Ansichten des Verfassers aus seinem Buche selbst kennen zu lernen. Wenn auch der Versuch, die Therapie der Kinderkrankheiten umzugestalten, in vielen Punkten etwas zu weit getrieben worden, so sind doch sehr viele Rathschläge, die uns hier gegeben werden, wohl zu beachten, und jeder Arzt wird sich bei einiger Aufmerksamkeit von den Vorzügen der stimulirenden Heilmethode zu überzeugen nicht selten Gelegenheit haben.

Diagnostik der Kinderkrankheiten.

(Diagnostik der Kinderkrankheiten, mit besonderer Rücksicht auf pathologische Anatomie. Nach den besten Quellen bearbeitet von Dr. Eduard Friedberg, prakt. Arzte, Wundarzte und Geburtshelfer in Berlin. Verlag von A. Hirschwald. Berlin, 1845.)

(Analyse von Dr. Henoch.)

Die grossen Fortschritte, welche die Diagnostik durch die Anwendung der physikalischen und chemischen Untersuchungsmethoden, die Pathologie im Allgemeinen durch das Studium der pathologischen Anatomie in unserer Zeit gemacht hat, sind unbestreitbar; allein, wie dies immer der Fall zu sein pflegt, das blendende Licht hat auch einen starken Schatten geworfen. Während den älteren Aerzten die genaue Erforschung der Symptome, die oft so ins Kleinliche und Einzelne getrieben wurde, dass sie in unseren Tagen leicht ein mitleidiges Lächeln hervorruft, die Hauptsache blieb, haben die neueren Pathologen diese Bahn mit Unrecht verlassen, und widmen fast alle ihre Kräfte dem Studium der Erscheinungen, welche die Krankheit in den Organen des leblosen Körpers hinterlässt, während die während des Lebens beobachteten Symptome nur in so weit als werthvolle betrachtet werden, als sie sich auf das eine oder andere Sektionsresultat beziehen lassen. Ein solches Verfahren lässt sich durchaus nicht mit der leider jetzt allgemein verbreiteten Ansicht entschuldigen, dass die Zeit des Heilens eigentlich noch nicht gekommen sei, dass wir nur aus den leblosen Resten des Organismus die innerste Natur des Feindes, welcher denselben zerstört hat, ergründen, und wenn dies geschehen ist, die zweckmässigen Mittel zu dessen Bekämpfung ergreifen können. Ref. gehört gewiss zu denen, welche dem Studium unserer Hülfswissenschaften, namentlich der pathologischen Anatomie, das Wort reden; allein er verkennt nicht, dass die Einseitigkeit derselben für den praktischen Arzt nur geringe Ausbeute zu liefern verspricht, und keineswegs das Recht giebt, sich im dünkelhaften Uebermuth über die alten Aerzte zu erheben. Sie waren, ungeachtet ihrer mangelhaften Kenntnisse der pathologischen Anatomie, ihrer geringen diagnostischen Hülfsmittel in der Erkenntniss der Krankheiten, fast eben so weit, in ihrer Heilung weiter als wir, weil sie mit bewundernswerthem Scharfsinne am Krankenbette beobachteten, und nicht das kleinste Symptom missachteten, sobald es nur dazu dienen konnte, einiges Licht über die gegenwärtige Krankheit zu verbreiten. Daher kommt es, dass wir in den Werken eines De Haen, Stoll, P. Frank u. s. w. eben so viele und oft noch weit mehr werthvolle diagnostische Bemerkungen finden, als in den meisten Schriften der Neueren, denen Auskultation, Perkussion und chemische Reagentien zur Vervollständigung ihrer Diagnose zu Gebote standen.

Der Verfasser der vorliegenden Schrift scheint von diesen Ansichten ebenfalls durchdrungen gewesen zu sein; denn er hat auf rühmenswerthe Weise den Versuch gemacht, die Hülfsmittel, welche die pathologische Anatomie bietet, mit denen einer sorgfältigen Beobachtung am Krankenbette zu vereinen, um auf diese Weise ein so viel als möglich vollständiges und klares diagnostisches Bild zu entwerfen. So lobenswerth nun auch eine solche Darstellung der Krankheiten an und für sich ist, möchten wir sie doch in einem der Diagnostik der Kinderkrankheiten gewidmeten Werke nicht unbedingt rühmen. Der Verf. scheint diesen Mangel selbst richtig empfunden zu haben, indem er gleich in der Vorrede angiebt, dass er den bisher üblichen Weg, ähnliche Krankheitsformen zu parallelisiren, in den meisten Fällen verlassen habe, um „die zu diagnostizirende Krankheit mit ihren charakteristischen Erscheinungen und wesentlichen Symptomen so hinzustellen, dass sie sich durch die scharfe Zeichnung selbst von den ihr analogen Krankheitsformen wesentlich unterscheidet, und nicht leicht eine Verwechselung gestattet". Hierin muss man dem Verf. allerdings Recht geben; allein er hätte durch eine Parallelisirung seinen Lesern eine grössere Bequemlichkeit verschafft, während sie jetzt die Unterschiede der einzelnen Krankheiten aus deren Darstellung selbst heraussuchen müssen. Wenn der Verf. zu seiner Entschuldigung anführt, dass es seine Absicht war, dem Leser die unangenehmen und verwirrenden Wiederholungen, die bei dem Parallelisiren unvermeidlich sind, zu ersparen, so möchten wir ihm hierin nicht beipflichten, da gerade durch die öftere Wiederholung der eigentliche Zweck des Buches, die Einprägung der diagnostischen Charaktere, recht erreicht worden wäre. Uebrigens aber müssen wir dem Verf. volle Gerechtigkeit widerfahren lassen, dass er in wichtigen Fällen, z. B. beim *Hydrocephalus acutus*, bei der Hydrenkephaloidkrankheit u. s. w., auch die Diagnose derselben von anderen ähnlichen Krankheiten sehr lobenswerth abgehandelt hat.

Was nun die Eintheilung des Verfassers anbetrifft, so hat er die in den meisten Schriften über Kinderkrankheiten übliche nach den Dentitionsperioden verworfen, weil er sie mit Recht als eine künstliche, erzwungene betrachtet. Er theilt daher alle Kinderkrankheiten in drei grosse Klassen:

1) Angeborene Krankheiten;
2) Krankheiten, welche theils durch den Geburtsakt, theils kurze Zeit nach der Geburt entstehen, und
3) Krankheiten, welche sich längere Zeit nach der Geburt entwickeln, und auch im vorgerückten Kindesalter erscheinen.

Diese Eintheilung ist, wie der Verf. selbst gesteht, keine vollkommen genügende; allein sie hat wenigstens den Vortheil, dass sie natürlicher als die ersterwähnte ist.

Die erste Klasse umfasst die chronischen Wassersuchten der Zentralorgane des Nervensystems, die verschiedenen Atresieen, die Missbildungen, die Muttermale, die Kyanose, die angeborenen Brüche. Hätten wir hier Etwas auszusetzen, so wäre es, dass der Verf. Zustände mit abhandelt, die streng genommen nicht in den Bereich einer diagnostischen Untersuchung gehören, wie z. B. das Anchyloglossum, das *Labium leporinum*, den Naevus, die Phimosis u. s. w. Krankheiten, welche nicht wohl mit anderen verwechselt werden können, sollten auch nicht in einem Werke, wie das vorliegende ist, erörtert werden. Die Darstellung des *Hydrocephalus chronicus* ist recht gelungen, die diagnostischen Kriterien desselben sind gut entwickelt, nur hätten wir gewünscht, dass der Verf. auf jene eigenthümliche Form des chronischen Wasserkopfes, die sich durch frühe Verknöcherung der Suturen und Kleinheit des Kopfs auszeichnet, und von Goelis namentlich trefflich beschrieben worden ist, etwas mehr Gewicht gelegt hätte. Dabei würde sich dann auch das Verhältniss des Hydrokephalus zur Hirnatrophie, die jetzt fast unberücksichtigt bleibt, klarer herausgestellt haben. Dass der Verf. durch die Darstellung der Atresieen und der angeborenen Brüche auch zugleich auf die Diagnostik der chirurgischen Kinderkrankheiten, die sonst gewöhnlich vernachlässigt werden, Rücksicht nimmt, verdient besonders lobend hervorgehoben zu werden.

In der zweiten Abtheilung erörtert der Verf. die Asphyxie der Neugeborenen, das *Caput succedaneum*, die *Atelectasis pulmonum*, das Kephalämatom, die Verhärtung der Brüste, des Zellgewebes, das Erysipelas und den *Icterus neonatorum*, die *Ophthalmia neonatorum*, Blutbrechen und Meläna, Lungenkongestion und Apoplexie, und die krankhaften Erscheinungen des Nabels, bei Neugeborenen. Im Allgemeinen hätten wir hier eine andere Ordnung gewünscht, so dass die einander ähnlichen Krankheiten, eben um die diagnostischen Merkmale recht hervorzuheben, nahe bei einander ihre Stelle gefunden hätten. Dies finden wir indess nur einmal bei der Sklerosis, welche der Verf. unmittelbar auf die *Induratio mammarum* folgen lässt. Dagegen ist das *Caput succedaneum* vom Kephalämatom, das Erysipelas vom *Icterus neonatorum* durch andere eingeschobene Krankheitsschilderungen, und zwar nicht zum Vortheil der Diagnostik, getrennt. Abgesehen von diesem Mangel, müssen wir auch hier wieder die gedrängte und doch vollständige Darstellung der Krankheitsformen lobend erwähnen, wenn auch der schon oben ausgesprochene Tadel, dass viele der geschilderten Krankheiten streng genommen nicht in ein Werk über Diagnostik gehören, auch hier seine Geltung hat. Wir erinnern nur an die krankhaften Erscheinungen des Nabels bei Neugeborenen, die Entzündung, die Nabelblutung, den Sarkomphalus, Zustände, welche selbst bei der oberflächlichsten Untersuchung kaum eine Verwechselung mit anderen Affektionen zulassen.

Endlich die dritte Klasse, welche die längere Zeit nach der Geburt auftretenden, und auch im vorgerückten Kindesalter erscheinenden Krankheiten umfasst! Der Verf. beginnt die Reihe derselben mit den Harnbeschwerden, und zwar mit der Ischurie. Er sagt hier (p. 67): „Die Diagnose ist zwar bei ausgebildetem Uebel leicht zu finden, desto schwieriger aber wird bisweilen die Ursache des Uebels zu finden sein, worauf bei der Therapie sehr viel ankommt. Eine genaue Untersuchung lehrt jedoch auch diese kennen, sie besteht meist in: 1) Entzündung, 2) Krampf, 3) Verengerung der Harnröhre, 4) in Krankheiten des Rückenmarks und seiner Hüllen, und endlich 5) in Verschliessung der Harnröhre." Der Verf. schildert hier den Krankheitszustand und seine Ursachen, wie wir es in jedem Handbuche über Pathologie und Therapie der Kinderkrankheiten finden. Allein seine Aufgabe war es, uns die diagnostischen Unterschiede der einzelnen Arten der Ischurie zu entwickeln, uns nicht blos zu sagen, dass eine genaue Untersuchung die Ursache herausstellt, sondern diese Untersuchung selbst vor unseren Augen vorzunehmen.

Recht gelungen ist die Darstellung der *Syphilis neonatorum;* dagegen hätte der Verf. in dem darauf folgenden Kapitel über Verdauungsbeschwerden mehr Sorgfalt auf die Diagnose des Erbrechens, die für den praktischen Arzt so ausserordentlich wichtig ist, verwenden können. Bei der Angabe der pathologischen Anatomie des *Trismus neonatorum* vermissen wir eine Berücksichtigung des Zustandes der Nabelarterien, wie er von Dr. Schöller beschrieben worden. Diese Befunde sind wenigstens eben so konstant, als die von Elsässer und Finkh angegebenen Blutergiessungen im Rückgrathskanale. Der Verf. wollte eine Diagnostik der Kinderkrankheiten mit besonderer Rücksicht auf pathologische Anatomie schreiben, wird daher wohl thun, in einer zweiten Auflage diesen Mangel zu ergänzen. Wir könnten, wenn wir auf diese Weise fortfahren wollten, noch mehrere Einzelheiten rügen; allein im Allgemeinen dürfen wir das vorliegende Werk als ein für den praktischen Arzt recht brauchbares anempfehlen. Eine sorgfältige Angabe der besten Schriften über die betreffende Krankheit steht an der Spitze einer jeden Darstellung, und erleichtert somit ein genaueres Studium derselben. Druck und Ausstattung des Werkes überhaupt entsprechen vollkommen dem wohlbegründeten Rufe des Verlegers.

III. *Klinische Mittheilungen.*

A. *Royal Free-Hospital* in London (Hr. Gay).

Lithotomie bei Kindern.

1) W. E— wurde in die Abtheilung des Hrn. Gay aufgenommen. Seit mehreren Monaten litt das Kind an heftigem Schmerze nach dem Urinlassen; bisweilen hielt der Strahl des Urins plötzlich an, ehe die Blase noch vollständig entleert war; bisweilen trat mit den letzten Tropfen Urin etwas Blut mit aus. Wollte das Kind Urin lassen, so suchte es immer die sitzende Stellung, und immer riss es sich an der etwas langen Vorhaut, gleichsam als wollte es daselbst einen Reiz wegschaffen. Eine dünne Sonde wurde eingeführt, und man fühlte einen Stein, und da das Kind immer mehr abfiel; so willigten die Eltern in die Operation.

Juni 29. Nachdem der Darmkanal durch ein mildes Mittel entleert und dann durch ein Opiatklystier die Empfindlichkeit vermindert worden war, wurde der kleine Pat. gehörig gelagert und gefesselt, eine Leitungssonde eingeführt und die Operation wie gewöhnlich (die Art des Schnittes ist nicht angegeben, vermuthlich der Celsus'sche Schnitt im Damme, Ref.) gemacht. Der herausgeholte Stein bestand aus lithischsaurem Ammoniak. Das Kind bekam eine Dosis Opium und verfiel in einen gesunden Schlaf, der mehrere Stunden dauerte. Während der Nacht ging einiger Urin aus der Wunde ab, aber schon am folgenden Tage floss bei einer Anstrengung, den Darm zu entleeren, eine grosse Menge Urin auf dem gewöhnlichen Wege durch die Harnröhre ab. Die Wunde schloss sich allmälig, und Blase und Harnröhre fungirten auf ganz normale Weise.

2) Ein Kind, 2 Jahre alt, wurde im Januar ins Hospital gebracht; es hatte die gewöhnlichen Symptome eines Blasensteins. Dennoch aber konnte Hr. Gay mit der eingeführten Sonde den Stein nicht ermitteln. Er durchforschte mit der Sonde die Blase nach verschiedenen Richtungen, aber einen Stein konnte er nicht finden. Da auch die Beschwerden des Kindes sich zu mildern schienen, so nahm die Mutter das Kind mit sich und blieb weg.

Im Juni aber kam die Mutter mit dem Kinde wieder. Der assistirende Wundarzt, Hr. Hill, fand die Haut des Penis, Hodensack, Schaam- und Dammgegend, so wie des oberen Theils der Oberschenkel so geschwollen und infiltrirt, dass der geringste Druck ein Bersten bewirkte, namentlich am vorderen Theile des Hodensacks. Aus dem dadurch bewirkten Risse floss eine beträchtliche Menge Urin aus. Das Kind fiel schon während der Untersuchung vor Erschöpfung in Schlaf und wurde ins Bette gebracht. Die Mutter wusste nur anzugeben, dass das Kind in der Nacht vorher sehr elend war, aber sie vermochte nicht anzugeben, woher es so litt; am Morgen habe sie diese Anschwellung gesehen, die sehr schnell diesen jetzigen Umfang erreicht hat.

Hr. Gay sah den kleinen Kranken ungefähr eine Stunde nach seiner Aufnahme ins Hospital, und entdeckte nun sogleich einen grossen Stein, der dicht vor der membranösen Portion der Harnröhre festsass. Hr. Gay suchte die Spalte aufzufinden, durch welche der Urin ins Zellgewebe ausgetreten war, aber der Ort dieser Spalte entsprach, so weit ermittelt werden konnte, keineswegs dem Sitze der Infiltration, so dass die Hoffnung aufgegeben werden musste, diese Spalte zur Ausziehung des Steins mitzubenutzen. Nun wurden Versuche gemacht, den Stein mittelst langer Zangen durch die Harnröhre herauszuziehen; aber obwohl er mehrmals gefasst worden war, so gelang es doch nicht, weil bei zu grosser Kraftanwendung man befürchten musste, die Harnröhre zu zerreissen. Eine Zertrümmerung des Steins war auch nicht thunlich, und dabei war zu fürchten, dass einzelne Trümmer sich in oder vor die Spalte setzen, dem Urin auch diesen letzten Ausgang versperren könnten, und dass sich dann wieder ein anderer Weg für den Urin bahnen würde. Eben so wenig war bei so jugendlichem Subjekte Dilatation der Urethra ausführbar. Hr. Gay entschloss sich deshalb, bis auf den Stein einzuschneiden, und diesen wie gewöhnlich und ohne weitere Zögerung zu entfernen. Dieses geschah, und darauf wurden noch in das Zellgewebe Einschnitte in verschiedenen Richtungen gemacht, um dem infiltrirten Urine einen Ausweg zu verschaffen. Die Theile wurden mit warmem, schwach kalihaltigem Wasser gereinigt; eine Dosis Opiatsyrup wurde dem Kinde gereicht, das bald in Schlaf verfiel.

Der Stein war gross, von dreieckiger Gestalt, was seine Einkeilung in der Harnröhre auch erklärt. Aus der Wunde sickerte Urin aus, aber durch stetes Reinigen, Abspülen und Injiziren von warmem Wasser wurde die Einwirkung des Urins auf das Zellgewebe so viel wie möglich gemildert. Nach etwa 30 Stunden bildete sich ein Erysipelas; das Kind wurde ruhelos, bekam Fieber, und es folgte eine Verjauchung der Integumente des Hodensacks, der unteren Fläche des Penis und der Seitengegend der Schaam; profuse Eiterung, Diarrhoe und grosse Prostration stellten sich ein. Die unteren Theile der Harnröhre wurden auch in den Verjauchungsprozess mit hineingezogen und der Urin floss nun zum Theile hinter, zum Theile vor dem Hodensacke aus.

Dieser verzweifelte Zustand, der 12 Tage dauerte, wurde bekämpft durch fleissiges Reinigen und Kataplasmiren und durch innerliche Darreichung von tonischen Mitteln, thierischer Nahrung und kräftige Brühen. Allmälig begann die Heilung, und die sehr ausgedehnte verjauchte Parthie vernarbte sehr schnell. Alles wurde nun natürlich daran gesetzt, um die Fisteln der Harnröhre zu schliessen; allein das Fehlen aller Integumente, die stattgehabte bedeutende Zerstörung, die Unmöglichkeit, einen Katheter durch die Harnröhre in die Blase einzuführen, liessen wenig Hoffnung dazu. Indessen gelang es doch, 13—14 Tage später, die Wunde hinter dem Hodensacke, durch die nämlich der Stein ausgezogen worden war, zu schliessen, und zwar war dieses dem hier noch vorhandenen subkutanen Zellgewebe und Theile der Kutis zu verdanken. Es blieb nun noch die Fistel vor dem Hodensacke; aus dieser Fistel floss der Urin aus, und nach noch 14 Tagen war Alles vernarbt, mit Ausnahme der eben genannten Fistel, die vernarbt und verharrscht war, und die keine Hoffnung zur Schliessung liess, da hier alle Integumente fehlten.

„Dieser Fall", sagt Hr. Gay, „zeigt die übeln Folgen eines Blasensteins, wenn er halb in der Blase und halb in der Harnröhre eingekeilt sitzt; ich halte diese Lagerung des Steins, besonders wenn er gross ist, für die gefährlichste, weil aller Harnabfluss gehindert ist, und sich eine Blasenfistel, wie in diesem Falle, bilden muss. Es giebt offenbar nur ein Mittel, diesen Uebelständen zu begegnen, nämlich die Entfernung des Steins. Es ist aber nicht leicht, den Stein immer gleich zu entdecken, denn selbst in so kleinem Raume trifft nicht immer die Spitze der Sonde auf den Stein, und so viele Mühe man sich geben mag, entgehen kleine und selbst grosse Steine bisweilen der suchenden Sonde, namentlich bei Kindern. Welches ist nun die Ursache dieses Umstandes, und wie ist ihm abzuhelfen? Hr. Coulson, dessen Erfahrung in solchen Fällen sehr gross gewesen ist, schreibt das Misslingen, den Stein bei Kindern aufzufinden, entweder einem Sacke oder einer sogenannten Tasche (*cul de sac*) in der Blasenwand zu, in welcher der Stein eingehüllt ist, oder einer länglich sackförmigen Gestaltung der Blase, so dass der Stein zwischen zwei Falten festsitzt. Von ersterem unterscheidet sich letzterer Zustand, bei dem die Blasenwand selber nur an einer Stelle eine Bucht zwischen zwei Falten bildet, sonst aber unverletzt ist, während bei ersterem Zustande die Tasche entweder vermöge einer Hernie der Schleimhaut durch die Muskelhaut mittelst Trennung oder Ruptur ihrer Fasern, oder durch eine neuerzeugte Kyste sich gebildet hat. Nach meiner Ansicht aber giebt es noch eine andere und weit häufigere Ursache des Verfehlens des Steins bei der Untersuchung, nämlich der Gebrauch einer zu dikken Sonde."

„Selten wird die Blase eines Kindes anders untersucht, als wenn sie fast ganz leer ist; in diesem Zustande aber ist der Raum des Organs sehr klein: seine lange oder Vertikalachse beträgt alsdann kaum 1¼ Zoll. Das Blasenende der Harnröhre befindet sich fast in gleicher Höhe mit dem Blasengrunde, wenn das Subjekt aufrecht ist, und es muss bemerkt werden, dass die Räume an beiden Seiten der Blasenmündung so ausgebauscht sind, dass der Durchmesser dieses Theils grösser ist als der von oben nach unten, und dass die Blase, von hinten gesehen, in einer dreieckigen Gestalt sich darstellt. Untersucht man die Muskelhaut sorgfältig, so wird man finden, dass an den genannten Bauschen die Muskelfasern am schwächsten, dagegen nach der Spitze der Blase am kräftigsten und häufigsten sind. Daraus folgt, dass, wenn die Blase sich kontrahirt und die Bauchmuskeln expulsiv wirken, ein Stein höchst wahrscheinlich in eine der genannten beiden Seitenbauschen getrieben wird."

„Werden in der Leiche eines 2 Jahre alten Kindes die Bauchwände zurückgeschlagen und die Eingeweide in die Höhe geschoben, um einen Anblick der Blase zu gewähren, und wird alsdann die möglichst dünnste Sonde von der Harnröhre aus in die Blase geführt, so wird man bemerken, dass der Schnabel des Katheters, bevor er noch gänzlich eingedrungen ist, schon an die hintere Blasenwand anstösst. Stösst man nun das Instrument noch weiter vor, so wird, wie man deutlich sehen kann, das Ende des Katheters eine Falte bilden, diese nach aussen drängen und eine beträchtliche Zerrung der Muskelfasern bewirken, ehe noch die Katheterspitze die Höhe der Blase zu erreichen im Stande ist. Wird nun, nachdem dieses geschehen ist, ein Versuch gemacht, den Schnabel des Katheters nach rechts und nach links hinzubewegen, um die seitlichen und unteren Portionen der Blase zu explorirен, so wird er wieder verfangen werden, und so wird der Stein verfehlt oder aus der Lage gedrängt, deren gehörige Ermittelung doch von solcher Wichtigkeit ist."

„Das Kaliber der Untersuchungssonde muss im umgekehrten Verhältnisse zu dem Alter des zu untersuchenden Subjekts sich steigern."

B. *Hôtel-Dieu* in Paris (Klinik von Jadioux).

Ueber die Dauer und Form der Abschuppung im Scharlach und über einige seltene Komplikationen desselben.

Im Saale St. Lazarus befand sich ein Bursche, zwar 18 Jahre alt, aber hager, klein, und noch wie ein Kind erscheinend; er hat einen sehr skrophulösen Habitus, behauptet, nie krank gewesen zu sein, war vakzinirt und von der Variole freigeblieben. Acht Tage vor seinem Eintritt ins Hôtel-Dieu wurde er unwohl, klagte über Schwäche und Halsschmerz, fühlte aber weder Uebelkeit noch Neigung zum Erbrechen.

Am Tage nach dem Eintritt dieser Prodrome bemerkte er auf der Haut eine Eruption rother Flecke, die Anfangs klein und blassroth, dann aber ausgebreiteter und kräftiger roth wurden. Ein sehr ernstes Scharlach trat hervor, machte alle seine Stadien durch, und war mit einer sehr heftigen Angina begleitet, gegen welche nur ein mildes, erschlaffendes Regimen angeordnet wurde. Blutentziehung wurde vom Arzte nicht vorgenommen.

Nach Verlauf einer Woche hatte Kranker kein Fieber mehr, die Scharlachfarbe der Haut war gänzlich verschwunden; der kleine Bursche klagte nicht mehr über Halsschmerz; die Abschuppung begann; sie geschah am ganzen Körper in mittelmässig grossen Flocken. Die grössten Hautflocken hatten kaum die Grösse eines Guldenstücks. Ausserdem hatte Kr. eine sehr heftige Konjunktivitis beider Augen, obwohl auf dem linken Auge am heftigsten, wo sich auch eine Keratitis bilden zu wollen schien.

„Dieser Fall", sagt Hr. Jadioux, „bietet viel Interessantes dar. Zuerst die ungewöhnlich lange Dauer der Abschuppung. Seit seiner Aufnahme (25. Februar) bis heute (5. Mai) dauerte dieser Prozess, und er ist noch nicht zu Ende; er betrifft den ganzen Körper. Auf der Kopfhaut geschah er in kleinen, kleienartigen, jedoch sehr reichlichen Schuppen; auf dem übrigen Theile des Körpers aber geschah die Abschuppung stellenweise in sehr sonderbarer Art. Auf den Armen bildete sie sich nämlich in parallelen Kreisen, gleich Armbändern; es erhoben sich in diesen Kreisen die einzelnen ungefähr einen Centimeter im Durchmesser habenden Schuppen so, dass sie stets mit ihrem freien Rande gegen das untere Ende des Gliedes und mit ihrem anhängenden Rande gegen das obere Ende desselben gekehrt waren. Denkt man sich den Kr. aufrecht stehend, so sind also die einzelnen Schuppen von unten nach oben gerichtet. In den Intervallen, welche die Punkte, wo die einzelnen Schuppen an der Kutis noch ansitzen, von einander scheiden, ist die Haut roth und zeigt ein glattes Ansehen, wie eine sehr oberflächliche Narbe, die von Neuem sich abschuppen zu wollen scheint."

„Auf dem Rumpfe ist diese sonderbare kreisförmige Abschuppung nicht so deutlich, und sie geschieht von oben nach unten. Uebrigens ist die Haut bei der Berührung nicht schmerzhaft und der Kr. empfindet kein Jucken."

„Wir haben dem Kr. seit seiner Aufnahme Blutegel hinter die Ohren und ein Blasenpflaster auf den Nacken verordnet, um die vorhandene Keratitis zu bekämpfen; ausserdem zu demselben Zwecke Kollyrien und Einreibungen grauer Salbe, durch welche Mittel der Zustand der Augen bedeutend verbessert wurde."

„Jetzt klagt Kr. nur noch über ein leichtes Jucken in den Augen; die Augenliedbindehaut ist geröthet, injizirt; die Augenlider sind oft noch durch einen eitrigen Schleim verklebt; dabei etwas Photophobie; der Puls 80, und obwohl die Unterleibsorgane in gutem Zustande zu sein scheinen, so ist doch die Zunge weiss, belegt, und es ist etwas Diarrhoe vorhanden."

„Dieser Fall bietet kein anderes Interesse dar, als durch die lange Dauer und die eigenthümliche Form der Abschuppung und durch die damit verbundene Keratitis."

„Man weiss, dass die drei kontagiösen Eruptionsfieber, die Pokken, die Masern und das Scharlach, jedes mit einer eigenthümlichen Reihe von Komplikationen verbunden zu sein pflegt; die Variole vorzugsweise mit gastrischen Erscheinungen, das Scharlach mit anginösen, und die Masern mit bronchitischen und ophthalmischen Affektionen. Indessen giebt es hier natürlich die mannigfachsten Abweichungen."

„Im Allgemeinen lässt sich als Regel aufstellen, dass, je heftiger das Eruptionsfieber, desto intensiver die etwa dazu tretende Komplikation. Man kann also, wenn die Eruption selber schon vorüber und folglich das sie begleitende Fieber bereits aufgehört hat, aus der Intensität der noch vorhandenen Komplikation oder der Störung, die sie angerichtet hat, auf die Intensität des dagewesenen Eruptionsfiebers schliessen. Unser Kr. hat die Richtigkeit dieser Regel bestätigt, denn obwohl bei seiner Aufnahme das Eruptionsfieber und das Exanthem selber gänzlich schon geschwunden war, so konnte man doch aus der noch vorhandenen Angina auf die Heftigkeit des dagewesenen Scharlachs schliessen, — ein Schluss, der durch die Anamnestik vollkommen bestätigt wurde."

„Die Angina im Scharlach charakterisirt sich, wie Sie wissen, durch eine lebhafte, etwas ins Violette spielende Röthe der Schleimhaut ohne diphtheritischen Beleg. Dadurch unterscheidet sich die Scharlachangina von der gewöhnlichen; von der bei der Variole vorkommenden Angina unterscheidet sie sich dadurch, dass man bei der Variolangina auf den Pfeilern des Gaumensegels, auf der Schleimhaut des Pharynx weisse, flache Pusteln bemerkt, die nichts anders sind, als Variolpusteln. Bei der Skarlatinangina hingegen sieht man höchstens auf der gerötheten Schleimhaut kleine, dünne, leicht loszulösende Epitheliumblättchen, die höchstens zwei Tage lang verbleiben. Bei unserm Kranken haben wir selbst davon nichts gesehen. Selten bewirkt auch nach den Autoren die Skarlatinangina den gangränösen Gestank des Athems, und wenn die Submaxillardrüsen dabei anschwellen, so ist doch die Anschwellung selten so nachhaltig, dass sie in Eiterung übergehen."

„Die gastrischen Erscheinungen, die das Scharlach nicht selten zu kompliziren pflegen, waren auch bei unserm Kr. vorhanden, und da sie zum Theil noch nicht ganz beseitigt sind, so möchte ich schliessen, dass irgendwo im Dickdarme noch ein Entzündungsprozess obwaltet."

„Eine Komplikation, die ich noch niemals beim Scharlach gesehen habe und deren grosse Seltenheit also ich daraus schliessen muss, ist die Konjunktivitis und Keratitis, welche Sie bei unserm Kr. bemerken. Diese Komplikation war von solcher Intensität, dass trotz der energischsten Einwirkung Seitens der Kunst, wie Sie gesehen, die Entzündung der Bindehaut und die Ophthalmoblennorrhoe noch nicht beseitigt ist."

„Die sonderbarste Erscheinung, welche dieser Fall darbietet, ist die Abschuppung, die durch ihre lange Dauer und ihre eigenthümliche Form sehr auffallend ist. Gewöhnlich beginnt die Abschuppung, wie Sie wissen, zwischen dem 6ten bis 10ten Tage nach dem Hervorbrechen des Scharlachs, und geschieht meistens in unregelmässigen kleinen Epidermisfetzen, die an einem Rande sich loslösend, mit dem andern ansitzend, das Ansehen von dünnen, trockenen, trübfarbigen Schuppen haben. Bisweilen jedoch löst sich die Epidermis in sehr grossen Stükken ab, und an dem Finger schiebt sie sich manchmal wie der Finger eines Handschuhs ab. Noch seltener löst sich die Epidermis kleienartig ab, wie in den Masern."

„Die Form der Abschuppung hängt zum Theil von der Dicke der Epidermis ab; auf Hals, Brust, Bauch, wo die Epidermis sehr dünn ist, bilden sich kleinere und feinere Schuppen, als auf den Gliedmaassen, wo die Epidermis dicker ist. Namentlich auf den Händen und Füssen und in deren Nähe bilden sich bei der Abschuppung die Schuppen und Fetzen von der grössten Dimension. — Bei Subjekten mit zarter, verwöhnter Haut zeigt die Desquamation feinere und kleinere Schuppen als bei Subjekten mit abgehärteter und der äusseren Luft viel ausgesetzt gewesener Haut."

„Die Epidermis scheint, bevor sie abfällt, sich zu verdicken und eine trübe Färbung zu bekommen; es ist dieses aber nur scheinbar und ist von der Textur und der Färbung der Kutis allein abhängig."

„Zwischen der Intensität der Eruption und der Reichlichkeit der Abschuppung findet ein gewisses Verhältniss statt; hierauf hat besonders Vieusseux aufmerksam gemacht, er hat versucht, die Ursache der Verschiedenheit, welche die Abschuppung in Bezug auf Ansehen, Dauer und Reichlichkeit darbietet, zu ermitteln. Der Anfang der Abschuppung, sagt er, scheint von dem Intensitätsgrade der Krankheit und von der Reichlichkeit der Eruption abzuhängen. Ist die Eruption kräftig und reichlich, so beginnt die Abschuppung oft schon während das Eruptionsfieber und die Scharlachröthe noch vorhanden ist; ist die Eruption langsam, sparsam, und das Fieber mässig, so beginnt die Abschuppung später, das heisst wenn Eruptionsfieber und Röthe schon vorüber ist und der Kranke schon genesen zu sein scheint. In den Fällen aber, wo die Röthe nicht sehr sichtbar ist, die Krankheit so zu sagen mehr auf Gehirn und Rachentheile sich konzentrirt, die Kutis selber aber wenig affizirt hat, wo man also nur aus der herrschenden Epidemie und aus den übrigen allgemeinen Symptomen auf Scharlach schliessen kann; — in diesen Fällen beginnt die Desquamation sehr spät und bisweilen erst 2—3 Wochen, nachdem die Krankheit schon ihr Ende erreicht zu haben schien." . . . .

„Gewöhnlich beginnt die Abschuppung zuerst am Halse und auf dem Rücken, dann auf den Armen und Händen, und zuletzt findet sie an den Füssen statt. Dieses ist der gewöhnliche Gang der Abschuppung, weil die Eruption selber diesen Gang nimmt. Im Allgemeinen richtet sich auch hierin die Abschuppung nach der Eruption."

„Von der Dauer und der Reichlichkeit der Abschuppung kann man dasselbe sagen. Ist das Eruptionsfieber kräftig, und sind die Entzündungssymptome sehr ernstlich, so wird die Abschuppung, mag die Eruption selber wenig vorhanden gewesen sein, eine allgemeine, reichliche und langdauernde sein; sie wird hier darum langdauernd erscheinen, weil sie wegen der geringen Eruption später als gewöhnlich beginnt, langsamer von Theil zu Theil vorschreitet und später endigt. Ist aber bei sehr starkem Fieber auch die Eruption reichlich, so wird im Allgemeinen die Abschuppung reichlich sein, aber nicht lange dauern. Ist Beides, nämlich Fieber und Eruption, nicht bedeutend, so wird die Abschuppung auch gering, nur partiell und bisweilen kaum bemerkbar sein, so dass man der grössten Aufmerksamkeit bedarf, um sich zu überzeugen, dass sie stattgefunden."

„In Bezug auf die Dauer der Abschuppung sagen die meisten Autoren gewöhnlich nur, dass sie sehr verschieden ist, und 3 Wochen und länger dauern kann. In einigen Fällen kann es geschehen, dass die Erhebung der Epidermis und ihr Abfall sich 2—3 mal an demselben Orte wiederholt. Jedenfalls geschieht es sehr selten, dass, wie bei unserm Kranken, die Abschuppung auf länger als 2 Monate sich erstreckt. Bei unserm Kranken hat die Epidermis sich schon 5—6mal erneuert, und der Abschuppungsprozess scheint noch nicht geendigt zu sein. Man kann, sieht man unseren Kranken, den Zustand, den seine Haut darbietet, mit keinem anderen verwechseln. Nur die Ichthyose bietet einige Aehnlichkeit dar, und wir wollen sehen, wie weit diese Aehnlichkeit geht."

„Die Fischschuppenkrankheit oder Ichthyose, welche bekanntlich von allen Autoren zu den squamösen Dermoiden gerechnet wird, kann auf allen Theilen des Körpers sich entwickeln; jedoch ist sie desto sparsamer und geringer, je feiner die Haut ist. Die Handflächen, die Füsse, die innere Fläche der Gliedmaassen zeigen am wenigsten davon. Bei der Abschuppung im Scharlach bilden sich gerade an den Händen und Füssen die zahlreichsten und grössten Epidermisschuppen. Bei unserm Kranken kann man sehen, dass die Abschuppung eben so reichlich an der inneren, als an der äusseren Fläche der Gliedmaassen geschieht. In der bei weitem grössten Zahl von Fällen ist die Ichthyose angeboren; nur in wenigen Fällen ist sie eine später erworbene. Ist sie angeboren, so dauert sie das ganze Leben hindurch, ist sie erworben, so dauert sie Monate, ja Jahre hindurch."

„Bei der Ichthyose ist die Haut trocken, mit Schuppen bedeckt; die Schuppen sind trocken, widerstrebend, grau, bisweilen perlmutterartig, bisweilen schmelzartig glänzend. Sie sind durch verdickte Epidermis gebildet, welche in einen Haufen kleiner, unregelmässiger, mehr oder minder grosser, im grössten Theile ihres Umfangs freier und am ansitzenden Rande ein wenig dachziegelförmig sich deckender Schuppen sich getheilt hat. Einige der Schuppen sind klein und von einem Haufen kleiner mehliger Punkte umgeben; einige sind grösser und bedecken in mehr oder minder grosser Ausdehnung die gefurchten Flächen. Sie zeigen unter sich keine rothe Stellen, allein die Kutis ist runzlicht wie sogenanntes Narbenleder (*chagrin*)."

„Bei der Scharlachabschuppung hingegen sehen Sie die Epidermis nicht verändert; wenn sie Ihnen bisweilen etwas verdickter erscheint, so liegt der Grund darin, dass sie entweder wirklich an einigen Stellen von Natur dicker ist, oder dass sie nach der Ablösung etwas lederartig zusammentrocknet. Unter den Scharlachschuppen ist die Haut roth und etwas glänzend. Diese Charaktere sind alle vollkommen hinreichend, vor Verwechselung mit Ichthyose zu schützen."

„Wir haben bei unserm Kranken eine wahre Scharlachabschuppung, die wir wegen ihrer langen Dauer, im Gegensatz zur gewöhnlichen Dauer der Desquamation, chronische Abschuppung nennen können. Der Abschuppungsprozess selber macht bei diesem Kranken eine besondere Behandlung nicht nothwendig."

C. *Hôpital des Enfans malades* in Paris (Klinik von Guersant dem Sohne).

1. Ausschneidung der Tonsillen.

„In Bezug auf den früher verhandelten Fall (s. dieses Journal, voriges Heft, S. 210) habe ich noch den höchst interessanten Umstand zu bemerken, dass die eigenthümlich rothe Färbung des *Antlitzes*, welche aussah, als ob sie durch Sonnenbrand bewirkt worden, bald nach Vollendung der Operation zu schwinden begann, und jetzt, beim Austritt des Kindes aus der Anstalt, am 15ten Tage nach der Operation, sich gänzlich verloren hat."

---

2. Harninfiltration in Folge von Berstung der Harnröhre.

„In Bezug auf den ebenfalls früher verhandelten Fall (s. dieses Journal, S. 215) ist zu bemerken, dass ich in der Diagnose ganz recht hatte. Ich hatte, wie Sie Sich erinnern, gesagt, dass die Berstung der Harnröhre von einem Steine in derselben herrühren müsse. In der That ist einige Tage darauf aus einer in den Hodensack gemachten Oeffnung ein Stein mit Eiter abgegangen. Der Knabe befindet sich in vollkommener Heilung, und hat nur noch eine kleine Fistelöffnung, welche von Tage zu Tage sich zu verengern strebt."

---

3. Ueber Hasenschartoperation und über die Frage, wann operirt werden müsse.

„Es ist uns, m. H., vor wenigen Tagen ein Kind gebracht worden, das eine einfache Hasenscharte hat. Die Spalte ist ungefähr 1 Centimeter rechts von der Mittellinie; sie ist, wie gesagt, einfach, also ohne allen Fehler des Gaumens. Ich benutze diesen Fall, um Ihnen, m. H., meine Ansichten und Erfahrungen über die beste Art, die Hasenschartoperation zu verrichten, über die dabei zu beobachtenden Bedingungen, über die Zeit, wann sie vorzunehmen u. s. w., mitzutheilen. Ich will Ihnen nicht einen gelehrten mit vielen Zitaten geschmückten Vortrag halten, sondern ich will rein im Praktischen verbleiben, dem allein eine Klinik gewidmet ist."

„Man kann die Hasenscharte eintheilen: in angeborene und erlangte; beide können sein einfach oder doppelt. Sowohl die Einzelnspalte als die Doppelspalte kann komplizirt oder nicht-komplizirt sein. Die nicht-komplizirte Einzelnspalte ist die einfachste Form."

„Die einzelnen Formen werde ich nicht speziell durchgehen. Sie brauchen Ihnen nicht besonders definirt zu werden. Nur über die komplizirte Hasenscharte muss ich Einiges sagen; die Komplikationen nämlich können sehr zahlreich und sehr verschieden sein, und um alle bisher beobachteten Variationen Ihnen zu beschreiben, müsste ich sie Ihnen alle vor Augen stellen; ich kann mich also nur auf die Bemerkung beschränken, dass die am häufigsten vorkommende Komplikation in einer der Lippenspalte entsprechenden Spalte des Oberkiefers, des Gaumengewölbes und des Gaumensegels besteht."

„Ohne mich aufzuhalten, gehe ich zu dem Theile der Lehre von der Hasenscharte über, der uns heute beschäftigen soll, nämlich zur Operation. Die erste Frage, die sich uns entgegenstellt, und die bereits vor Kurzem anderswo [1]) verhandelt worden, ist: Soll gleich nach der Geburt operirt werden, oder erst, wenn das Kind 3—4 Jahre alt geworden, oder sogar erst, wenn es die früheste Kindheit hinter sich hat und sich etwa im 8ten bis 10ten Jahre befindet? Es hat diese Frage die Wundärzte vielfach beschäftigt, und es sind die verschiedensten Ansichten darüber ausgesprochen worden."

„Welches sind die Gründe, die veranlassen können, die Operation gleich nach der Geburt, das heisst am 1sten oder spätestens am 2ten Tage nach derselben vorzunehmen? Hat man mit einer einfachen, nur die Weichtheile affizirenden Spalte zu thun, so ist der Vortheil, den diese frühzeitige Operation bringt, nicht gross. Ist nämlich nur die Lippe gespalten, Gaumengewölbe und Gaumensegel aber nicht, so empfindet das Kind beim Saugen keine merkliche Beschwerde; es ist also keine dringende Nothwendigkeit vorhanden, in so zartem Alter die Operation vorzunehmen, auf die Gefahr hin, das kleine, kaum dem

1) In der Akademie der Medizin der höchst interessante Vortrag von Dubois, s. dieses Journal, voriges Heft, S. 223.

Leben erst heimgegebene Kind durch einen operativen Eingriff zu schwächen und dessen Wohlbefinden in Gefahr zu bringen. Das Saugen geschieht vielleicht nicht ganz so vollständig, als wenn die Hasenscharte nicht vorhanden ist, aber es ist immer hinreichend genug; denn die Integrität des Oberkiefers, namentlich der weichgepolsterte Alveolarrand, ersetzt den etwa in der Lippenspalte beruhenden Mangel."

„Wenn aber die Hasenscharte komplizirt ist, wenn die Spalte auf die Knochen sich erstreckt, wenn auch das Gaumengewölbe und Gaumensegel weit auseinander steht, — und leider sind diese Fälle nicht selten, — so wird das Saugen schwer, bisweilen unmöglich. Das Kind kann in seinem Munde keinen luftleeren Raum bewirken, und wenn es sich auch Milch in den Mund verschafft, so tritt sie beim Versuche, sie niederzuschlucken, wieder zur Nase heraus. Das Kind würde also verhungern oder wenigstens verkümmern, wenn nicht dem Uebel schnell abgeholfen würde."

„Es giebt noch einige andere Umstände, die die Vortheile darthun, welche die Frühoperation bei komplizirter Hasenscharte hat. Diese Umstände liegen eben in dem Alter des Kindes selbst; sie beruhen in der ausserordentlich grossen Vaskularität der Texturen, wo operirt wird, folglich in der Leichtigkeit, womit die Vereinigung hier geschieht. Die Verwachsung geschieht hier viel schneller als im 7ten oder 8ten Jahre des Alters. Man hat gefunden, dass, wenn man der Nothwendigkeit nachgiebt und bei komplizirter Hasenscharte sehr früh operirt, der Erfolg ausserordentlich schnell und sicher eintritt. Kaum nämlich ist die Spalte in der Lippe vereinigt, als gleich darauf die Spalte in den Knochen sich verengert. Dieses Resultat zeigt sich besonders merklich am 5ten oder 6ten Tage nach der Operation. Beim Neugeborenen geschieht, in Folge des geringeren Widerstandes der Texturen, die Annäherung der harten Theile an einander noch viel leichter und viel schneller als im etwas vorgerückteren Alter. Diese zwiefache Vereinigung der Lippe und der festen Theile des Kiefers begünstigt das Saugen des Kindes ganz besonders. Einerseits also eine schnellere und leichtere Vereinigung der in Kontakt gebrachten Theile, und andererseits eine schnellere Annäherung der harten Theile als zu jeder späteren Zeit des Lebens, und endlich die dadurch bewirkte Beförderung der Saugfähigkeit gleich nach der Operation, — dieses sind die günstigen Bedingungen und Motive, die die Vollführung der Operation gleich nach der Geburt bedingen, falls eine mit Auseinanderstehen der Knochen und Spaltung des Gaumengewölbes komplizirte Hasenscharte vorhanden ist."

„Giebt es irgend eine Kontraindikation? Wir wollen, m. H., das Für und Wider gegen die Frühzeitigkeit der Operation zu erwägen suchen. Ist die Vernarbung geschehen, hat man eingewendet, so wird man das Kind anzulegen nicht säumen, und die Anstrengung des Saugens wird die noch frische, in wenig konsistenten Texturen gebildete Narbe wieder aufreissen. Das Kind, hat man ferner gesagt, wird schreien, wird oft, wird anhaltend schreien, und die Anstrengungen dabei werden ebenfalls eine Durchreissung der Narbe veranlassen. Diese Einwürfe, m. H., sind aber von sehr geringem Gewichte. Sicher mag es Fälle gegeben haben, wo das geschehen ist, was man hier befürchtet hat, aber sicherlich sind diese Fälle äusserst selten gewesen, und nur als Ausnahmen zu betrachten. Ich bin meiner Erfahrung nach überzeugt, dass die frühzeitig unternommene Operation sehr grosse Vortheile darbietet, und dass man die Nachtheile sehr übertrieben hat."

„Zuvörderst ist ein neugeborenes Kind noch nicht fähig, Substanzen zu verdauen, die ihm fremd sind; es verlangt noch keine substantiellen, sehr nutritiven Stoffe; es kann eine Nahrungsentziehung recht gut einige Zeit ertragen. Ein eben zur Welt gekommenes Kind wird sehr leicht und ohne Gefahr 2—3 Tage liegen können, ohne die Brust zu nehmen, wenn man nur Sorge trägt, ihm dann und wann etwas Zuckerwasser oder etwas mit Milch versetztes Wasser in den Mund zu flössen. Es muss dieses Einflössen, beiläufig gesagt, mit einem schmalen etwas abgerundeten Löffel, nicht aber mit einer Säugeflasche, geschehen. — Nun aber ist eine Zeit von 2—3 Tagen, während welcher ein eben geborenes Kind auf die genannte Weise erhalten werden kann, hinreichend, eine vollständige Vereinigung zu bewirken; sehr oft ist am 3ten Tage die Heilung so vollkommen, dass man die Nadeln wegnehmen kann."

„Dieser Umstand, dass Neugeborene leichter eine Nahrungsentziehung ertragen, als etwas ältere Kinder, ist es ganz besonders, welcher die gegen die Frühoperation erhobenen Einwürfe zurückweist. Was die Befürchtung des Geschreies betrifft, so muss ich bemerken, dass Neugeborene weniger häufig schreien, als etwas ältere Kinder, und dass, wenn sie schreien, nicht immer Hunger oder das Bedürfniss, die Brust zu nehmen, die Ursache davon ist. Das Kind schreit allerdings, wenn es Hunger hat, aber es schreit auch, wenn ihm kalt, wenn ihm heiss ist, wenn es Leibschmerzen hat, kurz bei jeder unangenehmen

Empfindung. Das Kind schreit, weil es kein anderes Mittel hat, seine unangenehmen Empfindungen kund zu thun. Ihm, wie viele Mütter und Ammen thun, die Brust zu geben, jedesmal wenn das Kind schreit, ohne vorher zu untersuchen, weshalb das Kind schreit, ist nachtheilig und verwöhnt und verdirbt das Kind. Die erste Pflicht eines Arztes ist also, die Mütter und Ammen zu belehren, dass das Geschrei der Kinder sehr verschiedene Ursachen haben könne, und dass die grösste Aufmerksamkeit auf Reinlichkeit, Wärme und Kälte u. s. w. nothwendig ist, wenn das den Erfolg der Operation allerdings gefährdende anhaltende Geschrei verhütet werden solle."

„Es ist klar, dass ein 3 — 4 Jahre altes Kind weit mehr schreien werde, als ein neugeborenes. Denn schon der Anblick des Wundarztes, die Vorbereitung zur Operation, das Anfassen, das Operiren selber, und dann wieder das Verbinden werden ein älteres Kind zu heftigem Schreien bringen, während ein neugeborenes nur schreien wird, wenn es Schmerz empfindet. Ich bin also entschieden dafür, die Operation gleich nach der Geburt vorzunehmen; man erreicht den doppelten Vortheil, das Saugen leichter zu machen, eine schnellere Verwachsung und eine vollständigere Vereinigung der Knochenparthieen, wenn die Hasenscharte eine komplizirte ist, zu bewirken."

„In Bezug auf die Nebenumstände ist die Spätoperation, d. h. die Operation etwa nach dem 3ten Jahre, noch viel ungünstiger. Denn zu dieser Zeit ist das Kind bereits gewöhnt, wenigstens 2 — 3mal in 24 Stunden zu essen; es erträgt die theilweise Entziehung der Nahrung nicht so gut, als Neugeborene; man ist gezwungen, ihm Nahrung zu geben; die in den Mund gebrachten Nahrungsstoffe veranlassen Kaubewegungen, oder jedenfalls erheischen sie Schlingbewegungen. Will man dem Kinde, um diese Bewegungen zu verhüten, die Nahrung entziehen, so wird es schreien, und wird vielleicht, wenn man bei der Entziehung beharrt, in Schwäche, in Kollapsus verfallen, wodurch die Vereinigung der Wunde gehindert wird. Ist also das Schreien der Neugeborenen nach der Operation nachtheilig, so ist es das Schreien älterer Kinder noch weit mehr; denn bei diesen wird das Schreien zum wahren anstrengenden Angstgeheul, wenn es den Wundarzt, der ihm wehe gethan, sich ihm nähern sieht, um die Wunde zu untersuchen und zu verbinden. Je kräftiger entwickelt die Antlitzmuskeln sind, desto stärker ist bei dem Gekreische ihre zerrende Wirkung auf die Wunde, und folglich desto grösser die Wahrscheinlichkeit des Wiederaufreissens der Wunde."

„Man hat vorgeschlagen, um diese Uebelstände zu vermeiden, die Operation noch weiter hinauszuschieben, das heisst bis etwa zum 8ten oder 10ten Lebensjahre. Zu dieser Zeit, sagt man, ist das Kind vernünftiger; es ist schon im Stande, die Wichtigkeit der Operation zu begreifen und den Vorschriften zu folgen; auch verlangt es zu dieser Zeit selber meist die Operation. Ich bin auch der Ansicht, dass die Zeit gleich nach der Geburt die beste zur Operation ist, dass aber, wenn man diese Zeit unbenutzt hat vorübergehen lassen, es am räthsamsten ist, mit der Operation bis zum 8ten, 10ten oder 12ten Jahre zu warten. Es gilt dieser Aufschub aber nur von der einfachen Hasenscharte; die mit Wolfsrachen komplizirte Hasenscharte gestattet solches Aufschieben nicht."

„Welches ist das beste Operationsverfahren? Die Methoden haben alle dasselbe Ziel, nämlich die Verwachsung der Spaltränder, und es giebt nicht eine Methode, mittelst deren dieses Ziel nicht erreichbar wäre. Die Verwachsung der Spaltränder geschieht leicht, aber fast immer, — und dieses ist der Hauptnachtheil der meisten Verfahrungsweisen, — bleibt am unteren Theile der Narbe eine kleine, mehr oder minder beträchtliche Spalte. Die meisten neueren Modifikationen der Operation haben zum Zweck, diese an sich wenig bedeutende, aber doch unangenehme Entstellung zu verhüten oder zu beseitigen. Bis jetzt ist es aber wenig gelungen, und ich selber, wenn ich von mir sprechen soll, muss sagen, dass bei allen den von mir nach dem alten Verfahren gemachten Operationen diese kleine tiefe Furche verblieben ist. Zu dieser Furche kommt gewöhnlich noch ein flacher, aber sehr merklicher Eindruck längs der ganzen Narbe hinzu. Beides pflegt besonders bei der doppelt gewesenen Hasenscharte sehr auffallend zu sein; und es beruht dieses eines Theils auf der Natur der angeborenen Deformität, welche eine Art partieller Atrophie bewirkt, anderen Theils auf dem Operationsverfahren selber, welches dahin wirkt, den Substanzverlust der Lippe noch zu vermehren, folglich das Niveau eines jeden Winkels des Lippentheils zu erheben, die Lippe selber aus ihrer Horizontale zu bringen, und die Depression und Furche, von der ich so eben gesprochen, deutlich hervortreten zu lassen. Dieser Uebelstand ist es, dem Hr. Malgaigne zu begegnen versucht hat, und wir werden gleich sehen, auf welche Weise ihm dieses gelungen ist."

„Bei den bisher bekannten Methoden, das heisst bei den Methoden, die noch heute von allen Wundärzten verübt werden, erfrischt man die Spaltränder mittelst der Scheere oder des Messers von unten nach oben, bringt und hält sie dann mittelst Nadeln und Fäden so genau wie möglich aneinander. Ich habe Ihnen gezeigt, dass die erfrischten Spalträndder mit dem freien Rande der Lippe einen Winkel bilden, der um so stumpfer ist, je mehr man weggeschnitten hat; und es muss demnach, wenn diese beiden stumpfen Winkel durch Vereinigung der Wundränder aneinander treten, die Lippe, statt eine Horizontale zu bilden, an der Narbe eine winklige Bucht oder einen stumpfen Winkel darstellen, der dadurch entsteht, dass die Narbe sich retrahirt und also die Spitze der Bucht nach der Nase hinzieht. Aus dem Allen schliesst nun Hr. Malgaigne Folgendes: Es muss offenbar bei der Operation der Hasenscharte noch einer Bedingung genügt werden, an die man bis jetzt nicht gedacht hat, nämlich die Theile zu formiren. Das heisst statt den Substanzverlust, welcher die Hasenscharte ausmacht, noch zu vermehren, und dadurch eine vollständige und wünschenswerthe Wiederherstellung noch zu erschweren, muss man vielmehr die Substanz so viel wie möglich zu erhalten und zu sparen suchen; ja man muss sogar von den benachbarten Theilen Substanz borgen, wenn es nöthig ist. Kurz, die Anfrischung der Spaltränder, sagt Hr. Malgaigne, muss durchaus so geschehen, dass die Haut nur in ganz kleinen Portionen abgetragen wird."

„Das Verfahren des Hrn. Malgaigne ist sehr einfach. Statt die Spaltränder von unten nach oben anzufrischen, thut er dieses von oben nach unten, und wenn er unten am Winkel angekommen ist, lässt er einen Theil des kleinen Lappens am äussersten Rande des Winkels ansitzen. Nun vereinigt er die beiden erfrischten Spaltränder wie gewöhnlich mit Nadeln und Suturen (umschlungenen Naht); die beiden kleinen, am untersten Rande des Winkels ansetzenden Lappen schneidet er gehörig zu und lässt sie mit einander verwachsen. Dadurch wird die Entstehung der entstellenden Bucht verhindert und sie gleichsam ausgefüllt. Ja man kann damit sogar eine Art Mittellappen bilden, wenn vielleicht die Spalte in der Mitte der Lippe sich befindet."

„Ich glaube nicht nöthig zu haben, die Vortheile des Malgaigne'schen Verfahrens noch auseinander zu setzen, die eben gegebene Schilderung reicht ganz allein hin, den Werth dieses Verfahrens deutlich darzuthun."

„Hr. Malgaigne hat mehrere Subjekte vorgezeigt, an denen er die Operation nach seiner Weise gemacht hat, und in der That war die Heilung eine durchaus gelungene. Auch ich habe seit Veröffentlichung des Malgaigne'schen Verfahrens vier Kinder auf dieselbe

Weise operirt, und zwar ebenfalls mit dem besten Erfolge. Die Operation hat nur eine kleine Unannehmlichkeit, nämlich sie dauert etwas länger, als das gewöhnliche Verfahren; aber dieser kleine Uebelstand wird durch die Schönheit des gewonnenen Resultats bei weitem aufgewogen. Ich habe aber auch mit dem Malgaigne'schen Verfahren eine kleine, mir von einem meiner Kollegen an diesem Hospitale angegebene Modifikation vorgenommen. Hr. Malgaigne bedient sich zur Erfrischung der Wundränder der Scheere, indem er sich hinter den Kranken stellt. Ich bediene mich dagegen des Bisturis; es hat dieses den Vortheil, zu gestatten, dass man vor dem Kranken verbleiben kann. Das Bisturi bietet überhaupt hier mehr Bequemlichkeit dar, als die Scheere. Das Bisturi wird wie eine Schreibfeder gefasst, und der untere Winkel des Spaltrandes mit einer Pinzette gehalten. Zur Vereinigung bediene ich mich ebenfalls der Nadeln und der umschlungenen Naht. Damit ist der Operationsakt beendigt, aber nicht die Behandlung."

„Die Nachbehandlung richtet sich nach dem Alter des operirten Subjekts; sie ist bei Neugeborenen anders, als in mehr vorgerücktem Alter. Bei Neugeborenen muss man so viel als möglich komplizirte und belästigende oder unangenehm werdende Verbände vermeiden. Höchstens eines Klebpflasterstreifens von geringer Breite kann man sich bedienen; man legt die Mitte dieses Pflasterstreifens hinten dicht hinter dem Scheitel auf den mit einer genau anpassenden Mütze bedeckten Kopf, führt die beiden Enden schief über jede Wange herab und kreuzt sie auf der Oberlippe unter der Nase. Man hat dadurch einen festen Verband, welcher die von der Natur zu bewirkende Adhäsion zusammenhält und zu gleicher Zeit die Wangen nach der Lippe hindrängt, ohne dem Kinde peinlich zu werden. Das gewöhnliche Verfahren, welches darin besteht, auf die Gegend der Parotis eine kleine, nach vorn durch eine Binde gedrängte und die Wangen stützende Pelotte zu legen, ermüdet das Kind sehr, und wird ihm in hohem Grade peinlich. Ist die Hasenscharte einfach, ohne Komplikation, das Subjekt sonst in gutem Zustande, so ist es sogar besser, gar keinen Verband zu der Sutur hinzuzufügen, indem selbst der Heftpflasterstreifen, obwohl er als einfachster Verband noch den meisten Vorzug verdient, Nachtheil bringen kann. Er kann bei der zarten, sehr empfindlichen Haut des Kindes ein Erysipelas bewirken und so den Erfolg der Operation gefährden."

„Hat man die Operation an einem Neugeborenen gemacht, so

muss man das Kind sehr genau bewachen. Beim geringsten Geschrei muss die Mutter oder Wärterin einen Finger, z. B. den Zeigefinger, auf die Sutur bringen und mit den anderen Fingern und den Daumen die Wangen des Kindes ein wenig nach vorn drängen, und in dieser Position muss sie verharren, bis das Kind wieder ruhig ist. Ich habe schon gesagt, muss aber noch einmal wiederholen, dass man es in den ersten paar Tagen nach der Operation nicht saugen lassen darf, sondern sich damit begnügen muss, dem Kinde Zuckerwasser mit einigen Tropfen Milch versetzt in den Mund einzuflössen. Man muss sich der Saugeflaschen und der Saugnäpfe enthalten, oder wenn man sich ihrer bedienen will, müssen sie aus einer harten Substanz und wie ein Klarinettmundstück geformt sein (*en bec de flûte*), damit das Kind nicht saugen könne, sondern die Flüssigkeit ihm gleichsam eingetrichtert werde."

„Die Nadeln darf man nicht früher, als gegen den 3ten Tag wegnehmen; selbst dann wird man bisweilen gut thun, eine bis zum 4ten Tage zu lassen; man muss die Wunde überwachen, und dafür sorgen, dass die Texturen nicht von den Nadeln durchschnitten werden. Um dieses sehr übele Ereigniss zu verhüten, muss der Wundarzt die Nadeln lieber weiter ab als zu nahe am Wundrande durchstechen, um recht viel Textur zwischen den Durchstichen zu haben. Ich fürchte niemals, an der hinteren oder Mundfläche der Lippe zu nahe an den Spaltrand zu kommen, aber wohl fürchte ich das an der vorderen oder Antlitzfläche der Lippe. Uebrigens hat die Vorsicht, recht viel Substanz zwischen den Nadelstichen zu fassen, auch noch den Vortheil, die Vereinigung der Wunde sowohl vorn als hinten zu begünstigen, und eine kräftigere und widerstrebendere Narbe zu bilden. Bemerkt man, dass am 3ten oder 4ten Tage die Vereinigung noch nicht ganz vollständig ist, so muss man die Pflasterstreifen anwenden, von denen ich bereits gesprochen."

„Hat man an Kindern, die über die früheste Kindheit hinaus sind, bei Kindern von etwa 8 bis 10 Jahren, operirt, so ist die Anwendung der Kontentivverbände und Pelotten nicht wie bei Neugeborenen zu fürchten. Ich bediene mich der gewöhnlichen umwundenen Naht und der Petit'schen Binde; ist das Auseinanderstehen der Spalte nicht sehr gross, so belasse ich es bei der blossen Sutur."

„Ich habe nun noch Einiges über das Alter von 3—4 Jahren zu sagen; ich habe schon gesagt, dass dieses Alter für die Operation nicht so günstig ist, wie das frühere (gleich nach der Geburt) und das spätere (vom 8ten Jahre an); die Gründe habe ich schon angegeben. Will man aber bei einem Kinde der Art operiren, so wird man den Kontentivverband nicht weglassen können."

„Wir haben ein Kind zu operiren; es ist 3 Jahre alt. Ich will die Operation nicht länger verschieben, weil die Spalte nur eine sehr geringe ist, und die Operation weder lang noch schwierig sein wird. Für die Operation der Hasenscharte, wie für jede andere Operation, sind einige Präliminarfragen nothwendig, z. B. ob das Kind schon vakzinirt war, ob es Masern, Scharlach u. s. w. gehabt hat; ferner muss man nachforschen, ob das Kind hustet, ob es sich erkältet, ob es auch nur einen Schnupfen hat; denn Husten, Niesen, Schnupfen sind sehr störend, und können Ruptur der Narbe bewirken."

Hr. Guersant hat das eben genannte Kind operirt und es später völlig hergestellt entlassen.

---

4. Gangrän der Vulva.

„Wir haben", sagt Hr. Guersant, „im Theresiensaale ein etwa 2 Jahre altes Mädchen gehabt, welches sich recht wohl befand, eine gute Konstitution und ein etwas lebhaftes Temperament zeigte. Als das Kind vor etwa 8 Tagen in dieses Hospital gebracht wurde, hatte es an der Vulva einen schwärzlichen Fleck, der ungefähr 4 Centimeter breit war. Dieser schwarze Fleck sass an der inneren Fläche der grossen Lefzen, zog sich oberhalb und unterhalb der Klitoris hinweg, liess diese frei und eben so die Mündung der Vagina. Ich erkannte es für eine Gangrän der Vulva, konnte aber in diesem Falle weder eine innere noch eine äussere Ursache ausfindig machen. Unter den Ursachen des Brandes ist offenbar eine sehr intensive Vulvitis vorzugsweise zu nennen. Das Kind hat aber keine solche heftige Entzündung gehabt; es war auch gut genährt, und zeigte durchaus eben so wenig jene Gesunkenheit der Kräfte, die wohl auch einen Brand bewirkt. Die Eltern versicherten, dass die Krankheit täglich Fortschritte machte, indem der brandige Fleck sowohl der Länge als der Breite nach sich ausdehnte. Auch wir bemerkten eine sehr schnelle Vergrösserung, und wir haben daher nicht gesäumt, so schnell wie möglich dagegen zu wirken. Ich verordnete Scharpiebäusche, mit Zitronensäure getränkt, auf die Vulva zwischen die Lefzen zu legen. Am folgenden Tage war aber der brandige Fleck noch grösser, und dehnte sich besonders nach dem Schamberg hin aus. Es schien mir nun nothwendig, kräftig, sowohl örtlich als allgemein, die Verbrandung zu bekämpfen. Ich bediente mich des Glüheisens, mit dem ich um den Brandfleck einen nicht tiefen, aber auch nicht ganz oberflächlichen Umriss zog; dadurch hatte ich den Brand begränzen wollen. Innerlich verordnete ich tonische Mittel, Wein und Chinaextrakt; zur Nahrung etwas Brühe. Trotz dessen ging die brandige Zerstörung immer weiter, und am zweiten Tage war sie schon über den ihr gezogenen Kreis hinaus. Ich zog nun mit dem Glüheisen wieder einen Kreis um die brandige Stelle, aber diesmal einen tieferen, und liess innerlich die Tonika weiter gebrauchen. Nun erst gelang es mir, die Verbrandung zum Stillstande zu bringen."

„Jetzt liess ich die Stelle mit Chlorwasser verbinden; der Abstossungsprozess begann, wurde dann sehr lebhaft, und hinterliess eine schön granulirende Fläche. Das Allgemeinbefinden des Kindes blieb gut; es hatte zuletzt Chinasyrup genommen. Die Heilung war vollständig."

„Ich habe geglaubt, m. H., Ihre Aufmerksamkeit auf diesen Fall richten zu müssen, weil Gangrän der Vulva bei kleinen Mädchen gar nichts Seltenes ist, wo sie jedoch fast immer auf heftige Vulvitis zu folgen pflegt. Wer es noch nicht erfahren, wird kaum glauben, dass man mit dem Glüheisen die Verbrandung so sicher beschränken und dass die Abstossung des Schorfes ohne Deformität und ohne Substanzverlust heilen könne."

---

5. Kniegelenkwassersucht bei einem Kinde, subkutane Punktion dagegen.

„Wir haben, m. H., im Saale St. Côme ein Kind, 9—10 Jahre alt, das seit fast einem Jahre krank, und in unser Hospital wegen Hydrarthrose aufgenommen worden. Wir haben nach und nach starke äussere Reizmittel, Derivantia, grosse Blasenpflaster u. dergl. angewandt, aber ohne Erfolg. Wir versuchten nun auch den Brechweinstein in grossen Gaben, nach der Vorschrift des Hrn. Gimelle. Während der ersten Tage verminderte sich bei diesem Verfahren in der That auf sehr sichtbare Weise das Volumen der Gelenkgeschwulst; aber diese Besserung war nicht von Dauer. Ich war genöthigt, vom Brechweinstein abzugehen und Kauterien anzuwenden, die auch ohne Erfolg blieben. Die Geschwulst wurde immer grösser, die Schmerzen und andern Beschwerden immer peinigender. Das Kind fing an abzumagern und auch allgemein zu kränkeln. Alles liess eine Degeneration des Kniegelenks fürchten, und es schien, dass es nicht gelingen werde, dem Kinde das Bein zu erhalten."

„Dass Flüssigkeit im Kniegelenke war, war nicht zu bezweifeln. Die Fluktuation war zu deutlich, und liess sich auch noch oberhalb des Gelenks unter den Muskeln an der vorderen Seite des Oberschenkels, unter der Sehne der Streckmuskeln, fühlen. Da ich doch das Bein nicht mehr retten zu können glaubte, so wollte ich vor der Abnahme desselben noch erst die subkutane Punktion versuchen. Ich verschob zuerst so stark wie möglich die Haut und stach dann den Spiess des Troikars hindurch; in die Röhre des Troikars setzte ich, nach Zurückziehung des Spiesses und unter Verhütung des Lufteintritts, das Röhrchen einer kleinen Saugspritze ein. Vergebens war aber meine Mühe, die Flüssigkeit auszupumpen; ich konnte nichts erlangen. Es ist ein solches negatives Resultat nicht selten, und kann von sehr verschiedenen Ursachen abhängig sein; es kann sich gerade an der Stelle, wo man einen Einstich gemacht hat, ein dicklicher, tuberkulöser Eiter befinden und sich vor das Röhrchen gesetzt haben; es kann aber auch der Troikar durch das täuschende Gefühl der Fluktuation dennoch nicht die rechte Stelle getroffen haben; es kann der Spiess nur in eine weiche breiige, röthliche, fluktuirende und nicht aufsaugbare Flüssigkeit gedrungen sein. Nicht wissend, welcher Ursache das Misslingen zuzuschreiben, entschloss ich mich, nach Verklebung des gemachten Einstichs, auf dieselbe Weise eine Punktion an einem anderen Punkte zu machen. Diesmal war ich glücklicher; es gelang mir, eine jauchig-eitrige Flüssigkeit auszupumpen. Diese saniöse Beschaffenheit der Flüssigkeit zeigt mehr als Alles die bedeutende Erkrankung der inneren Gelenkparthieen, und hat uns die Ueberzeugung gebracht, dass die Amputation nicht zu umgehen ist, und dass wir sie nicht länger aufschieben dürfen."

IV. *Das Wissenswertheste aus den neuesten Zeitschriften und Werken.*

1. Ansichten von Trousseau und A. Delpech über den Soor der Säuglinge.

In einer Reihe von Artikeln (im *Journal de Médecine,* herausgegeben von Trousseau,) haben die beiden genannten Autoren ihre Ansichten und Erfahrungen über den Soor der Säuglinge veröffentlicht. Wir geben hiervon unsern Lesern ein Resumé.

I. Wesen.

Das Wesen des Soors (franz. *Muguet*) besteht in einer Ablagerung einer fibrinösen Membranbildung auf der Schleimhaut der Verdauungswege.

II. Sitz.

Die verschiedenen Parthieen der Schleimhaut der Verdauungswege vom Munde an bis zum After; am häufigsten in der Rachen- und Schlundparthie, dann in der unteren Parthie des Mastdarms, auch anderswo im Darme; aber nicht hinlänglich erwiesen, dass der ganze Verdauungskanal von Anfang bis Ende auf einmal davon ergriffen ist.

III. Ursachen.

1. Oertliche. Unreinlichkeit des Mundes; saurer Speichel; normale Abschuppung des Epitheliums; Gebrauch von Lutsch- oder Saugebeuteln; Reiben der Wangen am Alveolarrande während des Zahnens.

2. Allgemeine Ursachen.

a) Alter: Die meisten Autoren erklären die Krankheit dem Kindesalter eigenthümlich. Valleix sah sie nie bei über 2 Monate alten Kindern; Andere leugnen ihr Vorkommen bei Erwachsenen, aber die beiden Verfasser haben sie 9mal bei Kindern im Alter von $2\frac{1}{2}$ bis 22 Monaten, und ausserdem im Munde und der Vulva bei an Phthisis leidenden Erwachsener gesehen.

b) Hospitalluft: Nach Dr. Lebat kommt die Krankheit nur im Findlingshause und im Hospitale der Venerischen vor; aber es giebt eine Unzahl von Fällen, welche beweisen, dass sie auch in anderen Lokalitäten wahrgenommen wird.

c) Kontagion: Obwohl die Krankheit auch durch Ansteckung

verbreitet werden kann, so wird sie doch in den meisten Fällen durch epidemischen Einfluss erzeugt.

d) Klima und Temperatur: In wie weit diese Einfluss auf Erzeugung und Verbreitung der Krankheit haben, lässt sich bis jetzt noch nicht sagen.

3. Konstitutionelle Ursachen.

a) Wochenbett: Bei der Mutter erzeugt sich die Krankheit während einer Metritis, Metro-Peritonitis, Uterin-Phlebitis, *Phlegmasia alba dolens* u. s. w., und beim Neugeborenen während *Phlebitis umbilicalis*, erysipelatöser Peritonitis und purulenter Ophthalmie.

b) Enteritis: Nach Dr. Valleix bildet der Soor einen Theil der Enteritis und vermehrt die Gefahr derselben. Bisweilen geht die Enteritis voran und der Soor folgt nach, oder beide treten zugleich auf. Gewöhnlich erscheint hier der Soor, wenn das Kind durch Diarrhoeen und Erbrechen erschöpft ist; man bemerkt dieses besonders bei etwas älteren Kindern. Es erzeugt sich der Soor hier auf zwiefache Weise: durch sympathische Reizung der Mund- und Rachenschleimhaut, oder durch eine vermittelst des Fiebers bewirkte Modifikation des Blutes von der Art, dass es eine Neigung zu pseudo-membranösen Lymphablagerungen erlangt hat. Bei Phthisischen erzeugt sich der Soor durch die Intensität des Fiebers, die sympathische Aktion der Intestinalschleimhaut auf die Mund- und Rachenschleimhaut und die Wirkung des gewöhnlich mehr alkalischen Speichels. Wenn der Soor mehr bei Kindern als bei Erwachsenen angetroffen wird, so liegt der Grund hiervon wohl in den eigenthümlichen äusseren Umständen, der geringeren Lebensenergie und der grösseren Plastizität des Blutes.

c) Gewisse Kachexieen: Skrophulosis, Skorbut, Merkurialismus, Syphilis u. s. w.

IV. Symptomatologie.

1. Idiopathischer Soor. Einige Tage vor der Eruption wird der Mund trocken und glänzend; man bemerkt in demselben konische oder papillenartige Erhebungen, welche den Theilen ein gekörntes Ansehen geben; die Farbe der Schleimhaut ist verschieden, bisweilen dunkelroth, bisweilen blass; diese Haut erscheint dicker, sammetartig, mit Serum infiltrirt, und gleichsam in einem entzündlich ödematösen Zustande. Nach diesen Prodromen erscheinen einige weissliche, halbdurchsichtige Flecke auf den konischen Hervorragungen. Bisweilen machen sie im Laufe von 2—4 Tagen verschiedene Phasen durch;

im letzten Stadium haben sie entweder eine glänzend milchweisse oder schmutzig gelbe oder braune Färbung; die letztere Färbung pflegt gewöhnlich nur die Folge von gebrauchten Arzneistoffen zu sein. Die pseudomembranöse Ablagerung sitzt im Anfange so fest auf, dass sie nicht, ohne dass eine kleine Blutung entsteht, entfernt werden kann; später kann sie aber mit Leichtigkeit losgelöst werden. Es findet dieses mit grösserer oder geringerer Schnelligkeit statt, je nachdem die einzelnen Flecke an Umfang zunehmen oder stationär bleiben, weil im ersteren Falle die rund um die alten diphtherit. Flecke sich entwickelnden neuern deren Ablösung verhindern. Die Adhäsion ist auch, je nach dem Alter des Kindes, verschieden; sie ist desto fester, je älter das Kind ist. Die Schichten lösen sich leichter los, wenn das Kind vielen Speichel absondert oder reichlich trinkt. — Die Gefahr ist da, wo die einzelnen Stellen konfluiren, nicht grösser, als wo sie isolirt stehen; erstere sind sogar bisweilen milder als letztere. Die Wärme des Mundes ist nicht vermehrt; Schmerz hat das Kind nur, wenn es saugen will; keine allgemeinen Symptome. Eine sonderbare Erscheinung tritt ein, wenn die Krankheit verschwindet; es zeigen sich nämlich kleine rothe Flecke, von denen einige sich über die Ebene der Haut erheben und mit einem kleinen Bläschen endigen; diese Bläschen verschwinden bald darauf. Im Durchschnitt dauert die Krankheit 8 — 12 Tage; sie endigt niemals tödtlich.

2. Symptomatischer Soor. Dieses ist die gefährlichere Form, und die Gefährlichkeit ist von der Art und dem Grade der Komplikation abhängig. Zu den genannten örtlichen Symptomen treten noch sehr verschiedene hinzu.

a) Diarrhoe: Tritt nicht selten zugleich mit dem Soor ein oder kann darauf folgen; im ersteren Falle kann dieselbe Ursache Beides, den Soor und den Durchfall, erzeugt haben.

b) Erythem und Intertrigo: Das Erythem zeigt zwei Stadien: im ersten ist die Haut dunkelroth, fast livide, schwindet beim Drucke und wird dann fast bräunlich; im zweiten steigert es sich bis zu bedeutender Exkoriation, besonders auf den Hinterbacken und Oberschenkeln. Reizung durch Urin ist die gewöhnlichste Ursache hiervon.

c) Ulzeration an den Knöcheln oder vielmehr ulzerative Diathese: Zeigt sich nur bei sehr jungen Kindern, bei denen die Veränderung, welche in der Haut nach der Geburt einzutreten pflegt, noch nicht beendigt ist. Die an sich zarte Haut bekommt eine fast durchsichtige Röthe und zeigt bald eine bedeutende Exkoriation; es ist dieses besonders an den inneren Knöcheln der Fall, und entsteht durch den Druck der beiden Füsse an einander beim Einwindeln.

Nach Valleix zeigt sich von den eben genannten drei komplizirenden Erscheinungen das Erysipelas zuerst, denn in 17 Fällen von 23 ging es dem Soor um etwa 6 Tage durchschnittlich voraus; in 5 Fällen erschien die Diarrhoe zuerst, in 4 Diarrhoe und Soor zugleich.

d) Ulzerationen der Mundschleimhaut: Man sieht sie besonders am Gaumengewölbe oder am Zahnfleische; sie sind bald mehr bald minder häufig und von verschiedener Tiefe, haben unregelmässige, weiche, rothe oder weissliche Ränder; zwischen ihnen ist die Schleimhaut dunkelroth, bisweilen bläulich und sehr schmerzlich.

e). Die Symptome der Enteritis: Anschwellung des Unterleibes, schmerzhafte Diarrhoe, Erbrechen, Fieber. Endigt die Krankheit tödtlich, so wird der Puls immer schwächer; die Abmagerung ist sehr gross, die Stirn voller Runzeln, hippokratisches Antlitz, allgemeiner Torpor, Krämpfe, Tod.

V. Behandlung.

Sie zerfällt in die Prophylaxis und die Kur.

1. Prophylaxis; sie bezieht sich auf folgende Momente:

a) Wochenstube: Kinder in Hospitälern geboren werden häufiger und gefährlicher ergriffen, als Kinder, die in Privatwohnungen geboren werden. Verminderung der Anzahl von Lagerstätten in einem Saale, Entfernung der an bösartigen oder ansteckenden Uebeln leidenden Kranken aus der nächsten Umgebung, Ableitung oder Neutralisation der Ausdünstungen der Wöchnerinnen, sind die Mittel, die hier nothwendig werden.

b) Aufenthalt: Ein gut ventilirtes, luftiges, trocknes Zimmer ist der beste Aufenthalt.

c) Ernährung: Das Säugen hat einen ausserordentlichen Einfluss auf Verhütung und Beseitigung der Krankheit; so wurden von 51 Kindern 29 von ihren Müttern gesäugt und 22 nicht; von ersteren bekamen 7, von letzteren 17 die Krankheit. Das Säugen kann daher als nothwendig erachtet werden, während andere Ernährungsweisen mehr oder minder schädlich sind und zum Soor Anlass geben oder prädisponiren können. Die Muttermilch wirkt nicht nur örtlich sehr gut, sondern sie wirkt auch allgemein gegen den Soor, in sofern sie nährt und kräftigt.

d) Temperatur: Das Kind muss so gekleidet sein, dass es die in unseren Klimaten plötzlich eintretenden Temperaturwechsel leicht erträgt.

2. Kurative Behandlung. Sie ist eine örtliche und eine allgemeine.

a) Oertliche Behandlung: So wie die Eruption erscheint, bediene man sich eines Pinselsaftes von Borax und Honig zu gleichen Theilen, oder, wenn man stärker wirken will, Alaun, oder noch besser Salzsäure, oder als das kräftigste Mittel des Höllensteins in Auflösung (von ℨβ in ¼ Unze Wasser). Bedient man sich des Höllensteins zu Kauterisationen, so muss in der Zwischenzeit der Borax benutzt werden. Bretonneau übertüncht die Stellen mit Gummischleim, der mit Kalomel versetzt worden.

b) Allgemeine Behandlung: Nur nöthig, wenn Komplikationen vorhanden sind. Ist Enteritis vorhanden, so passt am besten Ipekakuanha in Brechen erregender Dosis. Dann Wismuth, Kalomel mit Absorbentien, mit Opiaten nach Umständen. — Bei bedeutender Erschlaffung der Schleimhaut die Adstringentien; besonders bei Aphthen am After, wo ein Klystier von Höllensteinauflösung (gr. j in ℥vj Wasser) sich sehr wirksam zeigt.

---

2. Missbildung der Geschlechtstheile, die eine Verwechselung der Geschlechter zur Folge hatte.

Der Wundarzt Terry erzählt im *Prov. med. Journal* folgenden Fall: Louis B., zwei Monate alt, ward wegen einer Missbildung der Geschlechtstheile zu mir gebracht. Das Kind wurde von den Eltern für ein Mädchen gehalten. Bei der ersten Untersuchung schien es mir ein gewöhnlicher Fall von *Imperforatio vaginae* zu sein. Es war indess eine kleine Anschwellung und eine geringe Hervorragung am unteren Theile der für geschlossen gehaltenen Mündung vorhanden, und dies war die einzige Abweichung, die ich wahrnahm. Indem ich mich anschickte, die Adhäsion zu trennen, wozu ich keines schneidenden Instruments bedurfte und was sehr leicht gelang, war ich höchst erstaunt, als sich mir folgende Erscheinung darbot. Es war etwas vorhanden, was durchaus einem Penis glich. Ich trennte die

Theile in weiterer Ausdehnung und untersuchte die bis jetzt verborgen gelegenen genauer; man konnte nun eine Eichel und Vorhaut ganz deutlich unterscheiden; der Penis war vollständig, obgleich ein grosses Stück von den benachbarten Theilen bedeckt wurde. Nach der Scheide wurde vergebens gesucht, das Skrotum mit einem Testikel, während der andere im Herabsteigen begriffen war, war verhältnissmässig entwickelt; und so war das Kind offenbar männlichen Geschlechts. Am *Orificium urethrae* befand sich eine unbedeutende Einkerbung, doch war dasselbe geschlossen, und der Urin floss durch eine kleine Oeffnung hinter der *Corona glandis*, gerade am Insertionspunkte des Frenulum, ab. Diese Theile umgab eine so grosse Menge lockeren Zellstoffs, dass es sogar nach Trennung aller Adhäsionen bei dem geringsten seitlichen Drucke mit den Fingern den Anschein hatte, als sei eine verschlossene Scheide vorhanden, indem der Penis und der Hodensack ganz versteckt lagen.

Ich bin in Verlegenheit, eine genügende Erklärung der eben beschriebenen Erscheinungen zu geben. Wahrscheinlich war durch eine Hypertrophie der umgebenden Weichtheile, bei retrahirtem und verkleinertem Zustande des Penis, eine Adhäsion zwischen demselben und der Umgebung vor der Geburt entstanden.

---

3. *Cannabis indica* gegen Veitstanz.

In neueren Zeiten ist der indische Hanf (*Cannabis indica*) als ein ausgezeichnetes narkotisches Mittel, das nur beruhigend, erheiternd, beschwichtigend und durchaus nicht erregend wirke, bekannt geworden. Es soll keine Nachtheile des Opiums oder der übrigen Narkotika haben; jetzt ist es auch in die Kinderpraxis eingeführt worden. Dr. Corrigan hat sich dieses Mittels in einigen Fällen von Chorea im Richmond-Hospitale in Dublin bedient. Der erste Fall betraf ein 10 Jahre altes Mädchen, dessen eine Körperhälfte am Veitstanz litt; Antlitz und Zunge nahmen an den Zuckungen Theil. Die Krankheit hatte schon 5 Wochen gedauert, und zwar ohne Unterbrechung. C. gab jetzt die *Tinct. Cannabis indicae* zu 5 Tropfen dreimal täglich; es folgte nach eilftägigem Gebrauche grosse Besserung. Die Dosis wurde allmälig bis zu 15 Gran, dreimal täglich, gesteigert, und nach etwas über drei Wochen war die kleine Kranke vollständig geheilt.

Der zweite Fall betraf ein 14 Jahre altes Mädchen, bei dem der

Veitstanz auf die linke Körperhälfte sich beschränkte; die Krankheit bestand schon einen Monat; man hatte vergeblich Abführmittel und andere Dinge gereicht. C. gab ihr eine Dosis Rizinusöl mit etwas Terpenthin, und darauf die indische Hanftinktur zu 8 Tropfen, 3mal täglich. Die Dosis wurde allmälig bis zu 25 Tropfen gesteigert; jetzt aber klagte die Kranke über Kopfschmerz und Lichtblitze nach jeder Dosis. Diese wurde daher etwas vermindert, und nach sechswöchentlicher Behandlung wurde die Kranke geheilt entlassen.

Ein dritter Fall, ein 16jähriges Mädchen betreffend, war noch interessanter; die Krankheit hatte bereits 10 Jahre bestanden, und das Mädchen war in mehreren Hospitälern vergeblich behandelt worden. Die Krankheit zeigte sich hier mehr in den Muskeln der oberen Gliedmaassen als der unteren; die Kranke konnte ganz gut gehen. Schreck soll die Ursache gewesen sein. Das Mädchen bekam die Tinktur zu 8 Tropfen 3mal täglich, und wurde nach Verlauf eines Monats entlassen.

Dr. Corrigan erinnert sich auch eines Falles von Neuralgie des Antlitzes, der Brust und des Halses in Folge von Erkältung, wo die indische Hanftinktur ausserordentlich wirksam gewesen.

Wegen der grösseren Häufigkeit des Veitstanzes beim weiblichen als beim männlichen Geschlechte, sollte man schliessen, dass die Krankheit in irgend einem Zusammenhange mit dem Uterinleben stehe; allein das kindliche Alter der meistens davon Ergriffenen ist dem entgegen. Gegen eine Beziehung des Veitstanzes auf das Gehirn selber sprechen alle Erscheinungen; eben so kann C. die Krankheit nicht von einem Zustande des Darmkanals ableiten, da die Verdauungsfunktion gewöhnlich sehr gut und oft sogar ein bedeutender Appetit vorhanden ist. Er hält die Krankheit nur für eine rein funktionelle Störung der motorischen Nerven.

Den indischen Hanf vergleicht er mit dem Akonit; der indische Hanf wirkt nach ihm besonders auf die motorischen Nerven, und ihre Wirkung erstreckt sich von ihnen auf Gehirn und Rückenmark, und erst von diesen aus auf die Empfindungs- und Reflexnerven. Das Akonit wirke umgekehrt, nämlich zuerst auf die Empfindungs- und Reflexnerven, von diesen auf die Zentralparthieen und von diesen auf die motorischen Nerven.

Selbst übergrosse Dosen des indischen Hanfes, behauptet C., bewirken keine Nachtheile, wenigstens nicht die trockne Zunge und die Verdauungsstörung, die das Opium bewirkt. Obgleich die Empfänglichkeit für dieses Mittel sehr verschieden scheint, so hält C. doch seiner Erfahrung nach 10 Tropfen dreimal täglich, immer um den 3ten Tag um 10 Tropfen steigend, bis höchstens zu 30 Tropfen pro dosi für die geeignete Gabe. Kopfschmerz und Lichtblitze vor den Augen sind die Zeichen einer zu grossen Dosis. (*London medical Times.*)

---

4. Aphorismen über die Behandlung des Hydrokephalus oder der *Apoplexia hydrocephalica*, von E. Blackmore in Edinburg.

1) Allgemeine Blutentziehung, besonders aber die Arteriotomie an den Schläfen, erweist sich viel nützlicher, als Ansetzen von Blutegeln an den Kopf. Einem 18 Monate alten Kinde, das an akutem Hydrokephalus litt, wurde, weil eine andere Ader nicht gefunden werden konnte, eine Vene auf dem Rücken der Hand geöffnet und 1½ Unze Blut entzogen, und zwar mit dem glänzendsten Erfolge. Stupor und hartnäckiges Fieber verschwanden in anderen Fällen nach einer einzigen Blutentziehung aus der Jugularvene sogleich, nachdem vergeblich alle übrigen Mittel angewendet worden waren.

2) Zunächst der Blutentziehung aus der Arterie oder Vene steht kalte Uebergiessung oder besser noch ein lang andauernder Strom kalten Wassers auf den Kopf. Ein sehr treffliches Mittel ist ein stetes Befeuchten des Kopfes mit einer verdunstenden Flüssigkeit; man taucht einen grossen Malerpinsel in eine verdunstende Flüssigkeit, am besten in Weinessig und Wasser (nicht in Alkohol, der leicht Betäubung und Delirien bewirkt), und bepinselt damit den Kopf des kleinen Kranken. Die Verdunstungskälte ist viel intensiver und dauernder als die Kälte durch Auflegen angefeuchteter Linnenstücke oder Schwämme.

3) Einige empfehlen die Digitalis als die gesteigerte Thätigkeit des Gefässsystems beruhigend, und als diuretisches Mittel. Aber als diuretisches Mittel ist sie, namentlich gegen Hydrokephalus, sehr unsicher, und als Sedativum ist sie auch nachtheilig. Ihr bei weitem vorzuziehen ist das Kolchikum.

4) Gegen Ende der Krankheit, nachdem starke Blutentziehungen vorausgeschickt worden sind, und wenn der Puls klein und gespannt und Delirium vorhanden ist, sind Narkotika bisweilen indizirt. Aber im Anfange der Krankheit, und so lange noch Entzündung obwaltet,

sind sie entschieden nachtheilig. Die in England gebräuchliche und meistens gemissbrauchte Verbindung von Kalomel und Opium ist hier durchaus verwerflich.

5) Antimon mit einem Purgans ist neben andauernder kalter Uebersprudelung des Kopfes das beste Mittel, einen harten, schnellen, scharfen Puls bei Kindern herabzusetzen, falls Blutentziehung nicht weiter getrieben werden kann.

6) Wenn gegen Ende der Krankheit, nach Verwendung des ganzen antiphlogistischen Apparats, Merkur in grossen Mengen gegeben worden ist, und der Kranke in einem sehr gereizten, aufgeregten Zustande sich befindet, so ist Hyoskyamus oder salzsaures Morphium gewöhnlich sehr nützlich. Wenn man sich aber verleiten lassen, wegen des intermittirenden Kopfschmerzes Opium zu geben, so hat man es gewöhnlich sehr zu bereuen.

7) Hautreize sind von grosser Wichtigkeit. Blasenpflaster auf Kopf und Nacken ist sehr zu empfehlen, wenn vorher tüchtig Blut gelassen worden und die Krankheit chronisch zu werden droht. Ist sie chronisch, so ist Haarseil oder Fontanelle auch von Nutzen, aber nur als prophylaktisches Mittel, nicht als kuratives. Die ausgedehnte Anwendung des Brechweinsteins äusserlich in Salbe oder Pflaster zur Erzielung einer grossen Menge von Pusteln ist ein gutes Mittel, den Stupor zu vermindern, aber die Uebertreibung dieses Mittels bewirkt Delirien.

8) Abführen ist von grossem Nutzen, schon als Derivans, aber es ist schwer zu bewirken, weil die gewöhnlich vorhandene Verstopfung sehr hartnäckig ist. Grosse Gaben Drastika erweisen sich nicht passend; Kalomel (etwa zu 3 Gran) mit Jalappe (etwa zu 10 Gran) alle 3 Stunden gereicht, bis Abführen erfolgt, Kalomel mit Gummigutt in sehr kleinen Dosen, Kalomel mit darauf getropftem Kroton- und Rizinusöl, auch wohl Rheum mit Senna und Salzen, Sennaaufguss in Klystieren, sind die Mittel, die man hier benutzen kann. Ein treffliches Unterstützungsmittel, die Verstopfung zu besiegen, ist die Dusche längs der Wirbelsäule.

9) Bei Kindern braucht man mit Abführmitteln nicht so überaus ängstlich zu sein. Ein Kind bekam in 9 Tagen 351 Gran Kalomel; — an manchen Tagen bis zu 60 Gran in 24 Stunden und 108 Gran Jalappe in 6 Tagen; die Wirkung war trotz dessen nur eine sehr mässige.

10) Was das symptomatische Erbrechen betrifft, das bisweilen

eintritt, so ist es nicht immer rathsam, Versuche zu machen, dasselbe aufzuhalten; das Erbrechen muss man als ein Kriterion des Zustandes des Gehirns betrachten, und es hat offenbar die Wirkung, die entzündliche Spannung des Gefässsystems zu mindern. Will man aber etwas dagegen thun, so ist es am besten, die Magengrube mit Aether zu befeuchten.

11) Einige versprechen sich viel beim Hydrokephalus von Erregung der Diaphorese und verordnen Dampfbäder, Flanellumhüllungen, Dover'sches Pulver, aber die Diaphorese tritt nicht ein, so lange das Gehirn überladen ist.

12) Merkur, nicht *scopo purgandi*, sondern in der Absicht gegeben, um die Konstitution zu affiziren und Salivation zu erzeugen, hat nur dann etwas vermocht, wenn tüchtige Depletion durch Blutentziehung vorausgegangen war. Dann aber ist es rathsam, lieber Merkurialeinreibungen zu machen, als Merkur innerlich zu reichen.

13) Die Krämpfe in den letzteren Stadien der Krankheit werden durch Darreichung von etwas Ammoniakspiritus und einem Opiat, indem man zugleich auf die Wirbelsäule in lauwarmen Weinessig getauchte Tücher auflegt, beseitigt. Eine sehr gute Wirkung hat das Auftröpfeln von *Aq. florum Sambuci* auf den Kopf oder ein Klystier von Terpenthinöl.

14) Reizende Fuss- und Armbäder sind sehr zu empfehlen; sie sind vortreffliche Unterstützungsmittel, die Ableitung vom Kopfe zu bewirken.

15) Bisweilen tritt plötzlich, namentlich nach Anwendung kräftiger depletorischer und antiphlogistischer Mittel, eine Erschöpfung und ein Sinken der Kräfte ein; hier giebt man schnell hintereinander kleine Portionen Wein, narkotische Mittel u. dergl. (*Lond. med. Gazette.*)

---

5. Zur Behandlung der skrophulösen Ophthalmie, und über die Nothwendigkeit, die Nasenschleimhaut dabei zu kauterisiren.

Hr. Morand, Arzt am Krankenhause in Tours, macht in einer seiner Abhandlungen (*Mémoires et Observ. cliniques de Médecine et de Chirurgie, par L. Morand D. M., Tours*, 8, 1844) auf eine Thatsache aufmerksam, welche bis jetzt noch von keinem der Autoren hervorgehoben worden, nämlich auf das gleichzeitige Vorhandensein der Entzündung der Schleimhaut der Nase und der Thränenwege neben der Blepharitis und Konjunktivitis. Hr. M. glaubt sogar, dass die Affektion der Nasenschleimhaut der eigentliche Heerd für die skrophulöse Ophthalmie sei, und zwar indem sie auf die Schleimhaut der Thränenwege und von da auf die Bindehaut der Augenlider und des Augapfels die Entzündung überträgt. In der von ihm gestifteten Ackerbaukolonie zu Mettray sei er zuerst darauf aufmerksam geworden. Untersucht man, behauptet er, die Nase eines an skrophulöser Ophthalmie leidenden Subjekts, so wird man besonders auf den Muscheln und in den Nasengruben die entzündliche Affektion bemerken, welche sich unter der Form einer ödematösen Anschwellung, gerade so wie an den Augenlidern, bei der skrophulösen Ophthalmie kund thut. — Die Krankheit beginnt nach Hrn. M. immer auf der Nasenschleimhaut, und deshalb müsse man hier auf diese Parthie ganz besonders einzuwirken suchen, wobei man freilich die innerliche antiskrophulöse Behandlung, wozu besonders die Jodine gehört, nicht vernachlässigen dürfe.

Oertlich auf die Nasenschleimhaut zu wirken, giebt es kein besseres Mittel, als Höllenstein in Substanz. Es bewirkte dieses Verfahren bei den an skrophulöser Ophthalmie Leidenden zu Mettray, was kein anderes that: es beseitigte die Ophthalmie sogleich, obgleich es nicht die Rezidive verhinderte, welche natürlich eine innere Behandlung erfordert. Wenn man kauterisiren will, so muss man mit dem Aetzstifte schnell hier und dort hin und her fahren, aber die Knorpel der Nasenflügel vermeiden. Hr. M. macht die Kauterisation bisweilen 2mal täglich, und mehrere Tage hintereinander.

Sind Ulzerationen der Hornhaut oder der Meibom'schen Drüsen vorhanden, so muss man sich beeilen, die Höllensteinsalbe anzuwenden; man setzt etwa 5—20 Centigrammen (ungefähr ¼ Gran) zu 2 Grammen (etwas über ½ Drachme) Schmalz und eben so viel Mandelöl hinzu. Auch auf die Nasenschleimhaut kann man diese Salbe auftragen, aber dann muss sie 3mal so viel Höllenstein enthalten.

V. Verhandlungen gelehrter Vereine und Gesellschaften.

A. *Société de chirurgie* in Paris.

Enkephalokele.

Hr. Guersant zeigt ein von einem 2 Jahre alten Kinde, das am hinteren Theile des Schädels eine angeborene Enkephalokele hatte und in seiner Klinik sich befunden, entnommenes Präparat. Er erinnert daran, dass dieses Kind etwa vor einem Jahre von Hrn. Bérard der Gesellschaft vorgestellt worden war, und dass dieser Chirurg damals dreimal den Tumor am Kopfe punktirt hatte, der aber darauf sich nicht verkleinerte, sondern sich ruhig fortentwickelte.

Als das Kind im Oktober 1844 in das Kinderspital gebracht wurde, war der Tumor fluktuirend, wurde von den Arterien der Schädelbasis pulsirend gehoben, und hatte etwas Durchsichtigkeit. Gegen diesen Tumor wurde nichts gethan; das Kind hatte die Masern bekommen, nachdem es schon längere Zeit an chronischen ruhrartigen Durchfällen (*Entero-Colitis chronica*) gelitten hatte; an diesen Leiden starb es, und kurz vor dem Tode schien es, was die Kopfgeschwulst betrifft, als vermindere sich ihre Durchsichtigkeit und als pulsirte sie mit den unterliegenden Arterien nicht mehr so stark. Bei Besichtigung der Leiche erschien die Geschwulst noch von der Grösse eines Hühnereies; in ihrem Innern hatte sie keine deutliche Membran; sie gewährte den Anblick einer von blätterigem Zellgewebe gebildeten, hier und da kleine mit Serum gefüllte Höhlen enthaltenden Masse. Ein Durchschnitt des Tumors bis auf den Schädel zeigte, dass er durch die hintere Fontanelle durchdrang, welche dicht über dem oberen Winkel des Hinterhauptsbeines eine ungefähr 2 Linien grosse Oeffnung zeigte, die in den oberen *Sinus longitudinalis* drang. Zwischen den beiden Blättern dieses Sinus befand sich eine Portion der Piamater und der erweichten Hirnsubstanz, die von der hinteren Parthie der rechten Hirnhemisphäre ausging und an der linken Fläche der von der Duramater gebildeten grossen Falx ansass.

Die beiden Seitenventrikel waren sehr gross und mit einer durchsichtigen Flüssigkeit angefüllt; der Schädel zeigte im Uebrigen diejenige Form und Entwickelung, die man meistens bei chronischem Hydrokephalus antrifft.

Hr. Guersant betrachtet dieses Präparat als ein Spezimen einer auf dem Wege der Heilung befindlichen Hydrokele. Er glaubt, dass die drei Punktionen, die vor einem Jahre von Hrn. Bérard gemacht worden sind, eine Entzündung des von den Gehirnhäuten gebildeten Sackes und somit (?) eine Zurückziehung der in dem Sacke befindlich gewesenen Gehirnsubstanz und endlich Ablagerung der falschen Membranen bewirkt haben, welche letztere dem Tumor das in ihm beim Durchschnitte bemerkte zellige Ansehen gaben.

Hr. Bérard sagt, dass der äussere Sack mit Bestimmtheit mit den Gehirnhüllen während des Lebens zusammengehängt habe; denn durch eine der von ihm gemachten Punktionen habe er dreimal so viel Flüssigkeit entzogen, als der Tumor enthalten konnte.

B. *Société médico-pratique* in Paris.

1. Merkwürdiger Fall von Eventration der Eingeweide mittelst einer ungewöhnlich grossen Nabelhernie.

Hr. Chereau theilt folgenden Fall mit. Eine siebenmonatliche Frucht, ein Mädchen, lebend und sehr munter, hatte am Nabel eine 4 Zoll durchmessende Oeffnung. An dieser Oeffnung befand sich eine halbkugelige, halbdurchsichtige, häutige Tasche, in welcher, wie man deutlich von aussen wahrnehmen konnte, die Leber mit zwei Darmschlingen sich befand. Aus der Mitte der Tasche entsprang der Nabelstrang; der nur eine trichterförmige Fortsetzung dieser letzteren zu sein schien, allein die Nabelgefässe, statt von vorn nach hinten quer durch die Tasche zu gehen, bogen sich direkt nach unten, indem sie die untere Fläche der Tasche umkreisten. Das Kind starb 24 Stunden nach der Geburt. Die Leichenschau ergab, dass der Sack aus 2 Häuten bestand: 1) einer inneren, serösen, peritonealen, die wirklich nur die Fortsetzung des den konvexen Theil der Leber überziehenden Bauchfelles war; 2) eine äussere, halbdurchsichtige, welche direkt an den Rand der Bauchöffnung sich anzusetzen schien, so dass sie mit dem Nabelstrang eine Art Trichter bildete. In der Tasche befanden sich die Leber und zwei Schlingen des Dünndarms. Das Botalli'sche Loch war sehr gross, und der arterielle Duktus noch nicht obliterirt.

2. Ueber die *Lithotomia bilateralis* bei Kindern.

Hr. Guersant zeigt ein sehr interessantes Präparat, welches die Verletzung bei der *Sectio bilateralis* und deren Wirkung auf die Theile darthut, und welches die Art und Weise zeigt, wie die Natur die durch diese Operation bewirkte Verwundung heilt; denn der Operirte, ein 6 Jahre alter Knabe, war 45 Tage nach der Operation in Folge eines mit Doppelpneumonie hinzugekommenen Maseranfalles, nicht aber in Folge der Operation, von der er fast schon geheilt war, gestorben. Schon am 15ten Tage nach der Operation urinirte der Knabe ganz normal aus der Harnröhre; die Operationswunde war äusserlich nicht fistulös; innerlich sieht man noch eine kleine fistulöse Oeffnung. „Die Untersuchung dieses Präparats", fügt Hr. Guersant hinzu, „ist interessant, denn sie beweist, dass bei dem Bilateralschnitte wir die Prostata nur aufstreifen (*que nous effleurons la prostate*) und eine Verwundung der *Ductus ejaculatorii* vermeiden. Wir haben vor der Afteröffnung einen krummen Einschnitt gemacht; indem wir Schicht vor Schicht durchdrangen bis zur membranösen Portion, haben wir die Harnröhre geöffnet, und zwar aufwärts bis zu dem Schaambein. Dann haben wir einen Einschnitt in den Blasenhals gemacht, und man kann noch die Spuren dieses Einschnittes an den röthlichen Narbenlinien sehen; das *Veru montanum* ist unverletzt geblieben, und zwei von mir eingesenkte Borsten zeigen die *Ductus ejaculatorii*, die nicht verletzt sind. Dieses bestätigt das, was Dupuytren gesagt hat, nämlich dass, wenn man bei der *Sectio bilateralis* die *Ductus ejaculatorii* verletzt, dieses nur durch einen Zufall oder durch wirkliche Ungeschicklichkeit des Operatörs geschehen könne."

„Ich habe im Jahre 1828 meine erste *Sectio bilateralis* gemacht; das Kind wurde geheilt; jetzt ist es ein Mann von 22 Jahren, vollkommen kräftig."

„Ich verwerfe bei Kindern die Lithotritie nicht absolut; aber ich ziehe bei ihnen den Bilateralschnitt vor, weil ich damit in einer grossen Anzahl von Fällen glücklich gewesen bin. Von 24 Operirten habe ich nur 4 verloren. Ist der Stein klein, — aber auch dann nur, — entscheide ich mich für die Lithotritie, weil dann eine einzige Sizzung hinreichend ist, den Kranken vom Steine zu befreien. Sind mehrere Sitzungen nöthig, so wird der kleine Kranke erschöpft und in fast grössere Gefahr gebracht, als durch den Schnitt."

Hr. Souberbielle hält aller Geschicklichkeit des Operatörs und aller Sorge bei der Nachbehandlung ungeachtet den Bilateralschnitt für viel gefährlicher. Er führt mehrere Fälle an, in denen blos der Akt des Ausziehens des Steins so schwierig wurde, dass der Tod erfolgte; in anderen Fällen wurde der Mastdarm mit verwundet. Bei einem 9jährigen Kinde wurde sogar der linke Ureter verletzt, und es folgte darauf eine tödtliche brandige Entzündung. „Hat der Bilateralschnitt bei Kindern", sagt er, „einigen Erfolg, so liegt es daran, dass in diesem Alter die Prostata nicht sehr entwickelt ist; aber bei Erwachsenen ist diese Operationsweise eine gewöhnlich unglückliche."

Hr. Guersant: „Ich denke nicht so; bei Kindern halte ich den Bilateralschnitt für eine gute und nützliche Operation. In einem Falle war der Stein zur Ausziehung allerdings zu gross; was that ich? Ich erweiterte die Wunde nach oben. Bei einem anderen Kinde konnte ich den Stein nicht herausziehen, weil er festsass, aber nach einiger Mühe gelang es mir doch. Würde bei einem festgesackten, festsitzenden Stein die Lithotritie oder eine andere Art Lithotomie mehr und leichter zum Resultate führen? Gewiss nicht! Was die Verletzung des Mastdarms betrifft, so ist mir das einmal wirklich geschehen; aber der Nachtheil war nicht gross, die Heilung erfolgte sicher und schnell."

C. *Medical Society* in London.

1. Ueber Nierenleiden und Lähmung nach Scharlach.

In der Sitzung vom 14. April berichtete Dr. Thompson über einen Fall von Wassersucht, der ein junges, 16 Jahre altes Mädchen betraf; die Dame litt an etwas Bronchitis, Oedem der Beine und Askites, als er am 30. September 1842 zu ihr gerufen wurde. Sie hatte 3 Jahre vorher zugleich mit ihrem Vater und zwei Brüdern an Scharlach gelitten, welche bald nach der Eruption unter hydropischen Symptomen starben. Ihre jetzigen Symptome traten 14 Tage nach überstandenem Scharlach ein und schienen einem zweiten Anfalle zu gleichen, denn es stellte sich Halsaffektion ein, und drei Tage darauf eine sehr flüchtige Eruption. Der Urin zeigte sich sehr albuminös. Nach tüchtigem Schröpfen der Lumbargegenden, und nach Anwendung warmer Bäder und diaphoretischer Mittel wurde die Haut feucht, der Urin weniger albuminös und das Oedem nahm ab, aber nach 14 Tagen wurden die Symptome wieder heftiger, das Schröpfen wurde wiederholt, aber diesmal mit sehr geringem Nutzen. Am 20. Oktober wurden einige Fontanellen in den Lumbargegenden eröffnet; während der Bildung dieser Geschwüre verschlimmerten sich die Symptome, aber besserten sich dann wieder. Die Chloreisentinktur, die jetzt gegeben wurde, half nichts. Im Monat November trat eine ungemein auffallende Schlafsucht ein, welche fast bis zum Sopor sich steigerte, aber auf die Anwendung eines Blasenpflasters nachliess. Der Urin blieb reichlich und sehr albuminös; es wurde schwefelsaures Zink verordnet, und gegen Ende Novembers wurde dafür Alaun gegeben. Im Dezember nahm die Kranke wieder die Chloreisentinktur, aber diesmal in Verbindung mit Digitalis. Im Januar 1843 stellten sich Zeichen einer Gehirnaffektion ein; sie verloren sich auf den Gebrauch der Kantharidentinktur. Im folgenden Monate stellte sich eine grosse Anschwellung des Bauches ein; die Beine waren vom Oedem sehr ausgedehnt und die Kranke so von Kräften, dass man ihr etwas Wein geben musste. Eine Akupunktur hatte ein sehr unangenehmes Erythem und sehr übele Verjauchung zur Folge, und die Kranke lag drei Tage lang fast ohne Bewusstsein. Im April sickerten einige Pinten Flüssigkeit aus den Beinen aus; die hydropische Anschwellung des Bauches liess nach; die Kräfte nahmen etwas zu, und es trat eine reichliche, etwas röthlich gefärbte Absonderung aus der Vagina ein, als ob die Katamenien, die 12 Monate lang ausgeblieben waren, sich wieder einstellen wollten. Im September wurde die Kr. von einem heftigen Schmerze im Kopfe und in den Wangen ergriffen; ein kleiner Tumor erschien unter dem linken Ohre und die Muskeln dieser Gesichtshälfte blieben eine Zeitlang gelähmt, so dass die Kranke mit der rechten Seite lachte, und nicht im Stande war, das linke Auge zu schliessen. Die Pupillen waren erweitert. — Am 1. Juli war wieder die hydropische Anschwellung des Bauches so beträchtlich, dass eine Punktion nothwendig wurde, mittelst deren 16 Quart Serum entleert wurden. Diese Operation wurde siebenmal wiederholt, nämlich am 2. September, 11. Oktober, 20. November, 8. Januar 1844, 20. Februar, 4. April und 8. Juni; die Menge der entleerten Flüssigkeit variirte zwischen 15 — 30 Pinten. Zwei Tage nach der letzten Operation trat einige Empfindlichkeit des Bauches ein, die durch einige Blutegel beseitigt wurde. Die Harnabsonderung war fast einen ganzen Tag unterdrückt; darauf trat Koma ein, und wenige Stunden darauf starb die Kranke.

Leichenschau. Das Bauchfell überall verdickt und an mehrern Stellen durch kreisrunde, von einer entzündlichen Röthe umgebene

Ulzerationen perforirt. Etwas Serum im Herzbeutel; Herz etwas dilatirt; Leber gross und weich. Nieren sehr vergrössert, kongestiv, erweicht und voll granulöser Ablagerung.

Hr. Thompson bemerkt, dass die Reichlichkeit des Urins und die Menge der serösen Ergiessung wahrscheinlich dazu beitrug, den tödtlichen Ausgang in diesem Falle aufzuhalten, indem dadurch die Ueberfüllung des Blutes mit Ausscheidungsstoffen verhindert wurde; indessen glaubt er auch annehmen zu dürfen, dass die ärztliche und wundärztliche Einwirkung ebenfalls dazu beitrug, das Leben der Kranken so lange hinzuhalten. Die Verjauchung, welche auf die Akupunktur folgte, verdient, wie Hr. Thompson sagt, in sofern bemerkt zu werden, als es ihm scheint, dass dieses üble Ereigniss weit eher beim Oedem in Folge von Nierenleiden, als beim Oedem in Folge von Herzleiden einzutreten pflegt. Was die Lähmung der linken Gesichtshälfte betrifft, so müsse er, sagt Hr. Thompson, sie der durch die Nierenentartung bewirkten krankhaften Beschaffenheit des Blutes zuschreiben; auch Epilepsie entspringe bisweilen aus solcher Quelle.

Hr. Pilcher erwiedert hierauf, dass, wenn der eben erwähnten Ursache die Lähmung wirklich entsprungen wäre, sie eine allgemeine und nicht eine partielle gewesen sein würde. Er sei mehr zu der Ansicht geneigt, dass die Lähmung von örtlichen Ursachen, etwa einer Anschwellung der Mandeln oder einer Krankheit des Ohrs, was so häufig nach Scharlach einzutreten pflegt, bewirkt worden sei.

Hr. L. Stewart sagt, er müsse hier eines 15 Jahre alten Knaben gedenken, der im vorigen Oktober an Scharlach erkrankte. Auf das Scharlach folgte alsbald eine Affektion der Nieren; zwei Tage lang fehlte fast alle Urinabsonderung. Blutegel auf die Nierengegenden stellten die Funktion der Nieren wieder her; der Kranke bekam hierauf Merkur und Jodkalium, und es trat nun eine reichliche Diurese ein. Hierauf wurden das Herz und der Herzbeutel ergriffen, dann entwickelten sich Anasarka und Epilepsie. Diese Erscheinungen wurden glücklich bekämpft, obwohl noch eine Zeit lang Oedem des Hodensacks und der Beine verblieb; der Urin enthielt etwas Albumen.

Hr. Robarts sprach Einiges über Wassersucht nach Scharlach, und hob besonders den Nutzen der warmen Bäder nach dem Scharlachfieber, und selbst wenn schon Anasarka vorhanden ist, hervor.

Hr. Hancock hielt die Paralyse des Facialis im Thompson'schen Falle für ein lokales Nervenleiden. Wäre sie das Resultat einer allgemeinen Kontamination des Blutes oder der Ergiessung in die Gehirnhöhlen gewesen, so wären seiner Ansicht nach beide Gesichtshälften ergriffen gewesen.

Hr. Pilcher nimmt noch einmal das Wort, um seine Erfahrung über die nach Scharlach folgenden Ohrenleiden mitzutheilen. Scharlach ist eine häufige Ursache von Ohrenkrankheiten. Taubheit ist öfter aus dieser Ursache entsprungen, und Taubheit auf einem Ohre besteht oft viele Jahre, ohne dass der Kranke weiss, dass er auf dem einen Ohre taub ist. Er habe einige Fälle gesehen, wo der Facialis und die Portion des Gehirns, aus welcher dieser Nerv entspringt, von der Krankheit zerstört worden war. Vergrösserung der Mandeln kann auch nach Scharlach eintreten und Taubheit bewirken.

Hr. Hancock meint, dass Lähmung des Facialis in einer Erkrankung des Nerven selber, ohne dass die entsprechende Portion des Gehirns mitleidet, ihren Grund haben könne. Er habe einen Fall erlebt, wo ein Mann über heftigen Schmerz im Ohre klagte, der zwar durch Schröpfen beseitigt wurde, worauf aber Lähmung der entsprechenden Gesichtshälfte folgte und permanent wurde. Der Kranke ist sonst ganz wohl, und er glaube, hier nur den vielleicht durch Druck veränderten Nerven allein beschuldigen zu müssen.

Hr. Dendy glaubt bemerkt zu haben, dass die Gefahr des Eintritts von Wassersucht nach Scharlach im umgekehrten Verhältnisse zur Abschuppung stehe, dass nämlich, wenn in milden Fällen von Scharlach die Abschuppung gering ist, die Wahrscheinlichkeit, dass Wassersucht eintreten werde, grösser ist, als in den heftigeren Fällen von Scharlach, wo die Abschuppung bedeutend ist.

Hr. Hird berichtet von einem an Mesenterialskropheln leidenden Kinde, das Scharlach und hinterdrein Askites bekam; der Urin war so albuminös, dass er beim Kochen ein sehr bedeutendes Gerinnsel gab. Es schien in diesem Falle der Gebrauch des Merkurs eher Schuld zu haben, als vortheilhaft zu sein; denn beim Aussetzen des Merkurs verlor sich die albuminöse Beschaffenheit des Urins.

Der Gegenstand der Verhandlung wurde vertagt, aber am 21. April wieder aufgenommen.

Hr. Thompson sagte nämlich, er müsse auf den von ihm mitgetheilten Fall noch einmal zurückkommen. Er glaube nun nach einigem Nachdenken überzeugt zu sein, dass die Lähmung der linken Gesichtshälfte durch Druck von einem kleinen unter dem linken Ohre entstandenen Tumor bewirkt worden, zumal da er in seinem Notizbuche findet, dass auch der Orbikularis derselben Seite gelähmt war;

da die Kranke auch eine erweiterte Pupille zeigte, so werde wahrscheinlich auch etwas Ergiessung im Gehirne vorhanden gewesen sein; so wie der Tumor verschwand, schwand auch die Paralyse.

Einige hierauf folgende Erörterungen sind ohne Interesse.

---

2. Ueber Veitstanz und dessen Behandlung.

Hr. Waller bat die Anwesenden um ihre Ansicht in Betreff der besten Behandlung des Veitstanzes. Er habe jetzt, sagt er, einen 9 Jahre alten Knaben in Behandlung, der, überarbeitet in der Schule durch geistige Anstrengung, plötzlich von der Chorea befallen wurde. Haben die Herren, fragt der Redner, etwas Gutes von der Belladonna gegen Chorea gesehen? Er habe von diesem Mittel in zwei Fällen eine sehr gute Wirkung gesehen; in diesem Falle habe aber die Belladonna gar nichts oder nur sehr wenig geleistet, und das Wenige sei auch noch durch einen Schreck, von dem der Knabe heimgesucht wurde, wieder getilgt. Nach verschiedenartiger Behandlung befindet sich der Knabe allerdings besser; er schläft gut, hat keine Bewegungen im Schlafe, hat einen guten Appetit, und sein Darmkanal fungirt gehörig. —

Hr. Thompson macht auf das schwefelsaure Zink aufmerksam, das von vielen Aerzten gegen Chorea, besonders gegen diejenige Chorea, die durch Schreck oder Angst entstanden, angewandt wird. Man müsse aber kräftige Dosen geben; in einem hartnäckigen Falle wurde 1 Skrupel pro dosi gegeben, ehe Heilung bewirkt wurde.

Hr. Robarts: Er könne das Zinksulphat nicht loben; er habe es häufig gegen Chorea benutzt, und sei damit bis zu 8 Gran pro dosi dreimal täglich gestiegen; es habe das Mittel Uebelkeit und Erbrechen bewirkt; er habe es sodann ausgesetzt, darauf wieder gegeben, aber er habe niemals irgend eine heilsame Einwirkung auf die Chorea davon gesehen. Dagegen müsse er eine Verbindung von schwefelsaurem Eisen mit Chinin ganz besonders empfehlen, da er davon, wenn vorher der Darmkanal gehörig gereinigt worden, in allen ihm vorgekommenen Fällen den besten Erfolg gesehen.

Hr. Willshire: Die Unzuverlässigkeit verschiedener gerühmter Mittel liege zum Theile darin, dass man die Fälle von Veitstanz nicht gehörig unterscheidet. Man müsse zwei Arten von Veitstanz unterscheiden: eine sthenische und eine asthenische; der Veitstanz kann von exzentrischen und von zentrischen Ursachen abhängen, und es sei klar, dass nach diesen verschiedenen Verhältnissen der Veitstanz variiren müsse. In den Fällen, wo der Veitstanz ein sthenischer ist, müssen tonische Mittel offenbar Nachtheil bringen, aber sie passen, freilich erst nach gehöriger Reinigung der ersten Wege, in den asthenischen Fällen. In den von Hrn. Waller erzählten Fällen, wo Belladonna gut gethan, war wahrscheinlich etwas Kongestion des Gehirns vorhanden.

Hr. Clutterbuck betrachtet den Veitstanz als eine örtliche Krankheit, als eine Krankheit des Gehirns. Er stütze, sagt er, diese seine Ansicht darauf, dass alle die im Veitstanze bemerkbaren Symptome auf das Gehirn bezüglich sind; alle Erscheinungen deuten auf eine Störung des genannten Organs. So der Verlust der Willensherrschaft über die Bewegungsmuskeln, die geschwächte oder veränderte Empfindung, und in sehr ernsten Fällen auch eine Schwächung der Geistesthätigkeit. Auch die Ursachen, welche gewöhnlich Veitstanz bewirken, dienen zur Bestätigung dieser seiner Ansicht. So werde Veitstanz erzeugt durch Ueberanstrengung des Geistes, durch zu anhaltende und zu anstrengende Schularbeiten, durch Schreck, Furcht, Angst, kurz, durch Einflüsse, welche erregend, modifizirend auf den Blutlauf im Gehirne wirken und dessen Funktion stören, und endlich auch seine Substanz verändern. Was die Behandlung betrifft, so habe man früh schon in der Anwendung von Abführmitteln, von Kälte auf den Kopf und in der Entfernung jeder erregenden Ursache das Heil gegen den Veitstanz gesucht. Man finde dieses Verfahren deutlich begründet bei Sydenham, und er (der Redner) halte dieses für das allein richtige. Er müsse es sehr in Frage stellen, ob tonische Mittel im Veitstanze je von Nutzen seien, und er glaube wohl behaupten zu dürfen, dass jeder Nutzen, den man den tonischen Mitteln zugeschrieben, nicht diesen, sondern der Zeit zugeschrieben werden müsse. Purganzen und ruhiges Abwarten sind die besten Heilmittel des Veitstanzes.

Hr. L. Stewart hielt dafür, dass der Widerstand, den der Veitstanz den gewöhnlichen Mitteln darbietet, wohl daher kommen mag, dass es vorzugsweise schwächliche Personen sind, bei denen der Veitstanz vorkommt. Abführmittel, denen Tonika folgen müssen, bilden diejenige Behandlung, von welcher er hier den meisten Erfolg gesehen. Er sei der Meinung, dass Gymnastik, bestehend in fleissiger Uebung der Willensmuskeln, in einigen Fällen von Nutzen sein müsse.

Hr. Thompson sagt, er habe im Allgemeinen im Veitstanz Abführmittel nicht so wirksam gefunden, als Hamilton zu seiner Zeit in Edinburg; er habe sich immer am besten dabei befunden, dass er allerdings zuerst Abführmittel gegeben, dann aber gleich darauf das Eisen-Sesquioxyd (Eisenoxydaloxyd).

Hr. R. Bennet hält ebenfalls die Anwendung tonischer Mittel, besonders des eben genannten Eisenpräparats, nach vorausgeschickten Purganzen, für das beste Verfahren gegen Veitstanz, wie diese Krankheit sich gewöhnlich darstellt. Er habe jedoch, sagt er, auch Fälle gesehen, die von der Art waren, wie sie eben von Hrn. Dr. Clutterbuck beschrieben worden sind, in denen selbst nach dem Gebrauche des Eisens und Chinins in kräftigen Dosen die Symptome eben so heftig wie zuvor sich äusserten, und die Kranken über Angst und ein Gefühl von Schmerz im Hinterhaupte klagten. Nur erst nach tüchtigem Schröpfen und der Anwendung eines Blasenpflasters im Nacken begann die Krankheit nachzulassen. Er müsse auf die sehr gerühmte Anwendung des Chinins in grossen, vollen Gaben in den Fällen von Veitstanz, wo keine Kongestion der *Medulla oblongata* zu vermuthen stehe, hinweisen, und beziehe sich hier besonders auf mehrere deutsche medizinische Zeitschriften. Er glaube jedoch nicht, wie Dr. Clutterbuck, dass der Veitstanz vorzugsweise ein Leiden des Gehirns sei, er halte ihn vielmehr für ein Leiden des Rükkenmarks.

Hr. Waller hat den Veitstanz nie durch Abführmittel allein geheilt; er hat es immer für nöthig befunden, hinterher noch Tonika anzuwenden.

Hr. Chowne: In einem tödtlich abgelaufenen Falle von Veitstanz hat die Leichenuntersuchung auch nicht die geringste Spur einer wahrnehmbaren Veränderung des Gehirns oder Rückenmarks gezeigt. In einem anderen Falle jedoch waren die Rückenmarkshüllen sehr geröthet; ob diese Röthung aber Ursache oder Wirkung des Veitstanzes gewesen, könne er nicht sagen. In Bezug auf den Sitz der Krankheit wolle er bemerken, dass, angenommen: eine Affektion des Gehirns oder Rückenmarks sei der Grund des Veitstanzes, damit noch Nichts erklärt ist, denn andere Krampfkrankheiten beruhen auch auf einer Affektion dieser Theile, und doch unterscheidet sich der Veitstanz in vieler Beziehung vom Krampfe. Er sei der Meinung, dass meistens der Veitstanz das Resultat eines Reizungszustandes des Darmkanals ist, und dass dagegen ein anhaltendes, mässiges Abführen und eine nicht reizende, aber kräftigende Diät am meisten vermöge. Es müssen aber in den meisten Fällen diese Mittel lange fortgebraucht werden, ehe sie eine Wirkung thun.

Hr. Alder, Hr. Hird und mehrere Andere sahen von der Anwendung von Purganzen noch die meiste und beste Wirkung.

Nachdem noch Hr. Pilcher bemerkt, dass in manchen Fällen auch wohl eine mangelhafte Beschaffenheit des Blutes den Veitstanz bewirken könne, in sofern er einmal nach Rheumatismus und Herzübel mit Lähmung einer Körperhälfte habe Veitstanz entstehen gesehen, wird die Debatte geschlossen.

---

2. Blasenpflaster bei Kindern.

Eine in der letzten Sitzung über diesen Gegenstand angeregte Diskussion wurde von Hrn. Dendy wieder aufgenommen. Er sagt, er könne Blasenpflaster bei Kindern für nicht so gefährlich erachten, wie angegeben ist. Er selber bediene sich allerdings bei Kindern nicht der Blasenpflaster, sondern er benutze zu demselben Zwecke des Kanthariden-Essigs (*Acetum Lyttae*), welcher mittelst eines Kameelhaarpinsels nur ein- bis zweimal aufgetragen zu werden braucht, um Blasen zu erzeugen. Er finde es viel zweckmässiger, bei Kindern, wenn ein solcher Gegenreiz angezeigt ist, kleine Blasen, jede von der Grösse eines Zweigroschenstückes, als eine einzige grosse zu bilden. Der Kantharidenessig hat nach ihm den Vortheil, niemals Strangurie zu bewirken.

Mit Vorsicht, behaupteten hierauf einige Anwesende, mögen im Kindesalter die Blasenpflaster allenfalls angewendet werden; jedenfalls sei es sehr verwerflich, sie lange, ja auch nur so lange wie bei Erwachsenen, liegen zu lassen.

Hr. Pilcher meint, man solle ja nicht glauben, dass er etwas übertrieben habe, wenn er die Anwendung von Blasenpflastern bei Kindern für sehr bedenklich angesehen wissen wollte; er habe bis jetzt sechs Fälle von Masern, wo von einem Wundarzte wegen innerer Entzündungen Blasenpflaster gelegt worden sind, tödtlich endigen sehen, und zwar unter brandiger Verjauchung der aufgezogenen Hautstellen, welche schnell Kollapsus herbeiführte.

Hr. Stedman sagt, dass er dem von Hrn. Dendy gebrauchten Kantharidenessig das *Acidum aceticum* vorziehen würde, indem er nicht zweifelt, dass die Essigsäure auch in jenem nur das allein blasenziehende Agens sei.

Hr. Bishop ist der Ansicht, dass es sich mit den Wunden durch Blasenpflaster verhalte, wie mit Verbrennungswunden; sind letztere gross, so trete eine nervöse Reizbarkeit ein, der schnell ein Kollapsus folge. Kinder erliegen dabei eher als Erwachsene, und es sei auch dieses der Grund, weshalb Kinder Blasenpflaster nicht so gut ertragen wie Erwachsene. Das Verbinden der offenen Stellen mit einem Opiatpflaster halte er für das beste und am schnellsten heilende Mittel.

VI. Miszellen und Notizen.

Ein neues Verfahren, sich der Ligatur gegen Muttermäler zu bedienen. In der *Lancet* vom 14. Juni macht ein Herr **Christophers** ein neues Verfahren gegen Muttermäler bekannt. Es ist hier nur von den Vaskularitätsmälern oder den angeborenen Telangiektasieen die Rede, und das Verfahren unterscheidet sich nur in sehr Wenigem von den bekannten Methoden, die Ligatur gegen die genannten Muttermäler anzuwenden. Eine krumme Nadel nämlich wird mit einem gewächsten Faden versehen, der doppelt genommen wird. Die eine Hälfte des Fadens kann mit Tinte geschwärzt sein. Dann sticht man der Quere nach mitten durch die Basis des Nävus die Nadel durch. Ist die Nadel auf der anderen Seite wieder heraus gekommen, so schneidet man unweit der Nadel den Faden durch, aber so, dass die Nadel am unteren Ende des Fadens sitzen bleibt. Das heisst, es sind durch das Durchschneiden zwei Fäden entstanden, ein oberer und ein unterer, an welchem die Nadel sitzt. Nun wird die Nadel mit diesem unteren Faden wieder eingestochen, und unter der Haut längs des unteren Randes des Nävus herum geführt; beide Enden des unteren Fadens sind jetzt beisammen und werden zusammengezogen und zugeknotet. Hierauf wird die Nadel auf ein Ende des oberen Fadens gebracht und mit diesem längs dem oberen Rande des Nävus eben so verfahren. Der Nävus ist also in zwei Hälften getheilt und zwischen zwei getrennten Ligaturen eingeschnürt.

Choleraartige Durchfälle der Kinder, die in Amerika sehr häufig sind, dort *Summer complaint of Infants, Summer-Cholera* genannt werden, und eine grosse Zahl von Kindern wegraffen (in Philadelphia vom Jahre 1825—1839 allein 3852), werden dort auf folgende Weise behandelt: Warme Fomentation auf den Bauch, warme Bäder, Blutegel auf das Epigastrium, schleimige Getränke, leichte Mehlspeisen mit Milch, und gegen die Diarrhoeen als besonders wirksam:

℞ *Calomel.* gr. iij,
Cret. praepar. gr. xxxvj,
Plumb. acetic. gr. xij,
Pulv. rad. Ipecac. gr. iij.
M. fiat pulv. divid. in xij doses aequales. S. Alle drei Stunden ein Pulver.

(Aus D. Franc. Condie, *A practical Treatise on the Diseases of Children, Philadelph.* 1844, 8.)

Ueber *Spasmus glottidis* bemerkt Marshall Hall (in seinen *Practical Observations and Suggestions in Medicine, London* 1845, 8.), dass zwei Prinzipien leiten müssen, wenn das Uebel richtig behandelt werden soll. Nämlich das Wesen der Krankheit oder die nächste Ursache, welche in einer eigenthümlichen Erregbarkeit der exzito-motorischen Thätigkeit des Rückenmarks besteht, und die veranlassende Ursache. Diese ist Dentition, Indigestion, Säure im Verdauungskanale, äussere Einflüsse, namentlich Witterungswechsel, und endlich Gemüthsaffekte, Furcht, Leidenschaft u. s. w. — Dass diesen Ursachen begegnet werden müsse, versteht sich von selber. Gegen die krankhafte Erregbarkeit des Rückenmarks und der Nerven empfiehlt Marshall Hall die *Tinctura Hyoscyami* und ein *Infusum Humuli Lupuli;* ausserdem ein tägliches Abschwämmen des Körpers mit lauwarmem Salzwasser. Erkältung muss verhütet werden, jedoch muss das Kind viel in freier Luft sein; es sollte aber feinen Flanell auf dem blossen Leibe tragen. — Die Vergrösserung der Thymus hält er nicht für die Ursache, sondern für die Wirkung des Stimmritzenkrampfes und der dadurch gehinderten Zirkulation.

Einen Vorschlag, wie gegen die Blausucht der Neugeborenen zu verfahren sei, macht Charles D. Meigs, Prof. der Geburtshülfe und Kinderkrankheiten am Jeffreson-College zu Philadelphia. Es ist, meint er, wohl bekannt, dass das *Foramen ovale* nicht eher, als bis einige, ja bis etwa 20 Tage nach der Geburt sich völlig verschliesst; würde es früher geschehen, so müsste der Tod erfolgen, da das oxygenirte Blut in seiner Zirkulation gehindert wäre; daher bleibe, während Gehirn, Lungen und andere Organe sich vollkommen entwickeln, das Herz noch unvollkommen. Diesem Umstande zufolge müsse nun ein vorzeitig geborenes Kind wegen des langen Offenstehens des *Foramen ovale* besonders vielen Gefahren unterworfen sein. Solche Kinder sind bläulich, haben eine schwache Stimme, und zeigen zuletzt alle Erscheinungen einer *Cyanosis neonatorum*.

Um nun die Uebelstände zu verhüten, die das Durchströmen des Blutes durch das *Foramen ovale* mit sich führen muss, räth Hr. Meigs, das Kind stets auf der rechten Seite liegend zu erhalten, mit etwas erhobenem Kopf und Thorax; dadurch würde das Septum des Herzens horizontal zu liegen kommen und das Blut durch seine Schwere mehr gegen die Klappen hin gedrängt werden. Hr. M. versichert, durch dieses Verfahren mehr als 40 Kinder gerettet zu haben, die sonst an der auf unvollständiger Verschliessung des *Foramen ovale* beruhenden Kyanose oder an der *Cyanosis neonatorum* gestorben wären.

VII. Bibliographie.

Meissner, Fried. Ludw., Die Kinderkrankheiten nach den neuesten Ansichten und Erfahrungen, zum Unterricht für praktische Aerzte. 2 Bände. Leipzig 1844. 5 Rthlr.

Barjavel (Dr. Med.), *De la circoncision et du baptême au point de vue de la santé publique. Carpendras* (*Vaucluse*) 1844. 8.

Cory (Edward Augustin M. D.), *The physical and medical Management of Children, adapted for general perusal.* 5. *edit. London* 1844. 12.

West (Charles), *Report of the Progress of practical Medicine in the Department of Midwifery and the Diseases of Women and Children during the years* 1842—43. *Lond.* 1844. 8.

Maisonneuve (de Nantes), J. G., *De la Coxalgie. Paris* 1844. 4.

Smyth (James Richard), *Miscellaneous Contributions to Pathology and Therapeutics; being a Series of original and practical Papers on Rickets, Hydrocephalus etc. Lond.* 1844. 8.

JOURNAL FÜR KINDERKRANKHEITEN.

Jedes Jahr erscheinen 12 Hefte in 2 Bänden. — Gute Original-Aufsätze über Kinderkrankh. werden erbeten und am Schlusse jedes Bandes gut honorirt.

Aufsätze, Abhandlungen, Schriften, Werke, Journale etc. für die Redaktion dieses Journals beliebe man kostenfrei an den Verleger einzusenden.

BAND V.] BERLIN, NOVEMBER 1845. [HEFT 5.

I. *Abhandlungen und Originalaufsätze.*

Darstellung einer ulzerativen oder brandigen Ulitis [1]), welche epidemisch unter den Kindern in Dublin beobachtet worden, von James F. Duncan, Arzt am Armenhause des Dubliner Nordbezirkvereins und Lehrer der Therapie an der Parkstrassen-Schule zu Dublin.

(Vorgelesen in der zu Cambridge stattgehabten britischen Versammlung der Naturforscher und Aerzte, und ins Deutsche übertragen.)

Bevor ich die Schilderung der eigenthümlichen Form von Mundfäule oder Ulitis, welche ich in meinem Wirkungskreise zu Dublin zu beobachten Gelegenheit gehabt habe, beginne, muss ich zuvörderst erwähnen, dass das Institut (*North Dublin union Workhouse,* Armenhaus des Dubliner Nordbezirkvereins [2]), an dem ich angestellt bin, und wo ich die gleich mitzutheilenden Fälle wahrzunehmen Gelegenheit hatte, ausser einer grossen Zahl Erwachsener und älterer Kinder auch an 60—80 Kinder unter 2 Jahr alt enthält. Dass ein solches Institut ein ausserordentlich wichtiges Feld der Beobachtung darbietet, wird um so mehr anerkannt werden, wenn man bedenkt, dass die Aufgenommenen alle

1) Ein vom Uebersetzer der Kürze wegen für *Ulcerative affection of the gums* gemachtes Wort, von τὸ οὖλον, das Zahnfleisch. Der Hr. Verf. bedient sich des Ausdrucks: Gingivitis. Sie ist identisch mit der Mundfäule, *Cancrum oris.*

2) Behufs der Armenpflege in England sind Unions oder Vereine mehrerer Kirchspiele gebildet, die die Pflicht haben, für ihre eigenen Armen Sorge zu tragen. Gewöhnlich befindet sich in jeder grossen Union eine Anstalt, Workhouse, in welches einzelne Arme, wie ganze Familien, solche, die arbeiten können, aber keine Arbeit finden oder der Arbeit sich entziehen, und solche, die alt oder schwach sind und nicht arbeiten können, aufgenommen werden. Wer arbeiten kann, muss arbeiten, und es wird für angemessene Arbeit gesorgt. Die Anstalt ist so eingerichtet, dass Angehörige oder Familienglieder zusammen wohnen bleiben. Bd.

aus der niedrigsten und elendsten Klasse der Einwohner sind; viele von ihnen kommen mit Krankheiten behaftet in das Institut, und alle sind fortwährend den Wirkungen der Ansteckungsstoffe von tagtäglich zukommenden Neuaufgenommenen ausgesetzt, die entweder ansteckende Krankheiten eben überstanden haben oder noch daran leiden. Denke man sich noch hinzu, dass alle die in der Anstalt Befindlichen stets in innigem Wechselverkehr mit einander sind, dass sie in denselben Zimmern sich aufhalten, an denselben Tischen zusammen essen, und zwar in einem Alter, wo überhaupt die Empfänglichkeit für Krankheitsgifte sehr gross ist, so wird man erkennen, dass die Entwickelung und Verbreitung von Krankheiten daselbst sehr bedeutend und überaus schwer zu verhindern sein müsse. Ich will damit nicht sagen, dass etwa nicht Sorge getragen werde, die Kranken von den Gesunden zu trennen; aber ich frage Jeden, der mit einer grossen, viele Dürftige des verschiedensten Alters, verschiedensten Geschlechts und des verschiedensten Gesundheitszustandes enthaltenen Anstalt zu thun gehabt hat, ob und in wie weit die sorgsamste Trennung der Kranken von den Gesunden von Erfolg sein werde. Bei allen kontagiösen Krankheiten giebt es eine Periode des Latentseins, das sogenannte Inkubationsstadium des Giftes; in dieser Zeit ist das Subjekt anscheinend ganz gesund und giebt keinen Anlass, es auszusondern, und dennoch kann es — wer kann sagen, ob nicht? — schon in dieser Periode ansteckend sein. Wollte man jeden Einzelnen beim geringsten Anzeichen von Unwohlsein sogleich isoliren, so würde man weit mehr Raum und Mittel haben müssen, als die beste Armenanstalt darzubieten vermag, zumal eine Anstalt, die darauf berechnet ist, zwei tausend Personen aufzunehmen. Man kann nur diejenigen aus ihnen isoliren, welche wirklich krank geworden sind, und bis diese Gewissheit erlangt ist, konnten sie schon den Ansteckungsstoff weiter verbreiten.

Es folgt aber aus allem dem, dass die Zahl von Erkrankungen in solcher Anstalt viel grösser sein müsse, als das Verhältniss der blossen Zahl der Bewohner derselben allein mit sich brächte. Der Arzt einer solchen Anstalt hat aber nicht nur Gelegenheit, sehr viele Erfahrung auf diesem Gebiete zu sammeln, sondern auch die Krankheiten in ganz neuen und ungewöhnlichen Formen, wie sie ausserhalb nicht vorkommen, zu beobachten. Er wird dahin geführt, Heilmethoden zu wählen und Mittel anzuwenden, die er gewöhnlich nicht oder nur sehr selten anzuwenden pflegt; so namentlich das tonisirende Verfahren, das in viel grösserem Maasse und weit früher indizirt wird, als es sonst der Fall zu sein pflegt. Manche Krankheiten, die nur selten in der gewöhnlichen Praxis beobachtet werden, kommen in solchen Anstalten häufig und oft sehr bösartig vor. Die folgende Mittheilung bezieht sich auf eine solche Krankheit.

Diese Krankheit nämlich bestand in einer sehr bösartigen, meist tödtlichen, mit lebhaftem Fieber verbundenen und anscheinend epidemischen Ulzeration des Mundes und des Zahnfleisches unter den kleinen Kindern der Anstalt. Ich hatte sie während der fünf Jahre, seitdem ich bei der Anstalt fungire, noch nicht beobachtet; erst in diesem Winter trat sie ein, und in kurzer Zeit kamen 8—9 Fälle vor. Die Ergriffenen waren im Alter von ungefähr 1½—5 Jahren. Ich habe keine Gründe, die Krankheit für ansteckend zu halten, aber öfter als einmal ergriff sie auch ein zweites Mitglied derselben Familie.

Die Krankheit begann gewöhnlich mit einem Durchfalle, der einige Tage anhielt, und der, da es meist Kinder waren, die mit der Dentition zu thun hatten, keine grosse Aufmerksamkeit bei den Angehörigen erregte, und wogegen sie gewöhnlich nicht eher die Hülfe in Anspruch nahmen, als bis die Krankheit im Munde deutlich hervortrat. Anfänglich schienen die Kinder keinen Schmerz im Bauche zu fühlen, denn sie konnten bei der Untersuchung den Druck der Hand sehr gut ertragen. Die Darmausleerungen sahen gewöhnlich übel aus, aber sie waren in den verschiedenen Fällen verschieden; bisweilen nämlich waren sie dünn und wässerig, aber der Galle nicht ermangelnd; häufiger waren sie weisslich und äusserst stinkend, und in fast allen Fällen wurde Blut mit entleert, entweder flüssig oder mit dotterähnlichem Schleim gemischt.

Hatte diese Diarrhoe 8—10 Tage gedauert, so pflegte die Mutter oder Wärterin zuerst zu bemerken, dass das Kind einen schlimmen Mund habe, und bei der Untersuchung fand man alsdann das Zahnfleisch ulzerirt, von den nahestehenden Zähnen zurückgezogen und diese mit gelblich-weissem Schmutze bedeckt. So wie die Krankheit vorschritt, verlor das Zahnfleisch seine blasse Farbe, wurde dunkelroth, aufgetrieben und schwammig, und seine Ränder begannen von selber oder bei der leisesten Berührung zu bluten. In einem Falle, wo man die Krankheit innerhalb des Mundes nicht gemuthmaasst hatte, zeigte sich das Blutspeien in solchem Grade, dass die Mutter ihre frühere Befürchtung, das Kind sei lungensüchtig, nunmehr bestätigt glaubte; die Untersuchung des Mundes aber ergab alsbald die wahre Quelle der Blutung. Gewöhnlich wurde bei den an dieser Krankheit leidenden Kindern der Athem nach und nach sehr stinkend und häufig die Sekretion der Speicheldrüsen so gesteigert, dass der Speichel zu Zeiten stromweise aus dem Munde schoss, und das Kissen, auf dem das Kind lag, stets davon befeuchtet war. Theils in Folge des begleitenden Fiebers, theils in Folge des empfindlichen und entzündeten Zahnfleisches, waren die Kinder unfähig, Nahrung zu sich zu nehmen; sie verweigerten die Nahrung, aber hatten übermässigen Durst. In keinem Falle beobachtete ich ein Ausfallen der Zähne, wahrscheinlich weil in den übelsten Fällen durch das Fieber und die konstitutionelle Reizung der Tod herbeigeführt wurde, bevor das örtliche Leiden Zeit hatte, so weit um sich zu greifen. Ich gestehe, dass ich unterlassen habe, zu untersuchen, ob die Zähne lose geworden sind, oder nicht. Anfänglich schien die Krankheit nicht von ernstlicher Bedeutung zu sein; aber sobald die Ulzeration des Zahnfleisches eingetreten war, und keine Mittel, sie aufzuhalten, angewendet wurden, griff die Krankheit so schnell um sich, dass der Tod die nothwendige Folge wurde. Der Tod schien, wie schon gesagt, mehr die Folge des begleitenden lebhaften Fiebers oder des nicht zu bezwingenden Durchfalls, als der örtlichen Affektion der Mundhöhle zu sein. In einigen Fällen schien die Krankheit stille stehen zu wollen, indem nämlich der Durchfall nachliess, die Darmausleerungen besser wurden, der Appetit sich wieder einstellte, und sonst noch merkliche Zeichen von Genesung eintraten; aber plötzlich verschlimmerte sich wieder der Zustand, die Erscheinungen zeigten sich wieder ärger als zuvor und führten unaufhaltsam zum Tode.

Der Zustand des Zahnfleisches, oberflächlich der Merkurialaffektion desselben gleichend, konnte leicht zu einem sehr verderblichen Irrthume verleiten. Dass aber nicht der Gebrauch des Merkurs, sondern eine allgemeine, in der Konstitution liegende Diathese die Schuld hatte, kann ich mit Bestimmtheit versichern; denn mehrere von den ergriffenen Kindern waren viele Monate vorher in der Anstalt unter meiner Aufsicht und hatten noch niemals Arznei bekommen, und obwohl ich bei anderen Kindern zur Bekämpfung mancher Entzündungen mich oft der Merkurialpräparate bedient hatte, so war doch nie zuvor ein solches Leiden, wie ich es hier beschrieben habe, beobachtet worden. Merkurial-Ulitis und die hier beschriebene Ulitis haben beide Ulzeration des Zahnfleisches, stinkenden Athem und vermehrte Speichelsekretion zur Folge; aber es giebt bedeutende Unterschiede zwischen ihnen, wovon zum Theil schon die Rede gewesen, und wovon bald noch mehr die Rede sein wird. Der Merkur hat eher einen vortheilhaften als einen nachtheiligen Einfluss in der Ulitis, von der ich handele.

Dass ein krankhafter Zustand des ganzen Organismus die wahre Ursache dieser Ulitis ist, ist aus den verschiedenen Umständen und Verhältnissen, worin die Kinder sich befanden, leicht zu folgern. Ich habe schon darauf aufmerksam gemacht, dass einmal zwei Mitglieder derselben Familie von der Krankheit ergriffen wurden, aber, wie ich hinzusetzen muss, nicht in Folge ihres blossen Zusammenlebens, sondern in Folge der gleichartigen Lebensweise und der gleichartigen äusseren Einflüsse, unter denen sie sich befanden. Der rothe, geschwollene und schwammige Zustand des Zahnfleisches, die Neigung desselben zur Blutung, zeigen natürlich auf einige Aehnlichkeit zwischen dieser Ulitis und der *Purpura haemorrhagica*, eine Aehnlichkeit, die noch durch die blutigen Darmausleerungen, welche in allen von mir beobachteten Fällen vorhanden war, bestätigt wurde. Der folgende Fall, an sich nicht ohne Interesse, erlangt in diagnostischer Hinsicht bezüglich auf die eben genannte Affektion noch besondere Wichtigkeit.

Erster Fall. Kongestive Bronchitis, Masern, Purpura.

Marie Kane, 10 Monate alt, von trefflicher Gesundheit, obgleich seit der Geburt gepäppelt, wurde am 8. November 1844 wegen kongestiver Bronchitis sehr ernster Art, so dass fast Erstickung drohete, in die Krankenstation gebracht. Verordnet: eine reizende, die Expektoration befördernde Mischung, enthaltend kohlensaures Ammonium und *Vinum Ipecac.*, welche dem Kinde sehr gut that, und die Heftigkeit der Symptome bedeutend mässigte. Am 17ten trat Diarrhoe ein, der gewöhnliche Vorbote der zu der Zeit herrschenden Masern; diese erschienen auch am 18ten, waren gutartig, aber die Bronchitis dauerte fort. Jetzt bekam das Kind Kalomel mit Ipekakuanha; dazu 1 Unze Wein zum Wasser zu mischen, als Getränk den Tag über zu verbrauchen. Am nächsten Tage war der Ausschlag, obwohl noch auf einigen Stellen sichtbar, zurückgetreten; statt dessen waren vorn am Halse mehr deutliche, theils heller, theils dunkler gefärbte Purpuraflecke sichtbar. Diese Flecke waren aber nicht, wie die Masernflecke, über der Hautfläche erhaben, verschwanden auch nicht durch den Fingerdruck. Der Rücktritt der Masern war auch nicht die Folge einer etwa durch das Kalomel mit der Ipekakuanha bewirkten ableitenden

Darmreizung, denn die Gabe beider Mittel war sehr klein gewesen, etwa ½ Gran vom ersteren und ¼ Gran vom letzteren, und sie hatten auch keine Wirkung auf den Darmkanal geäussert. Der Rücktritt der Masern trat ein, ohne bekannte Ursache, wie es in den Masern nicht selten zu geschehen pflegt, und die darauf folgende Purpura, welche indessen zu derselben Zeit zu mehreren anderen Fällen von Masern hinzutrat, hat in dem hier erzählten Falle deshalb besonderes Interesse, weil der Bruder der kleinen Kranken kurze Zeit zuvor an der hier von mir beschriebenen ulzerativen Ulitis in sehr markirter Form gelitten hatte. Unter dem Gebrauche eines gesäuerten Aufgusses der Chinarinde gelangte das Kind schnell zur Besserung; die Purpuraflecke wurden blasser und kleiner, und verschwanden zuletzt gänzlich. Das Kind wurde geheilt aus der Krankenstation entlassen.

Eine genaue Begründung der Diagnose zwischen dieser ulzerativen Ulitis und der Merkurial-Ulitis erscheint gewiss Allen von solcher Wichtigkeit, dass man es recht finden wird, wenn ich etwas länger hierbei verweile. Da alles Das, was ich hier zu sagen habe, auch auf die Mundfäule (*Cancrum oris*) sich bezieht, so werde ich diese Krankheit, über deren eigentliche Ursache auch noch vielfacher Streit obwaltet, mit in meine Betrachtung hineinziehen. Beide Affektionen, nämlich die hier von mir beschriebene Ulitis und die Mundfäule, sind nur in dem Grade der örtlichen Ausdehnung der ulzerativen Zerstörung verschieden; es sind nämlich alle Gründe vorhanden, die zu der Annahme berechtigen, dass im ersteren Falle nur wegen der übergrossen Heftigkeit des Fiebers, das das Kind schon früher wegraffte, die brandige Zerstörung des Zahnfleisches nicht bis auf die Wangen übergreifen konnte. Somit sind beide Uebel, brandige Ulitis und Mundfäule (*Cancrum oris*) nur der Extensität und Intensität, nicht aber dem Wesen nach verschieden. Es wird dieses vollkommen dadurch bestätigt, dass, seitdem diese Abhandlung niedergeschrieben worden, wieder ein Kind an der Ulitis erkrankte, die aber auf die Wangen übergriff und zu einer wahren Mundfäule sich gestaltete. Viele Aerzte sind der Ansicht, dass, wenn auch bisweilen die Mundfäule eintritt, ohne dass der Merkur eingewirkt hat, in den meisten Fällen dieses Mineral doch die Schuld habe, und dass deshalb dasselbe so viel wie möglich aus der Kinderpraxis zu verbannen sei, zumal da man nie zuvor die Idiosynkrasie eines Kindes, und in wie weit dasselbe vom Merkur affizirt werden würde, im voraus bestimmen könnte. Man müsste also eigentlich das Mittel ganz aus der Kinderpraxis verbannen; allein man wird sich schwerlich dazu hergeben, ein so ausgezeichnetes Medikament einer blossen Hypothese wegen ganz und gar aufzugeben. Dass es eine blosse Hypothese ist, dem Merkur die Schuld beizumessen, bin ich gar wohl zu zeigen im Stande; ich bin nämlich im Stande darzuthun, dass mit der wahren brandigen Ulitis und der wahren Mundfäule der Merkur nichts zu thun hat, dass, wenn er vor, bei oder nach Eintritt der Krankheit auch angewendet worden, er doch nicht zu den Ursachen gezählt werden kann, und dass man also sogar bei richtiger Indikation sich dessen bedienen darf.

Um zu beweisen, dass der Merkur, wie von so vielen Aerzten behauptet wird, wirklich die Ursache der Mundfäule sei, so müsste erst dargethan werden, dass diese Krankheit niemals bei Kindern vorkommt, die keinen Merkur bekommen haben. Dass dieses aber nicht dargethan werden kann, dass vielmehr das Gegentheil stattfindet, weiss Jeder. Der beschäftigte Arzt, namentlich der in einer grossen Stadt, wo neben Ueppigkeit und Reichthum tiefes Elend und Armuth herrscht, wo die ungesunde Nahrung, die schlechte und feuchte Luft so deprimirend auf die Bewohner wirkt, wird vielfach Gelegenheit gehabt haben, Fälle von Mundfäule zu beobachten, wo auch nicht die Spur von Quecksilber, weder innerlich noch äusserlich, angewendet worden.

Wenn man aber auch, sagen die Ankläger des Merkurs, die Ansicht zurückzuweisen ist, dass dieses Mittel die alleinige Ursache des hier in Rede stehenden Uebels ist, so dürfte doch, wie Viele behaupten, nicht geläugnet werden können, dass der Gebrauch des genannten Mittels besonders geeignet ist, in den dazu prädisponirten Subjekten die Krankheit schnell hervorzurufen. Das Hauptargument, worauf diese letztere Annahme sich stützt, ist der Sitz und der eigenthümliche örtliche Symptomenkomplex, in dem die Krankheit sich darstellt. Bei der eigentlichen Mundfäule nämlich haben wir, wie bei der Merkurialaffektion, Ptyalismus, Gestank aus dem Munde, Verschwärung des Zahnfleisches und Lockerwerden der Zähne.

So weit geht allerdings die Aehnlichkeit, und da dieses ein Punkt von grosser praktischer Wichtigkeit ist, indem es von ihm allein abhängt, ob wir uns in der hier verhandelten Krankheit eines so schätzbaren Mittels, wie des Merkurs, durchaus und für immer entschlagen sollen, oder in geeigneten Fällen doch zu ihm greifen dürfen, da dieses also ein Punkt von nicht geringer praktischer Bedeutung ist, so müssen wir zuvörderst auch sehen, worin die Verschiedenheit beruht. Was die Salivation betrifft, so ist diejenige, die die wahre Mundfäule begleitet, obwohl deutlich, doch mässig und dem Merkurialptyalismus völlig ungleich. Der Gestank aus dem Munde, der bei der wahren Mundfäule auch vorhanden ist, hat hier durchaus nicht das Charakteristische, wodurch sich der Geruch bei der Merkurialaffektion kund thut. Besonders aber ist die Ulzeration des Zahnfleisches charakteristisch verschieden, denn bei der Mundfäule beschränkt sie sich nur auf eine bestimmte Parthie des Zahnfleisches, während sie bei der Merkurialaffektion viel allgemeiner ist. Gewöhnlich findet man den Alveolarprozess nur an einer Seite, und zwar am Ober- und am Unterkiefer, von der Ulzeration ergriffen, während die andere Seite vollkommen gesund bleibt; ja bisweilen beschränkt sich die Ulzeration des Zahnfleisches nur auf wenige Zähne in einem der Kiefer. Der Merkurialptyalismus ist sehr selten bei Kindern, und wenn er verkommt, so ist das Zahnfleisch nicht in beschränkter Stelle, sondern allgemein affizirt, und es würden dann die Ulzerationen, wenn sie verkommen, auch nicht so wie bei der Mundfäule sich beschränken, sondern überall am Zahnfleische, auf der Zunge und auf der inneren Fläche der Wangen sich zeigen.

Die wahre Mundfäule (*Cancrum oris*) ist fast ausschliesslich auf das Kindesalter beschränkt, welches aber gerade, wie schon gesagt, die Merkurialien gut verträgt, und zu dem sogenannten Merkurialismus wenig geneigt ist. Nur sehr wenige Fälle von Mundfäule sind über dem Alter von 7 Jahren beobachtet worden, und selbst bis zu diesem Alter steht das Vorkommen dieser Krankheit zu der Häufigkeit des Merkurialgebrauchs in gar keinem Verhältnisse. Sie ist eine eigentlich doch seltene Krankheit, wogegen der Merkur bei Kindern ungemein häufig[1]) angewendet wird.

Noch auf einen Umstand muss ich aufmerksam machen, nämlich darauf, dass heftiges Fieber die Entwickelung der gewöhnlichen physiologischen Wirkungen des Merkurs so lange zu verhindern im Stande ist, so lange die Gefässaufregung dauert, und dass das endliche Auftreten des Ptyalismus ein Nachlassen der Fieberbewegung bekundet. Nun haben aber die besten Autoren über die Mundfäule die Beobachtung gemacht, dass diese Krankheit immer mit solchem Zustande der Konstitution verbunden ist, in welchem es unter anderen Umständen sehr

1) In England wird fast bei jeder Kinderkrankheit Merkur gegeben, und zwar entweder Kalomel oder das *Hydrargyr. cum Creta*. Bd.

schwer sein würde, Salivation hervorzurufen; ausserdem ist es ein für diese Krankheit sehr charakteristisches Phänomen, dass, wenn selbst Merkur gegeben worden, die Zufälle, welche eintreten, in gar keinem Verhältnisse zu der Quantität des genommenen Metalls stehen, wenigstens nicht in dem Verhältnisse, wie es eintreten müsste, wäre der Merkur die Ursache. Es trat die Mundfäule da oft am heftigsten auf, wo die kleinsten Quantitäten Merkur gegeben worden sind, und umgekehrt.

Das wichtigste Argument gegen die Anschuldigung des Merkurs ist aber aus der Wirkung desselben gegen die Krankheit selber zu entnehmen. Wäre der Merkur die veranlassende Ursache der Mundfäule, so würde es die grösste Thorheit sein, dieses Mittel gegen die genannte Krankheit anwenden, geschweige von ihm etwas Heilsames erwarten zu wollen. Nun ist es aber sehr bedeutungsvoll, dass viele Fälle durch einen umsichtigen Gebrauch der Merkurialien in Verbindung mit mancherlei anderen Arzneisubstanzen nicht nur ohne grossen Nachtheil, sondern zu grossem Heile der Kranken behandelt worden sind. Dr. Cuming in Armagh, der im 4ten Bande der *Dublin Hospital Reports* einen Aufsatz über diese Krankheit schrieb, und zwar zu einer Zeit, wo sie noch nicht so studirt gewesen ist, als jetzt, hat in einem Falle, wo ihm Purgiren nothwendig erschien, ohne weiteres Bedenken Kalomel mit Jalappe gegeben, und zwar mit dem schönsten Erfolge. Ich selber habe Gelegenheit gehabt, wo mir die Indikation dazu gegeben war, des Kalomels mit der Jalappe mich zu bedienen, und ich kann sagen, dass ich mich besser dabei befunden habe, als bei den anderen in der Kinderpraxis gebräuchlichen Abführmitteln. In der That, — und darauf muss ich ganz besonders aufmerksam machen, — wird man, wenn man bei der Mundfäule auf den Zustand der Verdauungsorgane und besonders auf die Beschaffenheit der Darmausleerungen seine Aufmerksamkeit richtet, alsbald finden, dass ihnen entweder die Galle fehlt und sie ein weissliches, lehmartiges Ansehen haben, oder von der Art sind, dass sie eine mangelnde, daniederliegende Thätigkeit der Leber bekunden, und solche Mittel indiziren, welche geeignet sind, die Thätigkeit dieses Organs zu erregen.

Es ist, glaube ich, nicht zu bestreiten, dass zwischen der Mundfäule und derjenigen brandigen Ulzeration der Vulva, wie sie häufig bei jungen weiblichen Subjekten beobachtet wird, eine grosse Analogie stattfindet. Diese Analogie ergiebt sich aus der Geschichte und dem Verlaufe beider Krankheiten. Nun hat Hr. Kinder-Wood, dessen Abhandlung im 7ten Bande der *Medico-chirurgic. Transact.* zuerst auf dieses Leiden aufmerksam machte, den krankhaften Zustand der Verdauungsorgane in den von ihm beobachteten Fällen und die Nothwendigkeit, die Sekretionen derselben durch milde alterirende Abführmittel zu verbessern, hervorgehoben. Es ist dieses aber von Wichtigkeit, denn hält man die Analogie zwischen der *Gangraena pudendi* und der *Gangraena oris* fest, so wird dieses ein Grund mehr sein, nicht mit so apodiktischer Miene und so absolut den Merkur hier von sich abzuweisen.

Der folgende Fall von Schaamfäule (*Gangraena pudendi*), welcher während der Epidemie von Mundfäule, die den Gegenstand dieser meiner Abhandlung bildet, mir vorkam, wird die Analogie zwischen beiden Zuständen vielleicht bis zur Evidenz steigern.

Zweiter Fall.

Sara Finlay, 2½ Jahre alt, wurde, an Masern leidend, am 9. November 1844 in die Krankenstation gebracht. Die Masern waren mit einer heftigen Diarrhoe und einem hohen Grade von Bronchitis begleitet, die aber unter der vorgenommenen Behandlung sich verlor.

Am 14ten, fünf Tage nach der Aufnahme, klagte Kr. über grosse Schwäche; ihre Gliedmaassen waren sehr kalt, Appetit sehr gering. Verordnet: Chinadekokt mit Wein.

Am 16ten. Mit dem Urin geht etwas Blut unter grossem Schmerze ab; die Schaamtheile sind geschwollen. Die innere Haut der Labien bläulich-dunkelroth; an jeder Seite der Klitoris ein Geschwür von der Grösse einer Erbse, schwarz in der Mitte, und umgeben von einem weisslichen Brandschorf; am freien Rande der Klitoris noch ein drittes, kleineres Geschwür. Durchfall war immer noch vorhanden; die Ausleerungen waren wässerig, dunkel und stinkend; der Appetit fehlte ganz. Die Geschwüre wurden mit Höllenstein betupft, und ein Kataplasma von Leinsaamenmehl übergelegt. Die Dosis des Weins wurde vermehrt und eben so die Chinamixtur.

Die Nacht darauf besserer Schlaf als alle Nächte vorher; die Entzündung der Schaamlefzen hatte sich vermindert; der Brandschorf war abgestossen und ein blosses, indolentes Geschwür hinterblieben. Die Kranke liess nur wenig Urin; die Zunge noch weiss, und der Appetitmangel hielt an, aber die grössere Munterkeit des Kindes bezeugte mehr als alles Andere das Besserwerden.

Am 19ten. Die Lokalsymptome bessern sich, eben so das Allgemeinbefinden, aber Kr. liess nur sehr wenig Urin und nur mit sehr grossen Schmerzen. Vermuthend, dass die säurehaltige Chinamixtur einige Schuld haben könnte, verordnete ich den *Spiritus nitrico-aethereus* zu 6 Tropfen stündlich, in einem *Infus. Semin. Lini* zu nehmen; ausserdem warme Fomentationen, und da die Diarrhoe noch in früherer Weise andauerte, so gab ich 3 Gran *Hydrargyr. cum Creta* mit ½ Gran Dover'schen Pulvers, 3mal täglich.

Am 21sten. Etwas Blut geht ab mit der Darmentleerung, die Diarrhoe hält an, die Ausleerungen sind dunkel und stinkend; nur wenig Urin geht ab; die Genitalien nicht mehr so schmerzhaft. Arznei wird fortgebraucht.

Am 24sten war die Diarrhoe geheilt; kein Blut ging mehr ab; der Urin wurde leicht entleert, Heilung trat ein, und das Kind konnte am 27sten aus der Krankenstation entlassen werden.

Aus diesem Falle könnten wir auch die Lehre entnehmen, dass von dem heroischen und andauernden Gebrauche der Tonika in ihrer einfachsten und mildesten Form gegen eine so furchtbare Krankheit, wie die Mundfäule, am meisten zu erwarten sei. Ich stimme in der That auch mit Dr. Elliotson, welcher in seinen Vorlesungen gegen die erwähnte Krankheit dieses Verfahren als das einzig sichere erklärt; in allen Fällen giebt er das Chinin in der grösstmöglichen Dosis, die er dem Kranken beibringen kann, und verordnet starke Fleischbrühe, Wein u. dergl. Aus eigener Erfahrung kann ich von den trefflichen Wirkungen dieser Heilmethode sprechen, und muss nur noch hinzufügen, dass man über die grosse Menge von Reizmitteln verwundert sein wird, welche die Kinder in dem erwähnten Leiden vertragen können.

Ist indessen dieses Heilverfahren gegen die Mundfäule ein ganz richtiges, so giebt es doch Fälle, die sich ganz anders gestalten, und die deutlich eine Modifikation desselben erheischen. Die Fälle, die ich in dem Armenhause, dessen ich bereits gedacht, beobachtet, und deren Symptome ich schon kursorisch angegeben habe, beweisen dieses. Die Diarrhoe, welche der Entwickelung der Mundfäule gewöhnlich voranging und mit grosser Hartnäckigkeit während derselben andauerte, bezeugte ein Ergriffensein des ganzen Schleimhauttraktus des Darmkanals, und in der That habe ich in den Leichen der an der Mundfäule gestorbenen Kinder eine ausgebildete Ulceration der genannten Schleimhaut und eine Anschwellung und Verdickung der Darmfollikeln angetreffen. In einem Falle zeigte das ganze Kolon eine einzige zusammenhängende Schicht kleiner rundlicher, tiefer Geschwüre und die übrige Schleimhaut dazwischen war von dunkelrother Farbe. Auch der *Genius epidemicus*, der zu der genannten Zeit waltete, deutete auf diese gastrisch-enteritische Komplikation hin.

Die Behandlung musste diese Komplikation ins Auge fassen, wollte sie zum Heile führen. Eine rein lokale Behandlung blieb ohne Erfolg; adstringirende und andere Gurgelwasser, Borax und Honig, Salzsäure und schwefelsaures Kupfer wurden von mir vergeblich versucht. Eben so bediente ich mich zur Hemmung der Diarrhoe ganz umsonst der gewöhnlichen absorbirenden und adstringirenden Mittel, wie der Kreidemixtur, der Katechu, des essigsauren *Bleies*, und selbst des Opiums, das sonst bei Durchfällen der Kinder an seiner Stelle zu sein pflegt; sie thaten gar nichts. Was noch am besten wirkte, war eine säurehaltige Abkochung der Chinarinde oder ein Aufguss der Kolumbo mit Zusatz von Salpetersäure; diese wurden von den Kindern gern genommen, und thaten der Diarrhoe noch am meisten Einhalt, ohne üble Nachwirkungen zu haben. In Betracht aber der übeln Beschaffenheit der Darmausleerungen hielt ich mich in mehreren Fällen verpflichtet, auch von diesen Mitteln zurückzustehen und mich der milden Merkurialpräparate, besonders des *Hydrargyrum cum Creta* in Verbindung mit Dover'schem Pulver, zu geben. Freilich konnte ich bei diesen Mitteln nicht lange bleiben; ich musste alsbald wieder zur acidulirten Chinaabkochung zurück, aber es hatte schon der kurze Gebrauch des Merkurialpräparats eine auffallende Verbesserung der Darmausleerungen zur Folge.

Als eins der wichtigsten und besten Mittel erkannte ich aber die Anwendung von Gegenreizen auf den Bauch; es wurde dadurch der offenbar vorhandenen Kongestion nach Innen entgegengewirkt. Zu dieser Gegenreizung bediente ich mich eines Senfteiges, den ich so lange auf dem Bauche liegen liess, bis die Haut geröthet war, und dann legte ich nach Abnahme des Senfteiges ein Blasenpflaster auf die geröthete Stelle, das schon nach einer Stunde eine Blase zu ziehen pflegte. Es ist dieses ein Verfahren, das ich bei Kindern, wo man Blasenpflaster anwenden will, sehr rühmen kann, weil die kurze Zeit, in der das Vesikator liegt, das Auftreten von nachtheiligen Nebenwirkungen, die bei Kindern nicht selten zu sein pflegen, nur verhütet. Eine ganz besondere Wirkung hatte diese Art von Gegenreizung auf die Diarrhoe; diese mässigte sich sogleich, eben so das Fieber, und mit beiden zugleich besserte sich der Zustand des Mundes. Während der ganzen Dauer der Behandlung, mochte diese sein, welche sie wollte, war es nothwendig, die Kräfte aufrecht zu halten, und deshalb bekamen die Kranken stets guten kräftigen Wein; nur im Anfange wurde der Wein mit einiger Behutsamkeit gegeben, um erst abzuwarten, ob er sich nicht irgend nachtheilig erweise; im Allgemeinen zeigte sich der Wein als ein ganz vortreffliches und wirksames Mittel, und Hr. Billard, dem wir doch ein ganz vortreffliches Werk über Kinderkrankheiten verdanken, und der auch über die Mundfäule ganz hübsch sich ausgelassen hat, hat Unrecht, wenn er von der Idee der Entzündung, die er als Grund des ganzen Leidens betrachtet, so sich beherrschen lässt, dass er tonische und reizende Mittel durchaus zurückweiset, und lesen wir die von ihm mitgetheilten Fälle, so können wir uns des Gedankens nicht erwehren, dass er bessere Erfolge gehabt haben würde, hätte er reizender und tonisirender verfahren.

Die wenigen Fälle, die ich nun noch mittheilen will, werden mein Verfahren und die Erfolge desselben genügend darthun.

Dritter Fall. Fieber, Mundfäule. Heilung.

John Kane, ein hübsches gesundes Kind, 2½ Jahre alt, wurde am 3. September 1844 in die Krankenstation gebracht; der Knabe litt an heftigem Fieber mit Kongestionen nach dem Kopfe. Er hatte erbrochen und purgirt; die Darmausleerung schwarz, schmierig und stinkend. Auffahren aus dem Schlafe; brennende Hitze der Haut, übermässiger Durst. Seine Mutter hat vorher 5 Kinder an Krämpfen verloren. Fürchtend, dass es ein akuter Hydrokephalus werden könne, liess ich den Kopf kahl scheeren, 4 Blutegel an die Schläfe setzen, kalte Umschläge auf den Kopf machen, und verordnete 3 Gran *Hydrargyr. cum Creta* dreimal täglich.

Unter dieser Behandlung besserte sich das Kind sehr schnell, aber am 9ten berichtete die Mutter, dass es einen schlimmen Mund habe. Bei der Untersuchung fand ich den Athem stinkend, das Zahnfleisch rechts am Oberkiefer geschwürig, etwas geschwollen, roth und schwammig, mit einiger Neigung zum Bluten. Ich verordnete ein Gurgelwasser von Borax und Honig, und täglich 1 Unze Sennaaufguss. Unter dieser Behandlung besserte sich das Kind so sehr, dass es am 26sten wieder aus der Krankenstation entlassen werden konnte. Es bekam aber einen Rückfall, und musste am 6. November wieder aufgenommen werden; ich fand beide Backen beträchtlich geschwollen und etwas gespannt, besonders die rechte Backe, die auch Aussen ein auffallend dunkelrothes, trübes Ansehen darbot. An der Innenseite konnte keine Ulzeration entdeckt werden, aber das Zahnfleisch war an den Wurzeln der Vorderzähne geschwürig. Der Athem stank sehr, und bisweilen floss der Speichel in kleinen Mengen aus dem Munde. Dabei war Hartleibigkeit vorhanden, und die entleerten Darmstoffe waren weisslich und übelriechend. Das Zahnfleisch blutete bei der geringsten Berührung. Verordnet wieder: Sennaaufguss, Chininsyrup zu ½ Gran, dreimal täglich; ferner ein Gurgelwasser von verdünnter Salzsäure und ein Pinselsaft von Salzsäure mit Rosenhonig.

Am 11ten geringe Besserung, Antlitz noch etwas mehr geschwollen und während der Nacht der Sitz eines brennenden Schmerzes; Durst sehr heftig, keine Hartleibigkeit mehr; Zunge übel aussehend; Darmstoffe noch immer von derselben Beschaffenheit; Zahnfleisch geschwollen, geschwürig, schwammig, roth, blutend. Nun verordnete ich 5 Gran *Hydrargyr. cum Creta* und eben so viel Rhabarber, des Abends beim Schlafengehen zu nehmen, am Morgen darauf die Sennamixtur und bei Tage 2 Unzen Wein.

Unter dieser Behandlung, die gelegentlich wiederholt wurde, und zur Unterstützung einen säurehaltigen Chinaaufguss nebenbei hatte, trat die Besserung auf wahrhaft überraschende Weise ein; am 27. November wurde das Kind vollständig geheilt aus der Station entlassen.

In diesem Falle, welcher einer der ersten war, den ich zu behandeln hatte, also zu einer Zeit, wo mir die Pathologie des Uebels noch nicht recht klar war, liess ich mich nur von der *Beschaffenheit* der Darmstoffe und der Hartleibigkeit leiten; ich verordnete Merkur und Abführmittel, und man sieht, der Erfolg ist ein sehr guter gewesen.

Vierter Fall. Ulzeration des Zahnfleisches, Genesung, Masern, Rückfall, Tod.

Mary Anna Houghton, 2½ Jahre alt, wurde, an heftigem Fieber leidend, am 6. November 1844 in die Station gebracht. Sie war lange Zeit ganz gesund gewesen, und hatte seit 6 Monaten, seitdem sie im Armenhause war, keine Arznei erhalten. Bei der Untersuchung fand ich jetzt das Zahnfleisch vorn geschwürig, zum Theil weisslich, zum Theil roth, geschwollen und weich. Der Athem stinkend; Speichel mit Blut gemischt floss gelegentlich aus dem Munde; Hartleibigkeit; Darmstoffe dunkel und sehr stinkend. Verordnet: kleine Gaben *Hydrargyr. cum Creta* mit Rhabarber, ein säuerliches Gurgelwasser.

Am 14ten. Eine sichtbare Besserung bei gelegentlichem Gebrauche der eben genannten Arznei, abwechselnd mit Senna und Salzen. Die Ulzeration hatte sich nicht weiter verbreitet, der Gestank aus dem Munde hatte sich verloren, aber noch immer ist der Mund schmerzhaft und zeigt Neigung zum Bluten. Die Darmstoffe von besserer Beschaffenheit. Schlaf und Appetit recht gut; Durst noch vorhanden. Verordnet eine säurehaltige Chinamixtur.

Am 25sten. Viel Blut war auf dem Stuhle abgegangen und ein stetes Drängen vorhanden. In der Idee, dass ich es hier mit einem der *Purpura haemorrhagica* nahen Zustande zu thun habe, verordnete ich etwas Limonade, die auch in der That sehr gut that. Blutausleerung und Diarrhoe verloren sich, und das Kind wurde am 6. Dezember völlig geheilt entlassen.

Am 18. Dezember, also fast 3 Wochen nachher, hatte das Kind einen Anfall von Masern; der Ausschlag sah nicht sehr gut aus, er war dunkel und mit sehr heftiger Diarrhoe begleitet. Die Darmstoffe erschienen lehmig, ohne Beimischung von Galle, und sehr stinkend. Ich verordnete 3 Gran *Hydrargyr. cum Creta* und 1 Gran aromatischen Pulvers, dreimal täglich. Am 20sten dasselbe, nur statt des aromatischen Pulvers 1 Gran Dover'sches Pulver. Solche Dosis wurde jede 3te Stunde gegeben und daneben 2 Unzen täglich. Am 21sten abermals Ulzeration des Zahnfleisches ganz so wie früher; ich verordnete eine Auflösung von 2 Drachmen schwefelsauren Kupfers in 4 Unzen Wasser als Gurgel- und Mundwasser. In den Zwischenzeiten gab ich etwas Laudanum in einer Kreidemischung, aber die Diarrhoe war nicht aufzuhalten, die Kräfte sanken, und das Kind starb am 27sten. — Der Leichenbefund wurde nicht genau aufgezeichnet, aber ich erinnere mich, dass der Dickdarm eine einzige grosse Schicht kleiner Geschwüre darbot, und es würde kaum anzunehmen gewesen sein, dass diese bedeutende Ulzeration in so kurzer Zeit seit dem Eintritt der Masern sich gebildet haben konnte, wenn nicht die bedeutende Gefässentwikkelung der Schleimhaut zwischen den einzelnen Geschwüren und das frische Ansehen dieser letzteren das deutlich bewiesen hätten. Möglich ist, dass die neue krankhafte Erregung, zu welcher die Maserninfektion Anlass gab, die noch nicht ganz geschwundene Tendenz zur Ulzeration wieder lebhaft angefacht hat.

Fünfter Fall. Mundfäule, Besserung, Diphtheritis, Tod.

Louise Geoghegan, 4 Jahre alt, ein sehr zartes Kind, von einer Familie, die bereits mehrere Mitglieder durch Schwindsucht und Hydrokephalus verloren hatte, hat schon seit einiger Zeit, besonders aber seit Januar 1845, an Appetitmangel, kurzem häufigen Husten und anderen Symptomen gelitten, welche den Verdacht einer beginnenden Phthisis erregten, obwohl die Untersuchung diese Befürchtung nicht bestätigte. Die Kr. hatte dann und wann Blut ausgespieen und mehrmals Diarrhoe gehabt. Am 17ten fand sich Ulzeration des Zahnfleisches und Empfindlichkeit des Mundes, und es ergab sich, das die Blutung aus dem Zahnfleische kam. Verordnet: eine Auflösung von schwefelsaurem Kupfer als Mundwasser, und innerlich ein säurehaltiger Aufguss von Kolumbo.

Am 19. März. Zahnfleisch bedeutend ulzerirt; Verschwärung sich ausdehnend auf die Zunge und die Innenseite der Backe; anhaltender und schmerzhafter Durchfall einer gelblichen Flüssigkeit; Appetit besser, aber Kr. kann nicht essen; Hämoptoë; Athem stinkend. Verordnet: Arrowwurzel in Wein; ein Senfteig auf den Bauch und gleich darauf ein Blasenpflaster für eine Stunde. Ferner: ℞ *Tinct. Opii* gutt. vj, *Aq. Cinnamom.* ℥iß, *Spirit. Ammon. aromat.* ℥j, *Confect. aromat.* ʒij. MS. Alle 3 Stunden einen Esslöffel.

Am 20sten. Das Blasenpflaster hatte gut gezogen; das Kind litt sehr davon, aber die Diarrhoe hatte aufgehört, nur zwei Ausleerungen waren diesen Morgen erfolgt; sie sahen besser aus und waren konsistenter; Athem nicht so übelriechend; Zunge reiner an den Rändern, Geschwüre besser aussehend; Puls 90; Kr. kann immer noch nicht essen; sie bekommt eine reife Pomeranze, die sie verlangt hat, zu essen.

Am 21sten. Zustand der Mundhöhle noch besser, Zunge reiner an den Rändern, aber das Zahnfleisch immer noch ulzerirt und blutend; drei Darmausleerungen; ausgeleerte Stoffe flüssig, aber mit Galle gefärbt und kleisterig; Athem nicht mehr stinkend; Kr. hat noch immer schlechte Nächte, ist mürrisch und verdrossen; sie verlangt Wein. Verordnet: ein Pinselsaft von ʒj verdünnter Salzsäure in ℥vj Rosenhonig.

Am 22sten. Besserung; Zunge ganz rein; Geschwüre des Zahnfleisches bedeutend besser; ziemlich guter Schlaf, Darmstoffe besser aussehend, Puls 100; die Kr. nimmt nichts als Wein.

Am 23sten. Kranke sieht elend aus, aber im Munde fast Alles geheilt; Zunge rein; Zahnfleisch weder schwammig noch ulzerirt, nicht oder nur wenig blutend; Darmausleerungen konsistenter, weislich; Appetit fehlt wieder ganz. Verordnet: ℞ *Plumb. acetici* gr. vj, *Morph. acetic.* gr. $\frac{1}{4}$, *Aq. Menth. piper.* ℥iiiβ, *Syrup. Zingib.* ℥β. MS. 3stündlich einen Kinderlöffel voll.

Am 25sten. Im Munde Alles ziemlich gut; nur einmal Darmausleerung seit gestern; Darmstoffe gallig, konsistenter, oder vielmehr breiig; Puls 96; Kr. schlief gut; es scheint ihr nach der Arznei übel zu werden; daher wird statt eines Kinderlöffels nur 1 Theelöffel pro dosi gereicht; ausserdem ein Ei täglich.

Am 27sten. Kr. bessert sich zusehends; Puls 92; Zahnfleisch etwas blutend am Morgen; Appetit kommt wieder; Schlaf war gut.

Am 28sten. Zahnfleisch wieder ulzerirt und blutend; Kolikschmerzen, aber keine Ausleerung. Verordnet: ℞ *Infus. cortic. Chin.* ℥iij, *Tinct. cortic. Chin.* ʒij, *Acid. sulphuric. dilut.* gutt. vj, *Syrup. Zingiber.* ʒvj. MS. 2stündlich einen Kinderlöffel voll. Ausserdem der frühere Pinselsaft von Salzsäure.

Von da besserte sich wieder das Kind, schien an Kräften zuzunehmen, als in Folge einer unvorsichtigen Erkältung bei rauhem Ostwind am 7. April ein Halsschmerz sich einstellte und bei der Besichtigung der Rachen und die Tonsillen ulzerirt sich zeigten; diese Theile wurden mit einer starken Höllensteinauflösung betupft.

Am 8. April. Puls 112, sehr schwach; Respiration 24; Ein- und Ausathmung begleitet mit trockenem, heiserm Tone; Schlaf ruhig. Verordnet: die Chinamischung, ein Blasenpflaster zwischen die Schulter; ferner ℞ *Hydrargyr. cum Creta* gr. ij, *Pulver. Ipecac.*, *Pulver. aromatic.* āā gr. j. S. Alle 2 — 3 Stunden ein Pulver. Gegen Abend noch keine Wirkung von diesem Pulver; sehr starker Schweiss; Kr. bekommt neben der Arznei 4 Unzen Wein den Tag; Blasenpflaster schmerzte, aber hatte noch keine Blase gezogen.

Am 9ten. Nach den Pulvern war Erbrechen und Purgiren eingetreten; Athem noch immer mit zischendem Tone begleitet, und zwar bei der Ein- und bei der Ausathmung; Respiration 24; Puls 120, deutlich; eine gute Blase ist gezogen; Mandeln nicht geschwollen, etwas weisse Stellen an der rechten Seite im Halse. Kranke kann heute besser schlucken als gestern. Dieselbe Arznei.

Am 10ten. Kr. war die Nacht sehr elend; Athem noch zischend, 28; Puls 132, schwach; Husten krupartig, aber nicht häufig; die Theile im Halse weniger geschwollen, aber haben noch eine dunkele, erysipelatöse Farbe und Lymphstellen auf der rechten Mandel; Kr. kann gut schlucken; kein Durchfall, sondern dunkele und kleistrige Darmstoffe; es wurden nach und nach 8 Pulver von 1 Gr. Kalomel, 2 Gr. Ipekakuanha und 1 Gr. aromatischen Pulvers jedes, gegeben; darauf mehrere Ausleerungen. Zahnfleisch des Oberkiefers weisslich. Verordnet: ℞ *Decoct. Polygal. (Senegae?)* ℥iij, *Ammon. carbonic.* ʒj, *Tinct. Opii* gutt. iv, *Syrup. Scillae* ℥j. MS. 3stündlich einen Kinderlöffel voll. Ausserdem die Kalomelpulver alle 2 Stunden; eine Höllensteinauflösung für die Theile des Rachens.

Am 11ten. Besserung; Kr. kann herumgehen; Athmung leichter, ohne den bisherigen Krupton. Aber in der Nacht um 12 Uhr plötzlich Verschlimmerung, Athmung mühsam, kurz und häufig; Husten erstickend, krupartig; Puls 106, Athmung 28, Kranke wirft etwas Schleim aus.

Am 12ten. Tod.

Leichenschau. Grosse Abmagerung, Lungen gesund, Larynx von einer festansitzenden organisirten Schicht vollkommen verstopft; Pharynx von dunkelrother Farbe, mit einigen weisslichen Stellen auf der rechten Mandel; Leber gross, höckerig, tuberkelartig, von gelblicher Farbe. Darm unweit des Nabels mit etwa zollgrossen eirunden Flecken, die durch das Bauchfellblatt durchschimmerten. Sie ergaben sich als die gereizten und verdickten Darmdrüsen; Gekrösdrüsen eigenthümlich weit und etwas verdickt.

Sechster Fall. Mundfäule, Erythem, Heilung.

James Blundell, 3 Jahre alt, ein zartes Kind, seit langer Zeit in der Armenanstalt sich befindend, wurde am 5. Mai 1845 in die Krankenstation gebracht; seit 5 Tagen litt es an Durchfall und Fieber; die Ausleerungen waren bräunlich, sehr stinkend; Leibschmerz. Im Munde sah man die deutlich ausgeprägte Fäule; das Zahnfleisch der Vorderzähne war geschwollen, tiefroth und schwammig; es war am Zahnrande vom Brande ergriffen, und die Zähne waren entblösst; die Gränzen der Ulzeration bluteten bei der geringsten Berührung; Athem sehr stinkend. Verordnet: ein Senfteig auf den Bauch, darauf sogleich ein Blasenpflaster für eine Stunde; ferner ℞ *Acidi nitric. dilut.* gutt. xij, *Infus. Columb.* ℥ivβ, *Tinct. cortic. Chin.* ʒiv, *Syrup. Aurantior.* ℥j. MS. Einen Kinderlöffel voll 3stündlich.

Am 6ten. Es war eine Blase gezogen; Diarrhoe vermindert, Ausleerungen besser aussehend; Durst geringer; Mund wie gestern. Verordnet: ein Gurgelwasser von ½ Unze Borax in 3½ Unzen Gerstendekokt.

Am 7ten. Keine Diarrhoe mehr; nur eine Ausleerung seit gestern und gut aussehend; Schlaf nicht gut, wegen des Schmerzes vom Blasenpflaster. Ein dunkelrothes Erythem auf dem linken Ellbogen; mehrere kleine masernähnliche Flecke auf dem Körper; Zunge weisslich, Appetit sehr gering, Durst gross, Puls 120, Mund wie gestern. Verordnet: ein mildes Kataplasma auf die aufgezogene Stelle.

Am 8ten. Etwas Appetit; Mund besser; Erythem hat sich etwas verbreitet. Die Arznei wird fortgesetzt.

Die Besserung nahm von diesem Tage an immer mehr zu; später kam noch Krätze hinzu, und diese wurde durch die gewöhnlichen Mittel beseitigt. Da aber die Darmstoffe eine sehr schlechte Beschaffenheit bekamen, so wurde ohne Weiteres zu den Merkurialpräparaten gegriffen, und nun erst stellte sich vollständige Genesung ein, so dass das Kind am 9. Juni frisch und munter aus der Station entlassen werden konnte.

Ueber einige ganz besondere Komplikationen und Folgen der Masern, von Francis Battersey, Arzt an der Kinderheilanstalt in der Pittstrasse zu Dublin und an dem Armenkrankenpflege-Institut daselbst.

(Aus dem *Dublin medical Journal, Vol. XXVIII, No.* 82.)

Da es nicht nur für die Wissenschaft, sondern auch für die Praxis von Nutzen sein muss, von jeder Krankheit, besonders aber von den epidemischen, alle Eigenthümlichkeiten und Abweichungen kennen zu lernen, so benutze ich eine heftige Masernepidemie, welche gegen Ende des vergangenen Jahres in Dublin herrschte, um die Besonderheiten mitzutheilen, welche ich in der Kinderheilanstalt zu beobachten Gelegenheit hatte.

Es wird dieses um so interessanter sein, als damit die in einer Masernepidemie im Anfange desselben Jahres von Dr. Cathcart Lees gemachten Erfahrungen, welche derselbe der Welt bereits veröffentlicht hat (s. dieses Journal für Kinderkrankh., Bd. III, Heft 5, S. 333), verglichen werden können.

Die Epidemie, von der ich hier handele, ist auch noch dadurch wichtig, indem sie bestätigt, worin die meisten Autoren von Sydenham abwärts bis zum heutigen Tage übereinstimmen, nämlich dass Masernepidemieen gewöhnlich im Januar oder Februar beginnen, ihre Akme gegen die Frühlingsgleiche erreichen, dann allmälig abnehmen und im Juni ganz aufhören; dass auch im Sommer und im Herbste Masernepidemieen eintreten, aber gleich einer Nacherndte, weit milder sind und kürzere Zeit dauern, als die Frühlingsepidemieen. Die genannte von mir beobachtete Epidemie hat eine ausserordentliche Aehnlichkeit mit derjenigen Epidemie, welche 1745 in Plymouth herrschte und von Huxham beschrieben worden. (*Medic. Observat. and Inquiries, Vol. IV, p.* 135.)

Obwohl einzelne Masernkranke von Zeit zu Zeit schon im Mai und Juni in die Anstalt gebracht worden waren, so wurde ihre Zahl doch erst gegen Ende Juli sehr bedeutend. Im August stand die Epidemie am höchsten, hielt sich auf dieser Höhe bis Dezember, und verschwand dann allmälig. Die Epidemie war also 4 Monate in kräftiger Blüthe, und zwar bei ziemlich gutem Sommerwetter. Das Scharlach herrschte als sie eintrat, verlor sich dann aber sogleich, um ihr Platz zu machen.

Viele Kranke wurden von einer Bronchitis heimgesucht, die sich in sofern asthenisch zeigte, als Blutentleerungen Nachtheil brachten; sie war von grosser Dyspnoe und allgemeiner Schwäche begleitet; der Puls war schnell und unterdrückt, die Haut heiss und trocken, die Gliedmaassen kalt, oder der Körper war in Schweissen gebadet, ohne dass diese Erleichterung brachten; ein verbreitetes subkrepitirendes Schleimrasseln konnte über der ganzen Brust gehört werden; Kongestion der Lungen mit Hepatisation derselben folgte, und unter Koma stellte sich der Tod nach wenigen Tagen ein. In diesen Fällen war die Eruption gewöhnlich eine vorzeitige oder unvollkommene, und lebten die Kranken lange genug, so wurde sie später oft noch in schmutzigrothen, konfluirenden Exanthemstellen wahrgenommen. Andererseits geschah es nicht selten, dass solche Kranke, die die Eruption ganz gut durchgemacht hatten, aber nachher vernachlässigt wurden, nach wenigen Wochen mit Husten, Bronchitis und dumpfem Perkussionston auf dem Rücken des Thorax in die Anstalt gebracht wurden, und viele von diesen Kranken, besonders wenn sie schlecht genährt waren, schwanden dahin und starben nach unbestimmter Zeit, gewöhnlich erst nach Monaten.

Die Epidemie charakterisirte sich besonders durch die Komplikation mit Entzündung der Mund- und Rachenhöhle, des Pharynx, Larynx, wässeriger Diarrhoe und Dysenterie, und in einigen Fällen besonders mit zerstörenden Augenaffektionen. Diese verschiedenen Komplikationen werde ich wohl am besten durch Erzählung einer Reihe von Fällen, die ich in unserm Institut zu beobachten Gelegenheit hatte, deutlich machen.

Erster Fall. Masern, besondere Entzündung des Mundes, Bronchopneumonie.

Anne Dara, ein sehr hübsches Kind, 4 Jahre alt, wurde am 5. Juli 1844 in das Institut gebracht. Die Masern waren an diesem Tage schon sichtbar, aber sehr schwach und von dunkelrother Farbe; die Haut hat eine kränkliche Farbe, war mit einzelnen dunkeln Stellen bedeckt, und auf diesen purpuraartigen Stellen sah man die Masernflecke. Die obere und untere Fläche der Zunge und die innere Fläche der Lippen sind stellenweise mit einer dicken Schicht aschfarbiger Lymphe bedeckt und einige dieser Stellen hatten fast die Grösse eines halben Guldenstückes. Die Schleimhaut des Mundes ist von dunkelrother Farbe, sehr empfindlich, und blutet bei der geringsten Berührung der Exsudationen; Mandeln etwas geschwollen; Dysphagie, Stimme heiser, die Mundwinkel roth und exkoriirt; die Nasenflügelränder ebenfalls, und aus den Nasenlöchern fliesst ein jauchiger Schleim aus. Bedeutendes Reizfieber ist vorhanden, grosse Unruhe; Antlitz geschwollen und angstvollen Ausdrucks; Bronchitis sehr ausgedehnt, mit reichlicher Sekretion in den grösseren Bronchialröhren an den hinteren unteren Parthieen beider Lungen. Verstopfung. Verordnet: Betupfung des Mundes mit einer starken Höllensteinauflösung; 2 Blutegel auf die Brust; ferner ℞ *Mixtur. expector.* [1]) ℥ij, *Vini Ipecac.*, *Tinct. Hyoscyam.* āā ʒβ. MS. zweistündlich eine Drachme davon zu nehmen. — Ferner ℞ *Hydrargyr. cum Creta, Pulv. Rhei* āā gr. xv. M. fiant pulveres vj. S. vierstündlich ein Pulver.

Am 6ten. Exsudation nicht mehr so bedeutend; Aphonie, einmal Darmausleerung.

Am 8ten. Stimme wieder vorhanden, Zunge sich reinigend; subkrepitirendes Schleimrasseln so ausgedehnt wie früher; dumpfer Perkussionston an der hinteren unteren Parthie der linken Lunge. Husten angreifend, heiser und laryngeal; Antlitz aufgetrieben. Verordnet: 2 Blut-

---

1) Die *Mixtura expectorans* besteht aus *Aq. flor. Sambuci, Liq. Ammon. acetici, Vin. stibiat.* und *Syrupus Mororum*. Bd.

egel; ein Blasenpflaster; ½ Unze graue Salbe in 6 Theile getheilt und dreimal täglich ein Theil eingerieben.

Am 15ten. Schwäche und Unruhe sehr gross; Puls sehr schwach und schnell; Husten quälend und laryngeal, Mund gut. Seit gestern Diarrhoe. Verordnet: ℞ *Mixtur. expector.* ℥iß, *Vin. Ipecacuanh., Syrup. Scillae* āā ʒij, *Tinct. Opii camphorat.* ℈j, *Ammon. carbonic.* gr. x. MS. zweistündlich eine Drachme. Ferner ℞ *Hydrargyr. cum Creta* gr. x, *Ipecac.* gr. iv. M. divid. in iv partes. S. 4stündlich ein Pulver.

Am 17ten. Der Zustand der Verdauungsorgane gebessert; Schwäche aber sehr gross. Die Brustsymptome wie früher. Verordnet: ℞ *Tinct. Ferri acetici* ℈j, *Tinct. Digitalis* ʒß, *Aq. Foenicul.* ʒx. MS. 4stündlich eine Drachme zu reichen. Ausserdem eine Jodsalbe auf die Brust einzureiben. — Besserung.

Die kleine Kr. liess sich, nachdem sie entlassen worden, nicht wieder sehen. In einem anderen Falle, der ein 11 Monate altes Kind betraf, bildete sich am Tage vor der Eruption eine weisse, rahmartige Exsudation in einzelnen Stellen auf Zahnfleisch und Zunge, dazu gesellten sich Bronchitis und Verstopfung. Die Eruption ging ihren regelmässigen Gang. Am 6ten Tage waren aber die ganze Mundhöhle und der Rachen entzündet und von dunkelrother Farbe, und die Exsudation hatte die Form grosser Flatschen angenommen, die denen im vorigen Falle ähnlich, aber nicht so dick wie diese waren. Die Stimme war ebenfalls heiser und der Husten quälend und krupartig. Die Bronchitis war mit Kongestion nach den Lungen verbunden, Diarrhoe kam hinzu, und der Tod folgte.

Nach Copland (s. dessen *Diction. of Medicine,* Art. *Laryngitis*) ist die asthenische akute Laryngitis eine der übelsten Komplikationen der Eruptionsfieber, und Cheyne (*Cyclop. of pract. Medec.,* Art. *Laryngitis*) bemerkt von der Epidemie 1808 in Edinburg, „welche der Epidemie von sogenannten putriden Masern des W. Watson glich, dass der Larynx in mehreren Fällen, nachdem der Ausschlag verschwunden war, sich entzündet hatte, und dass in allen solchen Fällen, so weit ich mich dessen erinnere, der Tod erfolgte. Blutentziehung war nützlich im Anfange der Epidemie, aber später wurde die Epidemie bösartiger, denn das sie begleitende Fieber hatte einen typhösen Charakter, und Blutentziehungen wurden nachtheilig; ja wir bemerkten, dass kaum ein Kind von denen durchkam, denen zu dieser Zeit der Epidemie Blut gelassen worden war; es wurde also auch nicht Blut gelassen, selbst wenn der Larynx entzündet wurde."

In keinem der Fälle, welche ich beobachtete, wurde der Tod durch Entzündung des Larynx bewirkt; die dringende Gefahr kam nicht vom Larynx, sondern von den eigentlichen Brustorganen. Wurden diese, wie die folgenden Fälle deutlich darthun, gehörig und erfolgreich bekämpft, so besserten sich alle übrigen Symptome verhältnissmässig von selbst. Grosse Blutentziehungen zeigten sich nicht passend, aber das wiederholte Ansetzen von Blutegeln schien den besten Erfolg zu haben, besonders wenn man damit andere passende Mittel, unter denen warme Bäder, häufig wiederholt, besonders zu nennen waren, verband. Beständige Reizung der Haut des Thorax durch Kantharidenessig erschien gleichfalls von grosser Wirkung, und ein Kind verdankte seine Genesung der grossen Menge von Furunkeln, welche durch seinen Gebrauch hervorgerufen wurden.

Zweiter Fall. Masern, Pharyngo-Laryngitis, Bronchitis, Genesung.

Terenz Fitzimons, 4 Jahre alt, wurde am 7. November ins Institut gebracht. Die Masern waren vor 10 Tagen erschienen und regelmässig verlaufen. Kurze Zeit vor den Masern hatte Kr. Scharlach gehabt. Am 7. November zeigte der Knabe ein nervöses Fieber; Haut heiss und brennend; Antlitz bleich und aufgetrieben, mit dem Ausdrucke von grosser Angst und Depression. Stimme sehr undeutlich; Husten pfeifend, bellend, heiser und sehr quälend. Zahnfleisch und die Innenseite der Backen wie von Rahm gestreift; Mandeln angeschwollen und von dunkelrother Farbe. Die Epiglottis angeschwollen; Einathmung pfeifend; Dyspnoe. Heiseres Bronchialrasseln hinten an beiden Seiten der Brust; an der rechten Seite bei voller Athmung ein feines subkrepitirendes Rasseln hörbar. Kein dumpfer Perkussionston hörbar, vielmehr ein tympanitischer Ton an einzelnen Stellen. Hartleibigkeit; Haut von mattweisser Farbe und eine reichliche Abstossung der Epidermis in kleienartigen Schuppen ist überall bemerkbar; Kr. knirscht mit den Zähnen im Schlafe; Zunge belegt. Verordnet: zwei Blutegel auf die Brust; ferner Kalomel mit Ipekakuanha, jedes zu 5—6 Gran pro dosi, und zwar vierstündlich eine solche Dosis. Ausserdem: *℞ Mixt. expector.* ℥iß, *Vini Antimon.* ʒß. MS. 3stündlich eine Drachme. Warme Bäder wiederholentlich.

Am 8ten. Husten leichter gleich nach den Blutegeln und jetzt viel weicher. Schlaf sehr gut; Fieber milder, Antlitz geröthet, belebter. Mundhöhle hat dasselbe Ansehen. Nur eine Darmausleerung. Verordnet: wieder 2 Blutegel auf die Brust; ferner zu der vorigen Mixtur hinzuzusetzen: ½ Drachme Salmiak; ausserdem dem Kr. etwas Rhabarber mit Ipekakuanha dann und wann zu geben. Abends warmes Bad.

Am 9ten. Husten sehr gebessert; das Diphtheritische in der Mundhöhle verschwunden; Zunge sich reinigend; die Erscheinungen der Bronchitis noch fast dieselben. Verordnet: wiederum 2 Blutegel auf die Brust; ferner ℞ *Mixtur. expector.* ℥ij, *Ammon. muriatic.* ʒj, *Vin. Antimon., Vin. Ipecac.* āā ʒij. MS. Alle 3 Stunden eine Drachme. Ausserdem wie früher Kalomel mit Ipekakuanha und warme Bäder.

Am 11ten. Besserung, Zunge rein und natürlich; während der Nacht kein Husten; subkrepitirendes Rasseln kaum mehr vernehmbar.

Am 16ten. Zunehmende Besserung. Verordnet: ein Pulver aus kohlensaurem Natron, Rhabarber und aromatisches Pulver allabendlich; ausserdem ʒj *Syrup. Ferri jodati* dreimal täglich.

Das Kind genas vollständig, und hat seitdem wieder einen Keuchhusten, der mit übeler Bronchitis komplizirt war, durchgemacht.

Dritter Fall. Masern, Pharyngo-Laryngitis, Bronchitis, Genesung.

John Byron, 2 Jahre alt, wurde am 14. November in die Anstalt geschickt. Zehn Tage vorher waren die Masern erschienen, und zwar nach fünftägigem Uebelbefinden; die Eruption hatte eine dunkele Farbe, und bestand nur 2 Tage. Die Haut hatte eine bräunliche Farbe und war dunkel gefleckt; das Antlitz bleich und aufgetrieben und grosse Angst ausdrückend. Kr. sehr reizbar und unruhig; Stimme seit dem 2ten Tage der Eruption fehlend; Husten heiser und krupartig; Rachen sehr entzündet und von dunkelrother Farbe, und bei jeder Anstrengung zu trinken, stürzte die Flüssigkeit aus Mund und Nase. Die Epiglottis verdickt. Ausgedehnte kongestive Bronchitis und matter Ton hinten an beiden Seiten der Brust. Puls schnell, aber ziemlich fest. Verordnet: die Rachenhöhle mit einer starken Auflösung Höllenstein zu betupfen; 3 Blutegel auf den Thorax; warmes Bad am Abend. Ferner: ℞ *Mixtur. expector.* ℥iß, *Vini stibiat.* ℥ß, *Ammon. muriat.* ʒß. MS. zweistündlich eine Drachme; ausserdem 5 Gran Kalomel und eben so viel Ipekakuanha, 3mal täglich.

Am 15ten. Kr. kann jetzt ohne Schwierigkeit schlucken; ist in jeder Beziehung gebessert. Verordnet: dieselbe Arznei.

Am 25sten. Besserung, Haut kühl; durch wiederholte Anwendung des Kantharidenessigs wurde die Gegenreizung auf der Brust unterhalten. Verordnet ausserdem: ℞ *Pulv. rad. Rhei, Ipecac.* āā ʒβ, divide in 6 partes aequales. S. 3mal täglich 1 Pulver. Ferner ʒj Jodeisensyrup, 3mal täglich.

Vollständige Genesung.

Vierter Fall. Masern, Pneumonie, brandige Geschwüre.

Franz Barnes, ein hübsches Kind, 13 Monate alt, noch nicht entwöhnt, wurde am 29. August in das Institut gebracht. Die Masern waren 10 Tage vorher erschienen, nachdem drei andere Geschwister dieselben gut durchgemacht hatten. Bei diesem Kinde stand der Ausschlag seine gewöhnliche Zeit, aber die Haut behielt ein trübes und geflecktes Ansehen, und der Husten verlor sich nicht ganz. Das Antlitz etwas aufgetrieben und bleifarbig; Lippen blass; Lungen mit Schleim überfüllt; starkes muköses und subkrepitirendes Rasseln hinten an beiden Seiten des Thorax; Husten heiser und laryngeal; Diarrhoe. Vor einigen Tagen hatte sich auf dem Rücken des linken Zeigefingers ein dunkel purpurfarbiges Bläschen gebildet, das sich bald als eine Brandblase auswies; die Haut rund um das Bläschen sphazelös und der ganze Finger ist sehr geschwollen. Auf der Oberlippe hat sich eine grosse Pustel mit rother entzündeter Basis gebildet. Verordnet: zwei Blutegel auf die Brust; ferner ℞ *Calomel. c. Ipecac.* ʒβ, *Cretae praep.* gr. xij, divid. in 8 partes. S. 4stündlich ein Pulver; ferner ℞ *Mixt. expector.* ℥iβ, *Vin. stibiat.* ℥β, *Tinct. Hyoscyam.* ʒβ. MS. 2stündl. eine Drachme. Warmes Bad.

Am 30sten. Auf der rechten Thoraxseite hinten und unten ein feiner und deutlicher Krepitus; matter Perkussionston auf grosser Strecke; Hautwärme dieselbe. Verordnet: wieder 2 Blutegel.

Am 31sten. Antlitz livide, Haut kühler und schwitzend; grosse Dyspnoe; keine Besserung in den Pektoralsymptomen; Schwäche sehr gross. Auf der Haut Abschuppung in grossen Stücken. Verordnet: ℞ *Dec. Senegae* ℥vj, *Syrup. Scillae, Vini Ipecac.* āā ʒij, *Ammon. carbonic.* ʒβ. MS. stündlich eine Drachme. Die Pulver fortzusetzen.

Das Kind blieb aus, aber es wurde in Erfahrung gebracht, dass es vier Tage nach der letzten Visite starb.

In den meisten Fällen zeigte sich die Diarrhoe in mehr oder minder heftigsten Grade; bisweilen war sie mit Blutausleerungen und Tenesmus verbunden. Gewöhnlich begann sie gegen Ende der Eruption und konnte leicht gehemmt werden, sobald die Brustorgane nicht zu sehr affizirt waren und die Dringlichkeit der durch sie gesetzten Gefahr ganz andere Mittel nothwendig machte. Das Zusammentreffen der Brustaffektion mit der Diarrhoe bildete daher eine sehr übele Prognose; die Heilung war hier selten.

Fünfter Fall. Masern, Dysenterie, Bronchitis, Heilung.

Margarete Clarke, 5 Jahre alt, am 7. November aufgenommen. Vor 5 Tagen waren die Masern erschienen; seit den drei letzten Tagen heftige Diarrhoe, blutig-schleimige Ausleerungen, Tenesmus; Bauch sehr empfindlich, Zunge weiss belegt, Husten mit geringem Grade von Bronchitis. Verordnet: ℞ *Pulv. Cretae composit.* [1]) ℈j, *Pulv. Doveri* gr. iij, *Pulv. rad. Ipecac.* gr. ij. M. divide in 6 partes aequal. S. dreimal täglich ein Pulver.

Am 9ten. Die Diarrhoe sehr arg. Verordnet: ℞ *Pulv. Cretae compos. cum Opio* gr. xij, *Pulv. Cretae composit.* ℈j, *Pulv. rad. Ipecac.* gr. iv. M. divide in 8 partes. S. dreimal täglich 1 Pulver; ferner auf den Bauch Kantharidenessig einzureiben.

Die Dysenterie hörte auf, die Diarrhoe stand still, Genesung erfolgte. — Gingen diese Symptome der Eruption voran, so waren die Kranken in noch grösserer Gefahr.

Sechster Fall. Husten, heftige dysenterische Diarrhoe, Masern, Bronchitis, Tod.

Maria Beviel, 3½ Jahre alt, 5. Dezember aufgenommen. Seit 6 Tagen Unwohlsein, Schnupfen, Niesen, Husten; seit 5 Tagen heftiger Durchfall mit Blutabgang und Tenesmus. Am 5ten erschien auf dem Antlitz die Maserneruption in grossen, rothen, erhabenen Flatschen; kleine Papeln auf den Beinen; Husten quälend; Schwäche und Oppression sehr bedeutend; reichliches Schleimrasseln auf der Brust. Verordnet: ℞ *Pulv. Cretae comp.* ℈j, *Pulv. Doveri* gr. iv, divide in 6 partes aequal. S. 4stündlich ein Pulver. Ferner 3 Blutegel auf

---

1) Dieses Pulver besteht nach der Dubliner Pharmak. aus 8 Th. präparirter Kreide, 4 Th. Zimmtrinde und etwas Muskatnuss. Wird zu ℥viß dieses Pulvers ℈iv Opium zugesetzt, so ist es das *Pulvis Cretae compositus cum Opio*, welches also ein Gran Opium in 2 Skrupeln enthält. Bd.

die Brust; ferner ℞ *Aq. Foenicul.* ℥iß, *Syrup. simpl.* ℥ß, *Vini Ipecac.* ʒiß, *Tinct. Opii* gutt. ij. MS. stündlich eine Drachme.

Die Diarrhoe hörte auf, aber die mit etwas Fieber begleitete Bronchitis nahm zu, dabei Schwäche, kleiner, schwacher Puls; Kongestion der Lungen folgte. Die Eltern, verzweifelnd an dem Leben ihres Kindes, wollten sie, — was leider bei den Armen häufig ist, — nicht mehr von Arznei gestört wissen; nach 14 Tagen starb das Kind.

Folgender Fall ist aber gerade darum merkwürdig, als er beweist, dass man auch unter den übelsten Umständen nicht verzweifeln darf.

Siebenter Fall. Masern, Durchfall, Marasmus, Heilung.

Sara Kearns, 1½ Jahre alt, am 29. Oktober in Behandlung. War immer ein kräftiges, starkes Kind; seit 6 Monaten entwöhnt, bekam die Masern im Juli, hat seitdem Durchfall und ist nun in einem Zustande von wahrem Marasmus. Furchtbare Abmagerung; Bauch weich und flach, Zunge trocken und roth; Durst und Verlangen nach kaltem Wasser; grosse Reizbarkeit; Ausleerungen häufig, grün, stinkend und sich in Fäden ziehend. Verordnet: ℞ *Mixtur. Cretae* [1]) ℥ij, *Tinct. Catechu* ʒij, *Tinct. Opii* gutt. ij. MS. eine Drachme nach jeder Darmausleerung. Ausserdem Kalkwasser mit Milch zum Getränk; Arrow-Wurzel zur Nahrung.

4. November. Keine Besserung; Ausleerungen weisslich, sehr häufig, Bauch empfindlich. Verordnet: Kanthariden essig auf den Bauch. Ferner ℞ *Pulv. Cretae comp. cum Opio* gr. viij, *Pulv. Cretae simpl.* gr. xij, *Pulv. aromat.* gr. iij. M. div. in 6 partes. S. dreimal täglich ein Pulver. — Ferner ℞ *Spir. Terebinth.* ʒß, *Sacch. alb.* ʒij, *Mucilagin. Gumm. mimos.* ℥ß, *Aq. Foenic.* ℥ß, *Tinct. Opii* gutt. ij. MS. eine Drachme 4mal täglich.

12. November. Kr. ist weit weniger reizbar; mehr Ruhe, Darmausleerung seltener und konsistenter. Die Mixtur wird noch 14 Tage fortgebraucht; Genesung; das Kind ist jetzt dick und fett, obwohl noch etwas welk.

In einem Falle, wo die Masern ebenfalls mit heftiger Diarrhoe und Dysenterie begleitet auftraten, kam die Genesung erst nach dem Erbrechen eines grossen Spulwurms.

---

1) Die *Mixtura Cretae* besteht aus ½ Unze präparirter Kreide, 3 Unzen Zukker, Mimosengummi 2 — 3 Unzen und 1 Maass Wasser (bisweilen dazu etwas Zimmtwasser).

In vielen Fällen folgten chronische Drüsenanschwellungen auf die Masern; Parotitis aber, so häufig nach Scharlach, ist nach Masern sehr selten, indessen habe ich doch einige wenige Fälle beobachtet. Den folgenden interessanten Fall verdanke ich dem Dr. Hughes.

Achter Fall. Masern, zweiter Anfall, Parotitis, Furunkeln, Genesung.

Ein junges Mädchen, 19 Jahre alt, wurde am 21. Januar von Dr. H. besucht, hatte seit einigen Tagen an Froetschauer und Kopfschmerzen gelitten; Haut heiss und trocken; Husten trocken; Augen entzündet; scharfer Schleim aus der Nase fliessend; Puls 104, schwach; Extremitäten kalt. Mit Bestimmtheit wird nachgewiesen, dass Kr. schon, wie sie 3 Jahre alt war, Masern gehabt hat; in den letzten 4 Jahren hat sie das Scharlach gehabt. Verordnet: *Liq. Ammon. acetic.;* ferner Fomentationen auf die Gliedmaassen. — Am Abend zeigt sich auf Stirn und Antlitz ein nicht sehr markirter Masernausschlag; die Lungenreizung sehr gesteigert; Ausfluss aus der Nase sehr stark; Puls 100, schwach; Magen reizbar.

Am 22sten. Schlaf fehlt; Eruption etwas deutlicher auf dem Antlitze; sie zeigt eine etwas dunkele Röthe auf trüber Haut; Husten unaufhörlich; klagt über Halsschmerz; der Hals im Innern mit rothen Flecken überschüttet; Kopfschmerz; Puls 108, sehr schwach; Extremitäten kalt.

Am 24sten. Kr. zeigte grosse Reizbarkeit des Magens und Darmkanals, ist aber jetzt besser; der Ausschlag verbleicht; Katamenien sind eingetreten; Kr. klagt sehr über den Hals, der sehr gereizt aussieht; Husten noch häufig.

Die Genesung beginnt, schleppt sich aber sehr in die Länge; es folgte nämlich eine sehr heftige Parotitis; die Schleimhaut erlangte noch lange ihren Tonus nicht wieder; die Bronchialreizung hielt mehrere Wochen an, und zu Zeiten waren die Sputa sehr mit Blut gemischt. Gegen Ende der 2ten Woche endlich eine Reihefolge kleiner Furunkeln, womit vollständige Besserung eintrat.

Die Augenleiden, die bei den Masern sich einzustellen pflegen, sind gewöhnlich sehr milde, indem sie fast nur in Gefässkongestion der Bindehaut und Sklerotika mit Photophobie und gesteigertem Thränenträufeln bestehen. Diese Symptome verlieren sich meist, wie man weiss, ohne alle Behandlung zugleich mit der Eruption. In der hier erwähnten Epidemie aber zeigte sich auch die Eigenthümlichkeit, dass die

Augenleiden viel ernster und heftiger als in irgend einer anderen Epidemie waren. Die eigentliche Gefahr für die Augen trat entweder mit Abnahme der Eruption oder gegen Ende der 2ten Woche nach derselben, oder später ein, und bestand vorzugsweise in Ulzeration oder Zerstörung der Hornhaut. Nur eine sehr kräftige Behandlung konnte diesem Uebel begegnen; wurde sie versäumt, so liess sich nachher nichts weiter thun.

Neunter Fall. Masern, Hornhautgeschwür, Vorfall der Iris, Staphylom.

Susanna Ray, ein kräftiges Kind, 4 Jahre alt, in Behandlung am 9. November; hatte vor 3 — 4 Wochen die Masern; am 5ten Tage nach dem Verschwinden der Eruption wurde das linke Auge entzündet; es ist dagegen nichts gethan worden. Antlitz blass; auf dem unteren Theile der Hornhaut sieht man ein tiefes Geschwür mit getrübter Umgebung; sonst zeigt das Auge nur geringe Spuren einer Entzündung. Die Kopfhaut mit einem Ekzem bedeckt. Verordnet: das Geschwür mit starker Höllensteinauflösung zu betupfen.

22. November. Das Geschwür wird noch einmal betupft; verordnet: Alterantia und Tonika.

9. Dezember. Kr. war seit der letzten Visite verreist; jetzt ist Vorfall der Iris vorhanden; Pupille unten sehr verzerrt.

Von da an verlor sich die Kr. und kam erst wieder am 17. April zum Vorschein; sie hatte jetzt ein sehr bedeutendes partielles Hornhautstaphylom, an dessen unterem Theile die Iris ansass; nur der obere Theil der Hornhaut war durchsichtig und die entsprechende Portion der Iris unverändert. Zu gleicher Zeit war Augenlidentzündung vorhanden. Diese wurde durch örtliche Anwendung des Höllensteins in Auflösung und inneren Gebrauch von Alterantien, tonischen Mitteln und dem Jodeisensyrup, der wegen seines sehr angenehmen Geschmacks in der Kinderpraxis ganz besonders zu empfehlen ist, beseitigt.

Zehnter Fall. Masern, brandige Zerstörung der Hornhaut beider Augen.

Karl Doyle, 3 Jahre alt, in Behandlung am 21. Oktober, hatte die Masern 14 Tage vorher. Vor etwa 8 Tagen wurden Augen und Mund entzündet. Das Kind sieht im höchsten Grade elend aus, ist sehr bleich und abgemagert. Ausgedehnte rothe Exkoriationen der Nasenlöcher und des Mundes; die Lippen mit blutigen Krusten bedeckt, woran der Kr. fortwährend pflückt. Diphtheritische Entzündung der Zunge und der inneren Seite der Lippen; Mandeln roth und entzündet; Aphonie vollständig. Darmkanal verstopft. Die Mitte der Hornhaut des rechten und des linken Auges hat bis auf ein Drittel derselben ein schmutzig-gelbes gerunzeltes Ansehen und ist offenbar brandig. Hypopion der vorderen Augenkammer jedes Auges; die Lymphe hat ein trüb-gelbliches Ansehen; keine Konjunktivitis ist vorhanden, sondern nur mehrere gerade, gelbscheinende Gefässe verlaufen von der Sklerotika zur Hornhaut, die selber sehr gefässreich ist. Beide Augen krampfhaft geschlossen. — Das Kind musste wieder entlassen werden, und ist vermuthlich gestorben.

Eilfter Fall. Masern, Verjauchung der Hornhaut beider Augen.

Elisa Sloane, 1 Jahr alt, das Kind eines im tiefsten Schmutze lebenden Fischerweibes; in Behandlung am 12. September; Kr. hatte 7 Wochen zuvor die Masern zugleich mit zwei anderen Mitgliedern der Familie, war früher immer gesund gewesen, hatte seitdem fortwährend Erbrechen und Purgiren; Abmagerung sehr gross; Gesichtszüge zusammengefallen und Augen eingesunken; Extremitäten kalt und blau; die Haut hat eine kränklich-trübe Farbe und ist übersäet mit Petechien. Einiger Blutausfluss aus Nase und Zahnfleisch; die Lippen mit Krusten bedeckt; Nasenflügel exkorirt; Zunge glatt und trocken; Aphonie. Beide Augen, seit einer Woche ergriffen, waren nie roth gewesen; über ein Drittel der Mitte jeder Hornhaut war abgestorben, gleichsam exfoliirt, so dass das innere Blatt wie eine todte graue Schicht hervorragte; keine besondere Gefässentwickelung, nur einige wenige gerade Gefässe verlaufen nach der Hornhaut hin. Das Kind hält die Augen geschlossen und will sie nicht öffnen.

Nach dem ersten Besuche kam das Kind nicht wieder; zufolge einer Nachfrage ergab sich, dass später beide Augen ausgelaufen waren und das Kind alsdann starb.

Offenbar gehören so bedeutende Augenleiden zu den sehr seltenen Folgekrankheiten der Masern, während sie dem Scharlach häufiger nachfolgen.

II. Analysen und Kritiken.

Ueber Natur, Ursachen, Verhütung und Behandlung des akuten Hydrokephalus.

(*On the nature, causes, prevention and treatment of acute Hydrocephalus, or Water-brain fever, by* Thomas Smith. *London* 1845, 8, 168 Seiten.)

Ohne allen Zweifel nimmt der akute Hydrokephalus unter den tödtlichen Kinderkrankheiten eine so bedeutende Stelle ein, dass, so viel auch darüber geschrieben ist, jeder neue Beitrag willkommen geheissen werden muss. Wir würden demnach das vorstehende Werkchen sehr herzlich begrüssen, wäre es in dem Geiste und nur in der Absicht geschrieben worden, dunkele Punkte aufzuhellen, den Schatz der Erfahrung zu vermehren, oder wenigstens der Theorie zu Hülfe zu kommen. Das ist aber nur in mässigem Grade der Fall, denn der Verf. hat das Werkchen geschrieben nicht blos für Aerzte, sondern auch als Belehrung für Nichtärzte, das heisst für Mütter, Ammen, Pflegerinnen u. s. w., und somit hat er ein Zwittergeschöpf zur Welt gebracht, das weder nach der einen noch nach der anderen Seite hin den Erwartungen vollkommen entspricht.

Mögen wir auch in den Tadel Derjenigen nicht durchaus einstimmen, welche alle für Laien abgefasste medizinische Schriften gänzlich verwerfen, insofern sie von ihnen einen Anlass zu gefährlichem Quacksalbern und Selbstkuriren fürchten, müssen wir uns auch zu der Ansicht bekennen, dass da, wo auf Verhütung von Krankheiten, namentlich in der Handhabung, Pflege und Erziehung der Kinder, abgezielt ist, gut und gediegen abgefasste, volksthümlich verständliche Belehrungen von sehr erspriesslichem Nutzen sind, so müssen wir doch einer Schrift, mit welcher Geschicklichkeit sie auch zusammengestellt sein mag, schon im voraus unsere Billigung entziehen, sobald diese Schrift für Aerzte und für Laien bestimmt sein soll. Der Arzt wird in solcher Schrift durch Dinge sich durcharbeiten müssen, die ihm längst bekannt sind und daher trivial und lästig sein werden, die aber der Verf., da er auch für Laien schrieb, nicht weglassen konnte, um ihnen Alles zum Verständniss zu bringen; — und der Laie, er wird Dinge erfahren, die nur für die Eingeweiheten, für die Aerzte nämlich, bestimmt sind, und die er entweder nicht versteht, oder die er, wenn er sie versteht und auffasst, nicht wissen sollte, weil sie ihm einen gefährlichen, zu argen Missdeutungen führenden Einblick in die Mängel unserer Kunst oder in die Streitigkeiten unserer Wissenschaft gewähren.

Hören wir, wie der Verf. sich rechtfertigt; hören wir die Gründe, die ihn bewogen haben, diese seine Schrift dem nicht-ärztlichen Publikum ebenfalls zu bestimmen.

„Wenn", sagt er in seiner Einleitung, „eine populäre Abhandlung über irgend eine Krankheit oder Krankheitsklasse überhaupt wünschenswerth ist, so ist sie es ganz gewiss besonders über eine solche, welche, sobald sie vollständig sich entwickelt hat, als eine höchst gefährliche, ja hoffnungslose anerkannt ist. Ich glaube demnach, dass es gerade für den akuten Hydrokephalus, für diese so häufige und meist so desperate Kinderkrankheit, von der grössten Wichtigkeit sein muss, die Eltern, Pfleger und Erzieher mit einer Anleitung zu versehen, wie am besten die genannte Krankheit zu verhüten, und wie sie in ihren allerersten Andeutungen, wo noch am meisten dagegen gethan werden kann, zu erkennen sei. Ich glaube nicht, dass ich zuviel sage, wenn ich behaupte, dass man diese so tödtliche und meist schnell sich ausbildende Krankheit nicht zu denen zählen darf, deren Annäherung und wirklicher Eintritt nicht gemerkt und also nicht verhindert werden kann. Sehr oft tritt der akute Hydrokephalus nur als das endliche Resultat einer vorgängigen, allmäligen und der Wahrnehmung der Eltern und Pfleger des Kindes gar wohl zustehenden Veränderung in seinem Organismus auf, und doch, wie wenig geschieht gewöhnlich, um die fernere Entwickelung der genannten Krankheit aufzuhalten! Wird nicht meist die Zeit, in der etwas Triftiges gegen sie gethan werden kann, versäumt, und wird nicht gewöhnlich erst dann zu einer eingreifenden Behandlung geschritten, wenn die Krankheit vollständig sich entwickelt und es meist zu spät ist?"

Der Verf. fügt hinzu, dass, wenn demungeachtet in allen den verschiedenen Werken über Kinderkrankheiten und Kinderpflege, in den für Aerzte und in den für Laien geschriebenen, wenig oder nichts über die Prophylaxis gesagt ist, dass, wenn sich fast nirgends angegeben findet, was gethan werden müsse, um die Entwickelung einer so furchtbaren Krankheit, der man fast $\frac{1}{4}$ aller Todesfälle des ersten Kindesalters zuschreiben muss, zu verhüten, er sich wohl berechtigt halten dürfe, darüber speziell sich auszulassen, zumal die Erfahrung ihm so mancherlei gute Winke gegeben hat.

Einverstanden mit dem, was der Verf. sagt, wollen wir uns beeilen, zu den Abschnitten des Werkchens zu gelangen, welche über Prophylaxis handeln, begierig, dessen habhaft zu werden, das der Verf. durch Nachdenken und Erfahrung gewonnen zu haben vermeint. Wie es immer geht, wenn die Erwartung sehr hoch gespannt ist — und hoch gespannt hat sie der Verf. durch seine etwas grosssprecherische Einleitung, — so auch hier. Wir sind durchaus getäuscht, denn statt des Neuen und Originalen finden wir nur das Bekannte, was Goelis, Wendt, Eberle, Evanson und Maunsell, Guersant und viele andere Pädiatriker angegeben, ja was sie viel besser, eindringlicher und vollständiger gesagt haben. Für Aerzte ist also nur Geringes zu gewinnen, für Laien aber auch wenig, denn die Vorschriften, die der Verf. hier giebt, gehören so sehr der allgemeinen Hygieinik des kindlichen Alters an, dass sie zur Verhütung jeder anderen Krankheit eben so dienlich sind, wie zur Verhütung des akuten Hydrokephalus, dass sie aber eben deshalb überall bekannt sind, und kaum noch besonders wiederholt zu werden brauchen. Man soll die Kinder nicht überfüttern, man soll dafür sorgen, dass sie nicht Indigestionen bekommen, dass sie gehörige Leibesöffnung haben, dass sie sich nicht erkälten, sich nicht erhitzen; der Kopf soll kühl gehalten und nicht den heissen Sonnenstrahlen ausgesetzt werden, man soll die Kinder mit dem Kopfe nicht in dicke Federkissen betten, man soll sie vor heftigem Stoss, Fall, Schlag u. s. w. schützen, — das sind Dinge, die sich gewissermaassen von selber verstehen, die jede Mutter und jede Pflegerin recht gut weiss, und auf die sie, wenn man so sagen darf, schon durch eigenen Instinkt kommt.

Wenn aber der Verf. die Laien dahin bringen will, den akuten Hydrokephalus schon in seinem Herannahen, in seinem ersten leisen Beginnen zu erkennen, so übernimmt er ein Werk, das er nicht ausführen kann; denn die tüchtigsten, erfahrensten und am schärfsten beobachtenden Aerzte haben eingestanden und werden eingestehen, dass ein solches Vorauserkennen meistens ganz unmöglich ist, ja dass sie oft grosse Noth haben, selbst wenn die Krankheit ganz ausgebildet ist, die Diagnose richtig zu stellen. Spricht sich der Verf. dahin aus, dass es für die Laien besser sei, von einer gefährlichen Sache wenig zu wissen, als gar nichts, so müssen wir diesen Ausspruch besonders in Bezug auf Krankheiten für sehr gefährlich halten, weil die Laien, die das richtige Maass selten zu finden wissen, und in dem Wenigen, das sie aus populären Schriften erlernen, eine vollständige Kenntniss erlangt zu haben wähnen, leicht zu einem eigenmächtigen und unheilvollen Eingreifen verführt werden.

Gehen wir zu den übrigen Abschnitten, so gerathen wir auf ein Gebiet, das wieder nicht für Laien, sondern für Aerzte vom Verf. kultivirt zu sein scheint.

Was zuerst die Benennung betrifft, so ist Verf. mit dem Ausdruck Hydrokephalus, als nur den Ausgang der Krankheit, nicht aber ihr Wesen bezeichnend, nicht ganz zufrieden. Das ist ganz richtig; schon Heberden hat von den Wasserergiessungen gesagt: „*Hydrops non tam ipse morbus est quam alicujus morbi signum*", — aber wir haben keinen bessern Ausdruck, als diesen allgemein verständlichen. Die neuerdings eingeführten Ausdrücke: Tuberkularmeningitis, Arachnitis, Enkephalo-Meningitis bezeichnen nur einzelne pathologische Vorgänge, die zum Hydrokephalus führen, und wenn in der That auch Tuberkeln, oder Ablagerungen einer tuberkulösen Masse meist skrophulösen Ursprungs in der entzündeten Piamater überaus häufig bei den an Hydrokephalus gestorbenen Kindern gefunden werden, so ist doch nicht abzuleugnen, dass in anderen Fällen Erweichung der Hirnsubstanz oder auch nur eine blosse einfache Entzündung ohne alle Tuberkelablagerung, z. B. bei Hydrokephalus nach Scharlach, angetroffen wird. Wenn der Verf. statt des Ausdrucks Hydrokephalus die Benennung *Febris nervosa infantilis* eingeführt wissen möchte, insofern er die Krankheit für analog mit dem Nervenfieber der Erwachsenen hält, so müssen wir uns dagegen opponiren; denn 1) ist der Ausdruck Nervenfieber an sich schon ein höchst vager, vieldeutiger, 2) ist die Analogie durch nichts erwiesen, und 3) würde unsere ohnehin schon überfüllte und verwirrte Nomenklatur nur noch überfüllter und verwirrter werden. Lassen wir daher dem Ausdruck: akuter Hydrokephalus seine volle Geltung, weil er eingeführt ist und Jeder wohl weiss, was er darunter zu verstehen hat.

Was die Symptome und Stadien betrifft, so ist, wie Rilliet und Barthez bemerkt haben, die alte Abhandlung von Robert Whytt, welche 1768 erschienen ist, noch heutigen Tages das Beste, was darüber erschienen ist. Whytt theilte die Krankheit in drei Stadien, indem er den Puls zur Richtschnur nahm; im ersten Stadium oder in dem Heranbilden der Krankheit ist der Puls beschleunigt und härtlich, im zweiten Stadium, beim Beginnen des Stupors, wird er langsam, und im letzten Stadium oder dem der Konvulsion wird er wieder schnell, aber klein und wegdrückbar. Der Puls ist aber ein sehr wandeilbares und unsicheres Zeichen, zumal sehr viele Ausnahmen bemerkbar sind, und es ist daher, wie Goelis, Bouchut und Andere gethan haben, am besten, die Gesammtheit der Symptome ins Auge zu fassen und danach die Stadien zu bestimmen. Bouchut bezeichnet die drei Stadien mit den Ausdrücken: 1) Germination, worin sich die Tuberkularmeningitis von der einfachen Meningitis unterscheidet, 2) Invasion und 3) Konvulsion. Rilliet und Barthez halten jede Eintheilung in Stadien für unzulässig und unpraktisch, insofern die Krankheit in einem Zuge verläuft und einzelne Symptome sich verlieren, sich wiederfinden und dann vielleicht von Neuem verschwinden. Der Verf. dieses Werkchens nimmt auch, wie der alte Whytt, drei Stadien an, die er das der Aufregung, das der Ergiessung und das der Konvulsion nennt; diese drei Stadien wickeln sich nach seiner Angabe in 20 Tagen ab, und die ganze Krankheit, von den ersten Andeutungen, dem Eintritt des Fiebers, der Verdrossenheit u. s. w. an gerechnet, in 4—6 Wochen. Von 117 Fällen endigten nach Dr. Green 31 nach 7 Tagen, 49 nach 14, 31 nach 20 und nicht mehr als 6 nach mehr als 20 Tagen Krankseins. — Uebrigens hat der Verf. die Vorboten oder die ersten Andeutungen der Krankheiten kurz, aber gut beschrieben, jedoch sind wir der Meinung, dass er eine viel zu sanguinische Hoffnung hegt, wenn er glaubt, dass diese Vorboten, selbst wenn sie von den Eltern oder Pflegern gelesen und im Gedächtniss behalten werden, sie dazu veranlassen werden, sogleich Hülfe dagegen zu suchen. Denn eines Theils wissen wir, wie höchst unbestimmt diese Erscheinungen sind, wie leicht sie auch für ganz etwas Anderes gehalten werden können, und anderen Theils müssen wir daran erinnern, dass sie bisweilen gänzlich fehlen, und dass, wenn sie da sind, sie in einer von der skrophulösen Diathese und der Stoffablagerung unterhaltenen entzündlichen Reizung der Meningen, die meist nicht beseitigt werden kann, beruhen.

Was die einzelnen Erscheinungen betrifft, so bietet der Puls, wofür wir schon den alten Robert Whytt angeführt haben, allerdings ein sehr wichtiges, obwohl nicht so bedeutungsvolles Zeichen dar, wie derselbe es vermeinte. Whytt lehrt, dass im Anfange der Krankheit der Puls 120—130 beträgt; dass er in dieser Häufigkeit bis zum 2ten Stadium verbleibt, und dann plötzlich langsam und auch wohl aussetzend wird; damit stimmen aber weder H. Green, noch Rilliet und Barthez, noch der Verf. überein. Nach Green ist der Puls im Anfange der Krankheit, nämlich zwischen dem Eintreten des Kopfschmerzes, des Erbrechens und dem Eintreten der Somnolenz, immer langsam. Von 19 in dieser Beziehung genau beobachteten Fällen zeigten nur 2 einen Puls über 100; in einigen betrug er nur 54, in einigen war er 80. — Nach Rilliet und Barthez ist der Puls allerdings beschleunigt, aber die Beschleunigung nur von kurzer Dauer; denn wenige Tage nach dem Beginn der Krankheit ist der Puls oft nicht häufiger als im Normalzustande, ja bisweilen ist er sogar langsamer, und zwar steht diese Langsamkeit meist im Verhältniss zur Dauer der Krankheit, und wird also gewissermaassen ein prognostisches Zeichen. Es hat nämlich die Erfahrung gezeigt, dass, wenn der Puls bis zu 90, 80, 60 Schlägen gefallen ist, dieses gewöhnlich andeutet, dass die Krankheit sich mehrere Tage noch hinziehen werde, und dass, wenn darauf der Puls sich wieder beschleunigt, dieses ein Zeichen des herannahenden tödtlichen Ausganges ist, der dann in 2—3 Tagen oder in Ausnahmefällen in 5—6 Tagen erfolgt. Bei der Wiederbeschleunigung des Pulses steigt er bis auf 112—120 und am Todestage wohl bis auf 140—160 Schläge; zuletzt ist der Puls kaum mehr zählbar; am Abend vor dem Tode ist von Rilliet und Barthez 192—200 gezählt worden. Es kann demnach aus der zunehmenden Häufigkeit des Pulses auf die schnellere oder langsamere Annäherung des Todes geschlossen werden. Langsam und zugleich unregelmässig fanden die genannten Beobachter den Puls nur bei der Tuberkularentzündung des Gehirns und seiner Häute.

„Beim Hydrokephalus", sagt der Verf., „ist während des ersten Stadiums der Puls sehr beschleunigt, voll, aber leichter wegdrückbar als bei der Enkephalitis, mit einem merklichen Wechsel im Rhythmus und in der Regelmässigkeit der Schläge. Der Puls nämlich schlägt zuweilen während des Drittels einer gegebenen Zeit eben so schnell als kurz zuvor in zwei Dritteln derselben Zeit. So habe ich manchmal bei einem Kinde, dessen Puls 140 Schläge in der Minute betrug, 70 Schläge in 40 Sekunden und die anderen 70 in den übrigen 20 Sekunden gezählt. Auch ist meist eine deutliche Intermission nach 7, 17, 20 Pulsationen bemerkbar; auch der Charakter verändert sich, 1—2 Schläge schnell hinter einander folgend sind härtlich, die anderen weich, schwach, flatternd. Im 2ten Stadium sinkt der Puls und wird langsam, schwierig, intermittirend und unregelmässig, und durch Bewegung oder Aufregung sehr leicht oft bis zur doppelten Zahl beschleunigt."

Was das Erbrechen betrifft, so hat es Robert Whytt ebenfalls schon als ein Symptom von Wichtigkeit erkannt. Nach Rilliet und Barthez tritt dieses Symptom gewöhnlich am 1sten Tage und selten später als am 2ten oder 3ten Tage ein; meist dauert es nur 2 — 3 Tage überhaupt, in anderen Fällen auch länger, kehrt aber selten wieder, wenn es einmal sich verloren hat. Tritt bei einem Kinde, das eine gute Verdauung und ziemlichen Appetit hat, plötzlich ohne bekannte Ursache, jedoch nach längere Zeit vorhergegangenem Kopfschmerze, Erbrechen ein, so ist, zumal wenn das Kind skrophulös ist, eine annäherende Meningitis sehr in Verdacht zu haben. „Ein solches Erbrechen", sagt der Verf., „tritt plötzlich und unerwartet ein, ohne alle Nausea, und so wie es vorüber ist, zeigt das Kind grosse Begierde nach Speise." Ist das Erbrechen mit Verstopfung verbunden, so ist die Bedeutung desselben noch grösser; Verstopfung oder Hartleibigkeit ist meist, aber nicht immer, vorhanden. Gegen Ende der Krankheit wechselt die Verstopfung gewöhnlich mit Diarrhoe.

Ueber die Einziehung der Bauchwände, welches Symptom gewöhnlich am 6ten Tage eintritt, bemerken Rilliet und Barthez, dass diese Retraktion, die vorzüglich die Mitte der Bauchwand betrifft, so dass der Bauch eine kahnförmige Grube darstellt, bisweilen so bedeutend ist, dass man das Klopfen der Aorta fühlen kann. „Es ist dieses Symptom", sagen sie, „ein konstantes, und hängt nicht von der Verstopfung ab, denn es tritt oft erst ein, wenn die Konstipation der Diarrhoe Platz gemacht hat; lediglich bei Gehirnaffektionen haben wir dieses Symptom angetroffen."

Ueber den Urin im Hydrokephalus bemerkt der Verf. der uns vorliegenden Schrift Folgendes: „Der Urin hydrokephalischer Kinder ist meist von einer dunkelen Bernsteinfarbe, von bedeutender spezifischer Schwere, bisweilen milchig, lagert ein weissliches, schmieriges Sediment ab, riecht sehr übel kurz nachdem er gelassen worden, und verursacht Schmerz in seinem Laufe längs der Harnröhre. Der Charakter des Urins Hydrokephalischer ist sowohl in Bezug auf Mischung als auf Aussehen sehr vom Charakter des Urins verschieden, der in der Phrenitis oder wirklichen Gehirnentzündung gelassen wird. In letzterer Krankheit ist der Urin gewöhnlich dunkelbraun, hat die Farbe des Braunbiers (Porters) und enthält mehr Harnstoff und weniger Lithate als der Urin Hydrokephalischer, und giebt auch meist einen röthlichen oder röthlich-braunen Bodensatz."

Wir gedenken von allen den von den Autoren und so auch von

unserm Verf. angeführten Symptomen des akuten Hydrokephalus nur noch zweier, nämlich des Koma und des Hustens.

In Bezug auf das Koma ist noch zu ermitteln, ob der Grad desselben mit vorhandenen anatomischen Veränderungen im Verhältnisse steht, und ob von ersterem auf letztere geschlossen werden kann? Rilliet und Barthez fanden in 2 Fällen, wo Koma und Somnolenz gänzlich fehlten, eine beträchtliche Entzündung der Piamater an der Basis, und in einem anderen Falle unzählige Granulationen und eine oberflächliche Erweichung der grauen Substanz; bei 2 von diesen Kindern war die Ergiessung in die Ventrikel sehr gering (etwa 1—2 Unzen) und bei dem dritten fehlte sie ganz. „War nun", fragen Rilliet und Barthez, „dieser Geringfügigkeit oder dem Fehlen der Ergiessung die Abwesenheit des Koma zuzuschreiben? Werfen wir einen Blick auf verschiedene andere Beobachtungen, die wir zu machen Gelegenheit hatten, so finden wir die Quantität der Ergiessung, obwohl das Koma ein sehr bedeutendes war, nicht grösser als in den Fällen, wo das Koma in geringerem Grade obwaltete. In den meisten übrigen Fällen jedoch, wo das Koma ein sehr tiefes war, war die Ergiessung in die Gehirnhöhlen sehr bedeutend."

Vom Husten als Symptom des akuten Hydrokephalus sagt der Verf. Folgendes: „Einen geringen, ich möchte sagen, falschen Husten, welcher zum Theil einer mit Gewalt zurückgehaltenen Anstrengung sich zu erbrechen, zum Theil aber dem sogenannten Morgenmagenhusten alter Säufer gleicht, trifft man nicht selten als ein bleibendes Symptom während aller drei Stadien. Alibert erklärt dieses Symptom, das gewöhnlich mit etwas Dyspnoe verbunden ist, für ein Zeichen von Ergiessung in die Hirnhöhlen. Vergeblich versucht der Empiriker diesen Husten durch Anodyna und Demulcentia zu beseitigen, und es kann dann wohl geschehen, dass die Brust für den Sitz des Uebels gehalten und eine Behandlung gegen eine irrthümlich angenommene Bronchitis oder Pneumonie angeordnet wird, während die Quelle das Gehirn ist."

Der Husten und die Affektion der Athmungsorgane ist offenbar nur eine Reflexthätigkeit des durch die Affektion des Gehirns oder der Gehirnhäute gereizten oberen Theil des Rückenmarks, namentlich des verlängerten Marks, von dem die motorischen Nerven der Athmungsorgane ausgehen. Der Husten und die Dyspnoe würden also mit den Konvulsionen, die davon herrühren, dass das Rückenmark immer mehr und mehr erregt wird, und zuletzt ohne Mitwirkung des Gehirns in eine automatische Thätigkeit verfällt, in eine Reihe gestellt werden müssen.

„Die Ursache des Hustens", sagt auch der Verf., „scheint mir aus einer Reizung der Zerebralendigungen des Vagus zu entspringen. Daher die verschiedenen anomalen Erscheinungen am Magen, Zwerchfell, Leber u. s. w., nämlich das Erbrechen, Seufzen, Gähnen, Husten und die epigastrische Empfindlichkeit."

Die differentielle Diagnose des akuten Hydrokephalus ist mit sehr bedeutenden Schwierigkeiten verknüpft. Wenn auch die Gesammtheit der Erscheinungen, ihre Entwickelung und Folgereihe eine Affektion des Gehirns ziemlich deutlich darthut, so ist daraus doch nicht zu entnehmen, welcher Theil des Gehirns, ob das Gehirn selber oder nur die Meningen der Sitz der Krankheit sind. Sicherlich haben Viele, die sich ihrer glücklichen Erfolge in der Behandlung des akuten Hydrokephalus rühmen, Phrenitis oder irgend ein anderes Leiden dafür gehalten. — Der Verf. geht die einzelnen Symptome durch und sucht das Charakteristische derselben herauszustellen. — Der Kopfschmerz beim akuten Hydrokephalus ist lanzinirend, paroxysmenartig und mit unfreiwilligem Aufschreien begleitet. „Wenn man von dem Kinde verlangt, den Kopf zu schütteln, so versucht es, wenn es die Aufforderung versteht, gewöhnlich diese Bewegung, aber mitten im Versuche hält es plötzlich inne, stösst ein durchdringendes Geschrei aus und hält den Kopf fest zwischen den Händen. Der Kopf ist ihm schwer und voll nach vorn (*the head feels heavy and full anteriorly*) und es hat stets die Neigung, die Stirn auf das Kissen zu stützen (*and there is a strong tendency, to rest its frontal surface against the pillow*)." — Der Schwindel bildet sich langsamer heran, ist aber von längerer Dauer als in der Phrenitis und tritt besonders bei Aufrichtung des Kopfes ein. — Der Stupor ist gewöhnlich intensiver und anhaltender als in anderen Gehirnaffektionen. — Häufig sind kolikartige Schmerzen im Unterleibe; sie sind aber mit Empfindlichkeit längs der Hals- und Rückenwirbel verbunden, steigern sich in dem Maasse, wie die Krankheit zunimmt, und affiziren besonders die epigastrische und hypogastrische Gegend. — Respiration und Puls stehen nicht im Verhältnisse zu einander; der Puls kann 140 — 160 in der Minute betragen, während in derselben Zeit nur 40 — 50 Athemzüge stattfinden. „Die respiratorischen Bewegungen", sagt der Verf., „geschehen in einer übereilten, etwas konvulsivischen Weise, und man bemerkt eine deutliche Zunahme in der Dauer des exspiratorischen

Aktes und der Ruhepause; tiefes und anhaltendes Seufzen tritt oft dazwischen und vermindert besonders die Zahl der Athemzüge in einer gegebenen Zeit." — Was die ausgeleerten Stoffe betrifft, so ist Verf. der Ansicht, dass die Autoren viel zu wenig Gewicht auf das Aussehen derselben gelegt haben. „Man vergleiche", sagt er, „die ausgeleerten Stoffe eines an Phrenitis, Variole oder remittirendem Fieber leidenden Kindes dagegen; wird man finden, dass sie dieselbe zähe, leimige, glasige Beschaffenheit und denselben eigenthümlich stinkenden Geruch haben, wodurch die Ausleerungen beim akuten Hydrokephalus sich unterscheiden? Es kann bei jenen der Koth auch sehr stinkend sein, aber er wird nicht dieselbe gallertartige, glasige Beschaffenheit haben." — Wichtige Merkmale gaben allen Beobachtern die Augen. Das Auge ist krankhaft empfindlich gegen das Licht, aber nicht injizirt, wie bei der Phrenitis. „Die Pupille", sagt Verf., „ist beim idiopathischen Hydrokephalus immer dilatirt; wenn aber mit ihm Entzündung des Gehirns oder der Meningen komplizirt ist, so ist die Pupille stets kontrahirt." Die von Dr. Green als ein pathognomonisches Zeichen betrachtete, bisweilen sich einstellende, spasmodische Kontraktion der Augenlider, so dass sie nicht geöffnet werden können, leitet Verf. von einer Reizung der den Kreismuskel versehenden Filamente des 5ten Nerven her; aus derselben Quelle kommt nach ihm auch das häufig vorhandene Jucken der Nase und des unteren Theils des äusseren Ohrs. Bemerkenswerth ist noch, obwohl allgemein bekannt, dass, während der Gehörsnerv sehr empfindlich wird, der Geschmacksnerv sich abstumpft.

Ob die Auskultation am Kopfe in Bezug auf Kongestion, Ergiessung und das Marshall Hall'sche Hydrenkephaloid einige Auskunft zu geben vermag? Verf. glaubt es! Es sind überhaupt 4 Kopftöne zu unterscheiden: 1) Das bei jeder Einathmung im Innern des Kopfes hörbare Geräusch, welches er inspiratorisches kephalisches Geräusch nennt, gleicht einem sanften unterbrochenen Blasen oder Pusten, ungefähr als wenn man durch eine enge hölzerne Röhre pustet, ohne die Lippen zu komprimiren. 2) Das von der Blutströmung, namentlich von den Arterien herrührende Geräusch, welches Verf. kardiakal-kephalisches Geräusch nennt, giebt dem Auskultirenden sich kund, als wenn der Finger sanft gegen einen weichen elastischen Körper, wie etwa gegen einen dünnen Kautschukball oder eine zum Theil mit Wasser gefüllte Blase, anschlägt; der Ton gleicht dem, welchen man in der Femoralarterie eines Plethorischen hört, wenn man das Sthetoskop leicht aufsetzt. 3) Der Wiederhall der Stimme im Kopfe, oder der **kephalische Stimmton**, ist scharf und durchdringend, und giebt der aufgelegten Hand und dem Ohre eine vibrirende Empfindung. 4) Der kephalische von der Deglutition herrührende Ton hat Aehnlichkeit mit dem dumpfen Ton einer herabfallenden dicklichen Flüssigkeit. So ungefähr werden die Töne und Geräusche bei Nichtkranken vernommen.

„Wenn", sagt Verf., „das Gehirn oder seine Hüllen von Krankheit ergriffen sind, so giebt sich im kephalischen Herz- und Stimmtone eine sehr auffallende Veränderung kund. Es deutet offenbar auf eine beginnende oder schon vorhandene Veränderung in der normalen Beschaffenheit des Gehirns, wenn der kephalische Herzton so seinen Charakter verändert, dass er, statt, wie gewöhnlich, sanft und schwach zu sein, rauh, heiser, plärrend (*blurting*) wird, welcher letztere Ton bei dem sogenannten Hydrenkephaloid mit einer musikalischen, wenn man sie einmal gehört hat, nicht leicht vergessbaren Intonation der Arterien begleitet ist. Dieser Ton ist je nach der Bedeutendheit der Ursache von verschiedener Intensität, und wird nachgeahmt, wenn man mit den stark aufgedrückten Fingern schnell über Sammet oder Plüsch querüber fährt. Am lautesten ist er bei der Gehirnkongestion, der Apoplexie und in dem Stadium der Ergiessung, wenn die Zirkulation abnorm langsam ist, und wird dann nicht selten rauh, schroff, kratzend, raspelnd. Bei der einfachen Aufregung oder dem Erethismus des Gehirns, im Beginn des Hydrokephalus und der Phrenitis, ist dieser Ton sanfter, schneller, mehr dem Blasebalgtone, welcher am Herzen bei der Endokarditis hörbar ist, ähnlich." ..... „Der durch das Schädelgewölbe hindurch hörbare Wiederhall der Stimme (der kephalische Stimmton) erleidet eine Modifikation, wenn irgend eine dünne Flüssigkeit innerhalb des Kopfes sich angesammelt hat; dieser Ton ist zitternd, scharf, blökend, und hat einen Silberklang, nicht unähnlich dem metallischen Klang, welcher bei pleuritischen Ergiessungen durch die Stimme erzeugt wird, und dort Aegophonie heisst. Es kann demnach dieser Ton hier **kephalische Aegophonie** genannt werden. Sehr leicht wird dieser Ton bei grossen Wasseransammlungen im Schädel, wo die Flüssigkeit über die ganze Oberfläche des Gehirns verbreitet ist, erkannt, und eben so in denjenigen Fällen von chronischem Hydrokephalus, wo die Hirnhöhlen von Wasseransammlungen beträchtlich ausgedehnt sind. Hörbar ist dieser Ton auch in dem Stadium der Ergiessung beim akuten Hydrokephalus, bei Gehirnentzündung u. s. w., obgleich er hier weniger deutlich ist, sondern schärfer, schallender (*clanging*), zitternder wird. Bei Blutergiessungen wird der Wiederhall der Stimme nur verstärkt, aber in seinen sonoren Eigenschaften wenig verändert." . . . . . „Die physikalischen Zeichen, so weit sie am Kopfe vernehmbar sind, sind zwar nicht als pathognomonisch für ein bestimmtes Gehirnleiden zu betrachten, aber sie sind nichtsdestoweniger von Nutzen, insofern sie dazu dienen können, das Dasein, ja den Ort eines solchen Leidens uns bemerklich zu machen, uns ferner zu erkennen zu geben, ob eine seröse Ergiessung stattgefunden oder nicht, und in wie weit wir es nur mit einem einfachen oder mit einem mit Brustleiden komplizirten Kopfleiden zu thun haben. Obwohl ich Jahre lang mit der grössten Aufmerksamkeit die bei den verschiedenen Gehirnaffektionen sich bemerklich machenden auskultatorischen Phänomene studirt habe, so muss ich doch leider bekennen, dass wir, so weit unsere Kenntniss dermalen reicht, noch kein einziges Zeichen besitzen, das mit Sicherheit eine bestimmte und besondere Krankheit andeutet; die wahrnehmbaren auskultatorischen Symptome bezeichnen aber wohl gewisse pathologische Veränderungen im Gehirn, deren besondere Wirkungen unseren Sinnen nicht zugänglich sind, oder die durch sie von einander nicht unterschieden werden können." . . .

Wenden wir uns nun zur Aetiologie des akuten Hydrokephalus, so verwirft Verf. die Erblichkeit dieser Krankheit und findet ihre Entstehung in den verschiedenen widrigen Einflüssen im Regimen und in der Diät. „Als die latente Ursache des akuten Hydrokephalus", sagt Verf., „betrachte ich eine lymphatische oder skrophulöse Konstitution, die nicht selten durch eine zu hohe Reizbarkeit des Nervensystems der Mutter bedingt ist, indem dadurch der Frucht in ihrem Leibe der nöthige Zuschuss von Nahrungsstoff geschmälert oder gestört wird. Das Kind wird arm an kräftigem, bildsamem Blute; sein Blut bleibt mehr auf der Stufe der Lymphe oder des Serums stehen, und diese seröse oder vorherrschend lymphatische Beschaffenheit kann auch nach der Geburt im Kinde durch unpassende, mangelhafte Diät, Kleidung, schlechte Luft, Mangel an Bewegung u. s. w. erzeugt werden, worauf dann irgend ein krankmachender Einfluss mit desto grösserer Aktivität sich äussert."

Leugnet aber Verf. auch mit vollem Recht eine wirkliche Ererbung des Hydrokephalus, so kann er doch die Ererbung einer besonderen Prädisposition dazu nicht leugnen; denn ist die genannte Krankheit skrophulösen Ursprungs, das heisst, beruht sie in den meisten

Fällen darauf, dass in Folge der Tuberkelablagerung eine Entzündung der Piamater und zuletzt eine Ergiessung darauf sich einstellt, so muss hier eine Erblichkeit eben so gut möglich sein, wie eine Ererbung der besonderen Anlage zur Lungensucht. Soll also die Ererbung getilgt werden, so muss durch Diät und Regimen der Grundanlage, nämlich der Skrophulosis, schon sehr früh kräftig entgegengewirkt werden, und es ist daher rathsam, dass die Mutter, wie der zeugende Vater, beide ihre eigene Konstitution ins Auge fassen und auf deren Verbesserung hinwirken.

Pathologische Anatomie. Von der Idee befangen, dass der akute Hydrokephalus im Grunde nichts weiter sei, als ein idiopathisches Nervenfieber, in dessen Verlaufe sich Entzündung und Ergiessung meist auszubilden pflegt, aber auch fehlen kann, — von dieser Idee befangen, legt Verf. kein grosses Gewicht auf den anatomischen Befund. Erweichung, grössere oder geringere Trübung der Hirnhäute, die grössere oder geringere Klarheit der ergossenen Flüssigkeit, selbst ihre Quantität, die Beschaffenheit oder Menge der Tuberkelablagerung, — alles dieses ist ihm durchaus gleichgültig, denn es erscheint ihm nicht wesentlich, sondern nur zufällig, oder eine Folge der durch die Erregung des Nervensystems bewirkten Entzündung. Diese seine Ansicht wird durch folgende Worte noch klarer.

„In dem Maasse", sagt er, „wie die Ossifikation Fortschritte gemacht hat, wie die innige Strukturverbindung zwischen Perikranium und Duramater in Folge der Knochenablagerung immer geringer wird, wird auch der Hydrokephalus, so pflegt gewöhnlich gelehrt zu werden, immer seltener. Es ist dieses ganz richtig, aber der Grund davon liegt darin, dass, wenn ältere Kinder oder Erwachsene auch dieselbe Beschaffenheit des Bluts, dieselbe skrophulöse Diathese, und folglich auch dieselbe bedeutende Erregbarkeit des Nervensystems haben, sie doch weder dieselbe nachgiebige Textur der Schädelwände, noch dieselbe Ausdehnbarkeit der Gefässe, und folglich nicht dieselbe Tendenz zu Kongestionen nach dem Kopfe besitzen, wie jüngere Kinder. Es wird daher bei den mehr Erwachsenen die Erregung des Nervensystems in der Form einer *Febris nervosa lenta* oder eines reinen Nervenfiebers verbleiben und selten ein akuter Hydrokephalus hinzukommen."

Die Ergiessung in die Hirnhöhlen betrachtet demnach Verf. nur als eine in Folge der Leichtigkeit, womit die Blutanhäufung in so früher Kindheit geschieht, hinzutretende einfache Exsudation, und es ist nicht nöthig, dass Entzündung der Meningen sich hinzugesellt, und dass, wenn sie da ist, ihr Dasein als etwas Zufälliges betrachtet werden muss, gerade wie die Kongestionen Ergiessungen und akzidentelle Entzündungen in diesem oder jenem Organe bei den Nervenfiebern Erwachsener. Dieser Hypothese geradezu entgegen steht die Ansicht der französischen Schule, wonach skrophulöse (tuberkulöse) Ablagerung in die Meningen die eigentliche Ursache der Entzündung und Ergiessung ist.

Verlassen wir das Gebiet der Theorie und folgen wir dem Verf. zur Behandlung. Die Prophylaxis besteht nach dem Verf., wie schon Anfangs erwähnt, vorzugsweise in richtiger Diät und gehörigem Regimen, so dass die Beschaffenheit des Blutes, und folglich die ganze Konstitution eine Verbesserung erleidet. Wenn in einer Familie, wo schon einige Kinder von der Krankheit ergriffen waren, ein Kind wieder die ersten Andeutungen zu derselben zeigt, so empfiehlt er, ausser einer sorgfältigen Rücksicht auf die Ausscheidungen des Darmkanals, der Nieren und der Haut, die Anwendung eines kalten Spritz- oder auch Sturzbades auf den Kopf, während der übrige Körper in sehr warmem, fast heissem Bade ruht; ein solches Bad nennt er ein revulsives Bad (*a revulsion-bath*); ausserdem Gegenreizung in den Nacken und hinter die Ohren.

Was die eigentliche kurative Behandlung der ausgebildeten Krankheit betrifft, so will Verf. sie nach denselben Prinzipien geleitet wissen, nach denen das Nervenfieber Erwachsener behandelt wird. „Nur wenige Fälle", sagt er, „werden Blutentziehungen ertragen und dadurch mit Sicherheit aufgehalten werden; in dieser Bemerkung liegt allerdings nichts Neues, denn viele meiner Vorgänger haben in Bezug auf Behandlung der Nervenfieber schon dasselbe gesagt. Von dem Augenblicke an, wo die Krankheit beginnt, wird die Kette der Fiebererscheinungen eben so wenig unterbrochen, wie in den idiopathischen anhaltenden Fiebern Erwachsener ..... Daher muss ich wiederholen, dass, wenn man das Prinzip festhält, den akuten Hydrokephalus eben so zu behandeln, wie man ein einfaches Nervenfieber zu behandeln pflegt, man sich des besten Erfolgs erfreuen wird. Charakterisirt sich die Krankheit durch Erscheinungen, die auf eine wirkliche Entzündung im Kopfe hindeuten, ist der Urin dunkel gefärbt, der Puls stark, die Körperwärme gesteigert, die Bindehaut der Augen injizirt, der Durst heftig, das Antlitz geröthet, und Schlaflosigkeit und Unruhe sehr gross, so dass es fast scheint, als sei Phrenitis vorhanden, so ist Blutentziehung eben so gerechtfertigt, wie unter gleichen Umständen beim Typhus, beim Synochus, bei der Miliaria, der Variole u. s. w. Da mag die Blutentziehung, in den ersten 24 Stunden verübt, allerdings sich sehr heilsam erweisen oder gar wohl die fernere stürmische Entwickelung der Krankheit aufhalten. Deuten die Erscheinungen auf Ueberfüllung der Blutgefässe des Gehirns, so können, selbst wenn im Allgemeinen Schwäche vorhanden ist, einige Blutegel an die Schläfen gesetzt sehr gute Dienste thun, gerade wie man auch bei erwachsenen Fieberkranken verfährt. Erkennt man aber Schwäche mit nervöser Reizung und sehr ausgebildeter Skrophulosis gepaart, so ist Blutentziehung durchaus nicht indizirt. Hier ist das (schon genannte) Revulsiv-Bad zweimal täglich oder die Schwammkappe passend."

Die Schwammkappe nämlich besteht aus Scheiben Schwamm, die so zusammengenähet sind, dass sie eine Kappe oder Mütze bilden, die mit einem ledernen Kinnriemen zum Festhalten versehen ist; diese Kappe wird mit verdunstenden oder kälteerzeugenden Flüssigkeiten feucht erhalten. Verf. empfiehlt nach dem ersten Erscheinen der Neigung zum Erbrechen ein Brechmittel aus Ipekakuanha in Senfmolken (*a. vomit of Ipecac. worked of with mustard whey*). Das Purgiren darf nur mässig sein; man kann mit Kalomel und Jalappe beginnen, muss aber bald zu Weinsteinrahm, gerösteter Jalappe (*toasted Jalap*) oder Rizinusöl schreiten, und täglich ein Klystier geben; mit diesen Mitteln muss man nach Umständen, gerade wie im Nervenfieber, Baldrian, Kastoreum, *Asa foetida* u. dergl. verbinden. Bisweilen wiederum sind Diuretika, Salina, kleine Gaben Merkur u. dergl., bei grosser Aufregung sogar Opiate und Anodyna an ihrer Stelle. — Im 2ten und 3ten Stadium ist starke Gegenreizung indizirt. Nach drei Richtungen hin muss immer gezielt werden, auf freie Diurese, freie Katharsis und freie Diaphorese.

Damit beenden wir die Durchsicht dieses Buches; wir haben im Eingange gesagt, dass die Aerzte wenig eigentliche Ausbeute sich werden holen können, und das, glauben wir, hat sich hinreichend durch unsern Auszug bestätigt. Die Idee des Verf., den akuten Hydrokephalus mit dem Nervenfieber Erwachsener zu parallelisiren oder gar für gleich zu erachten, ist dem Werke nicht zum Vortheil gewesen, und wir würden uns viel kürzer gefasst haben, hätten wir nicht das, was uns noch am belehrendsten erschien, herausheben und einige Bemerkungen aus dem Bereiche unserer Erfahrung und unseres Wissens daran knüpfen wollen. Bd.

III. *Klinische Mittheilungen.*

A. Poliklinik der Universität in Berlin (Prof. Romberg).

Mittheilungen aus derselben von Dr. Henoch, Assistenzarzte der genannten Klinik.

Bronchitis capillaris. **Dilatation der Bronchien.**

Albert B., ein anderthalbjähriges Kind, ward am 15. Juni 1845 in einem hoffnungslosen Zustande in die Klinik gebracht. Eine livide Blässe bedeckte das ödematös angeschwollene Gesicht, die halb erloschenen Augen lagen tief in der Orbita, die von einem bleifarbenen Ringe umgeben war. Das lebhafte Spiel der Nasenflügel, die Rückwärtsbeugung des Kopfes, die auffallende Unruhe des kleinen Kranken, deuteten ein wichtiges Hinderniss in den Athmungsorganen an. Die Perkussion ergab im ganzen Umfange der Brust einen etwas gedämpften Schall, ohne dass ein Unterschied der beiden Seiten bemerkbar war. In der linken Lunge liess sich, sowohl an der vorderen als hinteren Thoraxwand, ein feines Knistern hören, welches das normale Respirationsgeräusch fast ganz verdeckte; dasselbe war auf der rechten Seite, wenn auch weniger deutlich, zu hören, weil es hier von einem starken, dem Gargouillement sich nähernden Rasseln, welches dem mittleren Theile der rechten Brust entsprach, übertönt wurde. Die Respirationsbewegungen waren ausserordentlich mühsam und beschleunigt, und wurden fast nur vom Zwerchfell und den Bauchmuskeln vollzogen, während die Brustmuskeln durchaus nicht agirten. Die Seitenwände der Brust waren tief eingesunken, das Brustbein hervorgetrieben, wodurch der Thorax die Form des sogenannten *Pectus carinatum* angenommen hatte. In Uebereinstimmung damit stand der grosse Kopf, die weit offene Fontanelle, die Auftreibung der Epiphysen an den Knochen des Vorderarms und des Unterschenkels. Der Bauch war dick, voll, der Stuhlgang retardirt, die Haut welk, schlaff, grosse Falten bildend, ihre Temperatur erhöht.

Nach der Aussage der Mutter hatte das sonst gesunde, blühende Kind vor zwei Monaten angefangen zu kränkeln, ohne dass eine bestimmte Ursache sich auffinden liess. Die Krankheit begann mit einem kurzen, trockenen Husten, Kurzathmigkeit, und Verlust des Appetits und Hautturgors. Ein hinzugerufener Arzt liess mit gutem Erfolge Blutegel an die Brust setzen, und verordnete zum innern Gebrauch den Brechweinstein. Allein die Besserung war nicht von Bestand. Die früheren Zufälle traten von Neuem und mit erhöhter Intensität auf, und die wiederholte Applikation von Blutegeln war nicht allein nutzlos, sondern beschleunigte noch den Kollapsus.

Bei der Anmeldung des Kindes in der Klinik liess sich nicht verkennen, dass man es mit dem letzten Stadium einer wichtigen Krankheit der Respirationsorgane zu thun hatte. Die im ganzen Umfange der Brust hörbare Krepitation sprach für eine Ueberfüllung der kleinsten Bronchialäste mit zähem Schleime, während das laute, dem Gargouillement sich nähernde Geräusch in der rechten Brusthälfte den Verdacht einer Exkavation rege machen musste. Bestärkt wurde dieser Verdacht durch die ausserordentliche Abmagerung, das hektische Fieber und die vorausgegangene akute Brustaffektion, welche, wie man annehmen musste, den Keim der schlummernden Tuberkulose geweckt und zur schnellen Reife gebracht hatte. Die livide Farbe und ödematöse Geschwulst des Gesichts wurde einerseits auf die mangelhafte Oxydation des Blutes, andererseits auf den gehemmten Rückfluss des venösen Blutes vom Kopfe bezogen, dessen Grund wahrscheinlich in der Kompression durch angeschwollene und tuberkulös entartete Bronchialdrüsen zu suchen war.

Unter diesen Umständen konnte eine ärztliche Behandlung nichts mehr fruchten. Man beschränkte sich daher auf diätetische Massregeln, indem man durch roborirende Nahrungsmittel die Kräfte des Kindes zu unterstützen suchte. Der Beruhigung der Eltern halber ward das *Extr. Chinae frigide paratum* in einem schleimigen Vehikel verordnet. Zwei Tage später gesellte sich zu den beschriebenen Zufällen ein profuser Durchfall von grünlichen, übelriechenden, sehr dünnflüssigen Massen, welcher den Kollapsus so steigerte, dass schon nach zwölf Stunden der Tod des Kindes unter leichten Zuckungen erfolgte.

Am folgenden Tage machte ich die Sektion. Nach der Eröffnung des Thorax sanken die Lungen nicht zusammen. Sie hatten eine dunkel braunrothe Farbe, und zeigten vorzugsweise an ihren vorderen

Rändern und den unteren Lappen heller gefärbte, bohnen- oder haselnussgrosse Hervorragungen, die beim Einschneiden ohne Knistern schnell zusammensanken und durchaus keine Flüssigkeit aussickern liessen (*Emphysema pulmonum*). In allen übrigen Theilen waren die Lungen mit einem röthlichen, in den unteren Lappen fast purulenten Schleime überfüllt, der auf der Schnittfläche reichlich hervorquoll. Die Schleimhaut der Bronchien war von der Bifurkation an bis in die kleinsten Verzweigungen geröthet, die Röhren mit zähem, gelblich-weissem Schleime angefüllt. Im unteren Theile des mittleren Lappens der rechten Lunge war ein Bronchialzweig in einer Länge von 1½ Zolle bis zur Dicke einer Federpose erweitert, seine Wandungen beträchtlich verdickt, die Schleimhaut dunkel geröthet. Auch andere benachbarte Bronchien nahmen, obwohl in geringerem Grade, an der Erweiterung Theil, was sich dadurch kund gab, dass auf der Schnittfläche grössere eiterartige Tropfen aus den durchschnittenen Röhren hervorquollen. Das rechte Herz war etwas dilatirt und mit schwarzem Blute angefüllt. Als ich die Milz herausnehmen wollte, zerriss plötzlich der Fundus des Magens, der, wie die Untersuchung ergab, im Umfange eines Zweithalerstücks, alle Charaktere der gelatinösen Erweichung darbot. Das Peritonäum war wie ein dünner Flor über die erweichte Schleim- und Muskelhaut ausgespannt. Alle übrigen Organe waren vollkommen gesund; an keiner Stelle liessen sich Anschwellungen oder gar tuberkulöse Entartungen der Lymphdrüsen wahrnehmen.

Dieser Krankheitsfall bietet ein mehrfaches Interesse dar. Zunächst heben wir den in der Diagnose begangenen Irrthum hervor. Man vermuthete eine tuberkulöse Exkavation im mittleren *Lappen* der rechten Lunge, und fand bei der Sektion eine Dilatation der Bronchien an dieser Stelle. Wie leicht die Verwechselung dieser beiden Zustände möglich ist, weiss jeder mit der Auskultation vertraute Arzt, da die sthetoskopischen Zeichen beider einander sehr ähnlich sind. Eine genaue Erforschung der vorausgegangenen Krankheit und eine sorgfältige Beobachtung des Verlaufs derselben kann fast allein unter solchen Umständen vor Irrthum bewahren, und gerade diese Erfordernisse einer genauen Diagnose wurden in dem vorliegenden Falle vermisst, da das Kind bereits am dritten Tage nach der Vorstellung in der Klinik seinen Leiden unterlag. Die anamnestische Untersuchung schien übrigens zur Annahme einer *Phthisis tuberculosa* zu berechtigen. Die lange Dauer der Krankheit, die vorausgegangene akute Affektion der Respirationsorgane, in deren Folge sich Welkheit der Haut und beträchtliche Abmagerung eingestellt hatten, das hektische Fieber, sprachen zu Gunsten derselben. Dennoch liess sich in keinem Organe eine Spur von Tuberkeln auffinden, und die Krankheit stellte sich vielmehr als *Bronchitis capillaris* mit Dilatation der Bronchien und Emphysem verbunden dar.

Die dunkele Röthung der Schleimhaut, die sich von der Bifurkation bis in die kleinsten Verästelungen der Bronchien hinein verfolgen liess, wäre an sich schon genügend, die bedeutende Störung der Respiration und die mangelhafte Oxydation des Blutes zu erklären. Hierzu gesellten sich noch mechanische Hindernisse, die Ueberfüllung der kleinsten Bronchialröhren mit zähem Schleime, der auf der Schnittfläche reichlich hervorquoll, ein wichtiges anatomisches Kennzeichen der *Bronchitis capillaris* im Gegensatze zur wahren pneumonischen Verdichtung. Von dieser liess sich an keiner Stelle der Lunge eine Spur auffinden, vielmehr hatte die Lungensubstanz mit Ausnahme der emphysematösen Läppchen überall ihr normales Gefüge bewahrt, und knisterte beim Fingerdruck. Die während des Lebens im ganzen Umfange der Brust hörbare Krepitation beweiset, dass die Ueberfüllung der kleinsten Bronchien nicht erst nach dem Tode entstanden war.

Als Folgekrankheit dieser mechanischen Verstopfung hat man nun auch das *Emphysema pulmonum* zu betrachten, welches in der kapillaren Bronchitis der Kinder überhaupt häufig vorkommt, weil der durch angestrengte Respirationen in die Lungenbläschen hineingetriebenen Luft der Rückweg versperrt ist. Diese Verödung eines Theils der Lungensubstanz musste die überdies schon bedeutenden Athembeschwerden und die dadurch bedingte Entmischung des Blutes noch beträchtlich steigern, woraus sich die auffallende livide Färbung des Antlitzes und der Lippen erklärt, die auch das Emphysem der Erwachsenen in den meisten Fällen begleitet. Im engsten Zusammenhange mit dieser emphysematösen Entartung der Lungensubstanz steht nun die Dilatation der Bronchien, die sich im mittleren und unteren Lappen der rechten Lunge vorfand. Auf gleicher Ursache, wie das Emphysem, beruhend, kommt sie bei Kindern, die an *Bronchitis capillaris chronica* sterben, häufig vor, wird aber, wenn sie die kleineren Bronchien befällt, leicht übersehen. Das Hervorquellen grösserer eiterartiger Schleimtropfen aus der Durchschnittsfläche muss in solchen Fällen immer die Aufmerksamkeit auf diesen krankhaften Zustand der Bronchien lenken. Bei diesem Kinde fand sich neben der Dilatation der kleinsten auch die eines grösseren Bronchialrohrs, deren stheteśkopische Zeichen zur irrthümlichen Annahme einer tuberkulösen Exkavation verleitet hatten. Die dunkele Röthe seiner Schleimhaut, die beträchtliche kartilaginöse Verdickung seiner Wandungen, bekundete die längere Dauer der Entzündung.

Obwohl die angeführten pathischen Veränderungen in den Respirationsorganen schon hinreichen, den hohen Grad der Dyspnoe zu erklären, so darf ein anderes wichtiges Moment doch nicht übersehen werden: ich meine die Paralyse der Inspirationsmuskeln der Brust, auf welche in der neuesten Zeit Stromeyer die Aufmerksamkeit gelenkt hat. Sie ist in sehr vielen Fällen Attribut der Rhachitis, und auch bei diesem Kinde gab sich die erwähnte Krankheit durch den grossen Kopf, die weit offene Fontanelle, die Anschwellung der Epiphysen der Röhrenknochen kund. Ich habe oben bemerkt, dass die Inspiration nur durch gewaltsame Anstrengung des Zwerchfells und der Bauchmuskeln vollzogen wurde, während die grossen Muskeln der Brust, besonders die Serrati, ganz unthätig waren. Die letzteren waren sogar atrophisch, die Seitenwände des Thorax eingesunken, während durch die kräftige Wirkung des Zwerchfells und der Bauchmuskeln die unteren Rippen und der untere Theil des Brustbeins stärker hervortraten, und durch den Kontrast mit den eingesunkenen Seitenwänden die unter dem Namen „Hühnerbrust" bekannte Formation darboten.

Das Oedem des Gesichts, welches man während des Lebens von dem Drucke angeschwollener Bronchialdrüsen auf die grossen Venenstämme der Brust hergeleitet hatte, kann nur durch die Störung des venösen Kreislaufs in den Lungen selbst erklärt werden. Die auffallende Abmagerung, welche auch ein Moment zur Annahme der Phthisis abgegeben hatte, war theils Folge des anhaltenden Fiebers, theils des entmischten Blutes, welches zur normalen Ernährung der Gewebe nicht mehr geeignet war. In den letzten Tagen des Lebens wurde der Kollapsus durch den Eintritt der Gastromalakie wesentlich beschleunigt. Bemerkenswerth ist in diesem Falle der gänzliche Mangel des Erbrechens, welches die Magenerweichung fast immer begleitet. Der starke Durchfall allein konnte den Verdacht dieser Krankheit um so weniger erregen, als chronische Affektionen der Respirationsorgane oft mit kolliquativen Durchfällen enden. Ob und in welchem Zusammenhange die gelatinöse Erweichung des Magengrundes mit dem Lungenleiden gestanden, lässt sich nicht bestimmen. Das Gehirn konnte, da die Erlaubniss zum Oeffnen der Schädelhöhle von den Eltern verweigert wurde, nicht untersucht werden.

B. Hospital der Charité in Paris (Klinik von Rayer).

Lähmung des grossen, vorderen Sägemuskels (*M. serratus anterior major*).

Die Muskellähmungen kommen zwar eben so gut bei Erwachsenen wie bei Kindern vor, und sie bilden daher nicht eigentlich eine Kinderkrankheit in dem Sinne, wie man Kinderkrankheiten gewöhnlich nimmt; aber gerade weil man die Muskellähmungen nur seit Kurzem erst richtig ins Auge gefasst, bei Kindern aber sie meist nicht erkennt, sondern für etwas ganz Anderes zu halten pflegt, erschien es uns von Wichtigkeit, diesen Gegenstand, so weit Beobachtungen und klinische Erörterungen ihn uns zuführen, unseren Lesern zur Kenntniss zu bringen. Die grosse Wichtigkeit ergiebt sich schon aus manchen unserer Mittheilungen in den verschiedenen Heften dieses Journals; wir hatten einmal Gelegenheit zu zeigen, wie das freiwillige Hinken überaus häufig nur in Lähmung eines oder mehrerer Schenkelmuskeln seinen Grund hat, und wie viel Unheil die, namentlich durch Rust geförderte, höchst einseitige Ansicht, die Ursache der *Luxatio spontanea* immer nur in einer Entzündung der tieferen oder inneren Parthieen des Oberschenkelgelenks zu finden, herbeigebracht hat. Solche partielle Muskellähmungen kommen auch an anderen Theilen des Körpers vor, und es wird besonders von Interesse sein, zu sehen, wie sie bei Kindern oder jugendlichen Subjekten, wo man sie am wenigsten vermuthet, in die Erscheinung treten. Am besten gekannt und studirt sind noch die Lähmungen der Antlitzmuskeln und des Auges; zu letzteren gehört der von Paralyse eines der geraden Augenmuskeln abhängige Strabismus und die von Paralyse des Aufhebers des oberen Augenlides abhängige Blepharoptosis; es sind dieses Lähmungen, die in das Gebiet des 3ten Nerven gehören. Die Lähmungen der Rumpfmuskeln und der Muskeln der Gliedmaassen kennt man weniger.

Von grosser Wichtigkeit sind daher die klinischen Mittheilungen des Prof. Rayer über solche Paralysen. Der Fall, der ihm dazu Anlass gab, ist folgender: Ein kleines Mädchen, kaum 15 Jahre alt, war schon 6 Wochen krank, als sie in Rayer's Abtheilung kam. Die rechte Schulter und der rechte Arm waren gelähmt; der Kostalwinkel des Schulterblattes stand sehr bedeutend heraus und war der Wirbelsäule genähert, so dass das Kind, wenn man es von hinten betrachtete, verwachsen oder schief erschien. Den Vorderarm und die Hand konnte die Kranke bewegen; nur konnte sie meistens die Gegenstände mit der Hand nicht fest fassen und halten. Sie klagte über Prickeln, Betäubung und ein Gefühl von Eingeschlafensein im Gliede; diese Empfindungen waren aber nicht immer vorhanden, sondern machten kurze Pausen, und hielten jedesmal etwa 15 Minuten an, während welcher Zeit die Hand livide wurde.

Hr. Rayer machte besonders auf die Stellung des rechten Schulterblattes aufmerksam. „Sie bemerken, m. H.," sagt er, „dass der innere oder Vertebralrand des rechten Schulterblattes schief von unten nach oben und von innen nach aussen gerichtet ist. Der untere Winkel des Schulterblattes steht etwa um 3 Centimeter heraus und befindet sich in gleicher Höhe mit dem 5ten Rückenwirbel, während derselbe Winkel des anderen (linken) Schulterblattes in gleicher Höhe mit dem 7ten Rückenwirbel steht. Der obere hintere Schulterblattwinkel, nach oben und aussen gewendet, ist von der Rückenwirbelsäule ungefähr 15 Centimeter entfernt [1]), während derselbe Winkel des linken Schulterblattes nur 8 Centimeter absteht; der obere äussere Winkel ist gesenkt. Das Schulterblatt hat demnach sich gleichsam um seine Achse gedreht, indem der obere äussere Winkel nach aussen und unten und der untere Winkel nach innen und oben getreten ist. Die Schulter erscheint gesenkt; der *M. levator Scapulae* erscheint weit vorspringender als der gleichnamige des linken Schulterblattes, während die Axillarportion des grossen Pektoralis gespannt ist. Strengt sich die Kr. sehr an, so kann sie den rechten Arm erheben, ihn gegen den Kopf bringen, auf der Brust kreuzen, und ihn eben so leicht und ohne alle Schmerzen nach vorn wenden, wie den linken."

„Betrachtet man das Mädchen von der Seite und von hinten, so ist man geneigt, sie für verwachsen oder wenigstens für schief zu halten, und ein enthusiastischer Tenotomist, der immer nur angeborene oder später entstandene Retraktionen der Muskeln und Sehnen zu sehen glaubt, würde sicherlich das Messer ergriffen und einer subkutanen Operation sich befleissigt, oder mancher einseitige Orthopädist würde Streck- und Dehnapparate angewendet und das Kind einer langwierigen Gymnastik unterworfen haben. Was wäre die Folge gewesen? Heilung gewiss nicht, sondern Verschlimmerung, denn die

---

1) 1 Meter = 3,078 par. Fuss; folglich $\frac{1}{100}$ Meter oder 1 Centimeter beinahe $4\frac{1}{2}$ par. Linie oder genauer 4,43 Linie. Wo es auf sehr genaue Messungen nicht ankömmt, kann man den Centimeter ungefähr zu $\frac{1}{3}$ Zoll annehmen. Bd.

gelähmten Muskeln hätten ihre Retraktilität natürlich dadurch nicht wieder erlangt. Wie oft mag in solchen und ähnlichen Fällen blos in Folge einer irrigen oder unvollständigen Diagnose falsch gehandelt worden sein!"

„In unserm Falle wurde die Diagnose dadurch bestimmt, dass, wenn man den Arm anzog und vorn fixirte, die Deformität gänzlich verschwand; die beiden Schulterblätter befanden sich alsdann in gleicher Höhe, und der untere Winkel des rechten bildete dann keinen Vorsprung mehr. Wir haben es hier also eben so wenig mit einer Muskelkontraktur, als mit einer wirklichen Knochenverschiebung zu thun."

Hr. Rayer diagnostizirte eine unvollständige Lähmung des grossen vorderen Serratus. Er verordnete Brechweinsteinsalbe zur Einreibung und fliegende Blasenpflaster; diese Mittel beseitigten das Uebel, aber es kehrte wieder. Es sollten nun Moxen und Kauterien versucht werden, aber die Kr. entzog sich der weiteren Behandlung.

„Es sind", sagt Hr. Rayer, „nur drei solche Fälle bekannt. Einen, der einen starken, kräftigen Mann betraf, welcher durch einen Fall mit dem Schulterblatte gegen die Ecke einer Kommode anstiess, machte Velpeau (*Anatom. chirurgicale*) bekannt; hier geschah die Heilung durch fliegende Blasenpflaster; der zweite Fall ist von Gendrin (Abercrombie, *Malad. de l'Encephale, traduit par Gendrin*) und der dritte von Marchesseaux (*Archiv. génér. de Médec.* 1840) berichtet. In allen drei Fällen war der grosse vordere Serratus gelähmt, und die Symptome waren fast ganz dieselben, wie hier angegeben. Die Zahl der Beobachtungen ist, wie man sieht, noch sehr gering, aber sie wird sich sehr wahrscheinlich bald vermehren, wenn man erst aufmerksamer darauf geworden, was besonders den Tenotomisten und Orthopädisten zu wünschen ist."

„Welches sind die veranlassenden Ursachen dieser Paralyse? In unserem Falle konnten sie nicht mit Bestimmtheit ermittelt werden. In dem Velpeau'schen Falle aber war die Ursache deutlich, nämlich eine Kontusion des *Nervus thoracicus posterior*. In dem Gendrin'schen Falle ist die Ursache nicht angegeben. Der Marchesseaux'sche Kranke hatte die Krankheit wahrscheinlich dadurch bekommen, dass er dicht an einer sehr feuchten Wand sein Nachtlager hatte und von rheumatischen Schmerzen befallen worden war."

„Aber die nächste Ursache? Meiner Ansicht nach besteht sie in einer Affektion des besonderen Nerven, welcher zum grossen Serratus sich begiebt. Dieser Muskel empfängt nämlich einen besonderen Nerven, den Ch. Bell äusseren respiratorischen Nerv des Rumpfes genannt hat."

„Wie der Lähmung der Antlitzmuskeln eine Affektion des *N. facialis* und nicht ein Rheumatismus zum Grunde liegt, so ist dieses auch bei der Lähmung des grossen Serratus in Bezug auf den *N. thoracicus posterior* der Fall. Es giebt hier einen Punkt, der wohl überraschen könnte. Warum ist inmitten einer grossen Anzahl von Muskeln, die alle der Einwirkung derselben Ursachen unterworfen sind, gerade der grosse Serratus und zwar der grosse Serratus allein paralysirt? Ist hieraus nicht mit vollem Rechte zu schliessen, dass, wenn die Lähmung so lokalisirt ist, die Affektion in dem Nerven beruht, der nur zum Serratus sich begiebt?"

„Diese Ansicht ist übrigens nicht neu. Schon Dugès und Martinet haben die örtlichen Lähmungen der Motilität in Folge von Erkältung oder Rheumatismus für Neuritis erklärt. Gendrin sucht zwar auch die Ursache der Motilitätslähmung in einer Affektion des Nerven, aber er gesteht, dass diese Affektion ihm noch unbekannt ist. Ich gestehe, dass ich die Vermuthung hege, dass eine Anschwellung des allgemeinen Neurilems und der Neurilemkanälchen, welche die einzelnen Fasern des Nerven umkleiden, durch Kompression des die Bewegung erregenden Nervenmarks die Lähmung erzeugt. Ist dieses richtig, so gehört diese Art von Lähmung in die Klasse derjenigen Krankheit, welche in Kompression der Nerven- oder Marksubstanz beruhen."

„Soviel über die nächste Ursache dieser Art Lähmung. Die Erscheinungen, welche bei der Paralyse des grossen Serratus wahrgenommen werden, erklären sich leicht. In Folge der Lähmung dieses Muskels nämlich wird das Schulterblatt vom Rhomboidmuskel nach innen und oben, durch den Winkelaufheber nach oben, durch den kleinen Pektoralis, und besonders durch die Schwere des Arms, welcher hier wie bei der Fraktur des Schlüsselbeins wirkt, nach unten gezogen. Der Winkelaufheber (*Levator anguli Scap.*) strebt zugleich, während er das Schulterblatt am inneren oberen Winkel nach oben zieht, dasselbe um den äusseren oberen Winkel herumzubewegen, so dass ersterer Winkel zugleich nach aussen und letzterer nach innen tritt; dieses wirkt zugleich mit, die Schulter hinabzudrücken. In dem Marchesseaux'schen Falle war der Vertebralrand des Schulterblattes so sehr erhoben, dass er fast senkrecht gegen die Rippen stand. Wir bedürfen allerdings noch einer weit grösseren Zahl von Beobachtungen, um alle die Einzelnheiten in solchen Fällen genau erklären zu können."

„Der Gendrin'sche Fall beweist, dass eine Verwechselung mit einer anderen Krankheit sehr leicht ist. Von zwei sonst erfahrenen Aerzten, die konsultirt worden sind, hatte der eine einen Kongestionsabszess, der andere eine Abweichung der Wirbelsäule mit Vorsprung der Rippen diagnostizirt."

„Es giebt aber, — und ich habe schon darauf hingewiesen, — ein unfehlbares diagnostisches Merkmal; es verschwindet nämlich die durch das Heraustehen des inneren oberen Winkels und des Vertebralrandes des Schulterblattes bewirkte Geschwulst gänzlich, wenn man mit dem Gliede gewisse Bewegungen vornimmt. In dem Gendrin'schen Falle brauchte der Arm nur nach oben und hinten geführt zu werden, um das Schulterblatt wieder in gehörige Lage zu bringen und jede Deformität zu beseitigen. In unserem Falle verschwand alle Deformität, wenn wir beide Arme verlängerten, indem wir sie stark nach vorn zogen."

„Die Behandlung kann keine andere sein, als die revulsive, welche gegen die rheumatische Affektion der Nerven gewöhnlich angewendet wird; im Velpeau'schen Falle wurde dadurch Heilung bewirkt; in unserem nicht, obwohl, wenn die Kranke geblieben wäre, sie doch wohl erzielt worden wäre." (In solchen Fällen ist die Rotationselektrizität besonders indizirt. Ref.)

IV. Das Wissenswertheste aus den neuesten Zeitschriften und Werken.

1. Hasenscharte, komplizirt mit Wolfsrachen, vollständig geheilt durch die 9 Stunden nach der Geburt vorgenommene Operation, von Prof. Malgaigne in Paris.

Die in neuester Zeit durch den Vortrag des Prof. Dubois in der Akademie der Medizin zu Paris angeregten Erörterungen über die Zeit, wann die Operation der Hasenscharte vorzunehmen, müssen dem folgenden, im *Journal de Chirurgie,* Juli 1845, mitgetheilten Falle einiges Interesse verschaffen, denn er zeigt: 1) wie man unter sehr schwierigen Umständen sich zu benehmen habe, 2) dass die Vereinigung der Lippenspalte hinreichend ist, in so zartem Alter auch die Vereinigung der Spalte des knöchernen und des weichen Gaumens zu bewirken, und 3) dass die mit so vielem Aufwande von Scharfsinne erdachte Staphylorrhaphie eine völlig unnütze Operation ist.

Im März d. J. wurde Hr. M. von einem Kollegen zu einem Kinde gerufen, das an demselben Tage Morgens 8 Uhr geboren war. Erst Abends 5 Uhr sah er das Kind; es war ein Knäbchen von mittlerer Stärke; es hatte eine fürchterliche Spalte, welche die Oberlippe vom freien Rande bis zum rechten Nasenloche senkrecht theilte; die beiden Spaltränder standen fast 2 Centimeter auseinander, und die Spalte erstreckte sich durch den Oberkieferknochen, das Gaumengewölbe und das Gaumensegel. Sie war hier so gross, dass man nicht einmal sagen konnte, ob sie in der Mittellinie sich befände. Sie schien vielmehr direkt nach hinten zu gehen, oder vielmehr schien es, als ob die ganze rechte Hälfte des Gaumengewölbes fehlte. Die untern Winkel der Spaltränder der Lippe waren abgerundet, wie es der Fall gewöhnlich zu sein pflegt; etwas weiter auseinander stehend als die Knochenspalte, liess die Lippenspalte die getrennten Portionen des Alveolarfortsatzes, dessen linker Theil bedeutend vor dem rechten vorstand, erblicken. Die Nase war abgeflacht, missgestaltet, und die Nasenspitze stark nach links gezogen, so dass man sie erst etwas nach rechts hin drängen musste, wenn man das Mittelstück der Oberlippe, das übrigens ganz deutlich war, auffinden wollte. War die Nasenspitze nach links, so war dagegen der rechte Nasenflügel so stark nach rechts gezogen, dass er ungemein abgeflacht, aber dreimal so breit als der linke Nasenflügel erschien. Das Kind schluckte zwar ganz gut, aber dabei traten einige Tropfen Milch zum linken Nasenloche heraus. Hr. M. ward im ersten Augenblicke bei dieser ungeheuren Spalte etwas stutzig, zumal bei dem Versuche, die Spaltränder der Lippe einander zu nähern, sie nicht in Kontakt zu bringen waren, da sie durch ihre Anheftung an die auseinander gewichenen Knochen daran gehindert wurden.

Um dem Kinde das Saugen möglich zu machen, um durch die von der vereinigten Lippe bewirkte Kompression eine Annäherung und Geraderichtung der getrennten Knochenparthieen herbeizuführen, entschloss sich der Professor, die Operation sogleich zu machen. Er vollführte sie auf folgende Weise: er stellte sich hinter den Kopf des von einem Gehülfen gefassten Kindes, erfasste den rechten Spaltrand der Oberlippe, und v o n d e r M i t t e dieses Randes beginnend, trug er mit einem einzigen Druck der Scheere ihn v o n o b e n n a c h u n t e n bis über seinen abgerundeten unteren Winkel hinaus ab, indem er Sorge trug, von diesem abgetragenen Rande unten einen kleinen geraden Lappen stehen zu lassen; er that dasselbe am linken Spaltrande. Indem er sich nun schnell vor den Kopf des Kindes stellte und die Scheere wendete, trug er den Ueberrest des Spaltrandes von unten nach oben bis fast ins rechte Nasenloch hinein ab. Hierauf durchschnitt er links und rechts ebenfalls mit der Scheere die Schleimhautbrücken, welche die Lippenportionen an die Knochenparthieen anhefteten. Nun erst konnte er die Lippenportionen einander nähern; er stach sogleich seine untere Nadel durch, und zwar durch die ganze Dicke der Lippe, legte um dieselbe den Faden fest an und stach alsdann die obere Nadel, welche er zuerst durch den auf der vorstehenden linken Knochenportion aufliegenden linken Lippentheil und dann durch den rechten Lippentheil, der in die Knochenspalte hineingesunken war und erst mit dem Ende der Krummscheere hervorgeholt werden musste, durch. Der Rigal'sche Nadelhalter that ihm hierbei sehr gute Dienste.

Es blieben nun noch die beiden nach unten stehenden, von den abgetragenen Spalträndern gebildeten Lappen übrig; diese kleinen Lappen standen sich mit ihrer blutenden Fläche gegen einander. M. schnitt diese Lappen noch mehr zu, brachte sie aneinander und befestigte sie durch eine feine durch sie hindurch geschobene Nadel, um welche er einen einfachen Faden legte. Er hatte also drei Suturen gemacht und die Fäden sehr fest angelegt.

Das Kind hatte während der Operation sehr wenig geschrieen, und wurde gleich nach derselben ganz still. Man gab ihm zu trinken, und es trank ohne Nachtheil für die Näthe und ohne dass Flüssigkeit zur Nase heraustrat. Das Resultat der Operation war ein ausserordentlich günstiges: die Nase bekam eine ziemlich regelmässige Stellung, die Nasenlöcher wurden sich gleich, die Nasenspitze kam fast in gerade Linie mit der Nasenwurzel; die Lippe war regelmässig, und der von den beiden kleinen Lappen gebildete kleine Wulst diente, diese Regelmässigkeit zu erhöhen. Die Spannung war nicht sehr gross.

Das Kind wurde genau überwacht; es hatte wenig geschrieen, und wenn es schreien wollte, drängte die Wärterin sogleich beide Wangen nach vorn. Die Suturen blieben fest und gut. Etwa 64 Stunden nach der Operation wurde ein Theil der Fäden weggenommen, um die Wunde besser besichtigen zu können; Alles ging vortrefflich. Etwa 88 Stunden nach der Operation wurde die obere Nadel herausgezogen, von der unteren wurde der Faden abgenommen, dafür aber, jedoch weniger fest, ein neuer umgelegt. Endlich am 10ten Tage, also 112 Stunden nach der Operation, wurde auch die letzte Nadel fortgenommen. Die Verwachsung war vollständig. Alles ging gut, bis zum 13ten; es zeigten sich mit einem Male Aphthen, besonders von innen an der Narbe, und diese schien sich von Neuem zu entzünden. Die aphthöse Stelle wurde mit Höllenstein kauterisirt, und der Vorsicht wegen noch einmal eine Nadel durchgestochen und ein Faden umgelegt; die Narbe wurde vortrefflich. Nach etwa 3 Tagen konnte die Nadel wieder entfernt werden; das Kind befand sich wohl, bekam sogar Appetit, nahm die Brust, aber einige Tage darauf stellten sich von Neuem Aphthen und Durchfall ein, und das Kind starb am 25ten, also am 16ten Tage nach der Operation. — Bei der Untersuchung fand man die Narbe der Lippe vortrefflich und die Knochenspalte so bedeutend genähert, dass, wenn das Kind nicht an den Aphthen gestorben wäre, sondern länger gelebt hätte, eine vollständige Schliessung der Spalte ohne allen Zweifel vollständig stattgefunden haben würde.

---

2. Bemerkungen über den Pemphigus der Kinder und dessen Behandlung, von D. J. Corrigan.

Ist die Konstitution des Kindes, welches an Pemphigus leidet, gut, hat dasselbe gehörige Pflege und Sorgfalt, so vertrocknen die Blasen gewöhnlich bald, die Epidermis löst sich los und es zeigt sich neue Haut, gerade wie nach der Anwendung eines Blasenpflasters. Ist aber die Konstitution des Kindes nicht gut, ist sie durch schlechte Nahrung, früheres Kranksein, ererbte Kachexie oder übele Behandlung irgend einer Art angegriffen, so nehmen diese Blasen alsbald den Charakter von oberflächlichen Geschwüren oder bösartigen Exkoriationen an. Man glaubt alsdann ein Kind vor sich zu sehen, das wie mit heissem Wasser verbrühet worden und hier und da Brandblasen davon getragen hatte. Die Geschwüre gehen bisweilen sehr in die Tiefe. In einem Falle ging eine auf dem Ohre sitzende Pemphigusblase bis auf den Ohrknorpel; eine auf einem Knochen sitzende Pemphigusblase bildete ein Geschwür, das tiefer drang und zuletzt Karies des Knochens bewirkte. — Vor wenigen Jahren war der *Pemphigus infantilis* unter einer gewissen Klasse von Kindern der Grafschaft Wicklow so häufig, dass die Krankheit fast für endemisch gelten konnte. Damals nämlich war eine grosse Anzahl von Findlingen zum Unterhalt in die Grafschaft Wicklow gesendet worden; es gab kein auch noch so armes Haus, welches nicht 2—3 Findlinge aufgenommen hatte. Man kann die Folgen sich leicht denken. Die Kinder wurden schlecht gepflegt, schlecht gehalten und schlecht gekleidet; dazu kam eine feuchte Jahreszeit, und es war kein Wunder, dass der Pemphigus, als er ausbrach, so allgemein und so bösartig wurde, dass er an 93 Prozent wegraffte, also nur sehr wenige übrig liess.

Die Behandlung des Pemphigus der Kinder richtet sich offenbar nach der Konstitution. Ist die Konstitution gut, so heilen die Blasen von selber; Salben muss ich widerrathen, weil sie zu sehr reizen; eben so bin ich gegen Umschläge von Bleiwasser, weil sie zu sehr austrocknen und gar zu leicht harte, brüchige Stellen erzeugen. Man braucht, wenn die Konstitution gut ist, eigentlich nichts zu thun; nur wenn die Blasen grösser sind, rathe ich, jede einzelne, sobald die Oberhaut abgegangen ist, mit einem Goldschlägerhäutchen zu bedecken; unter dieser Bedeckung bildet sich bald gesunde Haut; die Franzosen bedienen sich der inneren Haut eines Eies, namentlich eines Truthuhneies. — Wenn aber die Pemphigusstellen den Charakter einer Ulzeration annehmen und mit einer Dyskrasie zusammenhängen, so ist es am besten, sie mit sehr schwacher rother Präzipitatsalbe zu verbinden, und innerlich zugleich *Decoct. Sarsaparill.* mit *Acid. nitrico-muriat. dilut.*, ferner *Infus. cortic. Chinae*, Chinin u. dergl. zu geben. Man muss sich bei der Wahl dieser Mittel nach der Konstitution des kleinen Kranken und nach der vermuthlichen Art der Dyskrasie richten. — Nehmen die Pemphigusblasen einen brandigen Charakter an, so müssen sie wie andere brandige Stellen behandelt werden; innerlich dabei Ammoniak, Wein, Porter u. dergl., dabei kräftige Brühen, Suppen, Gallerte u. dergl. (*London medical Times.*)

---

3. Ueber Skrophulose und Tuberkulose, deren Natur, Eintheilung und Behandlung.

Hr. Dr. Schoepf, Direktor der Kinderheilanstalt zu Pesth, giebt im Augustheft des daselbst erscheinenden *Magyar orvos-sebészi és termeszéttudomanyi Evkönyvek* (Ungarische Jahrbücher für Medizin, Chirurgie und Hülfswissenschaften) einige interessante Bemerkungen. Er macht zuerst auf die Unbestimmtheit des Begriffs aufmerksam, den man mit dem Worte Skrophulosis verbindet, und tadelt die gewöhnlich noch gültige Eintheilung in sensibele, torpide und irritabele Skropheln. (Wer aber giebt noch heutigen Tages etwas auf diese Eintheilung? Weiss nicht Jeder, dass dieser Unterschied nicht in dem Wesen der Krankheit selber liegt, sondern nur in der Konstitution und dem Temperament des an der Skrophelsucht leidenden Individuums? Ref.) Er weist ferner auf den Streit der Meinungen über die Identität oder Differenz der Skrophulose und Tuberkulose hin und macht uns dann nach einigen allgemeinen Bemerkungen über das zweckmässigste Regimen zur Verhütung der Skrophelsucht und zur Beseitigung der schon vorhandenen Skropheln mit seiner Eintheilung bekannt.

Er theilt die Skrophelsucht ein in 1) wahre Skrophulosis und 2) Pseudo-Skrophulosis.

1. Wahre Skrophulosis. Sie hat ihre Quelle im Verdauungsapparat, beruht also in schlechter Digestion und Assimilation. Man nennt sie gewöhnlich torpide Skropheln. Ihre Entstehung muss man sich nach dem Verf. auf folgende Weise vorstellen: Die in den Magen gelangte Nahrung wird entweder wegen ihrer zu grossen Quantität, schlechten Qualität, oder wegen geringer digestiver Kraft des Magens schlecht verdauet; schlechter Chymus und Chylus sind die Folgen; es bildet sich viel Schleim; dieser Schleim, mit dem schlechten Chymus und Chylus gemischt, verstopft die Magen- und Darmdrüsen; eine nothwendige und meist auch vorhandene Folge ist Säurebildung; daher Neigung zu absorbirenden, den Schleim und die Säure aufnehmenden Mitteln, Kreide, Mehlspeisen, grobes Brod u. s. w. (Ref. gesteht, dass ihm weder die nicht-erwiesene Prämisse von Erzeugung von Schleim und dadurch veranlasster Verstopfung der Magen- und Darmdrüsen, noch die Folgerungen richtig erscheinen.)

Die wahre Skrophulosis manifestirt sich in drei ganz verschiedenen Formen: a) Mesenterialskropheln, b) allgemeine Skrophelkrankheit und c) Rhachitis. Im ersten Augenblicke erscheint diese Eintheilung absurd, weil wir gewohnt sind, Mesenterialatrophie und Rhachitis auch für allgemeine Krankheiten zu halten. Der Verf. begründet seine Eintheilung auf folgende Weise:

a) Mesenterialdrüsen-Arephie, Gekrösskropheln, *Paedatrophia*, entsteht, wenn die Gekrösdrüsen so vollständig verklebt und verstopft sind, dass kein Chylus mehr durch sie hindurch ins Blut dringen kann. Die Erscheinungen sind die bekannten der Mesenterialskropheln, wie man sie bei allen Autoren findet.

b) Allgemeine Skrophelkrankheit, Skrophulosis im strengern Sinne. Hier sind nicht blos die Mesenterialdrüsen, sondern alle Drüsen verleimt und verstopft; dem Blute wird nirgends Chylus zugeführt. Das Blut wird arm an eigentlich nährenden Bestandtheilen. Die Verstopfung aller Drüsen giebt sich kund in Drüsengeschwülsten, Grind, Schorfen, Ausschlägen, Blennorrhoeen, Knochenauftreibungen, Gelenkleiden u. s. w.; die Blutarmuth giebt sich kund durch Bleichheit, Welkheit, Aufgedunsenheit.

c) Rhachitis. Wenn das Blut eine solche Armuth und schlechte Beschaffenheit, namentlich einen Mangel an Eisen und Blutkügelchen erlangt hat, dass es zur Ernährung der Theile nicht mehr ausreicht, sondern selber mit Schleim gemischt ist.

Lassen wir die Verstopfungs- und Verleimungstheorie, die unseres Bedünkens weder erwiesen ist, noch, wenn sie erwiesen wäre, etwas zu erklären im Stande wäre; lassen wir auch die Beschreibung, die der Verf. von der Rhachitis giebt, und die nichts Besonderes hat, und gehen wir zu seinen therapeutischen Vorschriften über.

Die allgemeinen Indikationen erheischen zweckmässige Diät, reine Luft, reines Lager, reine Kleidung, öfteres laues Baden mit kalten Waschungen abwechselnd; ferner, wenn gastrische Störungen vorhanden sind, Entfernung derselben; ein Roboriren des Digestionsapparats durch kleine Gaben Rheum; bei Säuren dazu Krebsaugen, Magnesia u. dergl.; endlich der Gebrauch von Jodkalium, besser als Leberthran.

Die speziellen Indikationen für die Mesenterialatrophie erheischen: die Verstopfung der Gekrösdrüsen zu beseitigen, was am besten durch Rheum, in Verbindung mit Spiessglanz und Guajak, geschehen soll; Leberthran hält der Verf. hier nicht für gut, Jodkalium für gar nicht passend.

Gegen allgemeine Skrophelsucht wird eine Blutreinigungskur erforderlich, und dazu empfiehlt Verf. Rheum und Kali, *Viola tricolor,* Sarsaparilla; auf die angeschwollenen Drüsen zertheilende Pflaster und reizende Bäder. Gegen den einfachen Kopfgrind empfiehlt er Einölen des Kopfes und Bedecken desselben mit einer Blase, welcher Verband alle 5—6 Tage erneuert wird bis zur Heilung; Eisenmittel sind gut, wenn das Subjekt blass ist; Leberthran nur in wenigen Fällen passend; Schierling in Bädern, aber nicht innerlich.

Gegen Rhachitis ist ebenfalls Rheum das Hauptmittel; ferner

Eisen, aber nur, wenn die ersten Wege verbessert sind. Einem fünfjährigen Kinde verschreibt er:

℞ Limatur. Ferri pulverat.,
Pulv. rad. Rhei,
Conchar. praeparat. ãã gr. ij — viij,
Sacchar. alb. ʒiß.
M. fiat pulvis, divid. in 18 — 24 doses aequales.
S. Täglich 4 — 6 Pulver zu nehmen.

Ausserdem empfiehlt der Verf. Gallertbäder.

2. Pseudo-Skrophulosis. Ist nach dem Verf. nur eine aus Blutarmuth und Blutverderbniss in Folge verschiedener vorhergehender Krankheiten entsprungene langwierige Affektion des Drüsen- und Knochensystems.

---

4. Nächtliches Bettpissen bei Kindern, aus hartnäckigen Wechselfiebern entspringend, und Pillen aus Kopaivbalsam und Eisenoxydul dagegen, gerühmt von Dr. A. Berenguier in Rabastens.

Im *Bulletin medical* von Bordeaux vom Jahre 1842 findet sich ein Aufsatz des Dr. Chabrely über die guten Wirkungen der Balsamika gegen den unfreiwilligen Urinabgang; eben so hat das *Journal de Médecine et de Chirurgie pratiques* die Beobachtungen mitgetheilt, welche dieser Arbeit zur Basis dienten. Auch B. hat die Balsamika gegen die *Incontinentia urinae* sowohl bei Kindern wie bei Erwachsenen sehr wirksam befunden, wie wir bereits in diesem Journale, Bd. IV, S. 150, Febr. 1845 kurz angegeben. Er bemerkt, was für uns von Interesse sein kann, dass in seiner Gegend (Süd-Frankreich am Tarn) die Inkontinenz des Urins oft keine andere Ursache hat, als ein sehr hartnäckiges, durch kein Mittel zu beseitigendes Wechselfieber. Solche Wechselfieber, sagt er, führen bei Erwachsenen zum Anasarka, bei Kindern aber bewirken sie solche Atonie des Blasenhalses, dass der Urin wider Wollen abgeht, sobald nur der Schlaf die Augenlider geschlossen hat. — Die ihm wegen dieses nächtlichen Bettpissens zur Behandlung gebrachten Kinder befanden sich im Alter von 7 — 14 Jahren; selten kommt das Uebel bei reiferen Individuen vor; der älteste Kranke der Art, den B. zu behandeln hatte, war 20 Jahre alt. Alle Kranke hatten genau dasjenige anämische Aussehen, welches der durch langdauerndes Wechselfieber mitgenommene Organismus immer zu zeigen pflegt; die Gesichtsfarbe strohgelb, die Augenlider etwas aufgetrieben, die Lippen farblos, der Gang langsam, die Geistesthätigkeit träge, offenbar Symptome, welche dringend zu einem tonisirenden Verfahren auffordern. Mit dem Tonikum kann und muss ein solches Mittel verbunden werden, welches spezifisch auf den Harn-, Geschlechtsapparat wirkt. B. wählte deshalb den Kopaivbalsam und setzte vom Eisenprotoxyd so viel zu, dass Pillenmasse entstand; zu 3 Gewichtstheilen Kopaivbalsam sind 6 Gewichtstheile Eisenprotoxyd erforderlich; daraus werden 2—3granige Pillen gemacht. Der Kranke nimmt zuerst eine Pille bei jeder Mahlzeit; nach 2—3 Tagen nimmt er immer eine Pille mehr, und steigt so weit, bis er 10 Pillen des Tages nimmt. Die Erfahrung des Prof. Trousseau, dass Eisenmittel viel besser vertragen werden, wenn sie im Augenblicke der Mahlzeit genommen werden, hat auch B. bestätigt gefunden; wenn der Magen leer ist, werden sie lange nicht so gut vertragen, was man besonders bei Kindern sieht.

Mit dem Gebrauche der *Pilulae balsamicae* verbindet B. einen Aufguss der *Folia Juglandis* als gewöhnliches Getränk. — Folgender Fall wird dieses Verfahren deutlicher machen.

J. B., Hirtenjunge, 12 Jahre alt, wurde im Dezember 1841 vorgestellt, weil er an nächtlichem Bettpissen litt. Der Kranke hatte an einer *Tertiana duplex* gelitten, welche den ganzen Sommer und Herbst, trotz des häufigen und wiederholten Gebrauchs des Chinins, anhielt. Er sah blass und gedunsen aus, hatte etwas Oedem um die Knöchel, einen dicken aufgetriebenen Bauch und, wie aus der Untersuchung desselben hervorging, eine vergrösserte Milz. Er ass wenig und klagte über Mattigkeit. Während der letzten sechs Wochen hatte er keinen Fieberanfall weiter gehabt, aber seit 2 Monaten pisste er jede Nacht drei- bis viermal ein, und obgleich er sich selber alle Mühe gab, konnte er darüber nicht Herr werden. Die oben genannten Pillen, ein bitteres Getränk und kräftige Nahrung wurden verordnet. Schon am 8ten Tage, nachdem Patient kaum 50 Pillen genommen hatte, hatte er sich gebessert; das Bettpissen geschah nur 2mal des Nachts; zugleich hatte sich auch der allgemeine Zustand gebessert. Die Lippen waren nicht mehr so farblos, und Appetit stellte sich ein. Nach 24tägigem Gebrauch war der Knabe vollständig hergestellt, die Inkontinenz dauernd beseitigt.

5. Das Brom und seine Präparate gegen Skropheln.

Dass das Brom Aehnlichkeit mit dem Jod hat, ist bekannt, und es ist wohl der Mühe werth, diese Substanz als Heilmittel zu erproben. Wir finden im *Edinb. medic. and surgic. Journal* No. 152 eine vortreffliche Abhandlung von R. M. Glover über die physiologischen und medizinischen Eigenschaften des Broms, und da sich diese Substanz wirklich Eingang zu verschaffen scheint, so wollen wir einige Notizen, so weit sie uns für die Pädiatrik wichtig erscheinen, daraus entnehmen. Die Abhandlung war für Erlangung des Harvey'schen Preises (Edinburg 1842) geschrieben. — Das Brom ist mit dem Chlor und dem Jod in eine Reihe zu bringen, nähert sich in Betreff seiner physikalischen, chemischen und therapeutischen Eigenschaften dem letzteren aber mehr als dem ersteren. Brom bringt Eiweiss zur Gerinnung, affizirt organische Stoffe schnell, und färbt die Haut gelb, jedoch nicht so dunkel wie Jod. Brom in Wasser mit Fibrin in Berührung gebracht, verwandelt letzteres in eine bläuliche, gallertartige Flüssigkeit. Eine Auflösung des Blutfarbestoffes wird durch das Brom ebenfalls zur Gerinnung gebracht; auch auf die Fettsubstanzen wirkt das Brom und scheint sich auf Kosten derselben in Hydrobromsäure zu verwandeln.

Was die physiologischen Eigenschaften des Broms und seiner Komposita betrifft, so zeigt es, in den Magen oder in das Blut gebracht, auch hier eine grosse Analogie mit Chlor und Jod, wie die Versuche von Balard, Barthez und Devergie ergeben haben. — Der Verf. machte Versuche mit der Hydrobromsäure, dem Bromkalium, Bromnatrium, Brommagnesium und Brombarium, ferner mit mehreren Brommetallen. Das Bromkalium schien ihm nicht so kräftig zu wirken wie das Jodkalium; Bromzink und Bromeisen schienen beide schwächend auf die Irritabilität des Herzens und der Gefässe zu wirken. Das Bromquecksilber schien grosse Aehnlichkeit mit dem Chlorquecksilber zu haben, und zwar sowohl im Maximo wie im Minimo des Broms und Chlors. Das Bromcyanogen schien zwei Wirkungen zu haben, — eine auf das Rückenmark, vielleicht auf den Sympathikus, der Blausäure ähnliche Wirkung, und eine — örtlich reizende.

Die medizinischen Eigenschaften der Brompräparate sind schon von Pourché (*Bulletin de Thérapeutique*, Juli 1837) erprobt. Gegen skrophulöse Drüsenanschwellungen zeigt sich das Brom fast noch wirksamer als das Jod. Bei einer 22 Jahre alten Frau, welche seit sieben Jahren von skrophulöser Anschwellung der Halsdrüsen geplagt war, wurde durch den äusseren und inneren Gebrauch des Broms eine Kur bewirkt; zuerst wurden 6 Tropfen in drei Unzen Wasser aufgelöst den Tag über, in drei Dosen getheilt, gegeben; am nächsten Tage 10 Tropfen; in 10 Tagen wurde die Dosis zu 14 Tropfen, und zuletzt gar bis zu 30 Tropfen in demselben Quantum Wasser gereicht; äusserlich auf die Drüsenanschwellung Kataplasmen mit Bromauflösung befeuchtet. — Auch andere Fälle von Skropheln hat derselbe Arzt durch den inneren und äusseren Gebrauch des Broms geheilt. Bonnet (ebendaselbst) will das Proto- und Deutoquecksilberbromid dem Kalomel und Sublimat vorgezogen wissen, weil jene weniger auf die Speicheldrüsen wirken, dagegen desto mehr auf den Urin. Magendie empfiehlt die Brompräparate ebenfalls gegen die Skropheln und gegen die aus Skrophulosis entspringende Amenorrhoe. Gegen Hypertrophie der Milz und Leber bei einem wassersüchtigen Knaben wandte Williams das hydrobromsaure Kali mit bestem Erfolge an; die Dosis war 1—3 Gran dreimal täglich. — Der Verf. wandte eine Bromsolution äusserlich gegen inveterirtes Ekzem mit Glück an; die Solution muss so stark gemacht werden, dass sie etwas Schmerz macht. — Gegen Karbunkeln, alte Fussgeschwüre sah er von diesem Mittel auch gute Wirkung. Besonders zeigte es sich trefflich gegen skrophulöse Geschwüre bei einem Knaben, der vergeblich Tonika und auch das Jod innerlich und äusserlich gebraucht hatte; Fomente mit Bromauflösung (40 Minims auf 1 Pint Wasser) dreimal täglich angewandt, darüber Wachsleinwand, und innerlich Bromkalium, brachten Heilung.

V. Verhandlungen gelehrter Vereine und Gesellschaften.

A. *Medico-chirurgical Society* in London.

1. Ueber angeborene Hypertrophie der Finger, und was dagegen zu thun.

Hr. T. B. Curling, Lehrer der Chirurgie am London-Hospital, ergriff das Wort, um über eine, obwohl seltene, doch schon mehrmals vorgekommene angeborene Missbildung, bestehend in einer eigenthümlichen Hypertrophie der Finger, zu sprechen. Er beginnt mit der Erzählung folgenden Fallen: Elisa H., jetzt 16 Jahre alt, ist ein bleichsüchtiges, kränkliches Mädchen, die Tochter armer Eltern. An der rechten Hand sind der Zeige-, Mittel- und Ringfinger von ungewöhnlicher und unnatürlicher Grösse; der Zeige- und Ringfinger zeigt den geringern, der Mittelfinger den grössern Grad. Dieser war wirklich ein Riesenfinger, 5½ Zoll lang und 4 Zoll im Umfange. An der linken Hand waren der Daumen, Zeige- und Mittelfinger hypertrophisch; der Zeigefinger, welcher hier am dicksten ist, hat eine Länge von 5¼ Zoll und einen Umfang von 4 Zoll. Der Mittelfinger ist etwas nach der Seite geneigt, und zwar in Folge der Verschiebung der Sehne des Streckers, welche längs dem äusseren Rande eine Art Brücke bildet. Alle einzelnen Theile dieser hypertrophischen Finger sind in demselben grossen Maassstabe, sonst aber gehörig entwickelt, sowohl die Knochen, als die Gelenke, Integumente und Nägel. Die beiden grössten Finger sind in Streckung fixirt, und Hr. Curling schreibt dieses dem Umstande zu, dass die Flexoren sich nicht im Verhältnisse zu den ungewöhnlichen Grössen der Finger entwickelt haben, und daher nicht Kraft genug besitzen, sie zu beugen.

Hr. Curling macht darauf aufmerksam, dass bei diesem Mädchen sonst alle Bedingungen fehlen, die überhaupt ein ungewöhnliches Wachsthum bewirken können; das Mädchen ist von dürftigen Eltern, schwächlich geboren, hatte immer sparsame Nahrung, keine Gelegenheit zu körperlicher Ausbildung und ein durchaus nicht sehr energisches Blutleben. Wie ist die partielle Hypertrophie hier zu erklären? Wie ist zu erklären, dass die bildende Kraft, berechnet, kolossale Formen zu erzeugen, auf die wenigen Finger sich beschränkte? Soll man annehmen, dass die bildende Kraft in diesen Fingern sich gleichsam konsumirt habe, und dass deshalb der übrige Körper so schwächlich und elend geblieben sei? Wenn dem so ist, was war die Ursache dieser Anomalie im Bildungsprozesse?

Es sind dieses Fragen, die die Wissenschaft bis jetzt noch nicht zu erledigen im Stande ist, aber es giebt Fälle, die dem eben erzählten sehr ähnlich sind, und wenn man erst eine recht bedeutende Zahl gesammelt und verglichen hat, ist es möglich, dass man vielleicht irgend einem diese Missbildung erklärenden Naturgesetze auf die Spur kommt; denn in der Natur waltet überall ein bestimmtes Gesetz, und das, was uns ungewöhnlich oder als Ausnahme erscheint, wird uns vollkommen begreiflich, so wie das Gesetz aufgefunden ist.

Es werden nun noch einige analoge Fälle mitgetheilt. So von

Prof. Owen ein Bericht über ein 2 Jahre altes Kind, dessen Mittelfinger an jeder Hand zweimal so lang und über zweimal so dick ist, als der Zeigefinger. — Ferner, erzählt Hr. C., habe ihm ein Freund einen Gypsabguss von der Hand eines Spaniers, der Gouverneur in einem Fort auf den philippinischen Inseln war, zugesendet; an diesem Abgusse zeigt der erste und zweite Finger die angeborene Hypertrophie; der zweite Finger, welcher wahrhaft kolossale Dimensionen hat, hat dieselbe seitliche Abweichung, wie bei dem erwähnten Mädchen. — Auch auf dem Museum des Kings-College in London befindet sich die Hand eines Erwachsenen mit einem hypertrophischen und seitlich abgewichenen Mittelfinger. — In England sind nur noch zwei Fälle der Art bekannt geworden, einer von Power in Dublin, der andere von Dr. John Reid; im ersteren dieser beiden Fälle waren vom hypertrophischen Mittelfinger die übrigen Finger aus ihrer Lage gedrängt worden. Die seitliche Neigung der hypertrophischen Finger in den früher erwähnten Fällen schreibt Hr. C. der Spannung der verschobenen Strecksehnen zu, die sich im Verhältnisse zur Volumzunahme des Gliedes nicht verlängert hatten.

Hr. C. fragt, ob es möglich sei, durch irgend eine Behandlung das ungewöhnliche riesenhafte Wachsen der Finger in der ersten Zeit nach der Geburt aufzuhalten? Er glaubt, dass dieses höchstens nur durch einen langen und anhaltenden Druck geschehen könnte; aber ein solcher Druck, wenn er wirksam sein solle, würde höchst wahrscheinlich nicht lange ertragen ohne Entzündung und Brand zu bewirken. Wo nur ein Finger hypertrophisch ist und ein so grosses Volumen erreicht hat, dass er hindernd wird, ist wohl die vollständige Amputation oder wenigstens die Amputation der hindernden Phalangen zu empfehlen.

Hr. C. schliesst seinen Vortrag mit einer kurzen Notiz über zwei Fälle von hypertrophischen Zehen.

---

2. Missbildung des Duodenums, eine Mittheilung von Hrn. Robert Boyd, vorgetragen von Hrn. Robert Lee.

Das Präparat war von einem todtgeborenen Kinde; das Duodenum war vergrössert, von dem Umfange einer grossen Blase, bis zu ½ angefüllt und eine grünlich gefärbte Flüssigkeit enthaltend; der vom Magen am meisten entfernte oder untere Theil endigte sich blindsackförmig, und war ausgedehntér als der obere Theil; ein queres Band bildet die vollständige Verschliessung des Darms; $2\frac{1}{4}$ Zoll darüber ist eine Querklappe, die den Darm nur halb verschliesst. Rund um das membranöse Band, welches den Darm verschliesst, ist der übrige Dünndarm befestigt, und zeigt getrocknet, jedoch mit Luft vollgeblasen, nur die Dicke eines Federkiels.

---

3. Ueber Syphilis Neugeborener von einer nicht-syphilitischen Mutter, Vortrag von Hrn. William Acton, Wundarzt am Islington-Dispensary.

Hat man auch eine Zeitlang die *Syphilis intra uterum* zu läugnen versucht, hat man auch aus Partheilichkeit und in Befangenheit vorgefasster Theoreme die *Syphilis neonatorum* durch eine Infektion *intra partum* zu erklären sich bemühet, so ist doch in neuern Zeiten die *Syphilis congenita* oder die schon in der Frucht innerhalb des Uterus entwickelte Syphilis anerkannt worden. Man findet Fälle genug aufgezeichnet. Alle diese Fälle bieten für uns aber noch ein ausserordentliches und höchst interessantes Räthsel dar; der räthselhafteste Umstand von allen ist aber offenbar der, dass das von einem an konstitutioneller Syphilis leidenden Vater gezeugte Kind mit der Syphilis behaftet zur Welt kömmt, oder bald nach der Geburt allgemeine Syphilis zeigt, während die Mutter vollkommen frei bleibt. Hr. A. sagt, er könne drei Fälle mittheilen, welche dieses deutlich darthun.

M. H., 9 Wochen alt, wurde wegen eines über den ganzen Körper verbreiteten papulösen Ausschlages zur Behandlung gebracht. Das Kind hatte eine heisere Stimme, etwas Ausfluss aus der Nase, und auf den Handflächen einen schuppigen, kupferfarbigen Ausschlag. Die Abmagerung war nicht in dem Grade vorhanden, wie sie bei an Syphilis leidenden Kindern vorhanden zu sein pflegt; dafür hatte aber die Haut die eigenthümliche erdige Farbe. Die Mutter erzählte, sie sei vor 4 Jahren verheirathet, bald darauf schwanger geworden, und habe zur vollen Zeit ein todtes Kind zur Welt gebracht, dessen Haut eine trübdunkele Farbe hatte und bei der geringsten Berührung sich loslöste. Jahres darauf hatte sie abortirt und das jetzige Kind sei die Frucht ihrer dritten Schwangerschaft. Dieses Kind, zur gehörigen Zeit geboren, und zwar anscheinend ganz gesund, liess gegen die dritte Woche missfarbige Flecke auf den Geschlechtstheilen gewahren, die seitdem immer noch zunahmen. Die genaueste Untersuchung der Mutter ergab an derselben weder primäre noch sekundäre syphilitische Symptome; der Vater gestand auf dringliches Befragen, dass er vor seiner Verheirathung Schanker gehabt, Merkur bis zur Salivation bekommen habe und darauf von sekundären Symptomen befallen worden sei; er habe darauf noch einmal Merkur bekommen, und sich für geheilt haltend, geheirathet. Er behauptet, seitdem von Neuem sich nicht infizirt zu haben; aber er gesteht, dann und wann weissliche Flecke auf Mund und Zunge, aber nirgends Ausschläge auf dem Körper, bemerkt zu haben. Jetzt zeigt der Mann in der That nirgends eine Erscheinung, die man das Recht hätte, auf Syphilis zu deuten. — Hr. A. verordnete eine Salbe aus *Ung. Cetacei* mit *Ung. Hydrargyr. subnitric.* auf die affizirte Haut einzureiben, und ausserdem ein Pulver, enthaltend 2 Gran *Hydrargyr. cum Creta,* jeden Abend zu reichen. Nach Verlauf eines Monats war das Kind geheilt, und ist seitdem kräftig und frisch entwickelt.

Noch von zwei anderen Fällen giebt Hr. A. einen kurzen Bericht. Diese Fälle betrafen 2 Männer, welche an konstitutioneller Syphilis litten, deren Frauen immer abortirten, aber selber von jeglicher Krankheit frei blieben. Aus diesen und ähnlichen Fällen würde sich also folgern lassen:

1) Konstitutionelle Syphilis ist nicht von einem Erwachsenen auf einen anderen Erwachsenen, oder mit anderen Worten, nicht von einem Manne auf eine gesunde Frau übertragbar.

2) Es muss aber ein an konstitutioneller Syphilis leidender Mann einen solchen modifizirenden Einfluss auf die von ihm erzeugte Frucht ausüben, dass sie entweder als eine kranke Frucht vor der Zeit ausgestossen, oder, wenn auch ausgetragen, verkümmert und mit den Spuren der Syphilis behaftet zur Welt kommt, oder, wenn auch anscheinend gesund geboren, doch bald nach der Geburt allgemeine Syphilis darbietet.

Ist es wahr, meint Hr. A., dass der Vater der Frucht die Syphilis mittheilt, ohne dass die Mutter selber davon etwas abbekömmt, so ist es auch nicht nöthig, die Mutter einer Merkurialkur zu unterwerfen, da nicht zu fürchten, dass die Mutter durch die Milch das Kind infiziren werde, sondern es ist hinreichend, mit dem Kinde allein eine milde Merkurialkur vorzunehmen.

Dr. King: Der Prof. Hamilton in Edinburg war der Ansicht, man müsse in solchen Fällen beide Eltern eine Merkurialkur durchmachen lassen. Er erzählt zwei Fälle von sekundärer Syphilis bei Neugeborenen, deren Mütter von der Krankheit, woran der Vater gelitten hatte, frei blieben.

Dr. Johnson: Es pflegen die Kinder fast immer vom Vater die Konstitution und Körperbeschaffenheit, von der Mutter aber den Geist und das Temperament zu erben [1]), und es ist daher nicht zu verwundern, wenn die Kinder auch die syphilitische Kachexie vom Vater mitbekommen und die Mutter davon frei bleibt.

Hr. Simon führt mehrere Fälle von deutschen und französischen Autoren an, zum Beweise, dass die *Syphilis congenita* fast immer vom Vater ausgehe, dass sie aber auch von der Mutter ausgehen könne, wenn dieselbe an sekundärer Syphilis leidet, nachdem sie vorher an primärer gelitten, die aber vielleicht unbemerkt vorübergegangen ist.

Hr. Arnott: Er habe, sagt er, nie daran gezweifelt, dass der zeugende Vater an konstitutioneller Syphilis leidend die Krankheit übertragen könne, ohne dass die Mutter zugleich davon ergriffen wird, und er könne zum Beweise einen Fall erzählen, der vor Kurzem im Middlesex-Hospitale vorgekommen. Was die Behandlung betrifft, so wolle er sich auf seine eigene Erfahrung dabei nicht verlassen, sondern nur auf den Ausspruch einer kompetenten Autorität sich beziehen, nämlich, dass, wenn den Eltern, die mehrmals verkümmerte, elende Früchte zur Welt gebracht, eine Zeit lang Merkur gegeben wird, sie gesunde Kinder zur Welt fördern.

Nachdem noch mehrere Anwesende darüber sich ausgesprochen, dass auch sie sich von der Uebertragung der syphilitischen Dyskrasie Seitens des an konstitutioneller Syphilis leidenden Vaters auf die Frucht, ohne dass die Mutter davon etwas abbekömmt, sich überzeugt hätten, bemerkt Hr. Acton, dass es eben seine Absicht gewesen, zu erweisen, dass, wenn ein Neugeborenes an angeborener Syphilis leidet, nicht die Mutter einer Merkurialkur zugleich mit unterworfen zu werden brauche; er würde daraus schliessen, dass in den Fällen, wo durch Schuld des syphilitischen Vaters mehrmals von der Mutter elende verkümmerte Früchte zur Welt gebracht worden, nicht die Mutter, sondern nur der Vater eine Merkurialkur durchzumachen habe; die Mutter könne damit verschont bleiben. Für sehr nachtheilig müsse er es halten, der Säugenden eines syphilitischen Kindes Merkur zu geben,

---

1) Man pflegt aber das Umgekehrte anzunehmen; wenigstens zeigt sich das Gegentheil bei Bastarden, z. B. bei Maulthieren, Mauleseln, Wolfshunden, Fuchshunden u. s. w. Bd.

sei die Säugende auch die Mutter selber. Die Milch werde dadurch schlecht, und so das Mittel, die Kräfte des Kindes aufrecht zu erhalten, diesem verdorben; die grosse Sterblichkeit unter den an Syphilis leidenden Kindern könne er nur dieser übeln und unüberlegten Heilmethode zuschreiben. Nur dem Kinde allein sei Merkur zu reichen, und zur Erzeugung gesunder Früchte nur dem Vater.

---

4. Inneres und äusseres Kephalämatom am Schädel mit Knochenspalte, mitgetheilt von Ch. West.

Hr. West berichtet von einem 16 Tage alten Kinde, an dessen rechtem Scheitelbeine man eine Geschwulst bemerkte, die alle Charaktere eines Kephalämatoms hatte. Der Tumor war am 3ten Tage nach der Geburt erschienen, und nahm dann sehr zu; dabei befand sich aber das Kind ganz wohl. Kompression mit Pflasterstreifen bewirkte wenigstens, dass der Tumor sich nicht noch mehr vermehrte. Acht Tage, nachdem die Pflasterstreifen aufgelegt waren, bekam das Kind Erbrechen und krampfhaftes Zucken der Gesichtsmuskeln; Tages darauf allgemeine Krämpfe, die anhielten und den Tod brachten. Der Tumor äusserlich zeigte sich als ein wahres äusseres Kephalämatom; unter demselben zeigte der Knochen eine Fissur, und es fand sich auch innerhalb des Schädels zwischen diesem und der Duramater dicht unter der Fissur eine bedeutende Blutansammlung. Es hatte schon eine Art Heilungsprozess durch Ablagerung von etwas Kallus begonnen.

Hr. W. leitet die Fissur des Scheitelbeins von einem Druck während der Entbindung her. Er neigt sich gleichfalls zu der Ansicht, dass die innere Ergiessung nicht von dem durch die Fissur durchgedrungenen Blute von Aussen nach Innen entstanden sei, sondern er glaubt, dass sie zu gleicher Zeit und durch dieselbe Ursache entstanden sei, wie die äussere Blutergiessung.

Die Verschiedenheit der Fälle von innerem Kephalämatom, die verschiedenen Ansichten über die Art ihrer Entstehung, und der Umstand, dass in diesem Falle der Anfang des Heilungsprozesses wahrgenommen werden konnte, war der Grund, weshalb Hr. W. diesen Fall mitgetheilt hat.

5. Ausschneidung des oberen Endes des Femur als Rettungsmittel bei sehr vorgerückter Koxarthrokake, mitgetheilt von W. Fergusson, Professor der Chirurgie am King's College, London.

John Clark, 14 Jahre alt, litt seit 15 Monaten an Hüftgelenkkrankheit, und befand sich im letzten Stadium der Hektik. Der Kopf des Femurs sass auf dem Rücken des Darmbeins, und konnte von dem in eine vorhandene grosse Fistelöffnung eingeschobenen Finger gefühlt werden. Das kranke Glied war um 4 — 5 Zoll kürzer als das gesunde, und erschien durch Beugung des Knie- und Hüftgelenks noch kürzer. Alles Krankhafte schien sich nur auf den Kopf des Femur zu beziehen; nichts deutete auf ein Kranksein der Beckenknochen.

Am 1. März 1845 wurde von Hrn. F. ein Längenschnitt in der Hüftgegend und zwar über dem Kopf und Hals des Femur gemacht, und die Parthieen mit einer Portion des Schaftes, also der ganze Trochantertheil, wurden mit einer Säge entfernt. Der Kr. ertrug die Operation sehr gut; die Hektik verlor sich, und nach 2 Monaten war Kr. im Stande, mit Krücken im Saale umherzuwandern. Die Wunde war fast geheilt; das Bein nur um 2 Zoll verkürzt.

Hr. F. erinnert daran, dass diese Operation aus gleicher Ursache in England nur 2mal, nämlich 1770 von Ch. White in Manchester, und 1818 von A. White im Westminster-Hospitale in London verübt werden.

---

6. Ueber angeborene Gaumenspalte und über mechanische Vorrichtungen, wo eine Operation nicht zum Ziele geführt hat, von Alexander Nasmyth.

Der schöne Aufsatz über die chirurgische Behandlung der Gaumenspalte, welchen Hr. Fergusson vor Kurzem der Gesellschaft vorgelegt hat, hat Hrn. Nasmyth dahin gebracht, über die mechanischen Vorrichtungen nachzusinnen, von welchen Hülfe erwartet werden kann, wenn die Operation nicht zulässig ist, oder nicht zum Ziele geführt hat. Er bestätigt zuvörderst die Ansichten von Fergusson, dass die englischen Wundärzte in der neuesten Zeit Gaumenspalten entweder sich selber überlassen oder mechanische Vorrichtungen für sie erbeten haben. Das operative Verfahren, wenn es zum Ziele zu führen vermag, verdient immer den Vorzug; denn jede mechanische Vorrichtung ist nur ein Nothbehelf. Was die mechanischen Vorrichtungen betrifft, so muss man zuvörderst zwischen denen unterscheiden, die für angeborene, und denen, die für durch Krankheit entstandene geschaffen worden sind. Hr. N. geht die seit allen Zeiten und in allen gebildeten Ländern bekannt gewordenen Vorrichtungen durch, und sucht die Indikationen für sie zu bestimmen; er spricht dann von seinen eigenen Bemühungen, und versucht darzuthun, dass bei angeborener Gaumenspalte das Schlingen und die Artikulation, erstere leichter als letztere, bei der später erlangten Gaumenspalte das Schlingen und die Artikulation auf gleich vollkommene Weise durch eine gute einfache, dauerhafte, mechanische Vorrichtung wiederhergestellt werden kann.

B. *Westminster medical Society* in London.

1. Skrophulöse Vergrösserung des Testikels bei einem Kinde.

Das Kind, erzählt Hr. Greenhalgh, war etwa 20 Monate alt, von entschieden skrophulösem Ansehen, und äusserst abgemagert; es schwitzte stark, aber zu Zeiten war seine Haut heiss und trocken. Seine Gehirnthätigkeit erschien nicht affizirt, aber sein Bauch war sehr aufgetrieben, sein Urin sparsam mit weissem Bodensatze; es schien bisweilen an heftigem Kopfschmerz zu leiden, denn es fuhr mit der Hand fortwährend nach den Ohren. Zu Zeiten kreischte es stark auf, und hatte grünliche schleimige Ausleerungen, bisweilen aber auch weisse krümelige. In der rechten Leiste fühlte man eine Drüsengeschwulst von der Grösse einer Wallnuss; der linke Testikel war sehr vergrössert, und hing niedriger als der rechte. Etwa 6 Monate vorher soll das Kind sehr unwohl geworden sein und einen heftigen Kopfschmerz bekommen haben, wobei es sich fortwährend an den Kopf schlug. Etwa 4 Monate nach der Geburt hatte es starkes Fieber, worauf es allmälig abfiel und endlich starb. Der Körper war sehr abgemagert, mit Purpurflecken versehen; die Gekrösdrüsen von der Grösse einer Erbse bis zu der Wallnuss angeschwollen, mit Eiterung beginnend. Viele schwärzliche Flecke längs dem Dünndarme, aber ohne Ulzeration; Nieren gesund; Lungen voller Tuberkeln, in Eiterung übergehend; Saamenbläschen erweitert; linker Hode von der Grösse eines Hühnereies mit beginnender Vereiterung in der Mitte; etwa 6 Unzen Flüssigkeit in der Bauchfellhöhle.

2. Intussuszeption des Darms bei Kindern.

Hr. Merriman berichtet von einem Kinde, welches plötzlich erkrankte, und zwar mit Symptomen eines Unterleibsleidens; eine grosse Menge von Purganzen wurde vergeblich angewendet; am 4ten Tage starb das Kind. Man fand eine Intussuszeption eigener Art: der Blinddarm nämlich mit dem Wurmfortsatze und der Blinddarmklappe hatten sich in das Kolon hineingeschoben. — Eine noch bedeutendere Intussuszeption dieser Art hat Hr. Snow gesehen; der Dünndarm nämlich hatte sich in das Kolon bis zur Sigmoidflexur hineingeschoben, und die Darmhäute waren in einem höchst kongestiven Zustande. Er erklärt Klystiere erschlaffender Art, mit langem biegsamen Rohr so hoch wie möglich in den Darm hineingebracht, noch für das beste Mittel.

---

3. Ueber leichtmögliche Verwechselung von *Eczema rubrum* der Genitalien bei Kindern mit Syphilis

las der durch sein Werk über Syphilis bekannte W. Acton. Er bezog sich auf ein 9 Wochen altes, kräftiges, gutgenährtes Kind, das folgende Erscheinungen darbot: Die Augenbrauen waren mit kleinen Bläschen besetzt; die Innenseite von Mund und Lippen waren von Krankheit frei; nur dicht an den Lippenrändern und 1½ Zoll weit sich erstreckend, den Mund vollständig umkreisend, zeigte die Haut ein schmutziges Aussehen, und schien mit einem dünnen, glänzenden, trockenen Häutchen bedeckt zu sein, das schuppig und schorfig aussah. Unter dem Kinne waren Exkoriationen zu bemerken, die aber nur von dem Mützenbande herrührten; weiter hinaus konnte man deutlich Bläschengruppen bemerken, die einen trüb-röthlichen Hof hatten; auch Arme und Brust waren damit bedeckt; ferner waren der untere Theil des Bauches, der Hodensack, die Oberschenkel und die Nates damit besetzt gewesen; jetzt sah man keine Bläschen mehr, sondern trüb-rothe, mit einem schorfigen Häutchen bedeckte Stellen, als wenn sie von einem Blasenpflaster geheilt wären. Die Haut war heisser als gewöhnlich, rissig, brüchig, und die Bewegungen schienen dem Kinde viel Schmerz zu machen. — Dem blossen Ansehen nach hatte der Zustand der Haut viel Aehnlichkeit mit sekundär-syphilitischer Affektion derselben, und in der That war das Kind auch von einem Wundarzte mit antisyphilitischen Mitteln behandelt worden, und zwar mit Salben und Pulvern. Aber da der Zustand ärger wurde, so wurde das Kind alsbald zu Hrn. A. gebracht. Dieser erkannte sofort den Missgriff des früheren Arztes; das kräftige, wohlgenährte Aussehen des Kindes, — da mit sekundärer Syphilis behaftete Kinder immer elend und abgemagert aussehen, — die gesunde Farbe der Haut an den nicht ergriffenen Stellen derselben, da bei sekundärer Syphilis der Kinder die Haut fast immer etwas Erdfahles hat, ferner das gesunde Aussehen des Vaters und der Mutter, welche letztere das Kind selber nährte, — Alles dieses sprach gegen die Annahme von Syphilis. Das Einzige, was dafür sprach, war die kupfrige Röthe der affizirten Hautstellen; aber man ist schon längst einig, dass die Kupferröthe kein Zeugniss mehr für Syphilis ist, indem sie bald dabei fehlt, bald bei nicht-syphilitischen Uebeln vorhanden ist. Mit einem Worte, — Hr. A. erkannte das Hautleiden des Kindes für *Eczema rubrum;* er warnt, dasselbe ja nicht mit sekundärer Syphilis zu verwechseln. Hr. A. verordnete Kleienbäder, Fomente von Goulard'schem Wasser, Schutz vor Erkältung und milde Purganzen. In ganz kurzer Zeit war das Kind vollständig geheilt.

C. *Pathological Society* in Dublin.

Nekrosis des Unterkiefers, mit *Cancrum oris* verbunden.

Der von Dr. Smith mitgetheilte Fall kam im Richmond-Hospital vor; das Kind war 2 Jahre alt, und bis vor ungefähr vier Monaten immer gesund gewesen, wo ihm aus Versehen eine Auflösung von essigsaurem Blei gegeben wurde. Hartnäckiger Durchfall und bedeutende Abmagerung stellten sich darauf ein. Erst nach neunwöchentlicher Dauer wurde der Durchfall gestopft, und fast um dieselbe Zeit zeigte sich ein blaurother Fleck auf der Schleimhaut der unteren Zahnreihe, derselbe breitete sich nach und nach auf die Schleimhaut der Wange aus, und verharrte daselbst einige Zeit unverändert, ohne äusserlich sichtbar zu werden. Am 14. Februar zeigte sich ein umschriebener Fleck von dunkelrother Farbe auf der Wange in der Nähe des Mundwinkels, verbunden mit Anschwellung derselben, Oedem des Augenlids und unerträglichem Fötor aus dem Munde. Als am folgenden Morgen der Umschlag entfernt wurde, war ein Geschwür vorhanden, das sich mit einer grossen unregelmässigen Oeffnung in die Mundhöhle bildete. Das Kind wurde am 17. Februar aufgenommen und starb am 19ten. Der gangränöse Prozess hatte sich auch auf den Oberkiefer ausgebreitet und die vordere Wand der Highmorshöhle zerstört. Der Unterkiefer befand sich in einem höchst merkwürdigen Zustande. Die eine Hälfte mit den Zähnen war nekrotisch, von allen seinen Verbindungen getrennt und in eine neu gebildete Knochenkapsel eingeschlossen. Es war auffallend, wie schnell sich der neue Knochen gebildet hatte. Auf der Schleimhaut des Magens waren einige schwarze ekchymotische Flecke vorhanden, die Mesenterialdrüsen waren krank und mehrere Ulzerationen zeigten sich auf der Schleimhaut des Darmkanals. — Dr. Smith bemerkte, dass er die Krankheit häufig um die Zeit, wenn Epidemieen exanthematischer Affektionen herrschten, beobachtet habe. In einem Falle, von dem er eine Abbildung vorzeigte, stellte sie sich während des Krankheitsverlaufes ein. Während des Stadiums der Konvaleszenz zeigte sich ein livider Fleck auf der Wange, der schnell in Gangrän überging, und innerhalb 36 bis 40 Stunden eine ungeheure Zerstörung der ganzen Gesichtshälfte herbeiführte. S. machte ferner auf die Affektion an der Wange aufmerksam, die sich gewöhnlich nach dem Gebrauch des Merkurs einstellt, und nach seiner Ansicht von dem wahren *Cancrum oris* unterschieden werden müsse, indem der Organismus durch vorhergehende Krankheiten *nicht* geschwächt ist; doch gab er zu, dass der Merkur die Entwickelung jener eigenthümlichen Form von Brand befördern könne, wenn er zu einer Zeit gereicht wird, wo der Organismus sich in einem grossen Schwächezustande befindet; derselbe, entweder die Folge früherer Krankheiten oder schlechter Nahrung, unzureichender Kleidung, unreiner Luft, scheint zur Bildung jener furchtbaren Affektion, die höchst selten geheilt wird, nothwendig zu sein.

VI. Miszellen und Notizen.

Ueber den Nutzen des *Liquor Kali* gegen porriginöse und impetiginöse Hautausschläge der Kinder. In der *London medical Gazette* (Juni 1845) berichtet Hr. H. George, dass er vor einiger Zeit zu einem 5 Jahre alten Knaben, dem mehrere harnsaure Steine abgegangen waren, gerufen wurde. Der Knabe war blass, von hübschem Aussehen, erschien jedoch sehr reizbaren Temperaments. Er hatte seit drei Monaten einen Kopfausschlag, bestehend in gelben bimssteinfarbigen Krusten mit Eindrücken, wie sie die Porrigo darzubieten pflegt. Hr. G. dachte nur an die lithischen Konkretionen, indem er die Eruption für ein für sich bestehendes, sehr eingewurzeltes Leiden hielt. Das Kind war überfüttert worden. Nach einem mässigen Purgiren durch Rhabarber und Jalappe verordnete Hr. G. eine Mischung von Kaliliquor in Zimmtwasser mit Zusatz von etwas *Syrup. Aurant., Tinct. Cardamom.* und *Tinct. Hyoscyam.*; nach etwa 14tägigem Gebrauche erschien das Kind bedeutend gebessert; es zeigte sich kein steiniges Konkrement mehr. Der Knabe wurde frisch und munter und, was besonders interessant war, der Kopfausschlag war abgetrocknet; die Krusten waren meistens abgefallen, und gesunde Hautstellen, auf denen junges Haar emporsprosste, zeigten sich deutlich. Hr. G. liess das Mittel fortgebrauchen und 14 Tage später sah man keinen Ausschlag mehr auf dem Kopfe, und das Kind blieb auch nachher noch frei davon.

Später hatte Hr. G. noch zwei andere Fälle von ähnlicher Porrigo zu behandeln; er gab ebenfalls den Kaliliquor, und in der That wurde auch in diesen beiden Fällen nach etwa einem Monate vollständige Heilung bewirkt.

In anderen krustösen und pustulösen Hautausschlägen hat Hr. G. das eben genannte Mittel ebenfalls sehr wirksam gefunden, besonders in der *Crusta lactea*, die gewöhnlich nach 2 — 3 wöchentlichem Gebrauche geheilt war. Oertlich hat er nichts angewendet; er würde aber örtlich eine Abkochung der Chinarinde als Bähung empfehlen.

Ueber den äussern Gebrauch des Tabaks gegen Prurigo und skrophulöse und purulente Ophthalmie der Kinder. In der *Lond. med. Gaz.* (Juni 1845) erklärt Hr. French den Tabaksaufguss für ein gegen viele Krankheiten sehr nützliches und mit Unrecht vergessenes Heilmittel. Die Krankheiten, in denen er es sehr nützlich befunden haben will, sind nach ihm Prurigo und purulente Ophthalmie. Gegen skrophulöse Konjunktivitis ist nach ihm der Tabaksaufguss ein viel besseres Kollyrium, als irgend ein anderes. Gegen Prurigo, wo eine lange Zeit die Blausäure (ʒj Scheele'sche Blausäure mit 6 Unzen Wasser verdünnt) sich sehr nützlich bewiesen, dann aber zu wirken aufgehört hat, zeigte sich der Tabaksaufguss viel wirksamer und nachhaltiger als das eben genannte Mittel. Seit 2 Jahren hat nun Hr. Fr. den Tabaksaufguss vielfach überall örtlich angewendet, wo es darauf ankam, einem heftigen Jucken, einer Reizung u. s. w.

zu begegnen. Seine Formel ist ℥j Tabakablätter (besser alte gesprenkelte, als junge) mit ½ Pint kochenden Wassers infundirt.

Frühzeitige Menstruation. In einer Abhandlung über den Eintritt der Menstruation bei den Eskimo bemerkt Hr. Roberton, dass die Zeit, wann die Menstruation eintritt, so ziemlich auf Erden überall ungefähr dieselbe ist; bei den Eskimomädchen beginnt sie im 15ten bis 16ten Jahre, bei den Westindierinnen, sowohl weissen als farbigen, zwischen dem 14ten und 15ten; eben so ist es bei den Europäerinnen. Beispiele von frühzeitiger Menstruation findet man bei allen Völkern. Im Werke von Brierre de Boismont findet man Mädchen von 5, 7, 8, 9, 10 Jahren, bei denen die Menstruation eintrat und regelmässig blieb, angegeben.

Jod-Kaffeebonbons für skrophulöse Kinder. In der piemontesischen Pharmakopöe findet sich folgende Vorschrift:

℞ *Kali hydrjodici* 4 partes,
Semin. Coffeae mokk. tost. subtilis. pulverat. 2 partes,
Sacchar. albissim. pulverat. 122 partes,
Mucilag. Tragacanth.
Semin. Coffeae tost. parat. q. s.
ut fiant lege artis 300 tabellae.

Von diesen angenehm schmeckenden Kaffeebonbons enthält jedes ungefähr ¼ Gran Jodkalium. Zu empfehlen gegen Skropheln, Rhachitis, weissen Fluss u. s. w.

Jodeisen-Syrup gegen Chlorose und kümmerlich eintretende Menstruation, von Hrn. Devergie, Arzt am Hospital St. Louis in Paris, empfohlen:

℞ *Limaturae Ferri puri pulveratae* ½ part.,
Jodei puri 1½ part.,
Aquae 8 part.,
Syrupi Sacchari 500 part.

Man mischt und reibt in einem Porzellanmörser das Eisen, das Jod und das Wasser zusammen. Dadurch erlangt man ein jodhaltiges schwaches Eisenjodür, worin man gleich den Syrup hineinthut. Ist die

Mischung gut bereitet, die Eisenfeile frei von Oxyd und feingepulvert gewesen, so hat man einen hübschen, nicht sehr gefärbten und nach Eisen schmeckenden Syrup. Dieser Syrup wird viel besser und kräftiger sein, als wenn man in der Apotheke Eisenjodür zu Syrup hinzusetzen liesse. — Die Dosis ist Morgens und Abends 1 Esslöffel voll mit etwa 2 Esslöffel voll Wasser verdünnt. Hr. Devergie empfiehlt diesen Syrup besonders gegen die Gastralgie, die mit der Chlorose bei ganz jungen bleichsüchtigen Mädchen verbunden zu sein pflegt. (*Bulletin de Thérapeutique.*)

Theerräucherungen gegen Keuchhusten. Hr. Waddington, ein Wundarzt in London, empfiehlt folgendes Verfahren, das er als das beste in seiner langjährigen Praxis gegen den Keuchhusten erkannt hat. Der Keuchhusten hat drei Stadien: im ersten Stadium werde der Kranke in die freie Luft, wie gewöhnlich, geschickt, wenn das Wetter es gestattet; er muss eine mässige Diät haben und dann und wann ein Brechmittel bekommen. Im zweiten Stadium bleibe der Kranke im Zimmer, und zwar am besten in einem solchen, das mit einem anderen Zimmer kommunizirt. In diesem Zimmer werde Tag und Nacht über einer kleinen Lampe schwedischer Theer im Kochen erhalten. Theerdämpfe werden dann beide Zimmer erfüllen, und es wird alsbald einen wahrhaft wunderbaren Erfolg haben. Im dritten Stadium ist ein Wechsel des Aufenthalts und der Luft am wohlthätigsten.

Neues Mittel gegen Blutungen aus Blutegelstichen. Man nehme, sagt Hr. Morand in seinen *Mémoires*, 6 Theile gutes Provenceröl, setze dazu 2 — 3 Theile gelbes Wachs, und mache daraus eine Mischung. Aus dieser Mischung forme man kleine Kügelchen, die man schnell, nachdem man das Blut abgetrocknet, auf die kleinen Bisswunden legt, sie dort mit dem Finger aufdrückt und durch diesen Druck zugleich so ausbreitet, dass eine über die kleine Bisswunde hinausragende kleine Scheibe entsteht, die sich fest anlegt. Geschieht die Adhäsion nicht, so muss noch etwas Fettiges hinzugesetzt werden. Statt des Oels kann man sich auch der Butter, des geschmolzenen Talges u. dergl. bedienen.

Einfluss der Stadt- und Landluft auf die Sterblichkeit der epidemischen Kinderkrankheiten. Wenn auch die epidemisch-kontagiösen Kinderkrankheiten ihrem Wesen nach überall dieselben sind, so lässt sich doch erwarten, dass in volkreichen Städten viel mehr Kinder, verhältnissmässig zur Zahl der Bewohner, daran sterben müssen, als auf dem Lande; denn in den Städten tritt eine so grosse Zahl schädlicher Einflüsse zum Krankheitsprozesse hinzu, dass der Organismus weit weniger das in ihn eingedrungene Virus zu überwinden vermag. Aus dem auf Befehl des englischen Parlaments von einer besonders dazu ernannten Kommission abgefassten Bericht über den Salubritätsverhältnisse grosser Städte und volkreicher Distrikte (*First Report of the Commissioners for inquiring into the state of large Towns and populous districts, London* 1844) entnehmen wir folgende, freilich nicht überraschende Resultate:

Auf eine Million Einwohner in den Städten und auf eine Million Landbewohner kamen während der letzten 4 Jahre

	in den Städten		auf dem Lande	
an Pocken	1045	Sterbefälle	507	Sterbefälle
- Masern	914	-	364	-
- Scharlach	988	-	478	
- Keuchhusten . .	829	-	415	-

Aus diesen Zahlen würde nur die alte längst erkannte Wahrheit deutlich hervorgehen, dass unter guten Salubritätsverhältnissen und bei gut gehaltenen, kräftigen Subjekten alle epidemisch-kontagiösen Krankheiten weniger gefährlich sind, als unter entgegengesetzten Umständen.

VII. Bibliographie.

Rosenbaum (Dr. J.), Ueber die physische Erziehung; erstes Wort: das Säuglingsalter. Leipzig 1845. 6½ Sgr. (Berlin, Mittler).

Bravus (Dr.), *Mémoire sur la réalité de l'art orthopédique et des relations nécessaires avec l'organoplastie. Lyon*, 8. mit 5 Kupfern.

Loewenhard (F. E.), Ueber die verschiedenen Arten des Scheintodes der Neugeborenen und dessen rationelle Behandlung, mit 1 Tafel. Prenzlau 8. 62 S. Conf. N. Notizen von Froriep Bd. 22, No. 476. Das Buch ist die weitere Ausführung dieses Gegenstandes.

Jedes Jahr erscheinen 12 Hefte in 2 Bänden. — Gute Original-Aufsätze über Kinderkrankh. werden erbeten und am Schlusse jedes Bandes gut honorirt.

JOURNAL
FÜR
KINDERKRANKHEITEN.

Aufsätze, Abhandlungen, Schriften, Werke, Journale etc. für die Redaktion dieses Journals beliebe man kostenfrei an den Verleger einzusenden.

BAND V.] BERLIN, DEZEMBER 1845. [HEFT 6.

I. Abhandlungen und Originalaufsätze.

Einige Bemerkungen über den periodischen Nachthusten der Kinder, von Dr. Fr. J. Behrend, Mitherausgeber dieser Zeitschrift.

Mit dem vorerwähnten Ausdruck will ich einen Husten bezeichnen, der, an sich nicht von ernster Bedeutung und mit keiner Gefahr verknüpft, darum von Interesse ist, dass er, wenn gleich häufig vorkommend und sicherlich keinem beschäftigten Arzte entgehend, dennoch in keinem Werke sich erwähnt findet, obwohl er, wie ich gleich zeigen werde, manches Unerklärliche hat und wohl einer besonderen Erörterung bedarf.

Symptome. Der Husten, den ich meine, kommt zu allen Jahreszeiten vor, ist aber besonders häufig im Frühling und Winter, dann im Herbste, am seltensten im Sommer. Er kommt vielleicht gar nicht bei Säuglingen vor, sonst aber bei Kindern jeden Alters, und es schien mir, dass er häufiger bei Knaben als bei Mädchen ist.

Der Husten erscheint auf folgende merkwürdige Weise. Das Kind hat bei Tage durchaus keinen Husten, auch wohl kaum irgend ein Symptom von Katarrh oder bronchitischer Reizung; es befindet sich ganz wohl und schläft etwa um 9 Uhr Abends oder früher wie jedes gesunde Kind ruhig ein. Aber gegen Mitternacht, bisweilen schon gegen 11 Uhr, nachdem es also 2 — 3 Stunden ruhig geschlafen, wird es unruhig, fängt im Schlafe an heftig zu husten; der Husten wird immer häufiger, angreifender, das Kind erwacht davon, schreit, weint, hustet immer wieder, bisweilen bis zum Erbrechen, und nachdem das Kind 1 — 2 — 3 Stunden so sich herumgequält hat, schläft es wieder ein, und liegt nun in diesem ruhigen Schlafe, ohne wieder zu husten, den übrigen Theil der Nacht bis zum hellen Tage.

Dasselbe wiederholt sich jede Nacht auf dieselbe Weise und fast genau um dieselbe Zeit, und dieser höchst merkwürdige Umstand ist es, der mich veranlasst, mich des Ausdrucks „periodischer Nachthusten" zu bedienen.

Dieser periodische Nachthusten dauert auf die eben beschriebene Weise mehrere Wochen, ja Monate, und verliert sich dann von selber, indem die nächtlichen Anfälle immer kürzere Zeit dauern und milder werden, oder indem sie immer später des Nachts eintreten, so dass der ihnen vorangehende Schlaf immer länger wird.

Während der ganzen Dauer dieser eigenthümlichen Krankheit sind die Kinder zwar wohl, essen, trinken, spielen, aber sie sind doch nicht so frisch, kräftig und munter, als wie sie zu sein pflegen, wenn ihnen gar nichts fehlt. Sie sehen gewöhnlich etwas welk und gedrückt aus, gleichsam abgemüdet von der nächtlichen Anstrengung, und haben häufig, besonders des Abends, kalte Füsse und mehrere andere Zufälle, die auf eine temporäre Kongestion nach Innen deuten.

Der Husten selber klingt zuweilen katarrhalisch, und ist auch wirklich bisweilen mit einem Schleimrasseln verbunden; zuweilen ist er aber trocken, klingend, mit einem Krupton oder mit einem Keuchen untermischt, ohne doch weder dem eigentlichen Kruphusten oder gar dem Keuchhusten vollständig zu gleichen. Bisweilen besteht der Husten in kurzen, vereinzelten, gleichmässigen Stössen, die sich alle 5 Minuten wiederholen, bisweilen in einem oder zwei längeren Hustenanfällen, womit es dann für die Nacht vorüber ist.

In den Fällen, die mir vorgekommen sind, hat dieser Nachthusten immer ein glückliches Ende erreicht, und ich kann also nicht sagen, ob er auch zu einem übeln Ausgange zu führen vermag.

Diagnose. Dass der hier beschriebene Husten vom Keuchhusten und dem Kruphusten sich bestimmt unterscheidet, geht schon aus dem Angegebenen hervor. Der Keuchhusten ist so charakteristisch, dass er hier eigentlich kaum erwähnt zu werden braucht; er macht nicht nur des Nachts, sondern auch besonders bei Tage seine Anfälle, und das starke und anhaltende Keuchen, das ihn auszeichnet, fehlt entweder bei dem von mir gemeinten Husten ganz und gar, oder ist doch nur so zufällig und so selten einmal dabei hörbar, dass es gar nicht in Erwägung kommen kann; auch ist der von mir gemeinte Husten häufiger sporadisch als epidemisch, während es beim Keuchhusten umgekehrt ist.

Mit dem ächten Kruphusten kann der periodische Nachthusten,

eben weil er ein periodischer ist, gar nicht verglichen werden; nicht nur Charakter und Ton des Hustens, sondern auch der Verlauf unterscheidet ihn von jenem.

Eigentliches Asthma ist bei dem periodischen Nachthusten nicht vorhanden, denn die Kinder erwachen nicht plötzlich, wie beim Asthma (z. B. dem Stimmritzenkrampf), in Folge von Luftmangel aus dem Schlafe, schnappen nicht nach Luft und fangen nicht dann erst an zu husten, sondern noch schlafend husten sie schon, und erst durch den immer stärker werdenden Reiz zum Husten werden sie aus dem Schlafe erweckt.

Am nächsten kommt der von mir hier gemeinte Husten dem bronchitischen oder rein katarrhalischen Husten, indessen kann ich ihn auch nicht mit diesem für identisch halten, denn 1) ist ein Schleimrasseln oder sonst ein auf Bronchitis deutendes Zeichen nur selten vorhanden; 2) würden die Kinder, wenn Katarrh oder bronchitische Reizung die Ursache wäre, nicht blos des Nachts, sondern auch bei Tage husten, und endlich 3) würden die Kinder in letzterem Falle nicht so regelmässig, fast zu einer und derselben Stunde des Nachts, in den Husten verfallen, eine bestimmte Zeit durch husten und dann wieder die vollständigste Ruhe haben, bis dieselbe Zeit von Neuem eintritt.

Aetiologie. Welches ist das Wesen dieses eigenthümlichen Nachthustens? Die fast periodische Wiederkehr desselben in der Nacht, nachdem das Kind einige Stunden geschlafen hat, der darauf folgende ruhige Schlaf, nachdem der Husten eine gewisse Zeit lang sich wiederholt hat, sein gänzliches Fehlen bei Tage, sein trockener kurzer Ton, die höchst unbedeutende Expektoration, und endlich der Umstand, dass dieser sonderbare Husten nach einigen Wochen nach und nach sich selber verliert, — alles dieses deutet auf eine Nervenaffektion. Auf ein katarrhalisches Element weist nur das häufigere Vorkommen dieses Hustens im Winter und Frühlinge als im Sommer und Herbste hin. Mir schien dieser Husten besonders dann sich häufig einzustellen, wenn Keuchhusten geherrscht hatte. Mehrere hiesige Kollegen, die, nachdem ich sie auf diesen Husten aufmerksam machte, mir gestanden, ihn sehr häufig angetroffen, aber ihn bis dahin nicht besonders beachtet zu haben, erklärten mir späterhin, dass sie glaubten, dieser periodische Nachthusten erschiene ihnen besonders dann sehr häufig, wenn unter Erwachsenen Wechselfieber herrschten. Es ist hier Vieles noch dunkel, und wenn ich mich dahin aussprechen möchte, dass der periodische Nachthusten, den ich hier beschrieben habe, nicht in einer bronchitischen Reizung, das heisst nicht in einer entzündlichen Reizung der Schleimhaut, sondern in einer durch einen unbekannten, krankhaften Reiz erregten Reflexthätigkeit der Athmungsnerven, vielleicht des Vagus, beruht, so ist das freilich auch nichts weiter als eine Hypothese. Die Neigung zu Kongestionen nach Innen, woran die mit diesem Husten behafteten Kinder besonders gegen Abend leiden, ihr etwas bleiches, gedrücktes Aussehen und ihr welkes Fleisch lässt vermuthen, dass der krankhafte Reiz innerhalb der Blutmasse selber sich befinden möge. Von einem hiesigen Arzte hörte ich die Behauptung, dass Ueberfüllung des Unterleibs und bisweilen das Vorhandensein von Darmwürmern diesen Husten bewirke.

Prognose. Der Husten hat in den Fällen, die mir und denjenigen hiesigen Kollegen, die ich darum gefragt habe, vorgekommen sind, niemals zu einem übelen Ausgange geführt. Immer verlor er sich allmälig von selber; nur in einem Falle sah ich eine ernste Bronchitis darauf folgen, die sich aber wohl zufällig hinzugesellt haben mochte. In einem anderen Falle schien öfteres Nasenbluten einiges Bedenken zu erregen.

Behandlung. Da dieser Nachthusten mehr lästig und störend als gefährlich ist, so wird eine eingreifende Behandlung, selbst wenn eine solche sich bestimmen liesse, nicht gerechtfertigt sein. Mir schienen milde Abführmittel, besonders gegen Abend gereicht, namentlich eine Dosis Manna mit *Tinctura Rhei*, dabei nahrhafte, aber blande Diät, am meisten zu thun. War das Kind ausgezogen und ins Bette gelegt, so liess ich ihm eine Obertasse lauwarmen Zuckerwassers mit 1 — 2 Drachmen *Liq. Ammon. acetic.* gemischt reichen. Ein hiesiger Kollege versicherte mich, dass eine kleine Dosis Chinin, kurz vor Abend gereicht, ihm gegen diesen periodischen Nachthusten besonders dienlich zu sein schien, und ein anderer erklärte gelinde Hautreize, namentlich Fussbäder, Reiben der Fussohlen mit geröteten Zwiebeln und selbst eine Priessnitz'sche Einwickelung der Beine für besonders wirksam.

Mögen diese wenigen Notizen die Leser dieser Zeitschrift dazu veranlassen, diesen periodischen Nachthusten der Kinder, der ihnen sicherlich oft genug vorkommt, ferner nicht mehr ganz so unbeachtet zu lassen, sondern ihm, wäre es auch nur um des Interesses der Wissenschaft willen, etwas mehr Aufmerksamkeit zuzuwenden und das, was sie darüber zu sagen haben, hier mitzutheilen.

Warnende Beispiele gegen den Gebrauch des Opiums in der Kinderpraxis, nebst einer aus dessen Wirkungsart auf den kindlichen Organismus gefolgerten Hinweisung auf die eigentliche oder Erstwirkung der Narkotika überhaupt und des Opiums insbesondere, von Dr. J. A. Sobotka, ehemaligem Assistenten am ersten Kinderspitale in Wien und prakt. Arzte daselbst.

Unter der grossen Anzahl der Arzneikörper haben wohl keine die Aufmerksamkeit und Würdigung aller grossen Aerzte und Pharmakologen zu jeder Zeit so sehr in Anspruch genommen, als diejenigen, die wir unter dem Namen der Narkotika zusammenfassen. — Keine Klasse der Pharmaka hat so viele Erörterungen und Diskussionen, keine so viele Monographieen der einzelnen Spezies wie der ganzen Gruppe aufzuweisen, als eben diese, offenbar theils wegen ihrer, im Vergleich zu den meisten anderen Gruppen der Arzneikörper, mehr oder weniger differenten Einwirkung auf den Organismus, theils weil man in den ihr angehörigen Spezies aus dieser besonderen Einwirkung auf ungewöhnliche und grosse Heilkräfte zu schliessen das Recht hatte.

In der Gruppe der Narkotika ist das Opium diejenige Spezies, welche die Theorie wie die Praxis am meisten interessirte, denn in Bezug auf Wirkung so wie auf Unerklärlichkeit seiner Eigenschaften steht es den übrigen narkotischen Mitteln fast eben so voran, wie die ganze Gruppe derselben den übrigen Gruppen der indifferenteren Pharmaka. Das Opium ist von jeher gleichsam als der Repräsentant der Narkotika betrachtet worden, und nicht ganz mit Unrecht.

Es giebt kaum eine Krankheit, in der das Opium nicht angewendet worden wäre. Von der Epilepsie an bis zum einfachen Schwindel, von der heftigsten Lungenentzündung bis zum einfachsten Husten, von der tödtlichen Cholera bis zum blossen Aufstossen, kurz von einem Extrem bis zum anderen gab es keinen pathischen Zustand, in dem man das Opium nicht versucht und für indizirt gehalten hätte.

Bedenkt man nun noch, dass das Opium von vielen Menschen absichtlich als berauschendes und betäubendes Mittel genommen wird, so wird man einräumen müssen, das es keinen Arzneistoff giebt, über den der Schatz der Erfahrung grösser sein könnte.

Wenn aber hinter der Erfahrung die Theorie zurückgeblieben ist, wenn man bis zu diesem Augenblicke aller Anstrengung ungeachtet weder die Thätigkeit des Opiums überhaupt sich deuten, noch selbst über die primären Wirkungen desselben sich klar geworden ist, so liegt das in der Unvollkommenheit des menschlichen Wissens und in der Unfähigkeit des Menschen, die Naturprozesse zu entschleiern. Es ist dieses also kein Vorwurf, sondern im Gegentheil ein Anreiz, thätig fortzuarbeiten, um das, was dunkel ist, mehr und mehr ins Licht zu setzen.

Zu den das Opium betreffenden Fragen, welche die Praktiker wie die Theoretiker lange Zeit beschäftigt haben und noch beschäftigen, gehört auch die über die Anwendbarkeit dieses Mittels in der Kinderpraxis.

Schien diese Frage längst schon durch die Aussprüche und Erfahrungen angesehener Männer, die das *„non nocere"* zu ihrer Hauptdevise gemacht haben, entschieden, so ist sie doch in neueren Zeiten wieder aufgetaucht und von Neuem zweifelhaft geworden. Man hat das Opium, das eine Zeit lang schon fast ganz aus der Kinderpraxis verbannt war, von Neuem wieder eingeführt; man hat sich darauf gestützt, dass das Mittel nicht zu entbehren sei, dass seine nachtheiligen Eigenschaften leicht zu verhüten oder zu bekämpfen seien, und endlich, dass man die nachtheiligen Wirkungen des genannten Mittels im Kindesalter viel zu sehr übertrieben habe.

Was den letzteren Punkt betrifft, so glaube ich, dass nur Diejenigen darauf sich stützen können, welche die nachtheiligen Wirkungen des Opiums bei Kindern noch nicht zu beobachten Gelegenheit hatten. Die Fälle, die ich mittheilen werde, werden hierüber genügende Auskunft geben.

Ueber die zwei ersten Behauptungen werde ich ein anderes Mal, wo ich über die Behandlung derjenigen Kinderkrankheiten, in denen man Opium indizirt glaubt, sprechen werde, mich auslassen.

Wenn ich hier positive Beweise für die Schädlichkeit des Opiums in der Kinderpraxis beibringe, und man mir eine weit grössere Zahl von negativen Beweisen, das heisst von Fällen, in denen das Opium nicht geschadet hat, entgegenstellen will, so würde ich wie jener Richter handeln, der einen Menschen, welcher, durch zwei Zeugen des Diebstahls angeklagt, behauptete, er könne zehnmal so viel Zeugen beibringen, die nicht gesehen haben, dass er gestohlen, dennoch verurtheilte. Ich würde mich nur nach den positiven Beweisen richten, denn das sind wirkliche Argumente, die durch negative Beweise nimmer vernichtet oder abolirt werden können.

Nur die positiven Beweise können uns zu Schlüssen berechtigen, zumal wenn diese Schlüsse uns da als Regel dienen sollen, wo es sich um ein Menschenleben handelt. Ich meinerseits bekenne mich offen zu dem Grundsatze, lieber zehnmal nicht zu nützen, als einmal zu schaden, oder mit anderen Worten, ich bekenne, dass ich mein Gewissen weniger zu belasten glaube, wenn ich in zehn Fällen mit unglücklichem Ausgange vielleicht zu wenig, als in einem zu viel gethan zu haben mir vorwerfen könnte. Mit diesem meinem Prinzipe stehe ich wenigstens über dem Vorwurfe, den Dr. Rau, — und wohl nicht ganz mit Unrecht, — manchen Allöopathen macht, indem er behauptet, dass sie ärger seien als die schlechtesten Homöopathen, da diese höchstens sterben lassen, jene aber geradezu sterben machen oder tödten.

Komme ich zu meinem eigentlichen Gegenstand zurück, so brauche ich mich nur auf die vielen gewichtigen Stimmen zu beziehen, die fast in allen guten Hand- und Lehrbüchern über Opium, so wie in verschiedenen Monographieen und Aufsätzen gegen den Gebrauch dieses Mittels bei kleinen Kindern warnen, und die höchst traurigen Folgen desselben lebhaft schildern; allein da man diese Stimmen vergessen oder nicht berücksichtigen zu wollen scheint, so halte ich es für angemessen, diese durch Mittheilung von Thatsachen wieder ins Gedächtniss zu bringen.

Einen besonderen Anlass hierzu giebt mir ein in diesem Journale (Bd. I, Heft 3) mitgetheilter Aufsatz des Hrn. Dr. Gumbinner: „über die Zulässigkeit des Opiums in der Kinderpraxis".

In diesem Aufsatze, von dem ich annehmen darf, dass ihn ein Mann geschrieben hat, der sich wohl einiger Erfahrung im Gebiete der Pädiatrik rühmen darf, werden Ansichten und Lehren ausgesprochen, die zu widerlegen ich für meine Pflicht halte, da sie leicht zu Missbräuchen und Fehlgriffen Anlass geben können und auf mancherlei falschen Voraussetzungen beruhen. Wenn dieses erst jetzt, lange Zeit nach Veröffentlichung des gerügten Aufsatzes geschieht, so liegt der Grund darin, dass ich zuvor noch eine grössere Zahl von Beobachtungen und Erfahrungen sammeln wollte. Es ist dieses nunmehr geschehen, und ich fühle mich nun vollkommen gerüstet und berechtigt, damit hervorzutreten.

Bevor ich jedoch das thue, muss ich mir gestatten, den Aufsatz des Hrn. Dr. Gumbinner etwas näher zu beleuchten.

Indem derselbe nämlich die Nützlichkeit und Nothwendigkeit des

Opiums in der Pädiatrik hervorhebt und sich zum Lobredner desselben aufwirft, gesteht er selber ein, dass er fürchte, dadurch dem Tadel der Kollegen sich auszusetzen und den Vorwurf des Leichtsinnes sich aufzuladen. Um sich davor zu schützen, räumt er ein, dass er die Schädlichkeit des Opiums bei Kindern gar wohl kenne, und führt zum Belege dessen einen Fall aus seiner eigenen Erfahrung an.

Einem neugeborenen Kinde nämlich wurde von der zum äusserlichen Gebrauche verschriebenen Mixtur, welche aus 1 Unze *Aqua destill.*, 2 Gran *Zinc. sulph.* und einem halben Skrupel *Tinct. Op. simpl.* bestand, aus Versehen ein Theelöffel voll innerlich eingegeben, worauf der behandelnde Wundarzt, ohne das Kind zu sehen, gegen die eingetretenen Konvulsionen ein Brechmittel verschrieb; da diese sich aber fortwährend steigerten, wurde Hr. Dr. G. einige Minuten vor dem Tode herbeigerufen, konnte aber durch kalte Umschläge und eingeflössten schwarzen Kaffee keinen günstigen Erfolg mehr herbeiführen. — Ich lasse es dahin gestellt sein, ob dieser einzige Fall dem Hrn. Dr. G. das Recht giebt, sich gegen den Vorwurf der zu geringen Selbsterfahrung in diesem Punkte geschützt zu glauben, so wie ich mehrere andere Bemerkungen übergehe, die, besonders wo von den Mitteln zur Vorbeugung der üblen Folgen vom Opiumgebrauche bei Kindern die Rede ist, meinen Ansichten gar nicht zusagen.

Ich erlaube mir blos zu bemerken, dass dieser Fall durchaus nicht das ist, wofür ihn Hr. Dr. G. ausgiebt; mir gilt er nämlich noch gar nicht als Beweis für die mögliche Gefahr bei Anwendung des Opiums in Kinderkrankheiten; denn bedenken wir, dass das Kind in seinem sehr zarten Alter bereits seit vierzehn Tagen, der Hälfte seines ganzen Lebens, an einer *Ophthalm. neonator.* gelitten, wodurch der Zudrang des Blutes zum Kopfe stets begünstigt und die geringe Lebenskraft sehr geschwächt wurde; bedenken wir ferner, dass die Mixtur, die Hr. Dr. G. selbst eine tödtliche nennt, keineswegs auf inneren Gebrauch berechnet, nebstbei noch ein zweites Gift enthielt und die einzige Gabe (von jedem $\frac{1}{4}$ — $\frac{1}{4}$ Gr.) den gewöhnlichen Vorschriften gegenüber enorm genannt werden muss; dass der behandelnde Wundarzt, ohne den Patienten zu sehen, und nachdem wahrscheinlich schon eine geraume Zeit verstrichen und bereits Konvulsionen eingetreten waren, als Antidot ein Brechmittel verschrieb (was, nebenher gesagt, Hr. Dr. G., wenn nicht zu genehmigen, doch auch nicht zu tadeln findet), — so muss man gestehen, dass unter solchen Verhältnissen, bei solcher Indikation, solcher Dosis und Kombination, und bei so unzweckmässig eingeleiteter

Behandlung, wohl weit unschuldigere und weniger gefürchtete Mittel von ähnlichem Ausgange begleitet gewesen sein würden. In diesem Falle wurde das Opium in einer Dosis gehandhabt, die als absolut schädlich anzunehmen, und in einer Verbindung, die durchaus nicht zum inneren Gebrauche geeignet war. Aehnliche Fälle wurden in neuerer Zeit mehrere angeführt; so finden sich im Jahrbuch der Pharmakodynamik für 1843 zwei Fälle, von denen der eine ein neugebornes Kind betrifft, das von einem Kaffeelöffel einer Mixtur, die in 30 Grammen Flüssigkeit 12 Tropfen Opiumtinktur enthielt, schon nach 4 Stunden, trotz aller Bemühungen der Aerzte, vom Tode hingerafft wurde. Der zweite betrifft ein 3 Tage altes Kind, das von dem vierten Theile einer Potion, welche 10 Tropfen Laudanum enthielt, sterben musste. Dr. Greiner in seinem Werke: „die narkotischen Mittel" erzählt, dass ein Kind von 17 Monaten einem halben Löffel Laudanum in kurzer Zeit erlag, und im österr. mediz. Wochenblatte wird aus der *London medical Gazette,* März 1844, ein Fall mitgetheilt, wo ein sieben Wochen altes Kind durch einen Missgriff etwa 10 Gran *Pulv. Doveri* bekam und 20 Stunden darauf mit Tode abging. Mit Recht belegen die Berichterstatter diese Fälle mit dem Namen Vergiftungen, und es wird Niemandem einfallen, darin ein Pro oder Contra für die Entscheidung der Streitfrage über die Zulässigkeit des Opiums in Kinderkrankheiten zu suchen. Dies kann nur durch Beispiele geschehen, wo das Opium absichtlich und wohlüberlegt von einem Arzte zum inneren Gebrauche und in einer Dosis verschrieben wurde, die sich oft als unschädlich, ja sogar bisweilen als heilsam dargethan hat. An Fällen der Art, nämlich an Fällen, wo das Opium absichtlich und in einer Dosis und Form, die vielleicht eine Rechtfertigung zulassen konnte, kranken Kindern gegeben worden ist, aber dennoch den traurigsten Erfolg hatte, fehlt es durchaus nicht, und wenn wir dergleichen in den Annalen der Medizin nicht in grösserer Anzahl antreffen, so kann die Ursache nur einzig und allein darin liegen, dass viele solche Beispiele durch Verhältnisse, die dem Arzte nicht gestatten, zugleich Schriftsteller zu sein, für die Lesewelt verloren gehen, mehr aber noch von den betheiligten Aerzten in ihrem eigenen Interesse ganz verschwiegen bleiben, oder blos in allgemeinen Andeutungen mitgetheilt werden.

Wenden wir uns zu den Autoren, vergleichen wir ihre Aussagen mit einander, so stimmen bei weitem die meisten darin überein, dass das Opium als das bedenklichste, gefährlichste und daher auch, wenn ich so sagen darf, als das *ultimum remedium*, als das letzte Mittel bei Kindern zu betrachten sei, indem es selbst in kleiner Dosis und in bedeutenden und langen Pausen gereicht den Tod bewirkte. So sagt Dr. Jahn, dass selbst der *Syrup. Diacodii*, in seinem Lande ein Hausmittel, sehr viel Unheil stifte, und ein Weniges von Opium stillenden Müttern eingegeben durch die Milch auf das Kind übergehen und dessen Leben mehr oder weniger zu erschüttern vermag. Dr. Mükisch theilt die häufige Erfahrung mit, dass ein einjähriges Kind, das von einer Mischung von 2 Tropfen von Sydenham's flüssigem Laudanum in 2 Unzen Wasser nur einige Löffel voll binnen mehreren Stunden genommen hatte, schon in soporösen Zustand und anhaltende Betäubung verfiel. Köchlin sah auf einen Tropfen Opium Konvulsionen eintreten, und Meissner hat auf achtmal geringere Gabe noch beunruhigende Symptome beobachtet. Wendt sagt, dass man Beispiele habe, wie ein Theelöffel *Syrup. opiatus* bei Neugeborenen schon soporöse Zufälle hervorgebracht, und dass der Gebrauch einer Mixtur von 3 Unzen, worin 4 Tropfen *Tinct. Opii crocata* enthalten waren, einem 7wöchentlichen Kinde den Tod zugezogen hat. [1])

Diesen mir eben bewussten und den vielen mir wahrscheinlich noch ganz unbekannten Beispielen füge ich folgende 6 mehr oder minder wichtige Fälle hiezu.

Erster Fall. Am 31. August 1843 wurde ich zu dem 7 Monate alten Kinde des bürgerlichen Gärtnermeisters R. schleunigst gerufen. Als ich ins Zimmer trat, fand ich ein krankes Kind der Thüre gegenüber auf dem Bette liegen, und der erste Blick auf das blasse, leblose, in leisen Zuckungen begriffene Antlitz mit halbgeschlossenen Augen und kaum bemerkbarer Respiration liess mich allsogleich erkennen, dass meine Hülfe zu spät komme. Ich erfuhr, das Kind hätte seit 3 — 4 Tagen an Diarrhoe gelitten, und der das Haus als Freund besuchende Wundarzt meinte dagegen nichts in Anwendung zu bringen, da das Kind in der Zahnperiode sich befände, und in der That auch Symptome von bevorstehendem Ausbruche der Zähne vorhanden waren; auf wiederholtes Ansuchen der Eltern verschrieb er jedoch endlich Folgendes:

---

1) Eine eben so grosse, wenn nicht grössere Anzahl von ähnlichen Beispielen findet man in einem Aufsatze von Beck in New-York in diesem Journale für Kinderkrankheiten Bd. II, Heft 3, S. 416.

℞ *Decoct. Salep* (ex gr. viij parat.) ℥iv,
Tinct. Opii gutt. iij,
Syrup. Diacodii ℥ß.
MDS. Alle Stunden einen Löffel voll.

Kaum hatte das Kind einige Löffel genommen, als es allmälig in einen soporösen Zustand verfiel, was die Eltern für einen wohlthätigen Schlaf nahmen, und als sie endlich aufmerksam gemacht am Abend mich holen liessen, fand ich folgendes Krankheitsbild: Der Kopf nicht übermässig warm, so wie überhaupt die ganze Körpertemperatur fast normal. Die Augen halb geschlossen, die Augenlider gelähmt, die Pupille fürs Licht beinahe ganz unempfindlich; Gesicht blass, Gesichtsmuskeln in leisen krampfhaften Bewegungen begriffen, das Schlingen halb versagt, die Respiration langsam, kaum vernehmbar, der Herzschlag langsam, Puls klein, weich, langsam, unregelmässig; Bauch eingefallen und beim stärksten Drucke unempfindlich; Extremitäten kühl anzufühlen, das Gemeingefühl völlig aufgehoben. Die Diarrhoe hatte seit dem ersten Löffel aufgehört.

All mein Bemühen, das Kind ins Leben zurückzurufen, blieb fruchtlos; — als ich des anderen Tages wiederkehrte, war es bereits todt. — Es hatte sich auf das verordnete Abführmittel keine Stuhlentleerung eingestellt, so wie auf die Kampherpulver wohl mehr Leben ins Gesicht und Auge zu kommen schien, aber ohne anzuhalten; das Kind starb ruhig, ohne besondere oder neue Erscheinungen. Ich liess durch die Mutter des verstorbenen Kindes den Wundarzt ersuchen, zu mir zu kommen, indem ich ihn auf den gemachten Fehlgriff aufmerksam zu machen wünschte. Er kam nicht, schickte aber schon am 17ten des folgenden Monats die 6 Monate alte Kathi Langin zu mir in die Ordination, und gab der Mutter die für mich schmeichelhafte Weisung, wenn dem Kinde noch zu helfen sei, so werde dies durch mich geschehen.

Zweiter Fall. Ich fand bei diesem eben genannten Kinde fast dieselben Erscheinungen wie im ersten Falle, und denselben Kausalnexus. Das Kind hatte seit 4 Tagen den Mehlhund (Soor), wogegen Chirurg L. Reiben mit Zucker und gegen den hinzugetretenen Brechdurchfall Folgendes verordnete:

℞ *Decoct. rad. Alth.* (ʒj) ℥iij,
Tinct. Opii gutt. ij,
Syrup. Diacod. ℥ß.
MS. Kaffeelöffelweise zu nehmen.

Die Mutter gab nach eigenem Gutdünken dem Kinde zuerst jede zweite Stunde 1 Kaffeelöffel; da jedoch das Brechen gar nicht nachliess, die Diarrhoe aber nur unmittelbar nach dem Einnehmen auf einige Zeit gestillt, bald aber gleich heftig wiederkehrte, so glaubte sie die zweite Hälfte der Mixtur öfter gebrauchen zu müssen; dies geschah nun, und bald stellten sich alle Erscheinungen der Narkose ein. Es war hier das Gemeingefühl weniger als im ersten Falle gestört, aber dafür der Darmkanal viel stärker ergriffen; das Schlingen war ganz versagt, und die Mutter versicherte, dass, wenn sie dem Kinde ein wenig Milch eingiesse, sie dieselbe deutlich durch den Darmkanal laufen höre, und dass selbige, nachdem sie diesen Weg zurückgelegt, unverändert aus dem Mastdarme wieder zum Vorschein komme. Ich verordnete:

℞ *Decoct. Salep* (gr. vj) ℥ij,
Camphor. Gumm. Mim. subact. gr. iij,
Syrup. Alth. ℥ß.
MS. Zuerst jede halbe Stunde, dann alle Stunden 1 Kinderlöffel voll.

Am anderen Tage war dem Kinde bereits besser. Das Gesicht natürlicher, ausdrucksvoller, die Sinnesorgane fungirten wieder, die Schlingfähigkeit war wieder hergestellt, Gemeingefühl beinahe normal, aber der Brechdurchfall wie beim Beginne. Rheum in sehr geringer Gabe und in Verbindung mit *Magnes. mur.*, öfteres Reinigen des Mundes mit kühlem Wasser und sonstige Diät stellten das Kind bald wieder her.

Dritter Fall. Am 27. April 1844 wurde ich zu dem 4 Monate alten Kinde N. P. geholt, das, in der Nähe des Wassers erzogen, mehrere Tage hindurch Brechen und Diarrhoe hatte. Ich fand auch da wieder von demselben Wundarzte dasselbe Rezept, wie im eben erwähnten 2ten Falle mit derselben tadelnswerthen Signatur. Die Mutter, der gebildeten Klasse angehörend, wusste, dass die Mixtur Opium enthalte, und versicherte, dass, obwohl sie dem Kinde blos 3 Kaffeelöffel den Tag über gegeben, sie sie doch nicht mehr anzuwenden wage, da das Kind jedesmal in einen unnatürlichen Schlaf verfalle und erwacht, weder die Augen ganz zu öffnen, noch sonst wie gewöhnlich sich zu bewegen vermöge. Der Brechdurchfall war übrigens gar nicht gestillt. — Rheum mit *Magnes. mur.* stillten alsogleich das Brechen, minderten die Diarrhoe, und später Kaskarilla als Linktus beseitigte letztere ganz, so wie geordnete Diät jeden Rückfall verhinderte.

Vierter Fall. Am 24. Juli wurde das 6 Wochen alte Kind, Elisabeth Rabensteiner, zu mir in Behandlung gebracht. Sie war noch an der Brust, welche sie jedoch stets nur mit Widerwillen nahm. Die Mutter ist nach eigener Aussage sehr jähzornig. Das Kind bekommt nebstbei schon Semmelkrume in Milch; es war von Geburt schon unruhig; häufige, grüne, übelriechende Stühle; starkes Wundsein unter dem Arme, und an der Vorderhand ein flechtenartiger Ausschlag. — Der von der Mutter zu Rathe gezogene Arzt, Dr. D., verschrieb:

℞ *Infus. Digital.* (gr. ij) ℥iv,
Tinct. Opii gutt. ix,
Syrup. cort. Aurant. ʒij.
MS. Alle Stunden 1 Kaffeelöffel.

Nach der 2ten bis 3ten Dosis wird das Kind aufgeregt, streckt die Glieder, schreit, dann liegt es schlummernd, betäubt mit geschlossenen Augen, ohne zu schlafen; demungeachtet wird mit dem Safte fortgefahren, aber bevor noch die Hälfte verbraucht wurde, wird das Kind mit allen Zeichen eingetretener Lähmung der Sinnesorgane und des willkührlichen und unwillkührlichen Muskelapparates zu mir gebracht. Dieser Zustand sprach sich so deutlich in den leidenden, ich möchte sagen charakteristischen Zügen des Gesichtes aus, dass ich kaum vernommen hatte, es sei Diarrhoe vorhanden gewesen, als ich sogleich die stattgehabte Anwendung des Opiums dagegen errieth. Ich verordnete ½ Gran Kampher auf 2 Unzen *Mixt. gummos.*, alle halbe Stunden 1 Kaffeelöffel. Dieses beseitigte allmälig die anwesenden Erscheinungen; die Mutter erzählt, dass das Kind unmittelbar nach jedesmaligem Einnehmen das Auge aufschlägt, sich bewegt und mehr Ausdruck im Gesicht bekömmt, was nach öfterem Einnehmen stets länger andauert, bis es endlich ganz in dem normalen Zustande sich befindet. Jetzt verordnete ich 3 Gran Rhabarber mit ½ Skrupel Krebssteinen und 2 Drachmen Zucker, von welchem Pulver jede 2te Stunde eine kleine Messerspitze voll gegeben wird; dabei allgemeine Bäder; alles dieses, vorzüglich aber das Absetzen von der Brust und geeignete Milchdiät stellten das Kind bald vollkommen her.

Fünfter Fall. Am 18. September 1844 wurde das 9 Monate alte Kind, Magdalena Saxin, aus einer Ortschaft in der Umgebung Wiens, zu mir in Behandlung gebracht. Das Kind hatte seit 3 Wochen Diarrhoe. Der Wundarzt daselbst verschrieb zuerst: ℞ *Infus. Ipecac.* (½ Gr.) ℥iij, *Mucilag. Gumm. Mim.* ʒß, *Syrup. Dia-*

codii ℥ß. M.; und da auf wiederholtes Verabreichen dieses Saftes die Diarrhoe nur theilweise gestillt ward und dabei noch ein Magenleiden zum Vorschein kam, so verordnete er dasselbe Infusum mit *Tinct. Opii* gutt. ij, und zwar stündlich einen Kaffeelöffel. Die Krankheit blieb sich gleich; dafür fürchtet die Mutter die Schwäche, die gleich auf das Einnehmen der ersten Löffel erfolgte, das stets betäubte Dahinliegen mit halb geschlossenem Auge, die Gefühllosigkeit u. s. w. Ein leichtes *Inf. Valer.* und später mein bewährtes Rheum und aromatische Kräuterbäder brachten dem Kinde bald vollkommene Gesundheit.

Sechster Fall. Noch in demselben Monate wurde ich zu dem 2 bis 3 Monate alten Kinde N. S. geholt, das an einem durch unzweckmässiges Aufffüttern entstandenen, langwierigen Durchfalle litt. Ich traf dort zufällig mit dem behandelnden Bezirkswundarzte zusammen; das zuletzt verschriebene, noch vorhandene, ziemlich kombinirte Rezept enthielt 3 Tropfen *Tinctura anodyna* und die unvollkommene Signatur: „öfters des Tages einen Kaffeelöffel". Bei sehr starker Abmagerung waren auch hier nur zu deutliche Spuren der Einwirkung des mehrmals repetirten letzten Medikaments wahrnehmbar. Da das Kind bereits dem Tode verfallen war, so verschrieb ich nur auf dringendes Zureden der Eltern etwas Kampher, in kleiner Dosis und in kurzen Zwischenräumen zu nehmen, und versprach wieder zu kommen und die fernere Behandlung einzuleiten, wenn die Pulver ihre Wirkung gethan und das Kind am anderen Tage noch am Leben sein sollte. Wirklich kam auch der Vater des anderen Morgens aus der sehr entfernten Vorstadt mit der erfreulichen Botschaft, das Kind sei auf die Pulver lebhafter geworden, habe geschlafen und sei heiterer erwacht. Dies war jedoch nur das letzte Aufflammen der erlöschenden Lebenskraft; — als ich nach wenigen Stunden hinkam, fand ich den kleinen Kranken agonisirend. Keineswegs will ich den tödtlichen Ausgang hier dem Opium allein zuschreiben; die vorgeschrittene Auszehrung des Kindes liess fast mit Bestimmtheit annehmen, dass schon lange, also höchst wahrscheinlich schon vor Anwendung des Opiums, der Tod hier seiner Beute sicher war; — und die Mittheilung dieses Falles soll mehr den Zweck haben, einerseits die sich mir so oft bewährte und auch in den früheren hier mitgetheilten Fällen sich deutlich kundgebende, aber im Allgemeinen nicht genug gewürdigte belebende Kraft des Kamphers auf den kindlichen Organismus ins klare Licht zu stellen, andererseits aber zu beweisen, dass das Opium selbst in verzweifelten Fällen eher schade als nütze, und diejenigen Herren keineswegs Recht haben, die mit ihrem *„remedium anceps melius quam nullum"* die Anwendung des Opiums auch ohne genügende Indikation gerechtfertigt haben wollen.

Dies sind die Fälle, die mir in der Zeit vom August 1843 bis September 1844 vorkamen, und ich fühle mich demnach zu dem Schlusse berechtigt, dass ähnliche traurige Erfahrungen in weit grösserer Anzahl Aerzten vorkommen müssen, die gleich mir sich ausschliesslich mit Kinderkrankheiten beschäftigen, aber durch längere Dauer ihrer Praxis vielleicht weit mehr beschäftigt sind, als ich. — Wenn ich Gleiches während meiner Anwesenheit im hiesigen Kinderspitale zu beobachten nicht Gelegenheit hatte, so mag dies nur daher rühren, dass zu jener Zeit die genannte Anstalt bereits im vollen Vertrauen stand, und durch die wohlthätigen Ermahnungen des Vorstehers die Eltern dazu angehalten wurden, ihre erkrankten Kinder gleich von Anfang an in die Anstalt zu bringen, und daher leichtsinnigen oder unwissenden Afterärzten die Gelegenheit benommen wurde, Missgriffe zu bewerkstelligen. Vom Spitaldirektor selbst aber wurde wohl, obzwar nur sehr selten, das Opium verordnet, und alsdann umsichtig genug Neugeborenen und selbst Kindern bis zum zurückgelegten ersten Lebensjahre nur ein Tropfen auf 2 Unzen Flüssigkeit, alle Stunden 1 Kinderlöffel, oder 1 Gran *Pulv. Dov.* auf 6 Pulver vertheilt, jede 2te Stunde 1 Pulver. In dieser Dosis habe ich es wohl selbst angewendet, und bei gehöriger Wirkung nie üble Folgen bemerkt. Diese Darreichungsweise steht mit meiner Abneigung gegen das Opium in der Kinderpraxis keineswegs im Widerspruche; die genaue Indikation ist es vorzüglich, welche die Anwendung des Opiums in kleinen Gaben nicht nur unschädlich, sondern sehr heilsam machen kann.

Diese Indikation ist aber nur höchst selten vorhanden. Am alleröftersten wird das Opium bei Kindern gegen Diarrhoe und Brechdurchfall verordnet; die hier aufgezählten Fälle beweisen aber deutlich genug, wie das Opium gegen diese Leiden, die gewöhnlich durch schlechte Auffütterung und Dyspepsie, durch Zahnen, durch Verpflanzung eines Leidens des Mundes auf den Darmkanal u. s. w. bedingt sind, nicht einmal als Palliativ rühmenswerth sich zeigt, wenn man nicht etwa den momentanen Stillstand des Leidens oder das Aufhören desselben in Folge eingetretener Lähmung des ganzen *Tractus intestinalis* dafür anzunehmen Willens ist. Ja selbst in verzweifelten Fällen möchte ich den hochweisen Satz umkehren und sagen: *„remedium nullum melius quam anceps — et nocivum"*. — Wo das Opium in Leiden dieser und anderer Art seinen Platz finde, zu erörtern, gehört nicht in den Bereich dieses Aufsatzes. Hier wollte ich blos nachweisen, wie wahr alle die Vorwürfe sind, die man dem Opium in seiner Anwendung bei Kindern zur Last legt, und wünsche herzlich, die ihre praktische Laufbahn antretenden Kollegen dadurch bestimmt zu haben, sich der Anwendung dieses Mittels, in was immer für einer Form und Dosis, gänzlich zu enthalten, bis sie, mit den Krankheiten des kindlichen Organismus vollkommen vertraut, den oft sehr schwer zu eruirenden Kausalnexus und die grösstentheils daran sich knüpfende Indikation herauszufinden sich befähigt fühlen.

Nun sei es mir nur noch erlaubt, einige Worte über die Wirkung des Opiums auf den kindlichen Organismus im Allgemeinen zu sagen; denn ist der kindliche Organismus ein Vertrauen verdienendes Medium für die Prüfung der Wirkungsweise eines Medikaments (und vielleicht dürfte er es sogar im höheren Grade sein als der bei Arzneiprüfungen weit mehr Störungen unterworfene Organismus Erwachsener), dann würde daraus ein gewichtvoller Beleg für die noch nicht gelöste Streitfrage hervorgehen, welches die wahre oder Erstwirkung des Opiums und somit der Narkotika überhaupt sei?

Ueberall, wo die Anwendung des Opiums in absolut oder relativ zu grosser Gabe stattfand, stellten sich gleich, wie die Wirkung sich zu äussern begann, ohne vorausgegangene Aufregung des Gehirns [1]), Betäubung und Sopor dar; so wie die kaum vermehrte Temperatur des Kopfes, das gebrochene, trübe Auge, die blasse Gesichtsfarbe, die leise, nicht akzelerirte Respiration, der schwache Herzschlag und der kleine, langsame Puls deutlich zeigten, dass wenigstens von aktiven Kongestionen auf das Gehirn nicht die Rede sein konnte. [2])

Diese Thatsache in Betreff der Wirkungsweise des Opiums auf den kindlichen Organismus würde daher ganz gegen die Behauptung einiger Aerzte und Pharmakologen sprechen, welche die Narkotika und mit ihnen das Opium zu den Reizmitteln, und zwar zu den positiv

---

1) Die auf die ersten Gaben eingetretene und der Betäubung vorausgegangene Unruhe des Kindes im 4ten Falle wird Jedermann um so weniger für eine vom Gehirn ausgehende Aufregung annehmen, als das Kind von Geburt auf sehr unruhig war.

2) Bemerkenswerth erscheint es mir, dass in allen mir vorgekommenen Fällen ich weder durch Autopsie noch auf meine bei den Eltern eingezogenen genauen Erkundigungen in Erfahrung gebracht habe, dass im Verlaufe des traurigen Ereignisses Konvulsionen eingetreten wären; von diesen war selbst da keine Spur wahrzunehmen, wo der Tod das letzte Glied in der Kette der Erscheinungen zu bilden bestimmt war.

flüchtigen zählen wollen, indem sie die zuweilen auf ihren Gebrauch sich einstellende Aufregung als Erstwirkung, und die darauf folgenden Erscheinungen von Stupor und Lähmung als Nachwirkung annehmen, welche letztere blos durch Erschöpfung der Lebenskräfte des Organismus nach vorausgegangener übermässigen Anstrengung erfolgt. — In der sicheren Ueberzeugung, dass jedem meiner Herren Kollegen die gegen diese Theorie gemachten haltbaren Einwürfe mindestens eben so gut bekannt sind, als mir, hebe ich nur jenen hervor, für welchen meine Mittheilung vielleicht ein Beleg sein könnte, — den Einwurf nämlich, dass diese Erstwirkung sehr oft ganz ausbleibt, indem dieses, wie aus den 6 mitgetheilten Fällen ersichtlich ist, und wie ich mich noch anderseits zu überzeugen Gelegenheit hatte, bei Kindern immer der Fall ist. Eben so entspräche die Erfahrung bei Kindern nicht der Theorie, dass durch die Narkotika die Sphäre der Sensibilität herabgestimmt, die der Irritabilität gesteigert wird, da bei Kindern weder eine Spur von erhöhetem Blutleben, noch von gesteigerter Muskelthätigkeit zu erkennen ist; sondern wir wären darauf hingewiesen, die wahre und Erstwirkung der Narkotika als deprimirende, die Sensibilität und Irritabilität vermindernde Kraftäusserung anzusehen, und die zuweilen beim Beginne der Wirkung sich darbietenden Erscheinungen von Aufregung blos der Reaktion des Organismus, dem Renisus dieser beiden Lebensprinzipe, gegen die sie feindlich angreifende Macht zuzuschreiben. Der Grad der Erstwirkung würde dann einerseits von der Kraft des Medikaments (bedingt durch Dosis, Dauer der Einwirkung und eigenthümlichen Energie), und anderseits von der, vor der Applikation der Narkotika vorhandenen Stärke dieser zwei Prinzipe in dem leidenden Individuum abhängen; wo diese nur mässig oder gar gering (wie bei Kindern) wäre, würde die Aufregung eben so mässig sein, oder gar nicht wahrnehmbar erscheinen.

Aehnliches soll auch bei dem, dem kindlichen Alter analogen höheren oder Greisenalter statt haben. — Hier wird auf grosse Gaben allsogleich der Verlust des Bewusstseins, plötzliches und tiefes Einschlafen und apoplektischer Zustand wahrgenommen; daher Konvulsionen und Starrkrämpfe selten und nur von kurzer Dauer sind. — Ich würde mir gewiss nicht angemasst haben, mich in den Streit grosser Theoretiker einzumischen, wenn ich nicht glaubte, dass auf die Lösung dieser Frage sich ein praktischer Satz bauen liesse, ein Lehrsatz nämlich in Betreff der Antidota, welche gegen die von übermässigem Gebrauche des Opiums zum Vorschein kommenden Symptome in Anwendung zu bringen wären; denn ist das Erstwirken des Opiums und der Narkotika überhaupt nicht ein reizendes, das Gehirn aufregendes; — tragen ferner die Kongestionen, die man in so vielen Lehrbüchern und von den meisten Praktikern als die beinahe allein zu fürchtenden Folgen angegeben findet, keineswegs den Charakter aktiver Kongestionen an sich, und sind sie demnach durchaus nicht als Ursache der Betäubung und Lähmung anzusehen, sondern blos als sekundäre Folgen eines fehlenden Stimulus, mit demselben aus gleicher Quelle, nämlich aus der Entziehung des Sensibilitäts- und Irritabilitätsprinzips, hervorgegangen, so wird diesen bei Anwendung der Antidota keine besondere Aufmerksamkeit zu widmen und alles Streben nur dahin zu richten sein, der *prima causa,* der Entziehung und Schwächung der Lebensprinzipe, zu begegnen. Demgemäss wären die flüchtig exzitirenden Mittel und an deren Spitze der Kampher die einzig wahren Antidota, indem sie einzig und allein die sinkende Sensibilität und Irritabilität zu beleben und aufzurichten im Stande sind; nach deren mit gutem Erfolge vorausgegangenen Dienstleistung die Roborantien ihren Platz finden dürften. — Vomitoria können nur ganz zu Anfang von heilsamem Erfolge sein; später nützen sie höchstens als *Revellentia,* vermehren aber vielleicht die etwa vorhandenen passiven Kongestionen; eben so werden bei schon ausgesprochener voller Wirkung Säuren und schwarzer Kaffee als unwirksam sich zeigen; die Anwendung der Kälte aber auf den Kopf und Blutentziehungen werden bei minder bedeutenden Fällen und beim Beginne der sich einstellenden Erscheinungen durch ihre deprimirende Eigenschaft eher schaden als nützen, und wäre selbst die einzige Wirkung zu berücksichtigen, die man den Kongestionen vermöge ihres passiven Charakters zuschreiben könnte, dass sie nämlich mechanisch durch Druck aufs Gehirn die Intensität und längere Dauer des Sopors und der Lähmung begünstigen, so wird doch durch Kälte und Blutentziehung das Primärleiden keineswegs gehoben, mit Aufhören desselben dürften diese aber, als von ihm hervorgerufen, allmälig von selbst verschwinden.

II. Analysen und Kritiken.

Ueber Anatomie, Physiologie und Pathologie der Thymusdrüse.

(*A physiological essay on the Thymus Gland, by* John Simon. *London* 1845, 4, 180 Seiten. 1)

Wiewohl die Thätigkeiten aller sogenannten Blutgefässdrüsen, der Drüsen ohne Ausführungsgänge, bis jetzt so gut als unbekannt sind, und wir nur die Vermuthung haben, dass sie auf den Chylus und die Lymphe verändernd einwirken, so gilt dies besonders von der Thymusdrüse, einem Organe, das nur so kurze Zeit des Lebens funktionirt, und daher der Beobachtung nicht so leicht zugänglich ist. Dass aber keine blos einfache Wechselwirkung zwischen Blut und Lymphe in demselben stattfindet, sondern auch hier eine Veränderung mit derselben vorgehen müsse, beweisen die eigenthümlichen in ihrem Inneren befindlichen Zellenräume, wie wir weiter unten sehen werden. Mit Freuden begrüssen wir daher jede neue Arbeit über diesen Gegenstand, zumal wenn sie mit so grossem Fleisse und der Ausführlichkeit, die wir hier zu verlangen berechtigt sind, wie die in Rede stehende ausgeführt ist.

In der Alexandrinischen Schule finden wir zuerst der Thymusdrüse Erwähnung gethan. Rufus Ephesius, der älteste Kompilator, dessen Werke die Entdeckungen jener berühmten Schule umfassen, führt sie an, als bereits mit einem griechischen Namen belegt. Beim Hippokrates finden wir sie nicht unter den Drüsen aufgeführt, und auch Aristoteles erwähnt ihrer an den geeigneten Stellen nicht. Galen und Julius Pollux sind nach dem Rufus die nächsten Autoren, die sie beschreiben. Der Erstere spricht ausführlich darüber und ertheilt ihr eine zwiefache Funktion, nämlich die Berührung der *Vena cava* mit dem Brustbein zu verhindern und dies grosse Gefäss mit seinen Aesten zu stützen; auch macht er zuerst auf die Veränderungen, die sie mit zunehmendem Alter erleidet, aufmerksam. Mit dem allgemeinen Fortschritt der feineren Anatomie im 16ten und 17ten Jahrhundert lernte man auch die Thymusdrüse genauer kennen. Blasius untersuchte sie bei verschiedenen Thieren; Bartholin, Harvey, de Graaf, Diemerbroeck und Munnick beschäftigten sich mit der Untersuchung ihres flüssigen Inhalts; Wharton und seine Nachfolger rechnen sie zu den konglomerirten Drüsen und stellen sie mit

1) Es ist dieses eine Preisschrift, der ein vom verstorbenen A. Cooper ausgesetzter Preis von 300 L. St. zuerkannt worden ist.

dem Pankreas und der Parotis in eine Kategorie; ihre Arterien und Venen sind ziemlich genau beschrieben, ihre Nerven und Lymphgefässe nicht immer ganz treu dargestellt worden.

Zugleich mit dieser Bereicherung unserer positiven Kenntnisse wurde eine Reihe hohler Hypothesen über die Funktionen der Drüse aufgestellt, deren Zahl bis auf die heutige Zeit stets im Zunehmen begriffen war.

Aus dieser Menge heben wir nur die hauptsächlichsten und annehmbarsten hervor. Glisson stellte folgende Ansicht auf: *Quemadmodum mammae lac infantulo foris praeparant, sic Thymus liquorem nutritium intus suppeditaverit;* hierin stimmte ihm einige Jahre später Charleton bei, und auch der berühmte Dionis, Geoffroy St. Hilaire und Garengeot erklären sich für dieselbe. Puteus billigt zum Theil diese Theorie, und Ludovicus Palliani behauptete in einer Disputation über die Thymusdrüse (1758), wie einer seiner Kollegen berichtet: *„ei praedictam glandulam muneri inservire, ut ex integra sanguinis massa substantiam quandam lacteam nutriendo foetui necessariam secerneret."*

Von jener Zeit an bis auf Astley Cooper scheint *diese* Ansicht in Vergessenheit gerathen zu sein; von ihm wurde sie wieder ans Tageslicht gefördert, und seinen Worten zufolge muss man annehmen, dass er die der oben erwähnten Autoren gar nicht gekannt habe. „Ist es nicht wahrscheinlich", sagt er, „dass die Drüse zur Bereitung einer Flüssigkeit aus dem Blute der Mutter bestimmt ist, die zu Ernährung und Wachsthum des Fötus vor seiner Geburt dient, also bevor Chylus aus den Nahrungsmitteln gebildet wird, und dass dieser Prozess nur kurze Zeit nach der Geburt fortdauert, indem die Menge der sezernirten Flüssigkeit in dem Maasse abnimmt, als die Chylifikation vollkommener von Statten geht?"

Unter den Hypothesen, die die Thymus zum Lymphsysteme zählen, ist besonders die von Hewson hervorzuheben, weil derselbe eigenthümliche in der Drüse enthaltene Körperchen entdeckte. Er fand nämlich eine grosse Menge kleiner, weisser, fester Körnchen, die an Grösse und Gestalt den Kernen der Blutkörperchen oder den in der Flüssigkeit der Lymphdrüsen vorhandenen glichen. Diese letzteren hielt er für die späteren Kerne der Blutkörperchen; daher bildete er sich ein, die Thymus könne als ein Appendix der konglobirten Drüsen angesehen werden und theile deren Funktion, nämlich die Bildung von Kernen. Dies sei um so wahrscheinlicher, weil die Thymus nur in den ersten Lebensjahren vorhanden sei, wo die Zahl dieser Kerne am geringsten sei; er stellte die Vermuthung auf, die Lymphgefässe wären vielleicht die Ausführungsgänge der Thymus. Lange Zeit nachher wurde Hewson's Meinung, dass die Lymphkörperchen und Blutkörperchen in enger Beziehung mit einander ständen, bestätigt, und ward fast allgemein angenommen.

Zu den Hypothesen, die noch das Meiste für sich haben, gehören diejenigen, welche ein Wechselverhältniss zwischen Thymus und Lungen annehmen; so lange nämlich letztere ruhen, erfülle erstere deren Funktion und oxydire oder dekarbonisire das Blut. Dieser von Becker und Haugstedt aufgestellten Ansicht tritt aber Simon mit der Thatsache entgegen, dass, wie er gefunden, die Drüse nicht während des Uterinlebens am vollkommensten entwickelt sei, auch nicht gleich nach der Geburt sich zu verkleinern beginne; mit anderen Worten also, ihre grösste Thätigkeit steht nicht mit dem Ruhezustande der Lungen in geradem Verhältniss.

Dr. Pieci (*Annali universali* 1844) ist der Ansicht, dass die Drüse besonders einen mechanischen Nutzen habe; sie fülle nämlich einen bestimmten Raum in der Brusthöhle aus, so lange die Lungen im Fötus sich nicht ausgedehnt hätten, und verhindere so, dass die Rippen und das Brustbein zu sehr auf diese Organe drücken. Die Grösse der Thymus stehe mit der der Lungen in umgekehrtem Verhältnisse, und wenn die letzteren sich nach der Geburt durch Aufnahme von Luft in ihre Zellen ausdehnen, beginne erstere sogleich zusammenzuschrumpfen und werde atrophisch. Nur beim Erwachsenen, sagt er, liegen die Wände des Thorax den Lungen genau an; im kindlichen Alter aber nehme vielmehr die Thymus die Form des Brustkastens an.

Die Lage der Drüse im *Mediastinum anticum* und in der Mittellinie des Körpers, die Beschaffenheit ihres Gewebes und die grössere Ausdehnung und Entwickelung ihrer unteren Hälfte werden als Gründe zu Gunsten der aufgestellten Ansicht angeführt.

Die wichtigsten Mittheilungen über die allgemeine Anatomie der Thymus finden wir in den Monographieen von Meckel, Lucae [1]), Haugstedt [2]) und Cooper. Meckel sucht die Umstände zu er-

---

1) Anatomische Untersuchungen der Thymus in Menschen und Thieren. 1811.

2) *Thymi in homine ac per seriem animalium descriptio anatomico-physiologica*. 1831 u. 32.

forschen, welche auf die Vergrösserung der Thymus und ihr längeres Fortbestehen Einfluss haben. Lucae beschrieb vorzüglich ihren feineren Bau. Er entdeckte ihre Zellen und wie dieselben um eine mittlere Höhle gelagert seien; er hielt die ersteren für secernirende, die letztere für das aufnehmende Organ; doch betrachtete er irrthümlich jede Zelle als einen Acinus, der einen Plexus von Blutgefässen enthalte. Tiedemann giebt eine richtigere Beschreibung über den Zusammenhang dieser Theile unter einander; nach ihm besteht jedes Läppchen aus mehreren Zellen, um die sich ein Netzwerk von Gefässen herumschlingt, und die alle mit der gemeinschaftlichen Höhle des Läppchens kommuniziren. Astley Cooper bestätigte diese Ansicht über die Struktur der Drüse durch sehr feine und erfolgreiche Injektionen, wodurch sich die feinsten Höhlen des Organs füllten, und zeigte, dass jede derselben mit der grossen Höhle der Drüse in Verbindung stehe.

Ueber das erste Auftreten und die Veränderungen, die die Thymus im Fötus erleidet, hat Simon an Embryonen von Schweinen und Ochsen Beobachtungen angestellt. Die erste Form, die er entdeckte, war eine einfache Röhre zwischen den Karotiden, von einer schwachen Andeutung eines sich bildenden Gewebes von Zellen umgeben. Der Inhalt derselben war körnig, liess aber noch keine deutlichen Körperchen erkennen. Sie selbst bestand aus einer äusserst zarten, durchsichtigen, homogenen Membran, die in regelmässigen Zwischenräumen mit länglichen Verdickungen in ihrer Substanz versehen war. Aus mehreren Gründen scheint hervorzugehen, dass die ersten Rudimente der Drüse eine Reihe primitiver Zellen sind, die in einer Linie längs der Gefässe am Halse und am Perikardium hinunter gelagert sind, und indem sie auf jeder Seite des Halses sich vereinigen, die beschriebene Röhre bilden. Diese Bildungsweise würde der anderer Organe genau entsprechen, und über die eigenthümlichen Verdickungen in der membranösen Hülle Aufschluss geben.

Das zweite Stadium der Entwickelung ist ganz dem analog, wie es bei den wahren Drüsen beobachtet wird; an der Röhre bilden sich an gewissen Stellen auf einer oder der anderen Seite Ausbuchtungen, und somit entstehen Divertikel oder Follikel, die mit dem Innern der Röhre in Verbindung bleiben. Diese Follikel haben dieselbe Struktur wie die mütterliche Röhre, und bestehen aus einem eben so zarten Gewebe; ferner enthalten sie dieselben eigenthümlichen Körperchen. Im Anfang bilden diese Ausbuchtungen kleinere oder grössere Kreissegmente, die nur wenig nach aussen hervorragen; zuweilen sind sie genau halbkreisförmig, schnüren sich aber immer mehr von dem Hauptkanale ab, so dass sie zuletzt nur durch eine enge Oeffnung mit ihm kommunizireu; da wo sie am dichtesten an einander gedrängt stehen, sehen sie, von der Seite betrachtet, wie eine Reihe flaschenförmiger Anhänge aus.

Mit dem Entstehen von Verästelungen in den Follikeln beginnt das dritte Stadium; dieser Prozess fängt gewöhnlich an, wenn der Follikel fast die Gestalt einer Kugel erlangt hat, ohne dass sich aber der Hals, durch den die einzelnen Abtheilungen mit dem Hauptkanal in Verbindung stehen, verlängert, so dass also diese sekundären und tertiären Ausbuchtungen der Höhle keinen so ausgebildeten tubulösen Bau besitzen, wie die primären. Indem sich diese Follikelbildung nach und nach auf die ganze Drüse erstreckt und fortwährend neue Moleküle gleichförmig durch die ganze Substanz im interstitiellen Gewebe entstehen, erhält die Thymus zuletzt die Grösse und Gestalt, wie wir sie beim reifen Fötus antreffen. Es finden keine Veränderungen in den Erscheinungen statt; die letzten Vorgänge in der Entwickelung sind genaue Wiederholungen der ersten; der Typus derselben ist mit der ersten Hervorwölbung an der primären Röhre bestimmt vorgezeichnet, er besteht dem Wesen nach in der seitlichen Abzweigung von Divertikeln aus einer zentralen röhrigen Axe. Da nun die Enden dieser Divertikel stets die Form von Bläschen annehmen und grosse Kugelsegmente darstellen, so kann man die Drüse zu den tubulös-vesikulösen rechnen. Irrig ist die Ansicht Astley Cooper's (Froriep's Notizen, Jul. 1832, No. 730), dass sich im Inneren der Drüse eine Höhle befinde, die er mit einem Reservoir vergleicht. Dieselbe rührte wohl nur von einer ungewöhnlichen Ausdehnung der inneren Theile der Drüse her.

Es versteht sich von selbst, dass die Thymus zu der Zeit, wo sie ihr grösstes Volumen erreicht hat, auch am energischsten funktioniren müsse, und da Haugstedt und Simon gefunden haben, dass dies erst längere Zeit nach der Geburt der Fall ist, so sind hiermit alle die Hypothesen zu verwerfen, welche behaupten, das Organ trage zur Ausbildung des Fötus wesentlich bei. Simon hat in 64 Fällen die Thymus bei verschiedenen Thieren und beim Menschen zu verschiedenen Zeiten gewogen und ist immer zu demselben Resultate gelangt, dass die Thymus erst nach der Geburt zu wachsen anfange. Schon Verheyen (*Anat. c. h. tract. III. cap. VIII.*) hat bemerkt, dass sie sich wenigstens bis zum ersten oder zweiten Lebensjahre vergrössere.

Unmittelbar nach der Geburt nimmt sie bedeutend an Umfang zu und turgeszirt durch das reichlich abgesonderte Sekret; sie wächst im Verhältniss zu den übrigen Theilen des Körpers sehr rasch, allmälig aber lässt diese Thätigkeit nach, und mehrere Monate hindurch nimmt sie nur sehr allmälig zu, und zwar im Verhältniss zum Wachsthum des ganzen Körpers; ungefähr am Ende des zweiten Jahres hört sie auf sich zu vergrössern. Von der Zeit an bleibt sie mehrere Jahre hindurch unverändert, und geht dann allmälig, bei angemessener Ernährung des Individuums, in Fettgewebe über. Dieses Stadium, wo sie ihren Umfang beibehält, aber ihre Textur so auffallend ändert, zieht sich bei den meisten gesunden Menschen bis zum achten, neunten, zehnten, eilften oder sogar zwölften Jahre hin; doch sind diese weit hinausgeschobenen Gränzen nicht einmal als sicher anzunehmen, da man die Drüse oft noch in späterer Zeit ganz unverändert antrifft. Die Dauer ihrer Rückbildung und die Zeit ihres gänzlichen Verschwindens sind noch sehr unsicher. Zur Zeit der Pubertät scheint sie in den meisten Fällen den bedeutendsten Substanzverlust zu erleiden, und dann findet man nur noch eine Spur davon; doch kann man noch viele Jahre nachher ihre platten, zusammengeschrumpften Lappen vom Perikardium ablösen, die dann einen zusammenhängenden Körper darstellen. Deutliche Ueberreste der Drüse kommen gewöhnlich noch im zwanzigsten bis zum fünfundzwangsten Jahre vor; doch nach dieser Zeit lässt sich selten irgend ein untrügliches Zeichen ihres früheren Vorhandenseins im Zellgewebe des Mediastinum erkennen. Doch giebt es Ausnahmen von dieser Regel. Simon hat bisweilen unverkennbare Reste derselben bei Leuten von über dreissig Jahren vorgefunden, und Meckel und Haugstedt führen mehrere Beispiele an, wo sie noch in späterer Zeit vorhanden war. In mehreren der zuletzt erwähnten Fälle war die Drüse offenbar krankhaft entartet, und in anderen schien ihr abnormes Fortbestehen mit anderen krankhaften Affektionen, besonders der Respirationsorgane, zusammenzuhängen; solche Abweichungen können auf die Festsetzung des gewöhnlichen Zeitpunktes ihres Verschwindens keinen Einfluss haben.

Die ausgebildete Thymus des Menschen hat eine oblonge Form, konvexe Oberflächen und stumpfe Ränder, von welchen der obere und untere in zwei Hörner ausgehen. Untersucht man die Oberfläche genauer, nach Entfernung aller Gefässe und des Zellgewebes, so bemerkt man, dass sie in eine grosse Menge anscheinend von einander getrennter Räume, die einen Durchmesser von einer halben Linie bis zwei

Linien haben, abgetheilt ist. Diese kleinen Räume erweisen sich als membranöse Höhlen und sind die letzten blasenartigen Ausbuchtungen der Drüse; beim Durchschneiden kann man sich, ohne die natürliche Verbindung der Theile zu zerstören, davon überführen, dass das Gewebe aus einzelnen Massen besteht, die rund um eine Axe geordnet sind. Jede dieser Massen bildet eine Art von Konus, dessen Spitze nach der Mittellinie der Drüse, dessen Basis nach der Oberfläche gerichtet ist, wo man seine unzähligen Bläschen wahrnimmt, während der mittlere Theil jene sich verästelnden Follikel enthält, die an der Oberfläche in die Bläschenform übergehen.

Das Gewebe der Wandungen dieser Höhlen ist von ungemeiner Dünne, der Durchmesser beträgt kaum $\frac{1}{11000}$ Zoll. Es ist durchsichtig und vollkommen homogen. Ein dichtes Netzwerk von Kapillargefässen, die das Material für das Sekret liefern, hängt innig mit der äusseren Fläche zusammen und folgt den verschiedenen unregelmässigen Windungen. Diese ungemein feine, jedoch steife und elastische Membran bildet nun die einzige Wandung der Läppchen; sie wird aussen durch Zellgewebe verstärkt, welches sich in alle Zwischenräume hinein fortsetzt und alle Theile des Organs umgiebt. Mit diesem vereinigt bemerkt man einzelne dünne Streifen von elastischem Gewebe, die sich auf der Oberfläche der Bläschen in verschiedenen Richtungen kreuzen und so ein Netzwerk mit grossen Maschen bilden. Wahrscheinlich sind dies die Fasern, die Pappenheim für organische Nervenfasern gehalten hat.

Im Inneren der Läppchen befindet sich eine Flüssigkeit, in welcher, wie schon Hewson gefunden, eine bedeutende Menge mikroskopischer Körperchen schwimmen. Sie bilden runde Scheiben, deren mittlerer Durchmesser nach Valentin 0,0025''' beträgt; sie sind gewöhnlich platt und rundlich und liegen nicht frei, sondern sind von einer Haut eingeschlossen; bisweilen findet man auch neben ihnen grössere kernhaltige Zellen.

Simon hat die Analyse der Thymus eines drei Monate alten Kalbes gegeben, indem es ihm nicht gelang, das Sekret rein zu erhalten. In 100 Theilen waren enthalten:

Wasser	77,20
Faserstoff, leimgebendes Gewebe und Spuren von Fett	12,72
Eine theils dem Albumen, theils dem Kaseïn gleichende Substanz	4,13
Wässerige Extrakte	3,80
Salze, hauptsächlich phosphorsaures Natron und Kalkerde . .	2,15
	100,00

Die Resultate dieser Untersuchung, so wie die Astley Cooper's und Morin's, sind deshalb von so grosser Wichtigkeit, weil sie entschieden beweisen, dass die Annahme, die Thymus diene dazu, während des Uterinlebens des Fötus kohlenstoffhaltige Substanzen auszuscheiden und in sich aufzunehmen, ganz und gar falsch ist.

Tiedemann, Arnold und andere berühmte Physiologen waren nämlich der Ansicht, die Funktion der Thymus stehe mit der der Lungen in umgekehrtem Verhältnisse, und so lange dies Organ ruhe, vollziehe jene für den Embryo eine Art vikariirender Respiration und entferne ein kohlenstoffhaltiges Produkt aus dem Blute. Die chemische Analyse ist hinreichend, die Unrichtigkeit dieser Hypothese darzuthun; sie zeigt, dass die Thymus, zur Zeit, wo ihre Funktion am kräftigsten von Statten geht, anstatt mit Kohlenstoff überladen zu sein, nicht mehr davon enthält, als das Blut und die Muskelsubstanz [1]). Das Sekret gleicht genau den gewöhnlichen Stoffen für die Ernährung des Organismus; daher möchte es nach Simon nicht gewagt erscheinen, das Sekret der Thymus für einen Nahrungsstoff im kindlichen Alter zu halten.

Die Gefässe der Thymus kommen aus der *A. mammaria interna*, der *A. subclavia*, den *A. thyreoidea inferior*, *A. vertebralis* und den Karotiden. Die Kapillargefässe bilden ein weitverbreitetes Netzwerk, so dass bei erfolgreicher Injektion das ganze Organ durch die angewandte Masse dunkel gefärbt wird. Jedes einzelne Bläschen zeigt sich unter dem Mikroskope in eine Hülle von Gefässen eingeschlossen, diese sind eng mit der durchsichtigen Membran verbunden, und das Netzwerk ist so dicht, dass die Maschen einen viel kleineren Durchmesser haben als die Gefässe selbst. Jeder Theil der Drüsensubstanz wird somit von dem Blute vollständig durchdrungen.

Ueber den Verlauf der Lymphgefässe lässt sich nichts Bestimmtes angeben. Doch glaubt Simon nicht, dass sie nach Art der Ausführungsgänge das Sekret der Drüse fortleiten, sondern wahrscheinlich dienen sie hier, wie an anderen Stellen, zur Aufnahme und Wegschaf-

---

1) Man vergleiche die Analysen der organischen Bestandtheile des Blutes, der Muskelsubstanz und der Thymus.

	Fleisch.	Blut.	Thymus.
Kohlenstoff	54,12	54,90	54,02
Wasserstoff	7,89	7,65	8,12
Stickstoff	15,67	15,73	13,42
Sauerstoff	22,32	22,12	24,44.

tung gewisser uns noch unbekannter Flüssigkeiten des Ernährungsprozesses. Ihre Nerven erhält die Drüse von dem Plexus, der die *A. subclavia* umgiebt, und hauptsächlich aus dem mittleren und unteren *Ganglion cervicale* entspringt. Ferner schickt der *N. cardiacus* des Vagus einen dünnen Zweig zum oberen Theil der Drüse.

Durch das Studium der vergleichenden Anatomie ist Simon zu dem wichtigen Resultate gelangt, dass die Thymus ohne Ausnahme bei allen durch Lungen athmenden Thieren verhanden ist, und somit stürzte er die herrschende Meinung um, dass sie nur bei den Säugethieren vorkomme. Auch Picci fand, dass sie bei allen den Thieren, deren Lungen denen des Menschen gleich gebaut sind, vorkomme, bei denen aber, die durch Kiemen oder membranöse Lungen athmen, fehle. Die Thiere, die einen Winterschlaf halten, zeigen abwechselnd eine Vergrösserung und Verkleinerung der Drüse, je nach dem Zustande der Respirationsorgane. In den Amphibien ist sie am grössten. Aus den zahlreichen Sektionen, die Simon bei den verschiedenartigsten Thieren mit der grössten Genauigkeit und bewundrungswürdigem Fleisse angestellt hat, ergiebt sich Folgendes:

1) Die Drüse findet sich bei allen durch Lungen athmenden Thieren. 2) Ihre Gestalt und Lage sind sehr verschiedenartig und unwesentlich. 3) Ihre Grösse und die Zeit ihres Bestehens richten sich nach der gewohnten oder periodischen Unthätigkeit des Thieres. 4) Wo sie als bleibendes Organ gefunden wird, dient sie gewöhnlich zur Aufnahme von Nahrungsstoffen, und oft geht sie in einen Fett enthaltenden Körper über.

Die Thymus wurde bis jetzt in den anatomischen Lehrbüchern mit anderen Organen, deren Funktion gleichfalls noch nicht aufgeklärt ist, nämlich mit der Milz, den Nebennieren und der Schilddrüse, zusammengestellt. Wir müssen natürlich nachforschen, ob wirklich eine Verwandtschaft in physiologischer Hinsicht zwischen denselben stattfinde, oder ob sie blos wegen der gemeinschaftlichen Unkenntniss ihrer Funktionen aneinander gereiht worden. Während Henle sich für die letztere Ansicht ausspricht, glaubt Simon, dass ihn seine Untersuchungen berechtigen, mit Bestimmtheit zu behaupten, sie gehören alle zu einer natürlichen Familie, in allen ihren Elementen, aus denen sie bestehen, lassen sie sich mit den sogenannten wahren Drüsen des Körpers vergleichen und bilden eine sich diesen eng anschliessende Reihe; daher ist die Bezeichnung: Drüsen ohne Ausführungsgänge ganz geeignet.

Hr. Simon setzt uns hier weitläufig auseinander, wodurch sich diese Drüsen von den wahren unterscheiden und in welchen Punkten sie ihnen gleichen.

Die Absonderung in den Drüsen geschieht durch besondere Zellen, die auf der einen Seite in enger Beziehung mit den Blutgefässen, auf der anderen mit einem Ausführungsgange stehen. Alle vitalen Vorgänge im Organismus geschehen mittelst der Zellen, wovon man sich deutlich beim Wachsthume in seinen verschiedenen Modifikationen überführen kann, sei es nun während der Entwickelung des Embryo oder bei der Regeneration verloren gegangener Theile, oder bei der Bildung krankhafter Produkte. Ferner sind wir im Stande, aus der Menge dieser mikroskopischen Elemente auf die funktionelle Thätigkeit eines jeden einzelnen Organs zu schliessen; ihre Anzahl und Unveränderlichkeit sind direkte Beweise des thätigen Stoffwechsels, des vorhandenen Lebens in dem Theile.

Untersucht man eine dünne Schicht irgend einer wahren Drüse unter dem Mikroskop, so findet man, dass sie aus Zellen oder deren Rudimenten besteht, die ganz dicht aneinander gereiht sind; bedenkt man nun, welchen wichtigen Funktionen diese Zellen in anderen Organen des Körpers vorstehen, und dass sie in den Drüsen das überwiegende Element derselben bilden, so können wir nicht umhin anzunehmen, dass sie mit den dort vor sich gehenden Prozessen in der engsten Verbindung stehen. Aus der Analogie müssen wir schliessen, dass sie hier die Medien des organischen Stoffwechsels bilden, und dass ihr Wachsthum unzertrennlich mit der Ausscheidung spezifischer Stoffe aus dem Körper zusammenhängt.

Mehrere Gründe sprechen dafür, dass der sogenannte Kern oder Kytoblast der Zelle ihr wesentlicher Bestandtheil ist und allein fähig, alle die Funktionen zu erfüllen, die man gewöhnlich den Wandungen der ausgebildeten Zelle zugeschrieben hat; zum Verständniss der physiologischen Thätigkeit der Drüsen ohne Ausführungsgänge ist es von hoher Wichtigkeit, die Gründe für diese Behauptung auseinanderzusetzen.

Bei der Entwickelung der sezernirenden Zellen scheinen folgende Vorgänge stattzufinden: zuerst bilden sich die Kerne, dann werden Stoffe um diese herum abgelagert, wodurch sich deren eigenthümliche Funktion zuerst zu äussern scheint; diese Stoffe werden drittens in eine sich um sie herum bildende Membran eingeschlossen; viertens folgt ein Stadium anscheinender Ruhe, wo der spezifische Inhalt der

Zelle wahrscheinlich entweder an Menge zunimmt oder konzentrirter wird, mit anderen Worten, ein Stadium des Reifens; zuletzt entleert sich die Zelle mit ihrem Inhalte als Exkret.

In manchen Fällen nun (und so finden wir es bei den Drüsen ohne Ausführungsgänge) scheint das dritte Stadium jenes Prozesses, die Zellenbildung, zu fehlen, und der Kern allein mit den um ihn herum gebildeten Stoffen der einzige physische Beweis der dort vorhandenen Thätigkeit zu sein. In der That scheint diese Bildung in allen Drüsen nicht mit der Vollkommenheit vor sich zu gehen, wie in anderen Organen des Körpers; in den meisten möchte es wohl eher für eine Ausnahme als Regel gelten, die Zellenmembran ganz vollständig entwickelt zu finden; die Leber bildet das vornehmlichste, wenn nicht einzige Beispiel vom Gegentheil. Ferner sehen wir die Sekretionsprodukte innerhalb einer Zelle, wo wir sie aufzufinden im Stande sind, entweder ausschliesslich oder wenigstens grösstentheils in dem Theile, der dem Kerne entspricht, angehäuft, als ob dieser der wahre Anziehungspunkt und die Zellenmembran nur der passive Behälter und Rezipient der ausgeschiedenen Stoffe sei.

Diese Betrachtungen und manche dem Suppurationsprozess und anderen pathologischen Vorgängen entnommene Beobachtungen führen zu folgenden Schlüssen: 1) Die Zellenmembran, sei es nun, dass sie vielleicht einen spezifischen vitalen Einfluss auf die mit ihr in Berührung gelangenden Stoffe ausübt, oder allein zur mechanischen Einschliessung ihres Inhalts dient, muss wenigstens beim Sekretionsprozess als eine sekundäre und unwesentliche Bildung angesehen werden. 2) Ihre Bildung steht mit dem Grade und der Vollkommenheit des Wachsthums der Zelle und der Nutrition des Organismus in innigem Verhältnisse; bei mangelhafter Ernährung, oder wo die eigenthümlichen Funktionen, die vom Kerne ausgehen, nur kurze Zeit oder temporär von Statten gehen, kömmt sie nicht zu Stande. 3) Der Kern muss, besonders in den Sekretionsorganen, als der charakteristische und wesentliche Theil des Apparats angesehen werden, der der Bildung einer Zelle zur Verrichtung seiner Funktionen nicht bedarf. 4) Beim Sekretionsprozess tritt in manchen Fällen und aus verschiedenen Gründen, wiewohl er von dem gewöhnlichen molekularen Ernährungsprozesse nicht abweicht, die eigenthümliche Erscheinung ein, dass die Zellen sich nur unvollkommen ausbilden und abortiv bleiben. Diese letztere Erscheinung zeigt sich nun gewöhnlich im Bau der Drüsen ohne Ausführungsgänge, und zumal bei der Thymus.

Untersucht man ferner das Gewebe einer wahren Drüse unter dem Mikroskop, so findet man ihre assimilirenden Zellen in eine einfache zusammenhängende Haut eingeschlossen, und bei weiterer Nachforschung zeigt sich, dass von der verschiedenen Gestaltung dieser Membran die Form des Drüsengewebes abhängt. Die traubenförmigen Blüthen der Speicheldrüsen, die mit Ausbuchtungen versehenen Röhren des Magens, die einfachen Follikel der Darmkanals oder die langen Kanäle in den Nieren und Hoden von gleichem Durchmesser sind äusserlich von derselben Membran eingeschlossen. Dies finden wir aber auch bei den Drüsen ohne Ausführungsgänge, wiewohl es bis jetzt fast ganz übersehen und nie genau beschrieben worden ist. Auch ist diese Bildung kein unterscheidendes Merkmal in dem Bau der Drüsen, denn ein ähnliches Gewebe umschliesst die Fasern der animalischen Muskeln, die Röhren der Nervensubstanz und verschiedene andere Gebilde. In den Schleimhäuten und im Gewebe der Gefässe nennt man es *Tunica propria*, im Muskelgewebe *Sarcolemma*, im Nervengewebe *Neurilemma;* überall bildet diese Membran die Scheidewand zwischen den ernährenden Gefässen und den Produkten der Ernährung, Simon nennt sie daher die Begränzungsmembran (*limitary membran*). Sie setzt sich bald mehr oder weniger ausgebildet in jedes Organ hinein fort und bildet in allen eine zusammenhängende, aber permeable Scheide zwischen den Kapillargefässen einerseits und den assimilirenden Zellen oder Kernen andererseits. Auf der einen Seite zirkulirt das Blut fortwährend durch das feinste Netzwerk von Kapillargefässen, auf der anderen geht die Bildung der Zellen ungehindert von Statten, während ihr eigenes zartes Gewebe vom *Liquor sanguinis*, der das Material für den Sekretionsprozess liefert, durchtränkt wird.

Diese Membran fehlt nun in der Leber und den Nieren unter den wahren Drüsen, und in der Milz unter denen, die keine Ausführungsgänge besitzen, und es scheint, als wenn dadurch der Zufluss des Blutes zu den Drüsenzellen hätte erleichtert werden sollen.

Die Drüsen ohne Ausführungsgänge unterscheiden sich nur von den wahren hauptsächlich darin, dass ihnen ein excernirender Apparat fehlt, während sie mit allen den organischen Mitteln zur Sekretion, die diesen zukommen, ausgerüstet sind. Die Zellen sind scheibenförmig, ungefähr von der Grösse der Blutkörperchen, aber nicht so dick. Die Begränzungsmembran in der Thymus ist identisch mit jener einfachen durchsichtigen Haut, welche im frühesten Embryonenleben die primäre Röhre der entstehenden Drüse bildet, und später sich durch Ausstülpung und Verästelung in einen follikulösen Apparat umwandelt. Die Gefässvertheilung ist dieselbe wie in den wahren Drüsen; ein Netzwerk der feinsten Kapillargefässe umgiebt die assimilirenden Elemente. In der Thymus sind die Plexus um die letzten Bläschen von der Art, dass sie kaum von denen des Pankreas zu unterscheiden sind.

Aus obigen Beobachtungen ist **Simon** zu folgenden Schlussfolgerungen über den physiologischen Vergang der Sekretion gelangt:

1) Die Sekretion besteht hauptsächlich in der Bildung eigenthümlicher Produkte um organische Zentra oder Kerne, die sich in dem ausgeschwitzten Blutplasma entwickeln und wegen ihrer aktuellen oder potentiellen Beziehung zu den Zellen Kytoblasten genannt werden.

2) Die Kytoblasten sind in allen Fällen eben so zusammengesetzt wie der *Liquor sanguinis*, aus dem sie sich bilden, und können als eine reine Solidifikation desselben angesehen werden.

3) Die Sekretionsstoffe lagern sich, wenn sie fest sind, in kaum wahrnehmbaren Molekülen um mehrere Kytoblasten herum ab; sind sie flüssig, so bilden sie ein gemeinsames Medium, in dem die Kytoblasten schwimmen.

4) Die vollständige Ausbildung einer Zelle ist sehr oft ein sekundärer Prozess, vornehmlich in den wahren Drüsen; ausnahmsweise in denen ohne Ausführungsgänge.

In der Thymus, wo das Sekret im kindlichen Alter flüssig ist und die Intensität der assimilirenden Thätigkeit wahrscheinlich sich oft und in kurzer Zeit verändert, scheint das Vorkommen von Kytoblasten ohne Zellen auf den ersten Anblick nichts Auffallendes darzubieten. Dies ist nun wirklich der Fall, so lange sich die Drüse in ihrer grössten Thätigkeit befindet; nimmt diese aber verhältnissmässig ab, oder bildet sie sich wie bei manchen Amphibien und einigen Säugethieren in ein das ganze Leben hindurch bestehendes Organ um, so findet man, dass sich ihre Kytoblasten vollständig entwickelt haben und zu Kernen von Fettzellen werden, die innerhalb der Begränzungsmembran entstanden sind.

In den **Malpighischen** Körperchen der Milz dagegen, wo das Sekret flüssig ist und selten mit dem Mikroskop in der Form von Molekülen beobachtet wird, wo die Ernährung stündlich schwankt und der Assimilationsprozess nur sehr kurze Zeit in gleicher Intensität andauert, kommt selten, vielleicht nie, eine Zellenbildung zu Stande.

In den Kanälen der Nebennieren, wo das Produkt fest ist, hat man Gelegenheit, jenes Uebergangsstadium fortwährend zu beobachten, wo die sezernirten Stoffe als Moleküle um mehrere Kytoblasten herum nahe aneinander abgelagert werden; hier kömmt eine vollständige Zellenbildung vor.

Hingegen kann man in der Schilddrüse, wegen des flüssigen Sekrets, kein Zwischenstadium einer Zellenbildung beobachten; doch bilden sich oft Zellen, die wegen ihrer Kerne für die charakteristischen Kytoblasten des Organs gehalten werden, und die eine Flüssigkeit von derselben Beschaffenheit, wie die, in der sie schwimmen, enthalten. In den wahren Drüsen ist die Bildung einer Zelle der normale Typus des Sekretionsvorganges; es kommen zwar sehr oft Ausnahmen vor, doch lassen sich diese nach den hier aufgestellten Prinzipien leicht erklären; es sind Abortivformen, die nicht zu ihrer vollständigen Reife gelangt sind, durch örtliche Reizung oder durch einen krankhaften Zustand des Organismus.

5) Die Gefässverbreitung ist in allen Sekretionsorganen dieselbe, es ist nur erforderlich, dass das Blut in so zarte Gefässe gelange, dass die Transsudation seiner flüssigen Bestandtheile leicht von Statten gehe.

6) In den meisten Fällen bilden sich Kytoblasten, und die eigenthümlichen Produkte erzeugen auf der Oberfläche eine Begränzungsmembran, welche sie von der unmittelbaren Berührung mit den Kapillargefässen trennt; doch fehlt dieses Gewebe zuweilen, so dass es für den Sekretionsprozess nicht wesentlich zu sein scheint. In den wahren Drüsen setzt sich diese Membran in den Ausführungsgang fort, in denen ohne Ausführungsgänge endet sie in geschlossenen Röhren oder Bläschen, so dass sie im letzteren Falle das Sekret einschliesst, im ersteren nach aussen leitet.

7) Durch dieses verschiedene Verhalten der Begränzungsmembran zerfallen die Drüsen in zwei grosse Klassen. Der spezifische Unterschied der kleineren Gruppe besteht darin, dass sie diejenigen Stoffe, die aus dem Blute in sie abgeschieden werden, nicht exzerniren. Ihr Sekret bleibt also in geschlossenen Höhlen zurück.

8) Die Funktionen der Drüsen ohne Ausführungsgänge gehen, je nach den Umständen, mit verschiedener Energie von Statten; bisweilen sind ihre Zellenräume ausgedehnt, zuweilen fast leer; im letzteren Falle muss das, was sie dem Blute entzogen haben, sich wieder mit demselben vermischt haben.

9) Diese metabolische Einwirkung auf das Blut, dieses abwech-

selnde Entziehen und Zurückgeben gewisser eigenthümlicher Stoffe auf die gemeinsame Funktion aller Drüsen.

Die Funktion der Thymus lässt sich daher in folgenden Worten angeben: Mittelst eines den wahren Drüsen ganz ähnlichen Apparats sondert sie gewisse zur Ernährung bestimmte Elemente in eine geschlossene Höhle ab. Bei den meisten Thieren wird das Sekret nur eine Zeitlang in flüssiger Form abgesondert und gleicht der chemischen Zusammensetzung nach dem *Liquor sanguinis*. Bei manchen Thieren wird die Drüse später zu einem bleibenden Organe, und ihr Sekret ist dann fest in der Form des Fettes.

Die Menge der eingenommenen Nahrung einerseits, der Athmungsprozess und die Muskelbewegungen andererseits haben auf das Vonstattengehen der Funktion der Drüse Einfluss; so wird also die Thymus einen grösseren oder geringeren Vorrath von Nahrungsstoff zur Verfügung haben.

Ueber die krankhaften Affektionen dieser Drüse ist bis jetzt nur sehr wenig bekannt, man kennt blos den Zustand von mehr oder weniger auffallender regelwidriger Grösse. Doch muss man sich hüten, diese für etwas Krankhaftes zu halten, da die neueren Untersuchungen gelehrt haben, dass ihre Vergrösserung in den ersten Lebensjahren und ihr Fortbestehen selbst bis zur Pubertätszeit normale Vorgänge sind. Nach Rokitansky ist ihre anomale Grössenentwickelung fast immer mit augenscheinlicher Prävalenz des gesammten Lymphdrüsensystems, mit Rhachitis und Hypertrophie des Gehirns verbunden. Sie stellt hierbei entweder zwei seitliche, plattrunde, dicke Lappen dar, die zu beiden Seiten in das *Mediastinum posticum* greifen, oder sie bildet eine mehr nach abwärts und zungenförmig auf den Herzbeutel sich ausbreitende und zunächst auf dem Hohlvenensacke lagernde Masse.

Dass das in neuerer Zeit aufgestellte sogenannte *Asthma thymicum* von einem Drucke der zu grossen Thymus auf die Luftwege oder auf den *N. vagus* herrühre, lässt sich aus mehrfachen Gründen widerlegen. Erstens hat man in vielen Fällen, wo alle Symptome der Krankheit deutlich ausgesprochen waren, keinen Druck auf die Nerven gefunden; und fände wirklich ein solcher statt, so könnte zweitens die Krankheit nicht (?) in periodischen Paroxysmen mit ganz freien Intervallen auftreten. Drittens fehlen mehrere Symptome, die beim Druck des *N. recurrens* durch angeschwollene Bronchialdrüsen nie vermisst werden, nämlich die Aphonie und Unempfindlichkeit der Luftröhre [1]). Jene Affektion, welche jetzt mit dem richtigeren Namen *Spasmus glottidis* belegt worden, ist eine Neurose, und steht mit der Thymusdrüse in gar keiner Beziehung. Sehr oft hat man aber, wie schon angeführt, die normale Grösse der Drüse, die bekanntlich bis zum Ende des zweiten Lebensjahres fortwährend wächst, für einen krankhaften Zustand gehalten, und besonders ist Kopp dadurch verleitet worden, in vielen Fällen die Kongestionen nach dem Gehirn, die beim Glottiskrampf eintreten, von einem Druck der Drüse auf die grossen Gefässstämme am Halse herzuleiten.

Die Thymus erreicht wohl nie ein solches Volumen, dass sie dergleichen Störungen erzeugen sollte, und dann ist sie von so weicher Konsistenz, dass sie diesen Theilen leicht nachgiebt.

Nach Picci soll sie gewöhnlich bei an Phthisis leidenden Kindern grösser als im normalen Zustande sein, und er glaubt hierin eine Bestätigung seiner Ansicht von der mechanischen Funktion der Drüse zu finden.

III. Klinische Mittheilungen.

A. Hospital St. Louis in Paris (Klinik von Jobert).

Ueber angeborene und erlangte Verwachsung der Vulva und über das Operationsverfahren dagegen.

1. Angeborene Verwachsung der Vulva. Das Kind, 13 Monate alt, ist mit einer vollständigen Atresie der Vulva geboren; die Eltern hatten diesen Bildungsfehler gleich nach der Geburt bemerkt, aber da das Kind ganz wohl sich befand und selbst das Uriniren gut von Statten ging, so schenkten sie der Sache weiter keine Rücksicht. Als aber zuletzt der Urin weniger reichlich abging, wurden sie ängstlich und brachten das Kind zu Hrn. Jobert.

Man bemerkte an dem Kinde Folgendes: Die grossen Schaamlefzen erschienen beim ersten Anblicke normal, aber als man sie auseinander zog, erblickte man, von oben nach unten gerechnet: 1) die Klitoris und deren Vorhaut, beide gut gestaltet; 2) eine sehr kleine

---

1) S. Romberg's Lehrbuch der Nervenkrankheiten, S. 247.

Oeffnung, aus der bis dahin der Urin ausgeflossen war; 3) von dieser Mündung an bis zur Kommissur der grossen Schaamlefzen eine Membran, welche in der Mitte etwas dünner als nach den Seiten hin erschien, und offenbar aus einer Verschmelzung der Nymphen gebildet war, denn diese fehlten. Der Scheideneingang war also vollständig geschlossen. Eine in die kleine erwähnte Oeffnung eingeführte Sonde drang, wenn sie von oben nach unten gerichtet wurde, in die Vagina, und hob, von hinten nach vorn gewendet, die genannte Membran etwas in die Höhe.

In diese Richtung nun brachte Hr. **Jobert** eine Rinnsonde und machte auf derselben in die Mitte des unteren Theils der Membran einen Einschnitt; alsdann ergriff er die Scheere und erweiterte den Schnitt behutsam bis ganz nach oben. Die Membran war jetzt gänzlich aufgeschlitzt und die Scheide geöffnet; es trat etwas Urin und eine Menge Gas aus der Scheide aus. Im Innern der Scheide war Alles normal, es wurden Wieken eingelegt, und nach einigen Tagen war die Kleine vollständig geheilt.

„Diese Atresie, m. H., kommt noch weit häufiger in Folge von Entzündung der grossen und kleinen Schaamlefzen, von Verbrennung, Ulzeration und schlecht geleiteter Vernarbung vor; es wird sogleich ein solcher Fall mitgetheilt werden. Seltener ist die angeborene Atresie, zumal die komplete; in diesem Falle muss man den ersten Einschnitt in den unteren Theil der verschliessenden Membran machen, weil man hier nichts verletzen kann. Weiter oben könnte man Klitoris und Harnröhre verletzen."

2. **Zufällige, aber inkomplete Verwachsung der Vulva.** Diesen Fall hat Hr. **Guersant** beobachtet; er betraf ein 10 Jahre altes Mädchen, welches eine bedeutende Verbrennung an den Hinterbacken und der Vulva erlitten hatte. Als die Kr. in das Kinderhospital gebracht worden war, war die Haut am Hintern noch in einer grossen Strecke ulzerirt, aber die Haut an der Vulva bereits vernarbt. Die grossen Schaamlefzen waren mit einander verwachsen; eine etwa 4½ Lin. breite Hautbrücke, die ziemlich dick und straff war, erstreckte sich in der Mitte von der inneren Fläche der einen grossen Lefze bis zu derselben Stelle der anderen. Es war leicht, hinter diese Brücke eine Sonde zu schieben; die Brücke war übrigens kein Hinderniss für den Harnabfluss, und wird auch späterhin den Menstrualfluss nicht verhindern.

Während im ersteren Falle also die Operation sogleich gemacht werden musste, konnte sie in diesem Falle beliebig aufgeschoben werden, und Hr. Guersant war der Meinung, sie bis zur Verheirathung aufzuschieben, weil sie eine gute Schutzwehr für die Moralität bildete. Indessen musste er auf Verlangen der Angehörigen die Operation sogleich machen; sie war einfach und mit dem besten Erfolge gekrönt.

B. St. James Infirmary in London (Klinik von French).

Kongestive Apoplexie mit anscheinender spontaner Perforation des Magens, Schwierigkeit der Diagnose.

Ein kleines, lebhaftes Mädchen, zwischen 2—3 Jahre alt, hatte eine lange Zeit an Keuchhusten gelitten, jedoch sich dabei im Ganzen ziemlich wohl befunden. Ihr Appetit war im Allgemeinen gut, so dass ihre Eltern glaubten, sie ässe zu viel. Einige Zeit vor der Krankheit, die ich hier beschreiben will, fing die Kleine an, nach jeder Mahlzeit über ein Gefühl zu klagen, als ob sie einen Knochen im Magen hätte. Da sie aber sonst sich gut befand, so zollte man diesem Symptome wenige Aufmerksamkeit. Eines Tages aber wurde sie mitten im Spielen von einem Anfalle ergriffen, der sich folgendermaassen äusserte: sie fiel plötzlich in eine sitzende Stellung, sprang dann, mit dem heftigsten Ausdruck des Schreckens, in die Höhe, erbrach und verfiel in Konvulsionen. Es ergab sich, dass sie ihr Mittagsmahl wie gewöhnlich um 2 Uhr genommen, und der eben erwähnte Anfall kam um 4½ Uhr. Ihr Mittagsmahl hatte aus Rindfleischbrühe, Pökelfleisch, Kartoffeln und Mehlspeise bestanden.

Das Kind wurde sogleich entkleidet und in ein warmes Bad gebracht, wobei die Brust von einer beträchtlichen Anschwellung, die tief in den Unterleib hinab sich erstreckte, ausgedehnt erschien. Verordnet wurden Blutegel und kalte Umschläge auf den Kopf; Kalomel und Opium bewirkten keine Stuhlentleerung, und nun wurde ein Klystier gegeben. Das Kind kam jedoch nicht wieder zu sich, sondern verblieb in dem Koma und starb — etwa 23 Stunden nach dem Anfalle.

Leichenschau, 3 Tage nach dem Tode. Man fand die Zeichen der Kongestion überall im Gehirn, sowohl in der Substanz als in den Häuten; keine Flüssigkeit in den Hirnhöhlen. Lungen und Herz vollkommen gesund; nur in den grösseren Bronchialästen war die auskleidende Haut etwas geröthet. Die auffallendsten Erscheinungen fanden sich im Bauche. Der Magen war in der Gegend der Kardia von einer 3 Zoll durchmessenden Oeffnung durchbohrt; diese Oeffnung war ein unregelmässiges Loch mit eingerissenen, dünnen, weichen Rändern; die Häute des Magens waren nirgends verdickt oder erkrankt, nur in der Nähe des Loches erschienen sie hier und da verdünnt; die Schleimhaut war da, wo sie die Ränder des Loches begränzte, von dunkelbläulicher oder schwärzlicher Farbe. Nur eine dünne Schleimschicht bedeckte das Innere des Magens, in dem sich weder fester noch flüssiger Stoff befand. Während der 23 Stunden, vom Anfalle bis zum Tode, scheint das Kind nur ein wenig Brühe bekommen zu haben, und es ist fraglich, ob es dieselbe verschluckte. Es schien auch kein Nahrungsstoff durch das Loch aus dem Magen in die Bauchhöhle getreten zu sein. Keine Spur von einem Extravasat oder einer Peritonealentzündung; Milz und Leber, so wie die umgebende Parthie des Bauchfells, zeigten sich gesund. Nirgends eine Andeutung einer stattgehabten Entzündung; nur eine ganz kleine Stelle im Duodenum erschien geröthet.

„Dieser Fall hat sehr viel Interessantes. Die erste Frage, die sich uns aufdrängt, ist, ob diese Perforation des Magens eine Folge von Vergiftung oder von Krankheit ist? Die Plötzlichkeit des Erkrankens bei anscheinend vortrefflichem Wohlbefinden, der Eintritt des Todes und die eigenthümliche Beschaffenheit des Loches, das wie durchgeätzt erscheint, begründen einigermassen den Verdacht der Vergiftung. Gegen die Idee einer Vergiftung streitet aber Folgendes: 1) Die Symptome traten nicht eher ein als fast 4 Stunden, nachdem das Kind die letzte Nahrung zu sich genommen hatte; ätzende Säuren aber, von denen die Idee einer Vergiftung hier nur hergenommen werden kann, würden ihre Wirkungen sogleich äussern; 2) die Symptome waren keineswegs die eines verschluckten ätzenden Giftes; 3) ätzende Säuren würden im Munde, Rachen und in der Speiseröhre während ihres Niedersteigens in den Magen ätzende Wirkungen äussern; bei diesem Kinde waren jedoch weder hier, noch irgendwo im Magen Entzündungsspuren zu bemerken; 4) im Magen fanden sich keine Spuren irgend einer Säure. Ein narkotisches Gift könnte zwar die anderen Symptome bewirkt haben, aber nicht die Perforation; auch spricht gegen die Einwirkung eines narkotischen Giftes der Umstand, dass etwa 4 Stunden nach der Mahlzeit erst die Symptome eintraten, und dann, dass weder im Magen noch im Darmkanale ein narkotisches Gift sich auffinden liess."

„Müssen wir hier also die Idee einer Vergiftung zurückweisen, so haben wir eine zweite Frage zu erörtern, nämlich ob die Perforation während des Lebens oder durch chemische Einwirkung nach dem Tode entstanden ist. Das Kind hatte allerdings über Schmerz in der Magengegend geklagt, besonders über ein Gefühl, als ob es einen Knochen im Magen sitzen habe; aber es hatte doch eigentlich keine Krankheit des Magens, und sein Appetit war gut bis zur letzten Mahlzeit, welche es auch mit Lust nahm. Die Symptome und Erscheinungen glichen also denen ganz und gar nicht, die man bei Perforation des Magens in Folge von Erkrankung des Organs wahrzunehmen pflegt. In solchen Fällen wird der Kranke plötzlich von einem heftigen und grässlichen Schmerze, Erbrechen und den Symptomen eines tödtlichen Kollapsus befallen; die intellektuellen Funktionen sind getrübt, und der Tod erfolgt unter den Erscheinungen einer höchst akuten Peritonitis. Nach dem Tode findet man alsdann gewöhnlich eine kleine, wohl begränzte Oeffnung mit verdickten, bisweilen missfarbigen Rändern, kurz mit den Erscheinungen einer Ulzeration in oder um die *Perforation*, ferner eine Extravasation des Mageninhalts und deutliche Spuren einer Peritonitis. Von allem dem fand sich nichts in unserem Falle; im Gegentheile zeigte die Perforation des Magens alle die Charaktere einer Durchfressung der Häute durch chemische Einwirkung nach dem Tode oder vielleicht während der Agonie; diese Charaktere sind: 1) der Sitz, nämlich die Portion des Magens um die Kardia; 2) der Umfang der Perforation, die fast diese ganze Portion einnahm; 3) die Beschaffenheit der Ränder, welche dünn, fetzenartig, breiig und geschwärzt erschienen, und 4) das Fehlen jedes anderen pathologischen Zustandes der Magenschleimhaut, die weder entzündet, noch ulzerirt, noch verdickt war."

„Meiner Ansicht nach erfolgte der Tod bei diesem Kinde durch kongestive Apoplexie, aber nicht durch die Perforation des Magens, die erst nach dem Tode oder während des Todeskampfes, vielleicht durch die ätzende oder mazerirende Einwirkung des Magensafts, erfolgt ist."

C. Klinik in der Maternité zu Paris (Prof. P. Dubois).

Zur Behandlung der *Spina bifida*, neues Verfahren.

Bis jetzt hat noch kein Verfahren gegen die *Spina bifida* zu einem Erfolge geführt, und es ist dieselbe noch als eine Krankheit zu betrachten, von der es besser ist, sie sich selber zu überlassen. In der genannten Klinik kam ein Fall vor, in dem der Professor, Hr. P. Dubois, anders zu verfahren sich bewogen fühlte. Wir wollen diesen Fall, der sicherlich in vielfacher Hinsicht für unsere Leser von Interesse sein wird, hier vollständig mittheilen.

Am 5. Februar 1845 betritt die geburtshülfliche Klinik zu Paris eine 23 Jahre alte Frau, die wohlgestaltet ist, stets ihre Menstruation ganz regelmässig und schon ein wohlgebildetes, unfehlerhaftes Kind geboren hatte. Gegen Ende April 1844 wird sie wieder schwanger; die Schwangerschaft verlief ganz normal, nur behauptete die Frau, vielen Kummer gehabt zu haben. Bald nach ihrer Aufnahme begannen die Wehen; sie fingen 4 Uhr Morgens an, um 7¼ Uhr barsten die Häute, und um 7¾ Uhr gebar sie ohne alle besondere Hülfe ein Mädchen. Dieses kam mittelst der Scheitellage, wog 3500 Grammen, und war wohlbeleibt und gut gestaltet. Nirgends sonstwo als auf dem Rükken war etwas Abnormes zu sehen. Auf dem unteren Theile der Lumbarparthie der Wirbelsäule und auf dem oberen hinteren Rande des Kreuzbeins bemerkte man einen Tumor, der von oben nach unten 54 und in der Quere 32 — 35 Millimeter durchmass; er war etwas eiförmig und erhob sich ungefähr 14 Millimeter. Die ihn bedeckende Haut war geröthet und nach der Mitte zu fast bläulich, sie war nicht wie die übrige Haut konstruirt, sondern erschien gleichsam ohne Epidermis. Man fühlte deutlich eine Flüssigkeit in der Geschwulst. Drückte man gleichförmig von allen Punkten auf dieselbe, so trieb man zum Theil die Flüssigkeit nach Innen, verkleinerte also den Tumor, ohne Zufälle von Kompression des Rückenmarks zu erzeugen, was Hr. Dubois der im Ganzen nur geringen Quantität der Flüssigkeit zuschrieb. Kniff oder zwickte man die äussere Wand, so machte dieses einen lebhaften Schmerz, denn das Kind schrie sogleich laut auf. Die unteren Gliedmaassen befanden sich, wie gewöhnlich bei Neugeborenen, gegen den Bauch gebeugt, aber es schien, dass sie, wenn man sie durch Kitzeln der Fussohlen reizte, nur mit Schwierigkeit diese Position verändern konnten. Drückte man nur mit einem Finger auf die

Mitte der Geschwulst, so gelangte man mit Leichtigkeit bis zur Wirbelsäule, wo man jedoch nicht genau die Lücke zwischen den Wirbeln ermitteln konnte.

Die Diagnose war leicht; es war eine *Spina bifida*, und allem Anscheine nach eine lumbo-sakrale. Ueber die Struktur des Tumors selber und über die chemische Zusammensetzung der Flüssigkeit liess sich kein bestimmtes Urtheil fällen; jedoch schien Alles darauf hinzudeuten, dass die Flüssigkeit ihren Sitz in der Höhle der Arachnoidea hatte. Die unvollständige Ausbildung der Hautdecken über dem Tumor schrieb Hr. Dubois derselben Bildungshemmung zu, welche der Grund der Unvollkommenheit der inneren Theile war. Zu bemerken ist noch, dass auf dem oberen Theile des Tumors 2 Punkte sich befanden, aus denen Serum ausschwitzte; nach unten zu, am Tumor, begann sich ein eben solcher Punkt zu bilden, offenbar eine beginnende Ulzeration.

Um die weitere Ulzeration zu verhüten, machte Hr. Dubois am Tage nach der Geburt einen Einstich in den Tumor, und zwar mittelst eines schmalen langen Tenotoms; es floss Serum in etwas grösserer Menge aus, als man nach dem Umfange des Tumors vermuthen konnte; der Stich schien dem Kinde grossen Schmerz zu machen. Hr. Dubois liess nun eine kräftige Auflösung von essigsaurem Blei umschlagen, um die Haut zu kräftigen, und verordnete sodann eine sehr mässige Kompression. Schon am Tage darauf erschien die Haut des Tumors wirklich modifizirt; die kleinen Oeffnungen, welche das Serum hatten austreten lassen, schlossen sich, die Röthe war geringer, das Volumen war kleiner. Derselbe Verband wurde fortgesetzt. Am 6ten Tage eine zweite Punktion mit demselben Erfolge; die Haut hatte fast ganz ihre abnorme Färbung verloren; das Kind hatte seit seiner Geburt die Brust genommen. Derselbe Verband; Kompression etwas stärker.

Nach dieser zweiten Punktion erzeugte sich die Flüssigkeit viel schneller; drei Tage nachher musste eine dritte, drei Tage später eine vierte, und endlich 2 Tage darauf eine fünfte Punktion gemacht werden. Der Verlust an Serum schien grosse Schwäche zu erzeugen, und obwohl das Kind ganz gut die Brust nahm, und weder Paralyse noch Kontraktion eintrat, sah man doch den Tod sich nähern. Von diesem Gedanken ergriffen, entschloss sich Hr. Dubois zu einer neuen Operation.

Der Tumor hatte in der Quere sich offenbar ein wenig verkleinert, und die Haut über ihm hatte sich in der That sehr gebessert. Da es dem Professor möglich schien, die beiden Seiten des Tumors an der Basis einander zu nähern, so liess er zwei kleine eiserne Leisten machen, jede 10 Millimeter breit und 8 Centimeter lang, auf einer Fläche hohl und auf der anderen konvex, von mehreren Löchern durchbohrt, und am obern Ende mit einem kleinen Köpfchen versehen. Am 22. Februar machte Hr. Dubois wieder eine Punktion, und verfuhr dann auf folgende Weise: Von einem Gehülfen liess er den Tumor so in seinem Querdurchmesser fassen, dass seine beiden Wandungen so viel als möglich zusammengedrückt wurden; hierauf legte er an jede Seite des Tumors eine der Leisten, und zwar in der Richtung der Wirbelsäule der Basis des Tumors so nahe als möglich, so dass die Konvexität nach innen stand. In dieser Stellung liess er die Leisten von einem Gehülfen festhalten, und befestigte sie mittelst eines um die Köpfchen der Leisten herumgeführten Fadens, wodurch er sie einander so sehr als möglich näherte. Es befand sich jetzt der Tumor an seiner Basis eng zusammengedrängt, und die Wände standen an einander. Um den adhäsiven Prozess zu steigern, stach er durch die in den Leisten befindlichen kleinen Löcher zwei Nadeln, welche also auch die Wandungen der Geschwulst durchdrangen.

Das Kind schien bei dieser Konstriktion des Tumors sehr zu leiden; am Abend desselben Tages befand es sich sehr übel; die Beine waren sehr kontrahirt, und Hr. Dubois fand sich bewogen, den Verband wieder wegzunehmen. Am 25sten Morgens starb das Kind.

Leichenschau. Eine lebhafte Entzündung der Arachnoidea längs der ganzen Wirbelsäule; Ergiessung von Eiter in die Höhle derselben. Die Meningen des Gehirns waren sehr injizirt. Auffallend war die ungemeine Ausdehnung der Seitenventrikel, die etwa ½ Glas voll einer serös-eitrigen Flüssigkeit mit albuminösen Flocken enthielt. Die Lücke der Wirbelsäule betraf, wie vermuthet worden war, die hinteren Bogen der drei untersten Lendenwirbel und den oberen Theil des Kreuzbeins. In dieser Lücke kam das Rückenmark zum Vorscheine, war aber hier an der äusseren Wand des Tumors adhärirt; es war von diesem Punkte an in eine eitrige, unförmliche, brandig riechende Masse, in der man nichts mehr deutlich unterscheiden konnte, umgewandelt. In den anderen Organen fand sich nichts Abnormes.

Das Verfahren, das Hr. Dubois hier anwendete, hatte offenbar zum Zwecke, die beiden serösen Flächen der Wände des Tumors mit einander zur Adhäsion zu bringen, und so den Tumor zu schliessen. Es ist dieses schon von Beynard und Tavignot versucht worden, obwohl auf andere Weise. Der Erfolg war jedesmal ein ungünstiger; es scheint also, dass es besser ist, da, wo der Tumor mit der Höhle der Arachnoidea kommunizirt, solche Versuche zu unterlassen, und sich lieber auf Punktionen und eine sehr mässige Kompression zu beschränken.

IV. *Das Wissenswertheste aus den neuesten Zeitschriften und Werken.*

1. Ueber den Typhus der Kinder, von Dr. Löschner, Direktor des Kinderhospitals (St. Lazarus) in Prag.

Statistik. Für den Typhus Erwachsener ist in neuerer Zeit sehr viel geschehen, obgleich noch viel zu thun übrig bleibt. Der Typhus der Kinder ist noch wenig bearbeitet; was wir wissen, verdanken wir französischen Pädiatrikern (Taupin, Rilliet und Barthez), daher wir diese Arbeit hier sehr willkommen heissen müssen, zumal ihr eine sehr reiche Erfahrung zum Grunde liegt.

Unter 6500 kranken Kindern, die Dr. L. binnen 22 Monaten (September 1843 bis Juli 1845) zur Behandlung bekam, waren 104 Typhuskranke (= 64 : 1). Diese 104 waren: 1 unter 1 Jahr alt (ein Knabe); 5 (2 Knaben und 3 Mädchen) von 1—4 Jahren; 17 (10 Kn., 7 M.) von 4—5 J.; 37 (23 Kn., 14 M.) von 5—7 J.; 20 (12 Kn., 8 M.) von 8—9 J.; 12 (7 Kn., 5 M.) von 10 J.; 6 (3 Kn., 3 M.) von 11—13 J.; 6 (4 Kn., 2 M.) von 14 J., — im Ganzen 62 Knaben und 42 Mädchen. — Der Intensität nach waren die 104 Fälle 25 (15 Kn., 10 M.) sehr heftige, 34 (20 Kn., 14 M.) heftige, und 45 (27 Kn., 18 M.) gelinde Typhen. Daneben noch etwa 50 Fälle gastrisch-nervöser Fieber, die nicht völlig zu Typhen sich entwickelten. — Von den 104 Typhen endeten 8 (5 Kn., 3 M.) mit dem Tode, und zwar die 5 Knaben resp. 11, 8, 6, 4 und noch nicht 1 Jahr alt, die 3 Mädchen resp. 14, 8 und 7 Jahre alt; der Tod der Knaben erfolgte bei 2 auf der Höhe des Typhus, bei 1 durch sich entwickelnde Tuberkulose, bei 1 durch hinzukommende Atrophie, und

1 wurde sterbend ins Hospital gebracht. Das Mortalitätsverhältniss war also 8 : 104 = 1 : 13; bei den Knaben war es 5 : 62 = 1 : 12⅖; bei den Mädchen 3 : 42 = 1 : 14.

Aus diesen statistischen Daten, die übrigens nicht während der Herrschaft einer Epidemie entnommen waren, lassen sich folgende, freilich nicht massgebende Schlüsse ziehen: 1) Am stärksten vom Typhus heimgesucht wird das Kindesalter vom 5ten bis 11ten Jahre, die grösste Zahl der Erkrankungen fällt ins 5te bis 9te Jahr. 2) Die heftigsten Fälle kommen vom 7ten bis 14ten Jahre vor, und das männliche Geschlecht wird heftiger und öfter befallen als das weibliche. 3) Das Mortalitätsverhältniss ist am ungünstigen vom 6ten bis 9ten (4 : 42 = 1 : 10½), weniger ungünstig vom 1sten bis 5ten Jahre (1 : 6). Diese Schlüsse sind, wie gesagt, nicht massgebend, und können vielleicht bei einem grössern Numerus und unter anderen Verhältnissen sich ganz anders gestalten. Soviel ergiebt sich aber mit Bestimmtheit, dass der Typhus keine seltene Krankheit im kindlichen Alter ist, und dass er hier weniger lethal sich zeigt, als bei Erwachsenen.

Aetiologie. 1) Die Krankheit kam wohl am häufigsten (63) bei der ärmeren Klasse vor, jedoch auch bei Bemittelten und Reichen; die Lebensweise der Armen giebt mehr ursächliche Momente zum Typhus. 2) Das Einwandern von Landbewohnern und Provinzialen in grosse volkreiche Städte zeigt sich auch hier als einflussreich. 3) Bei der ärmeren Klasse erweisen sich feuchte, schlecht gelüftete, schlecht beleuchtete, überfüllte Wohnungen, unzweckmässige und unzureichende Kost und Kleidung u. s. w. als die vorzüglichen Ursachen des Typhus. 4) Im Frühlinge und Spätherbste ist der Typhus in Prag am häufigsten, weil da die Kinder am meisten auf ihre feuchten, elenden Wohnungen beschränkt sind.

Pathologische Anatomie. Bei Kindern weichen die anatomischen Ergebnisse etwas von denen bei Erwachsenen ab, wodurch jedoch keine Differenz der Krankheit selbst sich herausstellt, sondern dieselbe im Gegentheil erst recht als wahre Blutkrasis sich darthut. Die pathologisch-anatomischen Ergebnisse waren folgende:

1. **Nervensystem.** Je weniger das Subjekt geistig entwickelt war, desto weniger erschienen Veränderungen in den Zentral- und peripherischen Nervenparthieen. Man findet im Gehirn und Rückenmarke nichts als eine mehr oder weniger bedeutende Ueberfüllung der Gefässe, besonders der venösen; Zeichen aktiver Kongestion, Hyperämie, Irritation oder Exsudation sind nicht vorhanden; ja bisweilen ist

sogar Blutmangel in den Zentraltheilen des Nervensystems und deren Membranen bemerkbar.

2. Vegetatives System. Darmkanal. Die von Rilliet und Barthez meisterhaft beschriebenen Veränderungen der Peyer'schen Drüsen, dabei Tympanitis, typhöse Infiltration ins submuköse Zellgewebe, niemals aber Geschwürsbildung. Nur einmal Erweichung der Schleimhaut mit etwas Erosion der Darmfollikeln. Bei Kindern scheint also Geschwürsbildung im Darmkanale beim Typhus sehr selten zu sein; häufiger dagegen typhöse Infiltration ins submuköse Zellgewebe und in die Gekrösdrüsen, worin sich der Typhusprozess zu erschöpfen scheint. Bei einem Kinde waren die von den Peyer'schen Drüsen gebildeten Typhusflatschen (*Plaques*) im Darmkanale von verschiedener Grösse, an 1 Zoll lang und ½ Zoll breit, ausserdem die Gekrösdrüsen geschwollen. — Gekrösdrüsen, oft enorm, bis zur Grösse eines Taubeneies entwickelt, grauröthlich, mit sehr injizirten Hüllen, teigig, bisweilen etwas erweicht; durchschnitten zeigten sie typhöse Infiltration. Magen ausgedehnt, Leber ausgedehnt, hyperämisch; Milz vergrössert, erweicht, bisweilen zerfliessend, mit dunkelem, dünnflüssigem Blute. Die Schleimhaut der übrigen Organe nicht krankhaft, die Nieren nur mit Blut überfüllt, in der Harnblase nur wenig blasser Urin.

3. Blutsystem. Herz schlaff, das rechte meist voll dunkeln Blutes; Lungen meistens mit Infarktus; in dem Bronchialgeäste nur etwas Schleim. Blut dünnflüssig, dunkler, missfarbig, weder Gerinnsel zeigend, noch gallertartig, noch fibrinöse Massen. — Parotidengeschwülste, Abszesse, Miliaria, Darm- und Lungenblutungen bildeten die Komplikationen.

Demnach scheint der Typhusprozess bei Kindern mehr in den Gekrösdrüsen sich zu lokalisiren; bei Erwachsenen mehr im Darmkanale. Hiermit stimmt die interessante vom Verf. gemachte Erfahrung überein, dass diejenigen Kinder am leichtesten in den Typhus verfallen, bei welchen die Gekrösdrüsen vorwaltend der Sitz der Skrophulosis sind. Bei 15 konnte dieses mit Bestimmtheit nachgewiesen werden. Wurde dieser Zustand auch mit Antiskrophulosis richtig behandelt, so entwickelte sich doch noch, und meist dann gerade, wenn die Unterleibsskrophulose zu weichen begann, der Typhus, anscheinend ganz von selber, ohne wahrnehmbare Ursache. Erst mit Ende des Typhus trat vollständige Erholung des kränklichen Kindes und eine festere, dauerndere Gesundheit ein. Der Verf. zieht hieraus den Schluss, dass der Typhus nichts anders sei, „als ein Gährungs-

„prozess des Blutes, erzeugt durch den anomalen, typhösen Stoff, „der entweder im Blute primär entstanden, oder durch Resorption in „dasselbe gelangt, zuerst das Fieber hervorbringt, und dann durch Ab„setzen des krankhaften Stoffes an einen Lokalisationsheerd das ganze „Bild der Krankheit hervorruft." — Verf. scheint geneigt anzunehmen, dass der Typhusprozess bei Kindern vielleicht eine akute Skrophulose, „ähnlich dem Verhalten zwischen akuter und chronischer Tuberkulose" sei. Es ist dieses eine Hypothese, nicht besser und nicht schlechter, wie jede andere, und wenn wir gar annehmen dürften, dass der Typhus nur akute Skrophulose sei, so wissen wir auch noch überaus wenig, denn wir wissen ja nicht, was Skrophulose selber ist. Verf. verspricht bei einer anderen Gelegenheit, wo er über Tuberkulose der Kinder handeln will, auf den Gegenstand wieder zurückzukommen.

Symptomatologie. Der Typhus zeigt sich bei Kindern, wie bei Erwachsenen, in einer Störung aller Organensysteme. Verf. fand etwa folgende Symptomenreihe: Verstopfung in den ersten 4—6—10 Tagen, selten Erbrechen grünlicher Flüssigkeit in den ersten 3 Tagen; öfteres Erbrechen bezeugte grosse Intensität des Typhus. Selten Stuhlverstopfung die ganze Krankheit hindurch dauernd, meist am 5ten oder 7ten Tage Diarrhoe, die bis zu Ende währte; Ausleerungen, bisweilen 12—15 in 24 Stunden, gelblich grün, öfters blutig, wässerig, ohne Tenesmus. — Meteorismus, meist schon im Beginne der Krankheit, besonders stark im Epigastrium. — Unterleibskollern nicht konstant, jedoch häufig in den beiden Iliakgegenden. — Milz und Leber vergrössert anzufühlen. — Appetit fehlend, Aufstossen und Uebelkeiten selten, Durst stark. — Zunge Anfangs gelb oder schmutzig-weiss belegt, mit geschwollenen Papillen, Anfangs feucht, später lederartig trocken, rissig, bräunlich. Bei Rücktritt der Krankheit wird sie wieder feucht, klebrig. — Zähne, Zahnfleisch, Lippen und innere Mundfläche wie beim Typhus Erwachsener. — Athem übelriechend, besonders Anfangs, bei blutigen Diarrhoeen süsslich. — Urin Anfangs sparsam, dunkel, später noch sparsamer, bisweilen ganz verhalten; bei eintretender Besserung sehr häufig, blassgelblich, mit grauem, grauröthlichem, weissem Bodensatz. — Haut meist ganz trocken, kühl, trübe aussehend, bisweilen partielle Schweisse; Dekubitus nicht selten. — Ergiessung eines dünnen, dunkeln Blutes bisweilen beim Stuhlgange, Nasenbluten. — Fieber immer vorhanden, bisweilen mit Frost untermischt; Hitze sehr gross; Puls meist schnell, 90—150, weich, bei übelem Ausgange unzählbar, wegdrückbar, unregelmässig. — Athem beschleunigt; meistens kurzer, trockener, abgebrochener Husten; durch Auskultation und Perkussion liessen sich Katarrh und Infarktus in den Lungen wahrnehmen. — Delirien nur bei Kindern von 8 — 14 Jahren; je weniger das Kind geistig entwickelt, desto weniger Erscheinungen bezüglich auf das Nervensystem. — Träges und unthätiges Liegen auf dem Rücken, bisweilen ein jammerndes Aufschreien; Augen matt, glanzlos oder wie fettig glänzend; Gehör erloschen, eben so fast auch Geruch, Geschmack und Gefühl. Gesichtsausdruck stupide; Züge eingefallen. Sommolenz immer, bisweilen sogar bis zum Sopor und Koma sich steigernd. Sprache lallend, undeutlich; Krämpfe fehlten; bisweilen Abschilferungen am Unterleibe und an den Schenkeln.

Diagnose. Verf. unterscheidet drei Formen oder vielmehr Gradationen: gelinden Typhus, heftigen Typhus und sehr heftigen Typhus. Da er aber in Schilderung dieser Formen genau an Rilliet und Barthez sich anschliesst und, wie er selber eingesteht, nichts hinzuthut, so übergehen wir das Gesagte. Auch für die differentielle Diagnose weisen wir zu den beiden eben genannten Autoren zurück.

Prognose. Im Allgemeinen ist der Typhus im Kindesalter nicht so gefährlich als bei Erwachsenen. Selbst in den schwierigsten Fällen führen ein geeignetes Regimen und ein etwas expektatives Verfahren die Naturkraft zur Heilung; meist ist nur Komplikation oder die schlechte Konstitution die Ursache des Todes. Uebrigens giebt es kein sicheres prognostisches Zeichen; den allerübelsten Zuständen folgte noch bisweilen Genesung.

Behandlung. Sie ergiebt sich aus dem Gesagten. Haupterforderniss ist ein geräumiges Lokal, gesunde Luft, grosse Reinlichkeit und Ruhe. Bei Genesenden, die durch einen Wechsel des Lokals gesund wurden, trat Krankheit wieder von Neuem hervor, als sie in die alten Verhältnisse zurückkehrten. Hat die Krankheit sich entwickelt, so ist ein expektatives Verfahren besonders zu empfehlen; jedes gewaltsame Eingreifen ist gefährlich; der Typhus, meint Verf., ist ein Gährungsprozess im Blute, der, einmal entwickelt, sich durcharbeiten müsse, und den keine Therapie schnell aufheben könne; keine Therapie könne den Lokalisationsheerd, Infiltration der pathologischen Masse in den drüsigen Organen schnell wegschaffen. . . . . Der Arzt hat nur den Prozess zu unterstützen und die Elimination des krankhaften Stoffes zu befördern. — Bestimmte Arzneimittel lassen sich für jetzt nicht angeben; es giebt Umstände, unter denen bald dieses, bald jenes Mittel passt; bei keiner Krankheit ist ein Individualisiren von solcher Bedeutung, wie bekanntlich beim Typhus. Zur Unterstützung des Gährungsprozesses passen gewöhnlich Alterantia, Säuren innerlich und äusserlich angewendet, und auf der Höhe der Krankheit diejenigen Mittel, welche die Thätigkeit des Organismus durch Urin- und Hautsekretion befördern, Ipekakuanha und Chlor in allmälig steigender Gabe, bei sinkenden Kräften Arnika mit Chlor oder *Spir. Minderer.*, bisweilen Moschus, viel wässeriges Getränk, Waschungen mit Essig, Essigüberschläge u. s. w. — Gegen Stuhlverstopfung *Infus. Senn. compos.*, Oleosa, erweichende Klystiere. — Gegen übermässige Diarrhoeen, die sich aber schwer beseitigen lassen, Stärkeklystiere, kleine Gaben Alaun, und bei blutigen Stuhlgängen Alaun mit Opium. — Gegen heftigen Husten ein gelindes antiphlogistisches Verfahren. — Kalomel und Jodkalium verwirft Verf. gänzlich; Behandlung mit kaltem Wasser nützt nichts; Chinin nur in der Rekonvalescenz passend. (Prager Vierteljahrsschrift.)

---

2. Operation der Hasenscharte bei ganz kleinen Kindern.

In der Oesterreichischen medizin. Wochenschrift vom 7. Juni findet sich ein kleiner Aufsatz von Hrn. J. Mestenhauser, Wundarzt zu Raaste in Schlesien, worin derselbe darthut, dass man mit der Operation der Hasenscharte nicht zu warten brauche, bis die Kinder ein gewisses Alter erreicht haben, wie viele Autoren wollen, sondern dass man die Operation viel früher vornehmen könne. Er hat in seiner 32jährigen Praxis an 80 Fälle vorgehabt, und die Operation bei vielen Kindern, die jedoch wenigstens die 10te bis 12te Woche ihres Lebens erreicht haben müssen, gemacht, und zwar mit dem schönsten Erfolge. Hr. M. sagt uns nicht, warum gerade die Kinder dieses Alter erreicht haben müssen, warum sie nicht noch früher operirt werden können?

Sein Verfahren ist folgendes: Vor der Operation wird das Kind, nachdem es mit abwärts gerichteten Armen eingewickelt worden, von einem Gehülfen auf den Schooss genommen; ein zweiter Assistent steht hinten, legt seine beiden Hände flach über die Ohren des Kindes und hält den Kopf nach vorn gebeugt, damit nicht so viel Blut in den Mund gerathe. Der Schnitt wird an beiden Spalträndern mit Tinte vorgezeichnet. — Sei die Spalte einfach, doppelt, mit Gaumenspaltung oder Spaltung des Oberkiefers verbunden, — Hr. M. trägt nach Lösung des Lippenbandes die Lippenränder rechts und links, von Innen nach Aussen und von Oben nach Unten mit dem Bisturi ab, fasst dann den rechten Lippenrand mit einer Pinzette und löst das Mittelstück mit demselben Messer von rechts nach links. Die Vereinigung geschieht mittelst gut gehärteter, an einem Ende zugespitzter, am anderen Ende geknöpfter silberner Stifte und der umschlungenen Nath, wobei Hr. M. nur warnt, dass die Stifte nicht lanzenförmig, sondern rund zugespitzt seien, weil runde Stiche fast um 2 Tage später zu eitern anfangen, als Lanzenstiche. Der Verband besteht in kleinen, mit Heftpflaster bestrichenen Kompressen, die von jeder Seite her aufgelegt werden; darüber ein grosser Streifen englischen Pflasters von einem Ohre bis zum anderen, und endlich über den Kopf des Kindes eine Leinewandhaube mit Backen.

Am 4ten Tage wird dieser Verband losgeweicht, am 5ten werden die Nadeln vorsichtig ausgezogen; die aufgeklebten Schleifen bleiben bis zum dritten Verbande liegen. — Wie werden aber bei dieser Verbandweise die kleinen, noch an das Saugen gewöhnten Kinder ernährt? Darüber sagt Hr. M. nichts!

3. Ueber wahren Blutschlagfluss des Gehirns bei kleinen Kindern.

Nach den Untersuchungen von Rochoux und anderen Pathologen kommt der wahre Blutschlagfluss des Gehirns (*Apoplexia sanguinea cerebri, Haemorrhagia cerebri subitanea* oder die *Hémorrhagie cérébrale foudroyante* der Franzosen) selten vor dem funfzigsten Jahre vor. Höchst selten, ja geleugnet ist diese Apoplexie bei kleinen Kindern; indessen berichtete Billard von einem 3 Tage alten und Serres von einem 3 Monate alten Kinde, wo der Tod durch Blutschlagfluss des Gehirns sich nachweisen liess (s. Andral, *Transact. anatom. pathol. II,* 723).

Der folgende Fall, den wir im *Northern Journal of Medecine* vorfanden, ist von A. D. Campbell mitgetheilt worden, und wir geben ihn im Auszuge wieder, da er uns von ganz besonderem Interesse zu sein scheint. Es war ein 3 Monate alter Knabe, kräftig, lebhaft, und bis zum Morgen des Tages, an dem er starb, ohne alle Krankheit. Gegen 7 Uhr Morgens fing der Knabe, ohne dass sich eine Ursache ermitteln liess, an zu erbrechen, dieses Erbrechen wiederholte sich, und nach $1\frac{1}{2}$ Stunden folgten heftige Krämpfe mit Zucken des

Kopfes und der Gliedmaassen, Rollen der Augen und gelegentlichem lauten Aufkreischen. In diesem Zustande fand den Knaben der herbeigerufene Wundarzt. Der Puls war äusserst schnell und hart, die Pupillen verengert, die Haut heiss, aber Kopf und Beine fühlten sich kalt an; das Kind zeigte wiederholentlich Neigung zum Erbrechen. Der Wundarzt, der den Zustand so ziemlich begriff, setzte das Kind in ein warmes Bad, indem er den Kopf mit kalten Umschlägen versah, gab ihm eine Dosis Kalomel mit Skammonium, setzte später Blutegel, und da nach einiger Zeit noch keine Darmausleerung erfolgt war, wiederholte er das Pulver. Die Symptome blieben aber unverändert. Gegen Mittag traten alle Erscheinungen von Kompression des Gehirns ein; sie glichen ganz genau denen, die man beim akuten Hydrokephalus im Stadium der Ergiessung zu beobachten pflegt. Die konvulsivischen Bewegungen der Glieder hatten nachgelassen; man hörte nur ein dumpfes Stöhnen, die Pupillen waren und blieben dilatirt, und der Puls wurde häufig, klein und schwach. Verordnet wurde jetzt ein Blasenpflaster auf den Kopf und zweistündlich eine Dosis von 2 Gran Kalomel mit 5 Gran Jalappe. Es trat jedoch nicht die geringste Besserung ein, sondern gegen 6 Uhr Abends starb das Kind.

Wäre hier die Leichenuntersuchung nicht vorgenommen worden, so hätte man glauben können, man habe es hier mit dem Goelis'schen Wasserschlag (*Apoplexia hydrocephalica* oder dem *Water-stroke*) zu thun gehabt; denn wer hätte bei so kleinem Kinde sogleich an wirklichen Blutschlagfluss gedacht? Als man aber den Schädel abgehoben hatte, fand man die Gefässe strotzend angefüllt, und auf der Oberfläche des mittleren Lappens der rechten Hemisphäre einen kleinen ekchymotischen Fleck, den man schon durch die Arachnoidea hindurch erkannte. Es erwies sich bei näherer Untersuchung dieser Fleck als die Spitze eines Blutklumpens von der Grösse einer halben Wallnuss; das Blut war dunkel, gallertartig. Hr. Campbell, der die Untersuchung vornahm, besichtigte die Gehirnportionen in der Nähe des Blutklumpens mit dem Mikroskop, fand aber weder die entzündlichen Körperchen noch sonst Andeutungen einer entzündlichen Erweichung. Die anderen Theile des Gehirns, besonders in der ergriffenen Hemisphäre, waren weniger fest als gewöhnlich; diese Hemisphäre erschien wie mit farblosem Serum infiltrirt. Sonst fand man durchaus nichts Abnormes.

---

4. Ueber *Diphtheritis laryngea* (Krup) und über die guten Wirkungen der örtlichen Anwendung des Höllensteins.

Hr. Morand (*Mém. et Observ.*) spricht sich in einer Abhandlung über den Krup weitläuftig über die verschiedene Behandlung dieser oft so tödtlichen Krankheit aus. Interessant ist der Fall von Krup, der durch Tracheotomie geheilt wurde; besonders aber mehrere Fälle von Laryngeal- und Trachealkrup, theils primärer, theils sekundärer Entstehung, gegen welche sich die Aetzung mit Höllenstein ausserordentlich wirksam erwiesen hat, die übrigens hier nicht mehr neu ist, sondern schon 1825 von Hrn. Gendron, Arzte zu Château-Remault, angewendet worden sind. Man macht die Solution sehr schwach, zu ¼ — ½ Gran, und damit werden die Theile hinten im Halse so tief wie möglich mehrmals getränkt. Die Kauterisation scheint Hrn. Morand auf zwiefache Weise zu wirken: 1) die Solution, bis auf den Kehldeckel gelangt, wirkt ätzend auf denselben, und wird durch Aspiration in den Larynx gezogen, wo sie die Schleimhaut ebenfalls kauterisirt, modifizirt, die spezifische Entzündung tilgt, und die Konkretionen zugleich desorganisirt; 2) die durch die wiederholte Aetzung bewirkte Reizung der Rachenschleimhaut erzeugt einen lebhaften Säftezufluss nach derselben; eine reichlichere Sekretion daselbst, und diese Sekretion muss offenbar dazu beitragen, die diphtheritische Exsudation in den Luftwegen zu vermindern und abzuleiten. — Man wird diese Kauterisationen des Schlundes mit der Höllensteinauflösung sehr wirksam finden, aber wenn das Kind schon asphyktisch zu werden beginnt, und die Dyspnoe sehr bedeutend ist, hat man von diesem Verfahren nichts mehr zu erwarten; dann bleibt als letztes Hülfsmittel nur noch die Tracheotomie. Denn wollte man in solchem Zustande noch auf die Kauterisationen bestehen, so würde zu der drohenden Erstickung noch krampfhafte Verschliessung der Stimmritze hinzukommen, und das Kind sehr schnell weggerafft werden.

Hr. M. erzählt 10 Fälle von vollständiger Heilung des Krups durch Aetzung mit Höllensteinsolution.

---

5. Die Belladonna, ein wirksames Mittel gegen das nächtliche Bettpissen der Kinder, und gegen Pollutionen.

Schon lange, sagt Hr. Morand (*Mém. et Observ.*), bediene er sich der Belladonna innerlich gegen die nächtliche Inkontinenz des Urins bei Kindern, und er könne nur seine vollste Zufriedenheit über dieses Mittel aussprechen. Es ist jedoch nur die Inkontinenz aus Schwäche, wogegen dieses Mittel passt. Wie es hier wirkt, kann Hr. Morand selbst nicht sagen; genug es wirkt, wie Hr. M. sich mehrmals überzeugt hat. Nur muss die Belladonna in hinreichend grosser Dosis, und auch hinreichend lange Zeit genommen werden; dabei gute animalische und tonische Kost. — Hr. M. lässt Pillen machen, welche 1 Centigramm ($\frac{4}{21}$ Gran) Belladonnaextrakt enthalten, und Kindern von 4 — 6 Jahren giebt er zuerst eine Pille des Morgens und eine des Abends. Ist nach 8tägigem Gebrauche noch keine Wirkung eingetreten, so giebt er eine 3te Pille des Mittags und nach Verlauf von 14 Tagen eine 4te, sobald noch keine Wirkung eingetreten ist. Kindern von 8 — 15 Jahren giebt er gleich Anfangs 3 Pillen und steigt ebenfalls. Erwachsenen kann man bis zu 10 — 15 Pillen täglich geben.

Treten Zeichen von Narkose ein, so muss man natürlich aufhören, um später wieder anzufangen. Ein 2 — 3monatlicher Gebrauch des Belladonnaextrakts reicht gewöhnlich hin, eine vollständige Kur zu bewirken. Es versteht sich von selber, dass die Inkontinenz des Urins nicht auf organischen Fehlern beruhen darf.

Auch gegen Pollutionen hat Hr. M. die Belladonna, innerlich gegeben, recht wirksam befunden.

---

6. Bemerkungen über den Gebrauch des Strychnins gegen den Veitstanz.

Ein englischer Arzt in Boulogne-sur-Mer, Hr. A. Ross, hatte sich schon längst vorgenommen, das Strychnin gegen den Veitstanz zu erproben. Es kamen ihm in der That auch bald mehrere Fälle vor, wo er das Mittel anwenden konnte, und er giebt nun Rechenschaft hierüber.

Der erste Fall von Veitstanz betraf ein Mädchen, etwa 12 Jahre alt; der Veitstanz war im Beginne. Die Kr. bekam $\frac{1}{16}$ — $\frac{1}{8}$ Gran

Strychnin zweimal täglich. Am 3ten Tage hatte sie durch ein Missverständniss eine zu grosse Dosis bekommen; es folgten unangenehme zuckende Bewegungen, die sich aber bald verloren und mit ihnen zugleich die Krankheit. Nach 2 — 3 Tagen war sie vollständig gesund, und noch ein Jahr nachher war der Veitstanz nicht wieder gekommen.

Der zweite Fall betraf ebenfalls ein Mädchen von ungefähr demselben Alter; es wurde das Mittel eben so verabreicht; bald darauf wurde der Veitstanz milder, nach einigen Tagen verlor er sich ganz, und nach 14 Tagen wurde das Kind geheilt entlassen.

Hr. Ross ersucht die Kollegen, das Mittel gegen die genannte Krankheit zu versuchen und die Resultate durch die medizinischen Zeitschriften bekannt zu machen.

---

7. Sonderbare Missbildung am Nabel eines kleinen Kindes.

Hr. Robinson, Arzt in Newcastle am Tyne, giebt in der *Lancet* No. 1156 folgende Mittheilung:

Das Kind ist jetzt 9 Monate alt, und ein kräftiger, gesund aussehender Knabe. Es fehlt ihm nichts, nur am Nabel bemerkt man eine gefässartige Röhre, die etwa $\frac{3}{4}$ Zoll lang aus dem unteren Theile des Nabels hervorragte, $\frac{3}{4}$ Zoll im Umfange hatte, länglich rund, dunkelroth, feucht und glänzend war. Der obere Theil des Nabels hat seine gewöhnliche Form; an der Basis ist die Hervorragung eingeschnürt, so dass sie etwas einem eingeschnürten Darme glich. Die granulirte Beschaffenheit indessen, die welken dünnen Wände ergaben bei näherer Besichtigung, dass es nicht der Darm war. An der Spitze hat die röhrenförmige Hervorragung eine kleine Oeffnung, in welche eine Sonde eingeführt werden konnte, die nach unten und vorn schief gegen den Schaambogen ging, und aus der begrenzten Bewegung, die man mit der Sonde vornehmen konnte, ergab sich, dass die Röhre bis dahin sich erstreckte. Gewöhnlich hing die Masse schlaff nach rechts, doch wenn das Kind schrie, turgeszirte sie und wurde steif und derb. Der Knabe ist kräftig; es fehlt ihm gar nichts. Die Mutter erzählt, dass, als 9 Tage nach der Geburt die Nabelschlinge abgefallen war, ein kleiner rother Tumor sich zeigte, der immer mehr hervorragte, und ein Ueberrest vom Nabelstrange zu sein schien. Die Mutter will bemerkt haben, dass damals etwas Koth aus der Oeffnung trat; später wurde die Oeffnung kleiner, aus der dann nur eine farblose Flüssigkeit hervorkam; dieses geschieht auch jetzt noch, aber es ist, wenigstens der Farbe und dem Geruch nach zu urtheilen, kein Urin. — Es wurde eine Operation vorgenommen, nämlich zuerst eine Ligatur umgelegt, wodurch die Masse ein purpurfarbiges Ansehen bekam, und dann wurde über der Ligatur die Masse abgetragen. Hierbei fing eine kleine Arterie stark zu bluten an, wogegen noch eine Ligatur angelegt werden musste. Die abgeschnittene Masse ergab sich als eine Röhre von fibröser Beschaffenheit mit einer dünnen Membran innerlich und mit der Kutis äusserlich bekleidet; die Fasern der fibrösen Haut waren meist Längsfasern, mit vielen Gefässen durchzogen. — Die Operation hatte den besten Erfolg; es geschah eine vollständige Verwachsung.

Was war die Natur dieser Hervorragung? War es ein Theil des Urachus, woher dann der Kothausfluss? War es ein Stück Darm, oder eine Fortsetzung, oder ein abnormer Anhang desselben? War es der Ueberrest einer der Nabelarterien?

---

8. Ueber die Koexistenz des Variol- und Scharlachgiftes in einem und demselben Kranken.

In der *Lancet* No. 1136 lesen wir von Hrn. Robert Barnes folgende Mittheilung, welche ein gleichzeitiges Zusammentreffen von Scharlach und Masern darzuthun scheint.

Anna B—, 9 Jahre alt, wurde am 17. Dezember von Unwohlsein, Uebelkeit, Unlust zum Essen und Schlingbeschwerde befallen. Tags darauf erschienen die Theile des Rachens geröthet, die Zunge belegt, Zungenspitze roth; Brust und Bauch mit einer verbreiteten, diffusen Röthe, dazwischen Gruppen rother Stippen, die ein wenig über der Haut erhaben waren; Puls 100; Schwäche gering; Durst; keine Verstopfung. Verordnet warmes Bad, Fieberkost, und Nitrum mit Brechweinstein.

Am 20sten. Die rothen Flecke haben wohlmarkirte Papeln entwickelt, welche über den ganzen Körper und über die auskleidende Haut des Mundes sich verbreiteten; die diffuse Röthe dagegen ist verschwunden; zwischen den rothen papulösen Stellen erscheint die Haut natürlich; Puls 90, Fieber geringer. Die Kleine war vakzinirt.

Am 21sten. Papeln vergrössert zu Bläschen, diese mit Lymphe gefüllt, in der Mitte vertieft und so zahlreich, dass sie beinahe konfiniren; Konjunktiven beide entzündet, aber keine Papeln auf denselben.

Am 4. Januar. Varioloiden deutlich ausgebildet, schon im Abtrocknen. Die Schorfe sind zum Theil abgefallen.

Die Augenentzündung bleibt allein übrig, wird aber nach und nach durch Augenwasser von Zinksulphat, innerlich Kalomel mit Jalappe, und endlich, da durch wässerige Darmausleerungen das Kind sehr abfiel, durch Anwendung der Höllensteinsalbe (10 Gran auf 1 Unze Fett) bei nährender Kost und innerlichem Gebrauche von Eisenweinstein geheilt.

Dies erste Exanthem war offenbar Scharlach, welches zu der Zeit epidemisch herrschte; die Papeln, die bald darauf eintraten, waren die ersten Symptome einer Variolvergiftung, welche bei dem Kinde, da es vakzinirt war, nur Varioloiden entwickeln konnte. Mit der Entwickelung der Varioloiden wurde das Scharlach unterdrückt; denn es verlor sich mitten in seinem Verlaufe. Unterbrochen oder unterdrückt wurde das Scharlachgift, nicht eliminirt oder getilgt, denn 3 Wochen nach dem Eintritt der ersten Symptome, also etwa 12 — 14 Tage nach Abtrocknung des Varioloids, trat Anasarka ein, offenbar *in Folge* des wieder thätig gewordenen Scharlachgiftes.

Noch ein Umstand von Interesse bezeugte die Richtigkeit der erwähnten Diagnose. Nämlich 12 Tage nach dem Anfalle erkrankten 3 in derselben Wohnung lebende Schwestern, die auch alle vakzinirt gewesen waren, an den Varioloiden; aber ein anderes kleines Mädchen, das ebenfalls daselbst lebte, bekam, auch am 12ten Tage, das Scharlach. Eine von den 3 Schwestern hatte neben den Varioloiden sogar Symptome, die wieder an Scharlach erinnerten, so Röthung des Halses.

V. Verhandlungen gelehrter Vereine und Gesellschaften.

A. Akademie der Wissenschaften zu Paris.

Bericht der Hrn. Magendie, Breschet, Dumeril, Roux und Serres über die grosse Preisfrage, betreffend den Werth und die Schutzkraft der Vakzine und die Nothwendigkeit der Revakzination.

Im Jahre 1842 hatte die Akademie einen Preis von 10000 Fr. auf die beste Beantwortung folgender Fragen ausgesetzt:

1) Ist die Schutzkraft der Vakzine eine absolute (perpetuelle) oder ist sie nur eine relative (temporäre)? Im letzteren Falle ist durch genaue Experimente und authentische Fakta die Zeit zu ermitteln, wie lange die Vakzine gegen die Variole schützt.

2) Hat die Cow-pox-Lymphe (die frisch von einer pockigen Kuh genommene Lymphe) eine sicherere und dauerndere Schutzkraft, als die schon mehrmals durch eine Reihe von Menschen durchgeführte Vakzinationslymphe? Steht die grössere oder geringere Intensität der Lokalerscheinungen nach der Vakzination in irgend einem Verhältnisse zur Schutzkraft gegen die Variole?

3) Angenommen, die Schutzkraft der Vakzine vermindere sich mit der Zeit, muss man diesen Stoff erneuern, und durch welche Mittel und aus welcher Quelle?

4) Ist es nothwendig, ein und dasselbe Subjekt mehrmals zu vakziniren, und in welcher Zeit müssen im Bejahungsfalle die Revakzinationen sich folgen?

Es waren 35 Abhandlungen eingekommen; zwei davon, drei Bände bildend, waren deutsch, eine lateinisch, die übrigen französisch geschrieben; eine Abhandlung bestand aus einem dicken Folioband mit einem Atlas, eine andere sogar aus 3 dicken Quartbänden. Zahlen und Berechnungen aus denselben bildeten fast in allen die Grundlage; wenige nur gaben direkte Versuche.

Trotz dieser ungeheuren Masse, die zusammengeschrieben, trotz dieses grossen Aufwandes von Fleiss, Mühe und Scharfsinn, sind die Schlussfolgerungen, welche die Kommission mit ausserordentlicher Anstrengung aus allen diesen Arbeiten gezogen hat, durchaus nicht überraschend; sie enthalten nur das Bekannte oder vielmehr das so ziemlich überall jetzt Anerkannte. Die von der Kommission gezogenen Schlusssätze, womit sie ihren Bericht schliesst, sind folgende:

1) Die Schutzkraft der Vakzine ist für die grösste Zahl der Vakzinirten eine perpetuelle und nur für einen kleinen Theil eine temporäre. Bei den letzteren ist sie es fast immer, wenigstens bis zum Alter der Pubertät.

2) Die Vakzinirten werden von der Variole selten vor dem 10ten bis 12ten Jahre ergriffen; von diesem Alter an bis zum 30sten bis 35sten Jahre sind sie für die Variole am meisten empfänglich.

3) Ausser ihrer Schutzkraft hat die Vakzine auch die Eigenschaft, den Organismus so zu modifiziren, dass, wenn er von der Variole befallen wird, diese viel milder auftritt und bedeutend kürzere Dauer hat.

4) Die Cow-pox oder die frisch von der Kuh genommene Lymphe erzeugt, wenn sie geimpft wird, örtliche Erscheinungen von viel grösserer Intensität, und hat auch eine viel sicherere Wirkung als die gewöhnliche, schon durch viele Menschen durchgegangene Vakzinelymphe. Die Cow-pox-Lymphe verliert nach Jahren, das heisst nach mehrfachem Durchgange durch Menschen, diese ihre Intensität.

5) Steht auch die Schutzkraft der Vakzine nicht immer genau im Verhältnisse zur Intensität der örtlichen Erscheinungen, so ist es doch nöthig, sie so oft als möglich durch frische Cow-pox-Lymphe zu erneuern.

6) Unter den vorgeschlagenen Mitteln, die Cow-pox-Lymphe beliebig zu bewirken und herbeizuschaffen, hat sich noch keins als sicher und ausreichend erwiesen.

7) Die Revakzination ist bis jetzt das einzige Mittel, die noch vorhandene Wirksamkeit stattgehabter oder den Nachweis zweifelhafter Vakzinationen darzuthun.

8) Der Umstand, dass die Revakzination einen Erfolg gehabt hat, beweist aber noch nicht, dass die Individuen, bei denen sie gelungen, wirklich die Variole bekommen haben würden, sondern nur ihre grosse Prädisposition dafür, und dass sie sich unter ihnen höchst wahrscheinlich entwickelt hätte, falls die Revakzination nicht vorgenommen worden wäre.

9) Zu gewöhnlichen Zeiten muss die Revakzination mit dem 14ten Jahre vorgenommen werden; zu Zeiten einer Variolepidemie ist es aber klug, sie auch früher vorzunehmen.

Die Kommission fand keine der Abhandlungen vollkommen genügend; nur 5 Abhandlungen fand sie der ganz besonderen Beachtung werth, wovon sie einer eine Belohnung von 5000 Fr., zweien eine Belohnung von 2500 Fr. jeder, und einer eine ehrenvolle Erwähnung zuerkannte.

B. *Société de chirurgie* in Paris.

1. Ueber pulsirende zweifelhafte Geschwülste am Kopfe kleiner Kinder.

Hr. Guersant präsentirt der Gesellschaft ein 2 Jahre altes Kind, welches am inneren Augenwinkel und auf der entsprechenden Seite des Rückens der Nase eine längliche, abgeplattete, weiche und klopfende Geschwulst hat, die aber keine Farbenveränderung der Haut zeigt. Nach dem, was Hr. Guersant erfahren konnte, bestand diese Geschwulst seit der Geburt, und ist vermuthlich angeboren. Seit 8 Tagen, seitdem er das Kind beobachtet, nimmt der Tumor an Grösse zu, und Hr. Guersant ersucht die Anwesenden um ihre Ansicht in Betreff der Natur des Tumors.

Hr. Robert: Ihm scheint, als habe dieser Tumor eine grosse Analogie mit dem Tumor in derselben Gegend bei einem Kinde, das vor einigen Monaten der Gesellschaft von Hrn. Huguier vorgezeigt worden; dort erwies sich der Tumor als eine angeborene Enkephalokele, und er glaube, dass es auch in diesem jetzigen Falle nicht anders ist.

Hr. Deneavilliers: Er könne dieser Ansicht nicht beistimmen; denn 1) fehlt die doppelte Bewegung des Steigens und Sinkens, die den Enkephalokelen zukommt; 2) ist es unmöglich, den Tumor zu reduziren; 3) endlich tritt nicht das Koma ein, welches ein Druck des Gehirntheils in der Enkephalokele zu bewirken pflegt. Er glaube daher nicht an eine Enkephalokele, sondern halte den Tumor eher für eine venöse, mit fibrösem Gewebe untermischte, erektile Geschwulst, das heisst für eine *Telangiectasia venosa*. Er würde zu einer Punktion rathen, wodurch die Diagnose gleich festgestellt werden würde, und falls seine Ansicht sich als richtig erwiese, würde er durch den Tumor nach Berard's Vorschrift mehrere dünne Fäden als einzelne Haarseile durchführen, um ihn durch Entzündung und Eiterung zu beseitigen.

Hr. Maisonneuve: Die Abwesenheit aller Missfärbung, sagt er, die allen erektilen Geschwülsten zuzukommen pflegt, die doch sehr auffallend; auch scheine ihm die Konsistenz des Tumors viel grösser, als erektile Geschwülste sie zu haben pflegen; deshalb glaube er, dass der Tumor fibröser Natur sei, und er würde die Exstirpation mit dem Bisturi vorschlagen, falls man ihn weg haben wolle.

Hr. Marjolin der Sohn: Nach sorgfältiger Untersuchung des Tumors könne er sich über den Mangel an Missfärbung gar nicht so sehr wundern; er glaube auch, dass es eine erektile Geschwulst sei, aber er würde sie, statt durch mehrere dünne Haarseile in Entzündung zu versetzen, lieber mit dem Messer ausrotten; er stütze sich auf die Aussprüche mehrerer deutschen Wundärzte, welche die vollständige Ausrottung erektiler Geschwülste im Allgemeinen nicht für sehr gefährlich und nicht für so leicht zu Hämorrhagie führend erachten.

Die Herren Huguier, Danyau und Berard schliessen sich den Ansichten von Denonvilliers an.

Hr. Chassaignac: „Es wird von Interesse sein, m. H., wenn ich Ihnen bei dieser Gelegenheit ein 18—20 Jahre altes Mädchen vorstelle, das auf der rechten Augenbrauenwölbung einen sehr grossen Tumor von knochiger Konsistenz, ohne Veränderung der Hautfarbe und ohne Schmerz, hat. Nur hat, wie Sie sehen, der Tumor einen Exophthalmus und eine ungemeine Entstellung des Antlitzes bewirkt. Ich bin begierig, Ihre Ansicht über die Natur dieses Tumors zu hören." — Der Tumor wird von den Anwesenden genau untersucht.

Hr. Huguier: „Ich glaube, dass wir es hier mit einer Krankheit der Stirnhöhle zu thun haben, ohne jedoch im voraus die Natur des Leidens, ob es ein Polyp, ein Abszess oder eine Ansammlung von Hydatiden ist, bestimmen zu können. Eine blosse Exostose ist es gewiss nicht, denn eine solche würde sich ganz anders gestalten und anders anfühlen. Ich wäre also der Ansicht, sowohl behufs der Diagnose als auch behufs der Behandlung in die Stirnhöhle einige Perforationen zu machen, die man erweitern kann, wenn meine Diagnose sich bestätigt."

Diese Ansicht wird aber von Hrn. Maisonneuve bekämpft; er glaubt nicht an einen Tumor innerhalb der Stirnhöhle; denn ein Quantum von Flüssigkeit oder ein Polyp, so gross, um diese bedeutende Auftreibung zu bewirken, würde die Wände der Stirnhöhle längst verdünnt haben, und diese Verdünnung würde an einigen Stellen durch das Vorhandensein der den Geschwülsten, welche in Knochenhöhlen sich befinden, eigenen Krepitation sich kund thun. Uebrigens giebt es gar wohl partielle Exostosen der Stirnwände, und den hier besprochenen Tumor ist er geneigt, für eine auf der oberen Fläche der Knochen aufsitzende knochige und gummatöse Bildung zu halten.

Hr. Berard schliesst sich dieser Ansicht an. Eine Operation hält weder er, noch Hr. Guersant für gerechtfertigt. —

In der Sitzung, die 14 Tage später statt hatte, verlangte Hr. Guersant das Wort, um über den hier zuerst erwähnten Fall nähere Auskunft zu geben.

„Sie erinnern sich, m. H.", sagt er, „des 2 Jahre alten Kindes, das ich in der letzten Sitzung Ihnen vorstellte und das auf der rechten Seite der Nase einen taubeneigrossen Tumor hatte, dass dieser Tumor von derselben Farbe wie die übrige Haut, und weder beweglich, noch reduzirbar, noch schmerzhaft war, dass er dem drückenden Finger die Konsistenz eines sehr festen Teiges und wenig entwickelte, aber mit dem Arterienpuls isochronische Bewegungen darbot, und dass endlich der Tumor, obwohl seit der Geburt bestehend, seit 2 Monaten an Umfang zunahm."

„Sie wissen ferner, m. H., dass über die Natur dieses Tumors die Meinungen in dieser Gesellschaft sehr verschieden waren; die Meisten entschieden sich jedoch dafür, dass es eine erektile Geschwulst, aus einem mit fibrösen Fasern durchzogenen Gefässgeflecht bestehend, sei, und dass ich die Kur durch mehrere feine Haarseile zu versuchen hätte. Da ich nun auch dieser Ansicht war, so habe ich es gethan; ich habe 4 Fäden einzeln in verschiedenen Richtungen durch die Basis des Tumors durchgezogen. Aber einige Stunden nach dieser Operation folgten Konvulsionen, Symptome von Meningitis und drei Tage darauf der Tod."

„Die Leichenschau ergab, dass wir Alle Unrecht, Hr. Robert aber Recht hatte, denn der Tumor bestand aus einer glatten, von einer dicken Schicht Zellgewebe umgebenen Tasche, in welcher das vordere Ende der beiden Frontallappen des Gehirns etwa erbsengross sich befand; sie waren mittelst einer sehr engen Oeffnung, welche weder den Rücktritt noch einen ferneren Austritt gestattete, durch die Nasofrontalsutur ausgetreten; die Fäden waren durch die vorgefallene Hirnsubstanz durchgedrungen und hatten Meningitis, eine bedeutende seröse Ergiessung in die Gegend der Kreuzung der Sehnerven und in den rechten Seitenventrikel und den Tod zur Folge."

2. Skrophulöse Verhärtung der Halsdrüsen und der Parotis, Beseitigung derselben durch subkutane Zerstückelung.

In der Sitzung vom 2. Juli stellt Hr. Huguier einen 10—12jährigen Knaben vor, welcher an bedeutender Anschwellung beider Parotiden und der Submaxillardrüsen litt, die seit 8 Monaten allen bekannten Mitteln, äusserlichen wie innerlichen, widerstand. Da der Knabe durch diese Anschwellung sehr entstellt ist, und Diejenigen, bei denen er sich befindet, ihn wegen dieser Entstellung wegzusenden drohen, so stellt sich die Nothwendigkeit heraus, die Chirurgie dagegen in Anspruch zu nehmen. Hr. Huguier fragt, wie das geschehen könne? Ist eine Exstirpation anzurathen, oder was ist sonst in solchem Falle zu thun?

Hr. Vidal hält die Exstirpation mit dem Messer nicht für thunlich; denn 1) ist die Operation eine sehr schwierige wegen der grossen Anzahl der verhärteten Drüsen; 2) ist sie wegen der vielen Gefässe und Nervenfäden sehr gefährlich, und 3) würden im besten Falle die Narben eine noch weit bedeutendere Entstellung bewirken. Er wäre aber für die subkutane Zerstückelung der Drüsen (*broiement sous-cutané*). Dieses Verfahren, das bekanntlich gegen erektile Geschwülste angewendet worden ist, wurde von Hrn. Richet zuerst, und zwar mit Erfolg gegen angeschwollene und verhärtete Lymphdrüsen angewendet; es besteht einfach darin, dass eine Staarnadel eingeführt und mittelst derselben unter der Haut die Drüse in verschiedenen Richtungen durchschnitten werde.

Hr. Malgaigne berichtet, dass in seinem Hospitale noch in diesem Augenblick ein junger Mensch sich befindet, an dem diese Operation in der Achselgrube wegen sehr bedeutender Drüsenanschwellung daselbst gemacht worden ist. Er erinnert daran, dass er schon vor 10 Jahren, zur Zeit, als er Hrn. Cullerier am Hospitale der Venerischen vertrat, dieses Verfahren an Leistendrüsen verübt hat; jedoch unterschied sich das seinige von dem eben genannten Richet'schen dadurch, dass er nicht wie dieser die Drüse durchschnitt, sondern mittelst eines Pettschafts zerquetschte. Bei dem Kranken, den er jetzt behandelt, konnte die Drüse wegen ihrer grossen Härte durch das Pettschaft nicht zerquetscht werden; deshalb hat er zuerst ein feines Bisturi unter die Haut geschoben, die Drüse unter derselben zerschnitten und dann die Quetschung durch das Pettschaft angewendet. Diese Verbindung des Schnittes mit der Quetschung hält er für sicherer als die blosse Quatschung; denn gelingt letztere, so bilden sich oft Abscesse, während, wenn eine kleine Oeffnung da ist, die abgestorbenen Reste der Drüse, so wie der Eiter aus derselben wie aus einer kleinen Fistelöffnung einen Ausgang finden. Er ist der Meinung, dass auf dieselbe Weise auch bei diesem Kinde verfahren werden könne, dass aber da, wo eine sehr grosse voluminöse Anschwellung vorhanden, es besser sei, sie auf einmal zu exstirpiren.

Hr. Vidal sagt, man müsse zwischen 2 Bedingungen unterscheiden, nämlich zwischen dem Verfahren und der Lokalität. Die Zerstückelung und Zerquetschung scheint ihm in einem Falle, wie der Malgaigne'sche, keine Vortheile darzubieten. Nur da halte er die Operation für passend, wenn die zum Theile noch tubulöse Drüsenanschwellung an einem Orte sitzt, wo eine entstellende Narbe zu fürchten ist, nämlich am Halse und im Antlitz.

Hr. Guersant bemerkt, dass, da die Anschwellung der Parotiden und Submaxillardrüsen an beiden Seiten stattfindet, und die Operation also sehr bedeutende Narben bewirken würde, er sich in diesem Falle der Operation enthalten wolle. Er habe, sagt er, es sich zur Regel gemacht.

C. Chirurgische Gesellschaft von Irland in Dublin.

Ueber angeborene Afterverschliessung, über künstliche Bildung eines Afters, und über die Frage, ob bei Letzterem sich wieder die Fähigkeit einstelle, den Koth zurückzuhalten.

Sir P. Crampton, Präsident der Gesellschaft, der diesen Gegenstand zur Sprache brachte, hatte besonders die Bildung eines künstlichen Afters im Damme zur Sprache. Behufs der Bildung eines künstlichen Afters muss man die Operation in der Lumbargegend und die Perinealoperation unterscheiden. Von ersterer, sagt Hr. Crampton, wolle er hier noch nicht sprechen, sondern nur von der Operation im Damme, wie sie Amussat empfohlen hat. Darüber habe er Mancherlei zu bemerken, und er thue wohl am besten, meinte er, wenn er diese seine Bemerkungen an einen sehr interessanten Fall anknüpft, in dem Amussat vor 9 Jahren die Operation gemacht hat, und den er (Crampton) seitdem häufig zu beobachten und zu verfolgen Gelegenheit hatte. Das Kind zeigte bei der Geburt folgende Missbildung: Scheide und After waren äusserlich wohlgestaltet, aber die Rektovagensiwand fehlte eben und war nur unten in einer Strecke von ungefähr ¼ Zoll vorhanden, so dass die Finger von einem Kanal in den anderen geführt werden konnten. Die obere Portion des Mastdarms hatte jedoch mit der gemeinsamen Kloake keinen Zusammenhang, sondern sein geschlossenes unteres Ende konnte, etwa 2 Zoll hoch, gegen den linken sakro-ischiadischen Winkel hin gefühlt werden. Der After kommunizirte also direkt mit der Vagina oberhalb der schon erwähnten unvollkommenen Scheidewand, aber stand nicht im Zusammenhang mit dem blindsackförmig geschlossenen Mastdarm, welcher, wie gesagt, 2 Zoll höher endete, also von da an bis zum After so zu sagen fehlte. Hr. Amussat entschloss sich unter diesen Umständen vor dem Steissbeine, aber hinter dem angeborenen, in die Scheidenkloake führenden After, einen Einschnitt zu machen; ohne die hintere Vaginalwand zu verletzen, löste er diese vom Steiss- und Kreuzbeine mit dem Finger oder dem Messer los, suchte das Blindende des Mastdarms zu erreichen, erfasste es mit einem Haken, löste es in seinem ganzen Umfange mehr mit den Fingern als mit dem Messer los, zog es in die äussere Wunde hinab, machte eine grosse Oeffnung in dasselbe, entleerte das Mekonium und befestigte mittelst einer unterbrochenen Naht die Ränder der Darmöffnung an die Ränder der Hautwunde. Etwa 2 Monate nach dieser Operation, als Hr. Crampton das Kind sah, befand es sich ganz wohl. Man hatte die Oeffnung durch einen federkieldicken elfenbeinernen Stöpsel offen zu erhalten gesucht, allein die Einführung des Stöpsels wurde von Tage zu Tage schwieriger, und zuletzt konnte man ihn gar nicht mehr einbringen. Das Kind entleerte unter furchtbaren Schmerzen eine kleine Menge halbflüssigen Kothes, befand sich fast in einem Zustand von Agonie und wäre sicherlich unterlegen, wenn Hr. Crampton, zu dem das Kind nun gebracht worden war, nicht ohne Weiteres die Oeffnung so sehr erweitert hätte, dass eine dicke Bougie eingeführt werden konnte. Seitdem musste die Bougie täglich eingeführt werden, und noch jetzt — es sind seit der Amussat'schen Operation 9 Jahre verflossen, — geschieht diese Einführung noch täglich mehrere Stunden, aber nur der Vorsicht wegen, um die Oeffnung geräumig zu erhalten, jedoch nicht aus Nothwendigkeit, denn der Koth tritt nicht wider Willen und Wissen des Kindes aus.

Hr. Crampton bemerkt, dass dieser Fall die zweifelhafte Frage über die Fähigkeit, bei künstlichem After den Koth zurückhalten zu können, vollständig löse; es scheint demnach die Befürchtung Blandin's, dass wegen des Nichtvorhandenseins eines Sphinkters ein künstlich gebildeter Perinealafter Inkontinenz des Kothes zur Folge haben müsse, nicht gegründet zu sein.

Hierauf erzählte Dr. R. Coulter einen Fall, der einen Knaben betraf, an welchem Hr. Crampton vor 4 Jahren wegen einer angeborenen Afterverschliessung einen künstlichen After gebildet hatte. Hier war eine quere Scheidewand von deutlich fibrös-knorpeliger Struktur 1¼ Zoll über dem After vorhanden; der After endigte blind gegen diese Scheidewand. Am 3ten Tage nach der Geburt führte Herr Crampton die Weiss'sche Explorationsnadel [1]) durch diese Scheidewand, zog sie zurück und fand ihre Furche mit Mekon angefüllt. Dadurch überzeugt, stach er nun einen dickeren Troikar durch die Scheidewand durch und sogleich stürzte flüssiges Mekon in grosser Menge hervor. Es wurde darauf eine dünne biegsame Röhre eingeführt, und von Tage zu Tage mit einer immer dickeren vertauscht, bis eine sehr dicke in der Oeffnung lag. Es hatte dieses Verfahren den Erfolg, die Oeffnung offen zu erhalten und deren Verengerung zu verhüten; nach 4 Monaten konnte die Röhre ganz weggelassen werden. Erst 6 Monate nachher hatte Hr. Coulter Gelegenheit das Kind wieder zu sehen; das Kind befand sich vortrefflich, und jetzt — 4 Jahre seit der Operation — ist es ein hübsch ausgewachsener Knabe von bester Gesundheit. Etwa 1¼ Zoll über dem After fühlt man eine etwas verengerte Stelle im Mastdarm, die sich wie ein rundes Loch durch eine Quermembran dem Finger kund thut; es ist dieses offenbar der Ueberrest der früheren Scheidewand. Durch dieses runde Loch konnte der Finger mit einiger Kraft durchgeschoben werden, aber das Kind hat bei der Kothentleerung, die übrigens ganz natürlich erscheint, nicht den geringsten Schmerz.

Dr. O'Beirne bemerkt, dass der Amussat'sche Fall, was er (O'Beirne) längst schon behauptet hat, hinreichend darthue, nämlich dass das Vorhandensein eines Sphinkters zur Zurückhaltung des Kothes durchaus nicht nothwendig sei. In seinem Werke (*on defecation*) habe er dieses auch hinreichend erklärt; seiner Ansicht nach ist die Kontraktion der oberen Portion des Mastdarms eigentlich dasjenige Moment, wodurch die Zurückhaltung des Kothes bewirkt wird; die

1) Diese Nadel ist gefurcht und fast ein kleines feines Modell des sogenannten Buttersteehers, dessen sich die Butterhändler bei der Untersuchung eines Fasses Butter bedienen. Ref.

Kontraktion des Sphinkters sei eigentlich nur dieser eben erwähnten Kraft assistirend. Verschiedene geburtshilfliche Autoritäten, die er darum gefragt, seien so ziemlich einstimmig der Ansicht, dass, wenn bei einer Geburt durch einen unglücklichen Zufall oder durch ein ungeschicktes Manöver auch die ganze Rektovaginalscheidewand durchrissen worden, doch der Mutter die Kraft verbleibe, den Koth zurückzuhalten. Indem er nun noch über die Art und Weise sprach, wie man mit Sicherheit die hartnäckige Konstriktion, welche man spasmodische Striktur des Mastdarms zu nennen pflegt, überwinden könne, beschrieb er das Verhalten des Dickdarms im Tetanus. Von allen Krankheiten, in denen die Verstopfung ganz besonders hartnäckig ist, ist der Tetanus ganz besonders hervorzuheben. In einigen Fällen von Tetanus, die tödtlich endigten, gelang es ihm, seine Mastdarmröhre beträchtlich hoch hinaufzuschieben, aber nur mittelst eines lange anhaltenden, allmälig zunehmenden und bestimmten Druckes gegen den Widerstandspunkt. Als er zuerst solchen Druck anwendete, drang das Instrument mit einem Male plötzlich wie durch einen engen Ring, und die Hand hatte das Gefühl, als wäre die Darmwand vom Instrumente durchbohrt worden; das im ersten Schreck zurückgezogene Instrument zeigte aber nur Koth, nicht Blut an der Spitze. Dieses war ihm mehrmals vorgekommen. Nach dem Tode fand sich in solchen Fällen das ganze Kolon so furchtbar ausgedehnt und angefüllt, dass es die Dicke des Oberschenkels eines erwachsenen Mannes hatte, und die übrigen Därme verdeckte; bei dieser Ausdehnung und Ueberfüllung des Kolon war aber der obere Theil des Mastdarms bis zur Dicke eines dünnen Federkiels verengert und derb und fest, jedoch ohne weitere Strukturveränderung und ohne pathologische Verdickung.

In einer hieran sich knüpfenden Diskussion wurde auch über die Bildung eines künstlichen Afters in der Lumbargegend gesprochen; die Schwierigkeit, das Kolon von dem Dünndarme zu unterscheiden, wurde als Hauptgrund gegen diese Operation anerkannt. Hr. Crampton erinnert jedoch, dass Hr. Amussat ein Unterscheidungsmerkmal entdeckt hat, welches, wenn auch nicht durchaus sicher, doch von Wichtigkeit ist; dieses Merkmal beruht darauf, dass der Dünndarm eine Bewegung von wechselndem Auf- und Niedersteigen, entsprechend der Aus- und Einathmung, hat, woran das Kolon nicht Theil nimmt. An dieser Oszillation also würde man den Dünndarm vom Kolon unterscheiden können.

VI. Miszellen und Notizen.

Anwendung des Chlorsilbers gegen die Skropheln. In der Zeitschrift: *Clinique de Marseille* behauptet Dr. Sicard vom Chlorsilber in folgenden Formeln die besten Erfolge in den Skropheln seit mehreren Jahren gesehen zu haben.

Innerlich: Pastillen aus Chlorsilber mit Schokolate zu Pastillen bereitet, so dass 12 Pastillen 5 Centigrammen (1 Centigramme ungefähr = $\frac{4}{25}$ Gran, folglich 5 Centigrammen ungefähr = 1 Gran) enthalten; davon wird ½ Stunde nach jeder Mahlzeit eine Pastille gegeben; die Dosis wird so gesteigert, dass nur 10, und endlich nur 8 Pastillen 1 Gran Chlorsilber enthalten.

Aeusserlich: Einreibungen mit einer Salbe, bestehend aus fünf Gran Chlorsilber auf 1 Unze.

Beides wendet Hr. Sicard zugleich an.

Gegen Kopfgrind, als neues Depilatorium, wird auch das in Frankfurt von den Herren Böttger und Martens empfohlene Präparat gerühmt. Dieses Präparat hat ein hydrothionhaltiges Kalciumsulphür zur Basis. Man erhält dieses Präparat, wenn man einen aus 2 Theilen trockenen gelöschten Kalks und 3 Theilen Wassers bereiteten Brei Schwefelwasserstoffgas bis zur Saturation absorbiren lässt. Es entsteht eine blaugrünliche breiige Masse, von der man nur eine Schicht, eine Linie dick, auf eine haarige Stelle aufzutragen und 3 Minuten liegen zu lassen braucht. Nimmt man nun die Masse mit einem Elfenbeinkamm, einem Stück Leinwand, oder einer Bürste ab, so findet man die Haut vollkommen haarlos, ohne dass die Epidermis im Geringsten gelitten hat, und ohne dass ein Schmerz empfunden worden. Man muss die Stelle nachher mit Wasser reinigen.

Gegen Tinea müsste man, wie Martens ganz richtig bemerkt hat, die Masse 2 — 3mal des Tages auftragen und sie an 5 Minuten liegen lassen.

Die am kräftigsten wirkenden Klystiere gegen erschöpfende Durchfälle werden nach Rostan auf folgende Weise bereitet: Reiswasser 16 Unzen, dazu eine Handvoll Stärkemehl, ferner Traganthgummi ungefähr 2 Skrupel und *Tinct. Opii* 20 Tropfen. Der 4te Theil von dieser Mischung zum Klystier, welches alle 6 Stunden wiederholt wird. — Referent fand reines arabisches Gummi in Wasser aufgelöst und dazu etwas Stärkemehl gesetzt, und wenn man will auch Opiumtinktur, eben so wirksam.

Gegen skrophulöse Photophobie bedient sich Hr. Dr. Seidel in Breslau mit Erfolg schon längst folgender Vorschrift:

℞ *Extract. Cicut. recens parat.*
Sacchar. alb. āā partes duas.
Contritis exactissime adde sub trituratione continuata guttatim *Aq. destillat.* partes quindecim. MD. in vitro bene clauso.

Man giebt von dieser Auflösung täglich, je nach dem Alter des Kranken, 4 — 10 Tropfen in einem passenden Vehikel. Bei Erwachsenen kann man selbst bis zu 25 Tropfen gehen. Hr. Seidel hat nie Erscheinungen von Narkose auf dieses Mittel folgen sehen.

Muttermäler durch Injektion geheilt. Ein Hr. R. S. Davis in London verfährt folgendermaassen gegen Muttermäler. Er macht mit einer Nadel einen Einstich schief durch die Haut bis in den Nävus, bewegt aber die Nadel nach verschiedenen Richtungen. Durch den Einstich macht er sodann mittelst einer Anel'schen Spritze eine Injektion einer Alaunauflösung, bis der Tumor hart und voll erscheint. Es tritt eine subkutane Entzündung ein, die gewöhnlich binnen 10 — 12 Tagen eine Heilung des Nävus zur Folge hat.

Zur Kauterisation des Kopfes gegen chronischen Hydrokephalus und andere chronische Gehirnleiden empfiehlt Dr. James Johnson in London (*Med. chirurg. Review*) statt des so sehr beschwerlichen, schmerzhaften Blasenpflasters auf den Kopf und statt des schreckenerregenden Einschnittes behufs Bildung einer Fontanelle sowohl, als statt des von Manchen empfohlenen Haarseils durch die Kopfhaut: ein Aetzen mit *Kali causticum fusum* längs der Pfeilnaht. Kataplasmen werden aufgelegt, bis der Schorf abgefallen, und dann werden täglich in die eiternde Stelle einige mit *Ung. irritans* bestrichene

Seidenfäden hineingelegt; eine kräftige derivirende Eiterung wird dadurch erzielt.

Brief aus Paris; Prof. Dieffenbach daselbst; Hr. Amussat; künstliche Afterbildung. — „.... Am 11. Oktober wurde bei Hrn. Amussat in Paris Hr. Prof. Dieffenbach aus Berlin erwartet. Es hatte eine sehr grosse Gesellschaft von Aerzten, sowohl aus der Hauptstadt als aus den umliegenden Departements, sich eingefunden, weil ihnen mitgetheilt worden war, dass Ihr berühmter Chirurg seine Ideen über Autoplastik, die er zu einer so hohen Stufe erhoben hat, entwickeln werde. Leider war aber Hr. Dieffenbach abgehalten, sein Versprechen zu erfüllen, und so suchte denn Hr. Amussat, so gut es ging, die Anwesenden wissenschaftlich zu unterhalten. Interessant waren besonders seine Bemerkungen über künstlichen After und dessen Bildung bei Kindern. Er stellte einen 3½ J. alten Knaben vor, an dem er am 20. Januar 1842, zwei Tage nach seiner Geburt, in der linken Lumbargegend einen künstlichen After gebildet, ohne das Bauchfell zu eröffnen. Der Knabe, dessen Gesundheit und Entwickelung nichts zu wünschen übrig lässt, ist sehr munter und singt fast beständig; was aber besonders merkwürdig ist, ist der Umstand, dass er seinen Koth vortrefflich zurückhalten kann, und nicht nur den Koth, sondern auch die Winde. Zu Zeiten aber leidet er an so hartnäckiger Verstopfung, dass bisweilen 8—10 Tage vergehen, ehe er seinen Koth entleert; dennoch scheint er dadurch wenig oder gar nicht zu leiden. Die Zurückhaltung des Kothes und der Winde wird besonders durch einen aus elastischer Substanz bereiteten Pfropfen bewirkt, der in den künstlichen After hineingesteckt ist, und durch eine Binde festgehalten wird; dieser Pfropfen hat in der Mitte ein enges Loch, um die Winde auszulassen. — An diesem Kinde waren gleich nach seiner Geburt durch Larrey und Andere mehrere Versuche vergeblich gemacht worden, um durch eine neben oder durch den angeborenen, jedoch blind sich endigenden After gemachte Oeffnung dem Mekonium einen Ausweg zu verschaffen. Auch Hr. Amussat hat es versucht, und da er alsbald begriff, dass er durchaus davon abstehen musste, den Koth nach unten entleeren zu können, so entschloss er sich, einen künstlichen After in der linken Lumbargegend zu bilden. Ohne weiter in alle die interessanten Einzelnheiten einzugehen, die Hr. Amussat vortrug, will ich Ihnen nur eine seiner Bemerkungen mittheilen, die mir von Wichtigkeit scheint, da sie die Operation des künstlichen Afters in der Lumbargegend noch besonders rechtfertigt. „Ganz der gewöhnlichen Annahme entgegen", sagt Hr. Amussat, „befindet sich bei den Kindern hinter dem Kolon in der linken Lumbargegend ein mit Zellgewebe angefüllter Raum, welcher die Eröffnung des Darms zwischen den beiden Bauchfellfalten gestattet." Dieser Raum ist um so grösser, je ausgedehnter der Darm ist, und es ist dieses ganz besonders bei den mit blindsackförmig geschlossenem Mastdarm geborenen Kindern der Fall. An der Stelle befindet sich weder Mesenterium, noch Mesokolon. Callisen hat einen Längenschnitt vorgeschlagen; Hr. Amussat hat aber einen Querschnitt in den Darm gemacht. — Hr. Amussat wurde ersucht, sich noch weiter über diesem Gegenstand auszusprechen, und ich werde Ihnen später wohl noch Manches darüber mittheilen können. . . . ."

VII. Bibliographie.

Etudes pratiques sur l'affection scrophuleuse chez les Enfans, par M. Gujet. *Paris* 1844. 8.

Manuel pratique des maladies des nouveau-nés et des enfans à la naturelle, précédé d'une notice sur l'éducation physique des jeunes enfants, par M. E. *Paris* 1845. 8.

R. Froriep, Chirurgische Kupfertafeln, Heft 91. Untersuchungen über Noma, das *Asthma thymicum* oder *Spasmus glottidis.* Eine physiologisch-pathologische Abhandlung von Dr. Ph. Nieberding. Halle 1844. 8. 36 Seiten.

C. G. Hesse, Ueber das nächtliche Aufschrecken der Kinder im Schlafe und die psychologisch-gerichtliche Bedeutung des Aufschrekkens in dem späteren Lebensalter. Altenburg 1845. 8. 148 S.

Strümpel, Die Verschiedenheit der Kindernatur. Ein Vortrag. Zum Besten des Dorpater Hülfsvereins. Dorpat 1844. 8. 43 Seiten. $\frac{1}{6}$ Rthlr.

Friedberg, Herm., Die angeborenen Krankheiten des Herzens und der grossen Gefässe der Menschen, nebst Untersuchung über den Blutumlauf des menschlichen Fötus; gekrönte Preisschrift. Leipzig 1844. 190 S. 1 Rthlr.

Bull, T., *The maternal Menagement of Children in Health and Disease, 2. edit. London* 1845. gr. 8. 7 S.

Register zu Band V.

(Die Ziffer bezeichnet die Seite.)

Abszess, kalter, bei einem skrophulösen Kinde 140.
After, künstlicher 461, 467.
Aftersperre, Verfahren dagegen 461, 467.
Alison in London 8.
Amussat in Paris 467.
Antiphlogose bei Kindern 195.
Apoplexia hydrocephalica 303; A — sanguinea bei Kindern 436, 448.
Asthma Millari 28, 319; A — thymicum 28, 319.

Battersey 339.
Behrend, F. J., in Berlin 28, 99, 401.
Berard 53, 116.
Bettpissen, nächtliches der Kinder, aus Wechselfiebern entspringend 382; B — — Belladonna dagegen 451.
Blackmore in Edinburg 17, 303.
Blasenpflaster bei Kindern 76, 317.
Blausucht der Neugeborenen, Vorschlag, was dagegen zu thun 319.
Blutungen, aus Blutegelstichen, Mittel dagegen 399.
Brom gegen Skropheln 384.
Bronchitis 198; B — capillaris 366.

Cancrum oris mit Nekrose des Unterkiefers 395.
Cannabis indica gegen Veitstanz 301.
Choleradurchfälle der Kinder 318.
Chassaignac 142.
Corrigan in Dublin 250, 378.

Delpech 296.
Dentition 195.
Diarrhöen, heftige, Opium dagegen 197; D — erschöpfende, beste Klystiere dagegen 465.
Diphtheritis 241; D — laryngea 450.
Drüsenverhärtung am Halse, subkutane Zerstückelung mit Zerquetschung dagegen 460.
Dubois in Paris 439.
Duncan in Dublin 321.
Duodenum, Missbildung desselb. 387.
Durchfälle der Kinder 318.

Eczema rubrum, leichte Verwechselung desselben mit Syphilis 394.
Einathmen, kreischendes, der Kinder 28.
Enkephalokele 307.
Enteritis 205.
Erfrierung beider Füsse 142.
Eventration in einer Nabelhernie 308.

Felsenbein, Karies desselben 1.
Fergusson in London 72.
Fraktur des Schädels durch einen Fall 139, 206.
French in London 436.
Friedberg in Berlin 270.

Gaumenspalte, über dieselbe 72; G — angeborene, mechanische Vorrichtung dagegen 394.
Gay in London 274.
Gehirn, Ergiessung und Eiterung in dasselbe 156.
Gehirnentzündung 266.
Gehirnerschütterung, Arteriotomie gegen die Konvulsionen derselben 239.

Geschlecht, dasselbe ist oft schwer zu erkennen 153, 300.
Geschlechtstheile, Missbildung derselben 153, 300.
Geschwülste, pulsirende, am Kopfe kleiner Kinder 457.
Green, P. H. 216.
Grisolle in Paris 241.
Guersant der Sohn 132, 206, 284.
Guersant der Vater 203.

Harnblase, Berstung derselben 215, 284.
Harngries in den Nieren bei Neugeborenen 65.
Harninfiltration bei einem Knaben 215, 284.
Harnröhre, Verschliessung derselben mit Erweiterung der Blase und Ureteren 76.
Hasenscharte, Operation derselben 69; H — — — bei kleinen Kindern 447; H — wann und wie sie zu operiren 225, 284; H — komplizirt mit Wolfsrachen 375.
Helfft 1.
Henoch 47.
Herz, merkwürdige Missbildung desselben 148.
Hood in London 190, 263.
Hornhaut, Geschwüre derselb. 143.
Hüftgelenkkrankheit 76.
Hydrenkephaloid 267.
Hydrocephalus lentus infantum 221; H — ex inanitione 221.
Hydrokele, angeborene, über dieselbe 152.
Hydrokephalus 156, 197; H — Bemerkungen darüber 17; H — zur Aetiologie und Behandlung desselben 79; H — und Apoplexia hydrocephalica, Bemerkungen darüber 303; H — Natur, Ursachen und Behandlung desselben 351.
Hypertrophie einzelner Finger, angeborene, was dagegen zu machen 383.

Jadioux in Paris 278.
Impetigines und Porrigines der Kinder, Liquor Kali dagegen 396.
Jobert in Paris 434.
Jodeisensyrup gegen Chlorose 398.
Jod-Kaffeebonbons gegen die Skropheln 398.

Kajeputöl gegen Gehirnerschütterung 239.
Kephalämatom, inneres und äusseres 381.
Keuchhusten, dessen Natur und Behandlung 76, 103, 180; K — Alaun mit Opium dagegen 202; K — Blausäure dagegen 201; K — Moschus dagegen 159; K — Theerräucherungen dagegen 399.
Kinderkrankheiten, gefährliche und tödtliche 190; K — zur Diagnostik derselben 270.
Klystiere gegen erschöpfende Diarrhöen 465.
Kniegelenkwassersucht bei einem Kinde, subkutane Punktion dagegen 294.
Kolon, Entzündung desselben 158.
Kopaivbalsam gegen Bettpissen 382.
Kopf, Kauterisation desselben 466.
Kopfgrind, ein neues Depilatorium dagegen 465.
Koxarthrokake, Ausschneidung des oberen Femurendes dagegen 392.
Krämpfe 197, 266.
Krampfformen, Periodizität mancher derselben, Strychnin dagegen 219.
Kronenberg in Moskau 3, 240.
Krup 264; K — falscher 81; K — Höllenstein örtlich dagegen 450; K — spasmodischer 28, 81, 319.

Lähmung des Antlitznerven bei Karies des Felsenbeins 1; L — des grossen vordern Sägemuskels 371; L — nach Scharlach 310.
Laryngismus stridulus 28, 264.
Larynx, Entfernung eines Stückchens Fensterglas aus demselben 68.
Lefevre in London 87, 176.
Lithotomia bilateralis 309.
Lithotomie bei Kindern 69, 141, 274.
Löschner in Prag 442.
Lungentuberkeln 216.
Lycopodium, Anwendung desselben bei Diarrhöen mit Tenesmus 99.

Magendurchbohrung, Schwierigkeit der Diagnose 436.
Malgaigne in Paris 375.
Mandeln, hypertroph., Ausschneidung derselben 210, 284.
Masern 264; M — und Scharlach, Bemerkungen 250; M — eigenthümliche Komplikation und Folgen derselben 339.
Meade in Brodford 81.
Meningen, Tuberkeln derselben 203.
Meningo-Kephalitis 203.
Menstruation, frühzeitige 398.
Missbildung, sonderbare am Nabel 452.
Moskau, Kinderhospital daselbst 3.
Muskellähmung, partielle 371.
Muttermäler, durch Injektion zu heilen 466; M — neues Verfahren, die Ligatur dagegen anzuwenden 318.

Nabelhernie, sehr grosse 308.
Nachthusten, periodischer, Bemerkungen darüber 401.
Narkotika, deren Wirkung auf Kinder 405.
Nieberding 28.
Nierenleiden nach Scharlach 310.

Ophthalmie 208; O — skrophulöse, Behandlung derselben durch Aezzung der Nasenschleimhaut 305; O — — Tabak äusserlich dagegen 397.
Opium, Gebrauch desselben in der Kinderpraxis 405.
Osteosarkom der Beckenknochen 69.

Pemphigus der Kinder, Bemerkungen darüber 378.
Perikarditis bei Scharlach 8.
Petzold in Föhrenberg 161.
Pferdefuss, Sehnendurchschneidung, wann sie zu machen 213.
Photophobie, skrophulöse 466.
Pneumonie 198.
Pollutionen, Belladonna dageg. 451.
Pott'sches Uebel der Wirbelsäule 53, 116.
Prurigo, äusserliche Anwendung des Tabaks dagegen 397.
Purgirmittel bei Kindern 268.
Pyämie der Neugeborenen, über dieselbe 144.

Rechitz in Pesth 221.
Roe in London 103, 180.
Rokitansky in Wien 130.
Romberg 47, 366.

Scharlach 264; S — komplizirt durch Perikarditis 8; S — über dessen Gift und Behandlung 87, 176; S — und Masern, Bemerkungen darüber 250; S — Form und Dauer der Abschuppung 278; S — mit Nierenleiden und Lähmung 310; S — koexistirend mit Variole 453.
Schlossberger 65.
Skropheln, Brom dagegen 384; S — Chlorsilber dagegen 465; S — Jod-Bonbons dagegen 398.
Skrophulosis 267; S — und Tuberkulosis, deren Natur und Behandlung 379.
Smith, Thomas, in London 351.
Sobotka in Wien 405.
Soor 241, 296.
Spasmus glottidis 28, 81, 319.
Spina bifida, deren Wesen 154; S — — neues Verfahren dagegen 439.
Stadt- und Landluft, Einfluss derselben auf die Sterblichkeit der Kinder 400.
Staphylorraphie, über dieselbe 72.
Stimmritze, Krampf derselben 28, 81, 319.
Stomatitis und Diphtheritis, über dieselben 241; S — ulzerative 321.
Strychnin gegen Krämpfe 219.
Syphilis bei Kindern 47; S — der Neugeborenen 238, 388.

Thymusdrüse, Erkrankung derselben 158; T — über Anatomie, Physiologie und Pathologie derselben 419.
Trousseau 296.
Tuberkulose bei Kindern, allgemeine 76, 158; T — und Skrophulose 379.

Tuberkelsucht der Kinder 216.
Tumor albus im Knie 137.
Typhusfieber 205.
Typhus der Kinder, über denselben 442.

Ulitis, ulzerative und brandige, welche in Dublin herrschte 321.
Urtikaria mit Parotitis 205.

Vakzine und Variole 158; V— über deren Schutzkraft, akademischer Bericht 455.
Variole und Vakzine 158; V— koexistirend mit Scharlach 453.
Veitstanz, dessen Behandlung 314; V — Cannabis indica dagegen 301; V— Strychnin dagegen 451; V— Verfahren gegen denselben 160.
Verstopfung 268.
Vulva, Gangrän derselben 293; V— Operationen gegen Verwachsungen derselben 434.

Wechselfieber kleiner Kinder, Erkenntniss, Verlauf und Behandlung derselben 161.
Wolfsrachen, dessen Heilung 375.

Zwitterbildung 153, 300.

Berlin, Druck von A. W. Hayn.

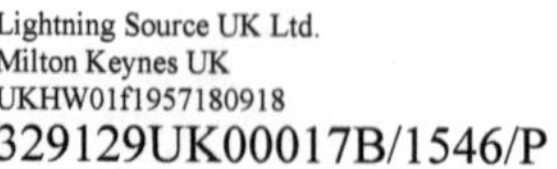

Lightning Source UK Ltd.
Milton Keynes UK
UKHW01f1957180918
329129UK00017B/1546/P

9 780267 380145